VTE – Venöse Thromboembolien

Helmut Nüllen
Thomas Noppeney
Curt Diehm (Hrsg.)

VTE – Venöse Thromboembolien

Mit 303 Abbildungen

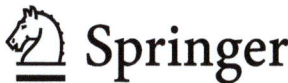

Dr. med. Helmut Nüllen
Praxis für Gefäßchirurgie und Gefäßmedizin in Mönchengladbach

Dr. med. Thomas Noppeney
Versorgungszentrum für Gefäßmedizin Nürnberg

Prof. Dr. med. Curt Diehm
Akademie für Gefäßkrankheiten Karlsbad-Langensteinbach

ISBN-13 978-3-642-21495-0   ISBN 978-3-642-21496-7 (eBook)
DOI 10.1007/978-3-642-21496-7

Die Deutsche Nationalbibliothek verzeichnet diese Publikation in der Deutschen Nationalbibliografie;
detaillierte bibliografische Daten sind im Internet über http://dnb.d-nb.de abrufbar.

Springer Medizin
© Springer-Verlag Berlin Heidelberg 2014
Dieses Werk ist urheberrechtlich geschützt. Die dadurch begründeten Rechte, insbesondere die der Übersetzung, des Nachdrucks, des Vortrags, der Entnahme von Abbildungen und Tabellen, der Funksendung, der Mikroverfilmung oder der Vervielfältigung auf anderen Wegen und der Speicherung in Datenverarbeitungsanlagen, bleiben, auch bei nur auszugsweiser Verwertung, vorbehalten. Eine Vervielfältigung dieses Werkes oder von Teilen dieses Werkes ist auch im Einzelfall nur in den Grenzen der gesetzlichen Bestimmungen des Urheberrechtsgesetzes der Bundesrepublik Deutschland vom 9. September 1965 in der jeweils geltenden Fassung zulässig. Sie ist grundsätzlich vergütungspflichtig. Zuwiderhandlungen unterliegen den Strafbestimmungen des Urheberrechtsgesetzes.

Produkthaftung: Für Angaben über Dosierungsanweisungen und Applikationsformen kann vom Verlag keine Gewähr übernommen werden. Derartige Angaben müssen vom jeweiligen Anwender im Einzelfall anhand anderer Literaturstellen auf ihre Richtigkeit überprüft werden.

Die Wiedergabe von Gebrauchsnamen, Warenbezeichnungen usw. in diesem Werk berechtigt auch ohne besondere Kennzeichnung nicht zu der Annahme, dass solche Namen im Sinne der Warenzeichen- und Markenschutzgesetzgebung als frei zu betrachten wären und daher von jedermann benutzt werden dürfen.

Planung: Dr. Fritz Kraemer, Heidelberg
Projektmanagement: Willi Bischoff, Heidelberg
Copy-Editing: Heidrun Schoeler, Bad Nauheim
Projektkoordination: Cécile Schütze-Gaukel, Heidelberg
Zeichnungen (in Kap. 11 und 16): Emil W. Hanns, Gundelfingen (Breisgau)
Umschlaggestaltung: deblik Berlin
Cover-Bild: Dr. Wilhelm Schäberle, Göppingen
Herstellung: Fotosatz-Service Köhler GmbH – Reinhold Schöberl, Würzburg

Gedruckt auf säurefreiem und chlorfrei gebleichtem Papier

Springer Medizin ist Teil der Fachverlagsgruppe Springer Science+Business Media
www.springer.com

Vorwort

Dieses Buch soll zugleich Lehrbuch und Dokumentation des gegenwärtigen State of the Art sein. Der Fokus ist dabei ausgerichtet auf die Praxis, die tägliche Arbeit, den Umgang mit den Patienten und ihren Problemen. Wissenschaftliche Betrachtung und praktisch klinische Handlungsdirektive sollen sich hier vereinen.

Angesichts des sich ständig und immer schneller ändernden Wissensstandes in der medizinischen Wissenschaft, in einer Zeit der in immer kürzeren Abständen neu angepassten Leitlinien und einem Überangebot an elektronischen Medien und Updates muss man sich natürlich die kritische Frage gefallen lassen, ob überhaupt noch Lehrbücher benötigt werden. Wir denken ja. Wir wollen gern einen Augenblick innehalten, sehen und beschreiben: Was gilt jetzt?

Das letzte vergleichbare Buch, das allerdings unter Einschluss der arteriellen Thrombose einen noch breiteren Ansatz verfolgte, stammt von Koller und Duckert und ist im Jahr 1983 erschienen. Der Wissenszuwachs seither ist ebenso beeindruckend wie die technische Entwicklung. Es schien uns daher an der Zeit, einen neuen Versuch zu starten, das Wissen um die VTE zusammenzuführen und »in die Hand nehmen« zu können.

Das Buch richtet sich an den Lernenden ebenso wie an den weitergebildeten Gefäßmediziner sowie auch an alle anderen Disziplinen, die sich mit Erkrankungen des Venensystems beschäftigen. Die Auswahl der einzelnen Themen ist durch den Titel vorgegeben. Wir betrachten dieses Buch jedoch auch als komplementär zu unserem 2010 erschienen Buch »Varikose« und haben einige Themen, die sowohl der VTE als auch der Varikose zuzuordnen sind, nicht wieder aufgenommen, wie z. B. das Ulcus cruris.

Wir danken dem Verlag, dass er der Idee, der Varikose ein gleichsinnig konzipiertes Buch über die venösen Thromboembolien folgen zu lassen, stattgegeben hat. Wir danken allen Autoren, die ihr Spezialwissen niedergeschrieben haben. Ebenso danken wir den Mitarbeitern des Verlages, insbesondere Herrn Dr. Kraemer und Herrn Bischoff für ihre Begleitung des Projektes.

Ganz gleich, ob Sie, verehrter Leser, noch zu den Lernenden oder bereits zu den Ausgelernten zählen mögen: Wir hoffen, dass Sie Ihren Nutzen aus diesem Buch ziehen können und dass seine Lektüre Ihnen Spaß macht.

Herausgeber und Autoren freuen sich auf Ihre Reaktionen.

H. Nüllen
T. Noppeney
C. Diehm
Mönchengladbach, Nürnberg, Langensteinbach, im Frühjahr 2014

Inhaltsverzeichnis

I   Grundlagen

1 Einführung 3
H. Nüllen, T. Noppeney, C. Diehm
1.1 Zielsetzung des Buches 4
1.2 Geschichte der VTE 4
1.2.1 Von der Antike zur Neuzeit 4
1.2.2 Thrombose 5
1.2.3 Embolie 6
1.2.4 Postthrombotisches Syndrom 7
1.2.5 Hämostaseologie 7
1.2.6 Therapie der venösen Thromboembolie 8
1.2.7 Thromboseprophylaxe 12
1.2.8 Ausblick 13
Literatur 13

2 Anatomie und Pathoanatomie 15
E. Brenner, F. Henschke
2.1 Funktionelle Anatomie des Venensystems 16
2.1.1 Funktion des Venensystems 16
2.1.2 Mechanismen des Bluttransports in den Venen 16
2.1.3 Morphologie der Venen 17
2.1.4 Systematik des Venensystems 19
2.2 Pathologische Anatomie des Venensystems 41
2.2.1 Normale Histologie der Venenwand 41
2.2.2 Degenerative und metabolische Venenerkrankungen 44
2.2.3 Chronische venöse Stauungssyndrome 48
2.2.4 Entzündliche Venenerkrankungen 49
2.3 Histomorphologie des Thrombus 50
2.3.1 Definition 51
2.3.2 Pathogenese 51
2.3.3 Morphologische Thrombusformen 52
2.3.4 Ätiopathogenese der venösen Thrombose 54
2.3.5 Morphologie der venösen Thrombose 55
2.3.6 Embolie 56
2.3.7 Venöse Thromboembolie – Lungenarterienembolie 58
Literatur 60

3 Physiologie und Pathophysiologie 63
A. H. Wagner, H. Riess, C.-E. Dempfle
3.1 Physiologie und Pathophysiologie des venösen Blutflusses .. 64
3.1.1 Venöser Blutfluss 64
3.1.2 Bedeutung von Kollateralflüssen im epifaszialen System . 64
3.1.3 Widerstandserhöhung durch den Thrombus bei Stammvenenverschlüssen .. 65
3.1.4 Pathologische Drücke beim postthrombotischen Syndrom ... 66
3.1.5 Morphogenetische Bedeutung des Druckes bei der Gestaltung von Kollateralen .. 66
3.1.6 Widerstandsbetrachtungen bei venösen thrombotischen Okklusionen .. 67
3.1.7 Kurze Pathophysiologie der Lungenembolie 67

3.2	**Physiologie der Blutgerinnung**	69
3.2.1	Normale Hämostase	69
3.2.2	Komponenten der Hämostase und ihre Interaktionen	70
3.2.3	Die alterierte Hämostase	76
3.2.4	Zusammenfassung	76
3.3	**Thrombose und Fibrinolyse**	77
3.3.1	Plasminogenaktivierung	77
3.3.2	Hemmung der Fibrinolyse	78
3.3.3	Angeborener Plasminogenmangel	79
3.3.4	Fibrinogenolyse	79
3.3.5	Fibrinabbauprodukte	80
3.3.6	Risikofaktoren im Bereich der Fibrinolyse	80
3.3.7	Fibrinolytische Therapie	81
	Literatur	82

4 Klinische Grundlagen ... 85

R. B. Zotz, C. Sucker, A. Gerhardt, C. Diehm, H. Nüllen, T. Noppeney

4.1	**Ätiologie der VTE**	87
4.1.1	Exogene thrombophile Risikofaktoren	87
4.1.2	Hereditäre thrombophile Risikofaktoren und Antiphospholipidsyndrom	87
4.1.3	Individuelle Nutzen-Risiko-Abwägung einer langfristigen oralen Antikoagulation	94
4.2	**Epidemiologie der VTE**	98
4.2.1	Häufigkeit	98
4.2.2	Oberflächliche Phlebitis und TVT häufig im Doppelpack	98
4.2.3	Venöse Thromboembolie und Atherothrombose: Gibt es gemeinsame Risikofaktoren?	98
4.2.4	Prognose von Patienten mit TVT	99
4.2.5	Thromboembolie und orale Kontrazeptiva	99
4.2.6	Thromboembolie in der Schwangerschaft	99
4.2.7	Thromboembolie in der Menopause	99
4.2.8	Rezidivthrombosen	99
4.2.9	Thrombosen der oberen Extremitäten	99
4.2.10	Epidemiologie der Lungenembolie	100
4.2.11	Lungenembolie bei malignen Erkrankungen	100
4.2.12	Lungenembolie in der Menopause	100
4.2.13	Prognose von Patienten mit Lungenembolie	100
4.3	**Sozialmedizinische und ökonomische Aspekte der VTE**	100
4.3.1	Datenlage	100
4.3.2	Inanspruchnahme medizinischer Versorgungsstrukturen	101
4.3.3	Häufigkeit der VTE im stationären Versorgungsbereich	101
4.3.4	Häufigkeit der VTE im ambulanten Versorgungsbereich	101
4.3.5	Arbeitsunfähigkeit (AU) wegen venös bedingter Leiden	104
4.3.6	Rentenversicherung	104
4.3.7	Rehabilitation	104
4.3.8	Krankheitskosten	108
4.3.9	Lungenembolie	108
4.3.10	Sterbefälle wegen VTE	108
4.3.11	Postthrombotisches Syndrom	108
4.3.12	Zusammenfassung	108
4.4	**Klassifikationen, Stadieneinteilungen, Graduierungen und Scores**	109
4.4.1	Brandjes-Skala	111
4.4.2	CEAP-Klassifikation	111
4.4.3	Klassifikation der chronischen venösen Insuffizienz (CVI)	113
4.4.4	Klassifikation des postthrombotischen Syndroms (PTS)	115

4.4.5	Venous Clinical Severity Score (VCSS)	116
4.4.6	Venous Disability Score (VDS)	118
4.4.7	Villalta PTS Score (VPS)	118
4.4.8	Wells Score für die tiefe Beinvenenthrombose	119
4.4.9	Lungenembolie-Scores	120
4.4.10	Klinischer Schweregrad n. Grosser für die Lungenembolie	121
4.4.11	Pulmonary Embolism Severity Index (PESI-Score)	122
4.4.12	DASH Score	122
4.4.13	Scoring zur Diagnose der disseminierten intravasalen Gerinnung: DIC Score (ISTH)	123
4.4.14	Scores für das Blutungsrisiko	124
4.4.15	Klassifikation von Wundinfektionen	125
	Literatur	126
5	**Pharmakologie**	**133**
	R. M. Bauersachs, M. Kröger, K. Schrör, T. Hohlfeld, M. Spannagl, C. Hart	
5.1	**Antikoagulanzien**	134
5.1.1	Grundlagen	134
5.1.2	Heparine	134
5.1.3	Heparinanaloga	139
5.1.4	Direkte orale Antikoagulanzien	140
5.1.5	Hirudine	142
5.1.6	Kumarine	143
5.2	**Antiplättchensubstanzen**	146
5.2.1	Thrombozyten und venöse Thrombose	146
5.2.2	Klinische Studien	147
5.2.3	VTE bei Langzeitflügen	151
5.2.4	Zusammenfassung	151
5.3	**Heparin-induzierte Thrombozytopenie (HIT)**	151
5.3.1	HIT I	151
5.3.2	HIT II	151
5.4	**Thrombogene Arzneimittel**	155
5.4.1	Ätiologie venöser Thrombosen – hormonale Regulation	155
5.4.2	Steroidhormone	155
5.4.3	Zytostatika und Immunmodulatoren	158
5.4.4	Schlussfolgerungen	159
	Literatur	159

II Diagnostik

6	**Klinische Diagnostik**	**165**
	H. Nüllen, T. Noppeney	
6.1	**Verdachtsdiagnose**	166
6.1.1	Tiefe Beinvenenthrombose	166
6.1.2	Verdacht auf Lungenembolie	167
6.1.3	Fazit	168
6.2	**Anamnese**	168
6.2.1	Frühere Anamnese (Patientenhistorie)	168
6.2.2	Jetzige Anamnese	168
6.2.3	Medikation	169
6.2.4	Notfall oder Routine	169
6.3	**Klinische Untersuchung**	169
6.3.1	Inspektion	169

6.3.2	Biometrische und technische Untersuchungen	170
6.3.3	Manuelle Untersuchung	170
6.3.4	Klinische Tests	170
6.4	**Dokumentation**	173
6.4.1	Befunddokumentation	173
6.4.2	Standardisierte Befunderfassung	174
6.4.3	Fotodokumentation	174
6.4.4	Diagnosestellung	174
6.4.5	Berichtwesen	174
	Literatur	174
7	**Technische Diagnostik**	177
	K. Kröger, H. Nüllen, T. Noppeney, W. Schäberle, P. W. Esser, C. Sucker, B. Zotz	
7.1	**Hämodynamische Untersuchungen**	178
7.1.1	Photoplethysmographie (PPG)	178
7.1.2	Phlebodynamometrie (PDM)	180
7.1.3	Venöse Verschlussplethysmographie (VVP)	181
7.1.4	Ultraschalldopplersonographie (USD)	182
7.1.5	Laserdopplerfluxmetrie (LDF)	184
7.2	**Bildgebende Diagnostik**	184
7.2.1	Einführung	184
7.2.2	Sonographie	185
7.2.3	Phlebographie	202
7.2.4	Computertomographie (CT)	205
7.2.5	Magnetresonanztomographie (MRT)	208
7.2.6	Szintigraphie	209
7.3	**Labordiagnostik**	211
7.3.1	Präanalytik	211
7.3.2	Labordiagnostik zum Nachweis einer tiefen Venenthrombose	212
7.3.3	Thrombophiliediagnostik	214
7.3.4	Monitoring der Antikoagulation	216
7.3.5	Beeinflussung der Gerinnungsanalytik durch Antikoagulanzien	218
	Literatur	219
8	**Diagnostischer Algorithmus**	223
	T. Noppeney, H. Nüllen, H. Gerlach	
8.1	**Diagnostischer Algorithmus im Spiegel der Literatur**	224
8.2	**Diagnostischer Algorithmus und Wirklichkeit (TULIPA-Register)**	224
	Literatur	227

III Therapie der tiefen Beinvenenthrombose

9	**Grundlagen der Therapiedurchführung**	231
	H. Nüllen, T. Noppeney, U. Kamphausen	
9.1	**Therapieziele und Therapieoptionen**	232
9.2	**Therapie der TVT bei verzögerter Diagnosestellung**	232
9.3	**Therapieführung und Therapiedauer**	234
9.4	**Nachsorge**	235
9.5	**Bridging**	235
	Literatur	240

10 Nichtoperative Therapie ... 243
W. Blättler, F. Amsler, H. Gerlach, H. Nüllen, T. Noppeney, C. Nüllen, J. Harenberg, T. W. Goecke, M. W. Beckmann, H. Lawall

- 10.1 Konservative Therapie der tiefen Beinvenenthrombose ... 244
  - 10.1.1 Ambulatorische Therapie der TVT ... 244
  - 10.1.2 Ambulante konservative Therapie der TVT ... 247
  - 10.1.3 Stationäre konservative Therapie der TVT ... 247
- 10.2 Antikoagulation ... 248
  - 10.2.1 Sofortmaßnahmen ... 248
  - 10.2.2 Langzeittherapie mit klassischen Präparaten ... 250
  - 10.2.3 Langzeittherapie mit direkten oralen Antikoagulanzien (DOAK) ... 251
  - 10.2.4 Dauer der Antikoagulation ... 256
  - 10.2.5 Maßnahmen nach Ende der Antikoagulationsphase ... 257
  - 10.2.6 Antikoagulation im Alter ... 260
  - 10.2.7 Antikoagulation in der Schwangerschaft ... 265
- 10.3 Kompressionstherapie ... 271
  - 10.3.1 Grundlagen ... 271
  - 10.3.2 Kompressionsverband ... 273
  - 10.3.3 Kompressionsstrumpf ... 274
- 10.4 Thrombolyse ... 275
  - 10.4.1 Thrombolytische Therapie bei tiefer Venenthrombose ... 275
  - 10.4.2 Kathetergestützte Thrombolyse bei tiefer Beinvenenthrombose ... 276
  - 10.4.3 Zusammenfassung ... 278
  - Literatur ... 279

11 Operative Therapie ... 285
W. Lang, J. Largiadèr, M. W. Beckmann, A. Comerota, A. Meyer, L. Qu, Z. Qian, Z. Ying, H. Nüllen, T. Noppeney

- 11.1 Stellenwert der operativen Therapie ... 286
- 11.2 Thrombektomie ... 286
  - 11.2.1 Durchführung der Thrombektomie ... 286
  - 11.2.2 Thrombektomie und lokoregionale Lyse ... 290
  - 11.2.3 Thrombektomie in der Schwangerschaft ... 297
  - 11.2.4 Pharmakomechanische Lyse bei Lungenembolie und tiefer Venenthrombose ... 299
- 11.3 Vena-cava-Filter ... 306
- 11.4 Rekonstruktive Maßnahmen bei chronischer Obstruktion im tiefen Venensystem ... 309
  - 11.4.1 Operative Rekonstruktionen ... 309
  - 11.4.2 Endovaskuläre Verfahren ... 315
  - Literatur ... 323

12 Notfallmanagement bei venösen Thromboembolien ... 327
M. Spannagl, C. Hart, C. Dellas, S. V. Konstantinides

- 12.1 Notfallmanagement bei HIT II ... 328
- 12.2 Notfallmanagement bei Lungenembolie ... 328
  - 12.2.1 Diagnostischer Algorithmus bei hämodynamisch instabilen Patienten ... 329
  - 12.2.2 Therapie bei hämodynamisch instabilen Patienten ... 329
  - Literatur ... 332

IV Spezielle Thromboseformen

13 Thrombosen unter besonderen Bedingungen 335
M. W. Beckmann, T. W. Goecke, V. Limperger, V. Henker, D. Manner, U. Nowak-Göttl, H. Nüllen, T. Noppeney, F. Schönleben, U. Kamphausen, J. Noppeney, C. Diehm, C. Nüllen

- 13.1 Thrombose in der Schwangerschaft 336
- 13.2 Thrombose im Kindes- und Jugendalter 338
- 13.3 Postoperative Thrombose 344
- 13.4 Thrombose bei mechanischen Hindernissen 345
- 13.4.1 Intrinsische venöse Kompression 345
- 13.4.2 Extrinsische venöse Kompressionssyndrome 347
- 13.5 Thrombose bei Malignomen 349
- 13.6 Septische Thrombose 352
- 13.7 Reisevenenthrombose 354
- 13.8 Thrombophlebitis 357
- 13.9 Phlebitis migrans sive saltans 360
- 13.10 Phlegmasia coerulea dolens 362
- Literatur 368

14 Komplikationen und Spätfolgen von Thrombosen 375
C. Dellas, S. V. Konstantinidis, W. Blättler, H. E. Gerlach, G. Salzmann

- 14.1 Lungenembolie 376
- 14.1.1 Verdachtsdiagnose akute Lungenembolie 376
- 14.1.2 Risikostratifizierung 377
- 14.1.3 Klinische Wahrscheinlichkeit für das Vorliegen einer Lungenembolie bei hämodynamisch stabilen Patienten 378
- 14.1.4 Diagnostischer Algorithmus bei hämodynamisch stabilen Patienten 378
- 14.1.5 Therapie bei hämodynamisch stabilen Patienten 382
- 14.1.6 Weitergehende Risikostratifzierung bei hämodynamisch stabilen Patienten 383
- 14.2 Rezidivthrombose 385
- 14.2.1 Problemstellung 385
- 14.2.2 Beurteilung des individuellen Rezidivrisikos 386
- 14.2.3 Diagnostik bei Verdacht auf Rezidivthrombose 387
- 14.2.4 Vorschlag für ein Vorgehen in der Praxis 388
- 14.2.5 Therapie der Rezidiv-TVT 389
- 14.2.6 Schlussfolgerung 389
- 14.3 Postthrombotisches Syndrom 389
- Literatur 394

15 Thrombosen anderer Lokalisation 397
F. Wiese, A. J. Augustin, T. Noppeney, H. Nüllen, D. Böckler, M. S. Bischoff, D. Schwab, B. Luther

- 15.1 Hirnvenen- und Sinusthrombose 398
- 15.2 Augenvenenthrombose 399
- 15.2.1 Zentralvenenverschluss 400
- 15.2.2 Venenastverschluss 403
- 15.2.3 Zusammenfassung 407
- 15.3 Schulter-/Armvenenthrombose 407
- 15.4 Kavathrombose 411
- 15.4.1 Vena cava inferior 411
- 15.4.2 Vena cava superior 415
- 15.5 Pfortaderthrombose 418
- 15.6 Mesenterialvenenthrombose 422
- 15.7 Nierenvenenthrombose 429
- Literatur 433

16	**Spezielle Krankheitsentitäten und Syndrome**	439
	C. Diehm, M. Okada, H. Landgraf	
16.1	Mondor-Phlebitis	440
16.2	Behçet-Syndrom (M. Adamantiades-Behçet)	440
16.3	Budd-Chiari-Syndrom	442
16.4	Lemierre-Syndrom	453
16.5	Trousseau-Syndrom	454
16.6	Disseminierte intravasale Gerinnung (DIC)	455
	Literatur	456

V Thromboseprophylaxe und Qualitätsmanagement

17	**Thromboseprophylaxe**	461
	H. Nüllen, T. Noppeney	
17.1	Primärprophylaxe	462
17.1.1	Mechanische Prophylaxe	462
17.1.2	Medikamentöse Prophylaxe	466
17.2	Sekundärprophylaxe	466
17.2.1	Änderung der Lebensführung	468
17.2.2	Langzeitkompression	469
	Literatur	470

18	**Therapiequalität**	471
	H. Nüllen, T. Noppeney	
18.1	Qualitätsmanagement und Qualitätssicherung	472
18.2	Leitlinien	473
18.2.1	Vergleich der Leitlinie Diagnostik und Therapie der TVT und Lungenembolie 2010 mit der ACCP-Leitline 2012	474
18.2.2	Empfehlungen zur Dauer der Antikoagulation	474
18.3	Lebensqualität	474
18.3.1	Lebensqualität bei Venenerkrankungen	481
18.3.2	Lebensqualität bei TVT	481
18.3.3	Lebensqualität unter Antikoagulation	481
18.3.4	Lebensqualität unter Kompressionstherapie	481
18.3.5	Lebensqualität bei postthrombotischem Syndrom	482
18.3.6	Lebensqualität nach Axillarvenenthrombose	482
	Literatur	483

19	**Begutachtung von Erkrankungen des Venensystems**	485
	H. Nüllen, T. Noppeney	
19.1	Allgemeine Anforderungen an ein medizinisches Gutachten	487
19.2	Erkrankungen des Venensystems	488
19.3	Gesetzliche Grundlagen	488
19.3.1	Versorgunsgmedizin-Verordnung (VersMedV)	488
19.3.2	Rentenversicherung	488
19.3.3	Gesetzliche Unfallversicherung	489
19.4	Formale Anforderungen an ein Gutachten	490
19.5	Klassifikationen, Stadieneinteilungen und Scores	490
19.6	Bewertungskriterien und Bewertungsvorgaben	491
19.7	Bildgebende Verfahren und ihre Bedeutung für die Begutachtung	492
19.8	Hämodynamische Untersuchungen und ihre Bedeutung für die Begutachtung	492
19.8.1	Phlebodynamometrie (PDM)	493

19.8.2	Venöse Photoplethysmographie (PPG)	493
19.8.3	Venenverschlussplethysmographie (VVP)	494
19.8.4	Zusammenfassung zu den hämodynamischen Messverfahren	494
19.9	**Arbeitsunfähigkeit**	494
19.10	**Krankheitsbilder**	497
19.10.1	Primäre Varikose	497
19.10.2	Tiefe Beinvenenthrombose (TVT)	497
19.10.3	Postthrombotisches Syndrom (PTS)	499
19.11	**Besondere Fragestellungen**	500
19.11.1	Verletzungen von Venen	500
19.11.2	Chronische periphere Ödeme	500
19.11.3	Thrombophilie	500
19.11.4	Orale Antikoagulation	500
19.11.5	Lebensqualität	501
19.12	**Zusammenfassung**	502
	Literatur	502
	Serviceteil	505
	Stichwortverzeichnis	506

Mitarbeiterverzeichnis

Augustin, Albert J., Prof. Dr. med.
Direktor der Augenklinik
Städtisches Klinikum Karlsruhe gGmbH
Moltkestraße 90
76133 Karlsruhe
Albert.Augustin@klinikum-karlsruhe.de

Bauersachs, Rupert, Prof. Dr. med.
Medizinische Klinik IV, Max-Ratschow-Klinik
für Angiologie
Klinikum Darmstadt GmbH
Grafenstraße 9
64283 Darmstadt
bauersachs@em.uni-frankfurt.de

Beckmann, Matthias W., Prof. Dr. med.
Direktor der Frauenklinik
Universitätsklinikum Erlangen
Universitätsstraße 21–23
91054 Erlangen
fk-direktion@uk-erlangen.de

Bischoff, Moritz S., Dr. med.
Klinik für Gefäßchirurgie und Endovaskuläre Chirurgie
Universitätsklinikum Heidelberg
Im Neuenheimer Feld 110
69120 Heidelberg
Moritz.Bischoff@med.uni-heidelberg.de

Blättler, Werner, Dr. med.
Facharzt FMH für Innere Medizin und Angiologie
Einsiedlerstrasse 8
8820 Wädenswil, Schweiz
w.blaettler@gmail.com

Böckler, Dittmar, Prof. Dr. med.
Klinik für Gefäßchirurgie und Endovaskuläre Chirurgie
Universitätsklinikum Heidelberg
Im Neuenheimer Feld 110
69120 Heidelberg
Dittmar.Boeckler@med.uni-heidelberg.de

Brenner, Erich, Ao. Univ. Prof. Dr. med. univ., MME
Medizinische Universität Innsbruck
Department für Anatomie, Histologie und Embryologie,
Sektion für klinisch-funktionelle Anatomie
Müllerstraße 59
6020 Innsbruck, Österreich
erich.brenner@i-med.ac.at

Comerota, Anthony J., MD, FACS, FACC
Director, Jobst Vascular Center
The Toledo Hospital
2109 Hughes Drive, Suite 400
Toledo, Ohio 43606, USA
anthony.comerodtamd@promedica.org

Diehm, Curt, Prof. Dr. med.
SRH Klinikum Karlsbad-Langensteinbach
Innere Abteilung
Guttmannstraße 1
76307 Karlsbad

Dellas, Claudia, PD Dr. med.
Universitätsmedizin Göttingen
Abt. Kardiologie und Pneumologie
Robert-Koch-Straße 40
37075 Göttingen
dellas@med.uni-goettingen.de

Dempfle, Carl-Erik, Prof. Dr. med.
Gerinnungspraxis Mannheim
Am Diakonissenkrankenhaus Mannheim
Belchenstraße 1–5
68163 Mannheim
dempfle@ihd-gerinnungspraxis.de

Esser, Paul-Willi, Dr. med.
Facharzt für Radiologie
Radiologische Gemeinschaftspraxis Erkelenz
Am Schneller 13
41812 Erkelenz
dresserpw@t-online.de

Gerhardt, Andrea, PD Dr. med.
Blutgerinnung Ulm
Friedenstraße 1
89073 Ulm
gerhardt@blutgerinnung-ulm.de

Gerlach, Horst-E., Dr. med.
Facharzt für Allgemeinmedizin, Phlebologie
T6, 25
68161 Mannheim
drgerlach@t-online.de

Goecke, Tamme W., Univ.-Prof. Dr. med.
Leiter der Abt. f. Pränatale Medizin
und Spezielle Geburtshilfe
Frauenklinik des Universitätsklinikums der RWTH Aachen
Spezielle Geburtshilfe und Perinatalmedizin, DEGUM II
Pauwelsstraße 30
52074 Aachen
tgoecke@ukaachen.de

Harenberg, Job, Prof. Dr. med.
Klinische Pharmakologie Mannheim
Ruprecht-Karls-Universität Heidelberg
Maybachstraße 14
68169 Mannheim
job.harenberg@medma.uni-heidelberg.de

Hart, Christina, Dr. med.
Klinik und Poliklinik der Inneren Medizin II
Bereich Hämostaseologie
Universitätsklinikum Regensburg
93052 Regensburg
christina.hart@ukr.de

Henker, Verena, Dr. med.
Institut für klinische Chemie, Gerinnungszentrum
Universitätsklinikum Schleswig-Holstein, Campus Kiel
Arnold-Heller-Str. 3
24105 Kiel
verena.henker@uksh.de

Henschke, Frank, PD Dr. med.
Pathologie Paderborn
Driburger Str. 34
33100 Paderborn
henschke@pathologie-paderborn

Hohlfeld, Thomas, Prof. Dr. med.
Universitätsklinikum Düsseldorf,
Heinrich Heine Universität
Institut für Pharmakologie und klinische Pharmakologie
Universitätsstraße 1, Geb. 22.21
40225 Düsseldorf
hohlfeld@uni-duesseldorf.de

Kamphausen, Ulrich, Dr. med.
Gemeinschaftspraxis für Gefäßmedizin
in Mönchengladbach
Ludwig-Weber-Straße 15
41061 Mönchengladbach
ukamphausen@gpg-mg.de

Konstantinides, Stavros V., Prof. Dr. med.
Centrum für Thrombose und Hämostase (CTH),
Universitätsmedizin der Johannes Gutenberg-
Universität Mainz
Langenbeckstr. 1
55131 Mainz
stavros.konstantinides@unimedizin-mainz.de

Kröger, Knut, Prof. Dr. med.
HELIOS-Klinikum Krefeld
Klinik für Gefäßmedizin, Angiologie
Lutherplatz 40
47805 Krefeld
knut.kroeger@helios-kliniken.de

Landgraf, Helmut, Prof. Dr. med.
Klinik für Angiologie
Klinikum im Friedrichshain
Landsberger Allee 49
10249 Berlin
helmut.landgraf@vivantes.de

Lang, Werner, Prof. Dr. med.
Universitätsklinikum Erlangen
Gefäßchirurgische Abteilung
Krankenhausstraße 12
91054 Erlangen
werner.lang@uk-erlangen.de

Lawall, Holger, Dr. med.
Gefäßzentrum, CA Angiologie
Asklepios Westklinikum Hamburg
Suurheid 20
22559 Hamburg
h.lawall@asklepios.com

Largiadèr, Jon, Prof. Dr. med.
Facharzt FMH für Chirurgie
Gefässchirurgie EBSQ
Bellariastrasse 40
8038 Zürich, Schweiz
info@gefaesschirurgie-zuerich.ch

Limperger, Verena, Dr. med. univ.
Institut für klinische Chemie, Gerinnungszentrum
Universitätsklinikum Schleswig-Holstein, Campus Kiel
Arnold-Heller-Str. 3
24105 Kiel
Verena.limperger@uksh.de

Luther, Bernd L.P., Prof. Dr. med.
Klinik für Gefäßmedizin, Gefäßchirurgie – vaskuläre und endovaskuläre Chirurgie
Helios-Klinikum Krefeld
Lutherplatz 40
47805 Krefeld
bernd.luther@helios-kliniken.de

Manner, Daniela, Dr. med.
Institut für klinische Chemie, Gerinnungszentrum
Universitätsklinikum Schleswig-Holstein, Campus Lübeck
Ratzeburger Allee 160
23538 Lübeck
daniela.manner@uksh.de

Meyer, Alexander, Dr. med.
Universitätsklinikum Erlangen
Gefäßchirurgische Abteilung
Krankenhausstraße 12
91054 Erlangen
Alexander.Meyer@uk-erlangen.de

Noppeney, Jeanette, Dr. med.
Versorgungszentrum für Gefäßmedizin
Obere Turnstraße 8
90429 Nürnberg
j.noppeney@gefaesszentrum-nuernberg.de

Noppeney, Thomas, Dr. med.
Versorgungszentrum für Gefäßmedizin
Obere Turnstraße 8
90429 Nürnberg
TN@gefaesszentrum-nuernberg.de

Nowak-Göttl, Ulrike, Prof. Dr. med.
Institut für klinische Chemie, Gerinnungszentrum
Universitätsklinikum Schleswig-Holstein, Campus Kiel
Arnold-Heller-Str. 3
24105 Kiel
leagottl@uksh.de

Nüllen, Helmut, Dr. med.
Praxis für Gefäßchirurgie & Gefäßmedizin
in Mönchengladbach
Rheydter Straße 276
41065 Mönchengladbach
hnuellen@t-online.de

Nüllen, Christiane, Dr. med.
Nibelungenweg 21
50996 Köln

Okada, M.D. Ph.D., Masayoshi, Prof. Dr.
Internationales Institut
für Allgemeine Fortschrittsmedizin
6-11-5 Kusunoki-cho
Chuou-ku
Kobe650-0017, Japan
m_okada@ojikai.com

Qu, M.D., Lefeng, Associate Professor of Surgery
Department of Vascular Surgery
Changhai Hospital, The Second Military Medical University
168 Chanhai Road
Shanghai, 200433, P.R. China
lefengqu@hotmail.com

Riess, Hanno, Univ.-Prof. Dr. med.
Charité – Universitätsmedizin Berlin
Campus Virchov Klinikum, CC14 Tumormedizin
Augustenburger Platz 1
13353 Berlin
hanno.riess@charite.de

Salzmann, Gerhard, Dr. med.
HELIOS William Harvey Klinik
Abt. Chirurgie und Gefäßchirurgie
Benekestraße 2–8
61231 Bad Nauheim
gerdsalzmann@yahoo.de

Schäberle, Wilhelm, Dr. med.
Klinik am Eichert, Allgemeinchirurgische Klinik
Schwerpunkt Visceral- und Gefäßchirurgie
Eichertstraße 3
73035 Göppingen
wilhelm.schaeberle@kae.de

Schönleben, Frank, PD Dr. med.
Gefäßchirurgische Abteilung
Universitätsklinikum Erlangen
Krankenhausstraße 12
91054 Erlangen
Frank.Schoenleben@uk-erlangen.de

Schrör, Karsten, Prof. Dr. med.
Universitätsklinikum Düsseldorf,
Heinrich Heine Universität
Institut für Pharmakologie und klinische Pharmakologie
Universitätsstraße 1, Geb. 22.21
40225 Düsseldorf
schroer.frechen@uni-duesseldorf.de

Schwab, Dieter, Prof. Dr. med.
Krankenhaus Martha Maria Nürnberg
Medizinische Klinik II
Stadenstraße 58
90491 Nürnberg
Dieter.Schwab@Martha-Maria.de

Spannagl, Michael, Prof. Dr. med.
Klinikum der Universität München, Campus Innenstadt
Bereich Hämostaseologie
Ziemsenstraße 1
80336 München
mispannagl@t-online.de

Sucker, Christoph, PD Dr. med. habil.
LaboMed Gerinnungszentrum Berlin
Tauentzienstraße 7b/c
10789 Berlin
sucker@labomed.de

Wagner, Andreas H., PD Dr. rer. nat.
Medizinische Fakultät der Universität Heidelberg
Institut für Physiologie und Pathophysiologie
Im Neuenheimer Feld 326
69120 Heidelberg
a.wagner@physiologie.uni-heidelberg.de

Wiese, Frank, Dr. med.
Facharzt für Neurologie und Psychiatrie
Dahlener Straße 67–69
41239 Mönchengladbach
neurologie@albertuszentrum.de

Zotz, Rainer, PD Dr. med.
Centrum für Blutgerinnungsstörungen
und Transfusionsmedizin
Immermannstraße 65a
40210 Düsseldorf
zotz.rainer@gmx.de; zotz@hemo-stasis.de

Abkürzungsverzeichnis

AA	Arachidonsäure	IC50	mittlere inhibitorische Konzentration
ABI	»ankle brachial index«	IMK	intermittierende maschinelle Kompressionstherapie
ACT	Activated Clotting Time		
AIC	Arteria iliaca communis	INR	International Normalized Ratio
AKM	Antikoagulation/Kompression/Mobilisation	ISI	internationaler Sensitivitätsindex
AP1	Aktivatorprotein 1	ISO	International Organization for Standardization
APCR	Resistenz gegenüber aktiviertem Protein C	ISPMT	isolierte segmentale pharmakomechanische Thrombolyse
ApoA	Apolipoprotein (a)		
APS, APLS	Antiphospholipidsyndrom	IVC	inferiore Vena-cava-Thrombose
aPTT	aktivierte partielle Thromboplastinzeit	IVUS	intravasaler Ultraschall
ASS	Acetylsalizylsäure		
AT	Antithrombin	KM	Kontrastmittel
AU	Arbeitsunfähigkeit	KT	Kompressionstherapie
AUC	»area under the curve«	KUS	Kompressionsultrasonographie
AVVQ	Aberdeen Varicose Vein Questionaire		
		LA	linkes Atrium
BSG	Bundessozialgericht	LAE	Lungenarterienembolie
BVG	Bundesversorgungsgesetz	LDF	Laserdopplerfluxmetrie
BVOS	Branch Vein Occlusion Study	LE	Lungenarterienembolie
		Lp(a)	Lipoprotein (a)
cAMP	zyklisches Adenosinmonophosphat		
CCC	cholangiozelluläres Karzinom		
CDT	»catheter directed thrombolysis«	MCP	Monozyten-chemotaktisches Protein
CEAP	»clinic, etiology, anatomy, pathophysiology«	MDA	Malondialdehyd
CT	Computertomographie	MdE	Minderung der Erwerbsfähigkeit
CTA	CT-Angiographie	MKS	medizinischer Kompressionsstrumpf
CTEPH	chronische thromboembolische pulmonale Hypertonie	MMP	Matrixmetalloprotease
		MRA	Magnetresonanzangiographie
CVI	chronische venöse Insuffizienz	MRT	Magnetresonanztomographie
CVOS	Central Vein Occlusion Study	MRV	Magnetresonanzvenographie
		MTPS	medizinischer Thromboseprophylaxe-Kompressionsstrumpf
DIC	disseminierte intravasale Gerinnung		
DOAK	direkte orale Antikoagulanzien	MTS	May-Thurner-Syndrom
DPPG	digitiale Photoplethysmographie	MVT	Mesenterialvenenthrombose
DRQL	Disease Specific Related Quality of Life		
DSA	digitale Subtraktionsangiographie	NB	Nebenbefund
		NET	Neutrophil Extracellular Trap
ECGF	Endothel Cell Growth Factor, Endothelzellwachstumsfaktor	NMH	niedermolekulares Heparin
		NSAID	nichtsteroidale Entzündungshemmer
ECT	Ecarin Clotting Time	NTx	Nierentransplantation
EGF	epidermaler Wachstumsfaktor	NVT	Nierenvenenthrombose
EPCR	Protein-C-Rezeptor		
		OAK	orale Antikoagulation
FFP	Fresh Frozen Plasma	OCT	optische Kohärenztomographie
FKDS	farbcodierte Duplexsonographie	OR	Odds Ratio
		OVT	oberflächliche Venenthrombose
GdB	Grad der Behinderung		
GdS	Grad der Schädigung	PAF	plättchenaktivierender Faktor
GFR	glomeruläre Filtrationsrate	PAI	Plasminogen-Aktivator-Inhibitor
GKV	gesetzliche Krankenversicherung	PAP	Plasmin-Antiplasmin-Komplex
GP	Glykoprotein	PAR	Protease-aktivierter Rezeptor
GRID	zentrale, gitterförmige Laserbehandlung	pAVK	periphere arterielle Verschlusskrankheit
		PCD	Phlegmasia coerulea dolens
HCC	hepatozelluläres Karzinom	PDGF	Blutplättchenwachstumsfaktor
HETA	Hydroxy-Eicosa-5,8,10,14-Tetraensäure	PDM	Phlebodynametrie
HHT	14-Hydroxy-Hepta-Dekan-5,8,10-Triensäure	PET	Positron Emission Tomography
HIT	Heparin-induzierte Thrombozytopenie	PF	Plättchenfaktor
HMWK	hochmolekulares Kininogen	PG	Prostaglandin
HR	Hazard Ratio	PIVKA	»proteins induced by vitamin K absence«
HRQL	Health Related Quality of Life		

PPG	Photoplethysmographie	VersMedV	Versorgunsgmedizin-Verordnung
pro-BNP	»pro-brain natriuretic peptide«	VIC	Vena iliaca communis sinstra
PTA	perkutane transluminale Angioplastie	VKA	Vitamin-K-Antagonisten
PTFE	Polytetrafluorethylen	VMG	Versorgungsmedizinische Grundsätze
PTS	postthrombotisches Syndrom	VPS	Villalta PTS Score
PTZ	Prothrombinzeit	VSM	Vena saphena magna
PVKS	popliteales Venenkompressionssyndrom	VSP	Vena saphena parva
		VTE	venöse Thromboembolie
QI	Qualitätsindikator	VVP	venöse Verschlussplethysmographie
		vWF	v.-Willebrand-Faktor
RA	rechtes Atrium		
Re	Reynolds-Zahl	XLM	»extra large material«
REVL	retinale endovasale Lysetherapie		
RHS	retikulohistiozytäres System	ZVV	Zentralvenenverschluss
RTE	Reisethrombose		
rt-PA	»recombinant tissue-type plasminogen activator«		
RV	rechter Ventrikel		
RVV	retinaler Venenverschluss		

sc-tPA	»single-chain tPA«
sc-uPA	»single-chain uPA«
SFS	Sklerose-Faszien-Score
SGB	Sozialgesetzbuch
SPECT	Single Photon Emission Computed Tomography
SVC	»superior vena cava«, Vena cava superior
SVT	Sinusvenenthrombosen
TAFI	»thrombin activated fibrinolysis inhibitor«
TAFIa	aktiverter Thrombin-aktivierter Fibrinolyse-inhibitor
TAO	Thrombangiitis obliterans
TAT	Thrombin-Antithrombin-Komplex
tc-tPA	»two-chain tPA«
tc-uPA	»two-chain uPA«
TF	Tissue Factor
TFPI	Tissue Factor Pathway Inhibitor, Gewebefaktor-inhibitor
TGF	transformierender Wachstumsfaktor
TIA	transitorische ischämische Attacke
TIPS	transjugularer intrahepatischer porto-systemischer Shunt
TM	Thrombomodulin
TNF	Tumornekrosefaktor
TOS	Thoracic-outlet-Syndrom
tPA	Tissue-Type Plasminogen Activator, Gewebe-plasminogenaktivator
TPO	Thrombopoetin
TPZ	Thromboplastinzeit
TSH	Thyreoidea-stimulierendes Hormon
TVT	tiefe Beinvenenthrombose
Tx	Thromboxan
TZ	Thrombinzeit
UEDVT	»upper extremity deep venous thrombosis«
UFH	unfraktioniertes Heparin
uPA	Urokinase-Type Plasminogen Activator
USD	Ultraschalldopplersonographie
VAV	Venenastverschluss
VCSS	Venous Clinical Severity Score
VDS	Venous Disability Score
VEG	Vascular Endothelial Growth Factor

Grundlagen

Kapitel 1	**Einführung** – 3 *H. Nüllen, T. Noppeney, C. Diehm*
Kapitel 2	**Anatomie und Pathoanatomie** – 15 *E. Brenner, F. Henschke*
Kapitel 3	**Physiologie und Pathophysiologie** – 63 *A. H. Wagner, H. Riess, C.-E. Dempfle*
Kapitel 4	**Klinische Grundlagen** – 85 *R. B. Zotz, C. Sucker, A. Gerhardt, C. Diehm, H. Nüllen, T. Noppeney*
Kapitel 5	**Pharmakologie** – 133 *R. M. Bauersachs, M. Kröger, K. Schrör, T. Hohlfeld, M. Spannagl, C. Hart*

Einführung

H. Nüllen, T. Noppeney, C. Diehm

1.1 Zielsetzung des Buches – 4

1.2 Geschichte der VTE – 4
1.2.1 Von der Antike zur Neuzeit – 4
1.2.2 Thrombose – 5
1.2.3 Embolie – 6
1.2.4 Postthrombotisches Syndrom – 7
1.2.5 Hämostaseologie – 7
1.2.6 Therapie der venösen Thromboembolie – 8
1.2.7 Thromboseprophylaxe – 12
1.2.8 Ausblick – 13

Literatur – 13

H. Nüllen et al. (Hrsg.), *VTE – Venöse Thromboembolien*,
DOI 10.1007/978-3-642-21496-7_1, © Springer-Verlag Berlin Heidelberg 2014

1.1 Zielsetzung des Buches

H. Nüllen, T. Noppeney, C. Diehm

Die zeitgerechte und zuverlässige Diagnose einer tiefen Beinvenenthrombose (TVT) war und ist ein schwieriges Unterfangen. Ein Blick in die ältere Literatur erinnert in Zeiten verfügbarer und validierter differenzierter klinischer und technischer Parameter daran, wie ungemein schwierig und unsicher die Diagnosestellung bei TVT noch vor wenigen Jahren war und wie gering das verfügbare diagnostische Arsenal bis weit in die achtziger Jahre des vorigen Jahrhunderts hinein war. Allerdings: Ursprünglich ärztliche Tätigkeiten – oder sollte man sagen Tugenden – wie das investigative Gespräch mit dem Patienten und seinen Angehörigen und die klinische, körperliche Untersuchung des Kranken standen weit mehr in Vordergrund, als dies heute meist der Fall ist. Die zunehmende Technisierung mit all ihren Vorteilen und Fortschritten in Bezug auf Zuverlässigkeit und Sicherheit in Diagnose und Therapie, aber auch die Verdichtung der Anforderungen an die ärztliche Tätigkeit – getriggert durch Dokumentationspflichten, Arbeitszeitverordnungen, Verkürzung von Liegezeiten in den Krankenhäusern wie auch durch steigenden Verwaltungsaufwand in den Praxen – haben die Kontaktzeiten mit der eigentlichen Zielgruppe der ärztlichen Tätigkeit, den Rat sowie Zuwendung und Hilfe in der Not suchenden Patienten, ständig verkürzt. Die jüngere Generation von Ärzten, aufgewachsen und ausgebildet unter diesen Kautelen, vertraut primär der Technik, und so tritt das im eigentlichen Sinne Handwerkliche an der Diagnostik, die klinische, körperliche Untersuchung immer mehr in den Hintergrund. Es droht die Medizin, bei der immer zumindest ein Auge auf dem PC-Bildschirm ruht.

Schon immer, eigentlich seit der Antike, haben nachfolgende Generationen über den Verfall der Sitten geklagt. Dem wollen wir uns nicht anschließen, und so sollen die vorstehenden Sätze keinesfalls im Sinne einer kulturpessimistischen Grundeinstellung der Herausgeber gedeutet werden. Vielmehr soll hiermit herausgestellt werden, dass wir es uns zum Ziel gesetzt haben, bei den anstehenden Themen den klinischen Aspekt immer im Auge zu behalten.

Die tatsächlich vorhandene relative Unzuverlässigkeit anamnestischer Angaben und klinischer Symptome in der Diagnostik der TVT und der Lungenembolie haben vielfach zu der irrigen Auffassung geführt, dass diese Aspekte damit auch unbedeutend und zu vernachlässigen seien. Dem möchten wir ausdrücklich widersprechen. Der klinische Blick, der vor dem geistigen Auge ablaufende, an der Erfahrung sich orientierende, innere Algorithmus zur Diagnosefindung ist auch im Zeitalter von D-Dimeren, Duplexsonographie, CT und MRA nicht wertlos, sondern zeichnet den im besten Sinne »Erfahrenen« aus. Erfahrung aber will erarbeitet sein, sie kommt nicht von alleine, vom Zuwarten bzw. mit der Zeit und ist keinesfalls gleichzusetzen mit der Zahl der Jahre. Bei allem Bestreben der modernen Medizin nach exakten und reproduzierbaren Parametern muss man sich vergegenwärtigen, dass die Medizin keine exakte Naturwissenschaft ist und es auch nie werden wird. Die Medizin, in unsrem abendländischen Verständnis, ist eine Handlungswissenschaft, und insofern ist und bleibt der Arzt ein Handelnder – handelnd und behandelnd am und beim Patienten.

1.2 Geschichte der VTE

H. Nüllen, T. Noppeney

Der Überblick über die Geschichte der VTE mit allen ihren Teilbereichen und Facetten würde für sich genommen ein eigenes Buch füllen. Es kann daher im hier gegebenen Zusammenhang nur darum gehen, einige wichtige Highlights der Entwicklung darzustellen, um eine Vorstellung davon zu geben, dass wir mit unsrem heutigen Wissen auf den Schultern vieler kluger Vorfahren stehen. Es soll darüber hinaus auch vermittelt werden, dass der Erkenntniszuwachs in der Wissenschaft zwar abhängig ist vom Einfallsreichtum, der geistigen Präsenz und dem Durchsetzungsvermögen einzelner Köpfe, dass er aber immer auch vom Umfeld bestimmt ist und von der Zeit, in der der Wissenschaftler agiert.

1.2.1 Von der Antike zur Neuzeit

Die Geschichte der Vorstellungen und der Kenntnisse zu den venösen thromboembolischen Erkrankungen teilt sich in zwei Phasen: in die Periode, die gekennzeichnet ist durch die Humoralpathologie (Hippokrates, Galen u. a.) und die Phase, in der die Protagonisten einem mehr oder weniger (naturwissenschaftlich) empirisch erkenntnisorientierten Ansatz folgten.

Die antiken und von der Antike beeinflussten Vorstellungen, wie sie unter dem Begriff der Humoralpathologie zusammengefasst sind, ließen wenig Raum für Gedanken und Erkenntnisse, die über die direkt einsehbare und erkennbare Wirklichkeit hinausgingen. Ohne genaue Kenntnisse zur Anatomie und Kreislaufphysiologie konnten sich wirklichkeitsnahe Vorstellungen zur Thromboembolie nicht entwickeln, insbesondere da auch das Blut, »der besondere Saft«, mit einer Vielzahl mystischer Vorstellungen verbunden war (Dustin 1992, Haas et al.).

Der Weg in eine neue Phase der Erkenntnis, losgelöst von den Fesseln der Antike und der mittelalterlichen Scholastik, wird im 15. und 16. Jahrhundert gebahnt und ist eng

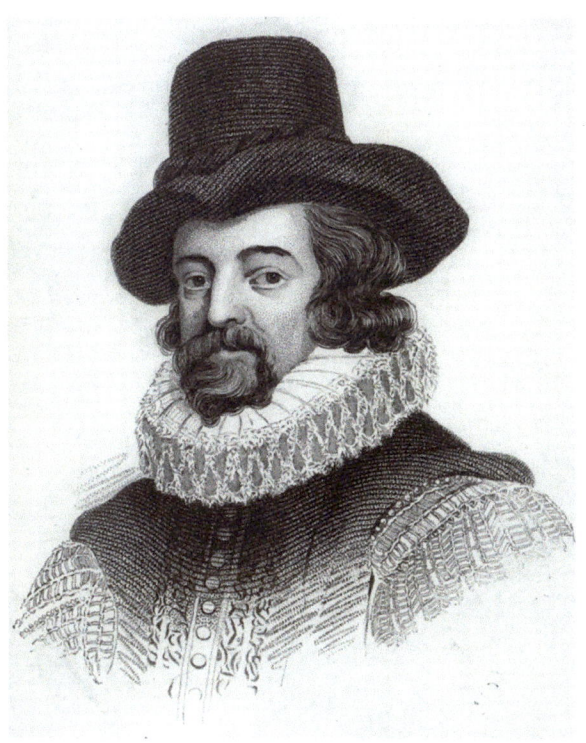

Abb. 1.1 Francis Bacon (1561–1626). (Quelle: http://commons.wikimedia.org/wiki/File:Francis_Bacon.jpg)

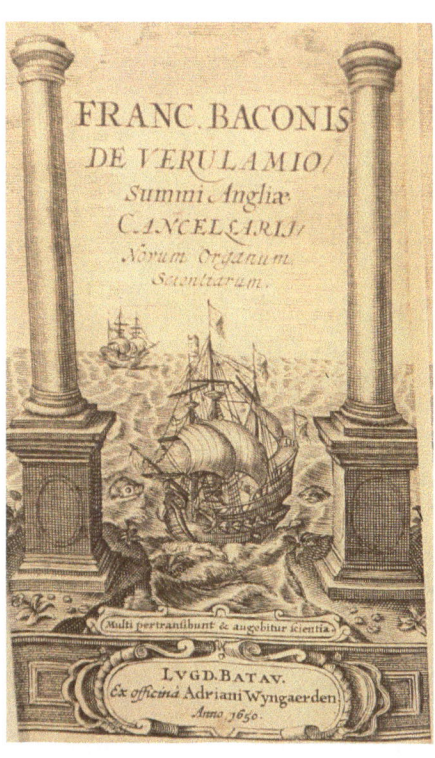

Abb. 1.2 De verulamio novum organum scientarium (1620). (Copyright John P. McCaskey/CC Licence by-3.0)

verbunden mit der Etablierung des Fachs der »Pathologischen Anatomie« (Dustin 1992). Als Vater der Pathologischen Anatomie, die durch systematische Beobachtungen am Kranken und am Verstorbenen und die daraus folgende Synthese die Entwicklung empirisch untermauerter, theoretischer Vorstellungen erst möglich machte, gilt Giovanni Battista Morgagni (1682–1771). Dennoch finden sich Anklänge aus den Vorstellungen der Humoralpathologie noch bis ins 19. Jahrhundert hinein, z. B. in der Krasenlehre des Wiener Pathologen Carl von Rokitansky (1804–1878) (Dustin 1992).

Es gibt jedoch zwei Ereignisse, die den Beginn der Abwendung von den zementierten Vorstellungen der Antike kennzeichnen und ohne die auch die für das Gebiet der frühen »Thromboseforschung« wichtigen Entwicklungen nicht denkbar wären. Dies ist zum einen die öffentliche Verbrennung der Werke von Galen und Avicenna durch Paracelsus (1493–1541) im Jahre 1527 in Basel, zum anderen die wissenschaftsgeschichtlich und wissenschaftstheoretisch sehr bedeutsamen beiden Publikationen von Francis Bacon (1521–1626) (Abb. 1.1) »De verulamio novum organum scientarium« (1620) (Abb. 1.2) und »De dignitate et augmentis scientarum« (1623) (Dustin 1992, Hach 2002). Die Tat des ansonsten in den scholastischen Vorstellungen noch stark verhafteten Paracelsus kann als Fanal für die Abkehr von den überkommenen Vorstellungen der Antike gewertet werden (Dustin 1992). Und mit den beiden genannten Publikationen legte Francis Bacon die Grundlagen für das wissenschaftstheoretische Konzept des Empirismus, das die folgende rasante Entwicklung der neuzeitlichen Wissenschaft auf allen Gebieten ganz wesentlich befruchtete.

1.2.2 Thrombose

Der Begriff der Thrombose geht wahrscheinlich auf Galen zurück. Jedoch waren die mit dieser Begrifflichkeit verbundenen Vorstellungen bei Galen weit von unserem heutigen Wissen entfernt. Galen wusste aber bereits, dass das Blut nicht nur außerhalb des Körpers, sondern auch innerhalb desselben gerinnen kann (Haas et al.).

Eine entscheidende Rolle in der Phase des Übergangs der »spekulativen« Medizin zur empirischen Medizin spielte John Hunter (1728–1793;   Abb. 1.3), der im Rahmen seiner innovativen Arbeiten die Entzündung, die Thrombose und die Lungenembolie beschrieb, ohne dass dabei die uns heute geläufige Nomenklatur auch nur anklang. Seine rein makroskopischen Beobachtungen der Thrombusreaktion ordnete er in sein neues Konzept der Entzündungsreaktion ein, erkannte jedoch die Thrombose noch nicht als eigenständige Reaktion der Blutgerinnung (Dustin 1992, Haas et al., Hach 2002, Hunter 1793, 1794).

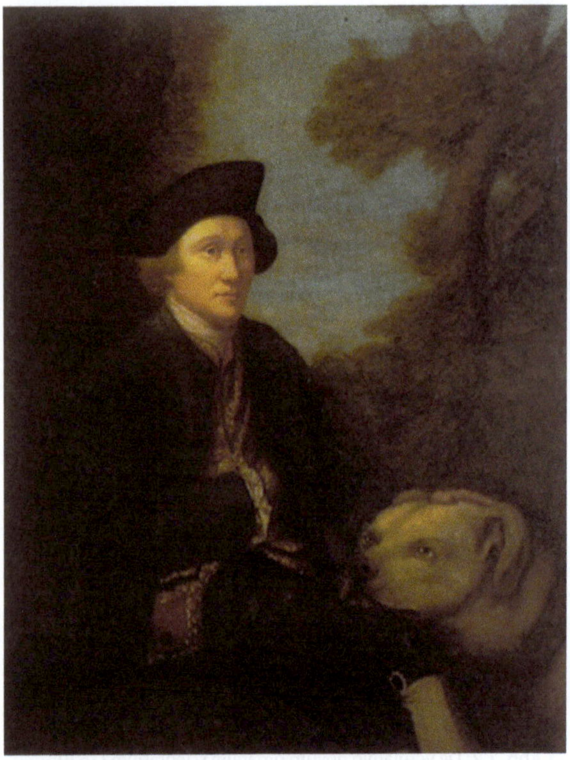

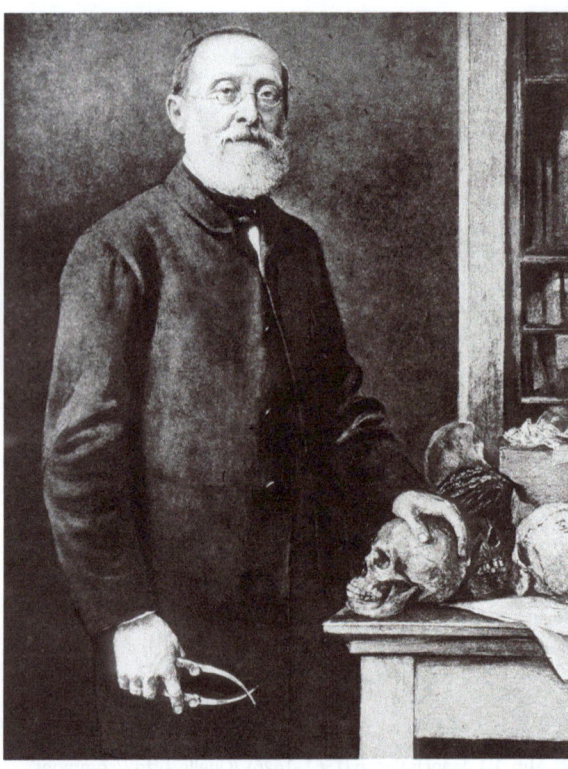

◘ Abb. 1.3 John Hunter (1728–1793). (Copyright: Wikipedia)

◘ Abb. 1.4 Rudolf Virchow (1821–1902). (Copyright Hans Fechner [1860–1931])

Es dauerte noch einige Jahre, bis Rudolf Virchow (1821–1902; ◘ Abb. 1.4) die Thrombose als eine intravasale Gerinnung des Blutes klassifizierte. Die Beobachtungen von Virchow lassen sich wie folgt zusammenfassen (Haas et al.):

— Thromben bilden sich fast ausschließlich in Venen, Arterien und im Herzen und fast nie in den Kapillaren.
— Der Inhalt der Gefäße wurde mikroskopisch von ihm als geronnenes Blut und nicht als Eiter identifiziert. Damit war die Thrombose als eigenständiges Phänomen zu betrachten und nicht Teil einer eitrigen Entzündungsreaktion.

Die Gewinnung der Erkenntnisse über die Pathogenese der Thrombose und der Embolie, die Virchow zugeschrieben werden, erstreckt sich über einen langen Zeitraum seines Wirkens. Sie sind das Ergebnis systematischer Forschung unter Einbezug makroskopischer Beobachtungen und Untersuchungen im Sektionssaal, aber auch gezielter Tierexperimente, mikroskopischer Untersuchungen und Einsatz chemisch-analytischer Methoden (Andree 2002).

Die gesamten Erkenntnisse, die aus den umfangreichen Arbeiten von Virchow zu diesem Themenbereich vorliegen, fließen ein in den Lehrsatz, den wir heute als Virchowsche Trias kennen und der, trotz aller neuzeitlicher Forschungsergebnisse, bis heute seine Bedeutung und Richtigkeit nicht verloren hat.

Virchowsche Trias
Ursachen zur Auslösung einer Thrombose können sein:
— Gefäßwandschäden
— Stase, d. h. Verlangsamung der Fließgeschwindigkeit des Blutes
— Gesteigerte Gerinnbarkeit des Blutes

Was jedoch kaum bekannt ist, ist die Tatsache, dass die Virchowsche Trias so, wie wir sie kennen, von Virchow selbst nie definiert und publiziert wurde. Diese Definition ist vielmehr die von seinen Schülern und der nachfolgenden Pathologengeneration in Verehrung der Person Virchows zusammengestellte Quintessenz seiner Forschungsergebnisse (Andree 2002, Hohlbaum 1991).

1.2.3 Embolie

Noch zu Zeiten von Virchow war nach allgemeiner Überzeugung die Ursache für einen thrombotischen Verschluss

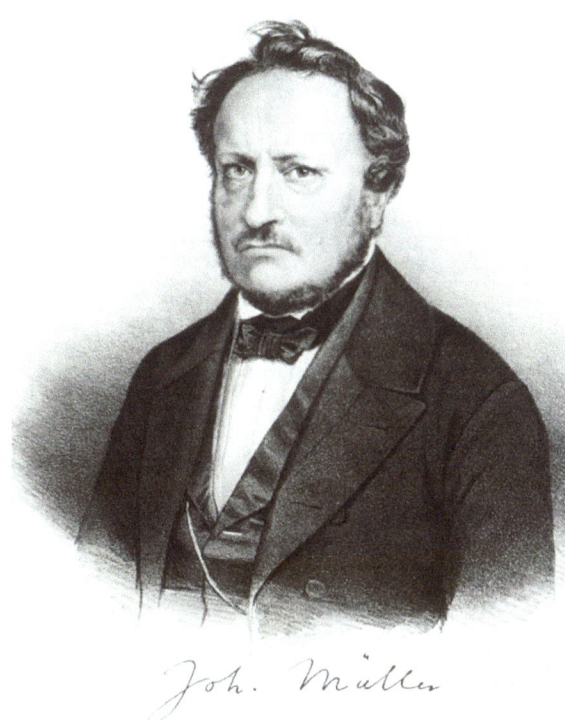

◘ **Abb. 1.5** Johannes Peter Müller (1801–1858), Ordinarius für Physiologie in Bonn und Berlin. (Copyright G. Berger)

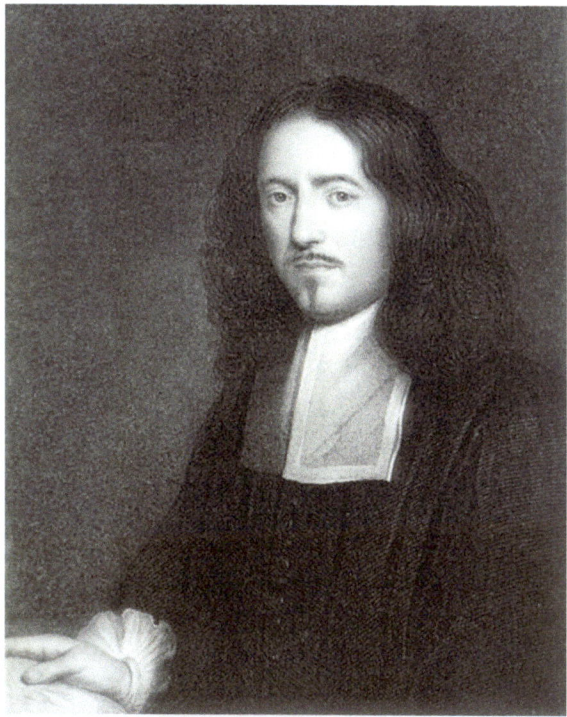

◘ **Abb. 1.6** Marcello Malpighi (1628–1694). (Copyright L. C. Miall)

von Pulmonalarterien in einer lokalen Phlebitis zu suchen. Virchow erkannte, dass dies jedoch nicht zutreffen konnte, sondern dass ein thrombotischer Verschluss von Pulmonalarterien vielmehr durch verschlepptes Thrombusmaterial von einer anderenorts lokalisierten Thrombose zustande kommt. Dies wird allgemein als seine erste große medizinische Entdeckung gewürdigt. Virchow prägte hierfür den Begriff »Embolie« (Andree 2002).

1.2.4 Postthrombotisches Syndrom

Dass eine abgelaufene tiefe Beinvenenthrombose Schäden hinterlässt und langfristig anhaltende Folgen hat, war lange Zeit bekannt, wurde aber sicher erheblich unterschätzt. Interessanterweise ist festzuhalten, dass
- die postthrombotische Rekanalisation großer Venen bereits 1859 durch Adolf von Bardeleben (1819–1895) beschrieben wurde,
- das postthrombotische Ulcus cruris wohl erstmals 1892 von T. Fournier beschrieben wurde (zit. n. Halse 1954) und
- die sekundäre Varikosis 1916 eingehend von John H. Homans (1877–1954) bearbeitet wurde.

Der Terminus »postthrombotisches Syndrom« geht jedoch auf T. Halse et al. (1951; Halse 1954) zurück. Die Autoren in den 50er Jahren des vergangenen Jahrhunderts konnten bereits Zahlen vorlegen, die von den heute vorhandenen Zahlen nur wenig abweichen. So berichtete Halse (1954) über Ergebnisse 2 Jahre nach durchgemachter Thrombose und fand 32 % Indurationen, 17 % Ulzera und 37 % Varizen, zudem eingeschränkte Arbeitsfähigkeit in 70 %, Berufswechsel in 24 % und Rentenbezug in 30 % der Fälle (Halse 1954, Sigg 1962).

1.2.5 Hämostaseologie

Der Begriff Hämostaseologie wurde 1953 von Rudolf Marx geprägt und umfasst die »Lehre vom Stehen und Steckenbleiben des Blutes« (Müller-Berghaus 2010). Der Begriff hat im Laufe der Zeit mit der zunehmenden Kenntnis der komplexen Abläufe bei Gerinnung und Lyse eine inhaltliche Erweiterung erfahren, sodass man hierunter heute die Lehre von der Regulation und der Dysregulation der Hämostase verstehen kann (Müller-Berghaus 2010).

Die moderne Gerinnungsphysiologie beginnt mit Johannes Müller (1801–1858; ◘ Abb. 1.5), der 1832 seine Befunde zu einem faserartigen Stoff publizierte, der bereits von Aristoteles postuliert und von Marcello Malphighi (1628–1694; ◘ Abb. 1.6) nachgewiesen wurde. Er nannte diesen Stoff »Fibrin«. Der Physiologe Alexander Schmidt (1831–1894; ◘ Abb. 1.7) konnte klären, dass vom Fibrin

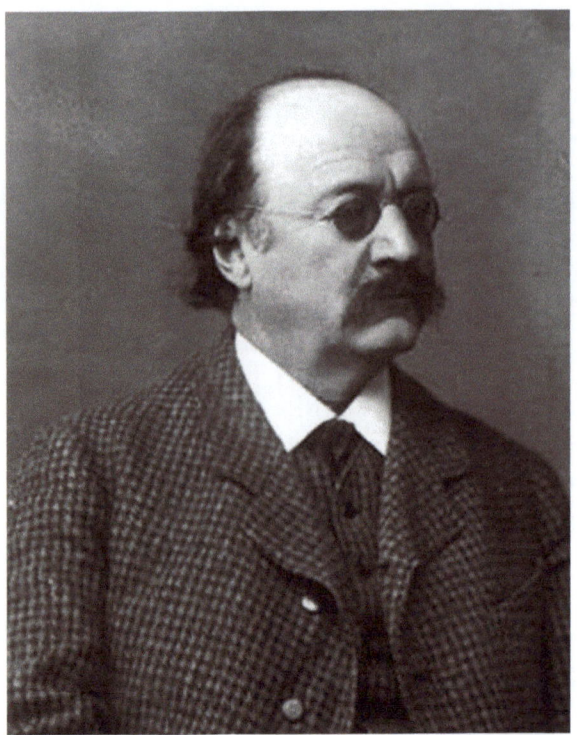

◨ Abb. 1.7 Alexander Schmidt (1831–1894). (Quelle: http://commons.wikimedia.org/wiki/File:Alexander_Schmidt.jpg)

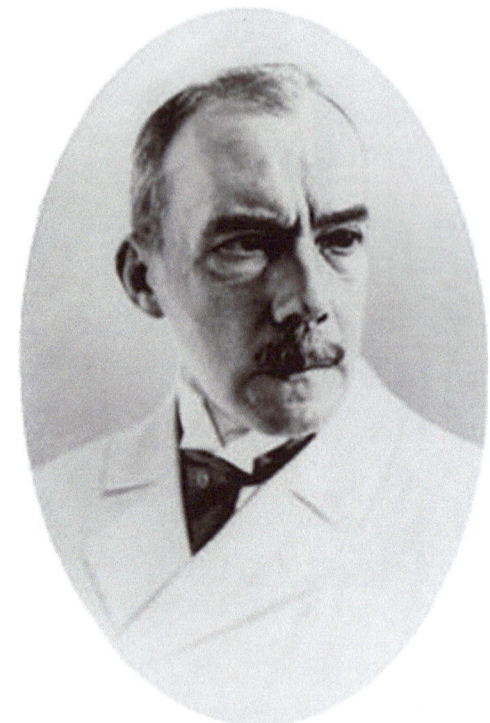

◨ Abb. 1.8 Paul Morawitz (1879–1936)

eine lösliche Vorstufe im Blut zirkuliert, die er Fibrinogen nannte. Auch den enzymatischen Umwandlungsprozess konnte Schmidt aufklären und beschrieb das Thrombin und das Prothrombin. Damit waren die Grundlagen gelegt, auf denen aufbauend Paul Morawitz (1879–1936; ◨ Abb. 1.8) im Jahre 1904 die erste Stufe der klassischen Gerinnungskaskade definierte, die von Macfarlane sowie von Davie und Ratnoff (1964) zu ihrer heute gelehrten Form vervollständigt wurde (Müller-Berghaus 2010).

Die Blutgerinnung als Notfallfunktion, das Zusammenspiel gerinnungsfördernder und inhibitorischer, protektiver sowie lyseaktiver Systemteile führte zur Postulierung einer Art Gleichgewichtsreaktion zwischen Gerinnung und Lyse unter normalen physiologischen Bedingungen. A. L. Copley gelang es 1953 erstmals, diese Hypothese durch den Nachweis von Produkten einer in vivo aktiven Gerinnung zu beweisen. Für dieses Phänomen wurde von H. G. Lasch (1925–2009) der Begriff der »latenten Gerinnung« geprägt.

In den letzten Jahren hat sich die Hämostaseologie erheblich gewandelt; unter dem Einfluss der Molekularbiologie und Kenntnis der Beziehungen des Gerinnungssystems zur Entzündungsreaktion und zur Immunreaktion ist sie über die »reine« Hämostaseologie im Sinne der ursprünglichen Definition als Lehre der Blutgerinnung weit hinausgewachsen.

1.2.6 Therapie der venösen Thromboembolie

Die primäre Intention bei der Therapie der venösen Thromboembolie besteht nach unserem heutigen Verständnis in
- Antikoagulation,
- Kompression,
- Mobilisation.

Die Festlegung und entwicklungsabhängige Modifikation von Therapiekonzepten ist eng mit der wissenschaftlichen Entwicklung der genannten Teilaspekte verbunden.

Antikoagulation
Die Geschichte der Antikoagulation geht, wenn man die Blutegeltherapie miteinbezieht, sehr weit zurück und ist lange noch nicht abgeschlossen. Die Entwicklung neuer, selektiver Hemmstoffe der Gerinnung – weg von der Verwendung bzw. Adaptation von Naturstoffen – hat gerade erst begonnen und bietet noch Raum für Überraschungen bzw. richtungsweisende Innovationen.

Hirudin
Hirudin ist ein hochmolekulares Polypeptid, das im Speichel des Blutegels (Hirudo medicinalis) enthalten ist. Es handelt

sich dabei um einen spezifischen Antagonisten des Thrombins, der sich, wie Markwardt 1954 nachweisen konnte, mit dem Thrombin zu einem stöchiometrisch definierten Additionskomplex verbindet und damit gerinnungshemmend wirkt (Markwardt 1963, Nowak et al. 2007).

Historisch lässt sich die Anwendung der Blutegeltherapie bis weit vor die Zeitenwende zurückverfolgen. Die erste benannte Anwendung des Blutegels zu medizinischen Zwecken muss wahrscheinlich dem Arzt und Dichter Nikander von Colophon (ca.197–130 v. Chr.) zugeschrieben werden. Celsus, Galen und die übrigen bedeutenden Ärzte der Antike kannten die Anwendung des Blutegels. Im Mittelalter gehörte der Einsatz des Blutegels ebenso wie der Aderlass zum normalen Therapierepertoire der Bader und Ärzte (Strümper 1964); beide Verfahren wurden zeitweise geradezu hemmungslos eingesetzt.

1884 bereits gelang es dem englischen Physiologen Haycraft, einen blutgerinnungshemmenden Extrakt aus den Blutegeln zu gewinnen (Nowak et al. 2007). 1903 schließlich konnte Jacobi den Wirkstoff weiter von Eiweißbeimengungen reinigen, und er nannte den Wirkstoff erstmals Hirudin (Nowak et al. 2007). Die Darstellung von »reinem« Hirudin gelang Markwardt 1954. Es dauerte noch bis 1985, ehe es Dodt et al. glückte, die Struktur des Hirudins aufzuklären (zit. n. Nowak et al. 2007). Durch den möglichen Einsatz von Hirudin in der klinischen Routine wurde schon frühzeitig klar, dass die natürlichen Ressourcen an Blutegelextrakten nicht genügen würden, um eine ausreichende Versorgung zu gewährleisten, und so wurden schon bald Bemühungen unternommen, rekombinantes Hirudin herzustellen. Es waren erstmals Fortcamp et al., denen dies im Jahr 1986 gelang (zit. n. Nowak et al. 2007).

Heparine

Der amerikanische Student Jay McLean sollte im Jahr 1915 im Auftrag von W. Howell Cephalin aus Hirnsubstanz isolieren; man erwartete, dass es sich dabei um ein thromboplastisches, also gerinnungsförderndes Phosphatid handeln würde. Angeregt durch deutschsprachige Literatur, erweiterte McLean nach ersten, nicht zufriedenstellenden Ergebnissen sein Suche auf die Extraktion aus Leber und Herz von Hunden, und er gewann daraus einen Extrakt, der »… possessed a strong anticoagulant ection«. Die Suche nach einem Gerinnungsaktivator endete in der Isolierung eines die Koagulation hemmenden Stoffes. 1916 publizierte McLean seine Ergebnisse unter dem Titel »The thromelastic action of cephalin«. 1918 schließlich gelang es Howell und Holt, die eigentlich hemmende Substanz zu isolieren; vor dem Hintergrund des zur Extraktion gewählten Organs nannten sie diese »Heparin«.

Von der Entdeckung bis zum sicheren und standardisierten klinischen Einsatz der Substanz, wie wir es heute kennen, war noch ein weiter Weg, da die ersten Anwendungen sehr beeinträchtigt waren von den Verunreinigungen, die durch die Präparationsmethoden bedingt waren (Wardrop et al. 2008).

Heparine sind ein Naturprodukt, das auch heute noch durch Extraktion aus tierischem Gewebe gewonnen wird. Es handelt sich chemisch um Glykosaminoglykane, die aus einer variablen Anzahl von Aminozuckern bestehen – immer also ein Gemisch aus unterschiedlich langen Kettenmolekülen und keine einheitliche Substanz. Das Problem der unfraktionierten Heparine ist die hohe Eiweißbindung und damit die begrenzte Bioverfügbarkeit. Die Entdeckung der Tatsache, dass diese Bioverfügbarkeit bei geringerer Kettenlänge besser ist, führte in den 1970er Jahren zur Entwicklung der niedermolekularen Heparine (NMH) (Harenberg et al. 1997).

Kumarine

Kumarine sind ubiquitär vorkommende Naturstoffe, die z. B. dem Heu und bestimmten frischen Kräutern den typischen, als angenehm empfundenen Geruch verleihen. Die Wissenschaftsgeschichte der Kumarine und damit auch die Geschichte der oralen Antikoagulation beginnt in den USA und in Kanada im Jahre 1922, wo ein zunächst nicht erklärbares Rindersterben auftrat, dessen Kennzeichen innere und äußere Blutungen der Tiere waren. Es ließ sich später (1939/40) klären, dass diese Blutungen durch eine Substanz ausgelöst wurden, die in verdorbenem Kleefutter entstanden war und schließlich als 4-Hydroxylcoumarin identifiziert werden konnte (Sweet Clover Disease) (Haas et al., Link 1959). In der Folge konnte Link hieraus das Dicoumarol isolieren, und damit war der Weg geebnet für die Entwicklung weiterer Abkömmlinge, die bis heute die Grundlage der oralen Antikoagulation bilden. Beispiele für Kumarine sind Phenprocoumon (z. B. Marcumar, Falithrom), Warfarin (z. B. Coumadin, Marevan) und Acenocumarol (z. B. Sintrom).

Kompression

Die Geschichte der Kompressionstherapie zur Behandlung der unterschiedlichsten Krankheitsbilder geht bis in die Antike zurück. Die Kompression wurde zu Beginn unkritisch für alles Mögliche eingesetzt. Die Anwendung bei Phlebitis, Thrombose und postthrombotischem Syndrom geht im Zeitverlauf natürlich mit der Herausarbeitung der genannten Krankheitsbilder als eigenständige Entitäten einher. Auch die Frage des Materials hat die Anwendung und Anerkennung der Kompressionstherapie zu unterschiedlichen Zeiten wesentlich beeinflusst. Eine ausführliche Darstellung der Entwicklung dieser auch heute noch so wichtigen und unverzichtbaren Therapieoption würde den Rahmen dieses Buches sprengen, hierfür wird auf die umfassenden und detailreichen Darstellungen von G. Hohlbaum (1987, 1990) verwiesen (s. a. Partsch et al. 1999).

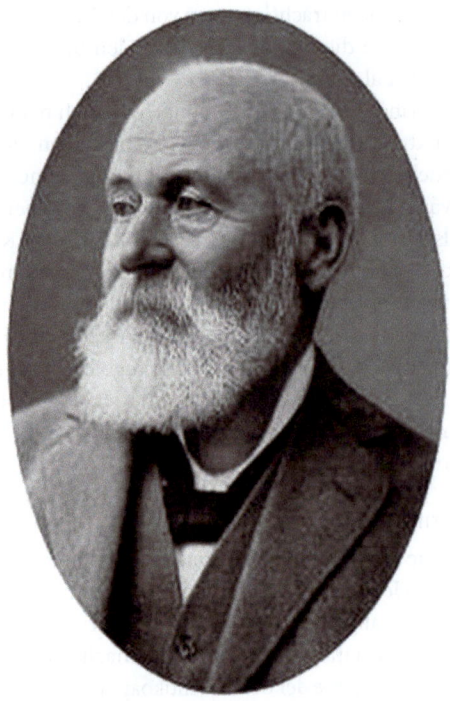

Abb. 1.9 Paul G. Unna (1850–1929), erster Inhaber des Lehrstuhles für Dermatologie an der Universität Hamburg

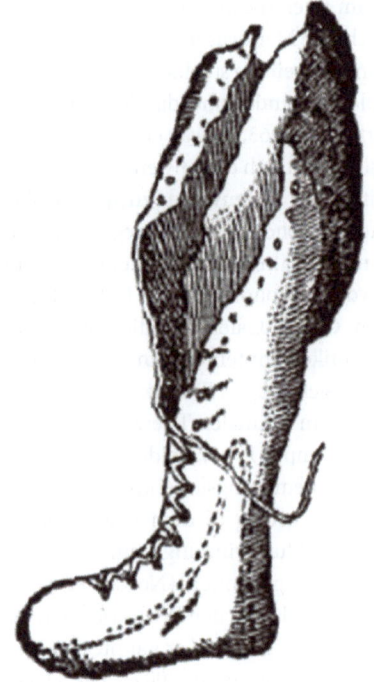

Abb. 1.10 Schnürschuh oder Schnürstrumpf

Kompressionsverband

Bei der Suche nach dem systematisch entwickelten und speziellen Verband zur Behandlung von Erkrankungen des Venensystems wird man in der Literatur der alten chinesischen Medizin ebenso wie in der Medizin der Antike und in den frühchristlichen Zeiträumen in Europa nicht fündig. Zwar gibt es in dieser Zeit Ausführungen zum Wundverband im weitesten Sinne, die Beschreibung und Entwicklung des phlebologischen Kompressionsverbandes beginnt jedoch eigentlich erst nach 1771 (Hohlbaum 1987).

> Die Verbandmethode wurde nicht nur exakt angegeben, sondern erhielt auch ihren therapeutischen Stellenwert. Gleichzeitig ist die – noch umstrittene – ambulante phlebologische Behandlung in die Therapie eingeführt worden. (Hohlbaum 1987)

Es dauerte weiter bis in die Mitte des 19. Jahrhunderts, bis die Kompressionsverbände bzw. die Kompressionstherapie entwickelt wurden, wie wir sie heute kennen. Diese Entwicklung ist untrennbar verbunden mit Namen und Wirken von P. G. Unna (1850–1929; ◘ Abb. 1.9). Unna kam über verschiedenste Zusammensetzungen der Kompressionsmaterialien und unterschiedliche Verbandtechniken schließlich zur Entwicklung des Zinkleimverbandes, der sich bis heute erhalten hat.

Kompressionsstrumpf

Der medizinische Kompressionsstrumpf, wie wir ihn heute kennen, war zum einen von der geschichtlichen Entwicklung des Strumpfes als Kleidungsstück abhängig und zum anderen von technischen Entwicklungen.

Als Vorläufer des Kompressionsstrumpfes wird allgemein eine Zwischenlösung zwischen Kompressionsverband und Kompressionsstrumpf betrachtet: der Schnürstrumpf, eigentlich Schnürstiefel (◘ Abb. 1.10), der erstmals von Fabricio d'Aquapendente (1533–1619; ◘ Abb. 1.11) beschrieben wurde, aber wahrscheinlich schon wesentlich länger bekannt war (Hohlbaum 1990, Partsch et al. 1999).

Die eigentliche Geschichte des medizinischen Kompressionsstrumpfes (Gummistrumpf) begann jedoch erst, nachdem Charles Nelson Goodyear (1800–1860) im Jahre 1839 die Vulkanisation des Gummis erfunden hatte. Seither können dünne Gummiplatten in dünne Fäden geschnitten und endlos miteinander verbunden werden. Damit besteht die Möglichkeit zum Weben und Stricken elastischer Gewebe.

> Als Geburtstag des Gummistrumpfes ist der 26. Oktober 1848 anzunehmen. An diesem Tag schützte William Brown aus Middlesex mit Patent Nr. 12,294 ein Verfahren, nach welchem Gummifäden in Handarbeit auf Webstühlen zu Strümpfen verarbeitet wurden. Er gab ihnen die Bezeichnung »Elastic Stockings.« (Hohlbaum 1990)

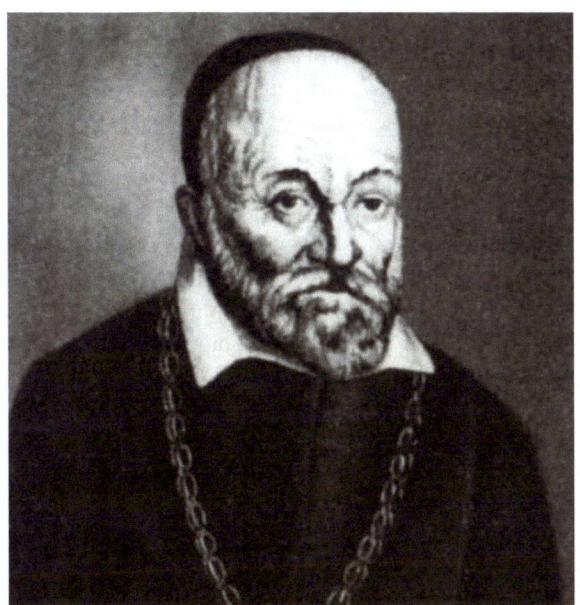

Abb. 1.11 Girolamo Fabrizio, auch Fabrizi d'Acquapendente (um 1533–1619), Arzt und Anatom, Universität Padua. (Quelle: http://commons.wikimedia.org/wiki/File:Girolamo_Fabrizi_d%27Acquapendente.jpg)

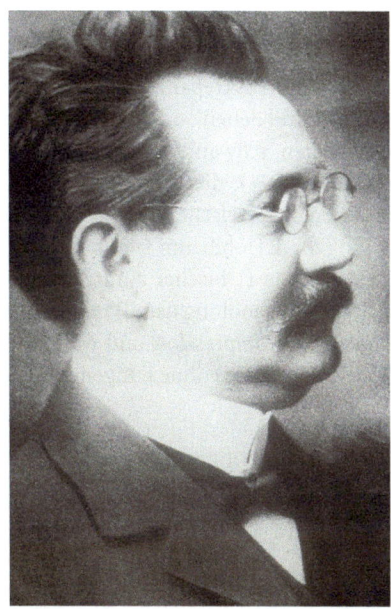

Abb. 1.12 Heinrich Fischer (1857–1928). (Mit freundlicher Genehmigung von Dr. Michael Holtzmann, Stuttgart)

In den Jahren darauf folgten Verfahren zur Umspinnung der Gummifäden mit textilen Fäden und andere Produktionsverfahren für die Strümpfe (Wirken und Stricken). Diese ersten Modelle (bis in die Zeit nach dem zweiten Weltkrieg) waren mit den heutigen normierten Kompressionsstrümpfen in Bezug auf die technische und textile Qualität sowie in Hinblick auf Tragekomfort und Pflegemöglichkeit nicht vergleichbar. Beginnend in den 1950er Jahren durch die Gütezeichengemeinschaft Medizinische Gummistrümpfe e. V. (gegründet 1956) und später durch das Hohensteiner Forschungsinstitut für textile Prüf- und Messtechnik und natürlich auch durch die einschlägige Industrie, wurde hier wesentliche Entwicklungsarbeit geleistet. Inzwischen gilt für die Herstellung, die Qualitätsstandards und die Prüfung von medizinischen Kompressionsstrümpfen eine EU-Norm (Weber 1987).

Maschinelle Kompression

Die intermittierende maschinelle Kompression könnte man als den Versuch einer Rationalisierung der Kompressionstherapie ansehen. Die ersten Versuche hierzu gehen auf Muray und Clany (1935) zurück (zit. n. Partsch et al. 1999). Bis zur ersten Beschreibung eines Gerätes mit einer sequenziellen Druckverteilung, das erstmals 1955 von Sampson und Kirby beschrieben wurde, gab es immer wieder Versuche mit einer mechanisch unterstützten externen Druckanwendung, die sich jedoch bis dahin nicht durchsetzen konnten. Das erste kommerzielle und in Serie hergestellte Gerät stammt von Zelikoswski (1981) (De Weese 1994, Partsch et al. 1999).

Mobilisation

Die Frage »Mobilisation oder Bettruhe« im Zusammenhang mit Venenerkrankungen, insbesondere im Kontext mit der Ulkusbehandlung, ist ein altes Thema, das im Zeitenverlauf immer wieder kontrovers diskutiert wurde (Hohlbaum 1987, 1988). Auch im Zusammenhang mit der Phlebothrombose wurde die Frage von Bettruhe und Mobilisation bis in unsere Zeit hinein mit wechselnder Intensität und Präferenz diskutiert, und selbst heute begegnen uns immer noch Patienten, die – obwohl die Frage der Mobilisation eigentlich entschieden ist – in der Frühphase einer frischen Thrombose konsequent immobilisiert wurden.

Die Zahl der Autoren, die seit dem Beginn des 20. Jahrhunderts die Mobilisation der Patienten mit »Phlebitis« und »Phlebitis profunda« fordern und praktizieren, ist sehr groß, zu ihnen zählen z. B. H. Fischer (1910; Abb. 1.12) und G. Nobl (1934).

Bei allen Wertungen der Ansichten, Darstellungen und Ergebnisse von älteren Autoren, wie z. B. H. Fischer, ist immer zu berücksichtigen, dass alle Diagnosen, auch die der tiefen Venenthrombose, rein klinisch gestellt werden mussten, da die Phlebographie erst ab Ende der 1930er Jahre in nennenswertem Umfang zur Verfügung stand. Die Schwierigkeiten bei der rein klinischen Diagnose der Venenthrombose und der Lungenembolie führten bereits in der Frühzeit der »systematischen klinischen Thromboseforschung« in der Ära nach Virchow zu heftigen Diskussionen angesichts der Diskrepanz der Zahlen aus den klinischen Angaben und denen aus der Sektionsstatistik. Die klinischen Angaben schwankten zwischen 0,34 % und 6,0 % (im Mittel 2,59 %), die Angaben in der Sektionsstatistik bewegten sich zwischen 11,5 % und 62,66 % (im Mittel 33,36 %) (zit. n. Hohlbaum 1991).

Schon 1910 hoffte H. Fischer aufgrund seiner guten Ergebnisse bei der Behandlung der »Phlebitis« und »Phlebitis profunda« mit Kompression und Mobilisation bzw. Frühmobilisation (klinisch) ohne Lungenembolien, dass

> ... in nicht zu ferner Zukunft die bei Thrombose und Embolie strengstens vorgeschriebene vieltägige absolute Ruhe als grober Kunstfehler verurteilt werde

und weiter im Jahr 1923:

> Er darf nicht länger liegen als bis der Verband liegt und kann dann nicht nur, er muss sofort nach Anlage desselben gehen, sogar viel gehen. (zit. n. Sigg 1962)

G. Nobl schreibt (1934):

> Eines möchten wir nur mit einer gewissen Genugtuung feststellen, und zwar, dass die dogmatische Lehre von der immobilisierenden Behandlung endlich doch schon reichlich an Ansehen eingebüßt hat und man seltener als früher dem ängstlichen Kopfschütteln begegnet, wenn man mit subakuter Phlebitis behaftete Patienten mit Kompressionsverbänden umhergehen lässt. (Zit. n. Sigg 1962)

Die ambulatorische Therapie der tiefen Venenthrombose ebenso wie der Phlebitis hat also eine mehr als einhundertjährige Tradition.

Bleibt die Frage nach der ambulanten Therapie. Da H. Fischer seit 1886 zunächst in Eltville und später in Wiesbaden in freier Praxis niedergelassen war, kann er getrost als der Pionier der »ambulanten, ambulatorischen Therapie« der tiefen Venenthrombose und der Phlebitis gelten. Theodor Halse beschäftigte sich bereits 1951 mit der Frage, ob die Therapie der Venenthrombose einschließlich der inzwischen möglichen oralen Antikoagulation in der ambulanten Praxis betrieben werden könne und sprach sich ausdrücklich dafür aus.

Sonstige Therapieoptionen

Die Vorstellung, die drohende Gefahr der u. U. tödlichen Lungenembolie und die drohenden Spätfolgen der tiefen Venenthrombose durch eine Entfernung der Thromben zu verhindern, ist naheliegend, scheiterte aber lange an den technischen Möglichkeiten der operativen Medizin.

Thrombektomie

Die Geschichte der venösen Thrombektomie ist schnell erzählt. Die ersten Versuche einer direkten Thrombektomie gehen zurück auf die deutschen Chirurgen Fründ (Osnabrück) 1937 und Läwen (Königsberg) 1938, ohne dass sich diese Eingriffe in der Breite durchsetzen konnten (Hohlbaum 1991). Erst nach dem 2. Weltkrieg wurden durch die Arbeitsgruppe um R. Fontaine (1947) Versuche zu einer Standardisierung des Eingriffes unternommen. Größere Bedeutung gewann die Thrombektomie erst mit der Erfindung des Ballonkatheters durch Fogarty und die damit sich eröffnende Möglichkeit der Thrombektomie vom Ort der Wahl, Höhepunkt dieser Entwicklung waren die 1970er und 80er Jahre.

Lyse

Die Fibrinolyse geht auf Beobachtungen zur Stabilität bzw. Instabilität von Gerinnseln aus menschlichem Blut durch Denis (1838) und Zimmermann (1846) zurück. Dastre (1893ff.) machte ähnliche Beobachtungen an Blut von Hunden und gebrauchte für die Destabilisierung des Thrombus erstmals den Begriff »Fibrinolysis«. Die weitere Aufklärung der Fibrinolyse ist mit den Namen von Nolf (1905) und Morawitz (1906) verbunden (zit. n. Macfarlane et al. 1948).

Tillett und Gardner fanden 1933, dass Filtrate aus β-hämolysierenden Streptokokken eine schnelle Finbrinolyse von frischen Thromben auslösen können. Weitere Untersuchungen durch Milestine (1941) und Christensen und MacLeod (1945) sowie Macfarlane und Pilling (1946) konnten den Mechanismus weiter differenzieren und klären, dass der Extrakt aus den Streptokokkenkulturen nicht selbst fibrinolytisch wirksam ist, sondern lediglich eine Kinase enthält, die das plasmatische Lysesystem aktiviert und beschleunigt.

Die den Erkenntnissen angepasste Terminologie »Plasminogen – Plasmin – Streptokinase« geht zurück auf Christensen und MacLeod (1945).

Bei diesem Entwicklungsstand war es bis zur Idee einer fibrinolytischen Therapie nicht mehr weit. Im deutschsprachigen Raum war die Einführung der Lysetherapie verbunden mit den Namen Deutsch (Wien), Groß (Marburg) und Koller (Zürich) (zit. n. Theiss 1998).

1.2.7 Thromboseprophylaxe

Die Versuche, Thrombosen nicht nur zu erkennen und zu behandeln, sondern von vornherein in ihrer Entstehung zu verhindern oder zumindest zu vermindern – also Thromboseprophylaxe zu betreiben – haben die klinische Wissenschaft nach der Verbreitung der theoretischen Grundlagen, wie sie später in der Virchowschen Trias zusammengefasst wurden, immer wieder und anhaltend beschäftigt. Die Bewertung von Konzepten zur Prophylaxe und auch zur Therapie wurde in der Zeit zwischen den Weltkriegen wesentlich beeinflusst von der Sicht der jeweiligen Autoren bzw. Entscheidungsträger, die jeweils einem der drei nunmehr allgemein anerkannten pathogenetischen Faktoren der Virchowschen Trias eine möglicherweise überwiegende Bedeutung beimaßen. Die Definition allgemeingültiger Regeln zur Prophylaxe wurde jedoch als weitgehend unmöglich angesehen (Hohlbaum 1991).

Die Kompressionstherapie und die Frühmobilisation, wie von H. Fischer und vielen anderen propagiert, waren mehr oder weniger verbreitet und wurden hier bereits beschrieben. Bei nicht vermeidbarer Bettruhe wurden daneben häufig Übungsbehandlungen (Spazieren im Bett) – heute würden wir Krankengymnastik sagen – sowie Lagerungstechniken mit Erhöhung des Fußendes etc. eingesetzt (Hohlbaum 1997).

Der Einsatz von Medikamenten wurde mehr aus intuitiver Indikation denn aufgrund systematisch gewonnener Erkenntnisse propagiert und reichte von Strophantin und Digitalis über Thyroxin bis hin zu »tonisierenden« Phytopharmaka aus Ginster, Hamamelis, Schneeball und Rosskastanie. Es gab aber auch damals bereits Stimmen, die den Substanzen eine durchaus unsichere bis zweifelhafte Wirkung, jedoch deutliche Schädlichkeit bei höherer Dosierung attestierten (Hohlbaum 1991). Die Blutegeltherapie wurde weiter propagiert (bis in unsere Zeit), und mit Aufkommen der gerinnungshemmenden Substanzen wie Hirudin, Heparin und den Kumarinen fanden auch diese Eingang in die Therapie, ohne dass man in den Jahren vor dem 2. Weltkrieg von einem Durchbruch in der medikamentösen Prophylaxe oder Therapie sprechen könnte.

Die Geschichte der heute üblichen Low-dose-Heparin-Prophylaxe beginnt in des 30er Jahren des letzten Jahrhunderts. Lenggenhager wies bereits 1939 (zit. n. Duckert 1983) auf die klinische Erfahrung der Wirksamkeit kleiner Heparindosen zur Thromboseprophylaxe hin (Lenggenhager 1963). Weitere Hinweise zur Wirksamkeit dieser Applikationsform anhand klinischer Erfahrungen folgten auch nach dem 2. Weltkrieg (Sharnoff et al. 1962). Doch erst die Untersuchungen von Kakkar et al. (1971) (◘ Abb. 1.13) konnten unter Kontrolle des ^{125}I-Fibrinogentestes die Beeinflussung der Thrombosehäufigkeit durch die systematische Applikation von niedrigen Heparindosen objektivieren.

1.2.8 Ausblick

Die Entwicklung weiterer medikamentöser Prophylaktika und Therapeutika ist in diesem Kontext sicher noch zu

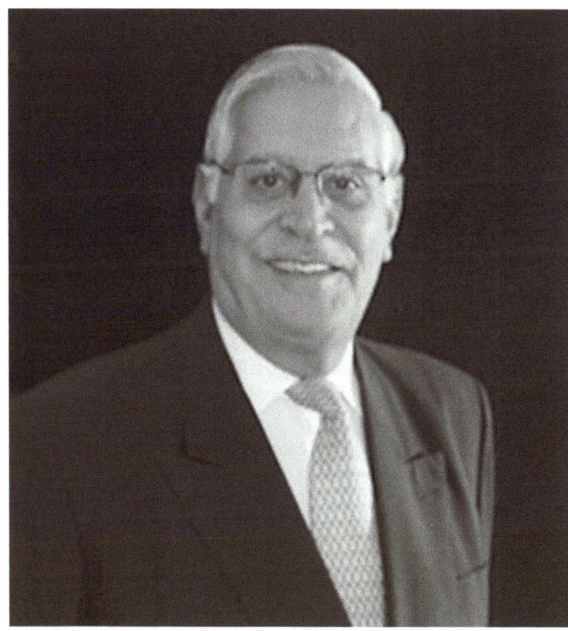

◘ **Abb. 1.13** Vijay V. Kakkar. (Mit freundlicher Genehmigung von Prof. Vijay Kakkar)

erwarten, wie die jüngsten Entwicklungen zeigen. Die vorrangigen Ziele der weiteren Entwicklung liegen in einer Minimierung der Blutungsrisiken.

Die Geschichte geht also weiter.

Literatur

Andree C (2002) Rudolf Virchow. Leben und Ethos eines großen Arztes. Langen Müller, München

Bardeleben v. A (1859) Lehrbuch der Chirurgie und Operationslehre, Bd. II. Reimer, Berlin

De Weese JA (1994) Treatment of venous disease – the innovators. J Vasc Surg 22: 341–343

Duckert F (1983) Antikoagulantien. In: Koller, Duckert (Hrsg) Thrombose und Embolie. Schattauer, Stuttgart

Dustin P (1992) Die pathologische Anatomie. In: Toellner R (Hrsg) Illustrierte Geschichte der Medizin, Bd 4. Andreas & Andreas, Verlagsanstalt Vaduz, S 2045ff.

Fontaine R, Mandel P, Apprill G (1947) Contribution à l'étude biochimique des phlébites et à leur traitement chirurgical. Med Acad Chir 73: 663–670

Fründ H (1937) Operative Prophylaxe gegen die Lungenembolie. Centralbl Chir 26: 1555

Haas S, Gruber-Gerardy KF (ohne Erscheinungsjahr) Altes und Neues über die Thrombose. Bayer HealthCare, Bayer Vital

Hach W (2002) Die Geschichte der venösen Thrombose. Phlebologie 31: 56–62

Halse T (1951) Soll und kann kausale Thrombosebehandlung in der ambulanten Praxis betrieben werden? Med Klin Nr.1: S7–10

Halse T (1954) Das postthrombotische Syndrom. Steinkopff, Darmstadt

Halse T, Bätzner K (1951) Das postthrombotische Kreislaufsyndrom. Ätiologie, Diagnostik und Therapie. Med Welt 40: 1243–1248

Harenberg J, Huhle G, Piazolo L, Malsch R (1997) Niedermolekulare Heparine Prophylaxe und Therapie thromboembolischer Erkrankungen. Hautarzt 48: 852–864

Hohlbaum G (1987) Zur Geschichte der Kompressionstherapie I. Phlebol und Proktol 16: 241–255

Hohlbaum G (1987) Zur Geschichte der Kompressionstherapie II. Phlebol und Proktol 17: 24–30

Hohlbaum G (1987) Zur Geschichte des medizinischen Kompressionsstrumpfes. In: Gütegemeinschaft Medizinischer Kompressionsstrümpfe e.V. (Hrsg) Der medizinische Kompressionsstrumpf. Schattauer, Stuttgart

Hohlbaum G (1990) Zur Geschichte der Kompressionstherapie. In: Bischof J, Großmann K, Scholz A (Hrsg) Phlebologie. Von der Empirie zur Wissenschaft. Fischer, Jena

Hohlbaum G (1991) Zur Geschichte der Thrombose und ihrer Prophylaxe. Phlebologie 20: 229–242

Homans J (1916) The operative treatment of varicose veins and ulcers based upon a classification of these lesions. Surg Gynec Obstet 130: 279–284

Howell W, Holt E (1918) Two new factors in blood coagulation, heparin and proantithrombin. Am J Physiol 47: 328

Hunter J (1793) Observations on the Inflammation of the Internal Coats of Veins. In: Palmer JF (1835) The Works of John Hunter. Vol. III. Longman et al. London. http://books.google.de/books?id=NgQHAAAAcAAJ&pg=PA581&lpg=PA581&dq=John+Hunter+1793+Observations+on+the+inflammation+of+the+internal+coats+of+veins&source=bl&ots=rj6gtIEye0&sig=WxdmrgZOkLFk0ST6nM4XU3O0LE&hl=de&sa=X&ei=9xQZUdipF4fXsgaTmoAo&sqi=2&ved=0CD4Q6AEwAQ#v=onepage&q=John%20Hunter%201793%20Observations%20on%20the%20inflammation%20of%20the%20internal%20coats%20of%20veins&f=false

Hunter John (1794) A Treatise on the blood, Inflammation and gunshot wounds. In: Palmer JF (1835) The Works of John Hunter. Vol. III. Longman et al. London. http://books.google.de/books?id=NgQHAAAAcAAJ&pg=PA581&lpg=PA581&dq=John+Hunter+1793+Observations+on+the+inflammation+of+the+internal+coats+of+veins&source=bl&ots=rj6gtIEye0&sig=WxdmrgZOkLFk0ST6nM4XU3O0LE&hl=de&sa=X&ei=9xQZUdipF4fXsgaTmoAo&sqi=2&ved=0CD4Q6AEwAQ#v=onepage&q=John%20Hunter%201793%20Observations%20on%20the%20inflammation%20of%20the%20internal%20coats%20of%20veins&f=false

Kakkar VV, Field ES, Nicolaides AN, Flute PT, Wessler S, Yin ET (1971) Low doses of heparin in the prevention of deep vein thrombosis. Lancet 2: 669

Kakkar VV, Spindler J, Flute PT, et al. (1972) Efficacy of low-doses of heparin in prevention of deepvein thrombosis after major surgery: A doubleblind randomized trial. Lancet 2: 101–106

Läwen A (1938) Weitere Erfahrungen über die operative Thrombenentfernung bei der Venenthrombose. Arch Klin Chir 193: 723–726

Leggenhager K (1963) Genese, Prevention und Behandlung der distalen Thrombose. Schweiz Med Wochenschr 93: 265

Link KP (1959) The Discovery of Dicumarol and Its Sequels. Cirulation. 19: 97–107

Markwardt F (1963) Blutgerinnungshemmende Wirkstoffe. Fischer, Jena

Macfarlane RG, Biggs R (1948) Fibrinolysis. Its Mechanism and Significance. Blood 3: 1167–1187. http://bloodjournal.hematologylibrary.org/content/3/10/1167.full.pdf

McLean J (1916) The thromboplastic action of cephalin. Am J Physiol 1916, 41:250

McLean J (1959) The Discovery of Heparin. Circulation 19: 75–78

Müller-Berghaus G (2010) das Konzept »Hämostaseologie« – Geschichte und Entwicklung. In: Pötzsch B, Madlener K (Hrsg) Hämostaseologie, 2. Aufl. Springer, Heidelberg

Nowak G, Schrör K (2007) Hirudin – the long and stony way from an anticoagulant peptide in the saliva of medicinal leech to a recombinant drug and beyond. A historical piece. Thromb Haemost 98: 116–119

Partsch H, Rabe E, Stemmer R (1999) Kompressionstherapie der Extremitäten. Editions Phlebologiques Francaises, Paris

Sampson JP, Kirby FG (1955) Evaluation of a new apparatus for the treatment of peripheral vascular disease. Arch Phys Med Rehabil 36: 779–783

Schmidt A (1892) Zur Blutlehre. F. C. W. Vogel, Leipzig

Sigg K (1962) Varizen, Ulcus cruris und Thrombose. Springer, Heidelberg

Sharnoff JG, Kass HH, Mistica A (1962) A plan of heparinization of the surgical patients to prevent postoperative thromboembolism. Surg Gynec Obstet 115: 75

Strümper HJ (1964) Blutegeltherapie – gestern und heute. Allg Therapeut 12

Theiss W (1998) Systemische Thrombolyse. In: Rieger H, Schoop W (Hrsg) Klinische Angiologie. Springer, Heidelberg

Taylor S (1993) John Hunter and his painters. Ann R Coll Surg Engl, Spec. No. 1–8

Wardrop D, Keeling D (2008) The story of the discovery of heparin and warfarin. Brit J Haematol 141: 757–763

Weber G (1987) Herstellung, Eigenschaften, Prüfung und Pflege medizinischer Kompressionsstrümpfe. In: Gütegemeinschaft Medizinischer Kompressionsstrümpfe e.V. (Hrsg) Der medizinische Kompressionsstrumpf. Schattauer, Stuttgart

Anatomie und Pathoanatomie

E. Brenner, F. Henschke

2.1 Funktionelle Anatomie des Venensystems – 16
2.1.1 Funktion des Venensystems – 16
2.1.2 Mechanismen des Bluttransports in den Venen – 16
2.1.3 Morphologie der Venen – 17
2.1.4 Systematik des Venensystems – 19

2.2 Pathologische Anatomie des Venensystems – 41
2.2.1 Normale Histologie der Venenwand – 41
2.2.2 Degenerative und metabolische Venenerkrankungen – 44
2.2.3 Chronische venöse Stauungssyndrome – 48
2.2.4 Entzündliche Venenerkrankungen – 49

2.3 Histomorphologie des Thrombus – 50
2.3.1 Definition – 51
2.3.2 Pathogenese – 51
2.3.3 Morphologische Thrombusformen – 52
2.3.4 Ätiopathogenese der venösen Thrombose – 54
2.3.5 Morphologie der venösen Thrombose – 55
2.3.6 Embolie – 56
2.3.7 Venöse Thromboembolie – Lungenarterienembolie – 58

Literatur – 60

H. Nüllen et al. (Hrsg.), *VTE – Venöse Thromboembolien*,
DOI 10.1007/978-3-642-21496-7_2, © Springer-Verlag Berlin Heidelberg 2014

2.1 Funktionelle Anatomie des Venensystems

E. Brenner

Ein Kapitel über die funktionelle Anatomie des Venensystems muss notwendigerweise mit der Funktion des Venensystems beginnen.

2.1.1 Funktion des Venensystems

Das Venensystem als Teil des Blutkreislaufs hat etliche, wesentliche Aufgaben, die über ein reines Röhrensystem zur Rückführung des Blutes zum Herzen hinausgehen. Es dient etwa als Reservoir für den Volumenausgleich im Gefäßsystem. Spezielle Venen bilden an verschiedensten Stellen des Körpers Schwellkörper, die eine Verschlussfunktion haben. Venen dienen aber auch etwa der Temperaturregulation.

Blutleiter

Grundsätzlich sind Venen ein wesentlicher Teil des Kreislaufsystems, indem sie das Blut aus den Kapillaren wieder zum Herzen zurückführen. Dabei haben die Venen nicht das volle Volumen zu transportieren; ein geringer Anteil wird über das Lymphgefäßsystem gesammelt und erst im weiteren Verlauf in das Venensystem wieder eingeleitet.

Reservoir

Eine wesentliche Aufgabe des Venensystems liegt in seiner Funktion als Blutreservoir. Die Venulae enthalten etwa 12 %, die Venen selbst etwa 63 % des gesamten Blutvolumens. Die Reservoirfunktion wird im Wesentlichen von den Venen der Milz, der Leber, des Abdomens allgemein, der Lunge und von den oberflächlichen Venen wahrgenommen (Schneider et al. 2003). Bei arteriellem Blutdruckabfall werden die Venen durch sympathische Nervenimpulse kontrahiert. Dadurch wird ein entsprechendes Blutvolumen mobilisiert, welches den arteriellen Druck wieder anhebt.

Widerstand

Venen tragen in geringem Umfang (ca. 7 %) auch zum Gesamtwiderstand des Blutkreislaufs bei.

Schwellkörper mit Verschlussfunktion

Im Bereich der Schleimhäute finden sich an zwei Stellen auffällige Venenplexus, die am Verschluss des jeweiligen Abschnittes des Verdauungsrohres wesentlichen Anteil haben: der *Plexus oesophageus* und der *Plexus haemorrhoidalis*. Beide Plexus zeichnen sich dadurch aus, dass sie sowohl zum viszeralen mesenterialen Venensystem als auch zum parietalen Venensystem Verbindungen haben; sie stellen einen Teil der portokavalen Anastomosen dar.

Temperaturregulation

Besonders an der Körperoberfläche wie auch im Bereich des Gesichtsschädels dienen die Venen der Temperaturregulation des Körpers. An der Körperoberfläche reagieren die Venen daher besonders sensibel auf Temperaturreize: Bei sinkender Umgebungstemperatur kontrahieren sie sich aufgrund ihres temperaturabhängigen Myotonus, der Blutfluss variiert von nur 1 ml/min pro 100 g Haut bis zu 150 ml/min pro 100 g Haut (Schneider et al. 2003). Zudem liegen die Venen- und Arteriengeflechte eng beieinander, sodass ein Gegenstromprinzip zum Tragen kommt. Dadurch kann Temperatur entweder konserviert oder abgegeben werden.

Ausgleichsfunktion

Speziell der Venenplexus um das Kiefergelenk zeigt noch eine weitere Funktion: Er dient als rasch reagierendes Ausgleichssystem bei Bewegungen des Kiefergelenks. Wird das Kieferköpfchen im Rahmen der Mundöffnung nach vorne geschoben, wird der ventral liegende Anteil des Plexus komprimiert und das Blut über die verbindenden Venen hinter das Kieferköpfchen verschoben.

2.1.2 Mechanismen des Bluttransports in den Venen

Vis-à-tergo

Zu einem gewissen Grad wirkt die Pumpkraft des Herzens über das Kapillarbett hinaus auch auf die Venen. In horizontaler Körperlage reicht dieser durch die Herzaktion hervorgerufene Druckgradient vom postkapillaren Bereich bis zum Herzen gerade aus, um eine langsame Blutströmung aufrechtzuerhalten (Wagner 2010). Für diesen gesicherten Rückstrom aus den Kapillaren in das Niederdrucksystem ist allerdings ein ausreichender arterieller Druck sowie eine intakte periphere Durchblutung Voraussetzung.

Vis-à-fronte

Atembedingte Druckunterschiede zwischen Brust- und Bauchraum sowie die Sogwirkung der Kammerdiastole spielen nur bei den herznahen großen Venen eine Rolle. Dabei dominiert vor allem die Atmung, während die Herzaktivität – entsprechend den Änderungen des atrialen Drucks – mit zwei Perioden erhöhten und zwei Perioden verringerten venösen Rückstroms verbunden ist (Abel u. Waldhausen 1969).

Arteriovenöse Kopplung

Die arteriovenöse Kopplung soll durch die gemeinsame Einscheidung von Begleitvenen und deren Arterien in eine gemeinsame, kaum dehnbare Bindegewebshülle zustande kommen. Dadurch soll sich die arterielle Pulsation auf die anliegenden Venen übertragen.

Die arteriovenöse Koppelung spielt allerdings – wenn überhaupt – nur eine unwesentliche Rolle (Hammersen et al. 1985), denn anderenfalls müssten sich auch in den Venen Arterienpuls-synchrone Flüsse nachweisen lassen, was jedenfalls für die V. saphena magna nicht gelungen ist (Strauß 2010).

Muskelvenenpumpe – Gelenkmuskelpumpe

Als wesentliche Antriebsmechanismen werden die peripheren Muskel- und Gelenkpumpen beschrieben (Corley et al. 2010, Hach u. Hach-Wunderle 1998). Allerdings gibt es auch dazu kritische Stimmen (Hamann et al. 2003), zumal die Funktion dieser Pumpen von aktiven Bewegungen abhängig ist: Bei aktiver Muskulatur tragen sie sicherlich zum venösen Rückstrom bei, in absoluter körperlicher Ruhe fällt dieser Mechanismus jedoch aus. Allerdings führt schon allein die Versteifung des Sprunggelenkes in Spitzfußstellung zu einer schweren chronischen venösen Insuffizienz, ohne dass organische Veränderungen an den Venen selbst vorliegen müssen (»arthrogenes Stauungssyndrom«) (Steckmeier 2006).

Die Wirkung der Muskelkontraktionen auf den venösen Bluttransport unterscheidet sich je nach der topographischen Lage. Am Unterschenkel bewirkt die Wadenmuskelpumpe einen Bluttransport durch die tiefen Venen während der Kontraktion der Muskeln; bei deren Erschlaffung werden die Muskelvenen gefüllt, die dann bei der Kontraktion wieder ausgepresst werden und so eine Volumenverschiebung hervorrufen. Am Oberschenkel bewirkt die Muskelkontraktion eine Erweiterung der gefäßführenden Faszienräume mit Druckabfall in den Leitvenen, wodurch ein Sog auf die Peripherie entsteht. Ähnliche Systeme finden sich auch an anderen Venenstämmen des menschlichen Körpers, insbesondere im Bereich der Axilla und im Bereich der zervikalen Venenwinkel (Braune 1871).

Eigenkontraktion der Venen

Pharmakologisch lässt sich eine venöse Vasokonstriktion durch die lokale Applikation von α-Adrenoagonisten, 5-HT-Rezeptor Agonisten, Ergot-Alkaloiden, Angiotensinogen, Angiotensin I und II sowie verschiedenen Prostaglandinen erreichen. Eine venöse Vasodilatation lässt sich an vorkonstringierten Venen durch β-Adrenoagonisten, muskarinischen cholinergen Agonisten, Nitraten, Calciumantagonisten, Bradykinin, Substanz P und einigen Prostaglandinen beobachten.

Zumindest für die V. portae ist bekannt, dass sie bei einigen Spezies zu spontanen peristaltischen Kontraktionen fähig ist (Attardi 1955); allerdings konnten auch an menschlichen großen Rosenvenen unter experimentellen Bedingungen periodische Kontraktionen ausgelöst werden (Iino et al. 1986). Darüber hinaus wurden phasische Kontraktionen der dorsalen Fußvenen in vivo beobachtet (Barthel u. Koth 1988).

2.1.3 Morphologie der Venen

Venenwand

Auch wenn alle Venen des Körpers im Prinzip die gleichen Funktionen haben, so findet man in den verschiedenen Abschnitten des Körpers einen sehr variablen Aufbau der Venenwand. Grundsätzlich lässt sich die Venenwand aber dennoch allgemein in eine Tunica interna, media und externa unterteilen. Zwei Faktoren sind entscheidend für den morphologischen Aufbau der Venenwand: die Höhe des hydrostatischen Druckes der auf der Venenwand lastenden Blutsäule sowie die mechanische Beanspruchung der Venenwand durch das jeweils umgebende Gewebe.

Die **Tunica interna** (**Intima**) besteht mindestens aus einem lückenlosen Endothel und einer dünnen Schicht subendothelialen Bindegewebes. Die Endothelzellen tragen auf ihrer luminalen Seite eine ausgeprägte Glykokalyx. Das Endothel liegt einer ebenso lückenlosen Basalmembran auf. Diese besitzt einen hohen Anteil an Glykosaminoglykanen in der Lamina rara sowie – im Bereich der Lamina densa – ein feines Netzwerk feinster Kollagenfasern (Typ-IV-Kollagen). Diese Kollagen-IV-Fasern sind ihrerseits in eine Matrix aus verschiedensten Glykoproteinen wie Fibronectin, Laminin und Entactin eingebettet.

Darüber hinaus lässt sich der weitere Aufbau, unterteilt auf die verschiedenen Schichten, nicht pauschal für alle venösen Gefäße definieren. Findet sich nämlich bei Arterien die glatte Muskulatur definitionsgemäß in der **Tunica media**, so kann sie bei den Venen in allen drei Schichten vorkommen (z. B. V. iliaca, V. femoralis) oder wenig bzw. gar nicht vorhanden sein (z. B. im Gehirn und in den Hirnhäuten). Die Muscularis der Tunica media in den oberflächlichen Venen hat schon bei der Geburt nahezu die gleiche Wanddicke wie beim Erwachsenen, die zirkuläre Media-Muskulatur der tiefen Venen nimmt im Laufe des Lebens auf etwa die doppelte Stärke zu (Hammersen et al. 1985).

Die **Tunica externa**, die **Adventitia**, ist relativ dick. Sie enthält relativ viel Kollagen und etwas weniger Elastin (Verhältnis 3:1). Die elastischen Fasern sind im Wesentlichen longitudinal orientiert; die kollagenen Fasern bilden ein scherengitterartiges Geflecht. Diese Fasergeflechte sind wiederum in eine Proteoglykan- bzw. eine Glykosaminoglykan-Matrix eingebettet.

Vasa vasorum

Grundsätzlich finden sich auch in der Adventitia der Venen kleine und kleinste Blutgefäße, die der Blutversorgung der Venenwand dienen. Die Vasa vasorum dringen auch in den wandstärksten Venen meist nur in die äußeren Anteile der Media ein (Hammersen et al. 1985).

Besonderheiten oberflächlicher Venen am Bein

Der Wandaufbau oberflächlicher Venen am Bein muss dem hohen hydrostatischen Druck im Gefäß und dem geringen Druck von außen – durch die Umgebung mit lockerem Bindegewebe – gerecht werden. Deshalb besitzen alle Hautvenen des Beines einen großen Anteil an glatter Quermuskulatur. Die Tunica intima besteht aus locker texturierter Interzellularsubstanz (kollagene und elastische Fasern), enthält aber auch glatte Muskelzellen. Diese Muskelfasern sind longitudinal und verstärken die Venenwand. Der Übergang zur Tunica media erfolgt gleitend durch Vermehrung der glatten Muskelzellen. Die Anordnung ist hier insgesamt dichter, sodass nur wenig Platz für Kollagenfibrillen und elastische Fasern übrig bleibt; außerdem finden sich Vasa vasorum. Hier in der Tunica media ist die Anordnung der Muskulatur zirkulär. Ab dem 20. Lebensjahr entwickeln sich longitudinale Muskelfaserbündel im Inneren der zirkulären Media; diese können im hohen Alter wieder verschwinden.

Venenklappen

Venen besitzen grundsätzlich zwei verschiedene Typen von Venenklappen: ostiale Klappen und parietale Klappen (Franklin 1927). Die Venenklappen selbst sind Ausstülpungen der Tunica interna. Sie besitzen somit ein Bindegewebsgerüst, das dem subendothelialen Bindegewebe entstammt, und sind mit Endothelzellen überzogen.

Ostiale Klappen

Ostiale Klappen oder **Astklappen** sind seltener als Taschenklappen. Sie befinden sich unmittelbar an der Einmündung einer kleineren Vene in eine größere Vene. Astklappen bestehen zumeist aus einer einzelnen Falte, die ungefähr zwei Drittel des distalen, scharfen Randes der Venenmündung umfasst; entsprechend findet sich kein Klappenwulst. Franklin (1927) stellt klar, dass eine Klappe, »welche nicht an der Zirkumferenz der aktuellen Einmündung ansetzt, keine Astklappe, sondern eine Taschenklappe ist, egal wie nahe sie der Einmündung liegt«.

Beim Menschen finden sich Astklappen als Thebesius-Klappe an der Mündung des Sinus coronarius, als Eustachische Klappe der V. cava inferior, als Vieussens-Klappe an der Mündung der V. cordis magna, als Klappen über den Mündungen der Tributarvenen in die Mesenterialvenen, an der Einmündung der Vv. renales in die V. cava inferior, an den Mündungen der Gonadenvenen, der Vv. vertebrales, V. thyroidea inferior und der V. phrenica superior, an den Mündungen der Vv. intercostales posteriores in die V. azygos, einer V. hepatica in die V. cava inferior, der V. azygos in die V. cava superior sowie in den tiefen Venen der unteren Extremität.

Parietale Klappen

Parietale Venenklappen oder **Taschenklappen** erlauben unter physiologischen Bedingungen nur einen herzwärts bzw. aus dem oberflächlichen in das tiefe Venensystem gerichteten Blutfluss. Bereits mikroskopisch kleine Venen besitzen parietale Klappen. Ihr Abstand voneinander nimmt von distal nach proximal zu (Hammersen et al. 1985).

Die Taschenklappen besitzen zumeist 2 gegenüberliegende Klappensegel, gelegentlich kommen aber auch Taschenklappen mit nur 1 Klappensegel oder aber mit bis zu 5 Klappensegeln vor. Nach Franklin (1927) entspricht die Länge einer Taschenklappe oftmals dem doppelten Venendurchmesser. Die Bucht zwischen Klappensegel und Venenwand wird als Klappentasche (Sinus) bezeichnet, die zumeist verdickte Anheftung des Klappensegels an der Venenwand bildet den Klappenwulst (Agger), der glatte Muskelzellen enthält. Der Klappenwulst ist an der Regulierung der Drainage der Vasa venarum beteiligt. Die Klappensegel sind dabei so angeordnet, dass eine Linie durch die beiden Kommissuren parallel zur Oberfläche verläuft, also stets ein oberflächliches und ein tiefes Klappensegel dargestellt werden kann.

Die Funktion der Klappen geht weit über die eines reinen Rückschlagventils hinaus. Die Tatsache, dass sich Venenklappen bei einem nach distal gerichteten Fluss (Reflux) schließen, stellt schon seit nunmehr gut 150 Jahren ein wichtiges diagnostisches Kriterium für die chronische Veneninsuffizienz dar. Sowohl klinische Tests als auch plethysmographische Techniken basieren auf dieser Tatsache. Allerdings scheint für einen – suffizienten – Klappenschluss bei retrogradem Blutfluss auch eine Mindestflussgeschwindigkeit von etwa 30 cm/s notwendig zu sein (van Bemmelen et al. 1990).

Venenklappen schließen sich jedoch auch bei antegradem Blutfluss in einem rhythmischen Zyklus (Lurie 2008). Der Zyklus beginnt mit einer Eröffnungsphase, in der sich die Klappensegel der Sinuswand nähern. Wenn der eröffnete Raum zwischen den Klappensegeln etwa 70 % des vollen Venendurchmessers ausmacht, beginnt die Phase des Equilibriums; die Klappensegel öffnen sich in der Folge nicht mehr weiter, sie legen sich physiologischerweise nie der Sinuswand völlig an. Dies wird einerseits durch die hydrodynamische Druckdifferenz zwischen offenem Lumen (mit hoher Strömungsgeschwindigkeit) und niedriger Strömungsgeschwindigkeit in den Sinus sowie andererseits durch direkte Wirbelbildung an den freien Rändern der Klappensegel bewirkt. Mit steigender Druckdifferenz beginnt schließlich die Verschlussphase, die letztendlich zum vollständigen Klappenschluss führt.

Die Frequenz ist von mehreren Faktoren abhängig. Im Liegen ist die Frequenz höher als im Stehen; Muskelaktivität im Sinne der Muskelvenenpumpe führt zu höheren Flussgeschwindigkeiten und dementsprechend zu höheren Zyklusfrequenzen. Allerdings scheint für diesen Mechanismus eine bestimmte Flussgeschwindigkeit notwendig zu sein; sinkt diese zu weit ab oder steigt zu hoch an, sistiert der Zyklus, und die Klappe steht permanent offen (Thubrikar et al. 1994).

Sinus durae matris

Die venösen Blutleiter der harten Hirnhaut nehmen eine Sonderstellung ein. Sie besitzen beim Erwachsenen keinerlei Media und Adventitia mehr; diese wurden vollständig von der Dura selbst ersetzt. Entwicklungsgeschichtlich handelt es sich dabei jedoch durchaus um Venen, die letztendlich aber zwischen der eigentlichen Dura mater und dem inneren Periost der Schädelknochen eingeschlossen werden. Die einzige Ausnahme stellt hier der Plexus basilaris dar, dessen Gefäße eine dünne, aber doch normale Wandschichtung zeigen. Jedoch sind auch diese Gefäße klappenlos.

2.1.4 Systematik des Venensystems

Die Variabilität des Venensystems ist derart groß, dass im Folgenden auf ihre Darstellung weitestgehend verzichtet wird; dafür wird auf die frei zugängliche Quelle der »Human Anatomical Variations« verwiesen (Bergman et al. 2006).

Grundsätzlich ist zwischen einem oberflächlichen und einem tiefen Venensystem zu unterscheiden. Das **oberflächliche Venensystem** befindet sich oberflächlich der äußeren Faszienhülle des Menschen, also in der Subkutis. Die großen Stammvenen sind dabei von der eigentlichen Subkutis durch eine weitere Faszienschicht getrennt, sodass diese Venen von zwei Faszienblättern umschlossen werden, die sich seitlich in einen spitzen Winkel vereinen. Für das sonographische Bild einer so eingehüllten Vene wurde der Begriff des »ägyptischen Auges« geprägt. Da sie der Oberflächenfaszie des Körpers unmittelbar aufliegen, spricht man auch von »epifaszialen Venen«. Die zu diesen Stammvenen ziehenden Seitenäste zeichnen sich dadurch aus, dass sie nicht auf der eigentlichen Faszie aufliegen und von keiner oberflächlichen Faszienschicht bedeckt sind, sondern mehr oder minder frei in der Subkutis ziehen.

Das **tiefe Venensystem** umfasst im Wesentlichen die im Gegenstrom zu den Arterien verlaufenden Leitvenen (*Vv. comitantes*) und die in und zwischen den Muskeln verlaufenden Muskelvenen. In den distalen Extremitätenabschnitten sind die Leitvenen meist gedoppelt und durch mehrere Anastomosen untereinander verbunden. Diese Doppelungen entlang einer Arterie sind von parallel verlaufenden Leitvenen zu unterscheiden, wie dies etwa im Bereich der Kniekehle vorkommen kann. Die intramuskulären Venen sind als dichtes Geflecht um die einzelnen Muskelfaserbündel ausgebildet. Sie sammeln sich zu mehreren (selten zu nur einer) Muskelvenen, welche entweder direkt oder über weitere Verbindungsvenen in die Leitvenen einmünden.

Perforansvenen verbinden das oberflächliche mit dem tiefen Venensystem (May et al. 1981). Dabei sind direkte von indirekten Perforansvenen zu unterscheiden. Direkte Perforansvenen verbinden eine oberflächliche Stammvene – seltener einen Seitenast – mit einer tiefen Leitvene, wohingegen indirekte Perforansvenen eine Verbindung mit einer Muskelvene herstellen. Durch ihren zumeist vorhandenen Klappenbesatz ist die Flussrichtung von außen nach innen vorgegeben, eine Strömungsumkehr ist nur bei massiver Ausweitung und Klappeninsuffizienz möglich. Die Klappen befinden sich, so vorhanden, stets im subfaszialen Anteil der Perforansvenen. Subfaszial verändern die Vv. perforantes zudem ihre Morphologie und sind dort gedoppelt, verzweigt, verästelt oder komplex ausgebildet, ganz im Sinne von Vv. comitantes kleiner Arterien. Dies hat aber auch zur Folge, dass derartige Perforansvenen nicht nur in eine Muskel- *oder* eine tiefe Leitvene münden, sondern in Muskel- *und* Leitvenen, manchmal sogar in mehrere.

Der Fasziendurchtritt selbst kann in unterschiedlicher Form ausgebildet sein; es finden sich sowohl loch-, trichter- als auch schlitzförmige Durchtrittsöffnungen. Durch diese Öffnungen treten jedoch nicht nur die Perforansvenen, sondern zumeist auch eine kleine Arterie sowie Lymphkollektoren. Dilatieren nun im Rahmen einer Veneninsuffizienz die Perforansvenen über den eigentlichen Fasziendurchtrittsdurchmesser hinaus, können die Lymphkollektoren und später auch die Arterie(n) komprimiert und sogar vollständig abgedrückt werden. Dies resultiert einerseits in mechanischen Lymphstauungen und andererseits in trophischen Störungen der darüberliegenden Haut.

Venensystem der unteren Extremität und des Beckens
Oberflächliches Venensystem
(Brenner 2010, 2011)

Die beiden »großen« epifaszialen Venen der unteren Extremität (◘ Abb. 2.1) sind die beiden Stammvenen, die **V. saphena magna** und die **V. saphena parva**. Beide Systeme sind untereinander mit individuell sehr unterschiedlich ausgebildeten **Vv. communicantes** verbunden. Die Verbindung mit dem tiefen Venensystem wird, neben den

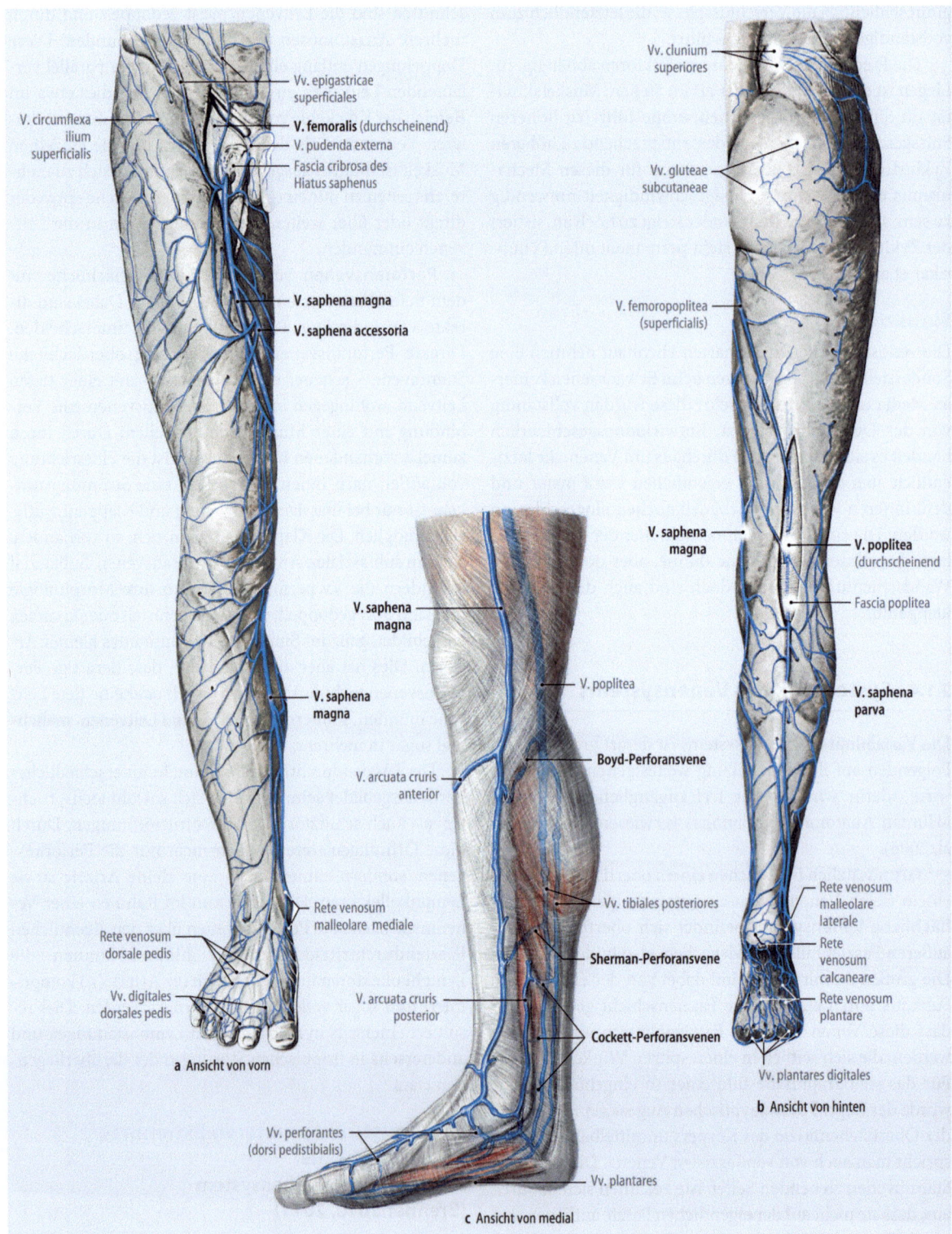

Abb. 2.1 a, b Epifasziale Venen (Hautvenen) an einem rechten Bein; **c** oberflächliche (epifasziale) und tiefe (subfasziale) Venen des Unterschenkels der rechten Seite. (Aus Tillmann 2010)

eigentlichen Mündungen, durch **Vv. perforantes** hergestellt. Diese dienen aufgrund der Ausrichtung ihrer Klappen dem zusätzlichen venösen Abstrom aus dem oberflächlichen in das tiefe System. Sie werden nach ihrer topographischen Lage in Gruppen und diese wiederum in Subgruppen eingeteilt (Caggiati et al. 2002).

System der V. saphena magna
Die V. saphena magna nimmt als V. marginalis medialis ihren Anfang am medialen Fußrand. Mit ihrem Eintritt in ihr eigenes Faszienkompartiment vor dem Innenknöchel beginnt der eigentliche Verlauf der V. saphena magna. Sie zieht in weiterer Folge an der medialen Seite des Unterschenkels nach proximal, passiert das Kniegelenk zumeist knapp dorsal des Condylus medialis femoris und tritt dann am medialen Rand des M. sartorius in das Trigonum femorale ein. Die V. saphena magna durchbricht im Hiatus saphenus die Fascia lata und mündet in die V. femoralis communis.

Am Unterschenkel nimmt die V. saphena magna im Wesentlichen zwei größere Seitenäste auf. Die **V. saphena accessoria posterior** (**distalis sive cruris**; in der älteren Nomenklatur **V. arcuata posterior**) beginnt hinter dem Malleolus medialis und steigt am posteromedialen Unterschenkel auf. Sie mündet zumeist knapp unterhalb des Kniegelenks in die V. saphena magna ein. Die **V. saphena accessoria anterior** (**distalis sive cruris; V. arcuata anterior**) verläuft annähernd parallel zum R. infrapatellaris des N. saphenus.

Am Oberschenkel nimmt die V. saphena magna mehrere Seitenäste auf, die zumeist im Bereich der sogenannten **Krosse** einmünden. In der angloamerikanischen Literatur wird statt des Begriffs der Krosse der Begriff der »**sapheno-femoral junction**« verwendet, wobei hier immer wieder Uneinigkeit besteht, ob dieser Begriff nur die tatsächliche Einmündung der V. saphena magna in die V. femoralis communis betrifft oder eben, wie von der UIP empfohlen, den gesamten Bereich von der präterminalen Klappe bis zur Einmündung umfasst (Caggiati et al. 2002, 2005). Andererseits inkludiert die »sapheno-femoral junction« auch die relevanten Anteile der V. femoralis communis zwischen den Valvae supra- et infrasaphenicae (◘ Tab. 2.1). Die **Valva suprasaphenica** ist die erste proximal der Einmündung der V. saphena magna liegende Taschenklappe der V. femoralis communis. In unserer eigenen Untersuchung war diese in etwa 70 % der Fälle vorhanden; ihr durchschnittlicher Abstand zur Mündung betrug 39 mm. In seltenen Fällen können im weiteren proximalen Verlauf der V. femoralis communis noch weitere Taschenklappen vorkommen (Mühlberger et al. 2008). Eine **Valva infrasaphenica**, also die erste distal der Einmündung der V. saphena magna liegende Taschenklappe, war mit 87 % relativ häufig; der durchschnittliche Abstand betrug etwa 50 mm. Eine zweite, distal gelegene Taschenklappe war in ca. der Hälfte der Fälle vorhanden; selten auch eine dritte (Mühlberger et al. 2008).

Die häufigste Variante stellt die Doppelung der V. saphena magna dar (3,8–27 %; Hach et al. 2006); sie betrifft mitunter nur einen Teil des Gefäßverlaufs (Inselbildung). Hach et al. berichten darüber hinaus auch über eine distale Mündungsanomalie, bei der die V. saphena magna unterhalb des Hiatus saphenus in die V. femoralis communis einmündet (<0,1 % der Fälle) sowie eine proximale Mündungsanomalie, bei der die V. saphena magna (anscheinend ohne Krosse) in die V. epigastrica inferior einmündet.

In die Krosse münden einerseits große, benannte, andererseits aber auch kleine, unbenannte Seitenäste ein. Diese kleinen Seitenäste entstammen mehrheitlich den oberflächlichen inguinalen Lymphknoten; es kann sich dabei aber auch um Begleitvenen der Gefäße und Nerven (Vv. comitantes, Vv. vasorum, Vv. nervorum) sowie kleine Hautvenen handeln. Die benannten großen Seitenäste (»major superficial inguinal tributary veins«; »[major] saphenous junctional tributaries«) bilden den sogenannten »Venenstern«. Dieser Begriff bezeichnet jedoch kein einheitliches Einmündungsmuster; vielmehr kann jede dieser Venen entweder selbstständig oder unter Bildung eines gemeinsamen Venenstamms mit einem oder mehreren anderen großen Seitenästen sowohl in die V. saphena magna als auch in die V. femoralis communis einmünden. Zumeist münden 3–4 große Seitenäste in die Krosse. Eine Klassifizierung der Mündungsvarianten, wie sie verschiedenste Autoren versucht haben, erscheint aufgrund der großen Zahl der möglichen und auch tatsächlich vorkommenden Muster nicht wirklich sinnvoll.

- **Vena circumflexa ilium superficialis:** Sie mündet bei 83 % in die V. saphena magna mit einem durchschnittlichen Abstand von etwa 11 mm (max. 2 cm) von deren Mündung. Sie ist damit jener Seitenast, welcher – im Durchschnitt gesehen – am weitesten proximal in die Krosse einmündet. Sehr häufig bildet dieser Seitenast einen gemeinsamen Stamm mit der V. epigastrica superficialis (30 %), gelegentlich sogar unter Einbeziehung der Vv. pudendae externae.
- **Vena epigastrica superficialis:** In knapp 80 % mündet dieser große Seitenast mit einem durchschnittlichen Abstand von knapp 12 mm zur saphenofemoralen Mündung in die Krosse. Eine Stammbildung findet sich mit der V. circumflexa ilium superficialis alleine (32 %) oder unter Einbeziehung der V. saphena accessoria anterior (18 %).
- **Vena(e) pudenda(e) externa(e):** Die zumeist zwei Vv. pudendae externae vereinigen sich in den meisten Fällen bereits vor ihrer Einmündung in die Krosse zu einem großen Seitenast, welcher in 90 % der Fälle mit einem durchschnittlichen Abstand zur saphenofemo-

☐ **Tab. 2.1** Terminologie der Saphena-magna-Krossenregion. (Brenner 2010)

Lateinische Bezeichnung	Englische Bezeichnungen		Deutscher Name/Synonyme
TA	TA	UIP	
Vena femoralis	Femoral vein	Common femoral vein (CFV)	Oberschenkelvene/Vena femoralis superficialis
		Femoral vein (FV)	
Valva suprasaphenica		Suprasaphenic valve	
Valva infrasaphenica		Infrasaphenic valve	
Vena femoralis profunda	Profunda femoris vein	Profunda femoris vein (PFV) Deep femoral vein	Tiefe Oberschenkelvene
Vena saphena magna	Great saphenous vein	Great saphenous vein (GSV)	Große Rosenvene/Long saphenous vein Greater saphenous vein
Valva ostealis		–	Astklappe/Osteal valve
Valva terminalis		Terminal valve	Mündungsklappe
Valva praeterminalis		Preterminal valve	Schleusenklappe
Vena(e) pudenda(e) externa(e)	External pudendal vein(s)	External pudendal vein(s) (EPV)	
Vena circumflexa ilium superficialis	Superficial circumflex iliac vein	Superficial circumflex iliac vein (SCIV)	
Vena epigastrica superficialis	Superficial epigastric vein	Superficial epigastric vein (SEV)	
Vena saphena accessoria	Accessory saphenous vein	Anterior accessory great saphenous vein (AASV)	Vena saphena accessoria lateralis
		Posterior accessory great saphenous vein (PASV)	Vena saphena accessoria medialis
		Superficial accessory great saphenous vein (SASV)	Vena saphena accessoria superficialis
Venae dorsales superficialis clitoridis sive penis	Superficial dorsal veins of clitoris or penis	Superficial dorsal veins of clitoris or penis	
Venae labiales anteriores	Anterior labial veins	Anterior labial veins	
Venae scrotales anteriores	Anterior scrotal veins	Anterior scrotal veins	
Fascia lata	Fascia lata		
Hiatus saphenus	Saphenous opening		
Margo falciformis	Falciform margin		
Fascia cribrosa	Cribriform fascia		Fascia Scarpae
Junctio sapheno-femoralis	–	Sapheno-femoral junction	≈ Krosse
Confluens venosus subinguinalis	–	Confluence of superficial inguinal veins	Venenstern

Nicht in der Terminologia anatomica enthaltene lateinische Begriffe sind in der Tabelle *kursiv* dargestellt.

ralen Mündung von etwa 17 mm (max. 5 cm) in die V. saphena magna einmündet. Stammbildungen finden sich vor allem mit der V. epigastrica superficialis (12 %).

- **Vena saphena accessoria anterior (proximalis sive femoris)**: Die V. saphena accessoria anterior (femoris) besitzt in ihrem proximalen Abschnitt eine eigene Faszienhülle, ähnlich der V. saphena magna mit ihrer Fascia saphena. Sie mündet allerdings in nur etwa der Hälfte der Fälle mit einem durchschnittlichen Abstand von 20 mm zur saphenofemoralen Mündung in die Krosse ein. Stammbildungen kommen mit der V. circumflexa ilium superficialis und/oder der V. epigastrica superficialis vor.

Nach eigenen Untersuchungen ist die **V. saphena accessoria posterior (proximalis sive femoris)** nicht zu den großen Seitenästen der Krosse zu zählen, obwohl sie in der anatomischen Literatur gelegentlich noch zum Venenstern gezählt wird, was wohl auf die gelegentliche Einmündung in die anderen großen Seitenästen zurückzuführen ist (Mühlberger et al. 2009). Sie mündet zwar relativ häufig (85 %) in die V. saphena magna ein, tut dies aber mit einem durchschnittlichen Abstand zur saphenofemoralen Mündung von 74 mm. Sie liegt damit distal der präterminalen Klappe. Zudem stellt sie letztendlich den eigentlichen Mündungsteil der dorsalen Längsvene(n), der V. saphena parva und ihrer proximalen Verlängerung, der V. femoropoplitea, dar.

Eine vollständige Astklappe der V. saphena magna ist, mit einem oder zwei Klappensegeln versehen, nur selten zu finden (ca. 11 %, Tasch u. Brenner 2011). Auch die Seitenäste der V. saphena magna besitzen nur selten echte Astklappen.

Faszienverhältnisse Das oberflächliche Kompartiment des Oberschenkels, die Subkutis, wird nach außen durch die Haut und nach innen durch die Fascia lata begrenzt. Innerhalb dieses subkutanen Kompartiments liegen sämtliche epifaszialen Venen, aber auch (Haut-)Nerven und die Lymphgefäße, welche in die oberflächlichen inguinalen Lymphknoten einmünden.

Die **Fascia lata** ist die den gesamten Oberschenkel umhüllende Faszienhülle. Sie besitzt mehrere Durchtrittsstellen für Nerven und Gefäße. Die größte Durchtrittsstelle dient dem Eintritt der V. saphena magna in das subfasziale Kompartiment und wird als **Hiatus saphenus** bezeichnet. Der proximale, der laterale und der distale Rand bilden den **Margo falciformis**, während der mediale Rand keine scharfe Grenze besitzt. Hier biegt die Faszie in die Tiefe um und trennt als relativ dünnes Bindegewebsblatt die distale Verlängerung der Lacuna vasorum von der distalen Verlängerung des Canalis femoralis. Die Hautäste der Nerven treten üblicherweise nicht durch den Hiatus saphenus, sondern zumeist lateral davon durch die Fascia lata.

Die Subkutis wird sowohl von vertikalen, von der Oberfläche in die Tiefe ziehenden, als auch von horizontalen, parallel zur Fascia lata verlaufenden Septen unterteilt. Unmittelbar unter der Oberfläche ist diese Septierung sehr unvollständig. Etwas tiefer bilden diese Bindegewebslamellen vor allem über dem Hiatus saphenus, ähnlich wie am Bauch, eine »**Fascia subcutanea cribrosa**«, früher auch als Fascia superficialis femoris oder Fascia Scarpae bezeichnet.

Fascia saphena (Caggiati 1999, 2000) Die V. saphena magna ist in ihrer epifaszialen Lage durch eine eigene Fascia saphena fixiert. Die Fascia saphena wird am distalen Oberschenkel von einer semitransparenten, fibroelastischen Membran gebildet, die durch transversale Bindegewebszügel verstärkt wird. In der subinguinalen Region, über dem Hiatus saphenus, ist sie deutlich dünner, und die Bindegewebszügel sind radiär bzw. unregelmäßig angeordnet. Proximal ist die Fascia saphena am Lig. inguinale angeheftet.

Durch diese Faszie entsteht ein eigenständiges Saphena-magna-Kompartiment. Dieses enthält am proximalen Oberschenkel die V. saphena magna und ihre Vasa vasorum, die oberflächlichen inguinalen Lymphknoten sowie die Mündungen der Seitenäste, welche die Fascia saphena vorher durchbrechen. (Der N. saphenus liegt im hier zu besprechenden Bereich noch subfaszial; er durchbricht erst am distalen Unterschenkel zuerst die Membrana vastoadductoria und anschließend die Fascia lata, wodurch er neben der V. saphena magna zu liegen kommt.) Die V. saphena magna ist innerhalb des Kompartiments durch seitliche Bindegewebsplatten (»Ligg. venae saphenae magnae«) mit der Fascia saphena verbunden. Durch diese Konfiguration entsteht im sonographischen Bild das sogenannte »Saphena-Auge«.

Nur wenn innerhalb des Saphena-magna-Kompartiments zwei Venen liegen, kann von einer gedoppelten V. saphena magna gesprochen werden; findet sich eine oberflächlich der Fascia saphena und parallel zur V. saphena magna verlaufende Vene, so wird diese als V. saphena accessoria superficialis bezeichnet.

System der V. saphena parva

Die V. saphena parva beginnt hinter dem Außenknöchel, wo sie auch ihre wesentlichsten zuführenden Venen aufnimmt. Die V. saphena parva ist die dorsal-laterale Längsvene des Unterschenkels und setzt sich grundsätzlich als V. femoropoplitea auf der Dorsalseite des Oberschenkels fort. Diese wiederum biegt medial um den proximalen Oberschenkel herum und mündet letztendlich als V. saphena accessoria posterior femoris in die V. saphena magna ein. Im Bereich der Kniekehle besitzt diese dorsale epi-

Tab. 2.2 Terminologie der Saphena-parva-Krossenregion (Brenner 2010)

Lateinische Bezeichnung (TA)	Englische Bezeichnungen TA	UIP	Deutscher Name/ Synonyme
Vena poplitea	Popliteal vein	Popliteal vein	Kniekehlenvene
Valva suprasaphenica		Suprasaphenic valve	
Valva infrasaphenica		Infrasaphenic valve	
Vena saphena parva	Small saphenous vein	Small saphenous vein (SSV)	Kleine Rosenvene/ Short saphenous vein
Valva ostealis		–	Astklappe/ Osteal valve
Valva terminalis		Terminal valve	Mündungsklappe
Valva praeterminalis		Preterminal valve	Schleusenklappe
Venae gastrocnemicae	Gastrocnemicus veins	Gastrocnemicus veins	
Vena femoropoplitea	Femoropopliteal vein	Thigh extension of the SSV	»Cranial« extension of the SSV Giacomini-vein
Fascia cruris	Crural fascia		
Junctio sapheno-poplitea	–	Sapheno-popliteal junction	≈ Krosse

Nicht in der Terminologia anatomica enthaltene lateinische Begriffe sind in der Tabelle *kursiv* dargestellt.

fasziale Längsvene relativ häufig eine unterschiedlich stark ausgebildete Anastomose mit der V. poplitea. Diese Anastomose stellt also eigentlich eine saphenopopliteale Perforansvene dar, wird aber in generellen Sprachgebrauch als Krosse der V. saphena parva bezeichnet. Der Abgang der Krosse ihrerseits stellt die Grenze zwischen V. saphena parva und V. femoropoplitea dar. Die angloamerikanische Literatur kennt auch hier den Begriff der Krosse nicht; anstelle dessen wird dort der Begriff der »**sapheno-popliteal junction**« verwendet.

Die V. femoropoplitea stellt also die ursprüngliche proximale Fortsetzung der V. saphena parva auf den Oberschenkel dar; sie liegt zumeist ebenfalls in einer eigenen Faszienloge und mündet schlussendlich als V. saphena accessoria posterior femoris in die V. saphena magna. In unseren Untersuchungen haben wir sie in 84 % der Fälle gefunden; diese Häufigkeit korreliert sehr gut mit der Einmündung der V. saphena accessoria posterior (85 %).

Aus dieser generellen Situation ergeben sich je nach Ausprägung der einzelnen Komponenten, insbesondere der Krosse und der V. femoropoplitea, die unterschiedlichsten Varianten (◘ Tab. 2.2). Wir haben in unseren Untersuchungen zu etwa 56 % eine »regelrechte Krosse« gefunden, unter Umständen als ein sehr feines Gefäß oder gedoppelt; bei 15 % war ein regelrechtes Netzwerk feiner Venen vorhanden. In den restlichen Fällen (29 %) fehlte die Krosse vollständig; in diesen Fällen ist nur die V. femoropoplitea zu finden (Schweighofer et al. 2010). Die Saphena-parva-Krosse mündet zumeist von (dorsal-)lateral her in die V. poplitea ein. Wichtig ist hier auch die Lage in Bezug auf die beiden großen Nervenstämme der Fossa poplitea, den N. tibialis und den N. fibularis communis. Der N. tibialis liegt nach unseren Untersuchungen in etwa zwei Dritteln der Fälle lateral, in einem Drittel medial der Krosse. Besonderes Augenmerk ist auf den N. fibularis communis zu richten, da er selten, aber doch in 2,5 % der Fälle medial um die Krosse herumzieht und dann relativ schräg die Kniekehle kreuzt.

Am Unterschenkel finden sich in der Regel drei Verbindungsäste von der V. saphena parva zur V. saphena magna.

Faszienverhältnisse Wie die V. saphena magna besitzt auch die dorsale Längsvene (V. saphena parva und V. femoropoplitea) eine eigene Fascia saphena (parva) (Caggiati 2000, 2001). Nach unseren Untersuchungen beginnt diese Faszie nahe des Außenknöchels und erstreckt sich über das gesamte Bein nach proximal (Schweighofer et al. 2010). Einzig die Krosse der V. saphena parva durchbricht letztendlich die Fascia poplitea, um zur V. poplitea zu gelangen.

Auch hier kann die Situation eintreten, dass eine akzessorische Vene oberflächlich und außerhalb dieser Faszie verläuft, die dann als V. accessoria superficialis zu bezeichnen wäre.

Perforansvenen (May et al. 1981)

Am Bein finden sich über 100, bis zu 150 Perforansvenen, von denen die meisten jedoch mikroskopisch klein sind. Zumeist begleiten 2 oder 3 Perforansvenen eine kleine Arterie für die Blutversorgung der Kutis und Subkutis, zusammen mit einem Lymphkollektor und zumeist einem kleinen sensiblen Hautast des entsprechenden Nerven. Grundsätzlich kann jede dieser kleinsten und kleinen Perforansvenen dilatieren und – entweder als Start- oder als Wiedereintrittspunkt – klinisch symptomatisch werden. Jene – zumeist direkten – Perforansvenen, die am häufigsten klinisch auffällig werden, werden in 31 Gruppen zusammengefasst und nach ihrer topographischen Lage beschrieben. Diese von Caggiati und Mitarbeitern (2002) vorgeschlagene topographische Einteilung soll die bisherige Benennung nach Eigennamen ersetzen (◘ Tab. 2.3).

Am Fuß beschreibt man je einen dorsale, eine mediale, eine plantare und eine laterale Gruppe. In der Knöchelregion sind dies eine anteriore, eine mediale und eine laterale Gruppe. Am Unterschenkel wird die Lagedifferenzierung genauer, wobei die anteriore und die laterale Gruppe keine weitere Unterteilung zeigen. Die mediale Gruppe ist jedoch weiter zu differenzieren in eine paratibiale Gruppe und eine hintere Tibialisgruppe, und die dorsale Gruppe teilt sich auf in eine mediale und eine laterale Gastroknemikusgruppe, eine »intergemelläre« Gruppe zwischen den distalen Enden der Mm. gastrocnemii, knapp proximal des Beginns der einheitlichen Achillessehne, und der (lateralen) Achillessehnengruppe am distalen Unterschenkel. Die Perforatoren des Knies werden in eine mediale, eine laterale, eine supra- und eine infrapatelläre sowie eine Kniekehlengruppe differenziert. Die mediale Oberschenkelgruppe wird in eine Femoralkanalgruppe und eine Leistengruppe unterteilt, die anteriore und die laterale Gruppe werden nicht weiter unterteilt, wohingegen die posteriore Gruppe in eine posteromediale, eine Ischiadikusgruppe und eine posterolaterale Gruppe unterteilt. Zwischen den Oberschenkelgruppen und den oberen, mittleren und unteren glutealen Perforansvenen findet sich noch die Gruppe der pudendalen Perforansvenen.

Während die meisten der Perforansvenen des Beines aufgrund ihres Klappenbesatzes physiologischerweise nur eine in das tiefe Venensystem gerichtete Blutströmung zulassen, fehlen die Klappen in den Perforansvenen des Fußes, der Knöchel- und der Knieregion. Diese klappenlosen Perforantes dürfen keinesfalls von vornherein als insuffizient betrachtet werden. Dadurch kommt es, daß das oberflächliche und tiefe Venensystem am Fuß eine verflochtene Einheit bildet. Es macht daher kaum Sinn, hier zwischen einem epifaszialen und einem subfaszialen System zu unterscheiden.

Tiefes Venensystem

Die tiefen Venen sind am Unterschenkel zumeist paarig angelegt und begleiten die jeweiligen Arterien, aber auch Dreifachanlagen oder Aplasien kommen vor. Nur der Mündungsbereich der jeweiligen Vene ist zumeist unpaar ausgebildet.

Das tiefe Venensystem der unteren Extremität nimmt seinen Anfang mit dem Arcus venosus plantaris. Dieser konfluiert größtenteils in die V. plantaris lateralis, welche sich mit der V. plantaris medialis zu den Vv. tibiales posteriores verbindet. Die beiden Plantarvenen drainieren auch das Rete venosum plantare. Der Arcus venosus plantaris selbst besitzt noch zusätzlich eine Anastomose mit der V. marginalis medialis, dem wesentlichen Ursprungsgefäß der V. saphena magna. Die Vv. tibiales posteriores ziehen im dorsalen tiefen Kompartiment zwischen dem M. flexor digitorum longus und dem M. tibialis posterior kniewärts und vereinigen sich mit den Vv. fibulares zur V. poplitea (◘ Abb. 2.2). Diese wiederum nimmt dann die Vv. tibiales anteriores auf, die meist sehr schmalkalibrig sind. Nach anderer Beschreibung vereinigen sich die Vv. tibiales posteriores und die Vv. fibulares erst zum Truncus tibiofibularis, die V. poplitea entsteht erst nach Vereinigung mit den Vv. tibiales anteriores. Die Vv. fibulares stammen aus der Regio retromalleolaris lateralis, zumeist ohne Verbindung mit den oberflächlichen Venen, wohingegen die Vv. tibiales anteriores einen Teil des Rete venosum dorsale pedis drainieren (die restlichen Teile drainieren in die Vv. marginales). Im Bereich der Fossa poplitea münden gegebenenfalls die V. saphena parva (siehe dort) sowie bis zu 5 Vv. genus, die das Kniegelenk von medial und lateral vollständig umgeben und ventral auch anastomosieren. Da es hier, insbesondere in Bezug auf die Höhe der Zusammenflüsse, eine sehr hohe Variabilität gibt, erscheinen in der Kniekehle oftmals nicht nur eine einheitliche V. poplitea, sondern zwei oder mehr axiale Gefäße, die dann einem Truncus tibiofibularis mit noch nicht eingemündeter V. tibialis anterior entsprechen. Die »normale« Situation ist nur in 46 % der Fälle zu finden (Kubik 1986). Die tiefen Venen des Unterschenkels sind durchgehend mit Klappen besetzt, die deutlich stärker ausgebildet sind als etwa die Klappen der V. saphena magna (Sun u. Zhang 1990).

Im weiteren Verlauf tritt die V. poplitea durch den Hiatus adductorius und zieht als V. femoralis durch den Canalis adductorius, um so in das Trigonum femorale zu gelangen. Mit der Einmündung der V. femoralis profunda entsteht die V. femoralis communis. Diese nimmt die Vv. circumflexae femoris lateralis et medialis auf, bevor die V. saphena magna einmündet. Im Bereich dieser Einmündung finden sich noch weitere Einmündungen von den Vv. pudendae externae profundae. Ab dem Durchtritt unter dem Leistenband in das Becken wird aus der V. femoralis communis die V. iliaca externa.

Tab. 2.3 Überblick über die Perforansvenen der unteren Extremität. (Nach Caggiati et al. 2005, van Neer et al. 2003, Ströbel 2010)

Hauptgruppe	Untergruppe	Eponyme	Durchschnittliche Anzahl	Verbindung zwischen
Gesäß	Obere gluteale Gruppe		4–6	Subkutane Venen – V. glutealis superior
	Mittlere gluteale Gruppe			
	Untere gluteale Gruppe		4–7	Subkutane Venen – V. glutealis inferior
Oberschenkel	Pudendale Gruppe	Perineale	2	Subkutane Venen – V. pudenda interna
	Inguinale Gruppe		1	V. circumflexa ilium superficialis und V. circumflexa ilium profunda
	Femoralkanalgruppe	Dodd/Hunter	3–5	V. saphena magna – V. femoralis
	Anteriore Gruppe		6–12	Äste der V. saphena magna – Vv. musculares quadricipitis
	Laterale Gruppe		3–9	
	Posterolaterale Gruppe	Hach	3–9	Subkutane Venen – Vv. musculares
	Ischiadikusgruppe		2–3	V. femoropoplitea – V. femoralis
	Posteromediale Gruppe		1–5	V. saphena magna – V. femoralis
Knie	Mediale Gruppe			V. saphena magna – V. poplitea
	Suprapatellare Gruppe		1–2	
	Infrapatellare Gruppe			
	Laterale Gruppe		4	Laterales Venengeflecht – V. poplitea
	Kniekehlegruppe		4	V. saphena parva – V. poplitea
Unterschenkel	Paratibiale Gruppe	Sherman/Boyd	4	V. saphena magna – V. tibialis posterior
	Tibiale posteriore Gruppe	Cockett	3–5	V. saphena magna accessoria posterior – V. tibialis anterior
	Mediale Gastroknemiusgruppe			R. posterior v. saphenae magnae – Vv. musculares gastrocnemii
	Laterale Gastroknemiusgruppe			V. saphena parva – Vv. musculares gastrocnemii
	Intergemelläre Gruppe	May	1	
	Laterale Achillessehnengruppe	Bassi	1	V. saphena parva – V. fibularis
	Laterale Gruppe		3–5	Rr. laterales v. saphenae parvae – V. fibularis
	Anteriore Gruppe		3	Ventrale Zuflüsse der V. saphena magna – V. tibialis anterior
Sprunggelenk	Mediale Gruppe	May/Kuster	3	
	Anteriore Gruppe		2	
	Laterale Gruppe		2–3	V. tarsea fibularis – V. saphena parva
Fuß	Dorsale Gruppe	Interkapituläre Gruppe	10–14	V. plantaris – V. saphena magna / V. saphena parva
	Mediale Gruppe		6	
	Laterale Gruppe		6	V. fibularis – V. saphena parva
	Plantare Gruppe		13–16	Vv. plantares – Rete venosum plantare

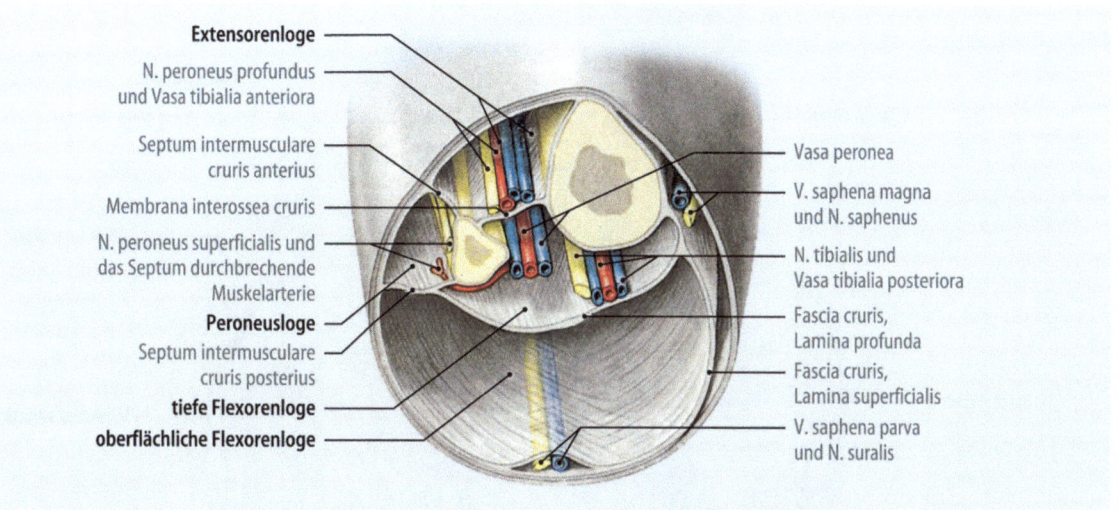

Abb. 2.2 Faszienlogen (sog. Kompartimente) des Unterschenkels und Leitungsbahnen der rechten Seite, Ansicht von unten. (Aus Tillmann 2010)

Diese popliteofemorale Achse besitzt jedoch mehrere Anastomosen, welche – etwa im Falle einer tiefen Venenthrombose – den venösen Abstrom aufrecht erhalten können:

- Die **tiefe Femoralvenenachse**: Unbenannte Muskelvenen verbinden die V. poplitea mit den Wurzeln der V. femoralis profunda.
- Die **V. obturatoria**: Die normalerweise recht dünne Vene, welche nur einen kleinen Teil des medialen Oberschenkels in die V. iliaca interna drainiert, ist über unbenannte Muskelvenen mit der V. femoralis und der V. femoralis profunda verbunden.
- Die **V. ischiadica** drainiert normalerweise nur den gleichnamigen Nerv, kann jedoch über Anastomosen aus der V. poplitea und der V. femoralis profunda einen Kollateralkreislauf über die V. glutealis inferior zur V. iliaca interna herstellen.
- Eine weitere wichtige Alternative stellen die **Vv. perforantes** dar. Im Gegensatz zu den vorangegangenen Verbindungen ist hier eine Strömungsumkehr und damit eine Klappeninsuffizienz zwingend notwendig.

Beckenvenen

Die wichtigsten einmündenden Venen der **V. iliaca externa** sind die V. epigastrica inferior und die V. circumflexa ilium profunda. Schließlich vereinigt sich die V. iliaca externa mit der **V. iliaca interna** zur **V. iliaca communis**.

Die **V. iliaca interna** entsteht letztendlich aus dem dichten Venenplexus, der die Leibeswand, insbesondere den Beckenboden und die ventrale Kreuzbeinfläche, Plexus venosus sacralis, auskleidet. Zusätzlich umfasst der Venenplexus auch die Urogenialorgane des Beckens (Plexus venosus vesicalis, Plexus venosi uterinus et vaginalis resp. Plexus venosus prostaticus) und das distale Rectum (Plexus venosus rectalis). Abgesehen von den Venengeflechten des Rectum bilden die Plexus selten eine einheitliche Vene, sondern drainieren mehr oder minder direkt in die V. iliaca interna. Aus dem Plexus venosus rectalis entspringen hingegen zu beiden Seiten je eine V. rectalis superior, die ihrerseits in die V. iliaca interna münden (Abb. 2.3).

An der Außenseite des Beckenbodens finden sich wesentliche venöse Abflüsse der äußeren Geschlechtsorgane. Diese beginnen ventral mit der V. dorsalis clitoridis sive penis profunda. Diese nehmen den venösen Abfluss aus dem Bulbus des Corpus spongiosum auf; daraus entsteht die V. pudenda interna. Diese wiederum nimmt die V. rectalis inferior und die Vv. labiales sive scrotales posteriores auf; zudem bestehen über den Plexus venosus vaginalis sive prostaticus Anastomosen zu den inneren Beckenvenengeflechten. Über die Vv. labiales sive scrotales posteriores bestehen zudem Verbindungen mit dem inguinalen Venensystem, den Vv. pudendae externae. Die V. pudenda interna zieht dann durch das Foramen ischiadicum minus und weiter durch das Foramen infrapiriforme in das Becken, um dort in die V. iliaca interna zu münden (Abb. 2.4).

Die **Vv. iliacae communes** zeigen deutliche Seitenunterschiede, die auf der Entwicklung beruhen. Während die rechte V. iliaca communis direkt aus dem zugrundeliegenden embryonalen Achsengefäß entsteht, hat die linke gemeinsame Iliakalvene eine deutlich komplexere Entwicklung. Da üblicherweise das linke embryonale Achsengefäß, die V. sacrocardinalis sinistra, in weiterer Folge wieder verschwindet, bleibt der V. iliaca communis sinistra nur übrig, über die plexusartige Anastomose zur rechten Seite zu ziehen, wobei sie die A. iliaca communis dextra unterkreuzt. Genau dieser Anteil ist sehr häufig von klappenähnlichen Strukturen, aber auch bänderartigen oder netz-

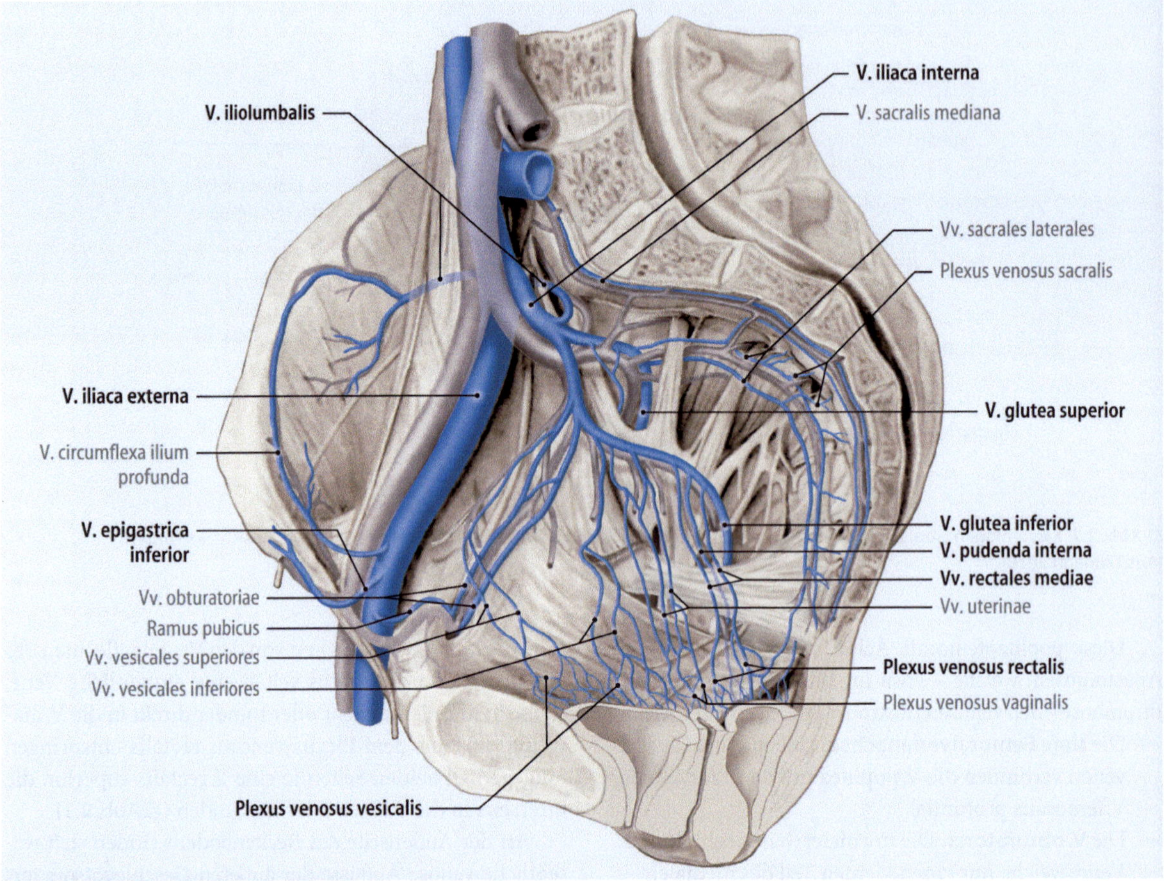

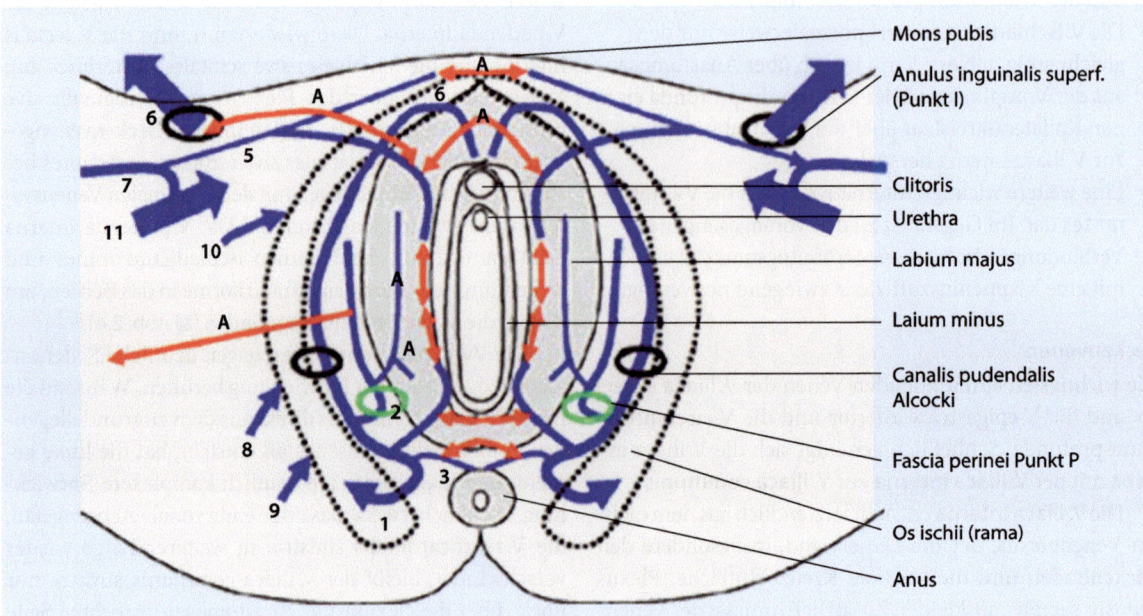

◘ Abb. 2.3 Venen des weiblichen Beckens. (Aus Tillmann 2010)

◘ Abb. 2.4 Ansicht des weiblichen Beckens von unten mit perinealen und inguinalen Leckagepunkten (Punkte P und I). *1* V. ovarica, *2* V. tubae uterinae, *3* V. uterina, *4* V. iliaca interna, *5* V. ligamenti tertis, *6* V. pudenda interna, *7* V. rectalis inferior, *8* V. pudenda interna Ast, *9* V. perinea, *10* V. femoralis comm., *11* V. saphena magna. (Aus Franceschi u. Bahnini 2005)

artigen Einschnürungen betroffen (May u. Thurner 1957, Pinsolle u. Videau 1982, Urbas u. Brenner 2010). Ein »zentraler« Beckenvenensporn findet sich, in unterschiedlich starker Ausprägung, in nahezu allen Fälle am Zusammenfluss der beiden gemeinsamen Iliakalvenen. Hierbei könnte es sich um Überbleibsel einer ursprünglichen ostialen Klappe handeln. Jedoch finden sich in allen Abschnitten der linken gemeinsamen Iliakalvene noch weitere einengende Bildungen, manchmal auch mehrfach (Urbas u. Brenner 2010).

Venensystem der oberen Extremität
Oberflächliches Venensystem

Die beiden Stammvenen der oberen Extremität sind die V. cephalica und die V. basilica (◘ Abb. 2.5).

Die **V. cephalica** entsteht an der radialen Seite im Bereich der Daumenwurzel aus den Gefäßen des Rete venosum dorsale manus. Dieses Venengeflecht erhält seinerseits Zuflüsse aus den Vv. metacarpeae dorsales und steht über die Vv. intercapitales mit den palmaren Handvenen in Verbindung. Die V. cephalica zieht an der radialen Seite des distalen Unterarms und liegt nach Überquerung der Mm. abductor pollicis longus et extensor brevis dem Radius nahezu auf, bevor sie auf Höhe des Ansatzes des M. pronator teres auf die ventrale Unterarmseite wechselt. Im Bereich des Ellbogens nimmt die V. cephalica eine von der dorsalen Unterarmseite kommende V. cephalica accessoria auf. Sie zieht, dem Sulcus bicipitalis lateralis aufliegend, nach proximal und durchdringt im Trigonum clavipectorale die oberflächliche Faszie. Dort nimmt die V. cephalica noch die V. thoracoacromialis – die oft auch gedoppelt vorkommen kann – auf, durchbricht die Fascia clavipectoralis und mündet in die V. axillaris ein. Gerade in ihrem Mündungsbereich kann die Vene aber sehr dünn sein (<3,4 mm) oder vollkommen fehlen (20 %, Le Saout et al. 1983). In ganz seltenen Fällen durchbricht die V. cephalica nicht die Faszie(n), sondern zieht ventral an der Klavikula vorbei und anastomosiert mit den oberflächlichen Venen des seitlichen Halsdreiecks. Am Unterarm und am Oberarm besitzt die V. cephalica im Durchschnitt je etwa 4 Klappen (Iimura et al. 2003).

Die **V. basilica** bildet sich aus der ulnaren Randvene der Hand bzw. aus dem ulnaren Teil des dorsalen venösen Netzwerks (Baptista-Silva et al. 2003). Sie zieht an der dorsoulnaren Unterarmseite nach proximal, biegt noch vor dem Ellbogen auf die ventrale Unterarmseite und quert schließlich das Ellbogengelenk. Hier ist sie in der Regel mit der V. intermedia cubiti bzw. der V. mediana cubiti verbunden. Die V. basilica kreuzt in der Folge die A. brachialis, von der sie durch die Aponeurosis m. bicipitis brachii getrennt ist, verläuft oberflächlich des Sulcus bicipitalis medialis und tritt schließlich im Hiatus basilicus durch die Fascia brachii, zieht in etwa zwei Dritteln der Fälle medial der Arterie bis auf Höhe des distalen Randes des M. teres major, wo sie in die V. brachialis einmündet; im restlichen Drittel mündet die V. basilica bereits in das distale Drittel der V. brachialis (Anaya-Ayala et al. 2011). Sie besitzt je nach Quelle im Durchschnitt etwa 4–9 Klappen (Baptista-Silva et al. 2003, Iimura et al. 2003), die annähernd gleich zwischen epi- und subfaszialem Abschnitt verteilt sind. Auf Höhe des Ellbogens hat sie einen durchschnittlichen inneren Durchmesser von 2 mm, am Oberarm erreicht sie etwas mehr als 3 mm. In ihrer gesamten Verlaufsstrecke am Oberarm wird sie von Ästen des N. cutaneus antebrachii medialis begleitet, wobei natürlich die enge Lagebeziehung insbesondere in der epifaszialen Verlaufsstrecke wichtig ist.

Am Unterarm findet sich zudem eine zwischen der V. cephalica und der V. basilica axial verlaufende **V. mediana antebrachii**. Diese ist nicht zu verwechseln mit den zahlreich und sehr variabel vorkommenden Verbindungsvenen zwischen V. cephalica und V. basilica, die zumeist von radial distal (also von der V. cephalica) kommend und nach ulnar proximal zur V. basilica ziehen. Die prominenteste dieser Verbindungsvenen ist die V. intermedia cubiti, jene Vene, die wohl das häufigste »Opfer« venöser Punktionen ist. Die Kaliberstärke der 3 epifaszialen Unterarmvenenstämme variiert, so sind in knapp mehr als der Hälfte der Fälle die V. cephalica und die V. basilica annähernd gleich stark, während die V. mediana antebrachii nur sehr schwach ausgebildet ist. In etwa 40 % der Fälle ist die V. mediana antebrachii das stärkste Gefäß, und sehr selten kann die V. cephalica antebrachii (nahezu) fehlen, sodass die beiden anderen Venen den epifaszialen Blutabstrom übernehmen (Yamada et al. 2008).

Tiefes Venensystem

Das tiefe Venensystem des Arms bildet sich aus den beiden Hohlhandbögen, den Arcus palmares superficialis et profundus. Im Gegensatz zur arteriellen Situation schließen sich beide Hohlhandbögen als Vv. ulnares der A. ulnaris an, während die Vv. radiales zumeist nur aus dem Thenar gespeist werden. Im Bereich der Fossa cubiti nehmen die beiden Venensysteme noch die Vv. interosseae (communes) auf und bilden in weiterer Folge die Vv. brachiales. Zumeist mit der Einmündung der V. basilica vereinigen sich die Vv. brachiales zu einer V. brachialis. Am Unterrand des M. pectoralis major gehen diese Venen in die V. axillaris über. Diese nimmt in ihrem Verlauf die V. thoracoepigastrica, die V. thoracia lateralis und schließlich die V. cephalica auf, um schließlich auf Höhe des Seitenrandes der ersten Rippe zur V. subclavia zu werden. In diese Vene münden die V. scapularis dorsalis, die Vv. pectorales, die V. cervialis profunda und die V. vertebralis. Die Vereinigung der V. subclavia mit der V. jugularis interna, der Venenwinkel, stellt den Beginn der V. brachiocephalica dar. Die V. axillaris besitzt bis zu 4 Klappen, von denen die pro-

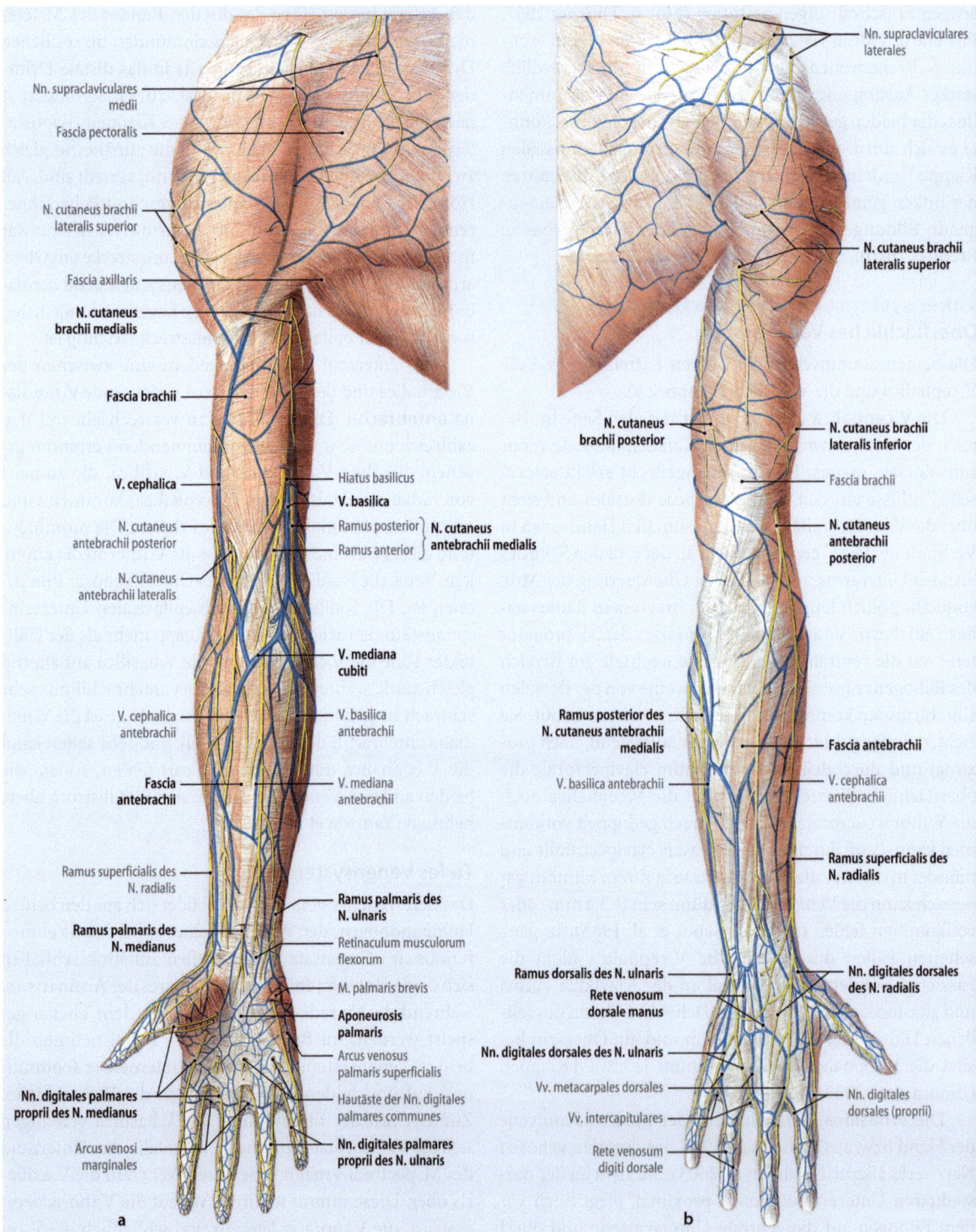

Abb. 2.5 Epifasziale Nerven und Venen am rechten Arm. **a** Ansicht von vorn, **b** Ansicht von hinten. (Aus Tillmann 2010)

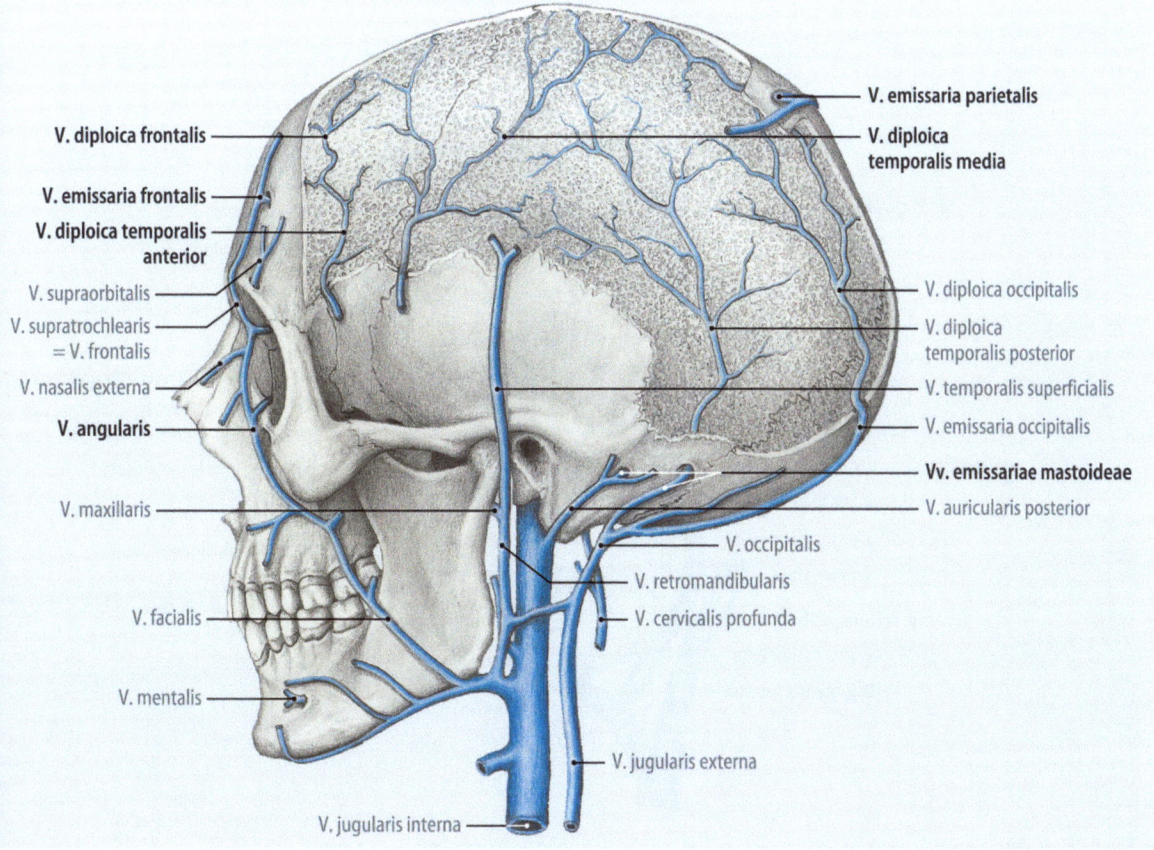

Abb. 2.6 Vv. diploicae und Vv. emissariae mit ihren Verbindungen zu den oberflächlichen Venen, Ansicht von der linken Seite. (Aus Tillmann 2010)

ximalste, im Mittel vom Venenwinkel etwa 10 cm entfernt liegende Klappe konstant auftritt; die konstante terminale Klappe der V. subclavia liegt knapp 1 cm vom Venenwinkel entfernt (Celepci u. Brenner 2011).

Perforansvenen (Lomonte u. Basile 2009)

Auch am Arm finden sich zahlreiche Perforansvenen, allerdings wurde hierfür noch keine ausreichende und einheitliche Nomenklatur entwickelt. Von besonderer Bedeutung ist hier, vor allem für die Shunt- bzw. Fistelchirurgie, die Ellbogen-Perforansvene. Diese Perforansvene liegt am proximalen Ende der V. mediana antebrachii, sofern diese ausgebildet ist, ansonsten etwa in der Mitte der V. intermedia cubiti. Im Gegensatz zu anderen Perforansvenen besitzt die Ellbogen-Perforansvene keine Klappen, sodass hier der Abfluss in beide Richtungen erfolgen kann.

Venensystem des Kopfes
Oberflächliches Venensystem

Die oberflächlichen Venen des Schädels bilden einen mehr oder minder einheitlichen Plexus, der über die einzelnen Venenstämme drainiert wird. Die wesentlichen Venen des oberflächlichen Systems bilden die V. facialis, die V. occipitalis sowie die Vv. temporales superficiales (Abb. 2.6, Abb. 2.7).

Die **V. occipitalis** drainiert den gesamten Hinterkopf sowie den dorsalen Hals. Mit dem Sinussystem bestehen Verbindungen über die V. emissaria parietalis (Sinus sagittalis superior) und die V. emissaria mastoidea (Sinus transversus). Meist besteht eine kräftige Anastomose zur V. auricularis posterior. Die V. occipitalis durchbohrt unter der Linea nuchae superior den Ursprung des M. trapezius bzw. zieht unter dem Sehnenbogen zwischen M. trapezius und M. sternocleidomastoideus hindurch in die Tiefe, wo sie sich dem Plexus zwischen den Muskeln der autochthonen Rückenmuskulatur mehr oder minder deutlich anschließt, um schließlich in der V. jugularis externa zu münden. Gelegentlich findet sich auch eine Mündung in die V. jugularis interna.

Die **Vv. temporales superficiales** drainieren den seitlichen Kopf und besitzen meist zwei kräftige oberflächliche Stämme. Diese vereinigen sich vor dem Ohr zur V. retromandibularis. Diese nimmt je eine V. auricularis anterior und posterior auf. Mit der V. facialis verbindet sie die V. transversa faciei. Aus der Tiefe erhält sie Zuflüsse aus der

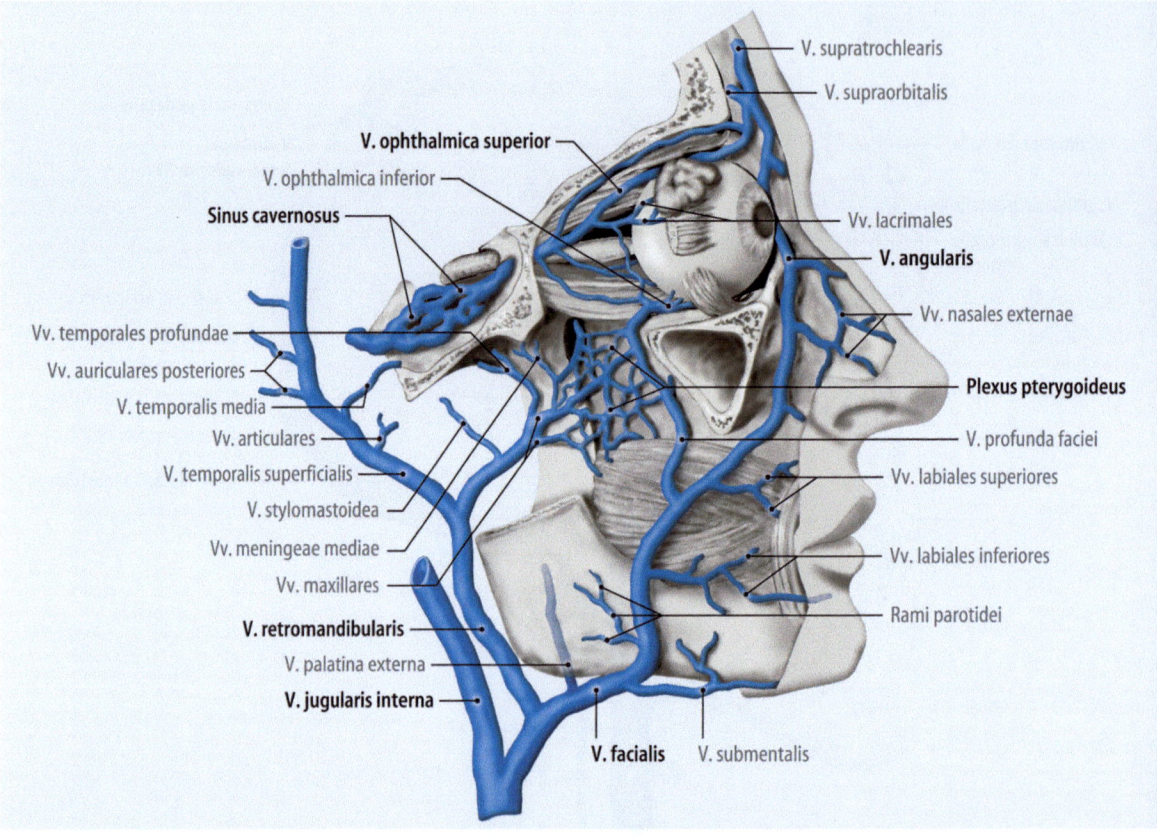

Abb. 2.7 Oberflächliche und tiefe Venen des Kopfes, Ansicht von rechts-lateral. (Aus Tillmann 2010)

V. temporalis media und der V. maxillaris. Die V. maxillaris bildet sich aus dem Plexus pterygoideus. Sie verläuft zwischen Lig. sphenomandibulare und Proc. articularis mandibulae und mündet in die V. retromandibularis. Diese wiederum steigt, teilweise zwischen oberflächlichem und tiefem Parotisanteil verlaufend, nach kausal und bildet nach Abgabe einer Anastomose zur V. facialis die V. jugularis externa. Diese überkreuzt den M. sternocleidomastoideus und mündet in die V. jugularis interna. Die V. jugularis externa nimmt in ihrem Verlauf die V. transversa cervicis, die V. suprascapularis und die V. jugularis anterior auf.

Die **V. facialis** drainiert im Wesentlichen das Gesicht. Sie erhält ihre Zuflüsse über die V. frontalis, die V. supraorbitalis, die Vv. labiales superior et inferior sowie der V. facialis profunda. Eine wichtige Anastomose ist die V. angularis, welche die V. facialis mit der V. ophthalmica superior verbindet und somit eine direkte Verbindung mit dem Sinussystem der harten Hirnhaut darstellt. Die V. facialis selbst mündet in variabler Höhe, zumeist jedoch kaudal des Zungenbeins, in die V. jugularis interna.

Die oberflächlichen Venen des Gesichtes zeigen eine Besonderheit: Sie besitzen β_1-adrenerge Rezeptoren und sind daher am emotionalen Erröten beteiligt (Schneider et al. 2003).

Tiefes Venensystem

Zerebrale Venen – venöse Blutleiter der harten Hirnhaut (Kilic u. Akakin 2008)

Die Venen des Gehirns (Abb. 2.8) besitzen keine Klappen und in ihrer dünnen Wand keine glatte Muskulatur. Sie durchbohren die Arachnoidea und das meningeale Blatt der Dura mater und erreichen so die Sinus durae matris.

Das zerebrale Venensystem kann in ein oberflächliches und ein tiefes Subsystem unterteilt werden. Das oberflächliche Subsystem besteht aus den sagittalen Sinus und den kortikalen Venen, **Vv. cerebri superficiales**, welche die Oberflächen beider Hemisphären drainieren. Das tiefe Subsystem entsteht aus den seitlichen Sinus, dem Sinus rectus und dem Sinus sigmoideus, zusammen mit den tiefen Hirnvenen, etwa der **V. cerebri magna**. Beide Subsysteme drainieren im Wesentlichen in die inneren Drosselvenen, die **Vv. jugulares internae**. Alternativ stellen **Vv. emissariae** eine direkte Verbindung aus den Sinus durae matris in äußere Schädelvenen her. Im Allgemeinen fließt das Blut in den nächstgelegenen Sinus, im Falle tiefer Strukturen in die nächstgelegene tiefe Vene.

Die oberflächlichen Venen werden durch Anastomosen untereinander verbunden. Somit fließt das Blut aus der superolateralen Oberfläche der Hemisphären in den Sinus

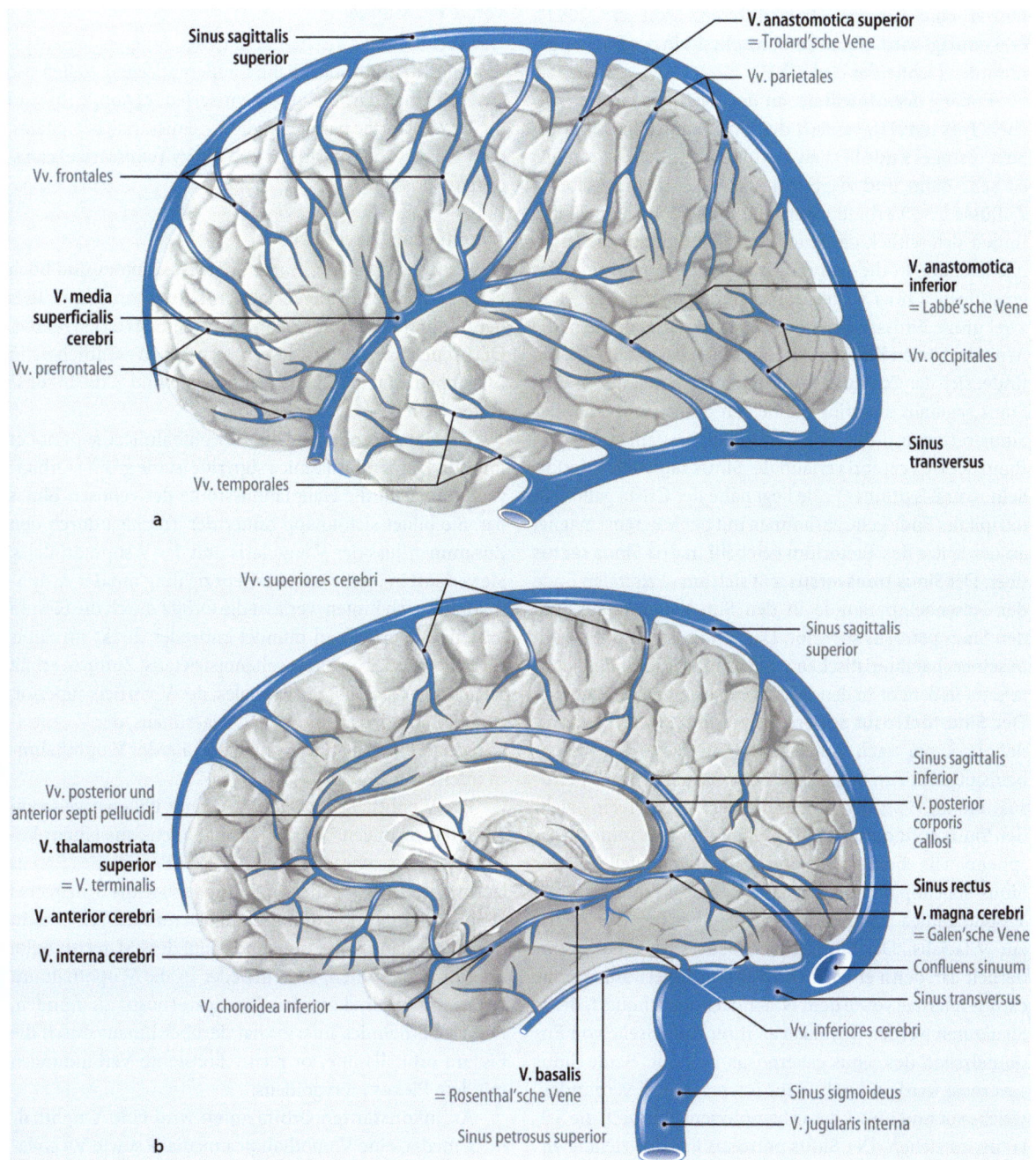

◘ Abb. 2.8 a, b Hirnvenen. (Aus Tillmann 2010)

sagittalis superior, während das Blut aus der posteroinferioren Oberfläche in den Sinus transversus abfließt. Die Venen der hinteren Schädelgrube sind im ihrem Verlauf sehr variabel.

Die tiefen Hirnvenen sammeln sich letztendlich in der **V. cerebri magna**, welche ihrerseits in den Sinus rectus, an dessen Zusammenfluss mit dem Sinus sagittalis inferior, einmündet.

Obwohl die Variabilität der oberflächlichen Hirnvenen die Regel darstellt, kann die anatomische Konfiguration der tiefen Hirnvenen bzw. des gesamten tiefen Subsystems als relativ konstant angesehen werden.

Eine Besonderheit stellen die **Granulationes arachnoidales** dar, vor allem im Bereich der Lacunae laterales des Sinus sagittalis superior. Hierbei stülpen sich Gruppen von Zotten der Arachnoidea durch die Wand des Sinus ein.

Durch eine geringe Druckdifferenz von ca. 200 Pa (1,5 mmHg) wird Liquor cerebrospinalis in das Blut aufgenommen (Schneider et al. 2003).

Entlang der Mittellinie, an der Basis der Großhirnsichel (*Falx cerebri*), verläuft der **Sinus sagittalis superior**. Sein rostrales Ende liegt an der Innenseite des Os frontale, ist sehr dünn und zeigt makroskopisch keine weiteren Zuflüsse bzw. Verbindungen. Auf Höhe der Scheitelbeine finden sich seitlich des Sinus sagittalis superior die Lacunae laterales, in die sich die Granulationes arachnoidales einstülpen. Etwas weiter dorsal finden sich im Regelfall zwei große Emissarien, die Emissariae parietales. An seinem okzipitalen Ende an der Eminentia occipitalis interna findet sich der **Confluens sinuum**, in dem sich neben dem Sinus sagittalis superior die beiden Sinus transversi, der Sinus rectus und der Sinus occipitalis treffen. Am freien Rand der Falx cerebri verläuft der **Sinus sagittalis inferior**. Sein rostrales dünnes Ende liegt nahe der Crista galli, sein okzipitales Ende geht, zusammen mit der V. cerebri magna, an der Spitze des Tentorium cerebelli in den **Sinus rectus** über. Der **Sinus transversus** teilt sich am okzipitalen Ende der Felsenbeinpyramide in den Sinus sigmoideus und den Sinus petrosus superior. Der **Sinus sigmoideus** zieht in seiner charakteristischen s-Form auf das Foramen jugulare zu, in dem er in den Bulbus venae jugularis übergeht. Der **Sinus petrosus superior** zieht entlang der Pyramidenoberkante nach vorne und trifft nahe der Felsenbeinspitze auf den Sinus cavernosus und den Sinus petrosus inferior. Von der Innenseite des Schläfenbeins zieht der **Sinus sphenoparietalis** entlang der Ala minor ossis sphenoidalis ebenfalls an diese Vereinigungsstelle. Dieser Sinus sphenoparietalis hat zudem eine Verbindung zur V. ophthalmica superior und damit über die V. angularis zur V. facialis. Der **Sinus cavernosus** stellt eine Besonderheit dar, denn er wird von der Pars cavernosa arteriae carotis internae sowie dem N. abducens durchquert. Beide Strukturen werden demnach an ihrer Außenseite von Endothelzellen des Sinus cavernosus umhüllt. Beide Sinus cavernosi werden durch Sinus intercavernosi verbunden, welche vor und hinter dem Hypophysenstiel durch die Sella turcica ziehen. Der **Sinus petrosus inferior** zieht ebenfalls zum Foramen jugulare, tritt durch dieses hindurch und mündet, als einziger Sinus durae matris, erst außerhalb des Schädels in die V. jugularis interna ein. Am Clivus findet sich der **Plexus basilaris**, der dem Plexus venosus vertebralis (internus) der Wirbelsäule entspricht. Erst am Foramen magnum bildet sich wieder je ein Sinus, die **Sinus marginales**, die sich dorsal zum sagittal eingestellten **Sinus occipitalis** vereinen und weiter zum Confluens sinuum ziehen (◘ Abb. 2.9).

Venae emissariae

Die Verbindung zwischen dem tiefen, inneren Venensystem und den oberflächlichen äußeren Venen stellen die Vv. emissariae dar. Wichtige Emissarien (◘ Abb. 2.10) sind die Vv. emissariae parietales, die Vv. emissariae occipitales, die Vv. emissariae mastoidei und die Vv. (emissariae) canalis hypoglossi.

Augenvenen (Hayreh 2006)

Das venöse System der Augenhöhle ist komplex und hoch variabel. Die Venen folgen dabei, mit Ausnahme eines Teils der V. ophthalmica superior, nicht dem Arterienverlauf. Die Venen der Orbita lassen sich im Wesentlichen in 2 Gruppen einteilen: 1. die Hauptvenen und 2. die inkonstanten Venen.

Die **Hauptvenen** sind die Vv. ophthalmicae superior et inferior. Die V. ophthalmica superior ist die größte Orbitavene und stellt die Hauptabflussroute des venösen Blutes dar. Sie bildet sich knapp hinter der Trochlea durch den Zusammenfluss der V. angularis und der V. supraorbitalis. Sie verläuft in relativ enger Lagebeziehung mit der A. ophthalmica nach hinten, verlässt die Orbita durch die Fissura orbitalis superior und mündet entweder direkt im Sinus cavernosus oder im Sinus sphenoparietalis. Zuflüsse erhält sie aus der V. palpebralis mediales, der V. vorticis superior, der V. ethmoidalis anterior, der V. lacrimalis, der V. centralis retinae, einigen Muskelvenen und aus der V. ophthalmica inferior.

Die V. ophthalmica inferior beginnt üblicherweise am vorderen medialen Teil des Orbitabodens aus einem Venengeflecht, welches das Unterlid, den Bereich des Saccus lacrimalis, die Vv. vortices inferiores sowie die Mm. rectus et obliquus inferiores drainiert. In den meisten Fällen zieht diese Vene nahe dem Orbitaboden auf dem M. rectus bulbi inferior nach hinten, um entweder in die V. ophthalmica superior oder direkt in den Sinus cavernosus zu münden. Die V. ophthalmica inferior hat darüber hinaus durch die Fissura orbitalis inferior relativ konstante Verbindungen mit dem Plexus pterygoideus.

An **inkonstanten Orbitavenen** wird eine V. ophthalmica media, eine V. ophthalmica medialis sowie Vv. collaterales anterior, medialis, lateralis et posterior beschrieben. Die V. ophthalmica media kann auch als akzessorische V. ophthalmica inferior, die V. ophthalmica medialis als akzessorische V. ophthalmica superior angesehen werden. Die Kollateralvenen stellen in unterschiedlicher Ausprägung vorhandene Verbindungen des oberen mit dem unteren Venensystem der Orbita dar.

Der reguläre Blutfluss in den Augenvenen ist von innen nach außen gerichtet. Eine Erhöhung der Körpertemperatur führt zu einer Strömungsumkehr von außen nach innen (Hirashita et al. 1992). Allerdings sind nicht alle Orbitavenen klappenlos; so enthält die V. ophthalmica superior

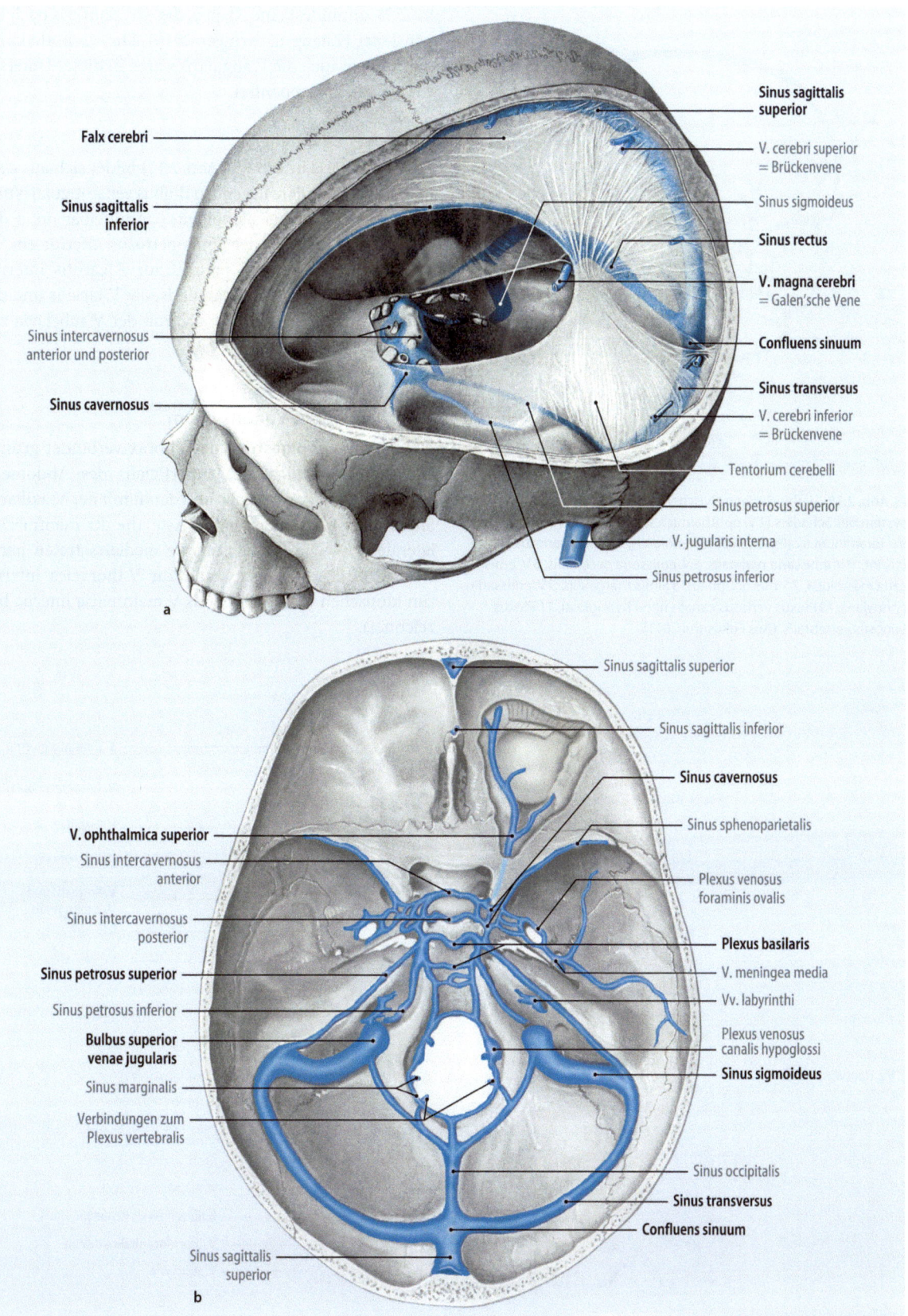

Abb. 2.9 a, b Harte Hirnhaut, Dura mater cranialis (encephali), Sinus durae matris und Venen der inneren Schädelbasis. (Aus Tillmann 2010)

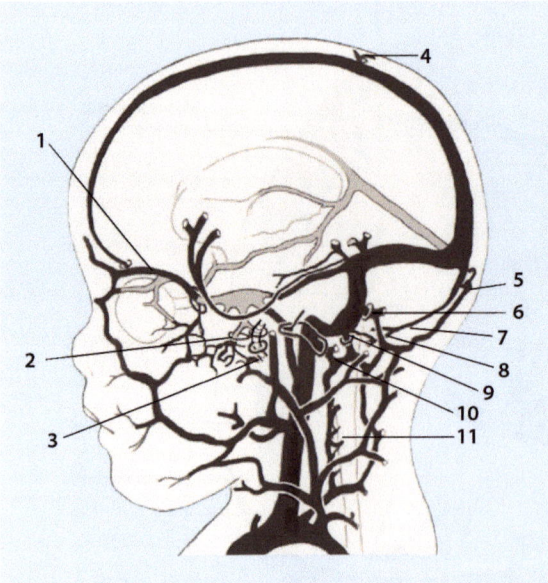

Abb. 2.10 Verbindungen zwischen innerem und äußerem Venensystem des Schädels (*1* V. ophthalmica sup., *2* Plexus venosi sive Vv. foraminum ovalis, laceri et sphenoidalis, *3* Plexus venosus caroticus int., *4* V. emissaria parietalis, *5* V. emissaria occipitalis, *6* V. emissaria mastoidea, *7* Sinus occipitalis, *8* Sinus marginalis, *9* V. emissaria condylaris, *10* Plexus venosus canalis nervi hypoglossi, *11* Plexus venosus vertebralis. (Aus Fukusumi 2011)

in 75 % zumindest eine Klappe, die den Blutfluss nach innen leitet (Zhang u. Stringer 2010). Die V. ophthalmica inferior wie auch die V. angularis waren in dieser Untersuchung jedoch klappenfrei.

Drosselvenensystem

Die **V. jugularis interna** (Abb. 2.11) bildet sich aus dem im Foramen jugulare liegenden Bulbus venae jugularis und damit aus dem Sinus sigmoideus. Unmittelbar unter der Schädelbasis mündet der Sinus petrosus inferior ein. In ihrem weiteren Verlauf, parallel zur A. carotis interna, nimmt sie die V. retromandibularis, die V. facialis und die V. lingualis auf. Sie vereinigt sich mit der V. subclavia zur V. brachiocephalica (Abb. 2.12).

Venen des Stammes
Oberflächliches Venensystem

Die **V. thoracoepigastrica** des Thorax verbindet grundsätzlich die V. epigastrica superficialis des Abdomens mit der V. thoaracia lateralis und damit mit der V. axillaris. Sie nimmt als wesentlichste Äste die Rr. mammariae laterales auf. Die Rr. mammariae mediales treten parasternal durch die Thoraxwand zur V. thoracica interna (im klinischen Gebrauch oft als V. mammaria interna bezeichnet).

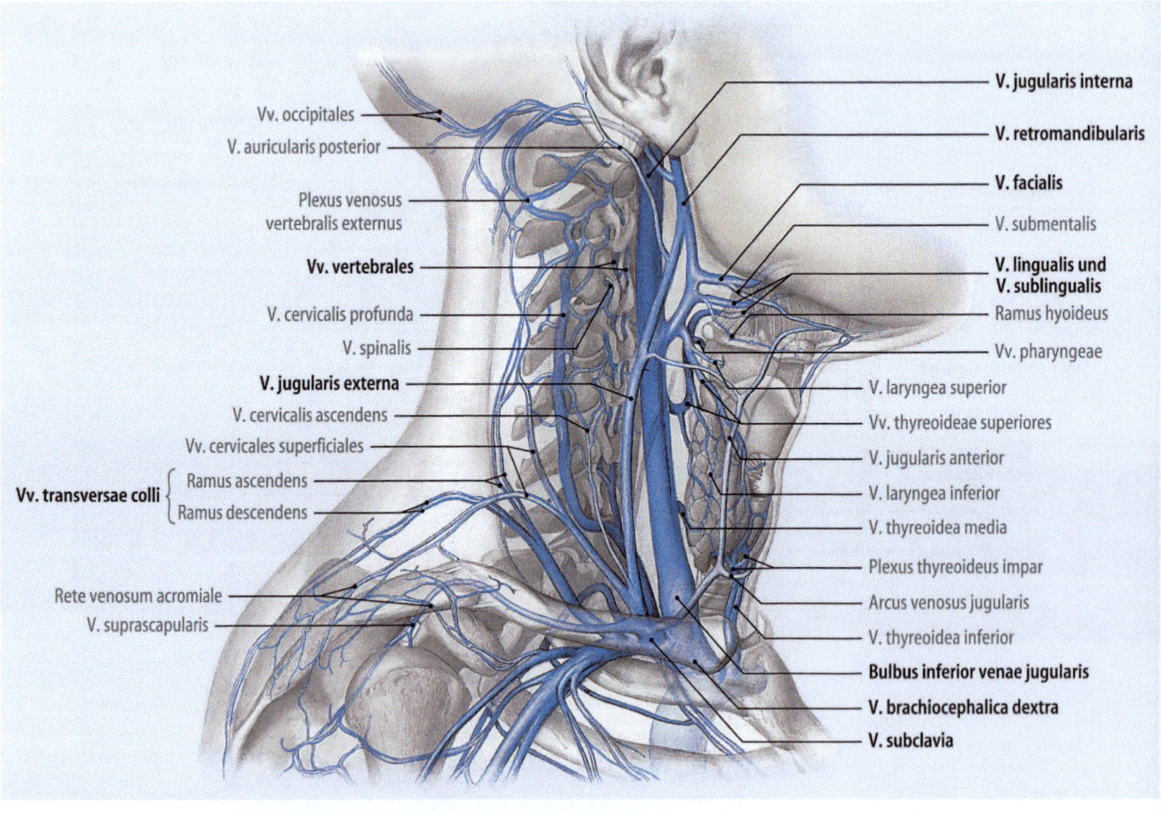

Abb. 2.11 Venen des Halses, Ansicht von rechts-seitlich. (Aus Tillmann 2010)

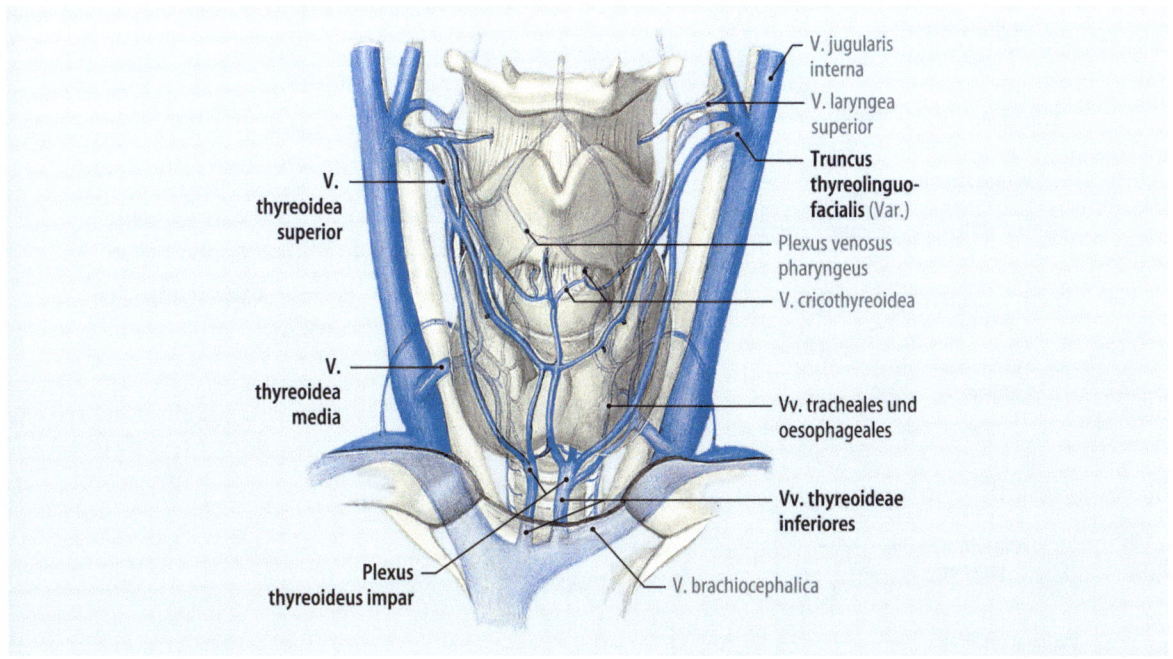

Abb. 2.12 Venen der Schilddrüse, Ansicht von vorn. Äste auf der Rückseite sind durchscheinend dargestellt. (Aus Tillmann 2010)

An der seitlichen Thoraxwand verläuft die V. thooracica lateralis. Sie besitzt zahlreiche Verbindungen mit den seitlichen Interkostalvenen (Abb. 2.13).

Tiefes Venensystem
Venensystem des Verdauungsapparates
Die unpaaren Bauchorgane Magen, Dünn- und Dickdarm sowie die Milz stellen den Beginn des sogenannten Pfortaderkreislaufes dar. Die einzelnen Venen der Organe verlaufen weitestgehend gegenläufig zu den Arterien, einzig im Bereich der großen Venenstämme finden sich deutliche Unterschiede.

Die **V. splenica** nimmt die Vv. pancreaticae, die Vv. gastricae breves sowie die V. gastroomentalis sinistra auf. Die V. mesenterica superior sammelt die Vv. jejunales und ileales, die V. gastroomentalis dextra, weitere Vv. pancreaticae, die Vv. pancreaticoduodenales, die V. ileocolica, die V. colica dextra sowie die V. colica media. Die wesentlichen zuführenden Venen für die V. mesenterica inferior sind die V. colica sinistra, die Vv. sigmoideae und die V. rectalis superior.

Die **V. mesenterica inferior** mündet hinter dem Pankreas-Körper in die **V. splenica** (früher auch als V. lienalis bezeichnet) ein. Hinter dem Pankreaskopf vereinigt sich dann die V. splenica mit der **V. mesenterica superior** zur **V. portae**.

Die **Pfortader** (Abb. 2.14) sammelt somit das gesamte Blut aus den unpaaren Bauchorganen. Nach ihrer Bildung hinter dem Pankreaskopf (»pars retropancreatica«) zieht sie hinter dem Bulbus duodeni nach kranial (»pars retroduodenalis«), um dann in das Lig. hepatoduodenale einzutreten (»pars ligamentosa«). Sie liegt dort am weitesten dorsal und stellt somit die eigentliche ventrale Begrenzung des Foramen epiploicum dar. Im Bereich der Leberpforte teilt sich dann die V. portae in ihre beiden großen Äste 1. Ordnung, den Ramus sinister und den Ramus dexter. Vom Ramus sinister besteht eine für den fetalen Kreislauf wichtige Verbindung mit der V. cava inferior, der Ductus venosus, der nach der Geburt zum Lig. venosum umgebaut wird. Die beiden Pfortaderäste teilen sich weiter in durchschnittlich 20 Äste 2. Ordnung (Fasel 2008). Diese verlaufen zusammen mit den jeweiligen Ästen der A. hepatica und des Ductus hepaticus; sie bilden zusammen die sogenannte portale Trias (Glissonsche Trias). Jeweils 3 derartiger Trias aus V. interlobularis, A. interlobularis und Ductus interlobularis umgeben letztendlich ein Zentralvenenläppchen. Sowohl aus der V. interlobularis als auch aus der A. interlobularis fließt das Blut in die zwischen den Leberzellbälkchen liegenden Lebersinusoide. Diese besitzen ein fenestriertes Endothel mit einer nur rudimentären Basalmembran.

Aus den Lebersinusoiden gelangt das Blut in die Zentralvene (V. centralis). Diese Zentralvenen sammeln sich stufenweise zu im Regelfall 3 kurzen Lebervenen, Vv. Hepaticae (Abb. 2.15), die im Bereich des Sulcus venae cave in die V. cava inferior einmünden.

Der Druck in der Pfortader liegt normalerweise bei etwa 2,6 kPa (20 mmHg), in den Lebervenen bei 1,3 kPa (10 mmHg). Wenn der portale Druck steigt, resultieren

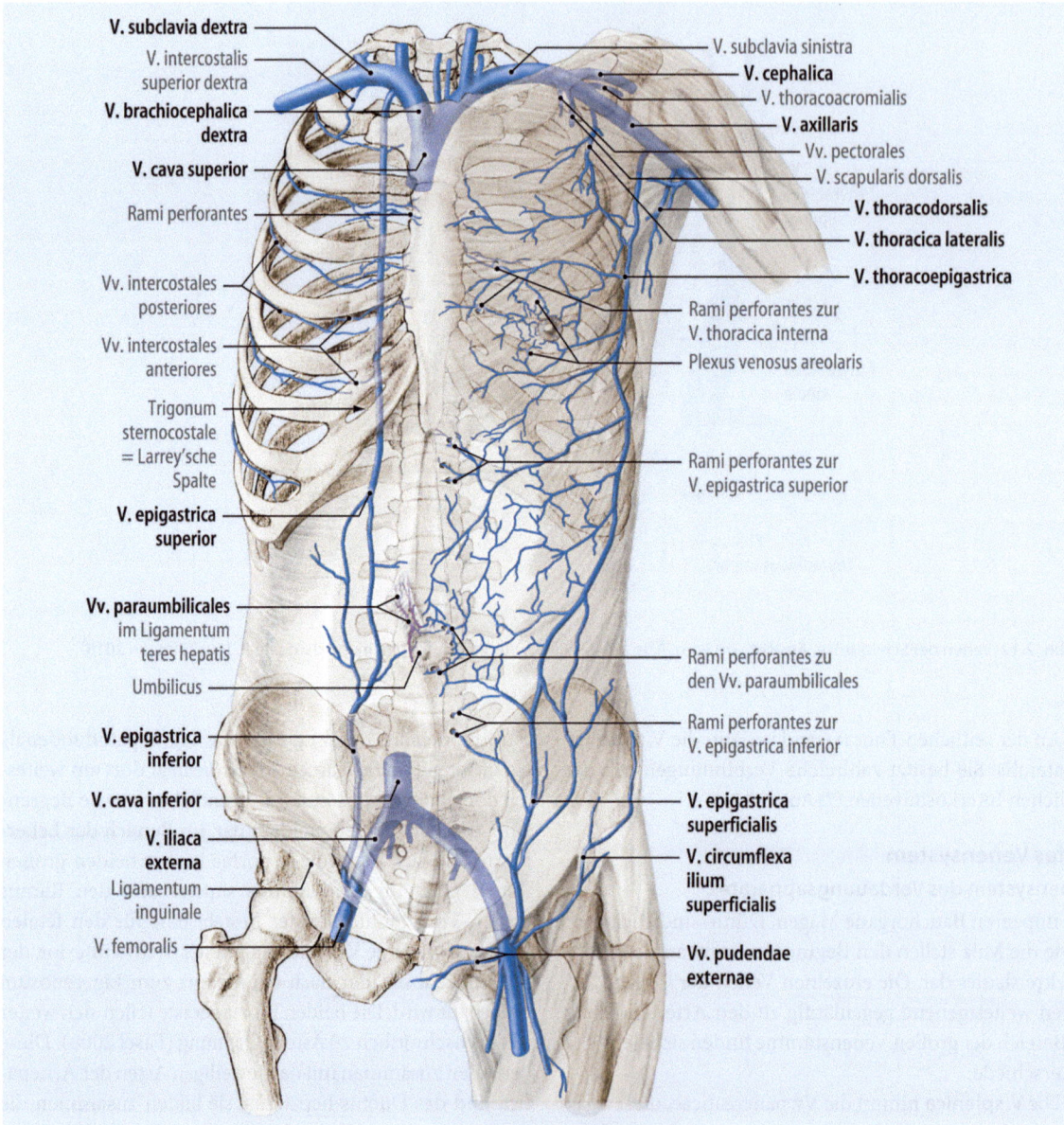

Abb. 2.13 Venen der Rumpfwand, Ansicht von vorn. (Aus Tillmann 2010)

darauf Aszites, die Ausbildung von portokavalen Anastomosen und u. U. sogar die Ruptur mesenterialer Venen (Schneider et al. 2003).

Die parietalen Venen – das Azygos-System

Das System der Azygos-Venen (◘ Abb. 2.16) stellt das paarige innere (parietale) Venensystem der Leibeswand dar.

Kaudal beginnt das Azygos-System mit der **V. lumbalis ascendens**, welche mit dem Zwerchfelldurchtritt rechts zur **V. azygos**, links zur **V. hemiazygos** wird (◘ Abb. 2.17). Die V. lumbalis ascendens ist kaudal mit der V. iliaca communis verbunden; oftmals direkt, aber gelegentlich auch unter Ausbildung eines gemeinsamen Stammes mit der V. iliolumbalis (Lolis et al. 2011). Die beiden axialen Gefäße sind prinzipiell segmental untereinander durch transversale Anastomosen verbunden, von denen jedoch selten alle ausgebildet sind. Die Vv. lumbales ascendentes nehmen zu beiden Seiten die segmentalen Vv. lumbales auf, die V. azygos bzw. hemiazygos die Vv. intercostales posteriores. Da jedoch die axialen Venen auf unterschiedlicher Höhe und unterschiedliche Weise münden, gibt es bei den obersten höheren Interkostalvenen deutliche Unterschiede. Rechts, wo die V. azygos, von hinten kommend, um den rechten Lungenstiel herum von hinten in die V. cava superior ein-

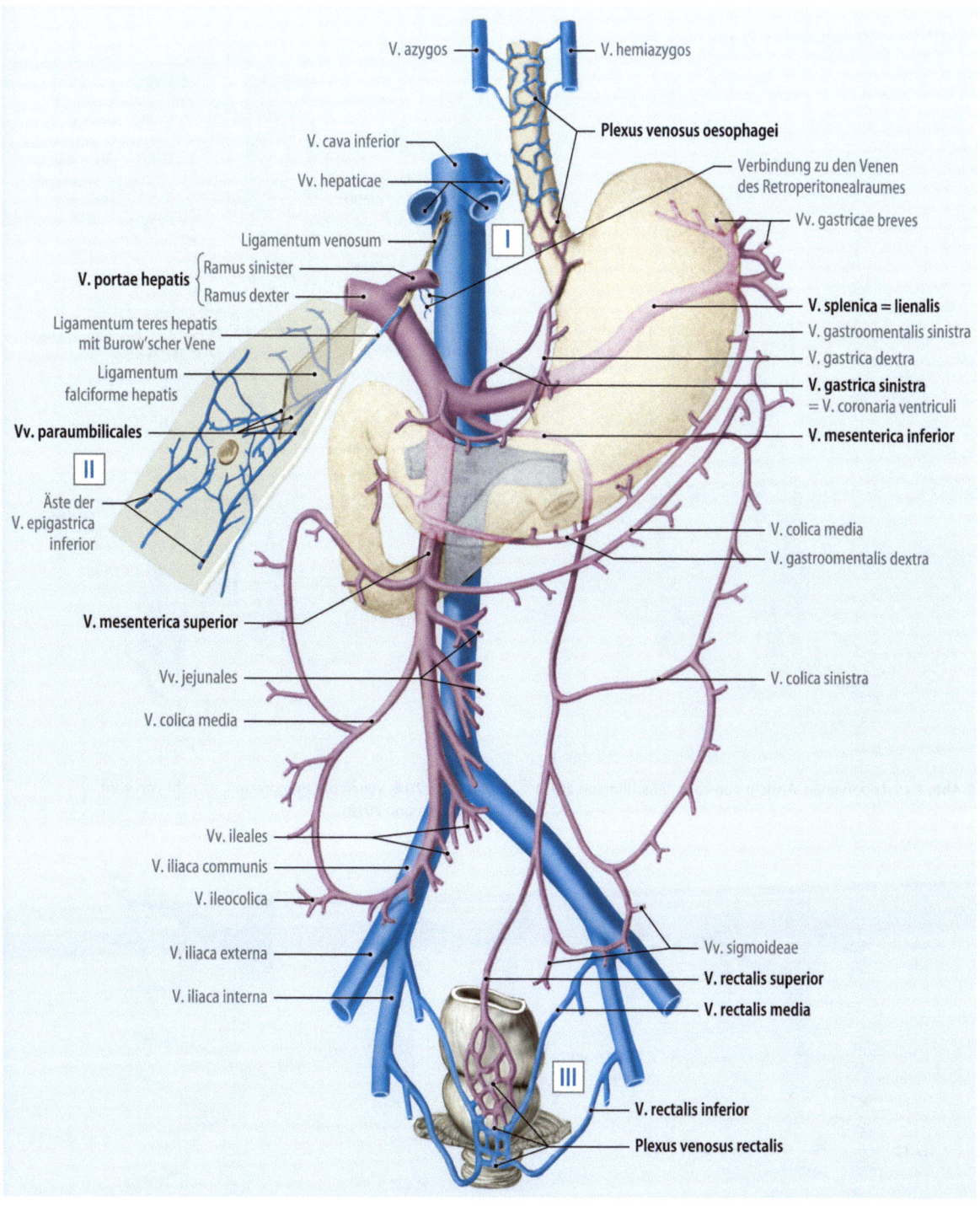

Abb. 2.14 Pfortaderkreislauf und portokavale Anastomosen. (Aus Tillmann 2010)

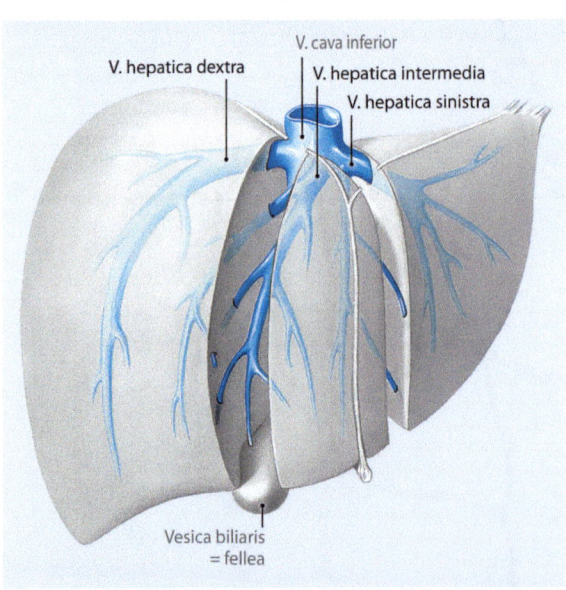

Abb. 2.15 Lebervenen, Ansicht von vorn. (Aus Tillmann 2010)

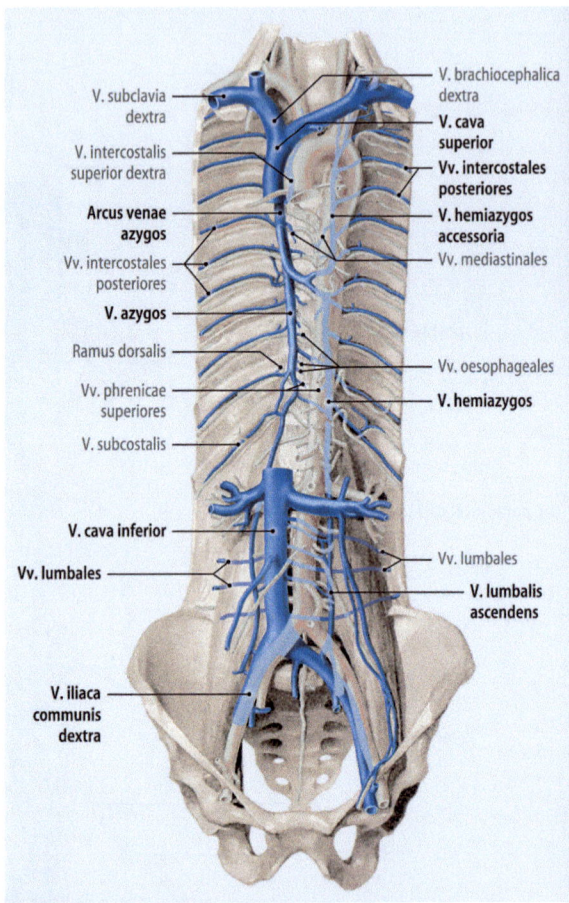

Abb. 2.16 Venen der Rumpfwand, Ansicht von vorn. (Aus Tillmann 2010)

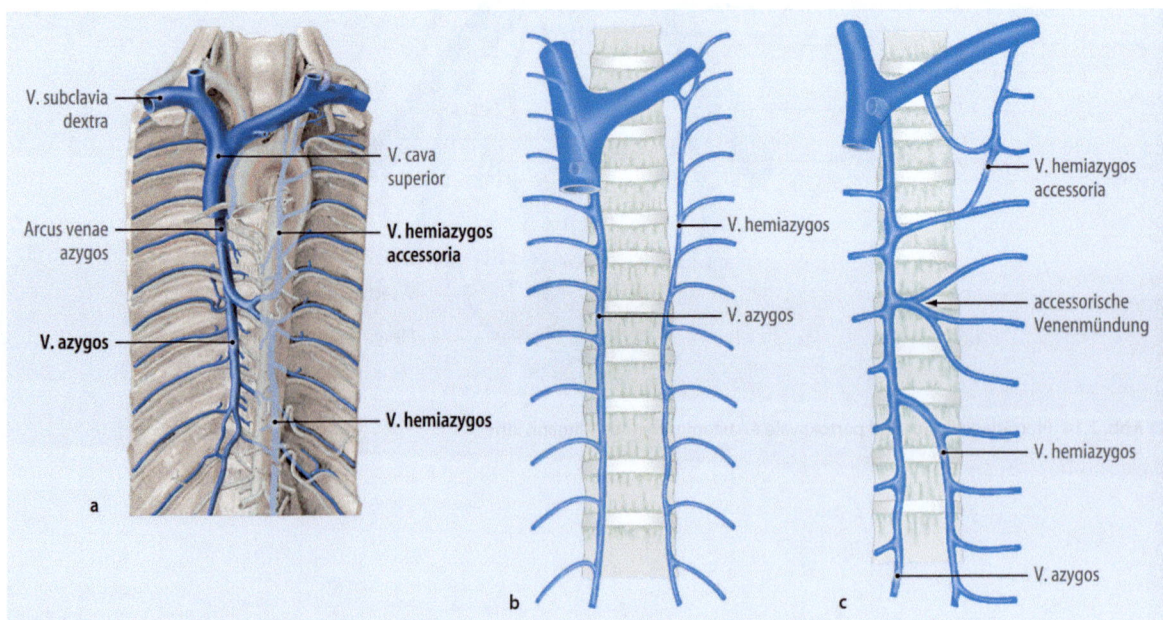

Abb. 2.17 a–c V. azygos und V. hemiazygos. (Aus Tillmann 2010)

mündet, bildet die erste hintere Interkostalvene, die V. intercostalis suprema, meist einen gemeinsamen Stamm mit der zweiten Interkostalvene; sie mündet entweder in die V. azygos oder aber auch in die V. brachiocephalica dextra, selten isoliert in die V. cava superior.

Die V. hemiazygos endet auf unterschiedlicher Höhe, meist jedoch im mittleren Thoraxbereich, und mündet über die dortige transversale Anastomose in die V. azygos. Von kranial her kommt die V. hemiazygos accessoria, die ihrerseits entweder in die V. hemiazygos direkt oder 1–2 Segmente darüber, wiederum im Wege einer transversalen Anastomose, in die V. azygos einmündet.

An der Innenseite des Thorax begleiten die Vv. thoracicae internae die entsprechende Arterie. Im kaudalen Bereich, unter der 7. Rippe, liegt oft ein Geflecht aus vielen dünnen Venen vor, die sich darüber zu 1–2 Vv. comitantes vereinen. Spätestens auf Höhe der 3. Rippe vereinigen sich die Vv. comitantes zu einem einzigen Gefäß. Hinter der Artic. sternoclavicularis mündet die Vene in die V. brachiocephalica ein (Schwabegger et al. 1997).

Hohlvenensystem

Die **V. cava inferior** (◨ Abb. 2.18) bildet sich aus dem Zusammenfluss der beiden Vv. iliacae communes, rechts und meist knapp kaudal der Aortenbifurkation. Gelegentlich nimmt sie die beiden unteren Lumbarvenenpaare (Vv. lumbales) auf, wenn diese nicht in das Azygos-Venensystem einmünden. Des Weiteren nimmt sie in ihrem Verlauf rechts neben der Pars abdominalis aortae descendentis die rechte Gonadenvene (V. ovarica sive testicularis), die beiden Vv. renales, die rechte V. suprarenalis, die Vv. hepaticae sowie die Vv. phrenicae inferiores auf. Die V. cava inferior tritt dann durch das Centrum tendineum des Zwerchfells und mündet von kaudal in den rechten Vorhof des Herzens, wo ihre Mündung von einer Valvula venae cavae inferioris begrenzt wird. Diese Klappe dient vor allem dazu, im fetalen Kreislauf den Blutstrom auf das Foramen ovale zu lenken.

Sowohl die linke Gonadenvene als auch die V. suprarenalis sinistra münden nicht direkt in die V. cava inferior ein, sondern zumeist in die linke V. renalis. Diese überkreuzt im Regelfall die Aorta und mündet auf gleicher Höhe wie die rechte Nierenvene in die V. cava inferior.

Die **V. cava superior** bildet sich hinter dem Manubrium sterni aus dem Zusammenfluss der beiden Vv. brachiocephalica. Sie nimmt außer der V. azygos keine weiteren wesentlichen Äste auf und mündet von kranial her in den rechten Vorhof des Herzens.

2.2 Pathologische Anatomie des Venensystems

F. Henschke

Die Krankheiten des venösen Systems werden in den einschlägigen Lehr- und Fachbüchern der pathologischen Anatomie im Kapitel der Herz-Kreislauf-Pathologie zumeist nur in wenigen Seiten abgehandelt. Wissenschaftliche Publikationen zur Pathologie des Venensystems haben im Vergleich zu den Arterienerkrankungen in der aktuellen medizinischen Fachliteratur Seltenheitswert. Das ist umso erstaunlicher, da die sozialmedizinische Bedeutung der Venenerkrankungen – mit einer Morbidität von ca. einem Drittel der erwachsenen Bevölkerung – der peripheren arteriellen Verschlusskrankheit nicht nachsteht. Die häufig unspezifische Pathomorphologie der Venenwand und die Schwierigkeit der Abgrenzung physiologischer Altersveränderungen der Venen könnte das geringe wissenschaftliche Interesse erklären. So stammen z. B. grundlegende und heute noch anerkannte Monografien zur Pathogenese der venösen Thrombose teilweise aus dem 19. Jahrhundert (Eberth u. Schimmelbusch 1885, Virchow 1858).

Das folgende Kapitel soll eine komprimierte Übersicht zur aktuellen pathologischen Anatomie des Venensystems mit Bezug zur venösen Thromboembolie liefern und dem klinisch tätigen Phlebologen und Gefäßchirurgen die Möglichkeiten der pathologisch-anatomischen Diagnostik aufzeigen.

2.2.1 Normale Histologie der Venenwand

Der mikroskopische Aufbau der Venenwand gleicht dem der Arterien vom muskulären Typ, wobei die Trennung der 4 Wandschichten unschärfer ist (◨ Abb. 2.19):
- Intima,
- Lamina elastica (interna),
- Tunica media,
- Adventitia.

Intima Die Intima besteht aus dem einschichtigen, lückenlosen Endothel, das in der Längsachse zum Blutstrom ausgerichtet ist, und der weitgehend zellfreien subendothelialen Schicht, die sich aus kollagenen und elastischen Fasern, Hyaluronsäure, Fibrillin und Kollagen Typ VI zusammensetzt. An der Grenze zur Tunica media findet sich eine unterschiedlich ausgebildete, schmale, häufig lückenhafte Lamina elastica interna. Die Endothelien sind durch Adhäsionsmoleküle (VE-Cadherin) sowie Tight und Gap Junctions miteinander verbunden und haben vielfältige

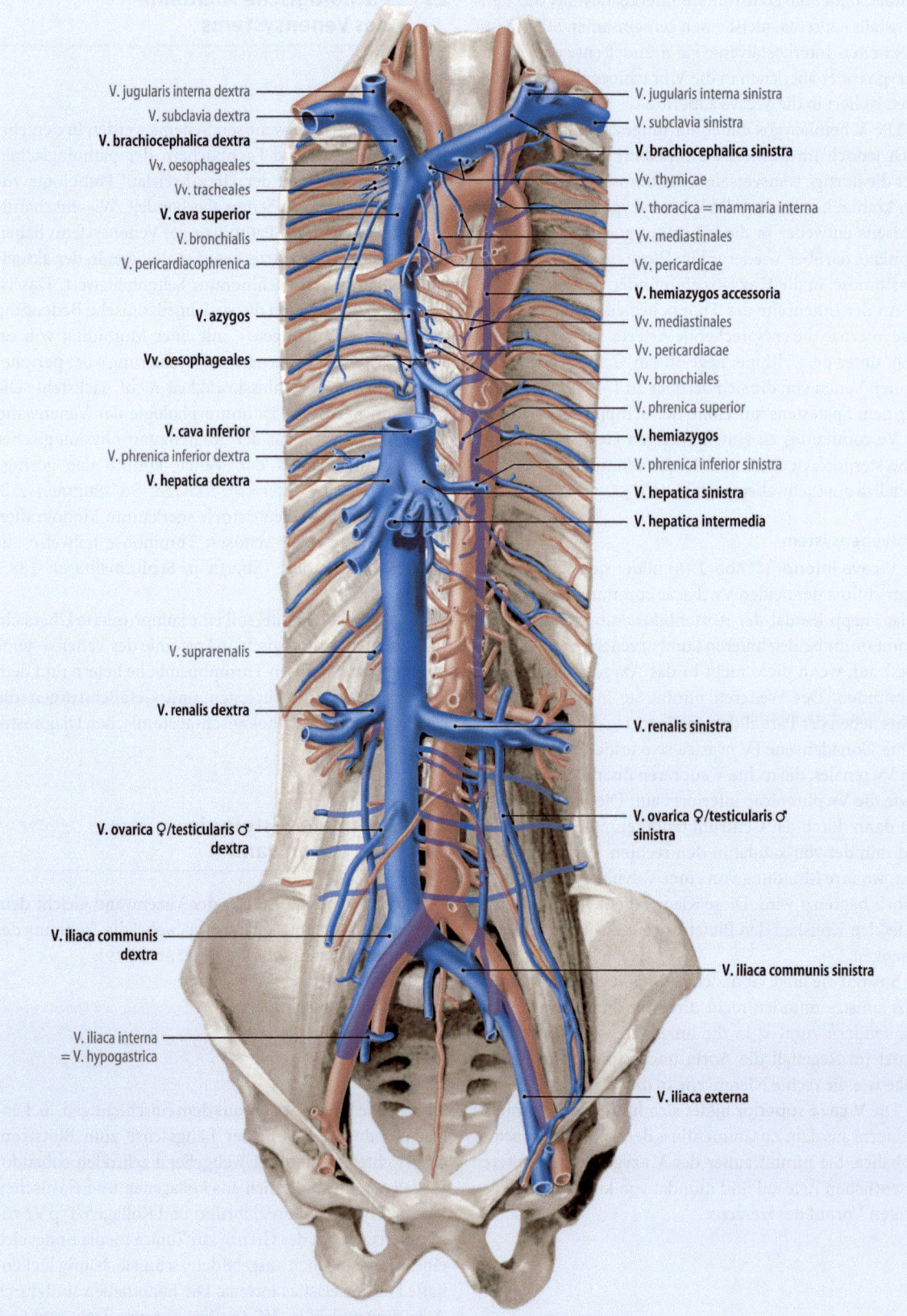

Abb. 2.18 Venen des Brust- und Bauchraumes, Ansicht von vorn. (Aus Tillmann 2010)

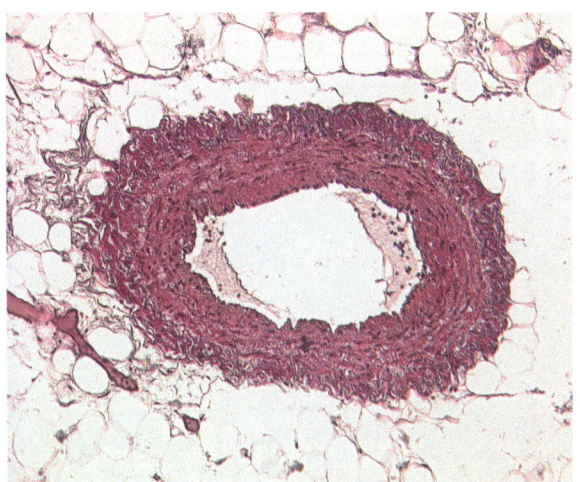

Abb. 2.19 Normale kleine Unterschenkelvene mit unscharfer Begrenzung von Intima und Tunica media sowie regelrechtem Gehalt an kollagenem Bindegewebe (rot), elastischen Fasern (schwarz) und glatter Muskulatur (gelb). EvG, 20-fach

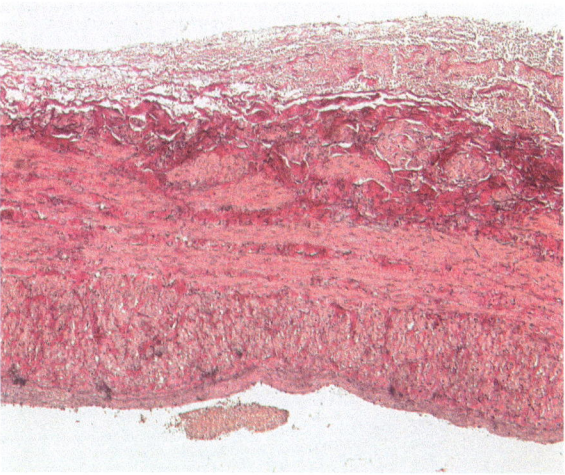

Abb. 2.20 2-schichtiger Aufbau der Tunica media einer Unterschenkelvene aus innnen longitudinal und außen zirkulär angeordneten glatten Muskelfasern. EvG, 10-fach

Funktionen: Sie bilden eine **Diffusionsbarriere**, die den Austritt von Makromolekülen des Blutplasmas und den Kontakt von Blutzellen mit der subendothelialen Schicht verhindert. Die Glykokalix der Endothelien bildet den **Schutz vor Adhäsion** von Blutzellen. Andererseits ermöglichen die Endothelien durch die **Produktion von Adhäsionsmolekülen** die Leukozytendiapedese in den postkapillären Venolen. Darüber hinaus sind sie durch die **Produktion von Prostazyklin** (Hemmung der Thrombozytenaggregation) und des **v.-Willebrand-Faktors** in den Weibel-Palade-Bodies (Förderung der Thrombozytenadhäsion) wesentlich an der Regulierung der Hämostase beteiligt. Über myoepitheliale Kontakte werden von den Endothelien **vasodilatative** (Prostazyklin, NO) und **vasokonstriktive Stoffe** (Endotheline, Plättchenaktivierungsfaktor) an die Mediamyozyten geleitet und somit der Venentonus verändert.

Tunica media Die Tunica media der Venen ist regional sehr unterschiedlich aus elastischen und kollagenen Fasern sowie glatter Muskulatur aufgebaut. In den Venen des Bauch- und Thoraxraumes sowie der Kopf- und Halsregion besteht die dünne Media überwiegend aus kollagenen und elastischen Fasern, während die Bein- und Armvenen eine breite Media aus innen longitudinal und außen zirkulär angeordneten glatten Myofibrillen mit umgebendem kollagenem Bindegewebe besitzen (Abb. 2.20). Der Anteil an glatter Muskulatur und Bindegewebe der Media ist sehr variabel, sodass die Grenze zur pathologischen Phlebosklerose fließend ist. Die Mediamyozyten besitzen – wie die Endothelzellen – Östrogen- und Progesteronrezeptoren, wobei das Überwiegen von Progesteronrezeptoren in der Tunica media bei Frauen mit prämenstruellem Syndrom pathogenetisch das gehäufte Auftreten einer Varikose bzw. einer chronischen venösen Insuffizienz begünstigen dürfte (Krasinski et al. 2008).

Adventitia Die Adventitia ist eine Bindegewebsschicht aus elastischen und kollagenen Faser, Fibroblasten und Proteoglykanen, die die Vene in der Umgebung fixiert und Vasa vasorum, Lymphgefäße sowie Nerven enthält. Die Vasa vasorum versorgen als Geflecht aus Arteriolen, Kapillaren und Venolen die äußeren Mediaschichten, während die Intima und die inneren Mediaschichten vom Blutstrom per diffusionem oxygeniert werden. Die efferente Innervation der Venen durch postganglionäre Axone des Sympathikus ist in den Venen geringer ausgebildet als in den Arterien, wobei die marklosen Axone nur bis in die äußeren Schichten der Media dringen, die inneren Venenschichten werden durch Gap Junctions und Neurotransmitter erreicht.

Venenklappen Die Venenklappen (Abb. 2.21) ermöglichen einen orthograden venösen Blutfluss und schützen die Venenwand vor der hydrostatischen Druckbelastung der Blutsäule. Sie bestehen aus taschenförmigen Endothelduplikaturen mit zentralem fibroelastischem Stroma und glatter Muskulatur, die in das subendotheliale Bindegewebe der Venenwand übergeht (Klappenwulst, Aggar). Normalerweise besitzen die Venenklappen 2 Segel, es kommen aber auch Klappen mit einem Segel oder solche mit multiplen Segeln vor. Die Länge der Taschensegel entspricht nach Franklin (1927) zumeist dem doppelten Venendurchmesser. Die Funktionsfähigkeit der Venenklappen hängt vom Venentonus ab, der durch die Kontraktion der Mediamyozyten erhöht wird. Bei vermindertem

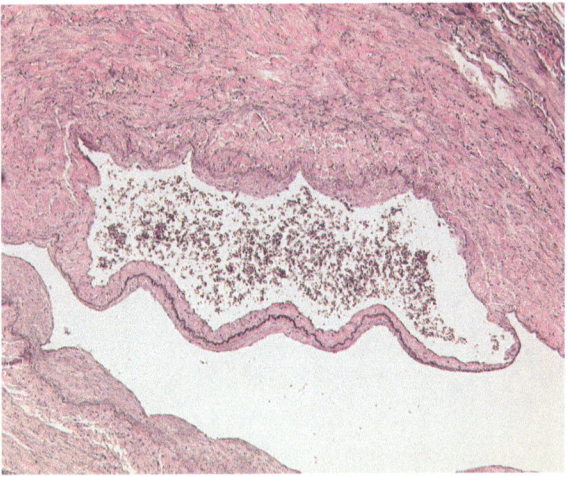

Abb. 2.21 Venenklappe mit beidseitigem Endothel und zentralem fibroelastischem Stroma mit fortlaufender Lamina elastica interna (schwarz). EvG, 10-fach

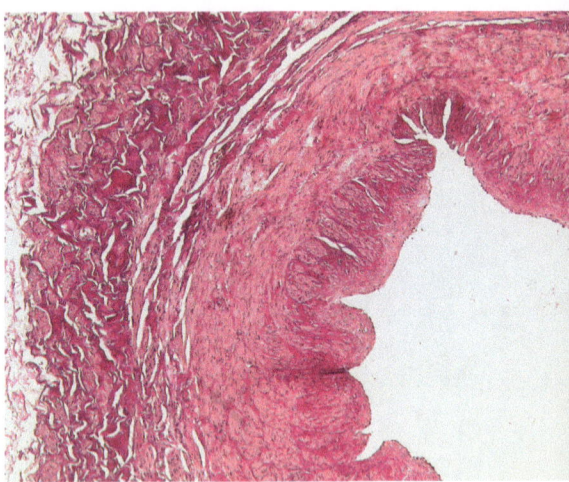

Abb. 2.22 Phlebosklerose mit Verbreiterung der Venenwand durch diffuse Vermehrung von kollagenem Bindegewebe (rot) in allen Wandschichten. EvG, 10-fach

Venentonus kommt es zur Venenektasie und zur relativen Klappeninsuffizienz.

2.2.2 Degenerative und metabolische Venenerkrankungen

Phlebosklerose Die Phlebosklerose ist ein Sammelbegriff für alle nichtentzündlichen, regressiven und metabolischen Veränderungen der Venen, die mit einer Verbreiterung und Bindegewebsvermehrung der Wandschichten in unterschiedlicher Ausprägung einhergehen (Abb. 2.22). Sie besitzt teilweise morphologische und pathogenetische Ähnlichkeiten mit der Arteriosklerose, wobei die Ätiologie der beiden Gefäßveränderungen natürlich völlig unterschiedlich ist.

Leu (1998) schlägt die Unterscheidung einer **primären** (essenziellen) und einer **sekundären Phlebosklerose** vor. Zu den primären Formen zählt er die altersbedingte physiologische Venenfibrose sowie adaptive Wandveränderungen aufgrund erhöhter Druckbelastung oder chronischer mechanischer Irritation, während sekundäre Phlebosklerosen Folge einer Phlebothrombose oder Phlebitis sind. Lokale fibröse Intimapolster finden sich bevorzugt an Venenaufzweigungen und Mündungsstellen von Seitenästen. Aufgrund des anatomischen Verlaufes der Einmündung der linken V. iliaca communis in die untere Hohlvene zwischen Aortenbifurkation und Promontorium tritt hier durch die mechanische Druckbelastung häufig eine fakultativ stenosierende, polsterartige Intimafibrose auf, die als sog. Venensporn bezeichnet wird. Durch diese lokalisierte Phlebosklerose wird die Entstehung von Varikose und Phlebothrombosen im linken Bein begünstigt (May u. Thurner 1956). Eine umschriebene Venenfibrose stellt auch die »arteriosklerotische Venopathie« dar, bei der es zu einer Intimafibrose in einem Venensegment kommt, das einer arteriosklerotisch veränderten Arterie anliegt (Schobinger 1965).

Von klinischer Bedeutung ist die Phlebosklerose insbesondere als Begleiterkrankung der Varikose im Rahmen einer CVI vorwiegend in den oberflächlichen und tiefen Beinvenen. Eine klare Trennung zwischen der altersbedingten »Physiosklerose« der Venen und pathologischen Formen ist morphologisch schwierig, weil die fibrotischen Umbauvorgänge der Venenwand in Abhängigkeit von der anatomischen Lokalisation erhebliche Unterschiede aufweisen und mit zunehmendem Lebensalter eine Überlagerung von altersphysiologischen und pathologischen Veränderungen vorliegt. Eine diffuse Phlebosklerose beginnt bereits aufgrund des erhöhten hydrostatischen Innendruckes an den Beinvenen in der 1. Lebensdekade und schreitet mit zunehmendem Lebensalter fort. Die altersbedingten Veränderungen der Venenwand sind wie im gesamten Binde- und Stützgewebe auf eine Abnahme der mesenchymalen Zellen und eine verminderte zelluläre Syntheseleistung zurückzuführen. Wegen der geringeren Zellaktivität nehmen die Grundsubstanz und die Wasserbindungskapazität des Gewebes ab, wodurch das Bindegewebe schrumpft und aufgrund pathologischer Vernetzungen der Kollagenfibrillen an Elastizität verliert.

Die physiologischen Altersveränderungen der Venen könnten somit erklären, warum die anlagebedingte primäre Varikose erst im höheren Lebensalter klinisch manifest wird. Die Zunahme venöser Thrombosen im höheren Lebensalter ist allerdings nicht allein durch die biomechanischen Veränderungen der Venenwand zu erklären, son-

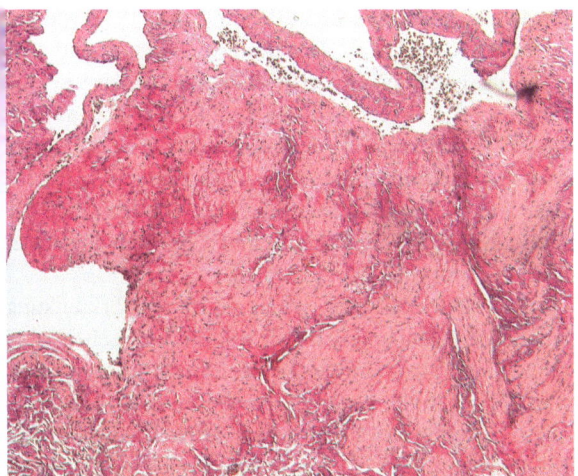

◘ **Abb. 2.23** Hypertensive Venenveränderung mit massiver Hypertrophie der äußeren Ringmuskulatur der Tunica media und geschlängelter insuffizienter Venenklappe am oberen Bildrand. EvG, 10-fach

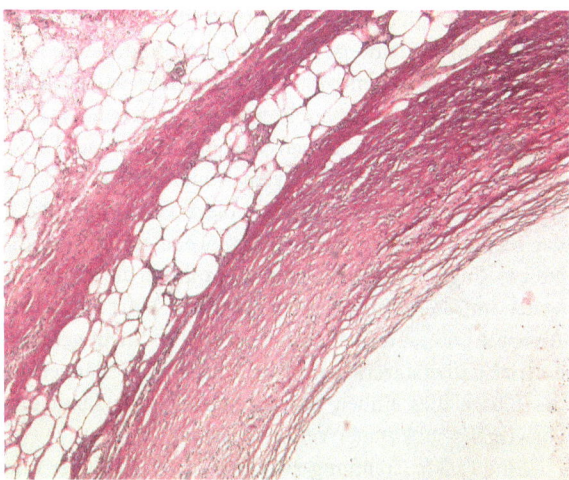

◘ **Abb. 2.24** Endstadium des hypertensiven Umbaus der Venenwand mit vollständigem Ersatz der Muskulatur und der elastischen Fasern durch Bindegewebe mit Ausbildung einer Varize. EvG, 10-fach

dern überwiegend durch Störungen der Hämostase und der antikoagulativen Funktion der Endothelzellen bedingt (Hach-Wunderle 2002).

Wie bei der **hypertensiven Vaskulopathie** der Arterien bedingt auch bei den Venen der erhöhte Innendruck über eine gesteigerte Fibroblastenproliferation eine Intimafibrose, die im Vergleich zu Arterien deutlich geringer ausgeprägt ist. Die Tunica media reagiert ebenfalls mit einer Vermehrung von Myozyten, die sich – u. a. durch den Einfluss des Wachstumsfaktors PDGF der Thrombozyten – vom k-Typ (kontraktil) in den m-Typ (metabolisch) umwandeln. Die m-Myozyten induzieren nun durch die Produktion von Kollagen Typ I und Elastin eine interstitielle Fibrose der Media, wodurch die Myozyten dissoziiert werden und durch den Verlust ihrer Gap Junctions der Apoptose anheimfallen.

Da sich fibrosierte Wandabschnitte mit kompensatorisch hypertrophierter glatter Muskulatur der Media überlagern, wechselt das morphologische Bild der Phlebosklerose in verschiedenen Venenabschnitten erheblich. Die Veränderungen der Venenwand bei erhöhtem Druck sind im Wesentlichen durch eine Hypertrophie der äußeren Ringmuskulatur der Media gekennzeichnet (◘ Abb. 2.23), während die innere Längsmuskulatur atrophiert und durch kollagenes Bindegewebe ersetzt wird (◘ Abb. 2.24). Bei zunehmender Schwere der Stammvarikose (Grad III–IV n. Hach) schreitet die Fibrose der Media von innen nach außen fort, und die Muskulatur wird progredient durch Bindegewebe ersetzt. Hierdurch wird die adaptive Hypertrophie der Media auf die Druckerhöhung beseitigt, und die fibrosierte Vene dilatiert entweder lokal (Varikose) oder diffus (Phlebektasie). Aufgrund elektronenmikroskopischer Untersuchungen an varikösen Venen wurden

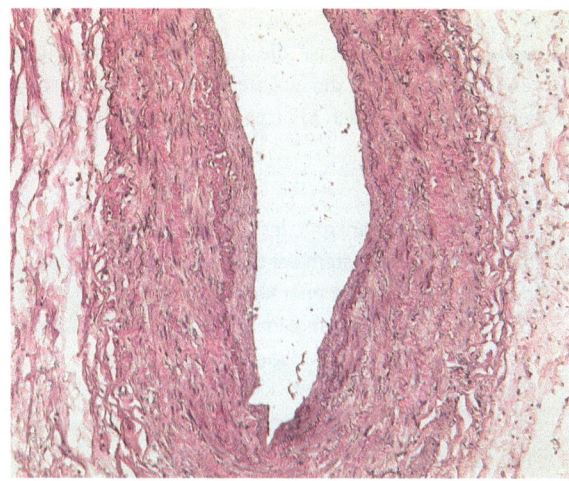

◘ **Abb. 2.25** Altersveränderung der V. tibialis ant. (65 J, m): erhaltener Wandaufbau der Vene mit mäßiger Intimafibrose, diffuser Fibrose und Muskelatrophie der Tunica media sowie Aufsplitterung und Reduktion der Lamina elastica interna. EvG, 20-fach

die Veränderungen der Kollagenfibrillen der Media bei varikösen Venen als ein übersteigerter Alterungsprozess bezeichnet (Staubesand 1978).

Alterungsprozess Im Gegensatz zur pathologischen Phlebosklerose bleibt beim Alterungsprozess der Venen der dreischichtige Aufbau der Venenwand in Intima, Media und Adventitia im Wesentlichen erhalten (◘ Abb. 2.25). Im Laufe des Lebens kommt es zu einer fibrösen Intimaverbreiterung der Venen, die nach Langes u. Hort (1992) zwischen 25 und 450 µ erheblich schwankt, sodass Werte über 250–300 µ als pathologisch angesehen werden können.

Die Intimafibrose tritt überwiegend plaqueförmig auf und besteht aus teilweise hyalinisiertem Bindegewebe mit eingelagerten Mediamyozyten. Die Lamina elastica interna ist im Bereich der Intimapolster häufig aufgesplittert bzw. völlig aufgebraucht, sicherlich eine Folge der aus der Media eingewanderten Mediamyozyten. Unter physiologischen Altersveränderungen wird die innere Längsmuskulatur der Media sukzessiv durch Bindegewebe ersetzt und die äußere Ringmuskulatur atrophiert, wodurch die Media der Venen im Alter schmäler wird (Langes u. Hort 1992). Die Atrophie und Fibrose der inneren Muskelschicht geht mit einem Elastizitätsverlust und einer relativen Verlängerung des Blutgefäßes einher, was zur stärkeren Schlängelung vorwiegend subkutaner Venen führt.

Eine exakte Trennung zwischen physiologischer und pathologischer Phlebosklerose ist im Einzelfall häufig morphologisch nicht möglich, weil sich Altersveränderungen und Wandumbau im Rahmen eines chronisch erhöhten hydrostatischen Druckes vorwiegend in den Beinvenen überlagern.

Varikose Die Varikose ist die mit Abstand häufigste Venenerkrankung mit der größten klinischen Relevanz, wobei ätiopathogenetisch 2 Formen zu unterscheiden sind.

> **Primäre Varikose:**
> Degenerative Erkrankung der Venenwand im oberflächlichen Venensystem der Beine, bei der sich unter dem Einfluss verschiedener Realisationsfaktoren (z. B. Orthostasebelastung) im Laufe des Lebens in unterschiedlicher Ausprägung und Schweregrad Varizen (Krampfadern) entwickeln (Leu et al. 1991).

> **Sekundäre Varikose:**
> Varikose, die sich als Folge einer hämodynamisch relevanten Abflussbehinderung unter Ausbildung eines Kollateralkreislaufes entwickelt. Die Umgehungsvenen dilatieren durch die Volumen- und Drucküberlastung und werden varikös umgebaut. Ursächlich liegt z. B. bei den tiefen Beinvenen eine Phlebothrombose oder bei den Ösophagusvarizen eine Leberzirrhose vor.

Von den Erwachsenen in der BRD haben ca. 50 % eine leichte und ca. 15 % eine schwere Varikose mit klinischer Symptomatik. Der volkswirtschaftliche Schaden der Erkrankung wird jährlich auf ca. 800 Mio. Euro geschätzt (Nüllen u. Noppeney 2010).

Durch epidemiologische Studien (z. B. in Basel und Bonn) konnte die Häufigkeit der primären Varikose belegt werden. In der Baseler Studie (Widmer et al. 1981) wurden 56 % der Probanden als Varizenträger eingestuft und 12 % als medizinisch relevant angesehen, von denen 9 % eine leichte und 3 % eine schwere venöse Insuffizienz aufwiesen. In der Bonner Venenstudie (Rabe et al. 2003) wies jeder 6. Mann und jede 5. Frau eine chronische venöse Insuffizienz (CVI) auf, wobei jedoch die Schweregrade der Erkrankung im Vergleich zu älteren epidemiologischen Studien geringer ausgeprägt waren.

Die primäre Varikose ist eine angeborene Erkrankung junger Menschen, die sich aber erst im 2.–3. Lebensjahrzehnt manifestiert und somit häufig spät diagnostiziert wird (Hach 2012), wobei das weibliche Geschlecht vermehrt betroffen ist (Augustin et al. 1999, Rudofsky 1988). Die in zahlreichen epidemiologischen Untersuchungen belegte familiäre Belastung spricht für eine genetische Disposition der Erkrankung, die in der älteren Literatur üblicherweise als »allgemeine Bindegewebsschwäche« bezeichnet wird. Wissenschaftlich fundierte Erkenntnisse zur genetischen Disposition der primären Varikose liegen bis heute nicht vor; es ist allerdings davon auszugehen, dass multiple, komplexe genetische Veränderungen neben dem Geschlecht und erworbenen Faktoren (Alter, Lebensweise, Schwangerschaften, chronische Obstipation, Adipositas) an der Krankheitsentstehung beteiligt sind. Bei den Risikofaktoren kommt neben dem Alter der Adipositas (BMI >30) eine besondere Bedeutung zu, was auch mit der erhöhten Inzidenz tiefer Beinvenenthrombosen und Lungenembolien bei übergewichtigen Patienten korreliert.

Die Ausprägung der mit einer Varikose einhergehenden klinischen Veränderungen wird international nach der CEAP-Klassifikation eingeteilt (Kistner et al. 1996, Porter u. Moneta 1995), bei der neben klinischen Befunden (C) zusätzlich ätiologische (E), anatomische (A) und pathophysiologische (P) Kriterien berücksichtigt werden. Nach topografischen und morphologischen Kriterien werden folgende Typen der Varikose unterscheiden:
- Stammvarikose,
- Seitenastvarikose,
- Perforansvarikose,
- retikuläre Varikose,
- Besenreiservarikose.

Der Begriff **Varizen** (lat. Varix = Knoten) oder **Krampfadern** (althochdeutsch: krimpfan = krümmen) bezeichnet knotig dilatierte und geschlängelte Venen (◘ Abb. 2.26), die einen fibrösen Umbau der Wand aufweisen und somit immer auch mit einer Phlebosklerose einhergehen.

Die Ätiopathogenese der primären Varikose ist multifaktoriell, wobei die entscheidenden Faktoren Venendruck, Blutvolumen, Aufbau der Venenwand und Funktion der Venenklappen sind. Der pathologisch erhöhte

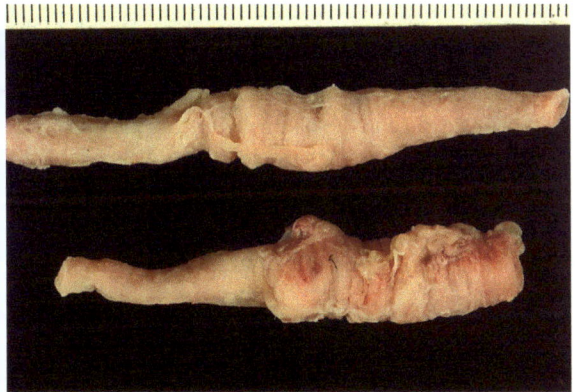

Abb. 2.26 Krossektomiepräparat bei primärer Varikose: hochgradige Phlebosklerose mit Kaliberschwankung der Vene und Ausbildung von Varixknoten sowie fibrösen Verwachsungssträngen der Adventitia

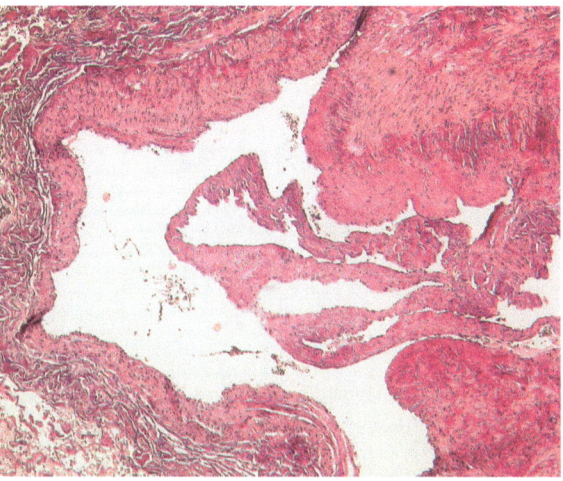

Abb. 2.27 Schwere primäre Varikose mit hochgradig verschmälerten fibrosierten Wandabschnitten (links) neben hypertrophierter Muskulatur der Tunica media (rechts). Im Lumen insuffiziente fibrosierte Venenklappe. EvG, 10-fach

venöse Druck führt zu einem adaptiven Umbau der Venenwand mit Tonusverlust der Venenmuskulatur und Phlebektasie, wodurch sich die Schließungsebenen der Venenklappen voneinander entfernen und eine relative Venenklappeninsuffizienz die Folge ist. Die Stammvarikose der V. saphena magna oder parva entsteht durch die Insuffizienz der Mündungsklappen im Bereich der Krosse. Bei der Kontraktion der Muskelpumpe wird das Blut aus der V. femoralis profunda nicht nur zum Herzen, sondern über den insuffizienten Saphenastamm auch zurück in das Bein gepumpt, wo es im Bereich einer suffizienten Venenklappe über die Perforansvenen wieder in die Vv. poplitea und femoralis drainiert wird. Der Chirurg Friedrich Trendelenburg hat 1891 diese pathologische Strömung als »Privatkreislauf« bezeichnet, bei dem der hohe Druck der tiefen Beinvenen in die epifaszialen Beinvenen fortgeleitet und hier über eine Druck- und Volumenbelastung zu einer varikösen Erweiterung der betroffenen Venensegmente führt (Seitastvarikose der V. saphena magna). Die bidirektionale Strömungsrichtung im Bereich der insuffizienten Venenklappen schreitet im Laufe der Erkrankung von proximal nach distal fort.

Bei der Stadieneinteilung der Stammvarikose der V. saphena magna definiert Hach (2012) durch den proximalen und distalen Insuffizienzpunkt 4 verschiedene Schweregrade der Erkrankung. Bei der kompletten Stammvarikose liegt der Insuffizienzpunkt im Bereich der Saphenamündung, bei der inkompletten Formen weiter peripher. Durch das rezirkulierende Blut werden die tiefen Beinvenen zunehmend überlastet und erweitert, was zur Schlussunfähigkeit der Venenklappen und Insuffizienz der Muskelpumpe führt. Wenn der Rezirkulationskreis dekompensiert, kommt es zur **sekundären Leitveneninsuffizienz** und dem klinischen Bild der chronischen venösen Insuffizienz (CVI).

Pathomorphologisch führt die erhöhte Druck- und Volumenbelastung der Venen zunächst zu einer Dilatation und dann zu einem strukturellen Umbau der Venenwand, der sich überwiegend an der Media abspielt. Durch eine Atrophie der inneren Längsmuskulatur infolge der passiven Dehnung kommt es zur Schlängelung und zum Elastizitätsverlust der Vene, während die äußere Ringmuskulatur aufgrund des erhöhten Venentonus zunächst hypertrophiert. Persistiert die Druckbelastung auf die Vene, atrophiert schließlich auch die äußere Mediamuskulatur und wird durch Bindegewebe ersetzt, wodurch eine lokale Erweiterung der Vene in Form eines Varixknotens entsteht (Abb. 2.27).

Da die Umbauvorgänge der varikösen Venen segmental ausgebildet sind, wechseln sich unterschiedlich weite Venensegmente sowie Abschnitte mit hypertrophierter und atrophischer Mediamuskulatur ab. Durch die Unterschiede der Venenquerschnitte treten Strömungsveränderungen auf: In den dilatierten Abschnitten nimmt die Strömungsgeschwindigkeit ab (Gesetz von Hagen-Poiseuille) und der intravasale Druck auf die Venenwand zu (Gesetz von Bernoulli). Durch Turbulenzen und Verlangsamung der Strömungen im Bereich von Varizen und vernarbten Venenklappen wird der physiologische plasmatische Randstrom des Blutes aufgehoben und korpuskuläre Blutbestandteile treten in Kontakt zur Intima, sodass es durch Scherkräfte zur Ablösung von Endothelien kommen kann. Die damit verbundene Störung des antikoagulativen Effektes der Gefäßendothelien sowie die Adhäsion von Thrombozyten am gerinnungsaktivierenden subendothelialen Bindegewebe leiten die venöse Thrombose ein.

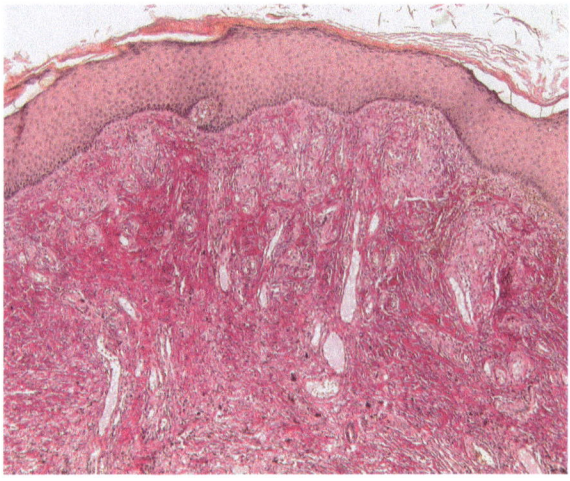

Abb. 2.28 Chronische Stauungsdermatose (distaler Unterschenkel): Fibrose der Dermis mit Atrophie der Hautadnexen, Kapillarektasien, oberflächlichen lobulären Gefäßproliferaten und Stromasiderose. EvG, 10-fach

Durch die Schädigung der Endothelien wird auch die Freisetzung der vasoaktiven Substanzen (Endotheline, NO) gestört, und von Leukozyten werden Entzündungsmediatoren freigesetzt, die aktiv an der Thromboseentstehung beteiligt sind. Außerdem führen die verlangsamte Strömung und die geringe Sauerstoffsättigung des in der Peripherie rezirkulierenden venösen Blutes zu einem hypoxischen Endothelschaden mit der Freisetzung von gerinnungsaktivierenden Faktoren, Adhäsionsmolekülen für Granulozyten und Monozyten sowie inflammatorischen Zytokinen. Durch die sterile Entzündung der Venenwand wandeln sich subintimale k-Myozyten in m-Myozyten um, sodass auch bei intaktem Endothel eine zunehmende Venenfibrose induziert werden kann.

In den varikösen Venensegmenten schrumpfen die insuffizienten Venenklappen durch die Turbulenzen und rezidivierende Parietalthrombosen narbig, bis im Endstadium nur noch eine fibröse Intimaleiste am ursprünglichen Klappenrand nachweisbar ist. In diesem Stadium sind die Umbauvorgänge der Venenwand irreversibel, und die Varikose schreitet nach distal fort.

2.2.3 Chronische venöse Stauungssyndrome

Chronische venöse Insuffizienz (CVI) Die chronische venöse Insuffizienz ist definiert als klinisches Krankheitsbild infolge der Mikrozirkulationstörung bei chronischer venöser Abflussbehinderung. Die »ambulatorische Hypertonie« des epifaszialen Venensystems führt aufgrund der Hypoxie und der hydrostatischen Druckerhöhung im Interstitium zur Bildung von Kollagen IV, Stromasiderose und perikapillären Fibrinablagerungen durch die gesteigerte Permeabilität der Kapillarendothelien. Schließlich bildet sich über eine chronische Entzündungsreaktion mit Mikrothromben der Arteriolen, Venolen und Kapillaren eine Stauungsfibrose mit numerischer Atrophie der Hautadnexen aus (Atrophie blanche) (**◘** Abb. 2.28).

Im Rahmen eines postthrombotischen Syndroms entsteht häufig aufgrund der oberhalb des Innenknöchels besonders stark ausgeprägten trophischen Störung der Haut das Ulcus cruris venosum, das sich in schweren Fällen zum »Gamaschenulkus« des Unterschenkels ausweiten kann. In neueren experimentellen Studien konnte gezeigt werden, dass an der gestörten Wundheilung des Ulcus cruris venosum eisenspeichernde Makrophagen wesentlich beteiligt sind. Durch die Makrophagenaktivierung werden unkontrolliert Entzündungsmediatoren (z. B. TNF_α) exprimiert und der p16-induzierte Alterungsprozess der Fibroblasten eingeleitet (Sindrilaru et al. 2011).

Arthrogenes Stauungssyndrom Das arthrogene Stauungssyndrom (Hach 2003) tritt im Rahmen einer schweren chronischen venösen Insuffizienz mit Ulcus cruris venosum überwiegend am Sprunggelenk auf und entspricht pathologisch-anatomisch der Dermatolipofasziosklerose. Gelegentlich ist die Erkrankung auch bei Einsteifungen von Knie- oder Hüftgelenk zu beobachten.

Morphologisches Korrelat ist eine ausgeprägte Fibrosklerose von Haut, Subkutis und angrenzendem Fasziengewebe, die zu einer fixierten Spitzfußstellung mit Bewegungseinschränkung des Sprunggelenkes führt. Die damit verbundene Atrophie der Wadenmuskulatur bedingt eine Ausschaltung der Sprunggelenk-Waden-Pumpe, wodurch der venöse Rückfluss aus der Fuß- und Unterschenkelregion stagniert und das chronische venöse Stauungssyndrom klinisch fixiert wird. Das chronische venöse Ulcus cruris ist nicht nur als Folge, sondern als Auslöser des arthrogenen Stauungssyndroms zu sehen, da die periartikuläre Fibrose auch durch die chronische Entzündungsreaktion im Ulkusrandbereich gefördert wird und die Fehlstellung des Fußes vor allem auch durch eine schmerzhafte Bewegungseinschränkung im Sprunggelenk bedingt ist.

Dystrophe Verkalkungen Dystrophe Verkalkungen im Rahmen eines chronischen venösen Stauungssyndroms oder im Randbereich von venösen Ulcera cruris wurden radiologisch bei ca. 10 % der Patienten beobachtet (Lippmann u. Goldin 1960). Es handelt sich hierbei um lokalisierte metaplastische Calciumablagerungen in nekrotischem Gewebe oder nach Apoptose bei normalem Calciumphosphatstoffwechsel. Bei den Verkalkungen im Randbereich eines Unterschenkelgeschwürs liegt eine entzündlich bedingte Degenerationsverkalkung vor.

Pathogenetisch gelangen aus apoptotischen Zellen zytoplasmatische Matrixvesikel mit ATPase und Pyrophosphatase in den Extrazellularraum, sodass sich hier Phosphate anreichern, die in nadelförmigen Calciumphosphatkristallen gebunden und somit inaktiviert werden. Kommt es im Bereich der dystrophen Verkalkungen zur sekundären Verknöcherung, die üblicherweise über eine mechanisch induzierte desmale Knochenbildung abläuft, liegt eine heterotope Ossifikation vor, die aber nur selten als Komplikation eines venösen Stauungssyndroms beobachtet wird.

Chronisches venöses Kompartmentsyndrom Das chronische venöse Kompartmentsyndrom wurde als eigenständiges klinisches Krankheitsbild beim schweren venösen Stauungssyndrom beschrieben (Hach et al. 1997). Pathogenetisch kommt es hierbei im Rahmen einer fortgeschrittenen Dermatoliposklerose zur Sklerose der Fascia cruris, vor allem im Tibialisanterior-Kompartment, mit fibröser Adhäsion des subkutanen Fettgewebes und sekundärer Kompression der Muskulatur. Bei schweren Krankheitsverläufen führt die Kompression zur chronischen Ischämie und zum Glykogenmangel der Muskulatur mit Ausbildung von Myozytennekrosen.

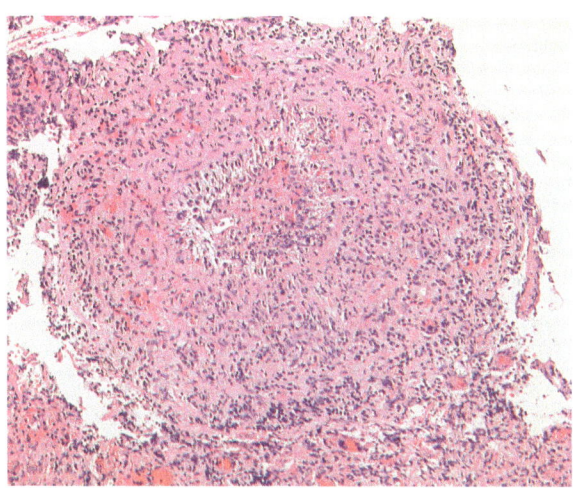

Abb. 2.29 Sekundäre Periphlebitis bei perforierter Appendizitis: von der Adventitia auf die Venenwand übergegangene Entzündung mit reaktiver Endothelproliferation und fibrinreicher Thrombose. HE, 20-fach

2.2.4 Entzündliche Venenerkrankungen

Eine Venenentzündung (**Phlebitis**) ist pathologisch-anatomisch eine primäre Entzündung der Venenwand, die entweder von außen auf die Vene übergreift (**Periphlebitis**) oder von der Venenlichtung auf die Wand übergeht (**Endophlebitis**). Die Phlebitis wird in der Regel von einer Thrombose begleitet, wenn es zur entzündlichen Endothelalteration kommt (Parietalthrombose). Beim klinischen Begriff der **Thrombophlebitis** handelt es sich morphologisch zumeist nicht um eine Phlebitis, sondern um eine resorptive granulierende Entzündungsreaktion der Venenwand und der Adventitia als Folge einer primären Venenthrombose. Eine »echte« Thrombophlebitis kann z. B. im Rahmen einer Septikopyämie entstehen, wenn ein bakteriell infizierter Thrombus zur putriden Entzündung der Venenwand führt.

Ätiopathogenetisch können folgende Formen der Phlebitis unterschieden werden:
- **infektiös** (bakteriell, mykotisch, viral) – z. B. septische Endophlebitis,
- **mechanisch** – z. B. durch Venenkatheter,
- **chemisch** – durch Infusionslösungen, Injektionen, Sklerosierungsmittel,
- **immunologisch** – im Rahmen einer primären systemischen Vaskulitis (z. B. M. Wegener, leukozytoklastische Vaskulitis, Panarteriitis nodosa),
- **fortgeleitet** (Periphlebitis) – z. B. bei Abszess, Erysipel, Appendizitis (Abb. 2.29).

Sowohl nach dem Ausheilen einer akuten Phlebitis als auch beim Übergang in eine chronische Phlebitis kommt es zur Fibrose und Gefäßproliferation der Venenwand, die bei einer Endophlebitis immer und bei der Periphlebitis zumeist von einer total/partiell obliterierenden Phlebothrombose mit Organisationsvorgängen begleitet wird. Im Rahmen der Organisation kann es durch die narbige Schrumpfung des Thrombus zu einer Rekanalisierung der Vene kommen, oder es verbleiben gitterartige fibröse Septen in der Venenlichtung. Bei Persistenz eines thrombotischen Venenverschlusses können durch metaplastische Verkalkungen der organisierten und fibrosierten Thromben Phlebolithen entstehen. Sind Venenklappen in die entzündlichen und narbigen Umbauvorgänge der Venenwand einbezogen, kommt es zur persistierenden Venenklappeninsuffizienz (Abb. 2.30).

Einige Formen der Phlebitis stellen klinisch und morphologisch definierte Krankheitsbilder dar:

Phlebitis migrans

Es handelt sich um eine seltene Form einer rezidivierend verlaufenden idiopathischen Thrombophlebitis der oberflächlichen Venen unterschiedlicher Regionen, die bevorzugt bei Männern im mittleren Lebensalter auftritt. Betroffen sind zumeist kleine bis mittelgroße subkutane Venen der unteren Extremitäten, gelegentlich auch viszerale oder zerebrale Venen.

Morphologisch findet sich das Bild einer Periphlebitis mit überwiegend immunzelligen Infiltraten im Bereich der Vasa vasorum sowie der Adventitia und Tunica media (Abb. 2.31). Gelegentlich sieht man riesenzellhaltige Granulome in der Venenwand. Im weiteren Verlauf werden

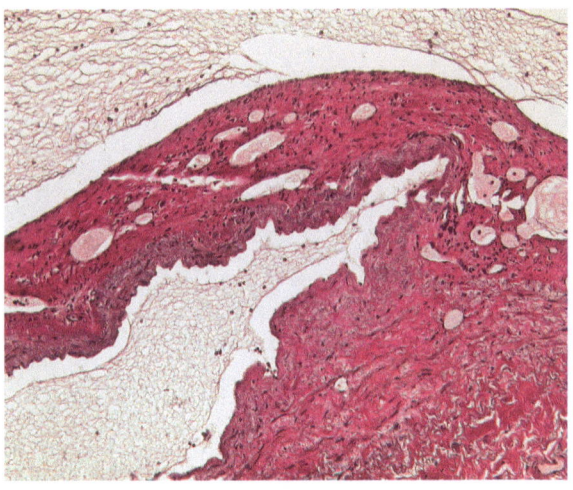

◘ Abb. 2.30 Postthrombotische Venenklappeninsuffizienz mit vernarbter und wandadhärenter Venenklappe. EvG, 20-fach

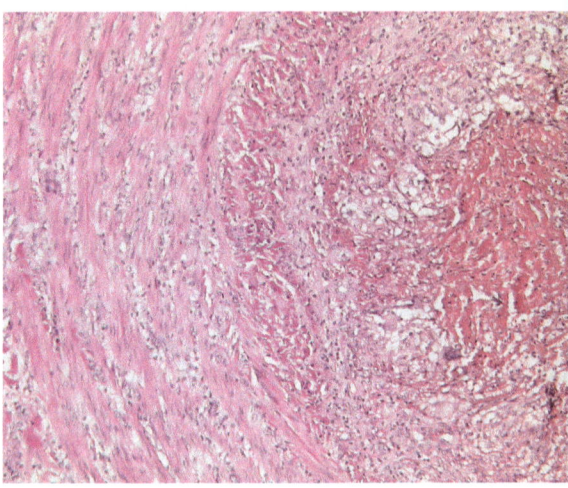

◘ Abb. 2.31 Phlebitis migrans mit schütteren lymphozytären und granulozytären Infiltraten der Venenwand sowie Endothelproliferaten und fibrinreicher Thrombose. EvG, 20-fach

elastische Fasern und glatte Muskulatur der Venenwand zunehmend durch fibroblastenreiches kollagenes Bindegewebe ersetzt, und durch die gesteigerte Myofibroblastenproliferation der Intima kommt es zur Lumenstenose bzw. -obliteration, die nur gelegentlich von einer Phlebothrombose begleitet wird.

Die morphologischen und klinischen Befunde der Phlebitis migrans, die u. a. paraneplastisch beim Pankreaskarzinom oder im Rahmen der Thrombangiitis obliterans Winiwarter-Buerger auftreten kann, sprechen für eine Autoimmunvaskulitis.

Endophlebitis obliterans Mondor

Diese Sonderform der Phlebitis mit unklarer Ätiologie betrifft vorwiegend die subkutanen Venen der Thorax- und Oberbauchregion und geht klinisch mit strangförmig verdickten derben Venen der periareolären Region der Mamma, der axillären Thorakalvenen und der thorakoepigastrischen Venen einher. Betroffen sind häufig Frauen zwischen dem 20. und 50. Lebensjahr bei Z. n. Trauma oder Entzündung (z. B. Brustoperationen, Mastitis, Makromastie).

Morphologisch findet sich bei der überwiegend unilateral auftretenden Phlebitis zunächst eine lymphozytäre Endophlebitis mit serös-mukoider Verquellung der Venenwand (Braun-Falco 1955). Im weiteren Verlauf der Phlebitis führt eine gesteigerte Myofibroblastenproliferation des subintimalen Bindegewebes zur progredienten fibrösen Lumenobliteration, die gelegentlich auch von einer Parietalthrombose begleitet wird.

Granulomatöse Phlebitis

Die spezifische Phlebitis tritt nicht als eigenständiges Krankheitsbild, sondern im Rahmen einer systemischen oder umgebenden granulomatösen Entzündung auf, wobei klinische Relevanz lediglich die Tuberkulose und die Sarkoidose besitzen. Die tuberkulöse Phlebitis kommt als Periphlebitis vor, wenn eine Umgebungsentzündung (z. B. Lymphknoten- oder Lungentuberkulose) von außen auf die Venenwand übergreift. Alternativ kann es auch bei einer Miliartuberkulose hämatogen zu einer tuberkulösen Endophlebitis mit granulomatöser Entzündung der Venenwand kommen, die als tuberkulöse Panphlebitis zur Zerstörung der Vene und zu einer fortgeleiteten tuberkulösen Periphlebitis führen kann. In ähnlicher Weise laufen spezifische Phlebitiden bei anderen granulomatösen Infektionskrankungen ab (z. B. Syphilis, Lepra etc.).

2.3 Histomorphologie des Thrombus

F. Henschke

Da jeder Blutverlust lebensbedrohlich sein kann, verfügen Lebewesen mit autonomem Blutkreislauf über komplexe Blutstillungsmechanismen, die als Hämostase bezeichnet werden und über die Bildung einer Gefäßthrombose ablaufen. Durch die Interaktion von Gefäßwand, Thrombozyten und plasmatischen Gerinnungsfaktoren wird ein übermäßiger Blutverlust bei der Verletzung der Gefäßwandintegrität verhindert. Entsprechend dem zeitlichen Ablauf unterscheidet man zwischen zellulärer (primärer) und plasmatischer (sekundärer) Hämostase. Da arterielle und venöse Thrombosen und deren Folgekrankheiten in den westlichen Industrieländern die Haupttodesursache darstellen, liegt heute der Fokus der Thromboseforschung auf der Klärung biochemischer bzw. metabolischer und molekularer Mechanismen, insbesondere auch der Signalwege, die nach einer Schädigung der Gefäßwand oder paraneoplastisch eine Thrombose auslösen.

Die Kenntnis thrombogener Faktoren und die Vermeidung von Konstellationen, die eine Thrombose begünstigen, sind im Einzelfall wichtig für die Erkennung des Thromboserisikos und prophylaktische bzw. therapeutische Entscheidungen.

2.3.1 Definition

Unter einer **Thrombose** versteht man den vollständigen oder partiellen Verschluss einer Arterie (**arterielle Thrombose**), Vene (**venöse Thrombose**) oder Herzhöhle (**kardiale Thrombose**) durch ein intravital entstandenes, fibrinhaltiges Thrombozytenaggregat (Blutgerinnsel). Somit handelt es sich bei der Thrombose um eine »Blutgerinnung am falschen Ort«, die ähnlich wie die physiologische Blutgerinnung abläuft. **Hyaline Thromben** treten in kleinen Blutgefäßen (Kapillaren, Venolen, Arteriolen) im Rahmen einer Verbrauchskoagulopathie auf und bestehen überwiegend aus Fibrin und sequestrierten Thrombozyten. Sie sind das morphologische Korrelat einer disseminierten intravasalen Gerinnung im Rahmen des Schockgeschehens (DIC-Syndrom).

2.3.2 Pathogenese

Für die kausale Pathogenese der arteriellen und venösen Thrombosen hat auch heute noch die von Rudolf Virchow 1856 beschriebene thrombogene Trias Gültigkeit:
- Gefäßwandfaktor,
- Strömungsfaktor,
- Blutfaktor.

Der **Gefäßwandfaktor** beruht auf der Schädigung der Endothelien mit dem Ausfall der antikoagulativen Faktoren und der Freilegung des subendothelialen fibrillären Gewebes mit seinen thrombogenen Eigenschaften für die Thrombozytenadhäsion. Die Endothelschädigung kann mechanisch (z. B. Scherkräfte), hypoxisch (Ischämie oder Blutstase), immunologisch (z. B. Autoimmunerkrankungen) oder toxisch (z. B. bakterielle Endotoxine) eintreten. Physiologisch wird der Kontakt von Endothelien und der im Blutstrom schwimmenden Thrombozyten durch antiadhäsive Faktoren verhindert. Neben der Oberflächenstruktur der Endothelien mit negativer Ladung und antithrombogenen Mukopolysacchariden der Zellmembran wird die Adhäsion von Thrombozyten auch durch die Fähigkeit der Endothelien verhindert, Substanzen wie Prostazyklin und ATPasen zu bilden, die die Thrombozytenadhäsion und -aggregation hemmen. Außerdem wird von den Endothelien der antithrombotisch wirkende gewebespezifische Plasminogenaktivator (t-PA) synthetisiert, der die Fibrinolyse durch die Umwandlung von Plasminogen in Plasmin aktiviert. Ein Verlust der Endothelschicht der Blutgefäße ist ein wesentlicher Faktor in der Pathogenese der Thrombose.

Störungen der **Hämodynamik** wie Beschleunigung bzw. Verlangsamung der Blutströmung oder Wirbelbildungen spielen bei der Entstehung von Thromben ebenfalls eine entscheidende Rolle. Das Gesetz nach Hagen-Poiseuille ist im Blutkreislauf nur eingeschränkt gültig, da dieses für starre Röhren gilt und in den Blutgefäßen die besonderen Strömungseigenschaften des viskösen Blutes berücksichtigt werden müssen. Normalerweise strömt Blut in den Gefäßen in Form einer laminaren Strömung: Die höchste Strömungsgeschwindigkeit findet sich in der Gefäßmitte, die niedrigste wegen des stärkeren Reibungswiderstandes an der Gefäßwand, wodurch die Fließgeschwindigkeit des Blutes wesentlich vom Gefäßquerschnitt abhängt. In kleinen Blutgefäßen sind praktisch alle Teile der Blutsäule von den Reibungsverlusten der Gefäßwand betroffen, während weitlumige Gefäße mehr Raum für den schnellen axialen Blutstrom bieten.

Unter pathologischen Bedingungen kann es zu Wirbelbildungen kommen, sodass der Blutstrom nicht mehr parallel, sondern quer zur Gefäßwand ausgerichtet ist. Zu dieser turbulenten Strömung kommt es überwiegend in großen Blutgefäßen, bei hohen Strömungsgeschwindigkeiten sowie hoher Dichte und niedriger Viskosität des Blutes. Wirbelbildungen treten somit vorwiegend in Gefäßerweiterungen (Aneurysmen, Varizen), an abrupten Verengungen (z. B. verkalkte Venenklappen) oder Gefäßaufzweigungen auf. Veränderungen der Blutviskosität mit erhöhtem Hämatokrit (z. B. Polyglobulie, Polyzythämie vera oder Paraproteinämien) gehen mit einer Verminderung der Strömungsgeschwindigkeit einher und begünstigen die Anlagerung der Erythrozyten sowie die Thrombozytenaggregation. Die Verlangsamung des Blutstroms spielt bei der Entstehung der venösen Thrombosen eine wichtige Rolle, während die Beschleunigung des Blutstroms besonders die Entstehung von arteriellen Thrombosen begünstigt.

Die **Hyperkoagulabilität** definiert eine gesteigerte Gerinnungsneigung des Blutes durch Imbalanzen der hämostatischen Mechanismen, die eine Thrombose klinisch wesentlich seltener begünstigt als die zuvor genannten Faktoren. Ursächlich kommen genetisch bedingte Thrombophilien wie z. B. beim mutierten Faktor V der Blutgerinnung (Leiden-Mutation), Mutationen des Prothrombins oder Mangel anderer antikoagulatorischer Faktoren infrage, die mit einer Drosselung des Fibrinolysesystems einhergehen. Da sich aktivierte Koagulationsfaktoren vor

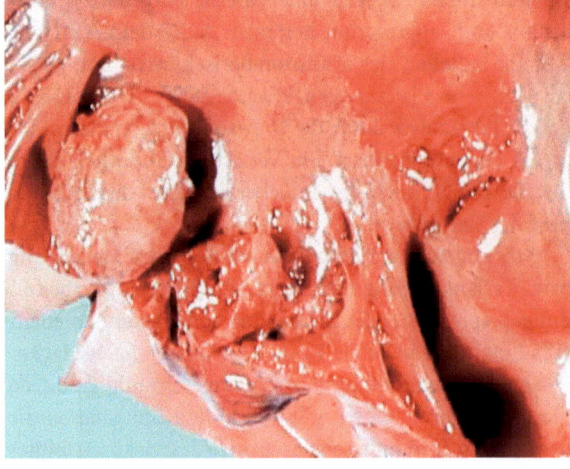

Abb. 2.32 Appositionsthrombose des rechten Herzohres mit »Korallenstock-ähnlichem« Aufbau aus gelb-weißen und roten Abschnitten

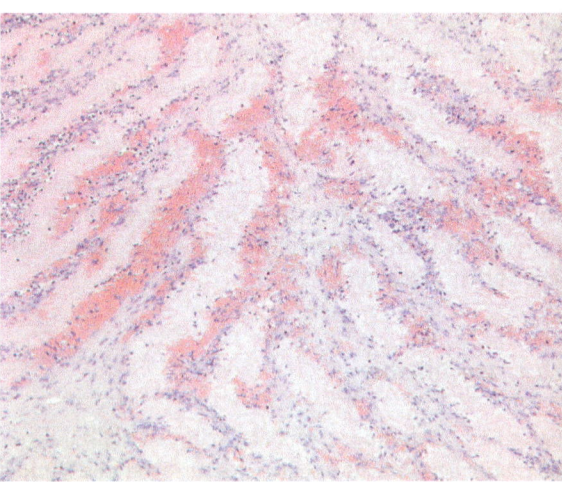

Abb. 2.33 Appositionsthrombus mit periodischem Aufbau aus Fibrin und Thrombozyten (gelb) sowie Fibrin und Erythrozyten (rot). HE, 40-fach

allem an Stellen mit verlangsamtem Blutfluss ansammeln, entstehen bei Störungen der Hämostase häufiger venöse Thrombosen.

Klinisch bedeutender sind erworbene Defekte der Antikoagulation, die postoperativ, postpartal oder nach massiven Traumata auftreten können, weil Gerinnungsfaktoren durch Gewebeschädigung in die Blutbahn gelangen, Inhibitoren der Gerinnungsfaktoren inaktiviert werden oder wegen Blockierung des retikulohistiozytären Systems (RHS) Gerinnungsprodukte nicht mehr aus dem Blutkreislauf eliminiert werden können. Zu den erworbenen antikoagulativen Defekten gehört auch das Heparininduzierte thrombozytopenische Syndrom, das bei ca. 5 % der Patienten auftritt, die nach Therapie mit unfraktioniertem Heparin Heparin-Thrombozytenfaktor 4-Autoantikörper ausbilden, was einen gesteigerten Thrombozytenverbrauch und eine erhöhte Gerinnungsneigung nach sich zieht.

Hyperkoagulabilität allein reicht nicht aus, um spontane Thrombosen hervorzurufen, sie erhöht aber das Thromboserisiko z. B. bei Immobilisierung erheblich. Des Weiteren steigt bei Verletzungen, Entzündungen oder Tumornekrosen durch die Freisetzung von Tissue Factor (Thromboplastin bzw. Faktor III) aus dem geschädigten Gefäßgewebe das Risiko einer venösen Thrombose erheblich. Tissue Factor liegt als erster Schritt der extrinsischen Gerinnungskaskade in der Tunica media und adventitia der Blutgefäße in aktiver Form und in Granulozyten, Monozyten, Thrombozyten und Endothelien in inaktiver Form vor, die durch Proteindisulfid-Isomerase (PDI) in die aktive Form überführt wird.

2.3.3 Morphologische Thrombusformen

Abscheidungsthrombus

Der Abscheidungs- oder Appositionsthrombus entsteht durch die Thrombozytenaggregation an einer Endothelläsion und besitzt eine periodische Schichtung aus Thrombozyten sowie Fibrinnetzen mit eingelagerten Leukozyten und Erythrozyten. Dies verleiht dem Abscheidungsthrombus ein »Korallenstock-ähnliches« Aussehen aus gelb-weißen und roten Abschnitten (Abb. 2.32). Im Rahmen einer sekundären Hämostase bildet sich über dem primären fragilen Plättchenthrombus an der Oberfläche der Endothelläsion ein Fibringerinnsel aus, das in seinen Maschen Erythrozyten und Thrombozyten einfängt, wodurch das Thrombusvolumen vergrößert wird. An der Oberfläche des Thrombus lagern sich aufgrund von Turbulenzen erneut Thrombozyten und Fibringerinnsel an, sodass ein periodischer Aufbau des Thrombus aus weißen (Thrombozyten) und roten Schichten (Fibrin und Erythrozyten) entsteht, die senkrecht zur Strömungsrichtung des Blutes ausgerichtet sind (Abb. 2.33).

Abscheidungsthromben kommen überwiegend in **Arterien** im Bereich von Endothelläsionen (z. B. Atherombeeten) vor, da hier der GP-IIb-(Fibrinogen-)Rezeptor unter Mitwirkung des v.-Willbrand-Faktors (vWF) die Thrombozytenadhäsion auslöst.

Gerinnungsthrombus

Der Gerinnungsthrombus oder rote Thrombus entsteht aus einer stagnierenden Blutsäule, wenn ein Gefäß durch Ligatur oder eine primäre Abscheidungsthrombose verschlossen ist (Abb. 2.34). Er stellt die klassische Form der Thrombose in **Venen** dar. Aufgrund der fehlenden Blut-

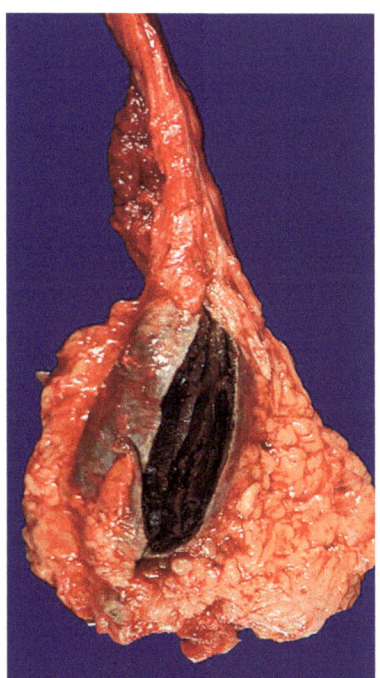

Abb. 2.34 Frische Gerinnungsthrombose in einem variкösen Venensegment

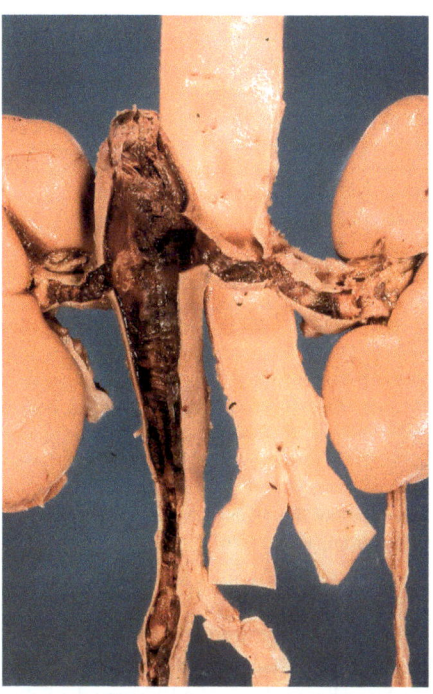

Abb. 2.36 Ausgedehnte gemischte Thrombose der V. cava inferior mit Fortsetzung in beide Nierenvenen

Gemischter Thrombus

Unter gemischten Thromben versteht man Blutgerinnsel, die aus Gerinnungsthromben mit eingelagerten oder anhaftenden Abscheidungsthromben bestehen (Abb. 2.36). Am häufigsten kommen gemischte Thromben in Arterien oder Aneurysmen vor, wenn sich an einen primären weißen Abscheidungsthrombus mit Überwiegen von Thrombozyten (Thrombuskopf) aufgrund der Stase ein sekundärer roter Gerinnungsthrombus anlagert (Thrombusschwanz).

Hyaliner Thrombus

Der hyaline Thrombus besitzt in der Hämatoxylin-Eosin-(HE)-Färbung eine eosinophile homogene (»hyaline«) Konsistenz und besteht aus Fibrin mit fragmentierten Thrombozyten (Abb. 2.37). Man findet ihn in Kapillaren sowie Arteriolen und Venolen als morphologisches Korrelat des Kreislaufschocks bei disseminierter intravasaler Gerinnung (DIC-Syndrom). Im irreversiblen Stadium des Schocks kommt es durch die Laktatacidose und den erhöhten Hämatokritspiegel zur Veränderung der Fließeigenschaften des Blutes mit verminderter Perfusion der terminalen Strombahn. Durch den Erythrozytensludge werden kleine Kapillaren nur noch von Blutplasma durchströmt (»Plasma-Skimming«), wodurch die Kapillarendothelien hypoxisch geschädigt werden und Thrombozyten aggregieren, die durch ihre gerinnungsfördernden Faktoren die plasmatische Gerinnung aktivieren. Die hieraus resultie-

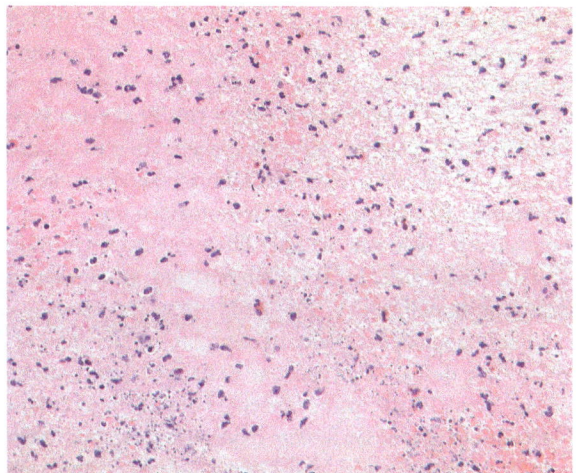

Abb. 2.35 Frischer Gerinnungsthrombus mit lockerem Fibrinnetz und eingelagerten hämolytischen Erythrozyten, Thrombozyten und teilweise sequestrierten Granulozyten. HE, 40-fach

zirkulation entsteht intravasal eine Hypoxidose mit Freisetzung von Gerinnungsfaktoren und Ausbildung eines Fibrinkondensates ohne lokal verdichte Anreicherung von Thrombozyten. Der Gerinnungsthrombus besteht somit aus koaguliertem Blut, das seine normale Verteilung von Erythrozyten, Leukozyten und Thrombozyten beibehalten hat. Dies verleiht dem Thrombus ein homogenes rotes Aussehen aus Fibrinnetzen mit eingelagerten Erythrozyten und Leukozyten (Abb. 2.35).

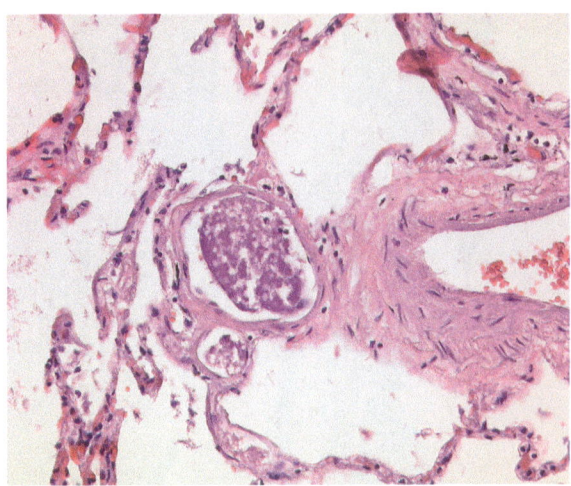

Abb. 2.37 Hyaliner Thrombus einer Lungenvenole bei Schocklunge (DIC-Syndrom). HE, 40-fach

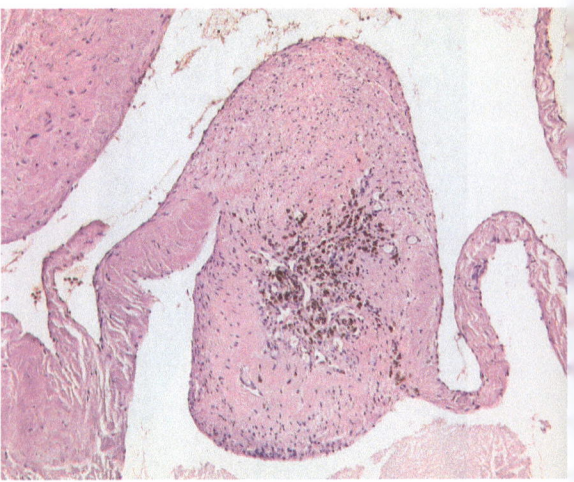

Abb. 2.38 Alte organisierte Thrombose einer Venenklappe mit zentralem Granulationsgewebe und zahlreichen Siderophagen. HE, 40-fach

renden Fibrinoligomere werden zunächst im RHS abgebaut. Ist die Kapazitätsgrenze des RHS erreicht (»RHS-Blockade«) und hat die Lunge im Rahmen des Schocks ihre fibrinolytische Fähigkeit verloren, lagern sich die zirkulierenden Fibrinkomplexe zu hochpolymeren, hyalinen Mikrothromben zusammen.

2.3.4 Ätiopathogenese der venösen Thrombose

Venöse Thrombosen entstehen überwiegend durch Blutstase bzw. verlangsamten Rückfluss des venösen Blutes zum rechten Herzen bei Rechtsherzinsuffizienz, Immobilisierung oder chronischer venöser Insuffizienz infolge einer Dysfunktion der Muskelpumpe sowie durch die varikösen Umbauvorgänge der Venenwand. Die Vergrößerung des Gefäßquerschnitts bei zylindrischen Phlebektasien oder in Varizen mit Verminderung der Strömungsgeschwindigkeit und Störung der laminaren Strömung trägt wesentlich zur Entwicklung einer Venenthrombose bei. Außerdem sind häufig insuffiziente bzw. verkalkte Venenklappen durch turbulente Strömungen der Entstehungsort venöser Thrombosen (Abb. 2.38).

Der verlangsamte Blutfluss bis hin zur Stase ist somit die Hauptursache der häufigen und klinisch relevanten Thrombosen in den tiefen Ober- und Unterschenkelvenen. Zusätzlich können Dehydrierungen mit erhöhten Hämatokritwerten oder angeborene Störungen des Gerinnungssystems mit Hyperkoagulabilität die Thromboseentstehung erheblich begünstigen. Im Gegensatz zu den Arterien sind Endothelläsionen seltener Auslöser von Phlebothrombosen, wenn nicht eine primäre Phlebitis, eine mechanische Alteration (z. B. Venenpunktion, Venenkatheter) oder eine von außen auf die Vene übergreifende Entzündung bzw. Tumorinfiltration eine Endothelläsion hervorruft. Bei der durch Stase induzierten venösen Thrombose, die sich im Gegensatz zur arteriellen Thrombose häufig bei intaktem Endothel entwickelt, kommt den Granulozyten für die Thromboseentstehung eine entscheidende Bedeutung zu. Die Stase bzw. Verlangsamung des Blutstromes führt über die Hypoxidose zu einer endothelialen Dysfunktion (Hamer et al. 1981, López et al. 2004) mit Freisetzung von P-Selektin und v.-Willebrand-Faktor (vWF) aus den Weibel-Palade-Körperchen der Endothelien. Über die Endothelaktivierung wird eine Entzündungsreaktion eingeleitet, was die Rekrutierung von Granulozyten und Thrombozyten zur Folge hat, die über ihren Glykoprotein-(GP-Ib-IV-V-)Komplex an vWF binden und am Endothel adhärent werden.

Die Granulozyten spielen bei der venösen Gerinnungsthrombose deshalb eine wichtige Rolle, weil aufgrund des Mangels an GP-IIb-Integrinrezeptor die Thrombozytenaktivierung im venösen System reduziert ist. Granulozyten und das P-Selektin aus der α-Granula der Thrombozyten sowie den Weibel-Palade-Körperchen der Endothelien aktivieren in der frühen Phase der venösen Thrombose die Gerinnungskaskade, während das GP-IIb-IIIa-System erst in der späten Phase von Bedeutung ist. Das Adhäsionsmolekül P-Selektin ist für die initiale Anhaftung der Leukozyten am Endothel und somit für die Einleitung der physiologischen Entzündung bei der Entstehung einer venösen Gerinnungsthrombose verantwortlich. In Tierversuchen konnte nachgewiesen werden, dass prophylaktische Infusionen von monoklonalen P-Selektinantikörpern die Ausbildung einer tiefen venösen Thrombose abschwächen bzw. verhindern können (Vandendries et al. 2004, Varma et al. 2003, Wakefield et al. 1996). Zusätzlich wird die

Adhäsion der Granulozyten und Thrombozyten bei der venösen Thrombose durch den Tissue Factor gefördert.

Die Leukozytenadhäsion am Endothel läuft in mehreren Schritten ab: Zunächst kommt es unter Einfluss der Selektine zum »Rollen« der Granulozyten auf dem Endothel, dann werden Chemokine von den Endothelzellen und Thrombozyten exprimiert, und im letzten Schritt wird die Adhäsion der Leukozyten über Integrine abgeschlossen. Von Bedeutung für die Endotheladhäsion der Leukozyten ist somit die Interaktion von PSGL-1 (P-Selektin-Glykoprotein-Ligand-1) und P-Selektin, das ein wesentlicher Faktor bei der Entstehung der venösen Thrombose ist.

Einen wichtigen Beitrag für die Interaktion von Granulozyten, Endothelien, Thrombozyten, Erythrozyten und Gerinnungsfaktoren leisten nach neueren Erkenntnissen auch die Neutrophil Extracellular Traps (NETs). Diese Netzwerke aus DNA-Faser, die von den neutrophilen Granulozyten gebildet und im Rahmen der Apoptose aus der Zelle geschleudert werden, sind nicht nur für die Infektabwehr, sondern auch für die Entstehung der venösen Thrombose von Bedeutung (Fuchs et al. 2012). Somit wird in der Frühphase einer Phlebothrombose (ca. 6 h) die sterile Entzündung überwiegend von Granulozyten unterhalten, während nach ca. 48 h vermehrt Monozyten rekrutiert werden.

Der Pathomechanismus der venösen Gerinnungsthrombose, der grundsätzliche Unterschiede zur arteriellen Abscheidungsthrombose aufweist, könnte auch den Zusammenhang von Leukozytosen und dem erhöhten Thromboserisiko bei entzündlichen Grunderkrankungen erklären. Das hohe Embolierisiko einer wenige Tage alten Phlebothrombose ist durch die Fragilität des lockeren Fibringerinnsels des frischen Gerinnungsthrombus bedingt, der nach Fibrinextraktion zur Fragmentation und Abschwemmung neigt.

In den letzten Jahrzehnten wurden vermehrt wissenschaftliche Untersuchungen zur Klärung der unterschiedlichen Pathogenese von arteriellen und venösen Thrombosen durchgeführt. Diese Untersuchungen haben gezeigt, dass Entstehung und Ablauf der Thrombose in Arterien und Venen sowohl biochemisch als auch morphologisch erhebliche Unterschiede aufweisen. Insbesondere sind auch die **Risikofaktoren**, die zur Entstehung beider Thromboseformen führen, grundsätzlich verschieden. Während die bekannten Hauptrisikofaktoren (Hyperlipidämie, Hypertonie, Zigarettenrauchen, Diabetes mellitus) die Entwicklung einer arteriellen Thrombose begünstigen, spielen diese in der Pathogenese der venösen Thrombose – mit Ausnahme des Zigarettenrauchens – keine Rolle. Letztere entsteht hauptsächlich durch angeborene oder erworbene Risikofaktoren, die den venösen Blutfluss und die Zusammensetzung des Blutes (z. B. Hyperkoagulabilität) verändern, wobei hier der chronischen venösen Insuffizienz (CVI) eine große klinische Bedeutung zukommt (Rosendaal 1999).

Bei prophylaktischen und therapeutischen Maßnahmen der arteriellen und venösen Thrombosen müssen somit die unterschiedlichen zellulären, morphologischen und molekularen Abläufe dieser beiden Thromboseformen berücksichtigt werden. Während die mechanische Endothelläsion in Arterien aufgrund der raschen Thrombozytenadhäsion innerhalb weniger Minuten zur Parietalthrombose führt, benötigt die durch verlangsamte Strömungsgeschwindigkeit verursachte venöse Gerinnungsthrombose für ihre Entstehung mehrere Stunden bis wenige Tage. Hieraus ergibt sich bei frühzeitiger Diagnosestellung die Therapieindikation einer medikamentösen Antikoagulation, die nicht nur das Thrombuswachstum hemmt, sondern auch zur Auflösung einer bestehenden Thrombose beitragen kann.

2.3.5 Morphologie der venösen Thrombose

Die Organisation einer Venenthrombose läuft in verschiedenen Stadien ab und kann daher morphologisch zur Altersbestimmung des Thrombus herangezogen werden (◘ Abb. 2.39):

- In den ersten 3–4 Tagen besteht der venöse Thrombus aus verklebten Erythrozyten mit eingelagerten Granulozyten und sequestrierten Thrombozyten ohne Adhäsion am Endothel oder Reaktion der Venenwand (◘ Abb. 2.40**a**).
- Nach ca. 8 Tagen finden sich im thrombotischen Material vermehrt Lymphozyten und Monozyten sowie einzelne Siderophagen. Ab diesem Zeitpunkt wird der Thrombus durch die Endothelaktivierung und -proliferation, die Einwanderung von Makrophagen und die Aktivierung von Fibroblasten, die in der Intima erste Retikulumfasern bilden, an der Venenwand adhärent (◘ Abb. 2.40**b**).
- In der 2. Woche beginnt mit dem Einwachsen von Kapillaren und Fibroblasten aus der Gefäßintima die Ausbildung von Granulationsgewebe.
- In der 3. Woche werden sequestrierte Granulozyten, Erythrozyten und Fibrin vom Granulationsgewebe abgebaut, das nun zunehmend durch Bindegewebe ersetzt und an der Oberfläche von proliferierenden Endothelien bedeckt wird (◘ Abb. 2.40**c**).
- Ab der 4. Woche beginnt durch den fibrösen Ersatz des thrombotischen Materials und der Kapillarproliferation eine siebartige Rekanalisierung der Venenthrombose. Nach Monaten zeugen nur noch polsterartige Intimaverbreiterungen oder Septen bzw. strickleiterartige Intimastrukturen von einer durchgemachten Phlebothrombose (◘ Abb. 2.40**d**).

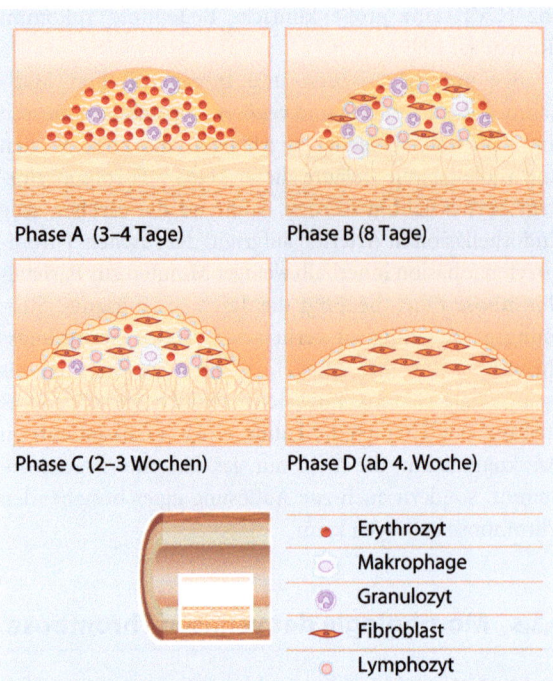

Abb. 2.39 Schematische Darstellung des zeitlichen Ablaufs einer venösen Thrombose: **a** 3–4 Tage: lockeres Fibrinnetz mit Granulozyten und Thrombozyten, **b** 8 Tage: Einwandern von Lymphozyten, Makrophagen und Fibroblasten mit beginnender Proliferation von Retikulumfasern und Ausbildung von Endothellücken. **c** 2–3 Wochen: Einwachsen von Kapillaren mit Ausbildung von Granulationsgewebe mit Kollagenfasern und oberflächlichen Endothelproliferaten. **d** 4 Wochen: fibröser Ersatz des Thrombus mit oberflächlicher Endothelbedeckung und polsterartiger Intimaverbreiterung

Der **klinische** Begriff der **Thrombophlebitis**, bei der aufgrund der unterschiedlichen Prognose und Therapieindikation oberflächliche und tiefe Formen unterschieden werden, bezeichnet **pathologisch-anatomisch** die oben beschriebene resorptive Entzündung der Venenwand im Rahmen der Organisation einer Phlebothrombose und muss von der infektiösen (suppurativen) Phlebitis getrennt werden (Abb. 2.41).

Eine **infektiöse** oder **suppurative Thrombophlebitis** (Abb. 2.42) bezeichnet pathologisch-anatomisch die durch eine primäre Entzündung der Venenwand entstandene Phlebothrombose und entspricht dem klinischen Begriff der sog. **septischen Phlebitis**. Ätiopathogenetisch kann die Infektion von außen auf die Venenwand übergreifen (Periphlebitis) oder im Rahmen einer Bakteriämie bzw. Sepsis durch einen infizierten Thrombus zur eitrigen Entzündung der Vene führen (Endophlebitis).

- Morphologisch zeigen hierbei die adventitiellen Kapillaren eine ausgeprägte Leukostase und eine gesteigerte Granulozytenemigration mit granulozytärer Infiltration der Venenwand.
- Aber auch der Thrombus enthält wesentlich mehr Granulozyten als bei der klassischen Phlebothrombose bis hin zur putriden Erweichung, wobei die intravasalen Granulozyten ebenfalls die Venenwand infiltrieren.

> Klinisch sollte z. B. an eine infektiöse Thrombophlebitis gedacht werden, wenn wenige Tage nach Anlage eines Venenkatheters eine venöse Thrombose und eine Bakteriämie oder Sepsis durch Blutkultur nachgewiesen wird.

Die Inzidenz der infektiösen Phlebitis ist besonders bei immunsupprimierten Patienten, Drogenabhängigen und Verbrennungsopfern erhöht.

2.3.6 Embolie

Unter einer Embolie versteht man die intravasale Verschleppung (griech.: »hineinwerfen«) von körpereigenem oder -fremdem Gewebe bzw. Material mit dem Blutstrom, bis es in einem Blutgefäß stecken bleibt, das einen geringeren Lumenquerschnitt als der Embolus aufweist, und somit ein partieller bzw. kompletter Gefäßverschluss resultiert. Neben den am häufigsten verschleppten Thromben (Thromboembolie) können auch Gasblasen (z. B. Dekompressionskrankheit), anorganisches Material (z. B. Katheterembolie), Fruchtwasser(Fruchtwasserembolie beim vorzeitigen Blasensprung mit konsekutiver Hyperkoagulabilität), Mikroorganismen, Knochenmark oder Tumorzellen verschleppt werden. Unter Berücksichtigung der hämodynamischen Strömungsrichtung des Blutes werden folgende Embolieformen unterschieden:

- **Orthograde Embolie**:
  Bei dieser häufigsten Form der Embolie erfolgt die Verschleppung in Blutstromrichtung, wodurch sich in Arterien und im Pfortaderkreislauf im entsprechenden Versorgungsgebiet eine relative oder absolute Ischämie ausbildet.
- **Retrograde Embolie**:
  Diese seltene Embolie erfolgt gegen die Strömungsrichtung des Blutes, z. B. beim Hustenstoß oder bei intraabdominaler Druckerhöhung in den Venen des Bauchraumes.
- **Paradoxe Embolie**:
  Sie entsteht im Rahmen eines pathologischen Shunts von venösem und arteriellem Kreislauf auf Herzebene, z. B. bei offenem Foramen ovale, wenn ein venöser Embolus aufgrund eines höheren Druckes im rechten Vorhof vom kleinen in den großen Kreislauf verschleppt wird und hier zu einer arteriellen Thromboembolie führt (Abb. 2.43).

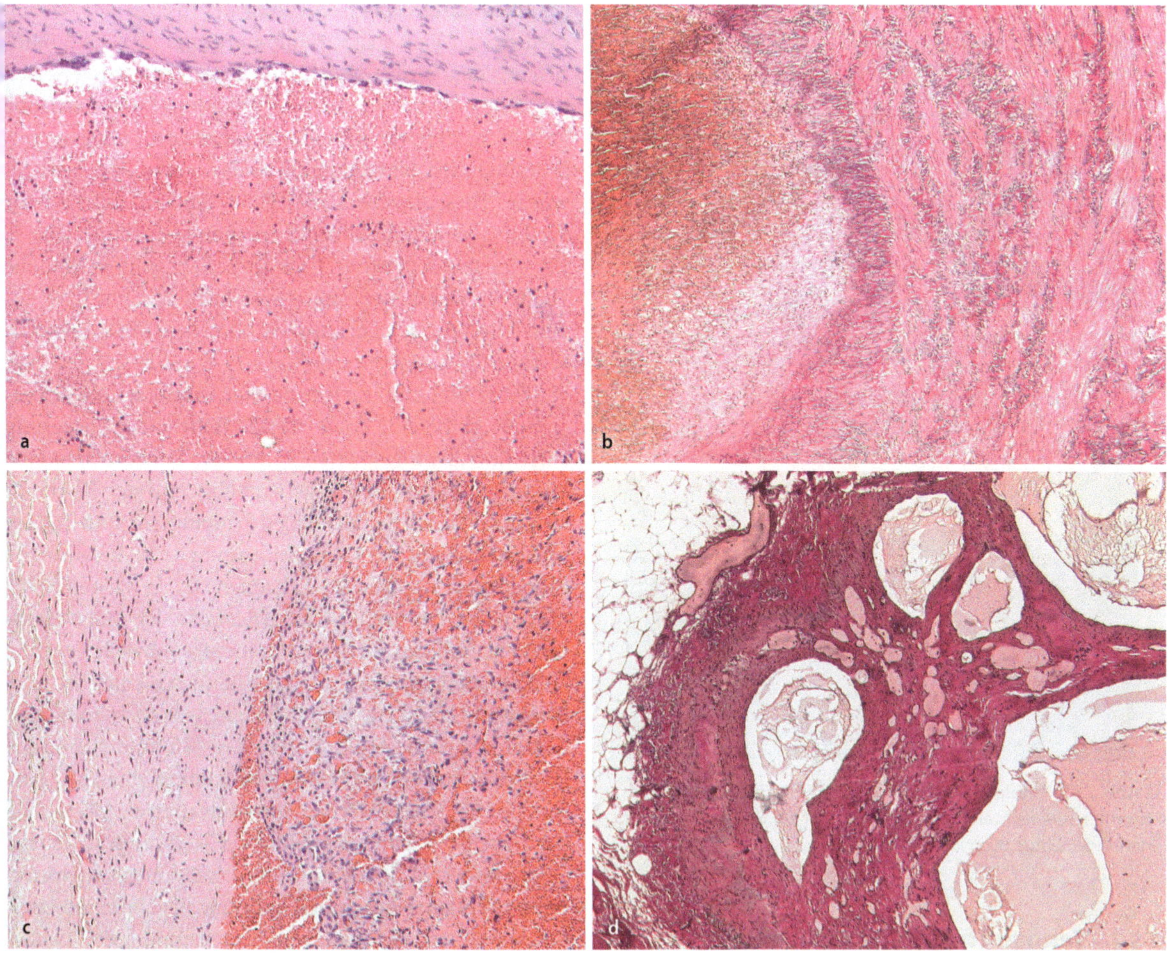

2.3 · Histomorphologie des Thrombus

Abb. 2.40 **a** Wenige Tage alter venöser Gerinnungsthrombus aus Fibrin mit Erythrozyten, sequestrierten Thrombozyten und wenigen Granulozyten sowie beginnender Aktivierung und Dissoziation der Endothelien (HE, 20-fach). **b** Ca. 8 Tage alter wandadhärenter venöser Thrombus mit Endothelaktivierung sowie Einwanderung von Makrophagen und Fibroblasten (EvG, 10-fach). **c** Ca. 3 Wochen alter venöser Thrombus mit Überwiegen von kapillarreichem Granulationsgewebe (HE, 20-fach). **d** Mehrere Monate alter venöser Thrombus aus kollagenem Bindegewebe und siebartiger Rekanalisierung (EvG, 10-fach)

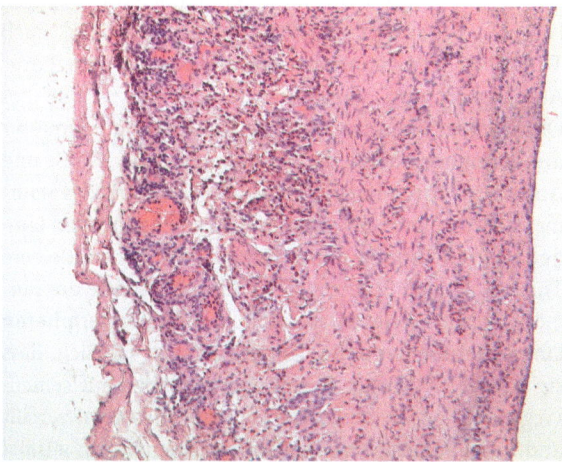

Abb. 2.41 Reaktive Thrombophlebitis mit Kapillarproliferaten sowie schütteren lymphozytären und granulozytären Infiltraten in der Adventitia und den äußeren Mediaschichten der Vene. HE, 20-fach

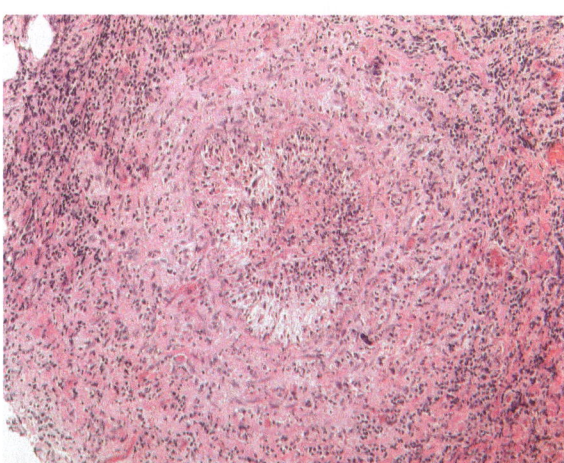

Abb. 2.42 Subakute infektiöse Periphlebitis mit überwiegend granulozytären Infiltraten der Venenwand nach perforierter Appendizitis. HE, 20-fach

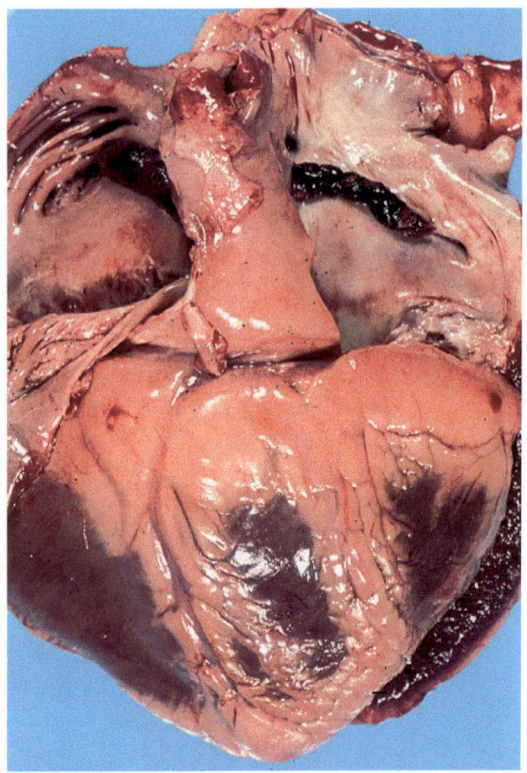

Abb. 2.43 Paradoxe Embolie: Im offenen Foramen ovale eingeklemmter, vom rechten in den linken Vorhof eingeschwemmter Thromboembolus. (Copyright © PathoPic)

2.3.7 Venöse Thromboembolie – Lungenarterienembolie

Der Pathologe Rudolf Virchow (1821–1902) konnte Mitte des 19. Jahrhunderts nachweisen, dass die Ätiologie der Lungenembolie rein mechanischer Natur ist. Virchow führte Experimente an Hunden durch, bei denen er Fremdmaterial in die Venen einbrachte und den Weg des embolischen Materials verfolgte (Hach u. Hach-Wunderle 1999).

Die Lungenembolie gehört auch heute noch zu den häufigsten Todesursachen in Deutschland. 2010 starben nach Angaben des Statistischen Bundesamtes 7796 Menschen (3356 Männer und 4440 Frauen) an den Folgen einer Lungenembolie, wobei vorwiegend ältere Patienten (>65 Jahre) betroffen waren. Bei der Interpretation dieser Angaben muss allerdings berücksichtigt werden, dass es sich bei der klinisch angegeben Todesursache »Lungenembolie« überwiegend um eine Verdachtsdiagnose handelt, die zumeist nicht durch Obduktion verifiziert worden ist. Die Deutsche Gesellschaft für Angiologie geht davon aus, dass in Deutschland jährlich ca. 40.000 Menschen an einer Lungenembolie sterben, sodass die Lungenembolie neben Herzinfarkt und Apoplexie zu den drei häufigsten kardiovaskulären Todesursachen zählt.

In einer retrospektiven Studie des Instituts für Rechtsmedizin der Universität Hamburg wurden 537 Obduktionen aus den Jahren 1993 bis 2004 statistisch ausgewertet, bei denen zuvor die klinische Diagnose Lungenembolie gestellt worden war und/oder bei denen die Lungenembolie im Rahmen der Obduktion als Todesursache festgestellt wurde (Thesenfitz 2008). Bei 39,5 % der Verstorbenen war die Lungenembolie klinisch erkannt worden, bei 10,5 % war eine falsch positive Diagnose gestellt worden, und die Hälfte der Lungenembolien war nicht erkannt bzw. auf dem Totenschein nicht angegeben worden. Das untersuchte Kollektiv bestand immerhin zu 1/3 aus hospitalisierten Patienten, was dafür spricht, dass die Diagnose der Lungenembolie auch heute noch eine klinische Herausforderung darstellt. Allerdings hatten 93,1 % der Verstorbenen eine foudroyante zentrale Lungenembolie, und der Zeitraum zwischen Eintritt der klinischen Symptomatik und Tod lag im Durchschnitt bei 7,2 Tagen. Somit dürfte die klinische Problematik weniger am Erkennen der Lungenembolie, sondern an der frühzeitigen Diagnose der tiefen Beinvenenthrombose und der Thromboseprophylaxe liegen.

Patienten, die ohne adäquate Vorgeschichte eine tiefe Beinvenenthrombose erleiden, sollten deshalb humangenetisch abgeklärt (Faktor-V-Leiden-Mutation?) und als Hochrisikopatienten für die Entwicklung einer Lungenembolie eingestuft werden (Rosendaal et al. 1995). Die Häufigkeit der Lungenembolie als Todesursache ist bei Obduktionen in den letzten drei Jahrzehnten mit ansteigender Tendenz unverändert hoch und liegt im stationären Bereich bei ca. 15 % (Morpurgo u. Schmid 1995), wobei nur ca. 1/3 der autoptisch gesicherten Lungenembolien zu Lebzeiten diagnostiziert werden (Stein u. Henry 1995).

Venöse Thromboembolien entstehen zu ca. 90 % in den tiefen Oberschenkel- und Beckenvenen und nur in 1–4 % in den Venen der oberen Extremitäten, wobei letztere überwiegend durch Tumorerkrankungen oder Venenkatheter begünstigt werden. Gelegentlich sind auch Thromben der paraprostatischen und parauterinen Plexus Ausgangsort von Thromboembolien. Die Größe des Quellgefäßes bestimmt normalerweise den Durchmesser des Thromboembolus, der bei entsprechender Größe und Anzahl der Thromboemboli zu einer Verlegung des Stammes der A. pulmonalis und somit zu einer **zentralen Lungenarterienembolie** führt (◘ Abb. 2.44). Wenn kleinere Thromboemboli Segment- oder Subsegmentäste der Pulmonalarterien verlegen, spricht man von einer **peripheren Lungenarterienembolie**. Es ist aber auch möglich, dass ein großer, brüchiger Gerinnungsthrombus auf seinem Weg zur Lunge in zahlreiche kleinere Thromben zerfällt und multiple periphere Lungenarterienembolien auslöst (sog. Schrapnellschussembolus).

Zwischen Thrombusentstehung und Embolie besteht in der Regel ein enger zeitlicher Zusammenhang (ca. 1–2

2.3 · Histomorphologie des Thrombus

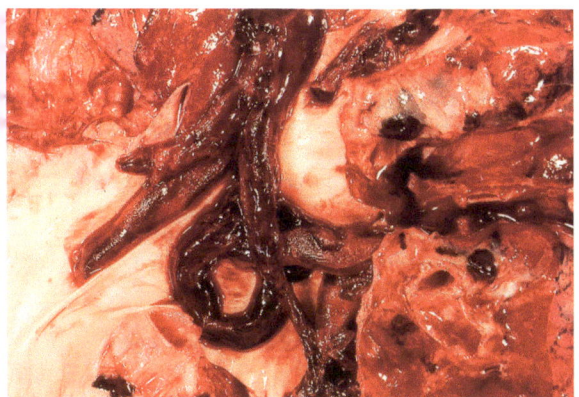

Abb. 2.44 Foudroyante zentrale Lungenembolie des Truncus pulmonalis (»Schlangennest«)

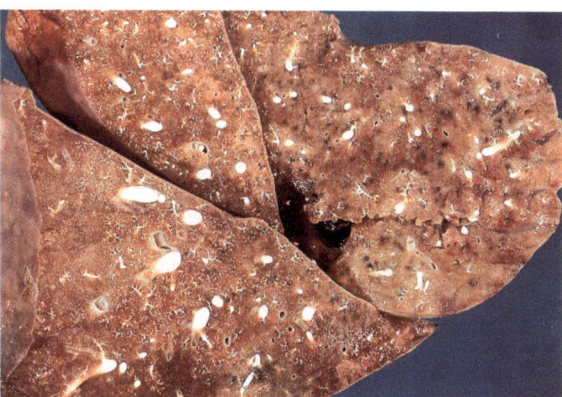

Abb. 2.45 Hämorrhagischer Lungeninfarkt rechts mit subpleuraler Infarktpneumonie (Entfaltungsfixation der Lunge mit postmortaler Angiographie)

Wochen), da meist nur frische, gering wandhaftende Gerinnungsthromben losgerissen werden oder fragmentieren. Das geschieht z. B. durch eine plötzliche Änderung der Strömungsgeschwindigkeit in den Beinvenen bei Aktivierung der Muskelpumpe, wenn Patienten postoperativ mobilisiert werden. Andere Möglichkeiten der Auslösung einer Thromboembolie sind intraabdominelle Druckveränderungen durch die Bauchpresse bei der Defäkation oder eine spontane bzw. therapeutische Fibrinolyse. Außerdem begünstigen höheres Lebensalter, Adipositas (BMI >30), Tumorerkrankungen, Herzinsuffizienz, Medikamente (z. B. Antikonzeptiva) oder angeborene Blutgerinnungsstörungen (z. B. Faktor-V- oder Protein-S-Mangel) die Entwicklung einer Lungenarterienembolie.

Bei Patienten mit normaler kardiovaskulärer Funktion bildet sich in dem betroffenen Lungenbezirk aufgrund der doppelten Blutversorgung über die Pulmonalarterien und die Bronchialarterienäste kein Infarkt aus. Bei ca. 10% der Lungenarterienembolien kommt es aufgrund vorbestehender Herz- und Lungenerkrankungen zur Ausbildung von hämorrhagischen Lungeninfarkten (Abb. 2.45), weil aufgrund einer chronischen Linksherzinsuffizienz über die Bronchialarterien kein ausreichender Druck aufgebaut werden kann. Lungeninfarkte können auch als Folge von Arterienverschlüssen durch Tumoren, im Rahmen von Vaskulitiden oder bei Pilzinfektionen (z. B. Aspergillose) auftreten. Radiologisch können die meist in den Lungenunterlappen an der Pleuraoberfläche lokalisierten triangulären Infarkte erst nach ca. 3–4 Tagen erkannt werden.

Morphologisch kann das Alter einer Lungenarterienthromboembolie an der Intimaadhäsion, an Organisationsvorgängen und an den resorptiven entzündlichen Veränderungen der Pulmonalarterien bestimmt werden:

– In den ersten 2 Tagen nach der Lungenembolie weist der Thromboembolus keine Wandhaftung auf.

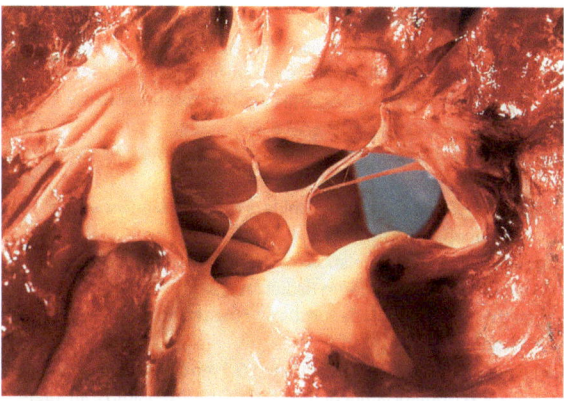

Abb. 2.46 Residuen einer alten zentralen Lungenarterienthromboembolie mit netzartigen fibrösen Intimasepten

– Innerhalb von 1–2 Wochen wird der Embolus von einwachsenden Kapillaren aus dem subintimalen Bindegewebe zunehmend durch Granulationsgewebe und Bindegewebe ersetzt.
– Nach mehreren Wochen sind die Lungenembolien nur noch an fibrösen Intimapolstern oder strickleiterartigen Intimasträngen zu erkennen (Abb. 2.46).

Die Prognose einer überlebten Lungenarterienthromboembolie wird wesentlich von der Rezidivprophylaxe bestimmt. Ca. 30–50% der Patienten mit Lungenembolien erleiden Rezidive, die zu einer chronischen Rechtsherzbelastung im Sinne eines Cor pulmonale führen. Rezidivierende kleinere Lungenarterienembolien können außerdem zum Verschluss von größeren Pulmonalarterien führen, wenn sie sich an den fibrösen Intimasträngen einer alten, organisierten Embolie verfangen. Bei mehr als 50% der Patienten verlaufen die Lungenarterienembolien stumm bzw. werden nicht diagnostiziert.

Literatur

Zu 2.1

Abel FL, Waldhausen JA (1969) Respiratory and cardiac effects on venous return. Am Heart J 78: 266–275

Anaya-Ayala JE, Younes HK, Kaiser CL, Syed O, Ismail N, Naoum JJ, Davies MG, Peden EK (2011) Prevalence of variant brachial-basilic vein anatomy and implications for vascular access planning. J Vasc Surg 53: 720–724

Attardi G (1955) Demonstration in vivo and in virtro of Peristaltic Contractions in the Portal Vein of Adult Mammals (Rodents). Nature 176: 76–77

Baptista-Silva JCC, Dias AL, Cricenti SV, Burihan E (2003) Anatomy of the basilic vein in the arm and its importance for surgery. Braz J Morphol Sci 20: 171–175

Barthel W, Koth W (1988) Phasic activity of human dorsal foot veins. Biomedica biochimica acta 47: 273

Bergman RA, Afifi AK, Miyauchi R (2006) Illustrated Encyclopedia of Human Anatomic Variation. www.anatomyatlases.org/AnatomicVariants/AnatomyHP.shtml. Accessed 2009-07-10 2009

Braune W (1871) Die Oberschenkelvene des Menschen in anatomischer und klinischer Beziehung. Veit & Comp., Leipzig

Brenner E (2010) Spezielle Anatomie der Krossenregionen. In: Noppeney T, Nüllen H (Hrsg) Diagnostik und Therapie der Varikose. Springer, Berlin Heidelberg, S 18–24

Brenner E (2011) Anatomie des epifaszialen Venensystems. Gefäßchirurgie 16: 230–235

Caggiati A (1999) Fascial relationships of the long saphenous vein. Circulation 100: 2547–2549

Caggiati A (2000) Fascial relations and structure of the tributaries of the saphenous veins. Surg Radiol Anat 22: 191–196

Caggiati A (2001) Fascial relationships of the short saphenous vein. J Vasc Surg 34: 241–246

Caggiati A, Bergan JJ, Gloviczki P, Jantet G, Wendell-Smith CP, Partsch H (2002) Nomenclature of the veins of the lower limbs: an international interdisciplinary consensus statement. J Vasc Surg 36: 416–422

Caggiati A, Bergan JJ, Gloviczki P, Eklof B, Allegra C, Partsch H (2005) Nomenclature of the veins of the lower limb: extensions, refinements, and clinical application. J Vasc Surg 41: 719–724

Celepci H, Brenner E (2011) Position of valves within the subclavian and axillary veins. J Vasc Surg 54 (6 Suppl): 70S–76S

Corley GJ, Broderick BJ, Nestor SM, Breen PP, Grace PA, Quondamatteo F, Ólaighin G (2010) The Anatomy and Physiology of the Venous Foot Pump. Anat Rec 293: 370–378

Fasel JH (2008) Portal venous territories within the human liver: an anatomical reappraisal. Anat Rec (Hoboken) 291: 636–642

Francheschi C, Bahnini A (2005) Treatment of lower extremity venous insufficiency due to pelvic leak points in women. Ann Vasc Surg 19: 284–288

Franklin KJ (1927) Valves in Veins: An Historical Survey. Proc R Soc Med 21: 1–33

Fukusumi A (2011) Normal Anatomy of Intracranial Veins: Demonstration with MR Angiography, 3D-CT Angiography and Microangiographic Injection Study. In: Takahashi S (ed) Neurovascular Imaging: MRI & Microangiography. Springer, Berlin Heidelberg, S 255

Hach W, Hach-Wunderle V (1998) Die retrograde und die antegrade Strömungsinsuffizienz der tiefen Beinvenen als Grundlage für chirurgische Überlegungen. Gefäßchirurgie 3: 110–116

Hach W, Gruß JD, Hach-Wunderle V, Jünger M (2006) VenenChirurgie. Schattauer, Stuttgart, New York

Hamann JJ, Valic Z, Buckwalter JB, Clifford PS (2003) Muscle pump does not enhance blood flow in exercising skeletal muscle. J Appl Physiol 94: 6

Hammersen F, Fischer H, Bräuer H (1985) Blutfluß, Venen und Oedeme: zur Pathophysiologie des Niederdrucksystems. Müller & Steinicke, München

Hayreh SS (2006) Orbital vascular anatomy. Eye (Lond) 20 (10): 1130–1144

Hirashita M, Shido O, Tanabe M (1992) Blood flow through the ophthalmic veins during exercise in humans. Eur J Appl Physiol Occup Physiol 64: 92–97

Iimura A, Nakamura Y, Itoh M (2003) Anatomical study of distribution of valves of the cutaneous veins of adult's limbs. Ann Anat 185: 91–95

Iino T, Kawasaki K, Nakanishi N, Miyazawa I, Hosoda S (1986) Contractions of postmortem human saphenous veins perfused with pulsatile flow. Heart and vessels 2: 154–160

Kilic T, Akakin A (2008) Anatomy of cerebral veins and sinuses. Front Neurol Neurosci 23: 4–15

Kubik S (1986) Anatomie der Beinvenen. In: Wuppermann T (Hrsg) Varizen, Ulcus cruris und Thrombose. Springer, Berlin Heidelberg New York Tokyo, S 1–54

Le Saout J, Vallee B, Person H, Doutriaux M, Blanc J, Nguyen H (1983) Anatomical basis for the surgical use of the cephalic vein (V. cephalica). 74 anatomical dissections. 189 surgical dissections. J Chir (Paris) 120: 131–134

Lolis E, Panagouli E, Venieratos D (2011) Study of the ascending lumbar and iliolumbar veins: surgical anatomy, clinical implications and review of the literature. Ann Anat 193: 516–529

Lomonte C, Basile C (2009) On the phenomenology of the perforating vein of the elbow. Wiley Online Library, pp 300–303

Lurie F (2008) The functioning of venous valves in normal and pathological conditions. Medicographia 30: 95–99

May R, Partsch H, Staubesand J (Hrsg) (1981) Venae perforantes – Symposion d. Österr. Ges. für Angiologie, Korb bei Bozen, 20.10.1979; Referate d. 1. Internat. Symposions über d. Venae Perforantes. Urban & Schwarzenberg, München; Wien

May R, Thurner J (1957) The cause of predominantly sinistral occurrence of thrombosis of the pelvic veins. Angiology 8: 419–427

Mühlberger D, Morandini L, Brenner E (2008) An anatomical study of femoral vein valves near the saphenofemoral junction. J Vasc Surg 48 (4): 994-999. doi: 10.1016/j.jvs.2008.04.045

Mühlberger D, Morandini L, Brenner E (2009) Venous valves and major superficial tributary veins near the saphenofemoral junction. J Vasc Surg 49: 1562–1569

Pinsolle J, Videau J (1982) Anomalies of the iliocaval junction. Interpretation of Cockett's syndrome based on 180 dissections. Chirurgie 108: 451–458

Schneider FA, Siska IR, Avram JA (eds) (2003) Clinical physiology of the venous system, vol 15. Basic Science for the Cardiologist. Springer, Netherlands, Dordrecht

Schwabegger AH, Ninkovic MM, Moriggl B, Waldenberger P, Brenner E, Wechselberger G, Anderl H (1997) Internal mammary veins: classification and surgical use in free-tissue transfer. J Reconstr Microsurg 13: 17–23

Schweighofer G, Mühlberger D, Brenner E (2010) The anatomy of the small saphenous vein: Fascial and neural relations, saphenofemoral junction and valves. J Vasc Surg 51: 982–989

Steckmeier S (2006) Experimentelle Evaluation der endovenösen Radiofrequenzobliteration und Lasertherapie an einem neuen ex-vivo Modell. Doctoral Thesis, Ludwig-Maximilians-Universität München, München

Strauß A (2010) Klappenschlussfrequenzen der oberen und unteren Extremität (am Beispiel der terminalen Klappe der V. saphena magna und der terminalen Klappe der V. cephalica) im direkten Vergleich und im Zusammenhang mit anderen Messgrößen. Medizinische Universität Innsbruck, Innsbruck

Ströbel P (2010) Anatomie des epifaszialen Venensystems. In: Noppeney T, Nüllen H (Hrsg) Diagnostik und Therapie der Varikose. Springer, Berlin Heidelberg, S 10–18

Sun JM, Zhang PH (1990) Anatomic and histologic studies on the valves of the venous system in lower extremities. Vasc Surg 24: 85–90

Tasch C, Brenner E (2011) The ostial valve of the great saphenous vein. Phlebology 27: 179–183

Thubrikar MJ, Robicsek F, Fowler BL (1994) Pressure trap created by vein valve closure and its role in graft stenosis. J Thorac Cardiovasc Surg 107: 707–716

Tillmann BN (2010) Atlas der Anatomie des Menschen, 2. Aufl. Springer, Heidelberg

Urbas D, Brenner E (2010) Venous spurs in the left common iliac vein. Phlebologie 39: A20–A21

van Bemmelen PS, Beach K, Bedford G, Strandness Jr. DE (1990) The mechanism of venous valve closure. Its relationship to the velocity of reverse flow. Arch Surg 125: 617–619

van Neer PA, Veraart JC, Neumann HA (2003) Venae perforantes: a clinical review. Dermatol Surg 29: 931–942; discussion 942

Wagner A (2010) Physiologie und Pathophysiologie der venösen Hämodynamik. In: Noppeney T, Nüllen H (Hrsg) Diagnostik und Therapie der Varikose. Springer, Heidelberg, S 51–60

Yamada K, Katsuda I, Hida T (2008) Cubital fossa venipuncture sites based on anatomical variations and relationships of cutaneous veins and nerves. Clin Anat 21: 307–313

Zhang J, Stringer MD (2010) Ophthalmic and facial veins are not valveless. Clinical & Experimental Ophthalmology 38: 502–510

Zu 2.2

Augustin M, Zschocke I, Vanscheidt W, Schöpf E. (1999) Lebensqualität bei chronischer Veneninsuffizienz. Dtsch Ärztebl 96: A-1971–1973

Braun-Falco O (1955) Zur Klinik, Histologie und Pathogenese der strangförmigen oberflächlichen Phlebitiden. Derm Wochenschr 132: 705–715

Eberth JC, Schimmelbusch C (1885) Experimentelle Untersuchungen über Thrombose. Fortschr Med 3: 379–389

Franklin KJ (1927) Valves in Veins: An Historical Survey. Proc R Soc Med 21: 1–33

Hach W (2003) Das arthrogene Stauungssyndrom. Gefäßchirurgie 8: 227–233

Hach W (2012) VenenChirurgie, 3. Aufl. Schattauer, Stuttgart New York

Hach W, Schwahn-Schreiber C, Kirschner P, Nestle HW (1997) Die krurale Fasziektomie zur Behandlung des inkurablen Gamaschenulcus (Chronisches Faszienkompressions-Syndrom). Gefäßchirurgie 2: 101–107

Hach-Wunderle V (2002) Hämostaseologisches Risikoprofil bei Venenthrombose. Internist 43: 10–15

Kistner RL, Eklof B, Masuda EM (1996) Diagnosis of chronic venous disease of the lower extremities: the »CEAP"classification. Mayo Clin Proc 71: 338–345

Krasinski Z, Dzieciuchowicz L, Kotwicka M, Gabriel M, Szczeniak-Chmielecka A, Krasinska B, Oszkinis G, Majewski W (2008) Sex hormone receptors in varicose veins of women with premenstrual syndrome. Phlebologie 37: 68–72

Langes K, Hort W (1992) Intimal fibrosis (phlebosclerosis) in the saphenous vein of the lower limb: A quantitative analysis. Virchows Archiv A. Pathol Anat 421: 127–131

Leu HJ, Vogt M, Pfrunder H, Odermatt BF (1991) Phlebosclerosis: Disorder or disease? VASA 20: 230–236

Leu HJ (1998) Pathologische Morphologie und Histologie der Venenwand. In: Rieger H, Schoop W (Hrsg) Klinische Angiologie. Springer, Berlin Heidelberg New York, S 863–874

Lippmann HI, Goldin RR (1960) Subcutaneous ossification of the legs in chronic venous insufficiency. Radiology 74: 279–288

May R, Thurner J (1956) Ein Gefäßsporn in der Vena iliaca sinistra als Ursache der überwiegend linksseitigen Beckenvenenthrombosen. Z Kreislaufforsch 45: 912

Nüllen H, Noppeney T (2010) Sozialmedizinische und ökonomische Aspekte der Varikose. In: Nüllen H, Noppeney T (Hrsg) Varikose. Diagnostik, Therapie, Begutachtung. Springer, Heidelberg, S 62–66

Porter JM, Moneta GL (1995) International Consensus Committee on Chronic Venous Disease. Reporting standards in venous disease: An update. J Vasc Surg 21: 635–645

Rabe E, Pannier-Fischer F, Bromen K, Schuld K, Poncar C, Wittenhorst M, Bock E, Weber S, Jöckel K-H (2003) Bonner Venenstudie der Deutschen Gesellschaft für Phlebologie. Epidemiologische Untersuchung zur Frage der Häufigkeit und Ausprägung von chronischen Venenkrankheiten in der städtischen und ländlichen Wohnbevölkerung. Phlebologie 32: 1–14

Rudofsky G (1988) Chirurgie der Krampfadern: Epidemiologie und Pathophysiologie der primären Varikosis. Langenbeck Arch Chir (Suppl II): 139–144

Schobinger R A (1965) Arteriosklerotische Venopathie. Zbl Phlebol 4: 102–114

Sindrilaru A, Peters T, Wieschalka S, Baican C, Baican A, Peter H, Hainzl A, Schatz S, Qi Yu, Schlecht A, Weiss JM, Wlaschek M, Sunderkötter C, Scharffetter-Kochanek K (2011) An unstrained proinflammatory M1 macrophage population induced by iron impairs wound healing in humans an mice. J Clin Invest 121: 985–997

Staubesand J (1978) Matrixvesikel und Mediadysplasie Ein neues Konzept zur formalen Pathogenese der Varikose. Phlebol Proktol 7: 109–140

Trendelenburg F (1891) Ueber die Unterbindung der Vena saphena magna bei Unterschenkelvaricen. Beiträge zur klinischen Chirurgie 7: 195–210

Virchow R (1858) Die Cellularpathologie. Zehnte Vorlesung vom 17. März. Hirschwald, Berlin, S 176–187

Widmer LK, Stählin HB, Nissen C, Da Silva A (1981) Venen-Arterien-Krankheiten, koronare Herzkrankheit bei Berufstätigen. Prospektiv-epidemiologische Untersuchung. Baseler Studie I–III. 1959–1978. Huber, Bern

Zu 2.3

Fuchs TA, Brill A, Wagner DD (2012) Neutrophil Extracellular Trap (NET) Impact on Deep Vein Thrombosis. ATVB 32: 1777–1783

Hach W, Hach-Wunderle V (1999) Medizinhistorische Betrachtungen über die Erforschung der Venenthrombose bis zum Ende des 19. Jahrhunderts. Phlebologie 28: 162–168

Hamer JD, Malone PC, Silver JA (1981) The PO_2 in venous valve pockets: Its possible bearing on thrombogenesis. Br J Surg 68: 166–170

López JA, Kearon C, Lee AYY (2004) Deep venous thrombosis. Hematology Am Soc Hematol Educ Program: 439–456

Morpurgo M, Schmid C (1995) The spectrum of pulmonary embolism. Clinicopathologic correlations. Chest 107: 18–20

Rosendaal FR (1999) Venous thrombosis: a multicausal disease. Lancet 353: 1167–1173

Rosendaal FR, Koster T, Vandenbroucke JP, Reitsma HP (1995) High risk of thrombosis in patients homozygous for factor V Leiden (activated protein C resistance). Blood 85: 1504–1508

Stein PD, Henry JW (1995) Prevalence of acute pulmonary embolism among patients in a general hospital and at autopsy. Chest 108: 978–981

Thesenfitz S (2008) Todesursache Lungenembolie. Eine Analyse der Sektionsprotokolle aus dem Institut für Rechtsmedizin des Universitätsklinikums Hamburg-Eppendorf in dem Zeitraum von 1993 bis einschließlich 2004. E-Diss Institut für Rechtsmedizin, Universität Hamburg

Vandendries ER, Furie BC, Furie B (2004) Role of P-selectin and PSGL-1 in coagulation and thrombosis. Thromb Haemost 92: 459–466

Varma MR, Varga AJ, Knipp BS (2003) Neutropenia impairs venous thrombosis resolution in the rat. J Vasc Surg 38: 1090–1098

Virchow R (1856) Phlogose und Thrombose im Gefäßsystem. In: Gesammelte Abhandlungen zur Wissenschaftlichen Medizin. Staatsdruckerei Frankfurt

Wakefield TW, Strieter RM, Downing LJ, Kadell AM, Wilke CA, Burdick MD, Wrobleski SK, Phillips ML, Paulson JC, Anderson DC (1996) P-selectin and TNF inhibition reduce venous thrombosis Inflammation. J Surg Res 64: 26–31

Physiologie und Pathophysiologie

A. H. Wagner, H. Riess, C.-E. Dempfle

3.1 Physiologie und Pathophysiologie des venösen Blutflusses – 64
3.1.1 Venöser Blutfluss – 64
3.1.2 Bedeutung von Kollateralflüssen im epifaszialen System – 64
3.1.3 Widerstandserhöhung durch den Thrombus bei Stammvenenverschlüssen – 65
3.1.4 Pathologische Drücke beim postthrombotischen Syndrom – 66
3.1.5 Morphogenetische Bedeutung des Druckes bei der Gestaltung
von Kollateralen – 66
3.1.6 Widerstandsbetrachtungen bei venösen thrombotischen
Okklusionen – 67
3.1.7 Kurze Pathophysiologie der Lungenembolie – 67

3.2 Physiologie der Blutgerinnung – 69
3.2.1 Normale Hämostase – 69
3.2.2 Komponenten der Hämostase und ihre Interaktionen – 70
3.2.3 Die alterierte Hämostase – 76
3.2.4 Zusammenfassung – 76

3.3 Thrombose und Fibrinolyse – 77
3.3.1 Plasminogenaktivierung – 77
3.3.2 Hemmung der Fibrinolyse – 78
3.3.3 Angeborener Plasminogenmangel – 79
3.3.4 Fibrinogenolyse – 79
3.3.5 Fibrinabbauprodukte – 80
3.3.6 Risikofaktoren im Bereich der Fibrinolyse – 80
3.3.7 Fibrinolytische Therapie – 81

Literatur – 82

H. Nüllen et al. (Hrsg.), *VTE – Venöse Thromboembolien*,
DOI 10.1007/978-3-642-21496-7_3, © Springer-Verlag Berlin Heidelberg 2014

3.1 Physiologie und Pathophysiologie des venösen Blutflusses

A. H. Wagner

Das Venensystem ist ein wesentlicher Bestandteil des Blutkreislaufs, seine Hauptfunktion ist der Rücktransport des Blutes aus Geweben und Organen zum Herzen. Dabei kommt dem Venennetz in den Beinen eine besondere Bedeutung zu, da hier der Transport entgegen der Schwerkraft stattfindet. Neben einer kurzen Betrachtung der hierfür verantwortlichen Mechanismen soll in diesem Kapitel besonders auf die pathophysiologische und morphogenetische Bedeutung von Druck- und Widerstandserhöhungen im venösen Gefäßsystem eingegangen werden.

3.1.1 Venöser Blutfluss

Im Gegensatz zum venösen Blutfluss ist der arterielle pulsatile Blutstrom von den Kontraktionen des linken Herzventrikels und dem Gefäßwiderstand, d. h. dem Tonus und der Elastizität der Gefäßwand, abhängig. Neben dem durch diese Herzaktion aufgebauten Perfusionsdruck ist vor allem ein gleichmäßiger Perfusionsfluss für eine ausreichende Organperfusion und Mikrozikulation notwendig. Nach der Passage der Kapillaren fließt in den Beinen das sauerstoffarme Blut über Venolen und die tiefen Beinvenen in die Beckenvenen und von dort über die große Hohlvene Vena cava inferior zurück zum Herzen. Dieser venöse Rückstrom erfolgt kontinuierlich und wird nur durch geringe Druckunterschiede aufrechterhalten.

Folgende treibende Kräfte sind an der Aufrechterhaltung und Beschleunigung des venösen Rückstroms beteiligt (Partsch 1989):
- der verbleibende Restdruck nach Kapillarpassage (vis a tergo; ca. 10–20 mmHg),
- der in der Ventrikelkontraktionsphase (Systole) durch Senkung der Ventilebene entstehende Sog (»vis a fronte«),
- der Druck, der mit Unterstützung von Venenklappen und der Muskelpumpe der Skelettmuskulatur erzeugt wird und
- die abdominothorakale Zweiphasenpumpe (Zwerchfellpumpe).

Hinsichtlich des Strömungsprofils zeichnen sich gerade, unverzweigte Venensegmente durch ein symmetrisches, parabolisches Strömungsprofil aus, wogegen in gebogenen Gefäßen asymmetrische Profile vorkommen. An Gefäßverzweigungen oder aber auch Schlängelungen besteht eine Tendenz zu Verwirbelungen. Diese Turbulenzen treten auf, je größer die Strömungsgeschwindigkeit und der Gefäßradius und je niedriger die Blutviskosität ist. Mit der gepulsten Dopplersonographie lässt sich in abführenden dilatierten Venen eine beschleunigte turbulente Blutströmung nachweisen, wobei venöse Flussgeschwindigkeiten über 1 m/s gemessen wurden (Deeg et al. 1997).

 Turbulenter Blutfluss tritt besonders an Gefäßverzweigungen, aber auch in Schlängelungen auf.

Mit Hilfe der dimensionslosen **Reynolds-Zahl**

$$Re = \frac{\text{Dichte} \times \text{Strömungsgeschwindigkeit} \times \text{Gefäßlänge}}{\text{Viskosität}}$$

lässt sich abschätzen, ob eine Strömung laminar oder turbulent verläuft.

 Die Turbulenzen treten auf, je größer die Strömungsgeschwindigkeit bzw. der Gefäßradius und je niedriger die die Blutviskosität ist.

Blut als eine Suspension von Erythrozyten im Plasma zeigt eine anormale Viskosität, die von den Fließbedingungen abhängig ist (scheinbare Viskosität, »apparent viscosity«).

In Kapillaren mit wenigen μm Länge ist der Blutfluss vollständig laminar, wogegen im Zentimeterbereich der Aorta und auch der Vena cava die Reynolds-Zahl in den Bereich von turbulenter Strömung gelangen kann. Bei einer *Re* >400 treten an Verzweigungen lokale Verwirbelungen in den Randschichten der Strömung auf. Bei *Re* >2000 ist die die Strömung vollkommen turbulent, und der Durchfluss- und Strömungswiderstand steigt sprunghaft an.

3.1.2 Bedeutung von Kollateralflüssen im epifaszialen System

Das Beinvenensystem gliedert sich in 3 Gruppen:
1. Das **subfasziale (tiefe) System**, das die Leitvenen beinhaltet, leitet venöses Blut vornehmlich aus dem Bereich der Waden in die Vena poplitea und Vena femoralis ab.
2. Das **epifasziale (oberflächliche) System** beinhaltet die Vena saphena magna, die im Leistenbereich in die Vena femoralis mündet. Die Vena saphena parva leitet überwiegend das Blut, das vom Fußrücken kommt, in die Vena poplitea.
3. Das **transfasziale System** verbindet in Form von Perforansvenen das oberflächliche mit dem tiefen Venensystem und lässt aufgrund der Venenklappen nur eine in Richtung der tiefen Venen gerichtete Flussrichtung zu.

Wenn die subfazialen Venen aufgrund eines frischen (postthrombotisches Frühsyndrom) oder alten Thrombus verschlossen und nur vermindert durchlässig sind, nimmt der venöse Druck vor dem Hindernis zu. Entweder kommt es zu einer Rekanalisation der Strombahn oder es bildet sich bei persistierendem Verschluss der Strombahn ein Kollateralkreislauf. Dann können sich um das verschlossene Blutgefäß herum Kollateralgefäße ausbilden, oder das Blut sucht sich den kürzesten Abflussweg über anatomisch präformierte Kollateralvenen. Deren Transportkapazität ist allerdings nur gering. Durch das erhöhte Blutvolumen werden die Kollateralen erweitert, sodass sich eine Ektasie mit Unfähigkeit zum Klappenschluss ausbilden kann. In dieser Phase lässt sich die venöse Thrombose sonographisch per Duplexsonographie entweder direkt durch den fehlenden Fluss, durch den entstehenden Randfluss oder den inhomogenen, turbulenten Fluss oder indirekt über den erhöhten Kollateralfluss bestimmen. Ob sichtbare oberflächliche, nichtvariköse epifasziale Kollateralvenen vorhanden sind, ist wichtig für die Beurteilung der klinischen Wahrscheinlichkeit einer tiefen Venenthrombose (Deutsche Gesellschaft für Angiologie). Bei weiterhin ansteigendem Venendruck tritt eine venöse Stase ein. Infolgedessen bildet sich ein chronisch-venöses Stauungssyndrom aus mit trophischen Störungen an der unteren Extremität (Beise et al. 2011).

Infolge der oft unvollständigen Rekanalisation werden die Venenklappen durch einsprossendes Gewebe zerstört. Damit fließt das Blut bei Muskelanspannung nicht nur anterograd in Herzrichtung, sondern auch retrograd. Dabei werden schließlich epifasziale Venenstämme als Kollateralvenen rekrutiert. Ein bedeutender Kollateralkreislauf läuft ggf. über die V. saphena magna (Beise et al. 2011).

3.1.3 Widerstandserhöhung durch den Thrombus bei Stammvenenverschlüssen

Generell kann eine klinisch manifeste Thrombose in allen Gefäßen auftreten, wobei arterielle Thrombosen deutlich seltener sind. Umgangssprachlich ist meist eine Thrombose der Venen (Phlebothrombose), speziell der tiefen Beinvenen (tiefe Venenthrombose, TVT) gemeint (Leitlinien-Informations- und Recherchedienst des Ärztlichen Zentrums für Qualität in der Medizin). Für eine Thromboseentstehung sind Gefäßwandveränderungen, die Verlangsamung der Blutströmung und eine veränderte Zusammensetzung des Blutes ausschlaggebend (Virchow-Trias; Virchow 1856).

> Bereits 1856 beschrieb Rudolf Virchow mit der auch noch heute gültigen Virchow-Trias die Faktoren, die für eine Thromboseentstehung wichtig sind: (A) Gefäßwandveränderungen, (B) Verlangsamung der Blutströmung, (C) veränderte Zusammensetzung des Blutes.

Die thrombotische Verlegung einer Leitvene hat zunächst eine venöse Stase mit zur Folge. Der Venendruck steigt distal des Thrombus an. Mit zunehmendem Gefäßinnendruck erweitert sich das Gefäß und führt zu einem Anstieg des transmuralen Drucks, d. h. der Druckdifferenz zwischen intra- und extravasalem Raum. Dem transmuralen Druck, der das Gefäß erweitert, wirkt die Wandspannung entgegen. Die Beziehung zwischen der tangentialen Wandspannung, dem Gefäßinnenradius, der Wanddicke und dem darauf einwirkenden transmuralen Druck wird durch das Laplace-Gesetz beschrieben:

Das **Laplace-Gesetz** beschreibt die Beziehung zwischen der Wandspannung, dem Gefäßinnenradius, der Dicke einer Wand und dem darauf einwirkenden Druck:

$$\text{Transmuraler Druck} = \frac{\text{Wandspannung} \times \text{Wanddicke}}{\text{Gefäßinnenradius}}$$

Der initiale intravasale Druckanstieg führt zu einer Eröffnung und somit einem Rekruitment von Kollateralgefäßen und einer Drainage des angestauten Blutvolumens. Diese Kollateralvenen weisen aber eine im Vergleich zu den Leitvenen deutlich geringere Transportkapazität auf. Mit fortschreitender Füllung der Gefäße werden alle Gefäßwände und das umgebende Gewebe zunehmend gedehnt, wodurch die weitere Dehnbarkeit des Systems insgesamt abnimmt. Die entstehende venöse Hypertonie ist der Ausgangspunkt für Veränderungen in der Mikrozirkulation, die zum klinischen Bild der chronischen venösen Insuffizienz führen.

Die hämodynamische Relevanz eines proximal gelegenen Strömungshindernisses zeigt sich in der zu beobachtenden Poststenosencharakteristik. Normalerweise hängt bei Gesunden die Strömungscharakteristik des venösen Rückstroms im Liegen phasisch vom Wechsel zwischen In- und Exspiration ab und ist durch einen Flussstopp bei Inspiration gekennzeichnet. Im Gegensatz dazu verläuft die Strömungscharakteristik distal venöser Gefäßverschlüsse kontinuierlich und »bandförmig« und ohne wesentliche respiratorische Schwankungen.

3.1.4 Pathologische Drücke beim postthrombotischen Syndrom

Das postthrombotische Syndrom beschreibt die Auswirkungen des dauerhaften Schadens im tiefen Beinvenensystem nach einer vorhergehenden tiefen Venenthrombose. Das postthrombotische Syndrom betrifft 23–60 % der Patienten innerhalb von 2 Jahren nach einer abgelaufenen tiefen Beinvenenthrombose (Ashrani u. Heit 2009). Da bei der Pathogenese Entzündungsreaktionen eine Rolle zu spielen scheinen (Ashrani u. Heit 2009, Roumen-Klappe et al. 2009) und fast immer die Venenklappen geschädigt werden und die Venen verengt bleiben, fehlt der wichtigste Teil des Rückflussmechanismus. Außerdem führt die persistierende Verengung zu einem Druckanstieg in den Venen und Kapillaren. Der resultierende venöse Hypertonus hat eine Ruptur der kleinen superfiziellen Venen, subkutane Blutungen und einen Anstieg der Gewebspermeabilität zur Folge (Pirard et al. 2008). Hieraus entwickelt sich bei chronischer venöser Insuffizienz das klinische Bild der Stauungsfibrose der Haut mit Bindegewebsvermehrung und Atrophie des subkutanen Fettgewebes (Lipodermatosklerose).

Die Behandlung der Lipodermatosklerose bzw. die erfolgreiche Beseitigung dermaler Ödeme durch medizinische Kompressionsstrümpfe der Klasse II (Gniadecka et al. 1998) lässt vermuten, dass pathologische Drücke von 20–36 mmHg in den betreffenden Venen vorliegen (McCollum 1998). Schon bei einem Druck von 20–25 mm Hg sind die Venen vollständig eröffnet und enthalten die nahezu größtmögliche Blutmenge (Lang et al. 1972).

In den oberflächlichen Venen sind für die Entstehung einer chronisch-venösen Insuffizienz höhere pathologische Bluthochdruckwerte notwendig. Normal sind hier Druckwerte von 20–30 mmHg. Nach venöser Thrombose, primär oder sekundär pathologischen Venenklappen oder abgeschwächter Muskelpumpe kann der Druck auf 60–90 mmHg ansteigen und ist für spätere histologische Gefäßveränderungen verantwortlich (Leitlinie Diagnostik und Therapie der CVI der Deutschen Gesellschaft für Phlebologie).

> Beim postthrombotischen Spätsyndrom führt der permanent gesteigerte Gefäßdruck von über 25 mmHg zu einer Überlastung und Erweiterung der Kollateralvenen und damit zum Verlust der Klappenfunktion. Infolgedessen kommt es zur Dekompensation und Gefäßveränderungen in Form einer sekundären Perforansvarikose oder einer sekundären Stammvarikose.

3.1.5 Morphogenetische Bedeutung des Druckes bei der Gestaltung von Kollateralen

Defekte Venenklappen haben einen pathologischen Druckanstieg in peripheren venösen Gefäßen zur Folge. Auch durch bestehende Gefäßverengungen können in den Venen pathologische Druckanstiege entstehen. Wie bereits beschrieben, wirkt die Wandspannung dem transmuralen Druck, der das Gefäß zu erweitern versucht, entgegen.

Die Wandspannung setzt sich aus einer aktiven und einer passiven Komponente zusammen, wobei die aktive Spannung durch Kontraktion der glatten Gefäßmuskulatur und die passive Spannung durch elastische Fasern erzeugt wird. Unter Berücksichtigung des La-Place-Gesetzes (Wandspannung = Gefäßradius × Gefäßinnendruck) nimmt mit einer Druckerhöhung bei gleichbleibendem Gefäßradius die Wandspannung zu. (Zur Erläuterung: Der Gefäßinnendruck ist von der Wanddicke und dem transmuralen Druck abhängig, wobei angesichts der Druckdifferenz zwischen Innen- und Außenseite der Gefäßwand der äußere Druck meist zu vernachlässigen ist.) Normalerweise gleichen elastische Fasern der Gefäßwand Änderungen der Gefäßwandspannung aus. Ein permanent gesteigerter, pathologischer Gefäßinnendruck hat jedoch eine Überdehnung der Gefäßwand zur Folge. Die daraus resultierende Zunahme der mechanischen Dehnung vaskulärer Endothelzellen und glatter Gefäßmuskelzellen könnte ein wesentlicher Faktor für den Beginn des Umbauprozesses (Remodeling) der venösen Gefäßwandstruktur sein, wie er auch schon als Folge der arteriellen Hypertonie beschrieben ist.

Neuere Untersuchungen konnten nun tatsächlich zeigen, dass diese Mechanismen des vaskulären Remodelings scheinbar auch auf Venen übertragbar sind: bei der Entstehung charakteristischer Korkenziehervenen. Mit Hilfe eines Ligationsmodells einer Mausohrvene konnte die der Bildung von Krampfadern künstlich induziert werden (Feldner et al. 2011). Der durch das gestaute Blut erhöhte Druck in den Gefäßen führte zu erkennbaren Umbildungen, wie sie für variköse Venen charakteristisch sind. In den betroffenen Venen konnten eine Zunahme der Zellteilungsrate glatter Muskelzellen und die Expression der Matrixmetalloprotease 2 (MMP2) – einem Enzym, das nichtzelluläre Bestandteile des Bindegewebes der Blutgefäße abbaut – nachgewiesen werden. Es konnte gezeigt werden, dass für diese Prozesse die Aktivierung des Transkriptionsfaktors AP1 (Aktivatorprotein 1) verantwortlich ist. AP1 ist ursächlich verantwortlich für das in erster Linie blutdruckabhängige Remodeling von venösen Bypasses (Kusch et al. 2006) und die dehnungsinduzierte Expression und Freisetzung von endothelialem Endothelin-1 (Lauth et al. 2000), einem potenter Vasokonstriktor, der auch die

Zellproliferation glatter Muskeln fördert (Battistini et al. 1993). Diese tierexperimentellen Ergebnisse könnten auch auf den Menschen übertragbar sein, da bei Patienten operativ entfernte Varizen die gleichen zellulären und molekularen Veränderungen zeigten wie die künstlich erzeugten Krampfadern im Mausohr (Feldner et al. 2011).

> Der Transkriptionsfaktor AP1 reguliert der in Abhängigkeit vom Flüssigkeitsdruck in den Blutgefäßen die Proteinexpression von Matrixmetalloproteinasen (MMP2) und trägt so zur Entstehung von Krampfadern bei.

3.1.6 Widerstandsbetrachtungen bei venösen thrombotischen Okklusionen

Tierexperimentelle Befunde zeigen, dass sowohl die Zusammensetzung des Thrombus als auch der auf den Thrombus einwirkende Blutdruck und der unterschiedliche Wandaufbau von Arterien und Venen für einen unterschiedlichen zeitlichen Ablauf der Thrombenbildung und -organisation von Bedeutung sind. Im Vergleich zu arteriellen Thromben konnten in organisierten venösen Thromben reichlich kollagene und nur wenige elastische Fasern nachgewiesen werden. Außerdem sind sie fibrinreicher und von der Gefäßwand über größere Strecken durch einen anfangs schmalen, später breiter werdenden Randsinus zwischen Thrombusoberfläche und Endothelzellen getrennt (Frenzel u. Hort 1975).

Wie im arteriellen ist auch im venösen Gefäßsystem eine lokale Stenose durch Strömungsturbulenzen und eine Strömungsbeschleunigung charakterisiert. Anhand der Kontinuitätsgleichung kann aus dem Ausmaß der Strömungsbeschleunigung im Verhältnis zum vorgelagerten, nichtstenosierten Segment zuverlässig auf den Stenosegrad geschlossen werden. Hiernach ist die Strömungsgeschwindigkeit im engeren Querschnitt A_2 höher als im weiteren Querschnitt A_1 (◘ Abb. 3.1), d. h. die Flüssigkeit wird an der Verengung beschleunigt, weil sich die Strömungsgeschwindigkeit umgekehrt proportional zur Querschnittsfläche verhält:

$$v_2 = A_1 / A_2 \times v_1$$

Das heißt: $v_2 > v_1$, wenn $A_2 < A_1$.

Diese Zunahme der Strömungsgeschwindigkeit in der Stenose hat eine Abnahme des Seitendrucks an dieser Stelle zur Folge, sodass der statische Druck an Verengungen geringer ist als an weiten Stellen im Blutgefäß (Bohl 1998). Daher kommt es poststenotisch zu einer Gefäßdilatation, was eine verstärkte Turbulenzbildung begünstigt. Aus dem Strömungsgesetz von Bernoulli folgt nun, dass längs einer Stromlinie die Summe aus statischem und dynamischem

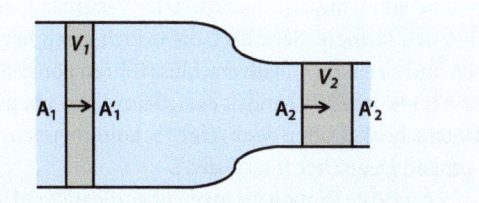

◘ Abb. 3.1 Kontinuitätsgleichung bei unterschiedlichen Gefäßquerschnitten, Erklärung siehe Text. (*A* Gefäßquerschnitt, *v* Strömungsgeschwindigkeit)

Druck überall gleich ist. Da der statische Druck an den stenosierten Gefäßstellen geringer ist, muss folglich der in Strömungsrichtung wirkende dynamische Druck, auch »Staudruck« genannt, zunehmen.

> Bei thrombotischen Gefäßverengungen verhält sich die Strömungsgeschwindigkeit umgekehrt proportional zur Querschnittsfläche (Kontinuitätsgleichung). Die Zunahme der Strömungsgeschwindigkeit in der Stenose führt poststenotisch zur Gefäßdilatation und begünstigt eine verstärkte Turbulenzbildung.

Die mit über 95 % wichtigste Frühkomplikation der Phlebothrombose ist eine Lungenembolie (Partsch et al. 1992). Das Risiko für das Auftreten einer Lungenembolie nimmt dabei mit der Ausdehnung der Thrombose zu. Teile des Blutgerinnsels können sich ablösen und mit dem Blutstrom fortgeschwemmt werden. Das Ablösen eines Thrombus und Einschwemmen in die Lunge wird typischerweise durch die Mobilisierung nach Bettlägerigkeit oder jeglicher partieller Ruhigstellung ausgelöst. Erste körperliche Anstrengungen, z. B. beim Aufstehen oder Pressen (Stuhlgang), führen zu einem plötzlichen Blutdruckanstieg im venösen System. Dadurch kommt es zur Gefäßdilatation, sodass der Staudruck und die Blutströmungsgeschwindigkeit an stenosierten Gefäßstellen dramatisch zunehmen. In Abhängigkeit von der Thrombusorganisation kann dies zu einem Ablösen von kleinerem oder größerem, nicht festhaftendem Thrombusmaterial führen (Herold 2001).

3.1.7 Kurze Pathophysiologie der Lungenembolie

Der die Lungenembolie auslösende Thrombus entsteht in bis zu 90 % der Fälle in den tiefen Bein- oder Beckenvenen, wobei der Embolus zu 30 % aus den Beckenvenen und zu 60 % aus den Venen der Beine stammt. Hier entsteht der Thrombus meistens im Bereich der Wadenmuskelvenen und beeinträchtigt die Funktion der Venenklappen. Es bilden sich kleinere Gerinnsel, die jedoch rasch heranwachsen und zu einem Gefäßverschluss führen können. In etwa 0,5–1,5 % der Fälle handelt es sich um Thromben aus dem Unterschenkel oder dem Arm-/Schulterbereich (Berufsverband Deutscher Internisten).

Losgelöste Emboli gelangen über die untere Hohlvene, den rechten Vorhof und Ventrikel des Herzens in die Äste der Pulmonalarterie. Eine Verlegung von Pulmonalarterien durch Fremdmaterial (z. B. Fett, Tumormaterial) oder Luft ist ebenfalls möglich. Neben der bereits beschriebenen Immobilisation sind auch höheres Lebensalter, Adipositas, Tumorerkrankung, Herzinsuffizienz, Medikamente sowie gewisse Lebensgewohnheiten (z. B. Antikonzeptiva in Kombination mit Nikotinabusus) und angeborene Blutgerinnungsstörungen (Faktor-V-Leiden-Mutation, Protein-S-Mangel) prädisponierende Faktoren für eine Lungenembolie (Herold 2001).

Folge einer akuten Lungenembolie ist eine Perfusionsminderung pulmonaler Arterien und dadurch eine Verteilungsstörung (Störung des Ventilations-/Perfusionsverhältnisses). Durch den erhöhten Widerstand im Pulmonalkreislauf kommt es über den Truncus pulmonalis zu einem Rückstau in das rechte Herz und so zu einer vermehrten Rechtsherzbelastung (akutes Cor pulmonale). Als Reaktion auf den erhöhten Druck folgen eine kompensatorische konzentrische Hypertrophie des rechten Ventrikels, eine Zunahme des enddiastolischen Volumens, des enddiastolischen Druckes und eine gesteigerte Gefäßkonstriktion. Bei einer Chronifizierung resultiert daraus eine pulmonalarterielle Hypertonie und eine Rechtsherzinsuffizienz (chronisches Cor pulmonale). Die langfristigen kardialen Folgen sind ein Rechtsherzversagen mit dekompensierter Herzinsuffizienz und Stauung im großen Körperkreislauf. Die massive Reduktion des Schlagvolumens hat im schlimmsten Fall einen Kreislaufstillstand oder einen kardiogenen Schock zur Folge.

> Das Cor pulmonale ist definiert als Hypertrophie oder Dilatation (nach Dekompensation) des rechten Herzventrikels infolge einer Lungenerkrankung mit pulmonaler Hypertonie.

Auslöser eines **akuten Cor pulmonale** kann eine Lungenembolie sein. Das **chronische Cor pulmonale** ist die Folge einer chronischen Struktur-, Funktions- oder Zirkulationsstörung der Lunge mit pulmonaler Hypertonie (pulmonalarterieller Mitteldruck >20 mmHg).

Die verschiedenen Verlaufsformen der Lungenembolie und die sich daraus ergebenden jeweiligen hämodynamischen Folgen werden in der von Grosser (1980) beschriebenen Einteilung in 4 Schweregrade beschrieben:

1. **Schweregrad I (leicht):** transiente Symptomatik (Atemnot, Hyperventilation, Angstgefühl und Schwindel), keine hämodynamische Folgen, pulmonalarterieller Mitteldruck 14 mmHg, Durchblutungsausfall <25 %, keine pathologischen arteriellen Blutgase.
2. **Schweregrad II (mäßig):** breite klinische Symptomatik (zusätzlich leichte Atemnot und beschleunigter Puls), mäßige hämodynamische Auswirkungen, pulmonalarterieller Mitteldruck 15–20 mmHg, Durchblutungsausfall 25–50 %, pathologische arterielle Blutgase: p_aO_2 erniedrigt, aber >60 mmHg.
3. **Schweregrad III (massiv):** massive Lungenembolie ohne Schock (starke Atemnot, Kollaps), Durchblutungsausfall >50 %, größere hämodynamische Auswirkungen, d. h. pulmonale Hypertonie und akute Dekompensation des rechten Herzventrikels, pathologische arterielle Blutgase: p_aO_2 <60 mmHg.
4. **Schweregrad IV (hochgradig):** wie Stadium III und zusätzlich kardiogener Schock mit Zeichen der Zentralisation oder Kreislaufstillstand.

Die akute Druck- bzw. Widerstandserhöhung in der Lungenstrombahn durch einen Thrombus hat eine Nachlasterhöhung des rechten Ventrikels zur Folge. Eine leichte Lungenembolie hat entweder keine erkennbare Auswirkung auf den rechten Ventrikel oder fällt durch eine hyperkinetische Wandbewegung auf, die durch eine Tachykardie und die adrenerge Reaktion zustandekommt (Frank 2008).

Eine massive Lungenembolie führt zu einer Hyperkinese und Dilatation des rechten Ventrikels mit deutlicher Trikuspidalinsuffizienz und erhöhtem rechtsventrikulärem bzw. pulmonalem systolischem Druck (Frank 2008). In diesem Fall liegt ein über 50%iger oder auch vollständiger Verschluss eines oder mehrerer kleinerer Blutgefäße vor, die vom Herzen zur Lunge führen vor. Hierbei werden jedoch nicht die extrem hohen Werte erreicht, die bei einer chronischen pulmonalen Hypertonie vorliegen.

Wenn sich der Thrombembolus nicht spontan oder durch eine therapeutische Lyse aufgelöst hat, kommt es zur Integration in die Gefäßwand. Bei Patienten mit rezidivierenden Lungenembolien bildet sich so eine thrombotische »Auskleidung« der zentralen Pulmonalarterie mit organisierten Thromben. Nachfolgend unterliegt die Gefäßwand einem fibrösen Umbau und vernarbt. Es entstehen intraluminäre Narbenstränge und hochgradige Einengungen des Gefäßlumens, die durch die Reduktion der Strombahn zur Chronifizierung der akut entstandenen pulmonalen Hypertonie führen (Frank 2008). Die Entwicklung einer chronischen thromboembolischen pulmonalen Hypertonie (CTEPH) nach einer oder mehreren Lungenembolien wird mit 3,8 % als selten angesehen (Arbeitsgemeinschaft Pulmonale Hypertonie). Angesichts der großen Zahl von Lungenembolien ist die CTEPH aber wahrscheinlich trotzdem – abgesehen von der Schistosomiasis – die häufigste Ursache der schweren pulmonalen Hypertonie (Arbeitsgemeinschaft Pulmonale Hypertonie), da sie offenbar häufig nicht oder erst in fortgeschrittenem Stadium erkannt wird.

Eine pulmonale Hypertonie liegt vor, wenn der mittlere Blutdruck in der Pulmonalarterie vom Normalwert (<20 mmHg) auf mehr als 25 mmHg in Ruhe und 30 mmHg unter Belastung ansteigt. Im Bereich von 30–40 mmHg können – insbesondere unter Belastung – erste klinische Symptome beobachtet werden. Im Bereich von 50–70 mmHg nimmt die Herzauswurfleistung kontinuierlich ab. Die Patienten leiden unter stark eingeschränkter körperlicher Leistungsfähigkeit, Kreislaufstörungen einschließlich Synkopen, Angina pectoris, Raynaud-Syndrom, peripheren Ödemen und Müdigkeit. Der pulmonalarterielle Blutdruck kann weiter auf über 100 mmHg ansteigen. Es wird davon ausgegangen, dass die Lebenserwartung eingeschränkt ist, sobald der mittlere Druck in der Pulmonalarterie größer als 30 mmHg ist. Die durchschnittliche Lebenserwartung ohne Therapie beträgt 3 Jahre ab Diagnose (Arbeitsgemeinschaft Pulmonale Hypertonie).

3.2 Physiologie der Blutgerinnung

H. Riess

Die normale Hämostase zwischen den Extremen der Thromboembolie und der Blutung wird durch das stets aktive, komplex regulierte Zusammenwirken von Gefäßwand, Blutzellen und Plasmafaktoren im strömenden Blut gewährleistet. Überschwellige, die aktuelle Kompensationsfähigkeit des Systems übersteigende Störungen in dieser Interaktion führen zur klinisch manifest werdenden Thrombusbildung bzw. Hämorrhagie.

3.2.1 Normale Hämostase

Gefäß- bzw. Gefäßwandläsionen initiieren und propagieren die Blutgerinnung, wobei in arteriellen Gefäßen der Gefäßtonus den Blutfluss moduliert. Thrombozyten und auch Leukozyten adhärieren an z. B. durch Immunreaktionen oder durch infektiös-toxisch oder traumatisch alteriertem Endothel oder an freiliegenden subendothelialen Strukturen (wie z. B. Kollagen), wobei Glykoproteinrezeptoren (z. B. Integrine) die Anbindung vermitteln. Die damit verbundene zelluläre Aktivierung führt zu Veränderungen von Endothel-, Plättchen- und Leukozytenmembranen, wodurch gerinnungsaktive Phospholipoproteinoberflächen verfügbar werden, die dann (z. B. als Plättchenfaktor 3, PF3) eine optimale Voraussetzung für den im Wesentlichen durch Tissue Factor (TF, »Gewebsthromboplastin«) initiierten Ablauf der plasmatischen Gerinnung bilden. Freigesetzte Inhaltsstoffe und synthetisierte leukozytäre und thrombozytäre Mediatoren verstärken die Gefäßkontraktion, rekrutieren weitere Blutzellen und beschleunigen die Fibrinbildung. Das an der Gefäßläsion primär sich bildende, unter Umständen bereits zur Blutstillung führende Zellaggregat wird durch das parallel gebildete Fibrin stabilisiert, wobei eine wechselseitige positive Rückkopplung zwischen plasmatischer Thrombin- und Fibrinbildung sowie Plättchen- und Leukozytenakkumulation und -aktivierung besteht. Dynamik und Ausmaß der Fibrinbildung werden wesentlich durch die zellulären Hämostasekomponenten sowie die Konzentration der Gerinnungsfaktoren und -inhibitoren moduliert. Durch aktive Gerinnselretraktion und reaktive Fibrinolyse – ihrerseits reguliert durch Aktivatoren und Inhibitoren – wird parallel mit der Wundheilung der Gefäßwand die (unter Umständen lumenwiederherstellende) Gerinnselrückbildung eingeleitet.

Manche Komponenten des Hämostasesystems sind auch Regulatoren für andere plasmatische Kaskadensysteme, wie z. B. der C1-Inhibitor, der die Kontaktaktivierung der plasmatischen Gerinnung, die Fibrinolyse und auch das Kinin-Bradykinin-System hemmt. Einerseits sind Blut- und Gefäßwandzellen aktive Komponenten der Hämostase, andererseits wirken plasmatische Mediatoren auf diese Zellen; insbesondere Thrombin wird von zellspezifischen Rezeptoren gebunden und löst zell- und rezeptorspezifische Signale aus.

Qualitative und/oder quantitative Abweichungen der zellulären oder plasmatischen Hämostasekomponenten führen oder disponieren zur hämorrhagischen (z. B. Thrombozytopenie, Hämophilie) bzw. thrombophilen Diathese (z. B. Thrombozytose, Antithrombinmangel). Dabei ist deren individuelle Ausprägung neben Art und Ausmaß des zugrundeliegenden Defektes auch von der interindividuell unterschiedlichen »Resthämostase« und deren Kompensationsfähigkeit abhängig. Störungen im Bereich einzelner Hämostasekomponenten treten klinisch in der Regel primär nicht als hämorrhagische oder thrombophile Diathese in Erscheinung, solange nicht eine Aktivitätsminderung auf deutlich weniger als 30 % oder eine Aktivitätssteigerung auf deutlich über 150 % besteht. Leichtere Funktionsstörungen – auch von Einzelfaktoren – im Rahmen hereditärer oder erworbener Hämostasestörungen, die sich der Routinediagnostik nahezu regelhaft entziehen, können aber im Kontext mit endogenen oder exogenen Noxen zur Dekompensation des Hämostasegleichgewichts, d. h. zur Thromboembolie oder Blutung, beitragen.

3.2.2 Komponenten der Hämostase und ihre Interaktionen

Bedeutung der Blutplättchen

Blutplättchen entstehen im Knochenmark durch Fragmentierung aus Megakaryozyten und werden in das zirkulierende Blut abgegeben. Sie besitzen keinen Zellkern (Thrombo**zyten**!) und sind damit nur zu sehr limitierter Proteinsynthese befähigt. Sie sind diskoid und haben einen Durchmesser von 2–4 µm. Ihre Lebensdauer beträgt normalerweise etwa 9 Tage. Der Referenzwert der Blutplättchen reicht von 150–350×10^9/l. Etwa ein Drittel der Thrombozyten wird in der Milz gespeichert (»pooling«) und steht im Austausch mit dem peripheren Blut. Nur ein kleiner Teil der Thrombozyten wird im kontinuierlichen physiologischen Blutstillungsprozess verbraucht, die meisten Thrombozyten werden im retikuloendothelialen System – vorrangig der Milz – phagozytiert.

Regulation der Thrombozytenzahl Die periphere Thrombozytenzahl wird durch kontinuierlich hepatisch gebildetes Thrombopoetin (TPO) reguliert. TPO bindet an spezifische Rezeptoren von hämatopoetischen Progenitorzellen, vor allem aber von Megakaryozyten und zirkulierenden Thrombozyten. Eine Verminderung der Thrombozytenzahl führt zu einer Erhöhung des Spiegels an freiem TPO und damit zur Zunahme der megakaryozytären Rezeptorstimulation und konsekutiven Thrombozytenproduktion. Dementsprechend findet man bei chronischer Thrombozytopenie eine Zunahme an Megakaryozyten im Knochenmark. Bei deutlich verkürzter Thrombozytenüberlebenszeit, z. B. bei Immunthrombozytopenien, fehlt eine dem Ausmaß der Thrombozytopenie angemessene Erhöhung von TPO, da mit den Blutplättchen auch das daran gebundene TPO aus der Zirkulation geklärt wird.

Verschiedene Bedingungen verändern die Thrombozytenzahl: So werden reaktive Thrombozytosen passager nach Splenektomie, bei Akutphasereaktionen, postoperativ, in Stresssituationen oder bei leichtem Eisenmangel beobachtet. Reaktive Thrombozytopenien findet man unter anderem bei Infektionen, bei Autoimmunerkrankungen, während der Schwangerschaft und bei Vitaminmangelzuständen.

Thrombozytengranula Die im elektronenmikroskopischen Bild erkennbare morphologische Organisation der Blutplättchen ist durch verschiedene subzelluläre Granula geprägt. Die sog. α-Granula speichern insbesondere gerinnungsaktive Substanzen (Tab. 3.1). Die elektronendichten Granula, »Dense Bodies« genannt, enthalten u. a. Adenosindiphosphat (ADP), Adenosintriphosphat (ATP), Calcium und Serotonin. Aus Lysosomen werden saure Hydrolasen, Glykosidasen und Kathepsine freigesetzt.

Tab. 3.1 Auswahl von Inhaltsstoffen der Plättchengranula

Granula	Inhaltsstoffe
α-Granula	Antiplasmin Endothelzellwachstumsfaktor (ECGF, Endothel Cell Growth Factor) Epidermaler Wachstumsfaktor (EGF) Faktor V Faktor XI Fibrinogen Fibronektin Plasminogenaktivatorinhibitor 1 (PAI-1) Plättchenfaktor 4 Blutplättchenwachstumsfaktor (PDGF) Protein S P-Selektin B-Thromboglobulin Thrombospondin Transformierender Wachstumsfaktor (TGF) Vitronektin v.-Willebrand-Faktor
»Dense-Bodies«	ADP ATP Calcium Pyrophosphat Serotonin
Lysosomen	Saure Hydrolasen Glykosidasen Kathepsine

Weitere freigesetzte Substanzen: α$_1$-Proteaseinhibitor, α$_2$-Makroglobulin, C1-Inhibitor, Faktor XIII, Gewebefaktorinhibitor (TFPI), hochmolekulares Kininogen (HMWK), vaskulärer Permeabilitätsfaktor.

Dies geschieht durch Abgabe der Granulainhaltsstoffe in das offene kanalikuläre System, welches das Plättcheninnere als Einstülpung der trilaminaren Phospholipidmembran der Plättchenoberfläche durchzieht und – als Pseudopodien nach außen gestülpt – die Inhaltsstoffe der Granula an der Plättchenoberfläche verfügbar macht. Dieser Formwandel (Shape Change) wird durch die energieverbrauchende Kontraktion von Mikrofilamenten und Mikrotubuli (Dense Tubular System) bewirkt, deren Myosinfibrillen auch für die Gerinnselretraktion wesentlich verantwortlich sind.

Aufgaben der Blutplättchen Im Rahmen der Blutstillung haben Blutplättchen vor allem zwei wichtige Aufgaben zu erfüllen:
1. Sie sind wesentlicher Bestandteil des Zellpfropfes am Verletzungsort (primäre Hämostase).
2. Sie stellen die für den Ablauf der plasmatischen Gerinnung notwendige negativ geladene Phospholipidoberfläche zur Verfügung.

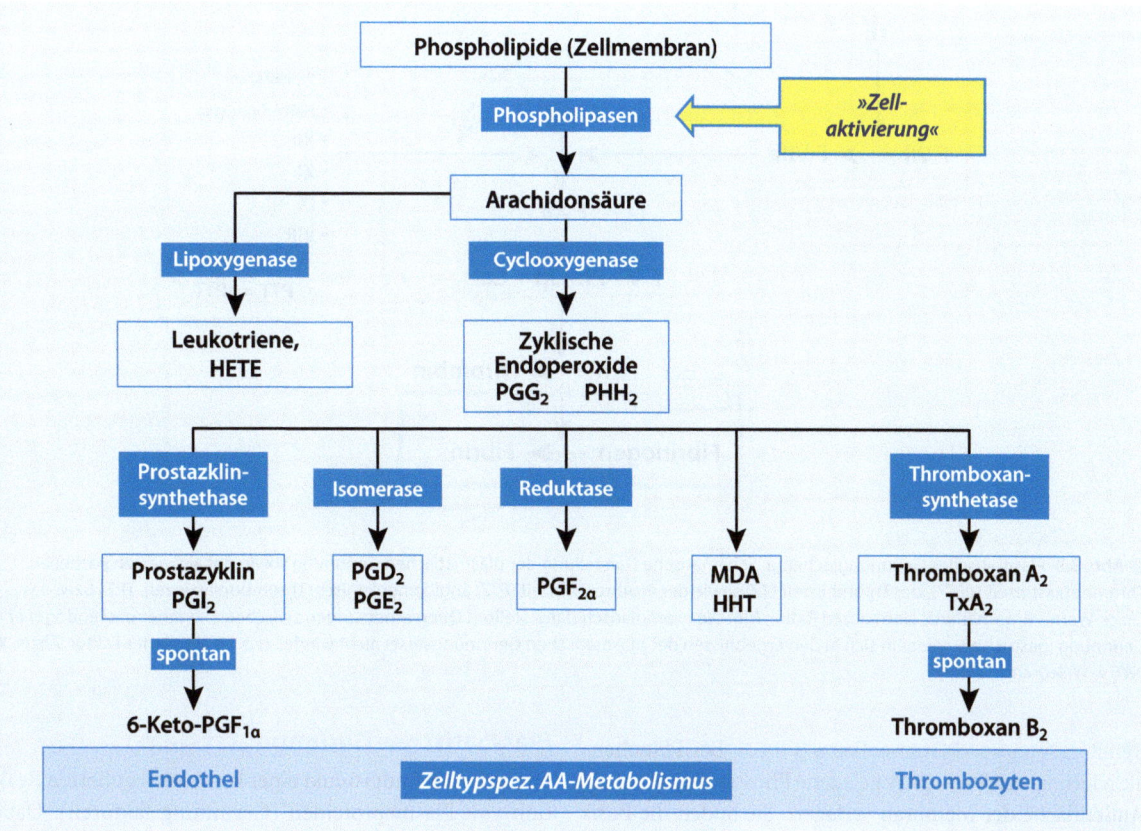

Abb. 3.2 Schematische Darstellung des Arachidonsäurestoffwechsels. (*AA* Arachidonsäure, *HETA* Hydroxy-Eicosa-5,8,10,14-Tetraensäure, *HHT* 14-Hydroxy-Hepta-Dekan-5,8,10-Triensäure, *MDA* Malondialdehyd, *PG* Prostaglandin)

Die Thrombozytenaktivierung erfolgt in getrennt erfassbaren, aber ineinander übergehenden morphologischen und funktionellen Schritten, wobei **Adhäsion, Formwandel, Freisetzungsreaktion** und **Aggregation** unterschieden werden.

Adhäsion Aufgrund ihrer Größe bewegen sich Blutplättchen im fließenden Blut bevorzugt in der gefäßwandnahen Zone. Im Bereich von geschädigtem Endothel oder freiliegenden subendothelialen Strukturen (z. B. Kollagenfibrillen) adhärieren Plättchen mittels thrombozytärer Glykoproteinrezeptoren. Die beiden wichtigsten Adhäsionsrezeptoren sind der Glykoprotein-(GP-)Ia/IIa- bzw. GP-Ib/V/IX-Komplex zur Bindung von Kollagenfasern bzw. des v.-Willebrand-Faktors, der eine Brücke zwischen Plättchen und Subendothel bilden kann. Auch der GP-IIb/IIIa-Komplex aktivierter Plättchen (s. Aggregation) kann an den v.-Willebrand-Faktor binden.

Formwandel und Freisetzungsreaktion Durch Fremdflächenkontakt oder rezeptorvermittelt durch Agonisten wie ADP, Thrombin u. a. gehen die Plättchen in eine sphärische Form über mit kurzen und längeren ausgestülpten Pseudopodien. Dabei werden Granulainhaltsstoffe freigesetzt und thrombozytäre Mediatoren wie Thromboxan A_2 oder plättchenaktivierender Faktor synthetisiert. Diese verstärken rezeptorvermittelt die Plättchenaktivierung und aktivieren lokal weitere Plättchen. Thromboxan A_2 und Serotonin sind dabei auch von wesentlicher Bedeutung für die Gefäßkontraktion.

Aggregation Bei überschwelliger Plättchenaktivierung werden räumlich benachbarte Plättchen stimuliert (s. oben) und lagern sich zusammen (Aggregation). Dabei wird Fibrinogen an den aktivierten GP-IIb/IIIa-Komplex gebunden und bildet die Brücke zwischen benachbarten Plättchen.

Zur Aggregation führen im Wesentlichen 3 Mediatoren:
1. **ADP** aus den »Dense Bodies«;
2. die im Arachidonsäurestoffwechsel gebildeten instabilen Endoperoxide Prostaglandin H_2 und G_2 sowie v. a. das **Thromboxan A_2** (TxA_2; ◘ Abb. 3.2), welches spontan zum biologisch unwirksamen TxB_2 hydrolisiert;
3. der **plättchenaktivierende Faktor** (PAF) – gebildet aus dem Lysolecithin der Zellmembran durch Acetylierung –, der insbesondere im Zusammenwirken mit anderen Agonisten einen wichtigen Faktor der Thrombozytenaktivierung darstellt.

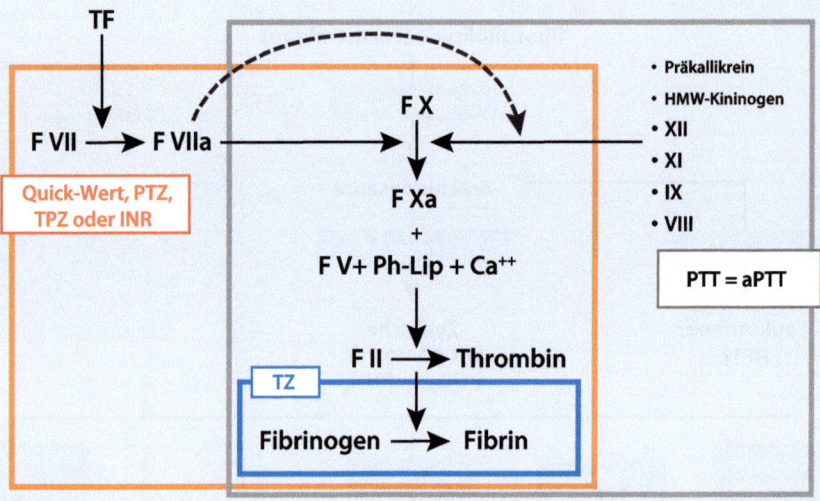

Abb. 3.3 Plasmatisches Gerinnungsschema. Schematische Darstellung der plasmatischen Gerinnung sowie der aktivierten partiellen Thromboplastinzeit (*aPTT*), der Thrombinzeit (*TZ*) sowie der Prothrombinzeit (*PTZ*; angloamerikanisch: Thromboplastinzeit, TPZ) bzw. des Quick-Wertes (International Normalized Ratio, *INR*). Die exemplarisch dargestellten Quervernetzungen zwischen exogener und endogener Gerinnung (gestrichelt) spiegeln sich in den Ergebnissen der plasmatischen Gerinnungstests nicht wieder. (*Va*, *Xa* aktivierter Faktor V bzw. X; *vWF* v.-Willebrand-Faktor)

Bereitstellung von Plättchenfaktor 3 (PF3) Bei Plättchenaktivierung werden negativ geladene Phospholipide auf die Außenfläche der Membran verlagert. Sie bilden die Basis für die Ca^{++}-vermittelte Bindung von γ-carboxylierten Gerinnungsfaktoren mit konsekutiver limitierter Proteolyse im Rahmen des Tenase- und Prothrombinasekomplexes (s. unten). Dadurch wird die Thrombin- und Fibrinbildung räumlich bevorzugt an die Thrombozytenaktivierung gebunden. Aufgrund der hohen Flussgeschwindigkeiten und Scherkräfte ist die v.-Willebrand-Faktor-vermittelte Anlagerung von Thrombozyten an eine alterierte Gefäßwand für die Thrombusentstehung im arteriellen Stromgebiet bedeutsamer als im venösen System.

Regulation der Thrombozytenaktivierung Die Thrombozytenaktivierung ist komplex reguliert und in ihrer Initialphase reversibel. Eine überschießende Thrombozytenaktivierung wird vor allem durch Mediatoren limitiert, die von intaktem Endothel abgegeben werden. Dazu zählen z. B. Stickstoffmonoxid (NO), Endothelin oder Prostazyklin (Abb. 3.2), welche rezeptorvermittelt einen Anstieg des thrombozytären zyklischen Adenosinmonophosphats (cAMP) sowie konsekutiv einen Abfall intrathrombozytär freier Calciumionen induzieren und damit der Plättchenaktivierbarkeit und Propagation der Plättchenaggregation entgegenwirken. So können Plättchen nach Formwandel und Sekretion wieder in ihre diskoide Form zurückkehren und zirkulieren; sie sind allerdings auch aufgrund ihrer weitgehend entleerten Speicherorganellen nur eingeschränkt funktionsfähig (»exhausted platelets«).

Plasmatisches Gerinnungssystem

Fibrin ist das Endprodukt einer komplex regulierten Reaktion von Plasmaproteinen (Gerinnungsfaktoren). Dabei werden konsekutiv verschiedene Proenzyme (z. B. Prothrombin) zu aktiven Serinproteasen umgewandelt (z. B. Thrombin = Faktor IIa; Abb. 3.3, Abb. 3.4; Tab. 3.2). Diese Reaktionen werden durch Inhibitoren (z. B. Antithrombin) und Kofaktoren (z. B. aktivierter Faktor V = Va) moduliert. Die Unterscheidung der intrinsischen (endogenen) und extrinsischen (exogenen) Gerinnung sowie der gemeinsamen Endstrecke beider Systeme (Abb. 3.3) spiegelt die In-vivo-Verhältnisse nicht wider, ist jedoch für die Interpretation der plasmatischen Gerinnungsgruppenteste weiterhin hilfreich. So führen Erniedrigungen der Kontaktfaktoren hochmolekulares Kininogen (HMW-Kininogen, »high molecular weight kininogen«), Präkallikrein und Faktor XII zwar spiegelabhängig zu – nicht selten deutlichen – Verlängerungen der aktivierten partiellen Thromboplastinzeit (aPTT), sie sind jedoch auch bei Plasmaaktivitäten <1 % mit keinerlei Blutungsdiathese verbunden. Andererseits wird die klinisch durchaus relevante Quervernetzung des Fibrinogens durch den von Thrombin aktivierten Faktor XIII (FXIIIa) von den In-vitro-Gruppentests der plasmatischen Gerinnung nicht erfasst.

Die Gerinnungsfaktoren und -inhibitoren (Tab. 3.2, Tab. 3.3) werden überwiegend in der Leber gebildet (die Faktoren des Prothrombinkomplexes II, VII, IX, X in Abhängigkeit von Vitamin K), während Faktor VIII vorrangig von Endothelzellen synthetisiert wird.

Tab. 3.2 Gerinnungsfaktoren

Faktor	Synonym	Plasma-konzentration [mg/dl]	Halb-wertszeit [h]
I	Fibrinogen	200–400	96–120
II	Prothrombin	5–15	40–75
V	Proakzelerin	1	24–36
VII	Prokonvertin	0,05	2–5
VIII	Antihämophiles Globulin A	0,01–0,02	10–14
IX	Christmas-Faktor	0,3	18–30
X	Steward-Prower-Faktor	1	20–42
XI	»Plasma Thromboplastin Antecedent«	0,5	60–70
XII	Hagemann-Faktor	3	50–70
XIII	Fibrinstabilisierender Faktor	6	120–150
vWF	v.-Willebrand-Faktor	2–4	6–12

Fibrinbildung und Aktivierung der Gerinnungsfaktoren

Initiierung der Gerinnung Die Initiierung der Gerinnung (Abb. 3.4) erfolgt durch gewebeständige Kinasen (Tissue Factor, Gewebethromboplastin) im sog. extrinsischen System mit konsekutiver Aktivierung von Faktor X und einer quantitativ geringen Thrombinbildung, die durch den Tissue Factor Pathway Inhibitor (TFPI, Gewebefaktorinhibitor) moduliert wird. Diese Thrombinmenge aktiviert lokal die Faktoren V, VIII, XI und Thrombozyten (Amplifikation). Durch positive Feedback-Stimulation erfolgt die klinisch bedeutsamere Thrombinbildung (»thrombin burst«; Propagation) durch limitierte Proteolyse im sog. Tenasekomplex (Faktoren IXa, VIIIa und Faktor X zu Faktor Xa) bzw. Prothrombinasekomplex (Faktoren Xa, Va und Faktor II zu Faktor IIa) an aktivierten Zelloberflächen (v. a. Thrombozyten, aber auch thrombozytäre, leukozytäre oder endotheliale Mikrovesikel). Im Rahmen der Faktor-II-Aktivierung wird das Prothrombinfragment F1+2 abgespalten. Ein mit bis zu 5 % der deutschen Bevölkerung relativ häufiger heterozygoter prothrombophiler Polymorphismus ist die G20210A Mutation im Prothrombinpromoterbereich, die zu einer vermehrten Thrombinbildung führt.

Für wesentliche Schritte der Thrombinbildung im Rahmen der plasmatischen Gerinnung sind eine ausreichende Verfügbarkeit von freien Calciumionen (Ca^{++}), ein physiologischer pH-Wert und Normothermie unerlässlich.

Bei ausreichender Thrombinkonzentration entsteht durch Abspaltung der Fibrinopeptide (A und B) ein Fibrinmonomer, das mit anderen hochmolekulare Komplexe bilden kann (lösliches Fibrinpolymer). Der durch Thrombin aktivierte fibrinstabilisierende Faktor (XIII → XIIIa) bewirkt die intermolekulare Quervernetzung, womit das Fibrinpolymer »unlöslich« wird.

Thrombin entfaltet konzentrationsabhängig verschiedene Wirkungen an Plasmabestandteilen, an Zellen (wie Blutplättchen, Leukozyten) und Endothelien.

Kontaktaktivierung Die physiologische und pathophysiologische Bedeutung der durch den C1-Inhibitor modulierten Kontaktaktivierung unter Beteiligung von Hagemann-Faktor (XII), hochmolekularem Kininogen (HMWK) und Präkallikrein ist unklar. Sie entfaltet prokoagulatorische (Faktor-XI-Aktivierung), profibrinolytische und proinflammatorische Wirkungen.

Faktor VIII und v.-Willebrand-Faktor Der Faktor VIII ist in vivo an ein hochmolekulares Trägerprotein, den v.-Willebrand-Faktor (vWF), gebunden. Dies schützt Faktor VIII einerseits vor der proteolytischen Degradation im Plasma und verlängert die biologische Halbwertszeit. Zudem kommt es zur räumlichen Verbindung der Plättchenadhäsion (vWF) mit der plasmatischen Gerinnung (Faktor VIII). Nach Aktivierung durch Thrombin beschleunigt Faktor VIIIa als Kofaktor die Aktivierung des Faktors X.

Modulation der Fibrinbildung durch Inhibitoren des plasmatischen Gerinnungssystems

Die plasmatische Thrombinbildung wird durch ein antagonistisches System von Inhibitoren moduliert. Mangelzustände bei Inhibitoren können zu Thrombosen oder zu einer disseminierten intravasalen Gerinnung führen, supraphysiologische Inhibitorenspiegel können zu Blutungen prädisponieren. Klinisch relevante Inhibitoren sind Antithrombin (AT), die Proteine C und S (PC/PS), aber auch der C1-Inhibitor (s. oben) und der Tissue Factor Pathway Inhibitor (Gewebefaktorinhibitor, TFPI; Tab. 3.3).

Antithrombin (AT) Antithrombin, ein in der Leber synthetisiertes Glykoprotein, besitzt ein breites Wirkspektrum gegen verschiedene Serinproteasen durch die Bildung von Enzym-Inhibitor-Komplexen. Die Interaktion mit den verschiedenen Serinproteasen der plasmatischen Gerinnung – vorrangig mit Thrombin und Faktor Xa – verläuft unterschiedlich rasch, wobei die Reaktionsgeschwindigkeit durch Glykosaminoglykane (z. B. durch Heparine, Fondaparinux) deutlich beschleunigt wird. Die entstehenden Komplexe (z. B. Thrombin-Antihrombin-Komplex, TAT) können laboranalytisch als Ausdruck der In-vivo-Thrombinentstehung gemessen werden.

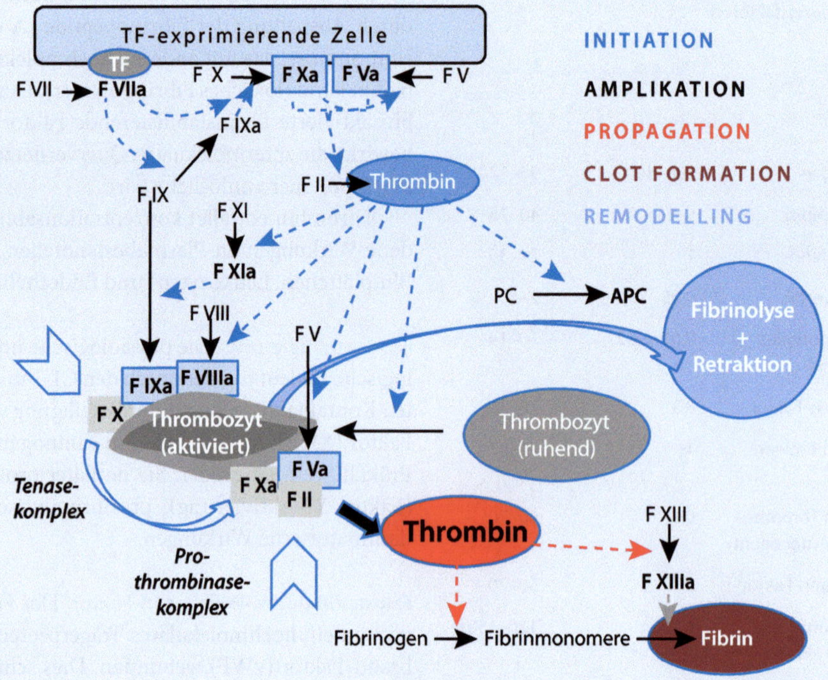

Abb. 3.4 Zellbasiertes Schema der Gerinnung. Am zellulär exprimierten Tissue Factor (TF) bildet sich ein TF-Faktor-VIIa-Komplex, der die Faktoren X und IX aktivieren kann. Zellgebundener Faktor Xa aktiviert Faktor V, und der entstehende FXa-Va-Komplex führt zur langsamen und mengenmäßig geringen Thrombinbildung (**Initiation**). Thrombin aktiviert Thrombozyten und die Faktoren V, VIII und XI. Faktor XIa aktiviert zusätzlich Faktor IX (**Amplifikation**). Auf der aktivierten Thrombozytenoberfläche bildet sich der Tenasekomplex (Faktoren VIIIa, IXa, X); der entstehende Faktor Xa bildet mit Faktor Va und Prothrombin (Faktor II) den ebenfalls zelloberflächengebundenen Prothrombinasekomplex, wodurch rasch und in großen Mengen zum einen Thrombin gebildet wird (**Propagation**), zum anderen wird Fibrinogen zu löslichem Fibrin und dann – mithilfe des ebenfalls durch Thrombin aktivierten Faktors XIII – zu stabilem Fibrin polymerisiert (**Clot formation**). Thrombozytäre Thrombusretraktion und Fibrinolyse führen zusammen mit vaskulären Reparaturvorgängen zum bleibenden Endzustand mit oder ohne Gefäßwiedereröffnung (**Remodelling**)

Tab. 3.3 Inhibitoren der plasmatischen Gerinnung

Inhibitor	Plasmakonzentration [mg/dl]	Halbwertszeit [h]	Inhibitorspektrum
Antithrombin	18–30	48–60	Serinproteasen (Faktor Xa – Thrombin)
C1-Inhibitor	1,5–4,0	60–70	Faktor XII, Kallikrein
Protein C	0,4	2–8	Faktor Va, Faktor VIIIa, PAI-1
Protein S	0,25	24–48	(Kofaktor für Protein C)
Gewebefaktorinhibitor (TFPI)	0,01	<0,1	Faktor Xa, Tissue-Factor-(TF-) VIIa-Komplex

PAI Plasminogenaktivatorinhibitor.

Protein-C-/Protein-S-System C1-Inhibitor, AT und TFPI zirkulieren in aktiver Form. Demgegenüber bedarf Protein C (PC) der Aktivierung durch die hochaffine Bindung von Thrombin an den spezifischen Endothelrezeptor Thrombomodulin (TM). Der entstehende Thrombin-Thrombomodulin-Komplex aktiviert das in Abhängigkeit von Vitamin K gebildete Proenzym zu aktiviertem PC (aPC), dabei wird unter Mitwirkung des endothelialen Protein-C-Rezeptors (EPCR) ein Aktivierungspeptid abgespalten. Durch aPC werden die Faktoren Va und VIIIa proteolytisch abgebaut. aPC inaktiviert auch den Plasminogenaktivatorinhibitor 1 (PAI-1) und erleichtert damit die Fibrinolyse. Die Wirkung von aPC wird durch den – ebenfalls in Abhängigkeit von Vitamin K – in der Leber gebildeten Kofaktor Protein S (PS) verstärkt. PS liegt aktiv in freier Form und inaktiv gebunden an C4b-Bindungsprotein (C4b-BP) vor, ein Akute-Phase-Protein des Komplementsystems. Bei Akute-Phase-Konstellationen verschiebt sich daher das etwa hälftige Verhältnis zu Ungunsten des freien PS in prothrombogene Richtung.

Unter aPC-Resistenz versteht man eine unzureichende inhibitorische Aktivität von aPC mit konsekutiv vermehrter Thrombinbildung. Häufigste Ursache dieser prothrombophilen Veränderung in der deutschen Bevölkerung ist ein bei etwa 6 % in heterozygoter Form vorkommender Polymorphismus des Faktor-V-Gens im Exon 10, bei dem durch die Punktmutation G1691A Arginin in Position 506 durch Glutamin ersetzt wird (**Faktor-V-Leiden-Mutation**, nach der holländischen Stadt Leiden, in der diese Mutation entdeckt wurde). Dies betrifft eine Spaltungsstelle von Faktor Va für APC, sodass die biologische Halbwertzeit von aktiviertem Faktor V verlängert und damit die Thrombinbildung verstärkt wird.

Auch α_2-Makroglobulin und α_2-Antitrypsin besitzen hemmende Wirkungen auf die plasmatische Gerinnung.

Das Fibrinolysesystem

Plasminogenaktivierung Freies Plasmin, die wirksame Serinprotease der Fibrinolyse, baut gebildetes Fibrin und auch Fibrinogen ab, wobei Fibrin- bzw. Fibrinogenspaltprodukte wie die D-Dimere entstehen – Fragmente des durch Faktor XIIIa quervernetzten Fibrinpolymers. Plasmin wird mit Hilfe von Plasminogenaktivatoren (PA) proteolytisch aus Plasminogen gebildet. Die wichtigsten Plasminogenaktivatoren sind der Gewebeplasminogenaktivator (Tissue-Type Plasminogen Activator, tPA) sowie die Urokinase (Urokinase-Type Plasminogen Activator, uPA). Schwächere endogene Plasminogenaktivatoren sind Faktor XIIa, hochmolekulares Kininogen und Präkallikrein.

tPA ist eine endotheliale Serinprotease mit hoher Spezifität für Plasminogen und kurzer Halbwertszeit (ca. 5 min). Die proteolytische Aktivität von tPA wird durch Fibrin verstärkt, wodurch die am Thrombus lokalisierte Plasminbildung gefördert wird. Physiologisch finden sich vergleichsweise hohe fibrinolytische Aktivitäten in Sekreten und Urin sowie in bestimmten Organen, wie z. B. der Prostata.

Inhibitoren der Fibrinolyse Freies plasmatisches Plasmin wird durch Antiplasmin im Plasmin-Antiplasmin-Komplex (PAP) inaktiviert. Im Gerinnsel entstehendes Plasmin ist vor dieser Inhibition geschützt. Ein weiterer Inhibitor, der Plasminogenaktivatorinhibitor 1 (PAI-1), wird von Endothelzellen produziert und bedarfsadaptiert ins Blut sezerniert. Beide Inhibitoren werden auch aus den α-Granula der Blutplättchen freigesetzt. PAI-1 inaktiviert tPA und uPA rasch.

Von untergeordneter Bedeutung im fibrinolytischen System sind α_2-Makroglobulin, Antithrombin (AT) und der C1-Inhibitor.

Bedeutung der Leukozyten

Endothelschädigungen jeglicher Art führen unter Beteiligung von vWF, P-Selektin und anderen Adhäsionsmolekülen oder Thrombozyten zur Adhäsion, Aktivierung und Extravasation von Leukozyten mit Tissue-Factor-(TF-)Expression auf Granulozyten und Monozyten. P-Selektin, CD40-Rezeptor und CD40-Ligand sowie der Lipoxygenasestoffwechselweg der Blutplättchen (Abb. 3.2) führen zur wechselseitigen Stimulation der TF-Verfügbarkeit zwischen Thrombozyten und Leukozyten. Darüber hinaus stellen aktivierte Leukozyten ebenfalls geeignete Phospholipidstrukturen für den Ablauf der plasmatischen Gerinnung zur Verfügung.

Granulozytäre Mediatoren wie Proteasen oder Sauerstoffradikale führen zu Veränderungen der Endothel- und Thrombozytenfunktion und zur modifizierten Thrombin- und Plasminbildung. Beispielhaft führt Kathepsin G zur Plättchenaktivierung, Elastase kann Inhibitoren der plasmatischen Gerinnung wie AT, PC, PS und TFPI proteolytisch degradieren.

Bedeutung des Endothels

Das Endothel ist in verschiedenen Organen und Gefäßregionen morphologisch und funktionell sehr variabel und unterschiedlich strukturiert. Aufgrund des hohen Quotienten aus Endotheloberfläche/Blutvolumen kommt insbesondere dem Endothel der Mikrozirkulation eine hämostasemodulierende Wirkung zu.

Antithrombogene Eigenschaften Der Aufrechterhaltung der Fließfähigkeit und Ungerinnbarkeit des Blutes in intakten Gefäßen dienen die physiologisch antithrombogenen Eigenschaften des Endothels (Tab. 3.4) wie die Wirkungsverstärkung des Antithrombins durch das heparinähnliche Heparansulfat in der Glykokalyx des Endothels sowie die Bereitstellung von Thrombomodulin und endothelialem Protein-C-Rezeptor (EPCR) zur Aktivierung des PC-/PS-Systems. Die PC-Aktivierung bewirkt eine Förderung der Fibrinolyse, die durch die tPA-Synthese und -Freisetzung weiter verstärkt werden kann. Schließlich führen vom Endothel freigesetztes Stickstoffmonoxid (NO) sowie das durch endotheliale Ektonukleotidasen aus ADP, AMP und ATP gebildete antiaggregatorische Adenosin ebenso wie Prostazyklin (das Hauptprodukt des endothelialen Arachidonsäuremetabolismus, Abb. 3.2) zur Thrombozytenfunktionshemmung.

Prothrombogene Eigenschaften Allerdings kann das Endothel auch prothrombogene Eigenschaften entwickeln (Tab. 3.4, insbesondere bei Schädigungen durch Ischämien, Infektionen oder toxische Substanzen sowie als Reaktion auf Zytokine wie Tumornekrosefaktor α (TNF$_\alpha$). Beispielhaft seien die Expression von Tissue Factor (TF), die Fibrinolysehemmung durch Freisetzung von Plasminogenaktivatorinhibitor 1 (PAI-1) sowie die Thrombozyten- und Leukozytenbindung und -aktivierung durch

Tab. 3.4 Eigenschaften des Endothels (Auswahl)

Antithrombogene Eigenschaften	Prothrombogene Eigenschaften
Antithrombinbindung (Gykokalix)	Gewebefaktorexpression
Thrombomodulinexpression	Faktor-VIII-Synthese
Expression des endothelialen Protein-C-Rezeptors (EPCR)	Faktor-V-Bindung
Freisetzung des Gewebefaktorinhibitors (TFPI)	Freisetzung des Plasminogenaktivatorinhibtors 1 (PAI-1)
Freisetzung der Plasminogenaktivatoren (tPA, uPA)	Freisetzung des v.-Willebrand-Faktors (vWF)
Synthese/Freisetzung von Prostazyklin	Synthese/Freisetzung des plättchenaktivierenden Faktors (PAF)
Adenosinbildung (Ektonukleotidasen)	Expression von P-Selektin

tPA Tissue-Type Plasminogen Activator, *uPA* Urokinase-Type Plasminogen Activator.

den v.-Willebrand-Faktor und die Freisetzung von plättchenaktivierendem Faktor (PAF) genannt.

Im Gegensatz zu den meisten anderen Hämostasekomponenten entzieht sich das Endothel gegenwärtig noch weitestgehend dem routinemäßigen Labormonitoring, sodass die ätiologische Bedeutung des Endothels bei verschiedenen Hämostasestörungen bislang größtenteils spekulativ ist.

3.2.3 Die alterierte Hämostase

Die Interaktionen der Hämostasekomponenten sind derart reguliert, dass unterschwellige Auslenkungen in die prohämorrhagische oder prothrombotische Richtung gedämpft und wieder in die stabile Ausgangslage zurückgeführt werden. Bei akuter Noxe ist es häufig ausreichend, diese zu identifizieren und zu beseitigen, um eine sich anbahnende oder bereits laboranalytisch fassbare Dekompensation zu vermeiden. In diesem Zusammenhang sind physiologischer pH, Normothermie und stabile Kreislaufverhältnisse von oft unterschätzter Bedeutung.

Bei vorbestehend familiärer oder erworbener Hämostasestörung ist diese Kompensationsfähigkeit eingeschränkt, sodass vergleichsweise kleine Noxen zur klinischen Thromboembolie oder Blutung führen können. Beispiele dafür sind chronische Leber- oder Nierenfunktionseinschränkungen, chronische entzündliche Erkrankungen, Herzinsuffizienz und Malignome.

3.2.4 Zusammenfassung

Unter Blutplättchen (Thrombozyten) versteht man kernlose Fragmente der Megakaryozyten. Durch ihre Aktivierung an veränderten Gefäßoberflächen wird ein erster Verschluss des Gefäßdefektes herbeigeführt. Parallel dazu führt die in der Regel durch den Tissue Factor aktivierte plasmatische Blutgerinnung zur Thrombinbildung. Geeignete Phospholipide insbesondere aktivierter Blutplättchen (und Leukozyten) lokalisieren die Thrombinbildung in den Bereich der Gefäßverletzung. Vermehrt über positive Rückkopplungsmechanismen entstehendes Thrombin führt zum Fibringerinnsel, welches dann quervernetzt durch den aktivierten Faktor XIII den entstehenden Plättchenpfropf stabilisiert. Inhibitoren des plasmatischen Gerinnungssystems modulieren hemmend die kaskadenartig ablaufende Gerinnungsaktivierung auf verschiedenen Stufen. Antithrombin zirkuliert frei im Plasma und kann dort verschiedene freie Serinproteasen, insbesondere Faktor Xa und Thrombin (Faktor IIa), inaktivieren. Das Protein-C-/Protein-S-System bedarf demgegenüber einer vorausgehenden Aktivierung durch Thrombin (negativer Rückkopplungskreis) an endothelialen Rezeptoren.

Entstandenes Fibrin kann durch die Fibrinolyse abgebaut werden. Dabei wird Plasminogen durch Plasminogenaktivatoren proteolytisch in die aktive Protease (Plasmin) überführt. Der Plasminogenaktivator vom Gewebetyp (tPA) wirkt dabei in Gegenwart von Fibrin verstärkt. Bei der Proteolyse durch Plasmin entstehen aus Fibrin Spaltprodukte (D-Dimere und weitere Fibrinspaltprodukte sowie auch Spaltprodukte des Fibrinogens). Die Fibrinolyse wird auf mehreren Ebenen durch verschiedene Inhibitoren gehemmt, welche gegen die Plasminogenaktivatoren (Plasminogenaktivatorinhibitor 1) bzw. gegen Plasmin (Antiplasmin = Plasmininhibitor) gerichtet sind.

Neben den Blutplättchen wird der Ablauf der Blutgerinnung auch durch Leukozyten in aller Regel prothrombogen moduliert. Vor allem aber spielt das in unterschiedlichen Organen und Gefäßregionen verschiedenartig morphologisch und funktionell charakterisierbare Endothel eine wesentliche Rolle. Dabei kann die physiologische an-

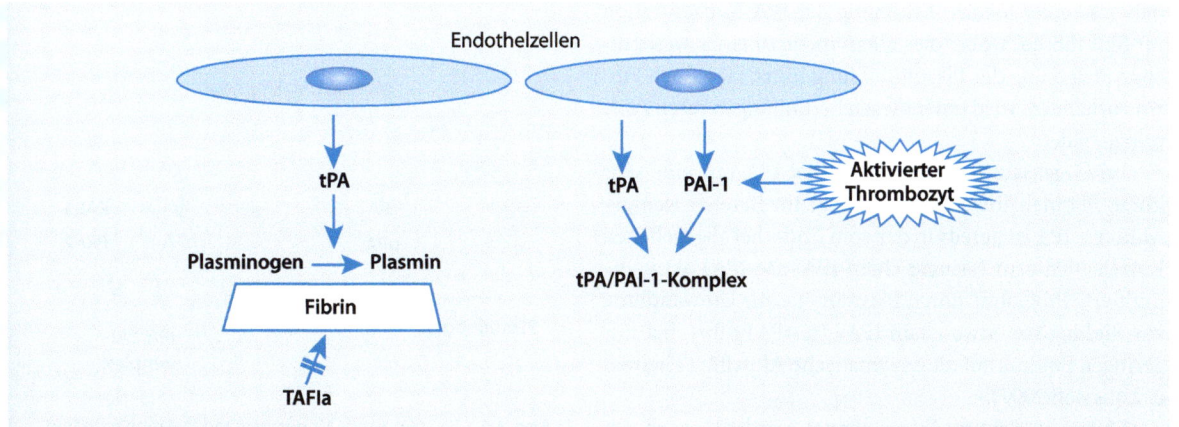

Abb. 3.5 tPA wird vom Endothel freigesetzt und aktiviert Plasminogen zu Plasmin, wobei Fibrin als Kofaktor wirkt. $TAFI_a$ vemindert die Kofaktoraktivität des Fibrins durch Abspaltung der erforderlichen Lysinreste. PAI-1 wird von Endothel und aktivierten Thrombozyten freigesetzt. PAI-1 inaktiviert tPA durch Bildung eines enzymatisch inaktiven Komplexes

tithrombogene Funktion des Endothels durch verschiedene Einflüsse aufgehoben und in eine prothrombogene Wirkung umgewandelt werden.

Das Hämostasesystem ist physiologischerweise so gut balanciert, dass es bei einer akuten Noxe häufig ausreicht, diese zu beseitigen, um eine Dekompensation zu vermeiden. Bei familiärer oder erworbener Alteration der Hämostase besteht oft ein labiler Gleichgewichtszustand, dessen Kompensationsfähigkeit bei zusätzlicher akuter Noxe stark eingeschränkt ist und in einer prothrombophilen oder prohemorrhagischen Diathese resultieren.

3.3 Thrombose und Fibrinolyse

C.-E. Dempfle

Die Entstehung einer Thrombose setzt voraus, dass eine lokale Gerinnungsaktivierung vorliegt und dass gleichzeitig die Fibrinolyse nicht in der Lage ist, entstehendes Fibrin zu beseitigen, bevor sich ein okkludierendes Gerinnsel bildet.

Gerinnungsaktivierung, Gerinnselbildung und Fibrinproteolyse sind durch multiple Mechanismen reguliert, wobei neben der Flussgeschwindigkeit im Gefäß – bzw. der Scherrate – intaktes Endothel bei der Begrenzung eines Gerinnungsprozesses im Blut eine besondere Rolle spielt.

Endothelzellen begrenzen die Gerinnungsaktivierung durch Bindung von Thrombin an Antithrombin und an Thrombomodulin sowie durch Inaktivierung der Kofaktoren Va und VIIIa durch aktiviertes Protein C, das aus Protein C durch enzymatische Wirkung des Thrombin-Thrombomodulin-Komplexes entsteht. Endothelzellen aktivieren die Fibrinolyse durch Freisetzung von Plasminogenaktivatoren, sowie durch Bereitstellung unter anderem von Annexin II, das als Kofaktor bei der Plasminogenaktivierung wirkt.

3.3.1 Plasminogenaktivierung

Plasmin ist das zentrale Enzym des Fibrinolysesystems. Seine Hauptaufgabe ist es, intra- wie auch extravasales Fibrin in kleinere Einheiten zu zerlegen, die problemlos abtransportiert und eliminiert werden können. Plasmin ist ein Glykoprotein mit einem Molekulargewicht von 92 kD und besteht aus 5 strukturell ähnlichen Modulen, die als »Kringel« bezeichnet werden, sowie einer katalytischen Region (Schaller u. Gerber 2011). Kringel 1 und 4 enthalten Bindungsstellen für Lysin, die für die Interaktion mit Fibrin benötigt werden. Kringel 5 enthält eine modifizierte Lysinbindungsstelle, die an einen Lysinrest im Bereich des N-terminalen Endes des Plasminogens bindet und so zu einer geschlossenen, spiralförmigen Konformation des Plasminogenmoleküls führt. Durch Proteolyse eines N-terminalen Peptids geht die N-terminale Bindungsstelle für Kringel 5 verloren, und es entsteht aus dem ursprünglichen Glu-Plasminogen das Lys-Plasminogen, das eine »offene« Konformation annimmt (Cockell 1998). Die offene Form entsteht auch, wenn Glu-Plasminogen mit Fibrin reagiert.

Die Aktivierung von Plasminogen zu Plasmin erfolgt intravasal hauptsächlich durch die Abspaltung eines N-terminalen Aktivierungspeptids. Wichtigster Aktivator ist tPA, das vom Endothel kontinuierlich abgegeben wird und dessen Freisetzung unter anderem durch venöse Okklusion und andere Stimuli deutlich gesteigert werden kann (Abb. 3.5) (Baele et al. 1983, Boberg u. Killander 1983, Walker et al. 1976). Eine venöse Thrombose wird daher zu einer lokalen Erhöhung der tPA-Konzentration im Blut führen, wobei dies allein nicht zu einer wesentlichen Steigerung der Plasminbildung führt. Ist jedoch Fibrin vorhanden, wird unter diesen Bedingungen rasch Plasmin gebildet.

Im Gegensatz zu Plasminogen hat tPA nur eine sehr kurze Plasmahalbwertszeit; sie liegt im Bereich weniger Minuten. tPA ist bereits in der vom Endothel abgegebenen Einzelkettenform (»single-chain tPA«, sc-tPA) aktiv, die limitierte Proteolyse durch Plasmin, die zur Umwandlung zur Bildung von »two-chain tPA« (tc-tPA) führt, hat nur geringen Einfluss auf die enzymatische Aktivität (Thelwell u. Longstaff 2007).

Sofern es nicht an Fibrin bindet, wird tPA nach der Freisetzung aus dem Endothel rasch durch im Blutplasma vorhandene Inhibitoren (Plasminogenaktivatorinhibitor, PAI) inaktiviert. Wichtigster Inhibitor ist PAI-1 (Lindahl et al. 1990, Wiman et al. 1984), bei Schwangeren findet sich zusätzlich PAI 2 (Bellart et al. 1997).

tPA und modifizierte Formen von tPA werden therapeutisch zur Thrombolyse eingesetzt.

Bei der Plasminogenaktivierung wirkt unter anderem Fibrin als Kofaktor, sodass die Entstehung von Plasmin an das Vorhandensein des Substrats Fibrin gekoppelt ist (Dempfle et al. 2001a, Longstaff et al. 2011). tPA und Plasminogen binden an die Oberfläche eines Fibringerinnsels, aber auch an Fibrinkomplexe, die nicht die kritische Größe für die Entstehung eines Gerinnsels erreicht haben. Plasminogen nimmt bei der Bindung die für die Aktivierung günstige offene Konformation an. tPA aktiviert Plasminogen, und das entstehende Plasmin kann das Fibrin an mehreren definierten Stellen spalten. Aus dem Fibrin entstehen hierdurch Fibrinabbauprodukte (Mosesson et al. 2001). Diese Abbauprodukte nehmen an der Gerinnselbildung nicht teil und hemmen teilweise die Fibrinpolymerisation, wirken also gerinnungshemmend.

Entscheidend für die Kofaktorwirkung von Fibrin bei der tPA-induzierten Plasminogenaktivierung ist die Kombination aus 2 D-Domänen und 1 E-Domäne aus aneinander angrenzenden Fibrinmonomereinheiten innerhalb des Fibrinpolymers (Wilhelm et al. 2004). tPA bindet dabei an die D-Region des Fibrins.

Plasmin kann die Kofaktorwirkung des Fibrins bei der Plasminogenaktivierung steigern durch die Generierung neuer terminaler Lysinbindungsstellen im Rahmen der Fibrinproteolyse (Weisel u. Litvinov 2008).

Umgekehrt verliert Fibrin seine Kofaktoreigenschaft bei der Plasminogenaktivierung durch die Einwirkung von TAFI$_a$ (dem aktivierten Thrombin-aktivierten Fibrinolyseinhibitor, »thrombin-activated fibrinolysis inhibitor«), einer Carboxypeptidase, die vom Fibrin Lysinbindungsstellen für Plasminogen, Plasmin und tPA abspaltet (Mosnier u. Bourma 2006, Nesheim et al. 1997). Je mehr Throm-

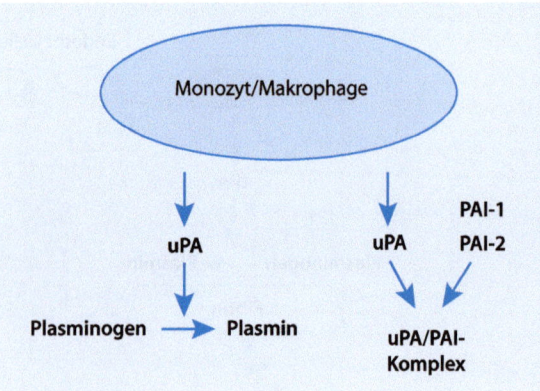

◘ Abb. 3.6 uPA stammt aus Monozyten und Makrophagen und aktiviert Plasminogen zu Plasmin. uPA wird durch PAI-1 und PAI-2 inaktiviert

bin entsteht, desto mehr TAFI$_a$ wird gebildet und desto resistenter wird das Fibrin gegenüber einer Fibrinolyse.

Die Existenz von TAFI ist eine Erklärung für die profibrinolytische Wirkung gerinnungshemmender Medikamente wie der Heparine, aber auch für die Gerinnselinstabilität bei Patienten mit Hämophilie A oder B oder Faktor-XI-Mangel, Krankheiten also, bei denen die Verstärkerschleife der Gerinnung gestört ist und im Zeitverlauf der Gerinnung folglich weniger Thrombin gebildet wird.

Eine Fibrinolyseaktivierung kann auch auf dem intakten Endothel stattfinden, wobei Annexin II die Rolle des Fibrins als Rezeptor für Plasminogen und tPA übernimmt (Flood u. Haijar 2011). Bei Patienten mit Antiphospholipidsyndrom hemmen Antikörper gegen Annexin II die Fibrinolyse, was zur Entstehung thromboembolischer Komplikationen beitragen kann (Krone et al. 2010).

Alternativ zu tPA kann auch uPA aus Monozyten, Makrophagen, Fibroblasten oder Epithelzellen Plasminogen aktivieren, wobei uPA nicht an Fibrin bindet, sondern spezifisch das an Fibrin gebundene Plasminogen erkennt (◘ Abb. 3.6) (Fleury et al. 1993). uPA wird von den Zellen in einer Einzelkettenform freigesetzt (»single-chain uPA«, sc-uPA), die unter anderem durch Plasmin in die aktive Form (»two-chain uPA«, tc-uPA) umgewandelt wird. uPA spielt eine wichtige Rolle bei der zellassoziierten Fibrinolyse, der Aktivierung von Matrixmetalloproteinasen (MMP), dem Abbau extrazellulärer Matrix und der Zellmigration, beispielsweise im Rahmen der Wundheilung, aber auch bei der Invasion und Disseminierung von Tumorzellen.

3.3.2 Hemmung der Fibrinolyse

Im Blutplasma bindet Plasmin an α_2-Plasmininhibitor (α_2-Antiplasmin) und wird so rasch inaktiviert (◘ Abb. 3.7). Aktives, ›freies‹ Plasmin ist daher kurzlebig und nur lokal

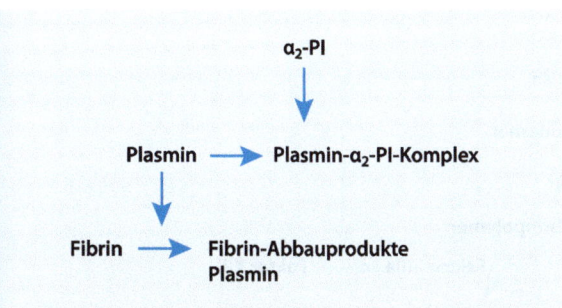

Abb. 3.7 Plasmin wird entweder durch den im Plasma in hoher Konzentration vorhandenen α₂-Plasmininhibitor (α₂-PI) durch Komplexbildung inaktiviert oder an Fibrin bzw. Fibrinabbauprodukte gebunden

wirksam. Es entsteht so ein enzymatisch inaktiver, kovalenter Komplex aus Plasmin und α₂-Plasmininhibitor.

Solange Plasmin an Fibrin adsorbiert ist, ist es vor der Inaktivierung durch α₂-Plasmininhibitor geschützt (Rouy u. Angles-Cano 1990), da die Bindung an α₂-Antiplasmin über die Lysinbindungsstelle auf Kringel 1 erfolgt, die bei Bindung an Fibrin für α₂-Antiplasmin nicht zugänglich ist.

Thrombin aktiviert Faktor XIII, und das resultierende Enzym, Faktor XIIIa, verbindet die Fibrinmonomereinheiten innerhalb des Fibrinkomplexes kovalent miteinander. Dieser Prozess der ›Fibrinquervernetzung‹ setzt bereits bei Interaktion weniger Fibrinmonomereinheiten ein, wenn noch kein Fibringerinnsel vorhanden ist. Zusätzlich fixiert Faktor XIIIa verschiedene Proteine am Fibringerinnsel, unter anderem α₂-Plasmininhibitor (α₂-Antiplasmin) (Ritchie et al. 2000), was zu einer lokalen Hemmung von Plasmin führt (Sakata u. Aoki 1980).

Bei der Bindung von tPA an Plasminogenaktivatorinhibitor 1 (PAI-1) entstehen ebenso wie bei der Bindung von Plasmin an α₂-Plasmininhibitor kovalente Komplexe, die mit immunologischen Verfahren im Blut nachgewiesen werden können. In der Regel sind die Inhibitoren der Fibrinolyse im Blut im Überschuss vorhanden, sodass eine Fibrinolyseaktivierung ein lokaler Regulationsmechanismus ist. Eine systemische Fibrinolyseaktivierung setzt voraus, dass entweder viel Kofaktor vorhanden ist (beispielsweise bei einer systemischen Fibrinämie im Rahmen einer disseminierten intavasalen Gerinnung oder nach Schlangenbiss) oder dass die Hemmmechanismen geschwächt sind, wie beispielsweise bei einer schweren hepatischen Synthesestörung.

Sc-uPA wird durch Thrombin proteolytisch verändert, sodass die Umwandlung in die aktive tc-uPA-Form verhindert wird (Braat et al. 1999). Auf diese Weise wird bei hoher Thrombinkonzentration auch die zellvermittelte Fibrinolyseaktivierung gehemmt.

Lipoprotein (a) (Lp(a)) enthält Apolipoprotein (a) (ApoA), das in seiner Struktur sehr ähnlich aufgebaut ist wie Plasminogen, aber keine enzymatische Aktivität entwickelt. ApoA konkurriert mit Plasminogen um die Bindung an Lysinbindungsstellen auf dem Fibrin und reduziert so die Plasminogenakivierung und die Fibrinproteolyse (Angles-Cano et al. 1994). Die kompetitive und damit fibrinolysehemmende Wirkung besteht vor allem durch die Bindung an die C-terminalen Lysinreste, die durch Plasminproteolyse des Fibrins entstehen (Tsurupa et al. 2006).

Aktiviertes Protein C ist unter anderem in der Lage, die Fibrinolyse zu steigern, indem es PAI-1 bindet und inaktiviert (de Fouw et al. 1988). Hierdurch werden Gerinnungshemmung und Fibrinolysesteigerung gekoppelt, abhängig von intaktem Endothel.

3.3.3 Angeborener Plasminogenmangel

Die zentrale Rolle des Plasmins wird in Frage gestellt durch die Beobachtung, dass Personen mit schwerem angeborenem Plasminogenmangel keine spontanen Thrombosen entwickeln (Tefs et al. 2006). Der klinische Phänotyp des Plasminogenmangels ist die Konjunktivitis lignosa, eine Ablagerung von Fibrin auf den Konjunktiven des Auges und auf anderen Schleimhäuten (Schuster et al. 2007, Tefs et al. 2006). Intravasal hingegen scheinen andere Systeme zur Elimination des Fibrins zu existieren, die bisher nicht bekannt sind. Mögliche Kandidaten sind beispielsweise Matrixmetalloproteinasen wie MMP 2 (Sood et al. 2010) oder Enzyme aus den Leukozyten (Zeng et al. 2002).

Die klinischen Zeichen des Plasminogenmangels sind abhängig vom Vorhandensein von Fibrinogen, wie sich im Tiermodell an Mäusen zeigte, bei denen Plasminogen, Fibrinogen oder beide Gene ausgeschaltet wurden. Fehlt sowohl Plasminogen als auch Fibrinogen, so zeigen die Tiere keine extravasalen Fibrinablagerungen und eine normale Wundheilung (Bugge et al. 1996).

Andererseits wird ein mäßiger Plasminogenmangel auch bei einem kleinen Teil der Patienten mit venösen Thrombosen gefunden. In einer Studie von Mateo et al. (1997) lag der Anteil von Patienten mit Plasminogenmangel innerhalb der Gruppe von Patienten mit venösen Thrombosen bei 0,75 % und damit in einem ähnlichen Bereich wie der Antithrombinmangel (0,47 %).

3.3.4 Fibrinogenolyse

Eine Fibrinogenolyse (die Proteolyse von Fibrinogen mit der Folge eines verminderten Fibrinogenspiegels) findet sich entsprechend nur in wenigen speziellen Situationen, etwa Schlangenbiss (wenn thrombinähnliche Enzyme in die Blutbahn geraten, die zu einer generalisierten Fibrinämie

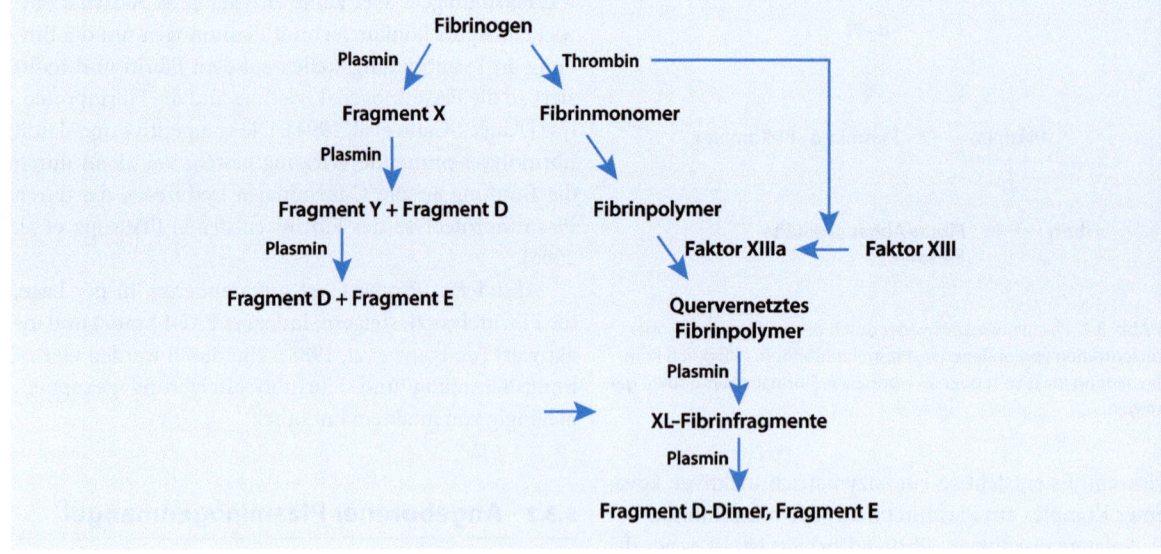

Abb. 3.8 Proteolyse von Fibrinogen (links) und Fibrin (rechts). Endprodukt der Fibrinogenproteolyse sind die Fragmente D und E, Endprodukte der Fibrinproteolyse sind Fragment D-Dimer und Fragment E. Fibrinfragment D-Dimer ist daher ein fibrinspezifischer Analyt

führen) (Dempfle et al. 2001a, 2001b) oder Promyelozytenleukämie (Gaffney 1975). Im Falle der Promyelozytenleukämie handelt es sich um die Kombination aus einer Fibrinämie – durch die prokoagulatorische Wirkung der Promyelozyten und Überexpression von profibrinolytischem Annexin II auf den Promyelozyten – sowie zellulären Mikropartikeln, die von den Promyelozyten freigesetzt werden. Bei venöser Thrombose hingegen wird in der Regel keine Fibrinogenolyse beobachtet; der Fibrinogenspiegel ist entweder normal oder durch eine Akutphasenreaktion erhöht.

3.3.5 Fibrinabbauprodukte

Wichtigstes Substrat von Plasmin ist Fibrin, wobei sowohl Fibringerinsel als auch lösliche Fibrinkomplexe angegriffen werden können, solange aktives Enzym vorhanden ist. Wie schon erwählt, reduziert die Wirkung von $TAFI_a$ die Kofaktoreigenschaften des Fibrins bei der tPA-induzierten Plasminogenaktivierung und beeinträchtigt auch seine Eigenschaften als Substrat des Plasmins.

Im Blut finden sich typischerweise proteolytische Fragmente von Fibrin, teilweise auch von Fibrinogen (Gaffney 1975, Gaffney et al. 1975). Aus kovalent stabilisiertem Fibrin (nach Einwirkung von Faktor XIIIa) entstehen Fibrinfragmente mit dimerisierten D-Domänen; das typische Endprodukt dieser stufenweisen Fibriolyse ist Fibrinfragment D-Dimer (◘ Abb. 3.8) (Carroll et al. 1984). Aus nichtkovalent stabilisiertem Fibrin sowie aus Fibrinogen, entstehen als Endprodukte die Fibrin(ogen)fragmente D und E (Gaffney 1977). Tatsächlich finden sich im Blut von Patienten mit intravasaler Gerinnungsaktivierung neben Fibrin-Fragment D-Dimer vorwiegend höhermolekulare Fibrinkomplexe, die dimerisierte D-Domänen enthalten und größtenteils von D-Dimertests miterfasst werden (Pfitzner et al. 1997). Ein niedriger Spiegel von D-Dimerantigen im Blut spricht gegen ein akutes thrombotisches Geschehen. Ein D-Dimerspiegel unterhalb eines testspezifischen Grenzwertes schließt eine akute tiefe Beinvenenthrombose oder Lungenembolie mit hoher Sicherheit aus.

3.3.6 Risikofaktoren im Bereich der Fibrinolyse

Bestimmte Veränderungen des Fibrinolysesystems sind mit einem erhöhten Risiko venöser Thrombosen assoziiert. Erhöhte PAI-1-Spiegel sind ein Risikofaktor für Thrombosen (Meltzer et al. 2009). Als genetische Ursache bekannt ist insbesondere die PAI-1-4G4G-Variante (Akhter et al. 2010, Gohil et al. 2009), die in bestimmten Situationen, wie beispielsweise einer Akutphasenreaktion, zu stark erhöhten Plasmaspiegeln von PAI-1 führen kann (Mannucci et al. 1997). Personen mit PAI-1-4G4G-Variante zeigen eine erhöhte Persistenz der Gerinnsel nach venösen Thrombosen, was auf eine ineffektive Fibrinolyse hindeutet (Bern u. McCarthy 2010). Neben einer Neigung zu venösen Thrombosen zeigen Personen mit der PAI-1-4G4G-Variante eine verminderte Überlebensrate bei Sepsis (Binder et al. 2007).

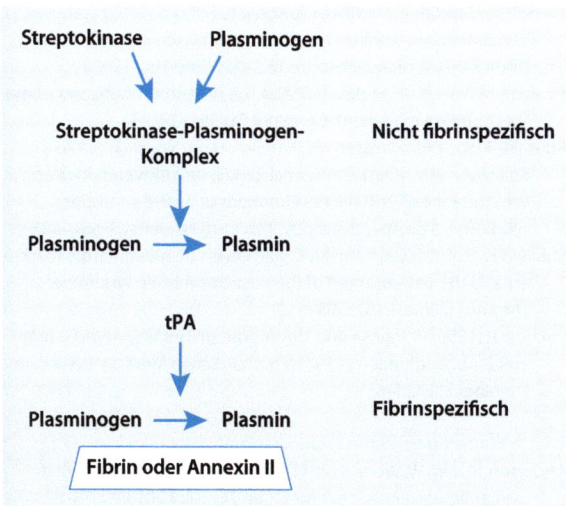

Abb. 3.9 Streptokinase bildet mit Plasminogen einen Komplex, der in der Lage ist, direkt Plasminogen zu aktivieren. Fibrin ist für diese Reaktion als Kofaktor nicht erforderlich, die Aktivierung ist nicht fibrinspezifisch

3.3.7 Fibrinolytische Therapie

Die Anwendung profibrinolytischer Subtanzen zur Behandlung von Thrombosen und Embolien ist seit den 1960er Jahren bekannt. Unterschieden werden ›indirekte‹ Fibrinolytika wie Streptokinase, die an Plasminogen bindet – wodurch der Plasminogen-Streptokinase-Komplex die Fähigkeit erlangt, Plasminogen in Plasmin umzuwandeln – von Substanzen, die direkt Plasminogen in Plasmin umwandeln (Abb. 3.9).

tPA ist für eine effektive Plasminogen-Aktivierung hingegen auf das Vorhandensein von Fibrin oder anderen Kofaktoren, wie Annexin II, angewiesen. Die Reaktion ist fibrinspezifisch

Bei der Streptokinase handelt es sich um ein Protein aus Streptokokken, das sich in einem 1:1-Komplex mit Plasminogen verbindet, wobei das gebundene Proenzym (Plasminogen) durch eine Konformationsänderung (ohne Proteolyse) in einen Plasminogenaktivator umgewandelt wird. Der Plasminogen-Streptokinase-Komplex wandelt damit Plasminogen in Plasmin um, was wiederum zu einer Thrombolyse führen kann. Die Plasminogenaktivierung durch Streptokinase ist nicht fibrinspezifisch, da Fibrin nicht als Kofaktor bei der Aktivierung wirkt, sodass es beim therapeutischen Einsatz neben der Fibrinolyse auch zu einer mehr oder weniger ausgeprägten Fibrinogenproteolyse kommt.

Prototyp der direkten Plasminogenaktivatoren-Gruppe ist die Alteplase (Baruah et al. 2006). Bestimmte Modifikationen des Enzyms führten zu einer Verlängerung der Wirkdauer (Reteplase, Tenecteplase). So wird eine Anwendung als i.v.-Bolus möglich (Young et al. 1998).

Streptokinase (Arnesen et al. 1982, Duckart et al. 1975, Kakkar et al. 1969, Rogers u. Lutcher 1990) wurde lange Zeit in der Akuttherapie der tiefen Beinvenenthrombose eingesetzt, während tPA-Abkömmlinge wie Alteplase (Goldhaber et al. 1993, Konstantinides et al. 2002) außer bei der tiefen Beinvenenthrombose auch bei schwerer Lungenembolie sowie bei zerebralem ischämischen Insult Anwendung finden.

Alteplase und andere tPA-Abkömmlinge, werden – im Gegensatz zur Streptokinase – als fibrinspezifisch betrachtet, da für ihre Wirkung Fibrin als Kofaktor erforderlich ist. Tatsächlich kommt es bei der Behandlung mit Streptokinase häufig zu einem deutlichen Abfall des Fibrinogenspiegels, während die Behandlung mit Alteplase, Reteplase oder Tenecteplase kaum Einfluss auf den Fibrinogenspiegel hat.

Das Problem jeder profibrinolytischen Therapie ist es, den Wirkstoff in effektiver Menge an das Gerinnsel heranzubringen. Die Wirksamkeit einer fibrinolytischen Therapie wird dadurch beeinträchtigt, dass die Gerinnsel nur von außen angegriffen werden können.

Bei venösen Thrombosen besteht ein Kontakt mit dem Blutstrom nur an den Enden des Gerinnsels; damit ist die Wahrscheinlichkeit entsprechend gering, durch reine Diffusion effektive Konzentrationen des Wirkstoffs in das Gerinnsel einzubringen. Dies beeinträchtigt die Wirksamkeit der fibrinolytischen Therapie und ist sicherlich ein wichtiger Grund für die inzwischen geringe Verbreitung der fibrinolytischen Therapie bei venöser Thrombose. Mögliche Lösung dieses Problems ist die direkte Injektion profibrinolytischer Substanzen in den Thrombus (Chang et al. 2013) sowie die Verwendung von Kathetersystemen (Castaneda et al. 2002, Enden et al. 2007, Manninen et al. 2012, Sillesen et al. 2005), um den Wirkstoff möglichst nah am Gerinnsel in die Blutbahn einzubringen, um lokal höhere Konzentrationen und damit eine größeres Diffusionsgefälle zu erhalten als dies bei einfacher intravenöser Injektion des Wirkstoffs vorliegt. Diese Methode ist durch diverse Fallserien belegt (Baldwin et al. 2004, Casella et al. 2007).

Ein weiterer möglicher Lösungsweg ist der therapeutische Einsatz von Ultraschall, der zu einer Perfusion des Fibringerinnsels und damit zu einem Einstrom profibrinolytischer Substanzen führt (Alexandrov 2009, Parikh et al. 2008). Die Anwendung kann über ein Kathetersystem erfolgen (Dumantepe et al. 2012), möglich ist aber auch eine transkutane Anwendung (Parikh et al. 2008).

Insgesamt ist jedoch gegenwärtig eine fibrinolytische Therapie bei akuter tiefer Beinvenenthrombose eher ungewöhnlich und speziellen Fällen, beispielsweise schweren ausgedehnten Thrombosen, vorbehalten. Die neuen Verfahren, wie beispielsweise die direkte Injektion des Thrombolytikums in den Thrombus, oder die Ultraschall-unterstützte Thrombolyse, sind möglicherweise in der Lage, den Stellenwert der Thrombolyse zukünftig zu erhöhen.

Literatur

Zu 3.1

Arbeitsgemeinschaft Pulmonale Hypertonie, Olschewski H et al. (2006) Leitlinie zur Diagnostik und Therapie der chronischen pulmonalen Hypertonie. Pneumologie 60: 749–771

Ashrani AA, Heit JA (2009) Incidence and cost burden of post-thrombotic syndrome. J Thromb Thrombolysis 28: 465–476

Battistini B, Chailler P, D'Orléans-Juste P, Brière N, Sirois P (1993) Growth regulatory properties of endothelins. Peptides 14:385–399

Beise U, Heimes S, Schwarz W (2011) Gesundheits- und Krankheitslehre, 2. Aufl. Springer, Berlin

Berufsverband Deutscher Internisten e.V. (Hrsg) Venöse Thrombose, www.internisten-im-netz.de/de_symptome-thrombose_477.html, Zugriff 01/2012

Bohl W (1998) Technische Strömungslehre, 11. Aufl. Vogel Business Media

Bugge TH, Kombrinck KW, Flick MJ, Daugherty CC, Danton MJ, Degen JL (1996) Loss of fibrinogen rescues mice from the pleiotropic effects of plasminogen deficiency. Cell. 87: 709–719

Cockell CS, Marshall JM, Dawson KM, Cederholm-Williams SA, Ponting CP (1998) Evidence that the conformation of unliganded human plasminogen is maintained via an intramolecular interaction between the lysine-binding site of kringle 5 and the N-terminal peptide. Biochem J 333: 99–105

Deeg K-H, Peters H, Schumacher R, Weitzel D (1997) Die Ultraschalluntersuchung des Kindes, 2. Aufl. Springer, Berlin

Deutsche Gesellschaft für Angiologie, www.dgangiol.de, Zugriff 01/2012

Feldner A, Otto H, Rewerk S, Hecker M, Korff T (2011) Experimental hypertension triggers varicosis-like maladaptive venous remodeling through activator protein-1. FASEB J 25: 3613–3621

Frank A (2008) Flachskamp: Kursbuch Echokardiographie, 4. Aufl. Thieme, Stuttgart

Frenzel H, Hort W (1975) Vergleichende experimentelle Untersuchungen über die Thrombenorganisation in Arterien und Venen. Basic Res Cardiol 70: 480–494

Gniadecka M, Karlsmark T, Bertram A (1998) Removal of dermal edema with class I and II compression stockings in patients with lipodermatosclerosis. J Am Acad Dermatol 39: 966–970

Grosser KD (1980) Lungenembolie. Internist 21: 273–282

Herold G (2001) Innere Medizin. Herold Eigenverlag, Köln

Kusch B, Waldhans S, Sattler A, Wagner A, Hecker M, Moosdorf R, Vogt S (2006) Inhibition of carotis venous bypass graft disease by intraoperative nucleic acid-based therapy in rabbits. Thorac Cardiovasc Surg 54: 388–392

Lang J, Wachsmuth W, Lanz T von (1972) Praktische Anatomie. Bein und Statik: Ein Lehr- und Hilfsbuch der anatomischen Grundlagen ärztlichen Handelns, 2. Aufl. Springer, Berlin Heidelberg

Lauth M, Wagner AH, Cattaruzza M, Orzechowski HD, Paul M, Hecker (2000) Transcriptional control of deformation-induced preproendothelin-1 gene expression in endothelial cells. J Mol Med (Berl) 78: 441–450

Leitlinie Diagnostik und Therapie der Chronischen Venösen Insuffizienz (CVI) der Deutschen Gesellschaft für Phlebologie, www.awmf.org/, Zugriff 01/2012

Leitlinien-Informations- und Recherchedienst des Ärztlichen Zentrums für Qualität in der Medizin, www.leitlinien.de/mdb/keywords/thrombose, Zugriff 01/2012

McCollum C (1998) Avoiding the consequences of deep vein thrombosis: elevation and compression are important and too often forgotten. Br Med J 12: 696

Partsch H (Hrsg) (1989) Phlebologiekurs. Zyma, München

Partsch H, Oburger K, Mostbeck A, König B, Köhn H (1992) Frequency of pulmonary embolism in ambulant patients with pelvic vein thrombosis: A prospective study. J Vasc Surg 16: 715–722

Pirard D, Bellens B, Vereecken P (2008) The post-thrombotic syndrome – a condition to prevent. Dermatol Online J 14: 13

Roumen-Klappe EM, Janssen MC, Van Rossum J, Holewijn S, Van Bokhoven MM, Kaasjager K, et al. (2009) Inflammation in deep vein thrombosis and the development of post-thrombotic syndrome: a prospective study. J Thromb Haemost 7: 582–587

Shbaklo H, Holcroft CA, Kahn SR (2009) Levels of inflammatory markers and the development of the post-thrombotic syndrome. Thromb Haemost 101: 505–512

Virchow R (1856) Phlogose und Thrombose im Gefäßsystem. Gesammelte Abhandlungen zur wissenschaftlichen Medicin. Berlin: von Meininger III:458–635

Zu 3.2: Weiterführende Literatur

Anderson JA, Lim W, Weitz JI (2013) Genetics of coagulation: what the cardiologist needs to know. Can J Cardiol 2013 29: 75–88 (Review)

Cerletti C, Tamburrelli C, Izzi B, Gianfagna F, de Gaetano G (2012) Platelet-leukocyte interactions in thrombosis. Thromb Res 129: 263–266 (Review)

Furie B, Furie BC (2012) Formation of the clot. Thromb Res 130 (Suppl 1): S44–46 (Review)

Israels SJ, Rand ML (2013) What we have learned from inherited platelet disorders. Pediatr Blood Cancer 60 (Suppl 1): S2–7 (Review)

Schulz C, Massberg S (2012) Platelets in atherosclerosis and thrombosis. Handb Exp Pharmacol 210: 111–133 (Review)

van Hinsbergh VW (2012) Endothelium – role in regulation of coagulation and inflammation. Semin Immunopathol 34: 93–106 (Review)

Zu 3.3

Akhter MS, Biswas A, Ranjan R, Meena A, Yadav BK, Sharma A, Saxena R (2010) Plasminogen activator inhibitor-1 (PAI-1) gene 4G/5G promoter polymorphism is seen in higher frequency in the Indian patients with deep vein thrombosis. Clin Appl Thromb Hemost 16: 184–188

Alexandrov AV (2009) Ultrasound enhancement of fibrinolysis. Stroke 40: S107–110

Angles-Cano E, Hervio L, Rouy D, Fournier C, Chapman JM, Laplaud M, Koschinsky ML (1994) Effects of lipoprotein(a) on the binding of plasminogen to fibrin and its activation by fibrin-bound tissue-type plasminogen activator. Chem Phys Lipids 67–68: 369–380

Arnesen H, Hoiseth A, Ly B (1982) Streptokinase of heparin in the treatment of deep vein thrombosis Follow-up results of a prospective study. Acta Med Scand 211: 65–68

Baele G, Bary JL, van Stalle F (1983) Activation of platelets and of fibrinolysis by venous occlusion in healthy volunteers and influence of suloctidil in comparison with placebo. Arzneimittelforschung 33: 1203–1205

Baldwin ZK, Comerota AJ, Schwartz LB (2004) Catheter-directed thrombolysis for deep venous thrombosis. Vasc Endovascular Surg 38: 1–9

Baruah DB, Dash RN, Chaudhari MR, Kadam SS (2006) Plasminogen activators: a comparison. Vascul Pharmacol 44: 1–9

Bellart J, Gilabert R, Fontcuberta J, Borrell M, Miralles RM, Cabero L (1997) Fibrinolysis changes in normal pregnancy. J Perinat Med 25: 368–372

Bern MM, McCarthy N (2010) Failure to lyse venous thrombi because of elevated plasminogen activator Inhibitor 1 (PAI-1) and 4G polymorphism of its promotor genome (The PAI-1/4G Syndrome). Clin Appl Thromb Hemost 16: 574–578

Binder A, Endler G, Muller M, Mannhalter C, Zenz W (2007) 4G4G genotype of the plasminogen activator inhibitor-1 promoter polymorphism associates with disseminated intravascular coagulation in children with systemic meningococcemia. J Thromb Haemost 5: 2049–2054

Boberg M, Killander A (1983) Evaluation of euglobulin clot lysis time as a screening method for determination of blood plasma fibrinolytic activity after venous occlusion. Acta Med Scand 213: 309–311

Braat EA, Levi M, Bos R, Haverkate F, Lassen MR, de Maat MP, Rijken DC (1999) Inactivation of single-chain urokinase-type plasminogen activator by thrombin in human subjects. J Lab Clin Med 134: 161–167

Carroll RC, Lockhart MS, Taylor FB, Jr (1984) Effect of crosslinking on the structure of solubilized fibrin degradation products in whole plasma. J Lab Clin Med 103: 695–703

Casella IB, Presti C, Aun R, Benabou JE, Puech-Leao P (2007) Late results of catheter-directed recombinant tissue plasminogen activator fibrinolytic therapy of iliofemoral deep venous thrombosis. Clinics (Sao Paulo) 62: 31–40

Castaneda F, Li R, Young K, Swischuk JL, Smouse B, Brady T (2002) Catheter-directed thrombolysis in deep venous thrombosis with use of reteplase: immediate results and complications from a pilot study. J Vasc Interv Radiol 13: 577–580

Chang R, Butman JA, Lonser RR, Sherry RM, Pandalai PK, Horne MK, 3rd, Lozier JN (2013) Treatment of high-risk venous thrombosis patients using low-dose intraclot injections of recombinant tissue plasminogen activator and regional anticoagulation. J Vasc Interv Radiol 24: 27–34 e21

de Fouw NJ, de Jong YF, Haverkate F, Bertina RM (1988) Activated protein C increases fibrin clot lysis by neutralization of plasminogen activator inhibitor –no evidence for a cofactor role of protein S. Thromb Haemost 60: 328–333

Dempfle CE, Alesci S, Kucher K, Muller-Peltzer H, Rubsamen K, Borggrefe M (2001a) Plasminogen Activation Without Changes in tPA and PAI-1 in Response to Subcutaneous Administration of Ancrod. Thromb Res 104: 433–438

Dempfle CE, Argiriou S, Alesci S, Kucher K, Muller-Peltzer H, Rubsamen K, Heene DL (2001b) Fibrin formation and proteolysis during ancrod treatment. Evidence for des-A-profibrin formation and thrombin independent factor XIII activity. Ann N Y Acad Sci 936: 210–214

Duckert F, Muller G, Nyman D, Benz A, Prisender S, Madar G, Da Silva MA, et al. (1975) Treatment of deep vein thrombosis with streptokinase. Br Med J 1: 479–481

Dumantepe M, Tarhan A, Yurdakul I, Ozler A (2012) US-accelerated catheter-directed thrombolysis for the treatment of deep venous thrombosis. Diagn Interv Radiol 18: 410–416

Enden T, Sandvik L, Klow NE, Hafsahl G, Holme PA, Holmen LO, Ghanima W, et al. (2007) Catheter-directed Venous Thrombolysis in acute iliofemoral vein thrombosis – the CaVenT study: rationale and design of a multicenter, randomized, controlled, clinical trial (NCT00251771). Am Heart J 154: 808–814

Fleury V, Lijnen HR, Angles-Cano E (1993) Mechanism of the enhanced intrinsic activity of single-chain urokinase-type plasminogen activator during ongoing fibrinolysis. J Biol Chem 268: 18554–18559

Flood EC, Hajjar KA (2011) The annexin A2 system and vascular homeostasis. Vascul Pharmacol 54: 59–67

Gaffney PJ (1975) Distinction between fibrinogen and fibrin degradation products in plasma. Clin Chim Acta 65: 109–115

Gaffney PJ (1977) Structure of fibrinogen and degradation products of fibrinogen and fibrin. Br Med Bull 33: 245–251

Gaffney PJ, Lane DA, Kakkar VV, Brasher M (1975) Characterisation of a soluble D dimer-E complex in crosslinked fibrin digests. Thromb Res 7: 89–99

Gohil R, Peck G, Sharma P (2009) The genetics of venous thromboembolism. A meta-analysis involving approximately 120,000 cases and 180,000 controls. Thromb Haemost 102: 360–370

Goldhaber SZ, Haire WD, Feldstein ML, Miller M, Toltzis R, Smith JL, Taveira da Silva AM, et al. (1993) Alteplase versus heparin in acute pulmonary embolism: randomised trial assessing right-ventricular function and pulmonary perfusion. Lancet 341: 507–511

Kakkar VV, Flanc C, Howe CT, O'Shea M, Flute PT (1969) Treatment of deep vein thrombosis. A trial of heparin, streptokinase, and arvin. Br Med J 1: 806–810

Konstantinides S, Geibel A, Heusel G, Heinrich F, Kasper W (2002) Heparin plus alteplase compared with heparin alone in patients with submassive pulmonary embolism. N Engl J Med 347: 1143–1150

Krone KA, Allen KL, McCrae KR (2010) Impaired fibrinolysis in the antiphospholipid syndrome. Curr Rheumatol Rep 12: 53–57

Lindahl TL, Ohlsson PI, Wiman B (1990) The mechanism of the reaction between human plasminogen-activator inhibitor 1 and tissue plasminogen activator. Biochem J 265: 109–113

Longstaff C, Thelwell C, Williams SC, Silva MM, Szabo L, Kolev K (2011) The interplay between tissue plasminogen activator domains and fibrin structures in the regulation of fibrinolysis: kinetic and microscopic studies. Blood 117: 661–668

Manninen H, Juutilainen A, Kaukanen E, Lehto S (2012) Catheter-directed thrombolysis of proximal lower extremity deep vein thrombosis: a prospective trial with venographic and clinical follow-up. Eur J Radiol 81: 1197–1202

Mannucci PM, Mari D, Merati G, Peyvandi F, Tagliabue L, Sacchi E, Taioli E, et al. (1997) Gene polymorphisms predicting high plasma levels of coagulation and fibrinolysis proteins. A study in centenarians. Arterioscler Thromb Vasc Biol 17: 755–759

Mateo J, Oliver A, Borrell M, Sala N, Fontcuberta J (1997) Laboratory evaluation and clinical characteristics of 2,132 consecutive unselected patients with venous thromboembolism – results of the Spanish Multicentric Study on Thrombophilia (EMET-Study). Thromb Haemost 77: 444–451

Meltzer ME, Doggen CJ, de Groot PG, Rosendaal FR, Lisman T (2009) The impact of the fibrinolytic system on the risk of venous and arterial thrombosis. Semin Thromb Hemost 35: 468–477

Mosesson MW, Siebenlist KR, Meh DA (2001) The structure and biological features of fibrinogen and fibrin. Ann N Y Acad Sci 936: 11–30

Mosnier LO, Bouma BN (2006) Regulation of fibrinolysis by thrombin activatable fibrinolysis inhibitor, an unstable carboxypeptidase B that unites the pathways of coagulation and fibrinolysis. Arterioscler Thromb Vasc Biol 26: 2445–2453

Nesheim M, Wang W, Boffa M, Nagashima M, Morser J, Bajzar L (1997) Thrombin, thrombomodulin and TAFI in the molecular link between coagulation and fibrinolysis. Thromb Haemost 78: 386–391

Parikh S, Motarjeme A, McNamara T, Raabe R, Hagspiel K, Benenati JF, Sterling K, et al. (2008) Ultrasound-accelerated thrombolysis for the treatment of deep vein thrombosis: initial clinical experience. J Vasc Interv Radiol 19: 521–528

Pfitzner SA, Dempfle CE, Matsuda M, Heene DL (1997) Fibrin detected in plasma of patients with disseminated intravascular coagulation by fibrin-specific antibodies consists primarily of high molecular weight factor XIIIa-crosslinked and plasmin-modified complexes partially containing fibrinopeptide A. Thromb Haemost 78: 1069–1078

Ritchie H, Lawrie LC, Crombie PW, Mosesson MW, Booth NA (2000) Cross-linking of plasminogen activator inhibitor 2 and alpha 2-antiplasmin to fibrin(ogen). J Biol Chem 275: 24915–24920

Rogers LQ, Lutcher CL (1990) Streptokinase therapy for deep vein thrombosis: a comprehensive review of the English literature. Am J Med 88: 389–395

Rouy D, Angles-Cano E (1990) The mechanism of activation of plasminogen at the fibrin surface by tissue-type plasminogen activator in a plasma milieu in vitro Role of alpha 2-antiplasmin. Biochem J 271: 51–57

Sakata Y, Aoki N (1980) Cross-linking of alpha 2-plasmin inhibitor to fibrin by fibrin-stabilizing factor. J Clin Invest 65: 290–297

Schaller J, Gerber SS (2011) The plasmin-antiplasmin system: structural and functional aspects. Cell Mol Life Sci 68: 785–801

Schuster V, Hugle B, Tefs K (2007) Plasminogen deficiency. J Thromb Haemost 5: 2315–2322

Sillesen H, Just S, Jorgensen M, Baekgaard N (2005) Catheter directed thrombolysis for treatment of ilio-femoral deep venous thrombosis is durable, preserves venous valve function and may prevent chronic venous insufficiency. Eur J Vasc Endovasc Surg 30: 556–562

Sood V, Luke CE, Deatrick KB, Baldwin J, Miller EM, Elfline M (2010) Upchurch GR, Jr, et al. Urokinase plasminogen activator independent early experimental thrombus resolution: MMP2 as an alternative mechanism. Thromb Haemost 104: 1174–1183

Stein E, McMahon B, Kwaan H, Altman JK, Frankfurt O, Tallman MS (2009) The coagulopathy of acute promyelocytic leukaemia revisited. Best Pract Res Clin Haematol 22: 153–163

Tefs K, Gueorguieva M, Klammt J, Allen CM, Aktas D, Anlar FY, Aydogdu SD, et al. (2006) Molecular and clinical spectrum of type I plasminogen deficiency: A series of 50 patients. Blood 108: 3021–3026

Thelwell C, Longstaff C (2007) The regulation by fibrinogen and fibrin of tissue plasminogen activator kinetics and inhibition by plasminogen activator inhibitor 1. J Thromb Haemost 5: 804–811

Tsurupa G, Yakovlev S, Pechik I, Lamanuzzi LB, Angles-Cano E, Medved L (2006) Interaction of fibrin(ogen) with apolipoprotein(a): further characterization and identification of a novel lysine-dependent apolipoprotein(a)-binding site within the gamma chain 287–411 region. Biochemistry;45: 10624–10632

Walker ID, Davidson JF, Hutton I (1976) »Fibrinolytic potential«: the response to a 5 minute venous occlusion test. Thromb Res 8: 629–638

Weisel JW, Litvinov RI (2008) The biochemical and physical process of fibrinolysis and effects of clot structure and stability on the lysis rate. Cardiovasc Hematol Agents Med Chem 6: 161–180

Wilhelm SE, Lounes KC, Lord ST (2004) Investigation of residues in the fibrin(ogen) gamma chain involved in tissue plasminogen activator binding and plasminogen activation. Blood Coagul Fibrinolysis 15: 451–461

Wiman B, Chmielewska J, Ranby M (1984) Inactivation of tissue plasminogen activator in plasma. Demonstration of a complex with a new rapid inhibitor. J Biol Chem 259: 3644–3647

Young KC, Shi GY, Wu DH, Chang LC, Chang BI, Ou CP, Wu HL (1998) Plasminogen activation by streptokinase via a unique mechanism. J Biol Chem 273: 3110–3116

Zeng B, Bruce D, Kril J, Plopis V, Freedman B, Brieger D (2002) Influence of plasminogen deficiency on the contribution of polymorphonuclear leucocytes to fibrin/ogenolysis: studies in plasminogen knock-out mice. Thromb Haemost 88: 805–810

Klinische Grundlagen

R. B. Zotz, C. Sucker, A. Gerhardt, C. Diehm, H. Nüllen, T. Noppeney

4.1 Ätiologie der VTE – 87
4.1.1 Exogene thrombophile Risikofaktoren – 87
4.1.2 Hereditäre thrombophile Risikofaktoren und Antiphospholipidsyndrom – 87
4.1.3 Individuelle Nutzen-Risiko-Abwägung einer langfristigen oralen Antikoagulation – 94

4.2 Epidemiologie der VTE – 98
4.2.1 Häufigkeit – 98
4.2.2 Oberflächliche Phlebitis und TVT häufig im Doppelpack – 98
4.2.3 Venöse Thromboembolie und Atherothrombose: Gibt es gemeinsame Risikofaktoren? – 98
4.2.4 Prognose von Patienten mit TVT – 99
4.2.5 Thromboembolie und orale Kontrazeptiva – 99
4.2.6 Thromboembolie in der Schwangerschaft – 99
4.2.7 Thromboembolie in der Menopause – 99
4.2.8 Rezidivthrombosen – 99
4.2.9 Thrombosen der oberen Extremitäten – 99
4.2.10 Epidemiologie der Lungenembolie – 100
4.2.11 Lungenembolie bei malignen Erkrankungen – 100
4.2.12 Lungenembolie in der Menopause – 100
4.2.13 Prognose von Patienten mit Lungenembolie – 100

4.3 Sozialmedizinische und ökonomische Aspekte der VTE – 100
4.3.1 Datenlage – 100
4.3.2 Inanspruchnahme medizinischer Versorgungsstrukturen – 101
4.3.3 Häufigkeit der VTE im stationären Versorgungsbereich – 101
4.3.4 Häufigkeit der VTE im ambulanten Versorgungsbereich – 101
4.3.5 Arbeitsunfähigkeit (AU) wegen venös bedingter Leiden – 104
4.3.6 Rentenversicherung – 104
4.3.7 Rehabilitation – 104
4.3.8 Krankheitskosten – 108
4.3.9 Lungenembolie – 108
4.3.10 Sterbefälle wegen VTE – 108

H. Nüllen et al. (Hrsg.), *VTE – Venöse Thromboembolien*,
DOI 10.1007/978-3-642-21496-7_4, © Springer-Verlag Berlin Heidelberg 2014

4.3.11	Postthrombotisches Syndrom	– 108
4.3.12	Zusammenfassung	– 108

4.4 Klassifikationen, Stadieneinteilungen, Graduierungen und Scores – 109

4.4.1	Brandjes-Skala – 111	
4.4.2	CEAP-Klassifikation – 111	
4.4.3	Klassifikation der chronischen venösen Insuffizienz (CVI) – 113	
4.4.4	Klassifikation des postthrombotischen Syndroms (PTS) – 115	
4.4.5	Venous Clinical Severity Score (VCSS) – 116	
4.4.6	Venous Disability Score (VDS) – 118	
4.4.7	Villalta PTS Score (VPS) – 118	
4.4.8	Wells Score für die tiefe Beinvenenthrombose – 119	
4.4.9	Lungenembolie-Scores – 120	
4.4.10	Klinischer Schweregrad n. Grosser für die Lungenembolie – 121	
4.4.11	Pulmonary Embolism Severity Index (PESI-Score) – 122	
4.4.12	DASH Score – 122	
4.4.13	Scoring zur Diagnose der disseminierten intravasalen Gerinnung: DIC Score (ISTH) – 123	
4.4.14	Scores für das Blutungsrisiko – 124	
4.4.15	Klassifikation von Wundinfektionen – 125	

Literatur – 126

4.1 Ätiologie der VTE

R. B. Zotz, C. Sucker, A. Gerhardt

Die pathogenetischen Faktoren einer tiefen Venenthrombose wurden erstmals 1856 von Virchow postuliert und sind bis heute gültig: Stase (verlangsamter Blutfluss), Schädigung der Gefäßwand und gesteigerte Gerinnbarkeit des Blutes (Hyperkoagulabilität). Diese Risikofaktoren können in von außen einwirkende Faktoren (expositionelle Risikofaktoren) – wie Operation, Trauma, Immobilisation, Katheteranlage, Malignom, Schwangerschaft, östrogenhaltige Hormone – und dispositionelle Faktoren – wie hereditäre thrombophile Risikofaktoren – eingeteilt werden. In der Regel tritt die tiefe Venenthrombose als Folge multikausaler Effekte durch den kombinierten Einfluss dispositioneller und expositioneller Risikofaktoren auf.

Im Folgenden wird die Relevanz hereditärer thrombophiler Risikodeterminanten für das Erst- und Rezidivthromboserisiko anhand konkreter Risikoabschätzungen (in Absolutzahlen pro Jahr) dargelegt. Erst die Kenntnis des absoluten Thomboserisikos erlaubt eine sinnvolle Beratung betroffener Patienten zu Nutzen und Risiken einer langfristigen oralen Antikoagulation. Der Einfluss thrombophiler Risikofaktoren auf das Erstthromboserisiko unterscheidet sich relevant vom Einfluss auf das Rezidivthromboserisiko, weshalb diese Aspekte getrennt dargestellt werden.

4.1.1 Exogene thrombophile Risikofaktoren

Die relevantesten exogenen thrombophilen Risikofaktoren sind operative Eingriffe, Traumata und Tumorerkrankungen. Immobilisation und Langstreckenreisen erhöhen das Thromboserisiko in geringerem Ausmaß. Auch nichtoperative Erkrankungen wie Hirninsult mit Beinparese, Sepsis und dekompensierte COPD stellen ein hohes Thromboserisiko dar.

Das Thromboserisiko steigt bei Operationen oder Traumata in Abhängigkeit von Art und Umfang des operativen Eingriffs an. In aktuellen Leitlinien zur Thromboseprophylaxe werden die Risikokategorien niedrig, mittel und hoch für operative und nichtoperative Erkrankungen differenziert (Tab. 4.1, Tab. 4.2) (Encke et al. 2009). Bei Vorliegen zusätzlicher Risikofaktoren (frühere VTE, Thrombophilie, Malignom, Alter >60 Jahre, VTE bei Verwandten 1. Grades, Herzinsuffizienz, BMI >30 kg/m^2, Infekt/Inflammation mit Immobilisation, östrogenhaltige Kontrazeptiva) erfolgt eine Klassifikation in eine höhere Risikoklasse (Tab. 4.1). Eine medikamentöse Thromboseprophylaxe ist bei einem hieraus resultierenden mittleren und hohen Thromboserisiko indiziert.

Auf die Problematik der Applikation von Östrogenen beim Vorliegen thrombophiler Risikofaktoren soll im Folgenden näher eingegangen werden.

4.1.2 Hereditäre thrombophile Risikofaktoren und Antiphospholipidsyndrom

Bedeutung thrombophiler Risikofaktoren für das thromboembolische Erstereignis
Berechnung des absoluten Thromboserisikos am Beispiel der Einnahme oraler Kontrazeptiva bzw. Hormonersatzpräparate

Grundlage jeder Risikoberechnung ist das altersabhängige Basisthromboserisiko. Es beträgt pro Jahr bei einem jungen Menschen von 20 Jahren etwa 1:10.000, bei einem 60-Jährigen etwa 1:1000 und bei einem 90-Jährigen etwa 1:100. Das relative Risiko für einen thrombophilen Risikofaktor steht in direkter Beziehung zum absoluten Thromboserisiko. Wenn eine junge Frau mit einem Basisrisiko für ein thromboembolisches Ereignis von 1:10.000 eine Risikokonstellation mit einem relativen Risiko von ~30 hat (z. B. heterozygote Faktor-V-Leiden-Mutation und östrogenhaltige orale Kontrazeption, ca. 7-faches × 4-faches Risiko), so ergibt sich aus der Multiplikation des Basisrisikos mit dem erhöhten relativen Risiko ein Absolutrisiko von 30/10.000 pro Jahr (Abb. 4.1). Um bei 3 von 1000 Frauen in der genannten Risikokonstellation Thrombosen zu vermeiden, wird 997 Frauen die Einnahme oraler Kontrazeptiva versagt, obwohl diese kein thromboembolisches Ereignis erleiden würden.

Das **absolute Thromboserisiko** ist die klinisch entscheidende Determinante. Es bedarf für diese potenzielle Risikogruppe also einer individuellen Nutzen-Risiko-Abwägung. Eine generelle Kontraindikation für die Einnahme oraler Kontrazeptiva ist aus dem geringen Absolutrisiko in der genannten Konstellation nicht ableitbar. Neben einer ausführlichen Aufklärung ist aus medikolegalen Gründen allerdings eine Kontrazeption mit einem reinen Gestagen-Präparat (Minipille) zu favorisieren (Kontraindikation für östrogenhaltige Kontrazeptiva bei Vorliegen eines relevanten thrombophilen Risikofaktors nach Fachinformation).

Im Alter von 60 Jahren bedingt ein 20-faches Thromboserisiko (z. B. heterozygote Faktor-V-Leiden-Mutation und Hormonersatztherapie: ca. 7-faches × 3-faches Risiko) bereits ein jährliches Thromboserisiko von 2 % (20/1000). Die Einnahme eines Hormonersatzpräparats im Alter von 60 Jahren bei heterozygoter Faktor-V-Leiden-Mutation stellt damit in Absolutzahlen eine weit höhere Risikosteigerung dar als die Einnahme eines hormonellen Kontrazeptivums bei einer jungen Frau. Die Hormonersatz-

Tab. 4.1 Risikokategorien. (Nach Encke et al. 2009)

	Operative Medizin	Nichtoperative Medizin[a]
Niedriges VTE-Risiko	Kleine operative Eingriffe Verletzungen ohne oder mit geringem Weichteilschaden Kein zusätzliches bzw. nur geringes dispositionelles Risiko, sonst Einstufung in höhere Risikokategorie	Infektion oder akut-entzündliche Erkrankung ohne Bettlägerigkeit Zentralvenöser Katheter/Portkatheter Kein zusätzliches bzw. nur geringes dispositionelles Risiko, sonst Einstufung in höhere Risikokategorie
Mittleres VTE-Risiko	Länger dauernde Operation Gelenkübergreifende Immobilisation der unteren Extremitäten im Hartverband Arthroskopisch assistierte Gelenkchirurgie an den unteren Extremitäten Kein zusätzliches bzw. nur geringes dispositionelles Risiko, sonst Einstufung in höhere Risikokategorie	Akute Herzinsuffizienz (NYHA III/IV) Akut dekompensierte, schwere COPD ohne Beatmung Infektion oder akut-entzündliche Erkrankung mit strikter Bettlägerigkeit Stationäre behandlungsbedürftige maligne Erkrankung Kein zusätzliches bzw. nur geringes dispositionelles Risiko, sonst Einstufung in höhere Risikokategorie
Hohes VTE-Risiko	Größere Eingriffe in der Bauch- und Beckenregion bei malignen Tumoren oder entzündlichen Erkrankungen Polytrauma, schwere Verletzungen der Wirbelsäule, des Beckens und/oder der unteren Extremitäten Größere Eingriffe an Wirbelsäule, Becken, Hüft- oder Kniegelenk Größere operative Eingriffe in Körperhöhlen der Brust-, Bauch- und Beckenregion	Schlaganfall mit Beinparese Akut dekompensierte, schwere COPD mit Beatmung Sepsis Schwer erkrankte Patienten mit intensivmedizinischer Behandlung

[a] Studiendaten liegen nur für den stationären Versorgungsbereich vor.

Tab. 4.2 Risikogruppen und Häufigkeit der tiefen Beinvenenthrombose. (Nach Encke et al. 2009)

	Distale Beinvenenthrombose	Proximale Beinvenenthrombose	Tödliche Lungenarterienembolie
Niedriges VTE-Risiko	<10%	<1%	0,1%
Mittleres VTE-Risiko	10–40%	1–10%	0,1–1%
Hohes VTE-Risiko	40–80%	10–30%	>1%

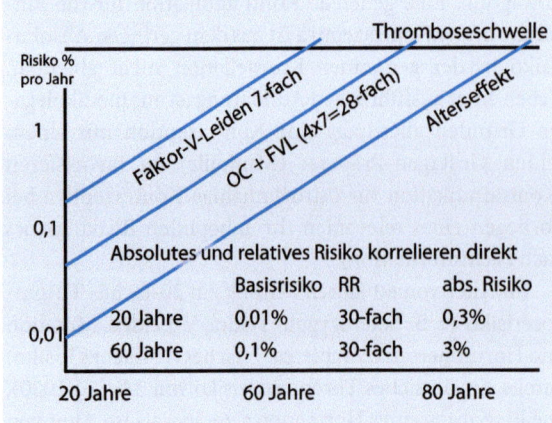

Abb. 4.1 Ermittlung des absoluten Thromboserisikos aus dem altersabhängigen Basisrisiko multipliziert mit dem relativen Risiko aus Faktor-V-Leiden heterozygot (7-fach) und östrogenhaltiger oraler Kontrazeption (*OC*, 4-fach)

therapie ist daher bei Vorliegen eines thrombophilen Risikofaktors als kritisch anzusehen.

Relatives und absolutes Thromboserisiko der wichtigsten thrombophilen Risikofaktoren für ein thrombotisches Erstereignis

Anhand der in ◘ Tab. 4.3 angegebenen relativen Risiken der einzelnen thrombophilen Risikofaktoren ist eine individuelle Abschätzung des altersabhängigen absoluten Thromboserisikos möglich. Expositionelle Risiken wie hormonelle Kontrazeptiva oder Schwangerschaft bedingen eine zusätzliche multiplikative Steigerung des Thromboserisikos (◘ Abb. 4.1).

Faktor-V-Leiden-Mutation und Prothrombin-Mutation G20210A

Die Resistenz gegenüber aktiviertem Protein C (APCR) aufgrund einer genetischen Veränderung im Gerinnungs-

Tab. 4.3 Prävalenz thrombophiler Risikofaktoren und relatives sowie altersabhängiges absolutes Thromboserisiko[a]

	Prävalenz thrombophiler Risikofaktoren [%]		Relatives Risiko	Absolutes Risiko[b] [%]	
	Gesunde	Patienten		bei einem Basisrisiko/Jahr	
				im Alter von 20 Jahren: 1:10.000	im Alter von 60 Jahren: 1:1.000
Faktor-V-Leiden-Mutation heterozygot	4,8	18,8–40,0	7	0,07	0,7
Faktor-V-Leiden-Mutation homozygot	0,153	3,8	26	0,26	2,6
Prothrombin-G20210A-Mutation heterozygot	2,7	7,1–16,0	3	0,03	0,3
Prothrombin-G20210A-Mutation homozygot	0,008	0,2	28	0,28	2,8
Faktor-V-Leiden- und Prothrombin-G20210A-Mutation (beide heterozygot)	0,136	4,6	36	0,36	3,6
Antithrombinmangel Typ I	0,02	1,9–4,3	50 (10–100)	~0,5	~5
Protein-C-Mangel	0,3	3,7–4,8	10–20	0,1–0,2	1–2
Protein-S-Mangel	–	2,3–4,3	2–20	0,02–0,2	0,2–2
Faktor-VIII-Erhöhung persistierend >150%	19,7	34,7	4,8	0,05	0,5
Hyperhomozysteinämie >15 µmol/l	33,0	40,0	1,48	0,015	0,15
Antiphospholipidantikörper – Antikardiolipinantikörper – Lupusantikoagulanz	11,4 0,8	18,2 8,2	3,2 11,1	0,03 0,11	0,3 1,1

[a] Die absoluten Risiken wurden aus publizierten Prävalenzen (Galli et al. 2003, Koster et al. 1995a, Oger et al. 2006, Seligsohn et al. 2001, Wahl et al. 1998) bzw. aus eigenen Daten abgeleitet.
[b] Das absolute Risiko entspricht nicht genau dem Produkt aus relativem Risiko und Basisrisiko, da die in Studien ermittelte Odds Ratio nur eine Annäherung für das relative Risiko ist. Das tatsächliche absolute Risiko ist mit ca. 10–20% niedriger zu veranschlagen. Aus Sicht der Autoren sind die bisher publizierten Studienergebnisse zu homozygoten Defektvarianten fraglich (s. Text). Deswegen werden hier eigene unveröffentlichte Berechnungen gelistet, die auf der Basis des Hardy-Weinberg-Äquilibriums einen Schätzwert für die Genfrequenz der seltenen Genotypen in der Allgemeinbevölkerung ermittelt haben (729 Patienten, 675 Kontrollpersonen).

faktor V (Faktor-V-Leiden-Mutation) ist der häufigste hereditäre Risikofaktor der venösen Thrombophilie. Der molekulare Defekt wird durch eine Punktmutation erzeugt und als Faktor V:Q[506], Faktor V G1691A oder Faktor-V-Leiden bezeichnet (Bertina et al. 1995, Rosendaal 1997). In populationsbasierten Studien liegt das relative Risiko für das Auftreten einer tiefen Venenthrombose bei Trägern der Faktor-V-Leiden-Mutation bei 6–7 (Rosendaal et al. 1995).

Im Gegensatz zur heterozygoten Faktor-V-Leiden-Mutation ist die Datenlage für das mit einer homozygoten Faktor-V-Leiden-Mutation assoziierte Thromboserisiko widersprüchlich. Ursache hierfür ist die seltene Prävalenz des homozygoten Defekts und damit deutliche Schwankungen der Angaben in den Kontrollkollektiven. Selbst eine Metaanalyse aus 8 Einzelstudien konnte das relative Risiko mangels einer ausreichenden Zahl an Kontrollpersonen nicht ermitteln. Trotzdem wurde das relative Risiko mit einem Wert von 10 abgeschätzt, da das Statistikprogramm einen »Dummy-Wert« eingefügt hatte (Emmerich et al. 2001). Nach eigenen Berechnungen ergibt sich für die homozygote Faktor-V-Leiden-Mutation ein relatives Thromboserisiko von 26 (95-%-CI: 16–42). Dieses Resultat dürfte der Wirklichkeit näher kommen, da auf der Basis des Hardy-Weinberg-Äquilibriums ein Schätzwert für die Genfrequenz der homozygoten Faktor-V-Leiden-Mutation in der Allgemeinbevölkerung als Voraussetzung für die Risikoberechnung verwendet wurde. Auf der Grundlage des derart ermittelten relativen Risikos errechnet sich für ein 60-jähriges Individuum mit homozygoter Faktor-V-

Leiden-Mutation – ausgehend von einem Basisrisiko von 1:1000 pro Jahr für ein thromboembolisches Ereignis – ein jährliches absolutes Thromboserisiko von 2–3 % (◘ Tab. 4.3). Für einen jungen Menschen im Alter von 20–30 Jahren mit einem Basisrisiko von nur 1:10.000 pro Jahr ergibt sich in gleicher Konstellation ein jährliches Thromboserisiko von nur 0,2–0,3 %.

Die Prothrombinmutation an Position 20210 der nichtkodierenden Sequenz des Prothrombingens ist mit einer erhöhten Prothrombinaktivität assoziiert. Das Thromboserisiko ist bei heterozygoten Trägern des Defekts etwa dreifach gesteigert In der hier vorliegenden Studie an nicht selektierten Patienten kann dieses Risiko mit einem Wert von 2,9 bestätigt werden. (Poort et al. 1996). Für Träger einer homozygoten Prothrombinmutation (20210AA-Mutation) beträgt das relative Thromboserisiko ca. 20–30.

Für kombinierte Defekte aus heterozygoter Faktor-V-Leiden-Mutation und G20210A-Mutation des Prothrombingens ergibt sich ein ca. 30-fach erhöhtes Thromboserisiko. Dieser Befund wie auch die Risikoabschätzung für die homozygote Faktor-V-Leiden-Mutation sind aus epidemiologischer Sicht von Relevanz, da diese genetisch definierten Risikokonstellationen zusammengenommen mit einer Prävalenz von 1:300 bis 1:500 in der Allgemeinbevölkerung nachweisbar sind.

Antithrombin, Protein C und Protein S

Die Bedeutung von Mangelzuständen an Antithrombin, Protein C und Protein S wird kontrovers diskutiert. Ursachen hierfür liegen in unterschiedlichen Phänotypen und einer fehlenden Differenzierung zwischen milden und schweren Mangelzuständen; zudem sind bis heute keine verbindlichen Grenzwerte definiert, die zur Diagnose eines klinisch relevanten Inhibitorenmangels herangezogen werden können. Daten aus früheren Familienstudien haben zu einer Überschätzung des Thromboserisikos geführt. In Familienuntersuchungen, die vor Entdeckung der Faktor-V-Leiden-Mutation durchgeführt wurden, ergab sich für das Vorliegen eines Protein-C-Mangels ein hohes Thromboserisiko. Spätere Nachuntersuchungen der gleichen Familien führten zu dem Ergebnis, dass es in der Regel Patienten mit Doppeldefekt – d. h. gleichzeitigem Vorliegen einer Faktor-V-Leiden-Mutation und eines Protein-C-Mangels – waren, die mit hoher Rate ein thromboembolisches Ereignis erlitten hatten (Koeleman et al. 1994, Rosendaal 1999). In Unkenntnis des Doppeldefektes wurde das Thromboserisiko für den Protein-C-Mangel daher überschätzt. Die Quantifizierung des relativen Risikos eines hereditären thrombophilen Risikofaktors wird durch Selektion von Patienten mit Mehrfachdefekten und durch Interaktion der hereditären Risikofaktoren untereinander erschwert.

Auf der Basis einer Prävalenz des Antithrombinmangels vom Typ I in der Normalbevölkerung von 0,02 % (Typ-II-Mangelzustände 0,17 %) (Tait et al. 1994) ergibt sich für den schweren Typ-I-Mangel ein ca. 50-fach erhöhtes Thromboserisiko (◘ Tab. 4.3). Eigene Auswertungen ergaben für den ausgeprägten Antithrombinmangel (<60 % Antithrombinaktivität) ein ca. 30-fach erhöhtes Thromboserisiko und für den ausgeprägten Protein-C-Mangel (<50–60 % Protein-C-Aktivität) ein 9-fach erhöhtes Thromboserisiko. Bei milden Mangelzuständen sind niedrigere relative Risiken berichtet worden (Koster et al. 1995b).

Die Bedeutung des Protein-S-Mangels ist heute mehr als früher umstritten. Hierzu hat die Erkenntnis beigetragen, dass bei Trägern einer Faktor-V-Leiden-Mutation je nach Methode analytisch bedingt zu niedrige Protein-S-Aktivitäten bestimmt werden. In populationsbasierten Fall-Kontroll-Studien ergab sich für den Protein-S-Mangel nur eine geringe Erhöhung des relativen Risikos (ca. 2-fach) (Faioni et al. 1997). Eine verlässliche Bewertung des durch einen Protein-S-Mangel bedingten Risikos wird durch die Tatsache erschwert, dass der Referenzbereich für Protein S eine starke Abhängigkeit von Alter, Geschlecht und Hormoneinnahme zeigt. Während bei jungen Frauen unter oraler Kontrazeption eine Protein-S-Aktivität von 45 % noch als normal eingestuft werden kann, ist ein solcher Befund bei postmenopausalen Frauen oder Männern als eindeutig pathologisch anzusehen. Ein durch einen heterozygoten Gendefekt bedingter Protein-S-Mangel führt dementsprechend bei jungen Frauen zu Protein-S-Werten von ca. 20 % und bei Frauen nach der Menopause zu Werten von 40–50 %. Ohne Berücksichtigung dieser alters- und geschlechtsabhängig unterschiedlichen Referenzwerte resultiert eine Fehleinschätzung des Thromboserisikos für Träger eines Protein-S-Mangels. Daneben sind auch beim Protein-S-Mangel unterschiedliche Phänotypen mit schweren bzw. milden Mangelzuständen zu differenzieren. Hierzu liegen keine publizierten Daten vor. Eigene Auswertungen ergeben in Abhängigkeit vom Grad des Protein-S-Mangels ein 3- bis 20-faches Thromboserisiko (◘ Tab. 4.3).

In Übereinstimmung mit den in ◘ Tab. 4.3 angegebenen Abschätzungen für das absolute Thromboserisiko ergab sich in einer Studie von Verwandten mit bekannten thrombophilen Defekten für den Antithrombin-, Protein-C- und Protein-S-Mangel jeweils ein jährliches Erstthromboserisiko von 1,8 % (95-%-CI: 1,1–2,60), 1,5 % (95-%-CI: 1,06–2,11) bzw. 1,9 % (95-%-CI: 1,32–2,64) bei einem medianen Alter von 29 Jahren (Lijfering et al. 2009).

Antiphospholipidantikörper

Antiphospholipidantikörper sind Autoantikörper gegen phospholipidbindende Proteine. Der Nachweis persistierend positiver Antiphospholipidantikörper zusammen mit venösen oder arteriellen thromboembolischen Ereignissen oder Schwangerschaftskomplikationen definiert das Antiphospholipidantikörper-Syndrom (Miyakis et al. 2006). Bei einem primären Antiphospholipidsyndrom liegt keine weitere Autoimmunerkankung vor, bei einem sekundären Antiphospholipidsyndrom ist die Erkrankung Ausdruck eines Lupus erythematodes oder eines anderen Autoimmunprozesses.

Diagnostisch relevante Antiphospholipidantikörper sind Anticardiolipinantikörper, Anti-β_2-Glykoprotein-I-Antikörper und das Lupusantikoagulans. Antiphospholipidantikörper sind heterogen und können gegen zahlreiche verschiedene Antigene gerichtet sein (Giannakopoulos et al. 2007). Das Lupusantikoagulans ist ein Antikörper, der Phospholipidoberflächen blockiert und eine Verlängerung von phospholipidabhängigen Gerinnungszeiten – insbesondere der aktivierten partiellen Thromboplastinzeit (aPTT) – bewirkt. Trotz der verlängerten aPTT zeigen Patienten mit Antiphospholipidantikörpern ein erhöhtes Thromboserisiko und weisen keine Blutungsneigung auf. Der Nachweis von Antiphospholipidantikörpern ist ein Risikofaktor sowohl für venöse als auch für arterielle Thrombosen (Galli 2003).

In einer Metaanalyse konnte ein 11-fach erhöhtes Thromboserisiko für Patienten mit positivem Lupusantikoagulans und ein 1,6-fach erhöhtes Risiko für Patienten mit Anticardiolipinantikörpern nachgewiesen werden (Galli et al. 2003). Asymptomatische Individuen mit transient erhöhten Antiphospholipidantikörpern – z. B. postinfektiös – zeigen ein niedriges Thromboserisiko (Ortel 2005). Aufgrund der geringen Spezifität und fraglichen Relevanz niedrigtitriger Antikörper werden eindeutig erhöhte Cardiolipin/β_2-Glykoprotein-I-Antikörper vom IgG- oder IgM-Typ (>99-%-Perzentile bzw. >40 GPL/MPL) zur Diagnose eines Antiphospholipidsyndroms gefordert. Die klinischen Manifestationen und das immunologische Muster des Antiphospholipidsyndroms wurden in einer Kohorte von 1000 Patienten der Euro-Phospholipid Project Group prospektiv erfasst (Cervera et al. 2002). Ein primäres Antiphospholipidsyndrom war bei 53 % der Patienten nachweisbar, eine Assoziation mit einem Lupus erythematodes bei 36 %, eine Assoziation mit einem »lupuslike syndrome« bei 6 % und eine Assoziation mit anderen Erkrankungen bei 6 %. Die tiefe Venenthrombose war mit 32 % die häufigste thrombotische Manifestation, gefolgt vom Hirninfarkt (13 %) und Myokardinfarkt (3 %). Weiterhin traten zerebrovaskuläre ischämische Ereignisse wie transitorisch-ischämische Attacke (7 %) oder Amaurosis fugax (3 %) auf. Thromboembolische Ereignisse gehören zu den häufigsten Todesursachen bei Patienten mit Lupus erythematodes (Cervera et al. 2003).

Die Abschätzung des individuellen Thromboserisikos für Patienten mit Nachweis von Antiphospholipidantikörpern ist bei dem heterogenen Antikörperprofil und der wechselnden klinischen Relevanz des Antikörpernachweises im Einzelfall problematisch. Aufgrund der hohen Prävalenz der Antikörper von 1–5 % bei gesunden Individuen (Levine et al. 2002) ist deren Wertigkeit ohne vorausgegangenes thromboembolisches Ereignis fraglich. Erst mit Auftreten eines thrombotischen Ereignisses ergibt sich aus dem Antikörpernachweis eine klinische Relevanz mit therapeutischer Konsequenz. Für die venöse Thromboembolie ist bei Patienten mit Antiphospholipidsyndrom ein hohes Rezidivrisiko von 10–30 % pro Jahr in verschiedenen Studien belegt.

Erhöhte Plasmaspiegel von Gerinnungsfaktoren

Hohe Faktor-VIII-Spiegel (>150 %) sind mit einem ca. 5-fach erhöhten Risiko für venöse Thromboembolien assoziiert (Koster et al. 1995a, ◘ Tab. 4.3). Erhöhte Plasmaspiegel anderer Gerinnungsfaktoren (Fibrinogen, Faktor IX, Faktor XI) zeigen eine ca. 2-fache Risikosteigerung für venöse Erstthrombosen und sind deswegen von geringerer Relevanz.

Therapeutische Konsequenzen im Sinne einer Primärprophylaxe (ohne anamnestische Thrombose) mit oralen Antikoagulanzien sind für keinen heute bekannten thrombophilen Risikofaktor indiziert und leiten sich bei der Unschärfe der Risikoabschätzungen auch nicht aus den absoluten Thromboserisiken ab (◘ Tab. 4.3).

> Für schwere oder kombinierte Risikofaktoren mit einem absoluten Thromboserisiko >1 % im Alter von ≥60 Jahren wäre allerdings eine vorübergehende Heparinprophylaxe in zusätzlichen Risikosituationen (z. B. fieberhafter Infekt, Langstreckenflug) zu diskutieren.

Bedeutung thrombophiler Risikofaktoren für das thromboembolische Rezidivereignis
Ermittlung des Thromboserezidivrisikos nach Beendigung der antikoagulatorischen Therapie

Eine wesentliche Bedeutung in der Beurteilung des individuellen Rezidivrisikos nach Beendigung der antikoagulatorischen Therapie kommt der zugrundeliegenden Risikosituation (idiopathische vs. reversible Risikokonstellation) bei Erstereignis der Thrombose zu (◘ Abb. 4.2). Patienten mit idiopathischer proximaler Erstthrombose oder Lungenembolie haben ein jährliches Rezidivrisiko von ca. 4–5 % (Zotz et al. 2012). Hingegen weisen Patienten mit einer Erstthrombose unter einer reversiblen Risikoexposition wie oraler Kontrazeption oder Operation ein jährliches Rezidivrisiko für eine Spontanthrombose von ca. 0–2 % auf. Je schwerwiegender der zur Thrombose führende expositionelle Auslöser, umso geringer ist das spontane Thromboserezidivrisiko. Beispielsweise zeigt sich bei Pa-

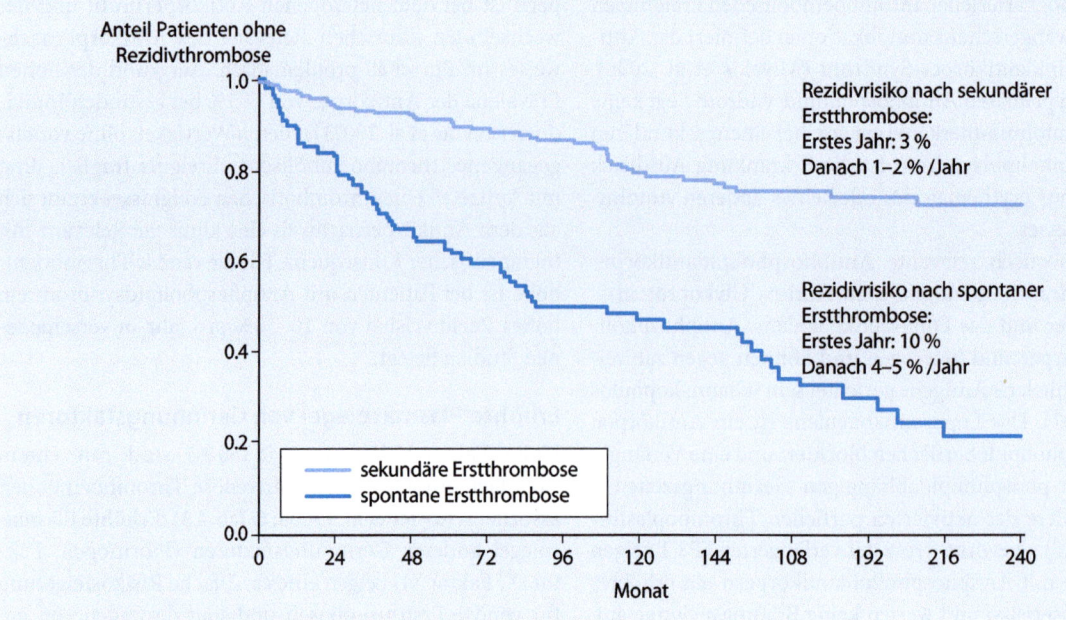

Abb. 4.2 Rezidivrisiko für spontane Zweitthrombosen in Abhängigkeit von der Art der Erstthrombose (idiopathisch vs. sekundär ausgelöst) (adaptiert nach Zotz et al. 2012). Patienten mit idiopathisch (spontan) auftretender Erstthrombose haben ein jährliches langfristiges Thromboserezidivrisiko von ca. 4–5 %, Patienten mit Erstthrombose unter einem transienten Risikofaktor von 0–2 % (bei mildem Auslöser wie östrogenhaltige Kontrazeption eher 2 %, bei schweren Auslösern wie Operation eher 0–1 % pro Jahr). Dieses Rezidivrisiko muss im Rahmen einer Nutzen-Risiko-Abwägung einem jährlichen spontanen Blutungsrisiko unter oraler Antikoagulation von 1–3 % und letalen Blutungen in 0,1–0,3 % der Fälle gegenübergestellt werden

tienten mit Erstereignis unter einer großen Operation ein Rezidivrisiko von 0–1 % pro Jahr (Zotz et al. 2012) und bei Patienten mit mildem temporärem Risikofaktor wie hormoneller Kontrazeption oder Langstreckenflug ein jährliches spontanes Rezidivrisiko von ca. 2 %. Im Vergleich zum Basisrisiko einer 60-jährigen Person von 1:1000 pro Jahr ohne stattgehabte Venenthrombose ist das absolute Thromboserisiko bei vorausgegangenem Thromboseereignis damit deutlich höher (ca. 50-fach höher bei spontaner Erstthrombose, bis zu 20-fach höher bei Thrombose unter temporärem Risikofaktor), was eine hereditäre Komponente als zusätzliche Ursache wahrscheinlich macht (z. B. ein heute noch unbekannter thrombophiler Risikofaktor).

Bei Patienten mit aktiver Tumorerkrankung, hier insbesondere bei Patienten mit progredienter oder metastasierter Erkrankung, liegt das Rezidivrisiko nach Beendigung der Antikoagulation im ersten Jahr bei ca. 10–20 %. Patienten, die an einer metastasierten Tumorerkrankung leiden, haben gegenüber Patienten mit isoliertem Tumornachweis ein ca. 3-fach höheres Rezidivrisiko (Prandoni et al. 2002).

Mit einem erhöhten Risiko für das Auftreten von rezidivierenden thromboembolischen Ereignissen sind assoziiert: hereditäre Risikofaktoren der venösen Thrombophilie wie Mangelzustände an Antithrombin, Protein C und S, die G1691A-Mutation des Faktor-V-Gens (Faktor-V-Leiden) und die G20210A-Mutation des Faktor-II-(Prothrombin-)Gens, ebenso wie erhöhte Aktivitäten und/oder Konzentrationen von Einzelfaktoren der plasmatischen Hämostase wie des Gerinnungsfaktors VIII:C als auch der persistierende Nachweis von Antiphospholipidantikörpern (Tab. 4.4). So konnten in einer retrospektiven Analyse jährliche Thromboserezidivraten bei Protein-S-Mangel von 8,4 % (5,8–11,7 %), bei Protein-C-Mangel von 6,0 % (3,9–8,7 %) und bei Antithrombinmangel von 10,0 % (6,1–15,5 %) nachgewiesen werden. Für die 3 Risikodeterminanten zusammengenommen ergibt sich ein durchschnittliches Rezidivrisiko von 7,7 % (6,1–9,5 %) pro Jahr bei einer Beobachtungszeit über knapp 5 Jahre (6,6 % nach getriggerter Erstthrombose, 9,7 % nach spontaner Erstthrombose) (Brouwer et al. 2009). Kumulative Thromboserezidivraten betrugen nach 1, 5 und 10 Jahren 15 %, 38 % und 53 %. Diese Rezidivraten entsprechen der in Tab. 4.4 angegebenen 2- bis 3-fachen Steigerung des Thromboserezidivrisikos bei relevanten Mangelzuständen an Antithrombin, Protein C oder Protein S. Für Patienten mit heterozygoter Faktor-V-Leiden-Mutation ergibt sich eine Steigerung des Thromboserezidivrisikos um etwa das 1,4-fache (Marchiori et al. 2007). Bei Patienten mit Antiphospholipidsyndrom besteht, wie zuvor erwähnt, ein hohes Rezidivrisiko von 10–30 % pro Jahr.

◻ **Tab. 4.4** Langfristiges Risiko für Rezidivthrombose nach spontaner tiefer Venenthrombose (TVT) oder Lungenembolie (LE) in Abhängigkeit von der Art des Ersterereignisses und der thrombophilen Risikodeterminanten: individuelle Empfehlung zur langfristigen oralen Antikoagulation (OAK)[a]

Risikofaktor[b]	Rezidivrisiko/Jahr nach spontanem (idiopathischem) thromboembolischem Ersterereignis		Indikation zur oralen Antikoagulation		
	Relatives Risiko des Thromboserezidivs[c]	Absolutes Risiko Im Mittel ca. 4% ~10% (1. Jahr) ~5% (ab 2. Jahr) Ggf. 3–4% (ab 3.–4. Jahr)	bei niedrigem bis mittlerem Blutungsrisiko: 1%	bei hohem Blutungsrisiko: 3%	bei sehr hohem Blutungsrisiko: 10%
Isoliert distale TVT	0,5	2%	Keine OAK	Keine OAK	Keine OAK
Basisrisiko (ohne thrombophile Risikofaktoren)	1	4% im Mittel	OAK		
Faktor-V-Leiden-Mutation heterozygot oder Prothrombin-G20210A-Mutation Männliches Geschlecht Lungenembolie Residuelle Thrombose proximal; Rezidivthrombose	~1,3–1,6	5,2–6,4%			
Protein-C-/-S-Mangel	~2	8%		OAK	
D-Dimere erhöht (>500 ng/ml)[d] Postthrombotisches Syndrom Heterozygot für Faktor-V-Leiden-Mutation und G20210A-Mutation Faktor V-Leiden-Mutation homozygot[e] Antithrombinmangel Antiphospholipidsyndrom	~2,5	~10%			
Maligner Prozess	~3	~12%			
Faktor VIII > 234 IU/dl	~6	24%			

[a] Weiterführende Literaturangaben s. Zotz et al. (2012). Die angegebenen absoluten Rezidivraten pro Jahr sind abgeleitet aus dem relativen Risiko der thrombophilen Risikodeterminante und dem Basisrisiko (bestimmt aufgrund der Zeit nach Ersterereignis, >1 Jahr) und der Art des Ersterereignisses (idiopathisch). Es handelt sich damit nur um Schätzwerte, die jeweils einer kritischen individuellen Bewertung bedürfen.
[b] Neuere und große Studien wurden bei der Festlegung des relativen Risikos für eine Rezidivthrombose stärker gewichtet.
[c] Die relativen Risiken des Risikofaktors beziehen sich auf das Thromboserezidivrisiko und nicht auf das relative Risiko des Risikofaktors für Ersthrombosen, welches deutlich höher liegt.
[d] D-Dimere reproduzierbar erhöht nach Beendigung der oralen Antikoagulation.
[e] Nach eigenen Daten. In einer Publikation von Lindmarker et al. (1999) wurde ein relatives Risiko von 4,1 ermittelt. Nach Ansicht der Autoren dürfte das wahre relative Risiko eher unter 3 liegen und ist damit besser vereinbar mit dem deutlich niedrigeren relativen Risiko für die heterozygote Faktor-V-Leiden-Mutation (~1,3) und anderen relevanten thrombophilen Risikofaktoren (z.B. Antithrombinmangel).

Auch eine persistierende Aktivierung der plasmatischen Hämostase in Form erhöhter D-Dimer-Antigen-Spiegel nach Beendigung der Antikoagulation geht mit einem erhöhten Risiko für das Auftreten eines Rezidivereignisses einher (Palareti et al. 2003). Demgegenüber sind niedrige oder normalisierte D-Dimer-Antigen-Spiegel nach Beendigung der Antikoagulation mit einem niedrigeren Rezidivrisiko assoziiert (Eichinger et al. 2003, Palareti et al. 2003).

Es ist bislang unklar, inwieweit verbliebene Residuen vorausgegangener Thrombosen einen unabhängigen Risikofaktor für das Auftreten eines Rezidivereignisses darstellen. Die Studienergebnisse weisen darauf hin, dass Residuen einer vorausgegangenen Thrombose ebenfalls milde Prädiktoren eines künftigen Rezidivereignisses sind (ca. 1,5-fache Risikosteigerung) (Kearon et al. 2012).

> Eine individuelle Risikoabschätzung (in Prozent pro Jahr) für ein Thromboserezidivereignis nach spontaner proximaler Ersthrombose oder Lungenembolie kann durch Hinzunahme patientenspezifischer relativer Risiken ermittelt werden.

Das relative Risiko wird mit dem Basisrezidivrisiko multipliziert. Wie in ◘ Tab. 4.4 dargestellt, führt z. B. ein erhöhter D-Dimer-Wert zu einem 2,5-fachen Rezidivrisiko mit einer Steigerung von 4 % (Basisrisiko) auf 10 % pro Jahr. Analog zu den für Erstthrombosen berechneten absoluten Risiken können auf der Grundlage relativer Risiken und der Kenntnis des Basisrezidivrisikos auch für Rezidivthrombosen individuelle Absolutrisiken angegeben werden, die die Grundlage für eine individuelle Therapieentscheidung bezüglich einer langfristigen oralen Antikoagulation darstellen. Die in ◘ Tab. 4.4 angegebenen Risikoberechnungen gelten nur für Patienten mit spontaner proximaler Erstthrombose oder Lungenembolie und nicht für Erstthrombosen mit relevantem Auslöser (Operation, Trauma etc.).

4.1.3 Individuelle Nutzen-Risiko-Abwägung einer langfristigen oralen Antikoagulation

Bei der individuellen Nutzen-Risiko-Abwägung einer Antikoagulation nach spontaner proximaler tiefer Venenthrombose oder Lungenembolie wird das patientenspezifische Blutungsrisiko unter oraler Antikoagulation dem thromboembolischen Rezidivrisiko gegenübergestellt. Die jeweiligen Risiken werden im Folgenden beschrieben.

Risiko einer schweren Blutungskomplikation unter oraler Antikoagulation

Blutungen stellen die wichtigste Komplikation einer oralen Antikoagulation dar und sind für Ärzte und Patienten der maßgebliche Grund, auf eine Antikoagulation zu verzichten. Die entscheidenden Determinanten einer durch Vitamin-K-Antagonisten induzierten Blutungskomplikation sind Dauer und Intensität der Antikoagulation, Patientencharakteristika und eine ggf. bestehende Begleitmedikation, die mit der Hämostase interferiert. Direkte orale Antikoagulanzien (z. B. Dabigatran oder Rivaroxaban) zeigen etwa die gleiche Rate an schweren Blutungskomplikationen (bei niedrigerem Hirnblutungsrisiko) wie Vitamin-K-Antagonisten, weswegen die Nutzen-Risiko-Abwägung auch für diese Substanzen gilt.

Speziell in den ersten 3 Monaten unter oraler Antikoagulation besteht ein hohes Blutungsrisiko, welches bei langfristiger und in der Regel stabiler INR-Einstellung abfällt. In einer Metaanalyse von Linkins et al. (2003) war das Blutungsrisiko in den ersten 3 Monaten unter oraler Antikoagulation fast so hoch wie im weiteren Verlauf während eines ganzen Jahres. In einem Subkollektiv von 2422 Patienten, die länger als 3 Monate im Verlauf beobachtet wurden, konnte eine Blutungsrate von 2,74 % pro Jahr bei einer Letalitätsrate von 9,1 % nachgewiesen werden.

Das entspricht einem jährlichen Risiko für eine letale Blutungskomplikation unter oraler Antikoagulation von ca. 0,2–0,3 %. Das jährliche intrakranielle Blutungsrisiko lag in diesem Patientenkollektiv bei 0,65 % mit einer Letalitätsrate von ca. 45 %. Diese Ergebnisse dürften valide sein, da sie im Rahmen klinischer Studien erhoben wurden, in denen ein Endpunkt eine schwere Blutungskomplikation unter oraler Antikoagulation war.

Patientencharakteristika mit erhöhtem Blutungsrisiko sind Alter (>65 Jahre), positive Blutungsanamnese, ischämischer Hirninfarkt, Komorbiditäten (Diabetes mellitus, Hypertonie, Niereninsuffizienz, Leberinsuffizienz, Malignom), Komedikation (Thrombozytenfunktionshemmer), Anämie sowie das Vorliegen spezifischer pathologisch-anatomischer Läsionen (z. B. im Urogenitaltrakt), die in hohem Maße mit Blutungskomplikationen assoziiert sind (Levine et al. 2004) (◘ Tab. 4.5).

Der Einfluss potenzieller Blutungsrisikofaktoren unter einer oralen Antikoagulation wurde in der Studie von Beyth (1998) über 4 Jahre evaluiert. Mit dem HAS-BLED Score (Pisters et al. 2010), der speziell in der Kardiologie weit verbreitet ist, und mit Risikoabschätzungen der ACCP-Leitlinie 2012 (Kearon et al. 2012) stehen weitere Risiko-Scores zur Verfügung. Den genannten Risiko-Scores ist gemeinsam, dass bei 2 und mehr Risikofaktoren ein erhöhtes Blutungsrisiko vorliegt (ca. ≥3 % schwere Blutungen/Jahr, ◘ Tab. 4.5), welches nach spontaner Erstthrombose in der Regel keine langfristige orale Antikoagulation rechtfertigt (s. unten). Bei Vorliegen keines oder nur eines Blutungsrisikofaktors ist das Blutungsrisiko als niedrig einzustufen (ca. 1,0 % pro Jahr). Das niedrige jährliche Blutungsrisiko von ca. 1 % ohne Vorliegen relevanter Blutungsrisikofaktoren stimmt mit den in selektierten und gut kontrollierten Patientenkollektiven dokumentierten Blutungsraten überein (Kearon et al. 2003, Ridker et al. 2003).

Die Rate schwerer hämorrhagischer Komplikationen ist in randomisierten kontrollierten Studien bei einer INR >3,0 doppelt so hoch wie bei einem INR-Zielbereich von 2,0 bis 3,0. Speziell das Risiko für intrakranielle Blutungen steigt mit zunehmender INR an und verdoppelt sich jeweils bei einem INR-Anstieg um 1,0. Neben dem INR-Zielbereich ist die Qualität der INR-Einstellung von Bedeutung, da Schwankungen in der Einstellung mit einem gesteigerten Blutungsrisiko einhergehen. Durch INR-Selbstmessung und -Selbstmanagement konnte die Rate an tödlichen Blutungen und thromboembolischen Komplikationen reduziert und die Rate der im Zielbereich liegenden INR-Werte verbessert werden (Bloomfield et al. 2011, Heneghan et al. 2012). Umfangreichere Daten zu Blutungsrisiken sind nur in Patientenkollektiven mit Vorhofflimmern als Indikation zur oralen Antikoagulation erhoben und damit formal auch nur in diesen Kollektiven gültig.

Tab. 4.5 Prädiktion des Blutungsrisikos unter oraler Antikoagulation anhand etablierter Risikofaktoren (*RF*) (nach den ersten 3 Monaten oraler Antikoagulation)

	Blutungsrisiko			
	niedrig (0 RF) <1%	mittel (1 RF) 1–1,6%	hoch (2–3 RF) >3%	sehr hoch (>4 RF) 10%
Beyth [a] (Beyth et al. 1998)	0,75% (0 RF)		3% (1-2 RF)	10% (3-4 RF)
HAS-BLED [b] (Pisters et al. 2010)	1% (0 RF)	1% (1 RF)	2-4% (2–3 RF)	9% (4 RF)
ACCP 2012 [c] (Kearon et al. 2012)	0,8% (0 RF)	1,6% (1 RF)	6,5% (≥2 RF)	

[a] Risikofaktoren im Blutungsrisiko-Score nach Beyth: Alter >65 Jahre, anamnestisch Hirninfarkt oder gastrointestinale Blutung, Diabetes, Niereninsuffizienz (Kreatinin >1,5 mg/dl), Myokardinfarkt, Anämie (HKT <30%).
[b] Risikofaktoren im HAS-BLED Score: **H**ypertonie, **A**bnorme Leber- oder Nierenfunktion, Hirninsult (**S**troke), **B**lutung, **L**abile INR, Alter >65 Jahre (**E**lderly), Einnahme von Schmerzmitteln/NSAIDs (**D**rugs) oder Alkohol.
[c] Risikofaktoren nach ACCP-Leitlinien: Alter >65 oder >75 Jahre, anamnestisch Blutung oder Hirninsult, Malignom, Nieren- oder Leberinsuffizienz, Thrombozytopenie, Diabetes, Anämie, antithrombozytäre Medikation, labile INR, Alkohol, kürzliche Operation, Sturzneigung.

Insbesondere bei jüngeren Patienten (<60 Jahre) ohne Komorbiditäten sind wahrscheinlich niedrigere Blutungsrisiken anzunehmen (d. h. weniger als 1% pro Jahr).

Die gleichzeitige Gabe einer plättchenfunktionshemmenden Medikation steigert das Blutungsrisiko unter oraler Antikoagulation. Die Zusatztherapie mit Acetylsalizylsäure (ASS) verdoppelt das Gesamtrisiko und vervierfacht das Risiko für Hirnblutungen. Unter nichtsteroidaler antiinflammatorischer Medikation (NSAIDs) konnte eine ca. 2- bis 5-fache Risikosteigerung für Blutungskomplikationen unter oraler Antikoagulation nachgewiesen werden (Johnsen et al. 2001, Knijff-Dutmer et al. 2003, Mellemkjaer et al. 2002). Diese Ergebnisse sind allerdings nicht ausreichend multivariat auf potenzielle Einflussfaktoren kontrolliert worden.

> Die langfristige orale Antikoagulation ist mit einem relevanten Risiko schwerer bzw. letaler Blutungskomplikationen assoziiert, welches durch Alter und Komorbiditäten bzw. Begleitmedikation weiter ansteigt.

Das jährliche Blutungsrisiko liegt bei ca. 3% in durchschnittlichen Patientenkollektiven mit 2 Risikofaktoren (davon z. B. Alter >65 Jahre, abgelaufene Blutung, Hirninsult, Vorliegen einer oder mehrerer Begleiterkrankungen [Diabetes mellitus, Hypertonie, Niereninsuffizienz mit Kreatinin >1,5 mg/dl, Myokardinfarkt, Anämie mit HKT <0,30%]). In gut kontrollierten Kollektiven mit bis zu 1 Blutungsrisikofaktor ist von einer jährlichen Rate an Blutungskomplikationen von ca. 1% und bei Patienten mit mehr als 3 Risikofaktoren mit einer Rate von ca. 10% auszugehen. Die Letalität der Blutungen liegt bei 10%, somit liegt die jährliche Rate letaler Blutungskomplikationen unter oraler Antikoagulation beim durchschnittlichen Patienten mit 2 Risikofaktoren bei 0,3%. Bei der Entscheidung zur langfristigen oralen Antikoagulation ist das individuelle Blutungsrisiko des Patienten unter Nutzen-Risiko-Abwägung zu berücksichtigen.

> Neben der initialen Bewertung des Blutungsrisikos ist im weiteren Verlauf in regelmäßigen, z. B. jährlichen Abständen das Blutungsrisiko in Abhängigkeit vom individuellen Krankheitsverlauf, dem Neuauftreten von Risikofaktoren einer Blutung und der Qualität der Einstellung einer oralen Antikoagulation zu reevaluieren.

Empfehlungen zur Dauer der oralen Antikoagulation nach Leitlinien ohne Berücksichtigung thrombophiler Risikodeterminanten

Die aktuellen Konsensus-Empfehlungen des American College of Chest Physicians (ACCP; Kearon et al. 2012) sowie die entsprechenden deutschsprachigen Leitlinien (Hach-Wunderle 2010) zur Dauer einer Antikoagulation nach tiefer Venenthrombose und/oder Lungenarterienembolie sind in Tab. 4.6 aufgeführt. Die Empfehlungen beruhen maßgeblich auf der Art der Erstthrombose (spontan vs. idiopathisch) und der Lokalisation (distal vs. proximal) und sind damit die Konsequenz der oben dargestellten Studienergebnisse. Weiterhin wird die Persistenz eines Risikofaktors (z. B. Malignom) und die Patientenpräferenz berücksichtigt.

Tab. 4.6 Antikoagulation nach tiefer Venenthrombose (*TVT*) und/oder Lungenarterienembolie (*LE*). (Nach Hach-Wunderle 2010, Kearon et al. 2012)

Patientengruppen	Dauer der Antikoagulation	Bemerkung
Erstereignis einer TVT/LE sekundär bei transienter (reversibler) Risikoexposition	3 Monate	
Erstereignis einer TVT idiopathisch und isoliert distal (ohne LE)	3 Monate	
Erstereignis einer proximalen TVT oder LE idiopathisch	Mindestens 3 Monate, ggf. langfristig	Langfristige OAK bei spontaner proximaler Thrombose und geringem Blutungsrisiko und gutem Monitoring der OAK
Erstereignis einer TVT/LE und maligne Erkrankung	3–6 Monate (NMH), ggf. langfristig	Nach 3–6 Monaten langfristige orale Antikoagulation oder NMH bis zur Remission des Malignoms. Individuelle Nutzen-Risiko-Abwägung unter Berücksichtigung des Patientenwunsches
Erstereignis und Zweitereignis einer TVT/LE spontan	Langfristig	

NMH niedermolekulares Heparin, *OAK* orale Antikoagulation.

Alle Patienten mit tiefer Venenthrombose und/oder Lungenarterienembolie sollten mindestens eine 3-monatige Antikoagulation erhalten. Bei Vorliegen eines relevanten Auslösers (z. B. Operation, Trauma, Östrogeneinnahme, Schwangerschaft) oder bei isoliert distaler Venenthrombose ist keine längere Antikoagulation indiziert. Dies gilt auch für Patienten mit schweren hereditären thrombophilen Risikofaktoren (Faktor-V-Leiden-Mutation homozygot, Mangel an Antithrombin, Protein C oder Protein S, hohe D-Dimer-Werte).

> Nur bei Patienten mit spontaner proximaler Erstthrombose oder Lungenarterienembolie ist aufgrund des höheren Thromboserezidivrisikos (≥ 4 % pro Jahr) eine langfristige orale Antikoagulation indiziert, sofern das Blutungsrisiko niedrig ist (≤1 % pro Jahr).

Ein niedriges Blutungsrisiko besteht, wenn bei dem Patienten nicht mehr als ein Blutungsrisikofaktor vorliegt (Tab. 4.5). Liegt ein hohes Blutungsrisiko vor (≥2 Blutungsrisikofaktoren), so wird unter Nutzen-Risiko-Abwägung auf eine langfristige orale Antikoagulation verzichtet. Thrombophile Risikodeterminanten werden nicht berücksichtigt, da diese für das Thromboserezidivrisiko von untergeordneter Relevanz seien. Hierbei verweisen die Autoren auf die Studien zum isolierten Einfluss von Faktor-V-Leiden- und Prothrombin-G20210A-Mutation. Tatsächlich ist deren Einfluss auf das Thromboserezidivrisiko mit einem relativen Risiko für ein Rezidiv von ca. 1,3 (Tab. 4.4) gering, sodass eine Therapieentscheidung aus dem Vorliegen dieser häufigen hereditären Risikofaktoren nicht abgeleitet werden kann. Schwerere thrombophile Risikofaktoren sind demgegenüber für Rezidivereignisse von deutlich größerer Relevanz und können eine orale Antikoagulation unter Nutzen-Risiko-Abwägung begründen (s. unten).

Individuelle Nutzen-Risiko-Abwägung einer oralen Antikoagulation unter Berücksichtigung thrombophiler Risikodeterminanten

Wie zuvor erwähnt, beeinflussen milde thrombophile Risikodeterminanten (z. B. heterozygote Faktor-V-Leiden- oder Prothrombin-G20210A-Mutation) das Thromboserezidivrisiko nach spontan aufgetretener tiefer Venenthrombose oder Lungenembolie nur geringgradig (ca. 1,3-fache Risikosteigerung, Tab. 4.4). Demgegenüber können schwerere thrombophile Risikofaktoren das Thromboserezidivrisiko verdoppeln oder verdreifachen, d. h. es steigt von jährlich 4 % ohne thrombophilen Risikofaktor auf 8 % und mehr an. Schwere thrombophile Risikofaktoren mit derartiger Steigerung des Thromboserezidivrisikos sind Mangel an Antithrombin und Protein C, kombinierte oder homozygote Defekte von Faktor-V-Leiden- und Prothrombin-G20210A-Mutation, Antiphospholipidantikörper sowie persistierende D-Dimer-Erhöhung (Tab. 4.4). Das Vorliegen schwerer thrombophiler Risikofaktoren kann deswegen eine langfristige orale Antikoagulation nach spontaner tiefer Venenthrombose/Lungenembolie unter Nutzen-Risiko-Abwägung begründen (gilt nicht für Thrombosen unter relevantem Auslöser).

Eine individuelle Nutzen-Risiko-Abwägung erfolgt unter Ermittlung des patientenspezifischen Blutungsrisikos unter oraler Antikoagulation im Vergleich mit der Abschätzung des thromboembolischen Rezidivrisikos. In ◘ Tab. 4.4 wird das absolute jährliche Rezidivrisiko für Spontanthrombosen dem Blutungsrisiko gegenübergestellt und eine Indikation zur Antikoagulation dann empfohlen, wenn das individuelle Thromboserisiko das Blutungsrisiko deutlich übersteigt. Beispielsweise wird man entsprechend den Leitlinien einen Patienten mit einer spontan stattgehabten proximalen Thrombose oder Lungenembolie (jährliches Thromboserezidivrisiko 4 %) langfristig oral antikoagulieren, wenn das jährliche Blutungsrisiko niedrig ist (1 %), jedoch nicht, wenn das Blutungsrisiko hoch ist (3 %). Trägt der Patient allerdings einen relevanten thrombophilen Risikofaktor (z. B. Mangel an Antithrombin oder homozygoter Faktor-V-Leiden) mit einem jährlichen Thromboserezidivrisiko von 12 %, so ist eine langfristige orale Antikoagulation auch bei einem Blutungsrisiko von 3 % sinnvoll.

Eine Indikation zur langfristigen oralen Antikoagulation kann für Patienten mit »getriggertem« Erstereignis auch bei Vorliegen thrombophiler Risikofaktoren nicht abgeleitet werden. Es ist fraglich, ob schwere thrombophile Risikofaktoren wie Antithrombinmangel oder homozygote Faktor-V-Leiden-Mutation eine Indikation zur langfristigen oralen Antikoagulation in dieser Patientengruppe darstellen. Diese wäre nur für Erstthrombosen mit geringgradigen expositionellen Auslösern (z. B. Langstreckenflug) zu diskutieren. Für den Fall einer unter oraler Kontrazeption und homozygoter Faktor-V-Leiden-Mutation stattgehabten Thrombose ist eine langfristige Antiagulation nicht ableitbar, da durch Absetzen des Kontrazeptivums das Rezidivrisiko auf ca. ein Viertel (ggf. mehr) reduziert werden kann. Ein spontanes Rezidivereignis wäre bei der betroffenen Patientin aufgrund des altersbedingten Anstiegs des Thromboserisikos erst nach 10–20 Jahren zu erwarten. In dieser Zeit hätte die Patientin ein additives Blutungsrisiko von 10–20 % (1 % spontane schwere Blutungen pro Jahr) bei Einnahme oraler Antikoagulanzien.

Limitationen

Die angegebenen Risiken für spontane Rezidivthrombosen (◘ Tab. 4.4) sind aus mehreren Risikodeterminanten abgeleitet: aus der Zeit nach dem Ersteignis (>1 Jahr), der Art des Ersteignisses (idiopathisch vs. sekundär ausgelöst) und den individuellen Risikofaktoren. Es handelt sich damit nur um orientierende Schätzwerte, die jeweils einer kritischen individuellen Bewertung bedürfen. So entspricht das durchschnittliche Rezidivrisiko mit ca. 4–5 % nicht dem Basisrezidivrisiko ohne thrombophilen Risikofaktor. Dieses dürfte 10–20 % tiefer liegen und wurde deswegen mit 4 % angegeben (◘ Tab. 4.4). Auch die in Fall-Kontroll-Studien ermittelte Odds-Ratio ist nur eine Annäherung an das tatsächliche relative Risiko. Bei mehrjährigem komplikationslosem Verlauf ist möglicherweise von niedrigeren Rezidivraten auszugehen als in ◘ Tab. 4.4 angesetzt. Dieser Effekt dürfte nach ◘ Abb. 4.2 allerdings nur geringgradig sein. Auch liegen je nach Studie unterschiedliche Risikoabschätzungen für die thrombophilen Marker vor.

Es ist weiterhin nicht klar, ob erhöhte D-Dimer-Werte als Rezidivmarker in gleicher Weise valide durch alle verfügbaren Testsysteme ermittelt werden oder ob es für verschiedene Methoden unterschiedlicher Cut-off-Werte bedarf. Faktor-VIII-C-Aktivitäten sind altersabhängig, und die bisher als Risikofaktor für Rezidivthrombosen belegte Faktor-VIII-C-Aktivität von >234 % (◘ Tab. 4.4) ist dementsprechend nur für ein Kollektiv gültig, welches demjenigen der Originalstudie nach seiner Altersstruktur vergleichbar ist. Andererseits ist der Alterseinfluss auf Faktor VIII-C nicht so ausgeprägt (eigene Daten), als dass bei dem sehr hohen Cut-off-Wert von 234 % ein erhöhtes Thromboserisiko nur aufgrund eines Alterseffekts angezweifelt werden dürfte.

Aufgrund der Unschärfen in den Risikostratifizierungen ist in Grenzfällen unter sorgfältiger Aufklärung die bewusste Einbeziehung des Patienten mit seinen persönlichen Präferenzen für oder gegen eine Therapie als sinnvolle Entscheidungshilfe zu betrachten.

Fazit für die Praxis

Die Dauer der oralen Antikoagulation wird bestimmt durch das Risiko einer schweren Blutung unter oraler Antikoagulation und das Thromboserezidivrisiko. Bei Thrombosen unter Auslösern (Operation, Trauma, Östrogene, Schwangerschaft) und bei distaler idiopathischer tiefer Venenthrombose besteht keine Indikation zur langfristigen Antikoagulation (Thromboserezidivrisiko 0–2 % pro Jahr). Nach idiopathischer proximaler tiefer Venenthrombose oder Lungenarterienembolie ist das Thromboserezidivrisiko höher (4 % pro Jahr ohne relevante thrombophile Risikofaktoren) als nach sekundär ausgelösten Thrombosen. Bei niedrigem Blutungsrisiko (1 % pro Jahr bei 0–1 Blutungsrisikofaktoren) liegt eher eine Indikation zur langfristigen Antikoagulation vor, bei höherem Blutungsrisiko (≥3 % pro Jahr bei 2 und mehr Blutungsrisikofaktoren) dagegen nicht. Relevante thrombophile Risikodeterminanten können das Thromboserezidivrisiko nach idiopathischer Thrombose deutlich steigern (≥8 % pro Jahr) und eine langfristige Antikoagulation unter Nutzen-Risiko-Abwägung begründen (◘ Tab. 4.4 und ◘ Tab. 4.6).

4.2 Epidemiologie der VTE

C. Diehm

4.2.1 Häufigkeit

Die venöse Thromboembolie (VTE) mit den beiden Hauptmanifestationsformen der tiefen Beinvenenthrombose (TVT) und der Lungenembolie (LE) ist mit einer jährlichen Inzidenz von 1–2 pro 1000 Personen ein häufiges Krankheitsbild (Anderson et al. 1991, Kniffin jr. et al. 1994, Kucher 2001, Silverstein et al. 1998, Tsai et al. 2002).

In sechs europäischen Ländern (D, F, I, E, S, GB) wurden im Jahr 2004 761.000 tiefe Beinvenenthrombosen und 370.000 Thromboembolie-bedingte Todesfälle gezählt. Die Einwohnerzahl dieser sechs Länder beträgt ca. 324 Mio. (Cohen 2007).

Aktuelle Zahlen zu Thromboembolien in Europa gehen aus der VITAE-Studie hervor (Venous thromboembolism Impact Assessment Group in Europe). Danach treten jährlich in Europa 1,5 Mio. tödliche und nichttödliche tiefe Beinvenenthrombosen und Lungenembolien auf. Damit sterben mehr Menschen jährlich an einer Thromboembolie als an Brustkrebs, Prostatakrebs, HIV/Aids und Verkehrsunfällen zusammen (Cohen et al. 2007).

Bei Jugendlichen unter 15 Jahren ist eine VTE selten (5/100.000). Eine Ausnahme sind junge Mädchen, die Antikonzeptiva einnehmen.

Die Häufigkeit der venösen Thromboembolie nimmt mit zunehmendem Alter stetig zu. Sie steigt ab einem Alter von 60 Jahren steil an (1–2 pro 100 Personen). Zu über 93 % sind die unteren Körperpartien betroffen, die Venen der oberen Extremitäten zu ca. 1,5 %. Die Lokalisation der TVT zeigt ◘ Tab. 4.7. Ethnische Faktoren spielen eine wichtige Rolle: Farbige erleiden häufiger eine Thromboembolie, auch ihre Mortalität ist höher als die der weißen Bevölkerung. In Lateinamerika und dem asiatischen Raum ist die VTE seltener als in den USA und Europa (White 2003).

Die Kernaussagen zur Epidemiologie der TVT lauten:
- Nur die Hälfte der betroffenen Patienten ist klinisch symptomatisch,
- venöse Thromboembolien sind in den Wintermonaten etwas häufiger als in der warmen Jahreszeit,
- zwei Drittel der betroffenen Patienten erleiden eine alleinige TVT,
- ein Drittel erleiden als Komplikation eine symptomatische Lungenembolie,
- 6 % aller Patienten mit TVT sterben innerhalb von 30 Tagen (White 2003).

Letztlich sind absolut exakte Zahlen zur Häufigkeit von VTE/TVT wegen der inhärenten Schwierigkeit der Diagnosestellung nicht bekannt. In einem nichtselektionierten Obduktionsgut wurden eine TVT bei 35 % nachgewiesen.

Sektionsstatistiken spiegeln nicht die Wirklichkeit wider, da eine große Anzahl nachgewiesener TVTs prämortal entstanden sein dürften. Die Häufigkeit der nachgewiesenen Lungenembolie und TVT auf dem Sektionstisch hängen von der Genauigkeit der Untersuchung in der Peripherie ab.

Aufgrund der Häufigkeit der Prävalenz eines postthrombotischen Syndroms ist davon auszugehen, dass bei etwa 7 % aller Menschen irgendwann im Leben eine TVT auftritt (Kahn et al. 2008). In den USA werden ca. 600.000 Patienten jährlich wegen einer TVT stationär aufgenommen (Goldhaber 1998, Nordström et al. 1992).

◘ **Tab. 4.7** Lokalisation der TVT. (Nach Cogo et al. 1993)

Anatomischer Bereich	% der Fälle
Proximale Venen	88
Unterschenkelvenen	12
V. poplitea	10
V. poplitea und Vv. femorales superficiales	42
Vv. poplitea, fem. sup und fem. com.	5
Komplettes proximales Venensystem	35

4.2.2 Oberflächliche Phlebitis und TVT häufig im Doppelpack

Zu wenig in der Vergangenheit berücksichtigt wurde die Tatsache, dass harmlos erscheinende oberflächliche Phlebitiden und tiefe Thrombosen häufig assoziiert auftreten. In einer aktuellen Studie mit 844 Patienten mit einer frischen, mindestens 5 cm langen oberflächlichen Phlebitis wurde bei 25 % eine TVT oder Lungenembolie gefunden. Daraus leitet sich die Forderung ab, dass bei einer Phlebitis immer auch das tiefe Venensystem abgeklärt wird (Goldhaber 1998).

4.2.3 Venöse Thromboembolie und Atherothrombose: Gibt es gemeinsame Risikofaktoren?

Mehrere Studien der letzten Jahre haben eindeutig gezeigt, dass es Gemeinsamkeiten in der Pathogenese von venösen und arteriellen Thromboembolien gibt. ◘ Tab. 4.8 zeigt die Risikofaktoren, die mit dem Auftreten von venösen Thromboembolien assoziiert waren.

◘ **Tab. 4.8** Gemeinsame Risikofaktoren von VTE und Atherothrombose. (Nach Holst et al. 2010)

Risikofaktor	Hazard Ratio (HR)
Body-Mass-Index >35 kg/m²	2,10 (vs. BMI <20)
Rauchen >25 g Tabak/Tag	1,52 (vs. Nichtraucher)
Männliches Geschlecht	1,24 (vs. Frauen)
Mittleres Einkommen	0,82 (vs. geringes Einkommen)
Diastolischer Blutdruck >100 mmHg	1,34 (vs. <80 mmHg)

Damit sind Übergewicht und Rauchen die beiden bedeutendsten Risikofaktoren für die Entstehung einer venösen Thromboembolie. Andere Risikofaktoren wie Gesamtcholesterin-, HDL-, LDL-Cholesterin- und Triglyzeridspiegel sowie Diabetes mellitus sind dagegen nicht mit dem Auftreten einer venösen Thromboembolie assoziiert (Holst et al. 2010).

4.2.4 Prognose von Patienten mit TVT

Venenthrombosen erhöhten die Sterblichkeit der betroffenen Patienten über Jahre hinaus. Das gilt nicht nur für Patienten mit einem Tumorleiden, sondern auch für solche mit einer idiopathischen Thrombose und ohne Begleiterkrankungen als Risikofaktoren. Im Schnitt wird die Lebenserwartung durch eine TVT ohne zugrundeliegende Krebserkrankung um 5 Jahre gesenkt (von 81 auf 76 Jahre bei Männern und von 84 auf 79 Jahre bei Frauen) (Flinterman et al. 2012).

4.2.5 Thromboembolie und orale Kontrazeptiva

Bei der Einnahme von oralen Antikonzeptiva ist das relative Thromboembolierisiko im Mittel auf 2,6 (2- bis 5-fach) erhöht. Wenn stark übergewichtige Frauen orale Antikonzeptiva einnehmen, steigt das Risiko dramatisch an (OR 23,8 gegenüber normalgewichtigen Frauen ohne orale Antikonzeption).

Das Thromboembolierisiko hat sich leider bei der Verabreichung der Pillen der zweiten und dritten Generation nicht verringert. Im Gegenteil: Eine niederländische Untersuchung zeigte, dass Pillen der zweiten Generation das Thromboembolierisiko verdreifachen. Pillen der dritten Generation steigern das Thromboembolierisiko sogar 5-fach im Vergleich zu Frauen, die keine Hormonpräparate nehmen. Ein besonders hohes Risiko (6–7-fach) – vor allem im ersten Jahr – haben Kombinationspräparate, die das Gestagen Desogestrel, Cyproteronacetat, Norgestimat oder Drospirenon enthalten. Einige eigene Kasuistiken sind beängstigend.

Unklar ist bislang, ob und wieweit auch die sog. Minipillen das Thromboembolierisiko erhöhen.

4.2.6 Thromboembolie in der Schwangerschaft

Über einen Beobachtungszeitraum von 30 Jahren blieben die Thromboembolieraten in der Schwangerschaft offenbar relativ konstant.

Im Vergleich zur Postpartum-Phase sind Lungenembolien in der Schwangerschaft relativ selten (Fowkes et al. 2003). Ein erhöhtes Risiko haben rauchende Schwangere. Auch eine früher durchgemachte Thromboembolie und eine angeborene Thrombophilie erhöhen das Risiko (Danilenko-Dixon et al. 2001). Insgesamt hat die Inzidenz von Lungenembolien postpartum erfreulicherweise um mehr als das Doppelte abgenommen. Dennoch ist die venöse Thromboembolie auch heute noch eine Hauptursache des perinatalen Todes bei schwangeren Frauen.

4.2.7 Thromboembolie in der Menopause

Bei postmenopausalen Frauen erhöht eine oral verabreichte Östrogensubstitution im Gegensatz zu jeglicher transdermalen Östrogenapplikation die VTE-Rate deutlich (OR=3,5, 95-%-CI: 1,8–6,8) (Scarabin et al. 2003).

4.2.8 Rezidivthrombosen

Ca. 30 % aller Patienten erleiden nach einer TVT innerhalb von 10 Jahren ein Rezidiv. Unabhängige Risikofaktoren für ein Thromboserezidiv sind zunehmendes Alter, Übergewicht, ein Tumorleiden und periphere Paresen (Heit 2002).

4.2.9 Thrombosen der oberen Extremitäten

Ca. 10 % aller Thrombosen treten im Bereich der oberen Extremitäten auf. Die jährliche Inzidenz liegt bei 0,4–1 Fall von 10.000 Personen. Die Anzahl der Subklaviathrombosen (Paget-von-Schrötter-Syndrom, Thrombose nach Anstrengung, Phlébite/Thrombose par effort) hat durch den zunehmenden Einsatz von zentralen Venenkathetern, Schrittmachern und Defibrillatoren deutlich zugenommen. Im Vergleich zu Patienten mit tiefen Beinvenenthrombosen sind Patienten mit Thrombosen der oberen

Extremitäten jünger, leichter und sie haben seltener eine angeborene Thrombophilie, aber häufiger ein Tumorleiden. Lungenembolien sind bei Subklaviavenenthrombosen seltener als bei Beinvenenthrombosen (6 % vs. 15–32 %).

Auch die Rezidivrate innerhalb eines Jahres ist bei Thrombosen der oberen Extremitäten geringer als bei Beinvenenthrombosen (2–5 % vs. 10 %). Ein postthrombotisches Syndrom droht bei Subklaviavenenthrombosen in nur 5 % – vs. 56 % bei Beinvenenthrombosen (Holst et al. 2010).

4.2.10 Epidemiologie der Lungenembolie

Die akute Lungenembolie ist eine häufige, schwerwiegende Erkrankung. Die Inzidenz der Lungenembolie beträgt in der Gesamtbevölkerung ca. 60–200/100.000/Jahr (Nordström et al. 1992). Exakte verlässliche Zahlen zur Prävalenz und Inzidenz der Lungenembolie liegen leider nicht vor.

Es wird geschätzt, dass in Deutschland 40.000 bis 50.000 Todesfälle durch Lungenembolie verursacht werden. Vermutlich ist die Dunkelziffer sogar noch wesentlich höher, weil die Embolie häufig nicht erkannt wird. Man muss davon ausgehen, dass viele unklare plötzliche Todesfälle auf eine akute Lungenembolie zurückzuführen sind.

Alle vorliegenden Daten sprechen aber dafür, dass die Inzidenz der Lungenembolie in den letzten 30 Jahren deutlich zugenommen hat. Die Gründe dafür sind vielschichtig: u. a. die demoskopische Entwicklung mit einer steigenden Zahl älterer Menschen, aber auch häufigere und gefährlichere operative Eingriffe. Postoperative Lungenembolien sind übrigens nach orthopädischen Eingriffen doppelt so hoch wie nach anderen Eingriffen (Goldhaber 1998).

4.2.11 Lungenembolie bei malignen Erkrankungen

Bis zu 20 % aller Patienten mit bösartigen Erkrankungen entwickeln eine symptomatische Thromboembolie. Lungenembolien sind die zweithäufigste Todesursache bei Tumorpatienten. Autopsiebefunde bei Tumorpatienten weisen auf eine hohe Prävalenz der Lungenembolie hin (insbesondere bei Bronchial- und Kolon- sowie Prostatakarzinomen). Ein besonders hohes Lungenembolierisiko haben auch Patienten mit einem Pankreas- oder einem Ovarialkarzinom.

4.2.12 Lungenembolie in der Menopause

In der Nurses-Health-Studie hatten über 60-jährige Frauen mit starkem Übergewicht die höchsten Raten an Lungenembolien. Neben Übergewicht waren Zigarettenrauchen und erhöhter Blutdruck gesicherte Risikofaktoren (White 2003). Bei postmenopausaler oraler Hormonersatztherapie ist das Lungenembolierisiko 2–4-fach erhöht (Grady et al. 2000).

4.2.13 Prognose von Patienten mit Lungenembolie

Unbehandelt ist die Sterblichkeit der Lungenembolie mit 30 % sehr hoch (Goldhaber 1998). Etwa 20 % der Patienten sterben in den ersten 2 h nach dem akuten Ereignis, weitere 10 % in der ersten Woche.

Bei adäquater und frühzeitiger Therapie kann die Mortalität deutlich reduziert werden. Die Mortalität beträgt in den ersten 4 Wochen nach dem Embolieereignis 12 %.

Die Sterblichkeit ist bei Männern höher als bei Frauen (13,7 vs. 12,8 %). Im Internationalen Cooperative Pulmonary Embolism Register beträgt die 3-Monats-Sterblichkeit 17,5 %. Dagegen lag die 3-Monats-Gesamtsterblichkeit in der Prospective Pulmonary Embolism Diagnosis-Studie bei 15 %, aber nur 10 % der Todesfälle während eines einjährigen Follow-up wurden der Lungenembolie zugeschrieben.

4.3 Sozialmedizinische und ökonomische Aspekte der VTE

H. Nüllen, T. Noppeney

Neben einem kurzen Überblick über die vorliegenden, teilweise aber schon historischen Daten aus den epidemiologischen Untersuchungen soll versucht werden, ein Abbild der Versorgungswirklichkeit anhand der zugänglichen Daten aus der Gesundheitsberichterstattung des Bundes und, soweit verfügbar, aus dem vertragsärztlichen Versorgungsbereich zu erstellen.

4.3.1 Datenlage

Zur Epidemiologie (s. a. ▶ Abschn. 4.2), Demographie und ansatzweise zur Versorgungslage von Erkrankungen des Venensystems liegen im deutschsprachigen Raum 3 große Studien vor, die unter den Bezeichnungen **Baseler Studie** (Widmer et al. 1981), **Tübinger Studie** (Fischer et al. 1981) und **Bonner Venenstudie** (Rabe et al. 2003) bekannt sind. Zu soziologischen und sozialmedizinischen ebenso wie zu rein ökonomischen Aspekten machen die genannten Studien jedoch nur wenige bis keine Aussagen. Die 3 Studien unterscheiden sich auch erheblich voneinander in Bezug auf die zugrundeliegende bzw. angewendete Methodik. Die Aussagen zum Thema sind insgesamt durchaus different, und an ihrer Allgemeingültigkeit für die Beurteilung der tatsächlichen Häufigkeit und Bedeutung, ebenso wie für die Versorgungssituation, müssen nicht nur aus historischen Gründen Zweifel angemeldet werden.

Dennoch haben die genannten Erhebungen zumindest zur Entwicklung einer Vorstellung über die Häufigkeit und Versorgung bei Erkrankungen des Venensystems beigetragen. Eine Abbildung der Versorgungswirklichkeit bei Erkrankungen im Bereich des Venensystems in Deutschland, die allen Aspekten und Ansprüchen moderner Versorgungsforschung genügt, ist allerdings bislang nicht gelungen. Die Datenlage ist hier – wie auch in vielen anderen Versorgungsbereichen – unverändert schlecht.

Im Internationalen Vergleich sieht es nicht viel anders aus. So liegen zwar eine Reihe von Studien insbesondere zu Inzidenz und Prävalenz der VTE vor (s. a. Müller-Nordhorn et al. 2005), aufgrund unterschiedlicher Studienansätze bilden sie jedoch immer nur eine bestimmte Wirklichkeit ab. Fast alle Untersuchungen basieren auf Zahlen und Annahmen, die stark von der klinischen Wirklichkeit geprägt sind und lediglich approximativ die vermeintliche allgemeingültige Wirklichkeit zeigen.

Der Aufbau der Gesundheitsberichterstattung des Bundes (www.gbe-bund.de/) hat eine wesentlich verbesserte Verfügbarkeit von Daten erbracht. Dies bezieht sich allerdings fast ausschließlich auf den stationären Versorgungsbereich sowie auf die Daten der Rentenversicherung und Auszüge aus den Datensätzen der Allgemeinen Ortskrankenkasse (AOK). Der Bereich der ambulanten, insbesondere der vertragsärztlichen Versorgung ist nach wie vor weitgehend eine Blackbox. Dieser Umstand ist natürlich von besonderer Bedeutung, wenn man über Erkrankungen im Bereich des Venensystems spricht, da in den letzten Jahren eine wesentliche Verlagerung der Versorgung aus dem stationären in den ambulanten Bereich stattgefunden hat (Schwarz et al. 2000).

Grundlage für die Erfassung von Behandlungsfällen etc. ist in Deutschland der G-ICD, der alle Schwächen des ICD aufweist, was die Systematik und Terminologie angeht; bei der Darstellung bestimmter Konstellationen zeigt er zudem eine unzureichende Klarheit und Trennschärfe (◘ Tab. 4.9). In der letzten Novellierung 2012 wurden zusätzliche Schlüsselzahlen eingeordnet, die eine verbesserte Abbildung der klinischen Wirklichkeit brachten; die Situation bleibt jedoch immer noch unbefriedigend.

4.3.2 Inanspruchnahme medizinischer Versorgungsstrukturen

In der Baseler Studie (Widmer et al. 1981) gaben 50 % der Befragten Beinbeschwerden in der Anamnese an, 15 % aller Befragten waren in der Vergangenheit wegen venöser Beinbeschwerden bereits in ärztlicher Behandlung.

In der Tübinger Studie (Fischer et al. 1981) gaben 43 % der Patienten mit venös bedingten Beinbeschwerden an, gelegentlich wegen dieser Beschwerden einen Arzt aufzusuchen; 19 % taten dies regelmäßig.

In der Bonner Venenstudie (Rabe et al. 2003) hatten 22,9 % der Patienten bereits »spezifische venentherapeutische Maßnahmen« durchführen lassen. Bei diesen Zahlen ist zu berücksichtigen, dass hierbei nicht zwischen einer banalen primären Varikose und einer VTE unterschieden wurde.

4.3.3 Häufigkeit der VTE im stationären Versorgungsbereich

Bei der Überprüfung der Rangliste der 100 häufigsten ICD-Diagnosen ergibt sich ein immer interessantes und manchmal überraschendes Bild (◘ Tab. 4.10). Die Rangliste spiegelt einerseits die Verschiebungen im stationären Behandlungsspektrum wider, dürfte aber gerade in den letzten Jahren wesentlich durch die geänderten Codierungsgewohnheiten unter dem Einfluss der DRG-Systematik beeinflusst worden sein. Das postthrombotische Syndrom (PTS) taucht trotz einer unterstellten Häufigkeit von 1,1 % in der Gesamtpopulation (Rabe et al. 2003) unter den 100 häufigsten Diagnosen im stationären Bereich gar nicht auf, und auch die Lungenembolie und die TVT rangieren in den oberen 90er Rängen.

Bestimmt man als Bezugsgröße alle stationären Behandlungsfälle mit 100 %, so zeigen sich die hier zu betrachtenden Diagnosen mit einer Häufigkeit im Promillebereich (◘ Tab. 4.11). Auf eine Darstellung der Zahlen bezogen auf das Geschlecht wurde verzichtet; man kann allerdings ergänzen, dass in der Häufigkeit der dargestellten Diagnosen das weibliche Geschlecht das männliche regelmäßig übertrifft.

Man kann also feststellen, dass die VTE im stationären Versorgungsbereich – gemessen an den objektiv nachprüfbaren Daten – eine eher untergeordnete Rolle spielt. Die extrem geringe Präsenz der VTE-bezogenen ICD-Diagnosen überrascht allerdings angesichts der Tatsache, dass die TVT doch sowohl im operativen als auch im internistischen Krankengut als relativ häufige Komplikation bzw. Begleiterscheinung der stationären Versorgung benannt wird.

4.3.4 Häufigkeit der VTE im ambulanten Versorgungsbereich

Sieht man einmal von den Varizen ab, so finden sich die VTE-bezogenen ICD-Codes auch im vertragärztlichen Bereich nicht erwartungsgemäß repräsentiert (◘ Tab. 4.12). Die Gründe hierfür kann man nur vermuten. Eine Analyse

Tab. 4.9 ICD-Codes bei venösen Thromboembolien (VTE). (DIMDI 2012, www.dimdi.de/static/de/klassi/index.htm)

I26	Lungenembolie	I80	Thrombose, Phlebitis und Thrombophlebitis	I81	Pfortaderthrombose	I82	Sonstige venöse Embolie und Thrombose	I87	Sonstige Venenerkrankungen
I26.0	Lungenembolie mit Angabe eines akuten Cor pulmonale	I80.0	Thrombose, Phlebitis und Thrombophlebitis der oberflächlichen Gefäße der unteren Extremitäten		Inkl. Pfortaderverschluss	I82.0	Budd-Chiari-Syndrom	I87.0-	Postthrombotisches Syndrom
								I87.00	Postthrombotisches Syndrom ohne Ulzeration, inkl.: – postphlebitisches Syndrom o. Ulzeration – postphlebitisches Syndrom o.n.A. – postthrombotisches Syndrom o.n.A.
		I80.1	Thrombose, Phlebitis und Thrombophlebitis der V. femoralis			I82.1	Thrombophlebitis migrans	I87.01	Posttrombotisches Syndrom mit Ulzeration, inkl. postphlebitisches Syndrom m. Ulzeration
		I80.2-	Thrombose, Phlebitis und Thrombophlebitis sonstiger tiefer Gefäße der unteren Extremitäten			I82.2	Embolie und Thrombose der Vena cava	I87.1	Venenkompression
		I80.20	Thrombose, Phlebitis und Thrombophlebitis der Beckenvenen					I87.2	Venöse Insuffizienz (chronisch, peripher)
		I80.28	Thrombose, Phlebitis und Thrombophlebitis sonstiger tiefer Gefäße der unteren Extremitäten, inkl. tiefe Venenthrombose o. n. A. (Neu 2012)						
		I80.3	Thrombose, Phlebitis und Thrombophlebitis der unteren Extremitäten, nicht näher bezeichnet; inkl. Embolie und Thrombose von Gefäßen der unteren Extremitäten o. n. A.			I82.3	Embolie und Thrombose der Nierenvene		

I80.8-	Thrombose, Phlebitis und Thrombophlebitis sonstiger Lokalisationen	I82.8-	Embolie und Thrombose sonstiger näher bezeichneter Venen	I87.8	Sonstige näher bezeichnete Venenerkrankungen
I80.80	Thrombose, Phlebitis und Thrombophlebitis oberflächlicher Gefäße der oberen Extremitäten; inkl. Thrombose, Phlebitis und Thrombophlebitis: – V. basilica – V. cephalica (Neu 2012)	I82.80	Embolie und Thrombose der Milzvene		
I80.81	Thrombose, Phlebitis und Thrombophlebitis tiefer Gefäße der oberen Extremitäten; inkl. Thrombose, Phlebitis und Thrombophlebitis: – V. axillaries – V. subclavia (Neu 2012)				
I80.88	Thrombose, Phlebitis und Thrombophlebitis sonstiger Lokalisation	I82.88	Embolie und Thrombose sonstiger näher bezeichneter Venen		
I80.9	Thrombose, Phlebitis und Thrombophlebitis nicht näher bezeichneter Lokalisation	I82.9	Embolie und Thrombose nicht näher bezeichneter Venen	I87.9	Venenkrankheit, nicht näher bezeichnet
I29.9	Lungenembolie ohne Angabe eines akuten Cor pulmonale				

Tab. 4.10 Rangliste der 100 häufigsten Diagnosen bei vollstationärer Behandlung

ICD	Diagnose	Rangliste		
		2009	2008	2005
Z38	Lebendgeborene nach dem Geburtsort	1	1	1
I50	Herzinsuffizienz	2	2	3
F10	Psychische und Verhaltensstörungen durch Alkohol	3	3	4
I20	Angina pectoris	4	4	2
S06	Intrakranielle Verletzung	5	5	9
I48	Vorhofflattern und Vorhofflimmern	6	7	13
I63	Hirninfarkt	7	6	10
J18	Pneumonie, Erreger nicht näher bezeichnet	8	11	5
K80	Cholelithiasis	9	9	6
I21	Akuter Myokardinfarkt	10	8	7
I70	Atherosklerose	16	17	24
I83	Varizen der unteren Extremitäten	45	42	31
I26	**Lungenembolie**	**94**	**98**	**106**
I80	**Thrombose, Phlebitis, Thrombophlebitis**	**98**	**93**	**81**

der ICD-Codierung zur Vorbereitung der geplanten morbiditätsorientierten Gesamtvergütung im vertragsärztlichen Bereich zeigte jedoch deutliche Codierungsmängel (Pigeot et al. 2007). Die in der Folgezeit geplante Einführung von Codierrichtlinien im Vertragsarztbereich wurde nicht umgesetzt. Für den hier interessierenden Bereich der VTE-bezogenen Codes ließen sich aus der o. g. Analyse keine aufklärenden Rückschlüsse ziehen.

4.3.5 Arbeitsunfähigkeit (AU) wegen venös bedingter Leiden

Rund 5 % der Befragten der Tübinger Studie mit venös bedingten Beinbeschwerden gaben eine hierdurch verursachte, mehr oder weniger ausgedehnte Beeinträchtigung im Beruf an; davon 45 % eine Arbeitsunfähigkeitsdauer von mehr als 6 Wochen, 55 % Arbeitsplatzwechsel, Umschulung etc. mit einer entsprechenden Minderung der Lebensqualität (Fischer et al.1981).

Die tatsächlichen Zeiten für Arbeitsunfähigkeiten bezogen auf besondere Krankheitsbilder sind nicht bekannt, da diese Daten im Besitz der einzelnen Krankenkassen sind. Lediglich die Daten der Allgemeinen Ortskrankenkasse (AOK) wurden zentral ausgewertet und sind über die GBE-Bund bekannt und einsehbar. Bei der Bewertung der Zahlen muss bedacht werden, dass die Versichertenstruktur der AOK nicht identisch ist mit dem Bevölkerungsquerschnitt der Bundesrepublik (Tab. 4.13). Die Daten sind so strukturiert, dass sich die durchschnittlichen AU-Zeiten für einzelne Diagnosen bezogen auf tatsächlich berufstätige Versicherte nicht berechnen lassen. Insofern sind die Daten in Bezug auf die AU-Zeiten nicht wirklich aussagekräftig. Lediglich der zeitliche Horizontalvergleich kann eine Aussage über die Entwicklung ergeben.

Tiefe Beinvenenthrombose (TVT)

Die Baseler Studie macht keine klare Aussage zur TVT in unserem heutigen Verständnis. Unter den Befragten gaben 8 % eine »Phlebitis« in der Vorgeschichte an. Die Autoren weisen darauf hin, dass eine Differenzierung der Aussagen der Befragten in TVT und oberflächliche Phlebitis nicht möglich war. Wegen der Art der Befragung und der Untersuchung der Probanden war die Studie stark auf die klinisch erkennbare Varikose und die chronische venöse Insuffizienz(CVI) in einer damals neu generierten Definition ausgerichtet. In der Gruppe mit »krankhafter Varikose«, die 3 % der Untersuchten ausmachte, hatten alle Probanden eine CVI. Darüber hinaus hatte jeder 3. der Gruppe eine »Phlebitis«, jeder 6. ein Ulcus cruris und jeder 12. eine Lungenembolie durchgemacht (Widmer et al. 1981).

Ähnliche Verhältnisse fanden sich in der Tübinger Studie; 5,5 % der Befragten gaben in der Vorgeschichte eine »Thrombose« an.

In der Bonner Venenstudie fand sich in 2,9 % der Fälle (♂ 1,9%; ♀ 3,8%) eine anamnestisch belegte TVT (Rabe et al. 2003).

4.3.6 Rentenversicherung

Rentenansprüche aus der gesetzlichen Rentenversicherung wegen verminderter Erwerbsfähigkeit erwachsen i. d. R. aus den Folgen der Thrombose, also dem postthrombotischen Syndrom (I87) bzw. nach einer Lungenembolie (I26). Die Zahlen der Rentenzugänge sowie das durchschnittliche Zugangsalter sind über die letzten Jahre hinweg relativ konstant (Tab. 4.14).

4.3.7 Rehabilitation

Maßnahmen der Rehabilitation bzw. Kuren sind nach einer deutlichen Abwärtstendenz in den 1970er und 80er Jahren in den letzten Jahren zahlenmäßig relativ stabil.

4.3 · Sozialmedizinische und ökonomische Aspekte der VTE

Tab. 4.11 Vollstationäre Behandlung wegen Venenerkrankungen. (Quelle: Gesundheitsberichterstattung des Bundes)

Krankheitsbild / Jahr	2000	%	2006	%	2007	%	2008	%	2009	%
Alle Diagnosen (=100%)	17.110.006		17.078.859		17.497.678		17.869.451		18.161.581	
I00 bis I99 – Krankheiten des Kreislaufsystems	2.753.000	16,090	2.560.444	14,992	2.619.750	14,972	2667.446	14,927	2.695.860	14,844
I80 bis I89 – Krankheiten d. Venen etc.	325.906	1,905	234.722	1,374	229.708	1,313	230.292	1,289	228.662	1,259
I80 – Thrombose, Phlebitis, Thrombophlebitis	56.279	0,329	48.692	0,285	47.324	0,270	47.856	0,268	46.474	0,256
I80.0 – Phlebitis u. Thrombophlebitis oberflächlicher Gefäße der unteren Extremitäten	2.846	0,017	2.660	0,016	3.461	0,020	3.898	0,022	3.904	0,021
I80.1 – Phlebitis u. Thrombophlebitis d. V. femoralis	5.421	0,032	5.518	0,032	6.160	0,035	6.314	0,035	5.924	0,033
I80.2 – Phlebitis u. Thrombophlebitis sonst. Gefäße d. unteren Extremitäten	28.797	0,168	31.228	0,183	32.232	0,184	31.489	0,176	30.375	0,167
I80.3 – Phlebitis u. Thrombophlebitis d. unteren Extremitäten, nicht näher bezeichnet	15.806	0,092	6.994	0,041	3.265	0,019	3.835	0,021	4.024	0,022
I80.8 – Thrombose, Phlebitis u. Thrombophlebitis sonstiger Lokalisationen	1.033	0,006	1.489	0,009	1.609	0,009	1.765	0,010	1.780	0,010
I80.9 – Thrombose, Phlebitis u. Thrombophlebitis nicht näher bezeichneter Lokalisation	2.376	0,014	803	0,005	597	0,003	555	0,003	467	0,003
I87 – Sonstige Venenerkrankungen	3.577	0,021	4.141	0,024	4.083	0,023	4.360	0,024	4.355	0,024
I87.0 – Postthrombotisches Syndrom	1.140	0,007	1.145	0,007	1.027	0,006	1.046	0,006	1.050	0,006
I87.1 – Venenkompression	205	0,001	338	0,002	346	0,002	417	0,002	445	0,002
I87.2 – Venöse Insuffizienz (chronisch, peripher)	1.919	0,011	2.554	0,015	2.621	0,015	2.798	0,016	2.751	0,015
I87.8 – Sonstige näher bezeichnete Venenerkrankung	124	0,001	66	0,0004	67	0,0004	73	0,0004	83	0,0005
I87.9 – Venenkrankheit, nicht näher bezeichnet	189	0,001	38	0,0002	22	0,0001	26	0,0001	26	0,0001
I26 – Lungenembolie	36.945	0,216	40.415	0,237	41.911	0,240	45.173	0,253	48.006	0,264
I26.0 – Lungenembolie mit Angabe eines akuten Cor pulmonale	8.517	0,050	15.371	0,090	15.285	0,087	15.897	0,089	16.391	0,090
I26.9 – Lungenembolie ohne Angabe eines akuten Cor pulmonale	28.428	0,166	25.044	0,147	26.626	0,152	29.276	0,164	31.615	0,174

Tab. 4.12 Rangliste der 100 häufigsten Diagnosen[1] bei vertragsärztlicher Behandlung. Kassenärztliche Vereinigung Nordrhein (KVNo)

ICD-Code	Diagnose	Allgemein-medizin	Innere Medizin (fachärztlich)	Chirurgen
	Anzahl der Behandlungsfälle	3.289.372	443.960	371.269
	Diagnoseeinträge	21.004.372	1.794.014	794.662
	Anzahl der Vertragsarztpraxen	2.843	599	540
I10	Essenzielle (primäre) Hypertonie	1	1	k. A.
E78	Störungen des Lipoproteinstoffwechsels und sonstige Lipidämien	2	3	k. A.
M54	Rückenschmerzen	3	29	2
E11	Nicht primär insulinabhängiger Diabetes mellitus (Typ-2-Diabetes)	4	6	k. A.
E04	Sonstige nichttoxische Struma	5	11	k. A.
Z25	Notwendigkeit der Impfung (Immunisierung) gegen andere einzelne Viruskrankheiten (Grippe, Mumps und andere)	6	62	k. A.
I25	Chronische ischämische Herzkrankheit	7	2	k. A.
F32	Depressive Episode	8	59	k. A.
E66	Adipositas	9	8	29
K29	Gastritis und Duodenitis	10	k. A.	k. A.
I83	Varizen der unteren Extremitäten	12	55	1
I87	**Sonstige Venenkrankheiten**	**47**	**99**	**3**
I80	**Thrombosen**	**k. A.**	**k. A.**	**18**
I26	**Lungenembolie**	**k. A.**	**k. A.**	**k. A.**

k. A. keine Angaben.
[1] Q4/2009.

Tab. 4.13 Arbeitsunfähigkeitszeiten bei VTE. (Quelle: GBE-Bund)

	2000		2006	
	AU-Fälle	AU-Tage	AU-Fälle	AU-Tage
Alle Diagnosen GKV (je 1000 Mitglieder)	10,41	143,13	8,32	106,83
Alle Diagnosen AOK (je 1000 Mitglieder)	12,63	177,81	9,24	113,69
I80 – Thrombose (je 1000 AOK-Mitglieder)	5,47	89,23	4,44	74,94
I83 – Varizen (je 1000 AOK-Mitglieder)	9,86	191,90	8,27	143,67
I87 – Sonstige Venenkrankheiten (PTS) (je 1000 AOK-Mitglieder)	1,74	24,43	1,81	28,72

4.3 · Sozialmedizinische und ökonomische Aspekte der VTE

Tab. 4.14 VTE und Rentenversicherung. Quelle: Gesundheitsberichterstattung des Bundes

Krankheitsbild / Jahr	2000			2007			2008			2009			2010		
ICD	I26	I80	I87	I26	I80	I87	I26	I80	I87	I26	I80	I87	I26	I80	I87
Durchschnittliches Zugangsalter Renten	55,05	54,89	52,90	52,50	53,74	52,11	52,84	51,44	50,26	54,07	50,91	52,20	53,53	52,44	51,34
Rentenzugänge wg. verminderter Erwerbstätigkeit	82	60	107	76	39	91	83	36	80	82	39	85	82	40	88

Tab. 4.15 Stationäre Reha wg. VTE. (Quelle: GBE-Bund)

	2000	2005	2006	2007	2008	2009
Alle Diagnosen	778.789	696.731	704.004	771.782	804.006	829.822
Krankheiten des Kreislaufsystems	78.977	64.247	64.031	68.163	68.722	72.497
I26 – Lungenembolie	644	810	962	1.045	1.179	1.455
I80–89 – Krankheiten der Venen etc.	1.886	1.641	1.588	1.601	1.784	1.708
I80 – Thrombose, Phlebitis, Thrombophlebitis	316	217	159	178	211	225
I87 – Sonstige Venenerkrankungen	365	159	141	123	143	121

Unterstellt man, dass die Codierungen die Wirklichkeit widerspiegeln, so kann man feststellen, dass die absoluten Zahlen für die hier interessierenden Diagnosen im Vergleich zu den Zahlen von Reha-Maßnahmen insgesamt und auch in Bezug auf die Krankheiten des Kreislaufsystems unbedeutend sind (Tab. 4.15).

4.3.8 Krankheitskosten

Unter den Krankheitskosten versteht man alle Kosten, die mit der Behandlung einer Erkrankung in unmittelbarem Zusammenhang stehen (medizinische Heilbehandlung, Präventions-, Rehabilitations- und Pflegemaßnahmen). Ebenfalls einbezogen werden alle Arten von Verwaltungs- und Organisationskosten sowie alle Sachkosten.

Die Krankheitskosten in Deutschland steigen insgesamt an, wohingegen die Kosten für die Erkrankungen im Bereich des Venensystems eher stabil sind (Tab. 4.16, Tab. 4.17).

Im internationalen Vergleich zeigt sich ebenfalls eine erhebliche Belastung der Etats für die Gesundheitsversorgung durch Erkrankungen des Venensystems; Ruckley (1997) schätzt diesen Anteil mit 1–2 % ein. Angesichts einer Insuffizienz des venösen Systems bei durchschnittlich 5 % der Bevölkerung im United Kingdom und einer Prävalenz des Ulcus cruris von ca. 1 % bedeutet dies eine Belastung von ca. 400 Mio. £ pro Jahr.

Tab. 4.16 Krankheitskosten in Mio. Euro. (Quelle: GBE-Bund)

	2002	2004	2006	2008
Alle Diagnosen	218.768	224.970	236.524	254.280
I00–I99 – Kreislaufsystem	33.587	33.454	35.410	36.973
I80–I89 – Venensystem	2.404	2.274	2.187	2.211
I83 – Varizen	1.011	878	813	790

Tab. 4.17 Krankheitskosten je Einwohner in €. (Quelle: GBE-Bund)

	2002	2004	2006	2008
Kosten je Einwohner insgesamt	2.650	2.730	2.870	3.100
I00–I99 – Kreislaufsystem	410	410	430	450
I80–I89 – Venensystem	30	30	30	30
I83 – Varizen	10	10	10	10

4.3.9 Lungenembolie

In der Baseler und auch in der Tübinger Studie gaben 2 % der Befragten eine Lungenembolie in der Vorgeschichte an (Fischer et al. 1981, Widmer et al. 1981).

In der Bonner Venenstudie fand sich bei 0,9 % der Probanden eine anamnestisch belegte Lungenembolie (Rabe et al. 2003).

4.3.10 Sterbefälle wegen VTE

Die Sterberate wegen VTE – berechnet auf die übliche Angabe per 100.000 Einwohner – erscheint gering, beträgt aber für die ICD-Gruppe I80, also ohne Lungenembolie, für das Jahr 2010 immerhin rund 2000 Personen bei unterstellten 80 Mio. Einwohnern (Tab. 4.18, Tab. 4.19). Die Frage allerdings, woran diese Personen tatsächlich versterben, bleibt unklar. Man stirbt, streng genommen, nicht an der Thrombose, sondern an deren Komplikationen.

4.3.11 Postthrombotisches Syndrom

Aus der Baseler und der Tübinger Studie lässt sich die Häufigkeit eines manifesten postthrombotischen Syndroms in unserem heutigen Verständnis nicht ablesen. Die Bonner Venenstudie (Rabe et al. 2003) gibt hierzu eine definitive Häufigkeitsangabe von 1,1 % der Probanden. Dies würde bei einer Gesamtbevölkerung der Bundesrepublik von 81 Mio. Einwohnern eine Zahl von 891.000 Menschen mit einem manifesten postthrombotischen Syndrom bedeuten. Offen bleibt für die Bonner Venenstudie allerdings die Frage, anhand welcher Kriterien die Zuordnung der Diagnose erfolgte.

Die ökonomischen Folgen des postthrombotischen Syndroms werden für die USA mit ca. 200 Mio. $ veranschlagt (Kachroo et al. 2012).

4.3.12 Zusammenfassung

Die Übersicht über die sozioökonomischen Daten in Deutschland belegt tatsächlich nur die bereits getroffene Aussage, dass die Datenlage schlecht ist. Nach wie vor fehlen Daten, die eine auch nur annähernd zuverlässige

Tab. 4.18 Sterbefälle wegen VTE (je 100.000 Einwohner). (Quelle: GBE-Bund)

		2000	2005	2006	2007	2008	2009	2010
	Krankheiten des Kreislaufsystems	480,7	445,5	435,8	436,0	434,4	435,4	431,4
I26	Lungenembolie	9,2	9,7	9,3	9,6	9,5	9,4	9,0
I26.0	Lungenembolie mit Angabe eines akuten Cor pulmonale	0,8	1,2	1,3	1,2	1,1	0,9	0,9
I26.9	Lungenembolie ohne Angabe eines akuten Cor pulmonale	8,4	8,4	7,9	8,4	8,4	8,5	8,1
I80	Thrombose, Phlebitis, Thrombophlebitis	3,8	3,0	2,8	2,6	2,7	2,6	2,5
I80.0	Phlebitis oberfl. Gefäße d. unteren Extremitäten	0,1	0,1	0,0	0,0	0,0	0,0	0,0
I80.1	Thrombose der V. femoralis	0,1	0,0	0,0	0,1	0,1	0,1	0,1
I80.2	Thrombose sonstiger tiefer Gefäße d. unteren Extremitäten	1,7	1,8	1,8	1,5	1,5	1,5	1,5
I80.3	Thrombose sonstiger tiefer Gefäße d. unteren Extremitäten, n. n. b.	1,3	0,9	0,8	0,8	1,0	0,9	0,8
I80.8	Thrombose, Phlebitis u. Thrombophlebitis sonstiger Lokalisationen	0,0	0,0	0,0	0,0	0,0	0,0	0,0
I80.9	Thrombose, Phlebitis u. Thrombophlebitis n. n. b. Lokalisation	0,5	0,2	0,2	0,1	0,1	0,1	0,1
I87	Sonstige Venenerkrankungen	0,1	0,1	0,1	0,1	0,1	0,1	0,1
I87.8	Sonstige näher bezeichnete Venenkrankheiten	0,0	0,0	0,0	0,0	0,0	–	
I87.9	Sonstige n. n. b. Venenkrankheiten	–	0,0	0,0	0,0	0,0	0,0	–

Tab. 4.19 Vorzeitige Sterblichkeit wegen Lungenembolie im Jahr 2010 (je 100.000 Einwohner). (Quelle: GBE-Bund)

		Vorzeitig Gestorbene	Vorzeitig Gestorbene je 100.000 Einwohner	Verlorene Lebensjahre	Verlorene Lebensjahre je 100.000 Einwohner
	Krankheiten des Kreislaufsystems	28.453	37,6	250.195	378
I26	Lungenembolie	1.266	1,7	14.064	21
I26.0	Lungenembolie mit Angabe eines akuten Cor pulmonale	132	0,2	1.355	2
I26.9	Lungenembolie ohne Angabe eines akuten Cor pulmonale	1.134	1,5	12.709	19

Aussage über die wirkliche Prävalenz der hier in Betracht kommenden Diagnosen erlauben und damit auch eine weiterführende Kalkulationsmöglichkeit zu Kosten und Folgekosten. Es muss insbesondere darauf hingewiesen werden, dass für den ambulanten Versorgungsbereich, dem bei der Versorgung von VTE-Fällen sicherlich eine dominierende Rolle zugesprochen werden muss, keine belastbaren Daten vorliegen.

Der Versorgungsforschung eröffnet sich hier ein völlig unerschlossenes Forschungsfeld.

4.4 Klassifikationen, Stadieneinteilungen, Graduierungen und Scores

H. Nüllen, T. Noppeney

Bei der Formulierung von Diagnosen, Prognosen und Therapieempfehlungen, aber auch bei der Formulierung wissenschaftlicher Fragestellungen und der Darstellung von Studienergebnissen bewegen wir uns – ohne uns dessen vielleicht ständig bewusst zu sein – immer in einem überkommenen historischen Kontext. Das Bestreben, durch Systematisierung Ordnung zu schaffen und eine definierte und nachvollziehbare Nosologie zu erstellen, geht bis in die Antike zurück. Ordnung durch Systematisierung erfordert zwangsläufig eine Fortsetzung durch eine verlässliche Übereinkunft über die sprachliche Verständigung. Dies wird durch die Fachsprache (Terminologie) erreicht.

Terminologie ist definiert als die Gesamtheit der Begriffe und Benennungen in einem Fachgebiet. Terminologie kann man also gleichsetzen mit Fachwortschatz. Eine effiziente fachsprachliche Kommunikation ist ohne korrekte Verwendung von Fachwörtern nicht möglich (www.termportal.de/).

Die Vergleichbarkeit von weltweit erhobenen und publizierten medizinischen Erkenntnissen bedarf nicht zuletzt unter dem Regime von »evidence based medicine« einer einheitlichen und streng definierten Sprache. Die medizinische Terminologie verlangt nach sprachlicher Einheitlichkeit, Klarheit und Stringenz der Definition von Inhalten und Konsequenz in der Einhaltung ihrer Anwendung. Konsentierte Terminologie und deren Unterabteilung Nomenklatur alleine reichen allerdings nicht aus, um die individuelle Ausprägung und Schwere eines Befundes, einer Diagnose, einer Komplikation etc. hinreichend genau und nachvollziehbar zu beschreiben. Versuche, dies durch allgemein qualifizierende Begriffe wie leicht, mäßig, schwer, magna, permagna etc. zu erreichen, sind mangels Reproduzierbarkeit zum Scheitern verurteilt. Die Lösung liegt in einer weiterführenden Graduierung oder Klassifikation (Rutherford et al. 2000).

> Klassifikation ist eine Methode der Verallgemeinerung. (Farr 1856, zit. n. Lux 2005)

Ohne eine definierte Klassifikation sind im wissenschaftlichen Bereich Vergleiche zwischen unterschiedlichen Berichten bzw. Studien selbst bei identischen Krankheitsbildern kaum möglich, weil nicht klar ist, ob die betrachteten Klientele hinsichtlich des Ausmaßes und der Schwere der Erkrankung vergleichbar sind. Gleiches gilt für die Beurteilung der Ergebnisse von unterschiedlichen oder identischen Therapieverfahren der gleichen oder auch von unterschiedlichen Institutionen, wenn nicht ein standardisiertes und einheitlich angewendetes Klassifikations- bzw. Graduierungsverfahren angewendet wurde.

Aber auch in der täglichen Routine sind rückblickende klinische Bewertungen von Langzeitverläufen nicht verlässlich möglich, ebensowenig Bewertungen im Rahmen von Begutachtungen im Hinblick auf eingetretene Verschlimmerung oder erreichte Verbesserung.

Eine neue Bedeutung hat in letzter Zeit die Klassifikation, Stadieneinteilung und Graduierung gewonnen, wenn man die Probleme und Aufgaben der Qualitätssicherung mit in die Betrachtung einbezieht. In Zukunft wird die Ergebnisorientierung bei der Beurteilung von Therapieverfahren die weiterführende Definition von Qualitätsindikatoren (QI) verlangen, die wiederum zwangläufig auf einer einheitlichen und stringent erhobenen, reproduzierbaren Datenbasis aufbauen.

Klassifizierungsversuche sind wahrscheinlich so alt wie die Bemühungen um eine wissenschaftliche Medizin, aber nicht alle Versuche der Klassifikation, auch in unserer Zeit, können als gelungen bezeichnet werden. Stadieneinteilungen, Klassifizierungen, Graduierungen und Scores führen im Ergebnis zu einer verkürzten Aussage zu Ausprägung und Schweregrad der Erkrankung. Daher gilt es als zwingend notwendig, eindeutige Kriterien für die Klassifikation zu definieren, will man reproduzierbare Ergebnisse erzielen. Dies betrifft insbesondere Anwendungsbereich, Beurteilungskriterien, Graduierung, Trennkriterien und Bewertung (Nüllen u. Noppeney 2010).

1. **Anwendungsbereich:** Es bedarf in jedem Fall einer eindeutigen Festlegung zum Anwendungsbereich der Klassifikation, d. h. für welche Krankheitsbilder, Diagnosen etc. die Klassifikation entwickelt und definiert wurde. Besteht im Anwendungsbereich die theoretische Chance zur Ausweitung der Anwendung, soll ebenso eindeutig definiert sein, für welchen Anwendungsbereich die Klassifikation *nicht* gedacht ist.
2. **Beurteilungskriterien:** Zu jeder Klasse, jedem Stadium, Schweregrad etc. müssen die Auswahl- bzw. Einordnungskriterien definiert werden. Diese sollen so definiert sein, dass sie durch den Anwender eindeutig erkennbar und benennbar sind. Es muss darüber hinaus klar erkennbar bzw. definiert sein, auf welchen Erkenntnisstand sich die Beurteilung bzw. Gruppierung beziehen soll. Soll eine rein klinische Beurteilung erfolgen, oder sollen die Ergebnisse technischer Untersuchungen in die Beurteilung einbezogen werden?
3. **Graduierung:** Beim Design einer Klassifikation muss Maß gehalten werden, will man dem Ziel der Verkürzung einer an sich komplexen Aussage gerecht werden. Je komplexer die Graduierung, umso weniger eindeutig und hilfreich ist die Aussage, die durch die Klassifikation erreicht wird. Eine gute Klassifikation soll in der täglichen Routine ohne technische Hilfsmittel, Tabellen etc. anwendbar sein. Dieses Ziel ist am besten zu erreichen, wenn sich die Klassifikation auf eine kleine, bereits ausreichend vorselektierte, definierte nosologische Entität bezieht.

Ein – wenn auch gutes und in zunehmendem Maße akzeptiertes und verbreitetes – Klassifikationssystem, das den genannten Forderungen *nicht* in allem gerecht wird, ist die CEAP-Klassifikation des American Venous Forum. An diesem Beispiel wird deutlich, dass der Versuch, eine Systematik über die gesamte Phlebologie (Varikosis, thromboembolische Erkrankungen und Dysplasien) zu spannen,

notwendigerweise in einer hochkomplexen Klassifikation enden muss.
1. **Trennkriterien:** Aufeinanderfolgende Klassen, Schweregrade, Stadien oder auch Scores müssen zur Gewährleistung einer eindeutigen und reproduzierbaren Zuordnung über jeweils eindeutige Unterschiede in der Definition, also Trennkriterien, verfügen. Die unterschiedlichen Klassen etc. einer Klassifizierung dürfen durchaus ein oder mehrere gemeinsame Kriterien aufweisen, zur Unterscheidung muss jedoch mindestens 1 eindeutig unterscheidbares Kriterium angegeben sein.
Die Trennkriterien sollten so definiert sein, dass die Klassifizierung für den einzelnen Patienten in einer Verlaufsbeobachtung sowohl einen Upgrade als auch einen Downgrade zulassen, ein Umstand, der z. B. bei der historischen Klassifikation der chronischen venösen Insuffizienz nach Widmer nicht beachtet wurde.
2. **Bewertung:** Das Ergebnis einer Klassifikation muss in einer stets nachvollziehbaren und immer gleichen (reproduzierbaren) Bewertung münden. Die Klasse etc. muss beim Anwender eine eindeutige und klinisch verwertbare Vorstellung auslösen. Auf die dynamische Funktion einer guten Klassifikation wurde bereits verwiesen. Strittig ist, ob es gerechtfertigt ist, mit bestimmten Klassifizierungen, Stadien etc. Standardtherapieoptionen zu verbinden. Es gibt durchaus gelungene Beispiele für eine solche Vorgehensweise, z. B. in der Kardiologie.

Eine Systematisierung der Klassifikationen unter Berücksichtigung von Zielvorgabe, methodischen Aspekten etc. ist schwierig und bis zu einem gewissen Grade willkürlich (s. a. Lux 2005, S. 9). Für den hier gegebenen Zusammenhang sollen angeführt werden:
- Kriterienliste,
- Stadieneinteilung,
- Klassifikation,
- Graduierung,
- Score,
- Skala.

Die hier dargestellten Klassifikationen, Stadieneinteilungen, Graduierungen und Scores wurden unter dem Gesichtspunkt des Generalthemas venöse Thromboembolien (VTE) ausgewählt. Die Zusammenstellung ist weder vollständig noch bedeutet die Auswahl der einzelnen Klassifikation eine Wertung im Hinblick auf ihre klinische Bedeutung oder die Notwendigkeit ihrer Anwendung. Die Notwendigkeit bzw. Verpflichtung zum Einsatz von Klassifikationen, Stadieneinteilungen, Schweregradskalen etc. in der täglichen klinischen Routine wird allerdings zweifelsfrei weiter anwachsen.

> Eine Bewertung der verfügbaren Instrumente zur Klassifikation in der Phlebologie, im Hinblick auf den Nutzen, muss noch erfolgen. Welche Irrungen und Wirrungen mit einer Dokumentation um der Dokumentation willen durchschritten werden können, ist am Beispiel des G-ICD abzulesen. Es muss in den Maßnahmen zur Klassifizierung außerhalb des wissenschaftlichen Anspruches auch ein Nutzen für den Patienten und für die Sozialgemeinschaft erkennbar sein. Eine Dokumentationsverspflichtung darf nicht zur Strafe verkommen. (Nüllen u. Noppeney 2010)

4.4.1 Brandjes-Skala

Bei der in der Literatur gelegentlich auftauchenden Skala nach Brandjes (Brandjes 1997) handelt es sich um eine Adaptation des 1994 von Villalta et al. publizierten Scores zur Diagnose und Verifikation des postthrombotischen Syndroms. Diese Skala hat keine weitere Verbreitung gefunden.

Der Villalta Score wurde 2009 von Kahn et al. modifiziert und darf heute als Standard für die Dignitätsprüfung bei der Diagnose des postthrombotischen Syndroms gelten (▶ Abschn. 4.4.7).

4.4.2 CEAP-Klassifikation

Historie

Die Versuche, eine klassifizierende Ordnung in die vielfältigen Erscheinungsformen der Erkrankungen des venösen Systems zu bringen, sind unbeschadet der langen Geschichte der Behandlung venöser Erkrankungen erst ab den 50er Jahren des 20. Jahrhunderts zu verfolgen. Auf die Probleme der Baseler Arbeitsgruppe um Widmer, die Vielfalt der Erscheinungen zu einer verkürzten Aussage zu verdichten, sei erneut verwiesen, aber auch erste Versuche aus den USA (Porter 1988) sind an diesem Problem letztlich gescheitert. Wiederum andere fanden nicht die notwendige publizistische Verbreitung bzw. sind an der Akzeptanz gescheitert (s. a. Bergan 1999). Die Unzulänglichkeiten des ersten Reports wurden schließlich 1994 unter der Leitung des American Venous Forum (Hawaii Classification) dahingehend korrigiert, dass die getroffenen Definitionen auch in einer verwertbaren Codierung umgesetzt wurden (Bergan 2001, Porter 1995). Klar erkennbares Ziel des mit der definitorischen Arbeit betrauten Komitees war es, ein umfassendes Klassifikationssystem zu schaffen, welches den gesamten Bereich der venösen Erkrankungen umfasst. So ist das von den Autoren 1995 publizierte System der CEAP-Klassifikation anwendbar bzw. »gültig« für

Tab. 4.20 CEAP-Klassifikation

C	Klinische Zeichen	Clinical Signs	Asymptomatisch, Symptomatisch, Grad 0–6
E	Ätiologische Klassifikation	Etiologic	Kongenital, Primär, Sekundär
A	Anatomische Verteilung	Anatomic	Superficial, Deep, Perforans
P	Pathophysiologie	Pathophysiologic	Reflux, Obstruktion

- die akute tiefe Beinvenenthrombose,
- die chronische venöse Insuffizienz (der unteren Extremitäten),
- die Thrombose der oberen Extremitäten,
- die Lungenembolie.

Die Klassifikation wurde allein bis Februar 1997 weltweit in mehr als 20 prominenten Journalen durch die Gruppe der Initiatoren publiziert (Bergan 1999). Die CEAP-Klassifikation hat sich, sicherlich nicht zuletzt deshalb, seither weltweit als anerkannter Standard für die wissenschaftliche Klassifikation bei Erkrankungen des venösen Systems durchgesetzt.

Angesichts dieses Erfolgs der CEAP-Klassifikation wird häufig vergessen, dass es sich um die Niederschrift von Expertenmeinungen handelt. Die Klassifikation wurde vor der Publikation keinem Praxistest unterzogen (Bergan 1999).

Im Jahr 2004 wurde eine weitere Revision der CEAP-Klassifikation publiziert. Die Revison bezieht sich auf
- die Einführung eindeutiger Begriffsdefinitionen,
- die Verfeinerung der C-Klassen,
- die Einführung des Deskriptors »n« (»no venous abnormality«) für die Klassen E, A und P,
- die Empfehlung, die CEAP-Klassifikation jeweils bei neuer Festlegung mit dem Erstellungsdatum zu hinterlegen,
- die Empfehlung, einen »Level of Investigation« bei jeder neuen Klassifikation anzugeben,
- die Entwicklung einer vereinfachten Dokumentation mittels der Basis-CEAP-Klassifikation.

Definition
Die Extremitäten mit einer chronischen Venenerkrankung sollen klassifiziert werden unter Berücksichtigung von 4 Kategorien (Tab. 4.20):
1. klinische Zeichen (C),
2. ätiologische Klassifikation (E),
3. anatomische Verteilung (A),
4. pathophysiologische Bedingungen (P).

Weiter Details und Schweregrade werden als tiefgestellte Indizes an die jeweiligen Kategoriebezeichnungen angehängt. Die weiteren Details erschließen sich aus Tab. 4.21.

Die vereinfachte Form der CEAP-Klassifikation (Basic-CEAP) verzichtet auf die ausführliche Zuordnung der pathologischen Veränderungen (Ziffer 1–18).

Bewertung
Die CEAP-Klassifikation wurde entwickelt und publiziert mit dem Anspruch, ein Maß zu schaffen für die Vergleichbarkeit von Klientelen in wissenschaftlichen Untersuchungen im Hinblick auf die Zusammensetzung und auch auf die Ergebnisse von ggf. vorgenommenen Interventionen.

Sie ist aber keine rein klinische Klassifikation und verlangt daher bei der vollständigen Anwendung der Dokumentation Informationen, die nur durch sehr detaillierte Untersuchungen technischer Art zu gewinnen sind. Bergan weist mit Recht darauf hin, dass diese selbst bei korrekt dokumentierten wissenschaftlichen Untersuchungen – je nach Design der Studie – nicht immer vollständig vorhanden sind. Daraus ergibt sich dann notwendigerweise immer ein Überwiegen des Klientels, das ausgesucht wurde. So fand sich bei ersten Testanwendungen der Klassifikation ein deutliches Überwiegen der klinischen und anatomischen Klassifikationspunkte, die ohne technische Untersuchungen erkennbar waren. Die Klassifikation zeigte also, was man sehen konnte. Dies ist eine zwangsläufige Folge der Anwendung einer Klassifikation unter rein klinischen Kriterien, die nicht rein klinisch definiert ist.

Die amerikanische Society for Vascular Surgery förderte ein Studie zu SEPS (»subfascial endocopic perforator surgery«). Bei der Registrierung wurde die CEAP-Klassifikation als zu schwierig und umständlich in der Anwendung empfunden, daher beschränkte man sich auf die Anwendung von C_4 bis C_6 (Iafrati 1994).

Kahn et al. (2004) verglichen die CEAP-Klassifikation von Patienten mit venöser Insuffizienz (n=1531) mit den Ergebnissen der Erfassung zur Lebensqualität des gleichen Klientels (SF36, VEINES-QoL, VEINES-Sym) mit dem Ergebnis, dass die Stadien der CEAP-Klassifikation eine gute Vorhersage des Ergebnisses der QoL-Analyse erlauben.

Tab. 4.21 Klinische Zeichen bzw. Befund; sog. C-Klassifikation

C	Clinical signs: Beine mit chronischer Venenerkrankung werden in Abhängigkeit von objektiven klinischen Zeichen in die klinischen Klassen 0–6 eingeteilt, darüber hinaus wird nach asymptomatisch und symptomatisch unterschieden
C_0	Keine sichtbaren oder palpablen Zeichen einer Venenerkrankung
C_1	Besenreiser, retikuläre Varizen, Corona phlebectatica
C_2	Varizen
C_3	Ödeme ohne Hautveränderungen
C_{4a}	Hautveränderungen (Pigmentationen, Stauungsekzeme)
C_{4b}	Hautveränderungen (Dermoliposklerose, Hypodermitis)
C_5	Hautveränderungen und Ulkusnarben
C_6	Florides Ulcus cruris
S	Symptomatisch (inkl. Schmerzen, Engegefühl, Hautirritationen, Schweregefühl und Muskelkrämpfe sowie anderen Beschwerden, die auf eine venöse Störung zurückzuführen sind)
A	Asymptomatisch
E	Venenerkrankungen können kongenital, primär oder sekundär bedingt sein
E_c	Congenital (= kongenital)
E_p	Primär
E_s	Sekundär (postthrombotisch)
E_n	No venous cause identified, d. h. keine venöse Ursache feststellbar
A	Anatomische Klassifikation
A_s	Superficial (oberflächliche Venen)
A_p	Perforansvenen
A_d	Deep (tiefe Venen)
A_n	No Venous Location Identified (keine venöse Lokalisation)
P	Pathophysiologische Klassifikation. Ursache der Beschwerden sind:
P_r	Reflux
P_o	Obstruktion
P_{ro}	Reflux und Obstruktion
P_n	No Venous Pathophysiology Identiable (keine venöse Pathophysiologie feststellbar)

Fortgeschrittene CEAP-Klassifikation: Lokalisation

Oberflächliche Venen

1	Teleangiektasien/Besenreiser/retikuläre Venen
2	VSM – OS

Tab. 4.21 (Fortsetzung)

3	VSM – US
4	VSP
5	Seitenäste

Tiefe Venen

6	Vena cava inferior
7	Vena iliaca communis
8	Vena iliaca interna
9	Vena iliaca externa
10	Beckenvenen: Gonadalvenen, Ligamentum-latum-Venen, andere
11	Vena femoralis communis
12	Vena femoralis profunda
13	Vena femoralis
14	Vena poplitea
15	Unterschenkelvenen: Vv. tibiales anteriores, posteriores, Vv. peroneae
16	Muskelvenen: Gastroknemiusvenen, Soleusvenen, andere

Venae perforantes

17	Oberschenkel
18	Unterschenkel

OS Oberschenkel, *US* Unterschenkel, *VSM* Vena saphena magna, *VSP* Vena saphena parva.

Fazit

Fasst man zusammen, so muss man festhalten, dass an einer konsequenten Anwendung der CEAP-Klassifikation in wissenschaftlichen Untersuchungen wohl kein Weg vorbeiführt. Die Frage, ob die Anwendung unter klinischen Alltagsbedingungen, fernab wissenschaftlicher Ambitionen, notwendig ist, muss verneint werden. Andere, einfachere, klinisch orientierte Klassifikationen können, wenn ausreichend validiert, durchaus sinnvoller sein, wenn die Grundvoraussetzungen definitorischer Klarheit bei der Konzeption beachtet wurden.

4.4.3 Klassifikation der chronischen venösen Insuffizienz (CVI)

Unter chronischer venöser Insuffizienz (CVI) versteht man im klinischen Sprachgebrauch eine globale Rückflussstörung des Venenblutes aus den Beinen mit der Folge der venösen Hypertonie. Der venöse Rückstau setzt sich dabei bis in die Kapillargebiete fort und führt so zu einer chronischen Beeinträchtigung der Mikrozirkulation mit der Abfiltration eines eiweißreichen Ödems. Die lokalen Stoffwechselparameter werden soweit gestört, dass Funktion und Vitalität der lokalen Gewebeareale entscheidend geschädigt werden. Die Folge sind pathologische Gewebereaktionen, lokale Gewebeschäden mit vernarbenden Reparationsprozessen und konfluierende Gewebeschäden bis hin zum Ulcus cruris.

Historie

Der Begriff der chronischen venösen Insuffizienz wird meist mit dem Namen von L. K. Widmer in Verbindung gebracht. Er ist jedoch wesentlich älter und geht auf van der Molen (1962) zurück. Historisch korrekt, muss man daran erinnern, dass van der Molen diesen Begriff prägte, um einen Terminus für diejenigen Fälle zu haben, bei welchen die Ursache des venösen Stauungssyndroms nicht so ohne Weiteres offensichtlich war.

> ... Schließlich kann es sich auch um eine allgemeine venöse Insuffizienz der Beine ohne stärkere Varikose und ohne vorausgegangene Thrombose handeln; eine solche Insuffizienz, die durch hereditär bedingte Bindegewebsschwäche hervorgerufen oder durch starke berufliche Anforderungen in besonderem Maße provoziert wurde, nennen wir »chronisch venöse Insuffizienz« (CVI) ... . (Zitiert nach Hach 2006)

Ursprünglich wurde der Begriff der CVI also für die nicht ohne Weiteres erklärbaren venösen Insuffizienzen geprägt, wobei es sich wahrscheinlich um die Leitveneninsuffizienz gehandelt haben dürfte. Damit ist der Begriff der CVI also älter als die Graduierung, die offensichtlich später von Widmer hinzugefügt wurde.

Definition

Halten wir uns an die allgemein bekannte Definition aus den vielfältigen Publikationen von L. K. Widmer, so ist die CVI nach Widmer wie folgt definiert (Widmer et al. 1981):

CVI nach Widmer

Die chronische venöse Insuffizienz, meist im Knöchelbereich und distalen Unterschenkel lokalisiert, umfasst Venen- und/oder Hautveränderungen.

CVI Grad 1	Kölbchenvenen, »Corona phlebectatica« van der Molen
CVI Grad 2	Hyper- oder Depigmentierung mit oder ohne »Corona phlebectatica«
CVI Grad 3	Florides oder abgeheiltes Ulku

Verschiedene Autoren haben auf der Basis der Widmerschen Klassifikation definitorische Ergänzungen und Modifikationen vorgenommen (Feuerstein, Partsch, van den Berg).

Bewertung

Die Problematik der Begriffskonstruktion zumindest in der Ausweitung, wie sie Widmer vorgenommen hatte, wird auch daran deutlich, dass Widmer selbst erkennen musste, dass diese Graduierung für eine sichere Klassifizierung der Klientele in der Baseler Studie unzureichend war. Um dem abzuhelfen, wurde die medizinisch nicht bedeutsame Varikose (Disorder) von der medizinisch bedeutsamen Varikose (Disease) unterschieden, wobei letztere weiter unterteilt wurde in eine Gruppe mit relevanter Varikose und eine solche mit krankhafter Varikose. Die Definitionen waren und sind schwer zu handhaben und auch deshalb heute nur noch von historischem Interesse.

Diskussion

Beim Versuch, das Gebiet der Erkrankungen des Venensystems zu gliedern, lässt sich zwanglos eine – wohl unstrittige – 4er-Teilung ausmachen:
1. angiodysplastische Erkrankungen des Venensystems und ihre Folgen,
2. variköse Erkrankungen des Venensystems und ihre Folgen,
3. thromboembolische Erkrankungen des Venensystems und ihre Folgen,
4. als Sonderformen: Traumen und ihre Folgen.

Der Begriff der »chronischen venösen Insuffizienz« – im Verständnis von Widmer - gilt uneingeschränkt für diesen gesamten Bereich der Phlebologie. Die o. g. Definition enthält kein Trennkriterium für die unterschiedlichen Entitäten venöser Erkrankungen. Die CVI ist unter dieser Sicht der Dinge als Chimäre zu begreifen (Nüllen u. Noppeney 2011).

Die chronische venöse Insuffizienz ist ein Begriff aus der Pathophysiologie des Venensystems, also ein rein funktioneller Begriff. Weder damals noch heute steht ein klar abgegrenzter Parameter zur Verfügung, der die CVI in ihrem Wesen und im eigentlichen Sinne charakterisiert. Beschrieben werden mit dem Begriff definitionsgemäß vielmehr die konsekutiven chronischen Veränderungen am »Erfolgsorgan der CVI«, also dem unvollständig bzw. unzureichend drainierten Gewebe. Es handelt sich also um die Benennung des Ergebnisses eines Prozesses und nicht um das sich im Begriff verbergende Primum movens, der Insuffizienz.

Jede Erkrankung des Venensystems des Menschen – unabhängig von Ursache und Ausprägung – ist gekennzeichnet durch eine Störung der venösen Hämodynamik, dergestalt, dass bei einer Orthostasebelastung der venöse Rückfluss erschwert und/oder begleitet ist von einem venösen Reflux. Dies ist eine funktionelle Leistungsminderung, die man in der Sprache der Pathophysiologie *Insuffizienz* nennt, hier also eine venöse Insuffizienz. Erkrankungen des Venensystems sind prinzipiell nicht heilbar, sondern höchstens zu bessern, sodass alle venösen Krankheitsbilder letztlich durch eine mehr oder weniger gravierende chronische venöse Insuffizienz gekennzeichnet sind. Venenerkrankung ist venöse Insuffizienz. Wenn aber ein Terminus allumfassend ist, immer zutreffend, ergo pleomorph: Welcher Informationsgehalt, besser, welches Trennkriterium wohnt ihm dann noch inne? Wir können getrost feststellen: Keins.

Die Definition von Widmer hat darüber hinaus auch formale Mängel. So kann der Patient zwar in der Graduierung höher klettern, Verbesserungen durch therapeutische Maßnahmen führen jedoch nie zu einer absteigenden Klassifizierung.

Fazit

Fasst man zusammen, so kann man festhalten, dass wegen der aufgeführten Unzulänglichkeiten der Begriff der CVI allenfalls noch als globale Kennzeichnung individueller Krankheitsverläufe Verwendung finden sollte, aber keinesfalls in Form der Widmerschen Klassifikation für Graduierungsversuche in konkreten Diagnosen oder gar in wissenschaftlichen Arbeiten.

Will man die sprachliche Hygiene und die im wissenschaftlichen Sinne wünschenswerte Stringenz der verwendeten Terminologie verbessern, so muss man nach Lösungsansätzen nicht lange suchen. Die Vorschläge für eine neue Terminologie, die den Begriff der CVI ersetzen können, liegen seit langem vor. Die CEAP-Klassifikation (Eklöf et al. 2005) deckt den gesamten Bereich der o. g. venösen Erkrankungen definitorisch ab und in Verbindung mit dem Venous Clinical Severity Score (VCSS) (Rutherford et al. 2000) ist alles vorhanden, was von einer modernen und stratifizierten Terminologie zu fordern ist. Vergleicht man die genannten Klassifikationen mit der Stadieneinteilung von Widmer, so ist natürlich die Komplexität von CEAP und VCSS zunächst beeindruckend, um nicht zu sagen erschreckend. Dies darf aber nicht verwundern, weil auch hier wiederum – vergleichbar zu Widmer – der Versuch unternommen wurde, Klassifikationen zu definieren, die den gesamten Bereich der Phlebologie abdecken. Wenn man »alles in eins« für komplexe und variantenreiche Erkrankungen wie die Gesamtheit aller Venenerkrakungen erreichen will, kann dies nur in Magnum-Lösungen wie CEAP und VCSS münden.

4.4.4 Klassifikation des postthrombotischen Syndroms (PTS)

Historie und Definition

Eine allgemein anerkannte spezielle klinische Klassifikation des postthrombotischen Syndroms ist nicht bekannt. Die Kriterien des postthrombotischen Syndroms werden von der CEAP-Klassifikation abgedeckt, verbunden mit

Tab. 4.22 Klinische Klassifikation des postthrombotischen Syndroms nach Salzmann in Anlehnung an Hach

Stadium	Definition
1	Schwellneigung ohne Gewebesklerose
2	Verhärtungen der Haut und des Subkutangewebes (Dermatoliposklerose)
3	Sklerotische Gewebeveränderungen der Haut, des Subkutangewebes und umschriebener Areale der Faszie (Dermatolipodasciosklerosis regionalis)
4	Sklerotische Gewebeveränderungen der Haut, des Subkutangewebes und der Faszie zirkulär am Unterschenkel mit ausgedehnten, manchmal zirkulären Ulzerationen

den Nachteilen, die eine derartig globale Klassifikation aufweist.

Für das postthrombotische Syndrom wurde in den Leitlinien der DGG von 1998 von Salzmann vorgeschlagen, die Klassifikation zu übernehmen, die Hach 1994 für das von ihm definierte »chronische venöse Stauungssyndrom« angegeben hatte; Hach verwendete hier ursprünglich die Bezeichnung Sklerose-Faszien-Score (SFS). Hierzu ist kritisch anzumerken, dass die von Hach vorgeschlagene Definition nicht primär für das postthrombotische Syndrom entwickelt wurde und daher auch nicht alle Facetten des PTS abdecken kann. Vielmehr erkennt man in Hinblick auf das Kriterium venöse Insuffizienz wie auch in den Definitionen der einzelnen Stadien eher eine Weiterentwicklung der Definition der CVI nach Widmer mit einer Fokussierung auf die Gewebeveränderungen. Im Hinblick auf die von Hach angegebenen invasiven Behandlungsmaßnahmen beim chronischen venösen Stauungssyndrom – wie paratibiale Faziotomie, Fasziektomie etc. – war dies sicher auch das von ihm angestrebte Ziel. Während Salzmann im Stadium 3 keine Ulzerationen nennt (Tab. 4.22), findet sich bei Hach die Angabe von persistierenden bzw. rezidivierenden Ulzera. Darüber hinaus muss angemerkt werden, dass Hach in seiner Definition den intrafaszialen Kompartmentdruck mitberücksichtigt und auch die Beteiligung der Faszie selbst am pathologischen Prozess einbezogen hat. Diese technischen bzw. histomorphologischen Parameter können mit klinischen Mitteln zwar vermutet, aber nicht zweifelsfrei diagnostiziert werden.

Wir hatten unter Bezug auf die vorgenannten Autoren die Weiterentwicklung einer klinischen Klassifikation des PTS vorschlagen, das die genannten Widersprüche aufhebt, mit klinischen Mitteln anzuwenden ist und alle Stadien des PTS berücksichtigt (Nüllen u. Noppeney 2010, Tab. 4.23). Bei der Definition wurde Wert gelegt auf die

◨ **Tab. 4.23** Klinische Klassifikation des postthrombotischen Syndroms[a]

Grad	Definition
1a	Keine Beschwerden; keine Schwellneigung; keine trophischen Störungen
1b	Leichte bis mäßige Orthostasebeschwerden (Schweregefühl, Spannungsgefühl); Schwellneigung; keine trophischen Störungen
2	Deutliche Orthostasebeschwerden (Schmerzen, Schweregefühl, Spannungsgefühl); erhebliche Schwellneigung; trophische Störungen, ggf. mit begrenzten hypodermitischen Veränderungen und Indurationen der Haut (lokalisierte Dermatoliposklerose)
3	Erhebliche Orthostasebeschwerden (Schmerzen, Schweregefühl, Spannungsgefühl); erhebliche Schwellneigung; ausgedehnte trophische Störungen mit größeren, konfluierenden hypodermitischen Veränderungen und Indurationen der Haut; Verdacht auf Beteiligung der Faszie (Dermatolipofasciosklerosis regionalis)
4a	Erhebliche Orthostasebeschwerden (Schmerzen, Schweregefühl, Spannungsgefühl); erhebliche Schwellneigung; ausgedehnte, zirkuläre trophische Störungen mit ausgedehnten, zirkulären hypodermitischen Veränderungen und Indurationen der Haut; Verdacht auf Beteiligung der Faszie, (Dermatolipofasziosklerose), ggf. Ulkusnarben; kein florides Ulkus
4b	Erhebliche Orthostasebeschwerden (Schmerzen, Schweregefühl, Spannungsgefühl); erhebliche Schwellneigung; ausgedehnte, zirkuläre trophische Störungen mit ausgedehnten, zirkulären hypodermitischen Veränderungen und Indurationen der Haut; Verdacht auf Beteiligung der Faszie (Dermatolipofasziosklerose); florides Ulkus jeder Größe

[a] Voraussetzung für die Anwendung dieser Klassifikation ist der sichere anamnestische Nachweis mindestens einer durchgemachten tiefen Beinvenenthrombose (TVT), die mindestens 6 Monate zurückliegt.

Notwendigkeit, zwischen allen Stadien eindeutige und klinisch verifizierbare Trennkriterien festzulegen.

Bewertung

Es handelt sich um eine einfache, ausschließlich auf klinischen Kriterien beruhende Klassifikation, die unter den Bedingungen der alltäglichen klinischen Arbeit als ausreichend betrachten werden kann.

Die hier gezeigte Klassifikation ist dem Villalta Score in der Modifikation der ISTH deutlich unterlegen. Der Villalta Score (▶ Abschn. 4.4.7) muss als Standard angesehen werden.

4.4.5 Venous Clinical Severity Score (VCSS)

Historie

Qualitätssicherungsinstrumente zur differenzierten Beschreibung von Verläufen und Therapieergebnissen sind nicht nur für die Objektivierung und Vergleichbarkeit wissenschaftlicher Darstellungen wünschenswert und notwendig, sondern sie sind auch unter dem Gesichtspunkt der Rechtfertigung von Kosten in der Gesundheitsversorgung zunehmend erforderlich.

Sowohl klinische Klassifikationen und Stadienangaben als auch gemischte Klassifikationen unter Einbezug technischer Untersuchungsergebnisse orientieren sich an objektiv durch den Untersucher wahrnehmbaren Kriterien. Änderungen im Sinne von Verschlimmerung oder Verbesserung, die sich in den genannten objektiven Kriterien nicht oder nicht differenziert wiederfinden, können der Darstellung und damit der Bewertung entgehen. Dies trifft sogar für relativ differenzierte Darstellungsformen wie z. B. CEAP zu. Hinzu kommt, dass klinisch objektive Stadieneinteilungen nichts über die Situation bzw. den Schweregrad der Erkrankung aus der Sicht des Patienten aussagen. Dieser Umstand hat bereits in den Anfängen der Entwicklung der CEAP-Klassifikation zu Versuchen geführt, Ergebnis-Scores in die Gesamtsystematik einzubinden. Schon in der Erstpublikation von Porter et al. 1988 findet sich ein grobes Raster für die Ergebnisbeurteilung nach operativen Eingriffen am tiefen Venensystem, das sich in dieser Form jedoch nicht durchgesetzt hat.

Vom American Venous Forum wurde in der Folge ein Score für den klinischen Schweregrad entwickelt, der erstmals 1996 publiziert wurde. Dieser Score schloss die Varikosis nicht in die Beurteilung ein. Im Jahre 2000 wurde der Score schließlich erweitert und zu der hier dargestellten Form modifiziert. Der Score wird von den Protagonisten als Ergänzung zur CEAP-Klassifikation verstanden.

Definition

10 Merkmale werden anhand einer klinischen Definition bewertet und 4 Schweregraden von 0–3 zugeordnet (◨ Tab. 4.24). Die so ermittelten Punkte werden addiert und ergeben eine mögliche Variation von 0–30. Sinkt die Punktzahl bei aufeinanderfolgenden Bewertungen ab, so kann eine

Tab. 4.24 Venous Clinical Severity Score (VCSS)

	Merkmal	Schweregrad			
		Kein = 0	Mild = 1	Moderat = 2	Deutlich = 3
1	Schmerz	Keiner	Gelegentlich, keine Einschränkungen, kein Bedarf an Analgetika	Ständig, geringe Einschränkungen, gelegentlich Analgetika	Täglich, deutliche Einschränkungen, regelmäßig Analgetika
2	Varizen[a]	Keine	Wenige, vereinzelte Seitenastvarizen	Mupltiple Varizen; Magna-Varikose begrenzt auf OS oder US	Ausgeprägte Varikosis an OS und US oder VSM- und VSP-Varikose
3	Venöses Ödem[b]	Keine	Abendliche Knöchelödeme	Nachmittags Ödeme oberhalb der Knöchel	Morgendliche Ödeme oberhalb der Knöchel; Erfordernis der Schonung oder Hochlagerung
4	Pigmentationen[c]	Keine oder fokal von geringer Intensität	Diffus, aber disseminiert und alt (braun)	Diffus, in gamaschenartiger Verteilung (unteres Drittel) oder junge Pigmentation rötlich	Großflächige Verteilung (mehr als unteres Drittel) und junge Pigmentationen
5	Entzündung	Keine	Milde Hypodermitis, begrenzt auf den Rand eines Ulkus	Moderate Hypodermitis, betrifft den größten Teil des Umfanges (unteres 1/3)	Deutliche Hypodermitis (unteres Drittel und darüber hinaus) oder deutliches Stauungsekzem
6	Induration	Keine	Fokal, perimalleolar (<5 cm)	Medial oder lateral, weniger als das untere Drittel des Beines	Mindestens das untere Drittel des Beines oder mehr
7	Zahl der Ulzera	0	1	2	>2
8	Dauer der Ulzeration	Keine	<3 Monate	>3 Monate, <1 Jahr	>1 Jahr
9	Ulkusgröße[d]	Keine	<2 cm Durchmesser	2–6 cm Durchmesser	>6 cm Durchmesser
10	Kompressionstherapie	Keine oder keine Compliance	Gelegentliches Tragen von Kompressionsstrümpfen (MKS)	Überwiegendes Tragen von Kompressionsstrümpfen (MKS)	Volle Compliance

OS Oberschenkel, *US* Unterschenkel.
[a] Varizen müssen einen Durchmesser von >4 mm aufweisen.
[b] Das Ödem soll charakteristisch sein für eine venöse Ursache (fest, nicht körnig oder schwammig) mit einem deutlichen Effekt auf aufrechten Stand bzw. Hochlagerung und/oder klinisch erkennbare venöse Ätiologie (Varizen oder TVT in der Vorgeschichte); es soll regelmäßig auftreten, gelegentliche oder ganz diskrete Ödeme gelten nicht als bemerkenswert im Sinne der Klassifikation.
[c] Fokale Pigmentationen im Bereich von Varizen gelten nicht als Pigmentation i. S. der Klassifikation.
[d] Größte Ausdehnung/Durchmesser des größten Ulkus.

klinische Verbesserung der Erkrankungsschwere gefolgert werden.

Bewertung

Die Systematik ist sehr umfangreich und berücksichtigt weitgehend alle denkbare Symptomatiken und relevanten Befunde. Die Trennschärfe der einzelnen Kriterien lässt vielleicht zu wünschen übrig, was jedoch bei der hohen Zahl der maximal erreichbaren Punkte wahrscheinlich keine allzu große Bedeutung hat, da sich dies bei kontinuierlicher Beurteilung herausmitteln dürfte. Man kann zwar aus den Publikationen rückschließen, dass einiges an Probeläufen mit der Klassifikation erfolgte; eine echte Validierung, insbesondere im Hinblick auf die Reproduzierbarkeit des Scores bei unterschiedlichen Untersuchern, liegt jedoch nicht vor.

Fazit

Die Anwendung scheint bei der Abgrenzung und Festlegung von 30 Kriterien auf den ersten Blick schwierig, aber lösbar. Zur Zeit dürfte es sich beim Venous Clinical Serverity Score um das einzige vernünftige Instrument zur Beurteilung des klinischen Schwergrades bei venösen Erkrankungen handeln.

Tab. 4.25 Venous Disability Score (VDS)

Score	Definition
0	Asymptomatisch
1	Symptomatisch, aber ohne Kompressionsmaßnahmen in der Lage, die üblichen körperlichen Aktivitäten[a] zu bewältigen
2	Symptomatisch, aber nur mit Hilfe von Kompressionsmaßnahmen oder Hochlegen der Beine in der Lage, die üblichen körperlichen Aktivitäten zu bewältigen
3	Nicht in der Lage, die üblichen körperlichen Aktivitäten zu bewältigen, auch unter Zuhilfenahme von Kompressionstherapie oder Hochlegen der Beine

[a] Übliche körperlichen Aktivitäten: körperliche Aktivitäten, die der Patient vor Beginn der Beeinträchtigung durch die venöse Erkrankung zu leisten in der Lage war.

4.4.6 Venous Disability Score (VDS)

Historie

Der Venous Disability (engl. Körperbehinderung, Gebrechen, Arbeitsunfähigkeit, Erwerbsunfähigkeit, Invalidität) Score entspringt dem Bedürfnis, eine gestaffelte und standardisierte Beurteilung des Leistungsvermögens von Patienten mit Venenerkrankungen zu ermöglichen.

Im deutschen Sprachraum ist eine derartige Klassifikation in der Vergangenheit nicht entwickelt worden, wobei man unterstellen kann, dass sicherlich ein Zusammenhang mit den in Deutschland geltenden komplexen sozialrechtlichen Bestimmungen besteht. Ungeachtet dessen ist es sicherlich wünschenswert, über ein standardisiertes Instrument für die Beurteilung der Entwicklung der Leistungsfähigkeit – sowohl im Spontanverlauf der Erkrankung als auch im Zusammenhang mit Therapiemaßnahmen – zu verfügen.

Der Venous Disability Score wurde ursprünglich zusammen mit der CEAP-Klassifikation entwickelt und publiziert.

Definition

Im Jahr 2000 schlugen Rutherford et al. u. a. als Ergebnis der Arbeit des Ad hoc Committee on Venous Outcomes Assessment des American Venous Forum eine Modifikation vor, die sich auf die Definition der Arbeit bzw. Tätigkeit der jeweils bewerteten Personen bezog. Wurde ursprünglich für Score 2 die Fähigkeit zur Ableistung eines 8-stündigen Arbeitstages unterstellt und in Score 3 die generelle Fähigkeit zur Arbeit (Tätigkeit) erfragt, so regten Rutherford et al. an, diese Frage der Fähigkeit zur Arbeit auf die Tätigkeit bzw. Leistung zu beziehen, die der Erkrankte vor Beginn seiner Erkrankung zu erbringen in der Lage war (Tab. 4.25).

Bewertung

Dieser Score ist nur bedingt auf deutsche Verhältnisse zu übertragen. Für die Beurteilung eines Therapieergebnisses kann der Score jedoch ein – allerdings grobes – Raster bieten. Man muss aber bedenken, dass Klassifikationen, die die Leistungsfähigkeit des Bewerteten beinhalten, zumindest in Deutschland, immer auch versicherungsrechtliche Implikationen bedingen. Die hier genannte Klassifikation ist mit den differenzierten Bewertungen im deutschen Versicherungsrecht (AU, BU, EU, Verweis auf Tätigkeiten des allgemeinen Arbeitsmarktes, Unterschiede im Rentenrecht und im Versorgungsrecht etc.) nicht in Einklang zu bringen.

4.4.7 Villalta PTS Score (VPS)

Historie

Eines der wesentlichen Probleme bei der Diagnosestellung des postthrombotischen Syndromes ist es, die Zuverlässigkeit der Diagnose anhand des klinischen Status zu belegen. Hauptkriterium des postthrombotischen Syndroms ist die gestörte venöse Drainage, also das zentrale klinische Kriterium fast aller venösen Erkrankungen der unteren Extremitäten. Ein pathognomonisches Korrelat fehlt. Die Vielfältigkeit der klinischen Symptome und Zeichen bietet einen Lösungsansatz zur Diagnosesicherung mittel einer Skalierung und Bewertung der Symptome und Zeichen. Je mehr an feststellbarer Koinzidenz, desto wahrscheinlicher und schwerwiegender das postthrombotische Syndrom. Eine wesentliche Bedeutung kommt dabei dem »Cut-off« zu.

Die Arbeitsgruppe SSC der »International Society on Thrombosis and Haemostasis« (ISTH) hat 2009 eine Analyse und Bewertung der publizierten klinischen Bewertungsskalen durchgeführt (Kahn et al. 2009) und insgesamt 6 Skalen gefunden:
1. CVI n. Widmer (Widmer et al. 1981),
2. CEAP-Klassification (Eklöf et al. 2005),
3. Venous Clinical Severty Score (VCSS) (Rutherford et al. 2000),
4. Brandjes-Skala (Brandjes et al. 1997),
5. Ginsberg-Skala (Ginsberg et al. 2001),
6. Villalta Score (Villalta et al. 1994).

Die SSC kommt zu dem Ergebnis, dass der Villalta Score als Standard zu empfehlen ist. Der Score ist in der Lage, sowohl die Diagnose zu sichern bzw. auszuschließen als auch die Schwere der Erkrankung anzubilden. Die SSC bemängelt, dass der Score keine zusätzliche Bewertung für

4.4 · Klassifikationen, Stadieneinteilungen, Graduierungen und Scores

Tab. 4.26 Villalta PTS Score

Bewertete Symptome	Schmerzen
	Krämpfe
	Schweregefühl
	Parästhesien
	Juckreiz
Bewertete klinische Zeichen	Prätibiale Ödeme
	Hautindurationen
	Hyperpigmentationen
	Rötung
	Venöse Ektasien
	Wadendruckschmerz
	Florides Ulcus cruris

Zu bewerten sind die einzelnen Symptome und klinischen Zeichen nach Schweregrad (kein = 0, leicht = 1, mäßig 2, schwer = 3= und nach Vorhandensein eines Ulkus (kein Ulkus = 0, Ulkus = [mindestens] 15).
Ergebnis der Bewertung:
0–4: kein postthrombotisches Syndrom (PTS).
5–9: leichtes PTS.
10–14: mäßiges PTS.
15–33: schweres PTS.

ein Ulcus cruris (postthromboticum) beinhaltet und schlägt als Modifikation vor, dass bei Vorliegen eines floriden Ulkus der aktuelle Score, falls er unter 15 liegt, auf 15 Punkte zu setzen ist (schweres postthrombotisches Syndrom).

Definition
Bewertet werden
- 5 Symptome und
- 7 klinische Zeichen (einschl. Ulkus, ohne Score)

je nach Schweregrad (kein – leicht – mäßig – schwer) mit 0–3 Punkten (Tab. 4.26). Die erfassten Punkte werden addiert und ergeben eine Range von 33 Punkten.

Der Cut für das Vorliegen eines postthrombotischen Syndroms liegt bei ≥5.

Bewertung
Der Villalta Score in der Modifikation der ISTH (Kahn et al. 2009) ist als Standard bei der Diagnose und Bewertung des postthrombotischen Syndroms anzusehen und zeichnet sich durch eine einfache Handhabung und eine klare Zuordnung des Schweregrades aus. Die Abschätzung des Schweregrades der Einzelparameter mit den wenig objektiven Maßen »leicht«, »mäßig« und »schwer« schränken die Objektivität des Scores allerdings ein.

Es handelt sich um ein spezielles Instrument für das postthrombotische Syndrom, das dem Venous Clinical Serverity Score in diesem Bereich überlegen ist.

4.4.8 Wells Score für die tiefe Beinvenenthrombose

Historie
Anamnestische Daten, Beschwerden und klinische Symptome sind im Hinblick auf die Diagnostik der tiefen Beinvenenthrombose weitgehend unspezifisch (▶ Kap. 6.2 u. 6.3). Aber auch weiterführende technische Untersuchungsmethoden (VVP, Sonographie, Phlebographie etc.) erzielen trotz ggf. hoher Sensitivität und Spezifität naturgemäß keine durchgehend zureffenden (wahren) Ergebnisse (Wells et al. 1995). Allerdings wird die Trefferwahrscheinlichkeit der speziellen Methode umso höher sein, je höher die Prävalenz des gesuchten Befundes (Diagnose) im jeweilig untersuchten Klientel ist. Die Abschätzung der Prävalenz (Vortest- bzw. A-priori-Wahrscheinlichkeit) erlaubt es bei bekannter Sensitivität und Spezifität des geplanten Tests, die Vorhersagewahrscheinlichkeit (prädiktiver Wert) abzuschätzen (Bayes-Theorem) und erhöht somit die Einschätzung der Zuverlässigkeit und Richtigkeit der Diagnose. Bei steigender Prävalenz zeigt die Kurve des positiv prädiktiven Wertes eine hyperbole Funktion, die sich der relativen Wahrscheinlichkeit 1 asymptotisch nähert (Nissen 1993).

Dieser Zusammenhang führte bei der Arbeitsgruppe um Wells erstmals 1992 zu den Überlegungen, welche die Entwicklung eines Scores auf der Basis von anamnestischen Daten, Beschwerden und klinischem Bild zur Folge hatten: dem heute bekannten Wells Score für die TVT (Wells et al. 1995).

Der ursprünglich sehr umfangreiche Score wurde durch weitergehende Analyse der Bedeutung einzelner Items für die Aussage vereinfacht, gestrafft und auf 9 Items reduziert (Wells 1998). Schließlich wurde der Score im klinischen Alltag in einem definierten Routine-Setting erfolgreich getestet (Wells et al. 1997).

Die Zusammenführung mit dem zwischenzeitlich entwickelten D-Dimer-Test brachte schließlich den heute allgemein anerkannten Diagnosealgorithmus der TVT hervor – bestehend aus Wells Score, D-Dimer-Test und Duplexsonographie (Gordon 2012 ACCP guidelines, Hach-Wunderle et al. 2010, Wells et al. 2003).

Definition
Eine klinisch bewertete und validierte Liste von anamnestischen Daten, Beschwerden und klinischen Befunden wird mit einer festgelegten Punktzahl bewertet. Die einzelnen Punkte werden addiert. Die Punkte geben entspre-

4.4.9 Lungenembolie-Scores

Das Prinzip der Schätzung der Vortest- bzw. A-priori-Wahrscheinlichkeit, wie es im Zusammenhang mit dem Wells Score bei Verdacht auf TVT erörtert wurde, findet sich auch bei verschiedenen publizierten Scores zur Kalkulation der Vorhersagewahrscheinlichkeit (prädiktiver Wert) bei Verdacht auf Lungenembolie.

Die beiden bekanntesten und auch von den Leitlinien berücksichtigten Scores sind ein Lungenembolie-Score von Wells und seiner Arbeitsgruppe (Wells et al. 1998) und der revidierte Genfer Score.

Wells Score für die Lungenembolie
Definition
Nach dem gleichen Prinzip wie der Wells Score für die TVT ist der Wells Score zur Abschätzung der klinischen Wahrscheinlichkeit für das Vorliegen einer Lungenembolie konzipiert (Tab. 4.29, Wells et al. 1998).

Bewertung
Der Wells Score für Lungenembolie ist leicht anwendbar und gut validiert. Wie bei allen Scores zur Abschätzung des prädiktiven Wertes gilt, dass er zu Beginn aller diagnostischen Schritte angewendet werden soll (Hach-Wunderle 2010).

Revidierter Genfer Score für die Lungenembolie
Historie
Nach dem bewährten Prinzip des Scorings zur Abschätzung der klinischen Wahrscheinlichkeit (s. a. ▶ Abschn. 4.4.8) wurde 2001 von Wicki et al. der Genfer Score für die Abschätzung der klinischen Wahrscheinlichkeit der Lungenembolie entwickelt und validiert. Bei der Berechnung dieses Scores war die Bewertung einer arteriellen Blutgasanalyse bei Raumluftatmung erforderlich, was die Anwendbarkeit des Scores erheblich einschränkte.

Die gleiche Arbeitsgruppe hat diesen Score modifiziert und 2006 als revidierten Genfer Score publiziert (Le Gal et al. 2006).

Definition
Der revidierte Genfer Score zur Abschätzung der klinischen Wahrscheinlichkeit für das Vorliegen einer Lungenembolie nutzt daher aus den o. g. Gründen ausschließlich 8 klinisch bestimmbare Parameter, die mit einer vorgegebenen Punktzahl im zutreffenden Fall bewertet werden (Tab. 4.30).

Bewertung
Es besteht eine weitgehende Ähnlichkeit mit dem Wells Score für die Wahrscheinlichkeit einer Lungenembolie. Die zweistufige Bewertung, wie sie beim Wells Score möglich ist, bietet Vorteile in der praktischen Anwendung.

Tab. 4.27 Prävalenz der TVT in den publizierten Validierungskohorten. (Hach-Wunderle et al. 2010, Wells et al. 1995, 1997, 2003)

Wahrscheinlichkeit	Hoch	Mittel	Niedrig
2-stufiger Test	30 %	–	6 %
3-stufiger Test	85 %	33 %	5 %

Tab. 4.28 Bestimmung der klinischen Wahrscheinlichkeit einer Venenthrombose (TVT) nach Wells. (Wells 1997, 2003; Hach-Wunderle 2010)

Aktive Krebserkrankung (anhaltende Therapie oder in den letzten 6 Monaten oder Palliativtherapie	+1
Lähmung oder kürzliche Immobilisation der Beine	+1
Bettruhe (>3 Tage), große Chirurgie (<12 Wochen)	+1
Schmerz/Verhärtung entlang der tiefen Venen	+1
Schwellung ganzes Bein	+1
US-Schwellung >3 cm gegenüber Gegenseite	+1
Eindrückbares Ödem am symptomatischen Bein	+1
Kollateralvenen	+1
Frühere, dokumentierte TVT	+1
Alternative Diagnose mindestens ebenso wahrscheinlich wie tiefe Venenthrombose	–2
Summe	

Score ≥2: Wahrscheinlichkeit für eine TVT ist hoch.
Score <2: Wahrscheinlichkeit für eine TVT ist nicht hoch.

chend der Testvorgabe eine Graduierung in 2 (hoch – niedrig) oder 3 (hoch – mittel – niedrig) Vortestwahrscheinlichkeiten an (Tab. 4.27).

Aufgrund der deutlich einfacheren Anwendbarkeit bei gleichbleibender Validität hat sich der zweigliedrige Test weitgehend durchgesetzt und wird empfohlen (Hach-Wunderle et al. 2010).

Es ist darauf hinzuweisen, dass der Wells Score (Tab. 4.28) eine Wahrscheinlichkeitsschätzung darstellt. Es liegt auf der Hand, dass eine Schätzung des positiv prädiktiven Wertes nur dann einen Sinn macht, wenn sie am Anfang aller diagnostischen Bemühungen durchgeführt wird (Hach-Wunderle 2010, Wells et al. 1995, 1997, 1998, 2003).

Bewertung
Der Wells Score ist weltweit etabliert und hat in Form von Empfehlungen Eingang in die gängigen Leitlinien gefunden.

Die Anwendung ist einfach, praxistauglich und gehört zum Standard des Diagnosealgorithmus bei TVT-Verdacht.

Tab. 4.29 Klinische Wahrscheinlichkeit (*KW*) für eine Lungenembolie (*LE*) n. Wells (1998)

Klinische Zeichen/Symptome für eine TVT	3
Andere Diagnose als TVT weniger wahrscheinlich	3
Herzfrequenz >100 Schläge/min	1,5
Immobilisation oder OP in den letzten 4 Wochen	1,5
Frühere TVT oder LE	1,5
Hämoptoe	1
Malignom behandelt in den letzten 6 Monaten	1
	Summe:

Bewertung

KW (3-gliedrig)	Score	LE i. d. Validierungsstudie (n=1239)	KW (2-gliedrig)	Score
Niedrig	0–1	3,4 %	LE unwahrscheinlich	0–4
Mittel	2–6	27,8 %	–	
Hoch	≥7	78,4 %	LE wahrscheinlich	>4

Tab. 4.30 Klinische Wahrscheinlichkeit (*KW*) für eine Lungenembolie (*LE*). Revidierter Genfer Score n. Le Gal (2006)

Alter >65 Jahre	1
Frühere TVT oder LE	3
Malignom behandelt in den letzten 6 Monaten	2
Immobilisation oder OP in den letzten 4 Wochen	2
Einseitiger Beinschmerz	3
Klinische Zeichen/Symptome für eine TVT (Palpationsschmerz entlang der tiefen Beinvenen, einseitiges Ödem)	4
Hämoptoe	2
Herzfrequenz 75–94 Schläge/min	3
Herzfrequenz ≥95 Schläge/min	5
	Summe:

Bewertung

KW	Score	Quote der LE in der Validierungsstudie
Niedrig	0–3	8 %
Mittel	4–10	28 %
Hoch	≥11	74 %

4.4.10 Klinischer Schweregrad n. Grosser für die Lungenembolie

Historie und Definition

Bereits 1975 hat Grosser eine Graduierung des Schweregrades der Lungenembolie versucht, die rein klinischen Kriterien folgt und eine Reihe von stadienbezogen zu erwartenden Zusatzinformationen enthält (Tab. 4.31). Die Systematik stammt noch aus der Zeit, als nichtinvasive Untersuchungstechniken wie Echokardiographie, Duplexsonographie, CT etc. noch in den Kinderschuhen steckten oder noch nicht verfügbar waren. Entsprechend überwiegen bei den Zusatzangaben invasive Untersuchungstechniken.

Auf der Basis dieser Einteilung finden sich in der Literatur eine Vielzahl von Modifikationen und Erweiterungen, wobei die Ursprünge der Modifikationen und die Autorenschaft meist nicht oder nur schwer zu verfolgen sind. Auf eine ausführliche Darstellung wird hier verzichtet.

Tab. 4.31 Graduierung des Schwergrades der Lungenembolie nach Grosser. (Grosser 1975)

	Schweregrad I	Schweregrad II	Schweregrad III	Schweregrad IV
Klinik	Kurzfristige Symptomatik Dyspnoe, thorakaler Schmerz Eventuelle Folgezustände: Hämoptyse, Fieber, Pleuraerguss	Leichtgradige, anhaltende Symptomatik Akut auftretende Dyspnoe, Tachypnoe, thorakaler Schmerz, Tachykardie Eventuelle Folgezustände: Hämoptyse, Fieber, Pleuraerguss	Ausgeprägte, anhaltende Symptomatik Akute, schwere Dyspnoe, Tachypnoe, Tachykardie, thorakaler Schmerz, Zyanose, Unruhe/Angst, Synkope	Zusätzlich zu III: Ausgeprägte Schocksymptomatik (Herz-Kreislauf-Stillstand)
Systemarterieller Druck	Normal	Normal (Leicht erniedrigt)	Erniedrigt	Stark erniedrigt mit kleiner Amplitude
Pulmonalarterieller Druck	Normal	Normal (Leicht erhöht)	PA-Mitteldruck 25–30	PA-Mitteldruck >30
p_AO_2 [mmHg]	Normal	~80	<70	<60
Gefäßobliteration	Periphere Äste	Segmentarterien	1 PA-Ast oder mehrere Lappenarterien	1 PA-Ast und mehrere Lappenarterien (PA-Stamm)

Tab. 4.32 Schweregrad der Lungenembolie nach klinischen Kriterien. (Grosser 1980)

Schweregrad	Kriterien
I	Transiente Symptomatik, keine hämodynamischen Folgen, Bedeutung als Warnhinweis
II	Breite klinische Symptomatik, jedoch noch keine ausgeprägten hämodynamischen Folgen
III	Massive Lungenembolie ohne Schock, akute Dekompensation des rechten Ventrikels, klinisch schwerkranke Patienten
IV	Fulminante Lungenembolie mit den Folgen eines Kreislaufstillstands oder kardiogenem Schock

Eine später publizierte Reduzierung auf die rein klinischen Angaben macht die Systematik zwar für den Alltag brauchbar (◘ Tab. 4.32), entspricht jedoch nicht mehr heutigen Ansprüchen.

Bewertung
Die klinische Schwergradeinteilung nach Grosser ist für die Einschätzung der Situation des Patienten durch den Erstuntersucher (ad hoc) durchaus wertvoll, weil sie allein aufgrund der direkt erkennbaren Umstände eine Vorstellung vom Schwere- und Gefährdungsgrad vermittelt.

Für eine genauere Lungenemboliegraduierung sind dann jedoch andere Scores heranzuziehen.

4.4.11 Pulmonary Embolism Severity Index (PESI-Score)

Historie und Definition
Der von Aujesky et al. 2006 publizierte Pulmonary Embolism Severity Index bildet nach bewährtem Muster über die Abschätzung der Wertigkeit verschiedener anamnestischer und klinischer Parameter einen Index für den klinischen Schweregrad der Lungenembolie und verbindet diesen mit dem daraus erwachsenden Mortalitätsrisiko (◘ Tab. 4.33).

Bewertung
Es handelt sich um einen validierten Score. In der Studie von Won-Ho Choi et al. (2007) gehörten 47 % der bewerteten Patienten (426/899) der Low-risk-Gruppe an. In dieser Gruppe verstarben 1,2 % der Patienten, davon 0,7 % (3/426) »at risk«.

4.4.12 DASH Score

Historie und Definition
Der DASH Score dient zur Einschätzung der Wahrscheinlichkeit eines Thromboserezidivs nach Beendigung der Antikoagulation (◘ Tab. 4.34). DASH ist eine Akronym der Anfangsbuchstaben der erfassten Parameter (**D**-Dimer, **A**ge, **S**ex, **h**ormon use).

Tab. 4.33 Klinischer Schweregrad und Mortalitätsrisiko bei Lungenembolie. (Aujesky et al. 2006)

Alter des Patienten	1 Punkt pro Lebensjahr
Männliches Geschlecht	10
Manifestes Malignom	30
Herzinsuffizienz	10
Chronische Lungenerkrankung	10
Herzfrequenz >110 Schläge/min	20
Systolischer Blutdruck <100 mmHg	10
Atemfrequenz ≥30/min	20
Körpertemperatur <36 °C	20
Desorientiert, Lethargisch, Stupor, Koma	60
S_aO_2 (Pulsoymetrie) <90 %	20
	Summe:

Bewertung

Risikoklasse	Punkte	Mortalität	
I	<65	0 %	Low Risk: 0–1 %
II	66–85	1,0 %	
III	86–105	3,1 %	High Risk
IV	106–125	10,4 %	
V	>125	24,4 %	

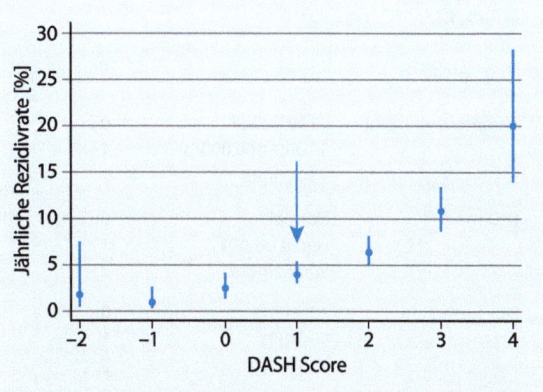

Abb. 4.3 Jährliche Rezidivrate in Beziehung zum DASH Score. Senkrechte Balken entsprechen dem 95-%-Konfidenzintervall. 5 % pro Jahr (*Pfeil*) markiert den Cut-off. (Adaptiert nach Tosetto 2012)

Tab. 4.34 DASH Score zur Einschätzung des TVT-Rezidivs. (Tosetto 2012)

Kriterium		Punkte
D	Erhöhter D-Dimer-Wert nach Beendigung der Antikoagulation	2
A	Alter > 50 Jahre	1
S	Männliches Geschlecht	1
H	Bei ♀: Östrogene genommen zum Zeitpunkt des TVT-Ereignisses	–2
Auswertung		
≤1	Geringe Wahrscheinlichkeit für ein Rezidiv mit <5 % pro Jahr. Die Antikoagulation kann gestoppt werden	
>1	Hohe Wahrscheinlichkeit für ein Rezidiv. Unter Abwägung des Blutungsrisikos sollte eine längerfristige Antikoagulation diskutiert werden	

Bewertung

Die Analyse beinhaltet die Verlaufsdaten von 1818 Fällen einer unprovozierten TVT nach einer oralen Antikoagulation von 3 Monaten. Die Abhängigkeit der Rezidivquote vom erfragten DASH Score zeigt ◘ Abb. 4.3.

4.4.13 Scoring zur Diagnose der disseminierten intravasalen Gerinnung: DIC Score (ISTH)

Historie

Die Frühdiagnose der Disseminated intravascular coagulation (DIC) gilt als schwierig. Eine Arbeitsgruppe der International Society of Thrombosis and Haemostasis (ISTH) hat Anfang des Jahrtausends begonnen, ein Scoring-System für die Sicherung der Diagnose DIC zu entwickeln (Taylor et al. 2001).

Definition

Der DIC Score dient der Einschätzung der Wahrscheinlichkeit für das Vorliegen einer disseminierten intravasalen Gerinnung. Der Score entwickelt sich aus 4 graduierten Laborparametern, denen je nach erreichtem Messbereich ein Wert von 0–2 Punkten zugeordnet wird (◘ Tab. 4.35).

Voraussetzung für die Anwendung des DIC Scores ist jedoch das Vorliegen einer typischen für die Entwicklung einer DIC prädisponierenden Erkrankung (◘ Tab. 4.36).

Bewertung

Hilfreich, jedoch stark interpretationsbedürftig.

Tab. 4.35 DIC Score (ISTH)

Untersuchung	Ergebnis	Punkte
Thrombozytenzahl	>100.000/µl	0
	50.000–100.000/µl	1
	<50.000/µl	2
D-Dimere	Normal	0
	Leicht erhöht	1
	Stark erhöht	2
Quick-Wert	70–100 %	0
	50–70 %	1
	<50 %	2
Fibrinogenspiegel	>100 mg/dl	0
	<100 mg/dl	1
Auswertung		
<5	DIC unwahrscheinlich, widerspricht aber nicht der Diagnose DIC; ggf. Wiederholung in 6–24h	
≥5	Mit der Diagnose DIC vereinbar	

Tab. 4.36 Prädisponierende Erkrankungen für die Entwicklung einer DIC. (In Anlehnung an Pötzsch 2010, Taylor 2001)

Erkrankungsgruppen	Beispiele
Septische Erkrankungen und schwere Infektionen	Alle Erregertypen
Schwangerschaft u. Geburtskomplikationen	Plazentaablösung, Fruchtwasserembolie, septischer Abort
Malignom	Jegliche Art
Traumata	Polytrauma, Schädel-Hirn-Trauma, Fettembolie, Verbrennungen
Organschädigungen, Gewebeuntergänge	Akute Glomerulonephritis, Leberdystrophie, Pankreatitis
Gefäßerkrankungen, Gefäßanomalien	Aortenaneurysma, Hämangiome
Schwerwiegende toxische oder immunologische Reaktionen	Tranfusionszwischenfälle, Schlangenbisse, Medikamentenreaktionen, Tranplantatabstoßungen

4.4.14 Scores für das Blutungsrisiko

Die entscheidende Frage bei der Indikationsstellung zur Therapie mit Antikoagulanzien sowohl bei der Akuttherapie der TVT als auch bei Langzeitantikoagulation ist die Abwägung zwischen Nutzen und Blutungsrisiko (Bestimmung des Nettonutzens). Zur Klärung dieser Frage können sich Risiko-Scores zur Abschätzung eines prädiktiven Wertes gut eignen, und entsprechend wurden eine Vielzahl von Anstrengungen unternommen und publiziert. Wenn zu ein und demselben Thema eine ganze Reihe von Scores entwickelt werden, dann erhebt sich die Frage, warum dies geschieht: Liegt es am übertriebenen wissenschaftlichen Ehrgeiz der Protagonisten, oder besteht ein prinzipielles Problem?

Die Zusammenstellung der in der Literatur auffindbaren Möglichkeiten zur Bewertung des Blutungsrisikos bei Antikoagulation ist eine Auswahl und nicht vollständig. Die Problematik besteht u. a. darin, dass ein Teil der Scores für die Risikoschätzung bei oraler Antikoagulation wegen Vorhofflimmern (VHF) entwickelt und validiert wurde. Darüber hinaus ist bei den aus dem amerikanischen Raum stammenden Untersuchungen zu bedenken, dass hier fast immer Warfarin als Antikoagulans verwendet wird, sodass wegen der unterschiedlichen Halbwertszeiten von Warfarin und Phenocrumon die Ergebnisse nicht direkt übertragbar sind.

Für die neuen Antikoagulanzien müssen diese Scores wegen der unterschiedlichen Wirkorte, Halbwertszeiten und Ausscheidungscharakteristiken neu entwickelt bzw. validiert werden.

Der Wunsch nach einem allgemein verbreiteten, anerkannten Verfahren wird daher vorläufig unerfüllt bleiben.

ATRIA Risk Score
Historie und Definition

Das Akronym ATRIA ergibt sich aus **AnT**icoagulation and **R**isk Factors **I**n **A**trial Fibrillation. Wie der Name sagt, handelt es sich auch hier um einen Risiko-Score für Blutungen bei Antikoagulation wegen Vorhofflimmern mit Warfarin. Aus Zahl der geprüften Parameter blieben 5 Parameter für die Bewertung mit einer Gesamtpunktzahl von 10 (Tab. 4.37).

Bewertung

Der Test ist nur für Vorhofflimmern und Warfarin validiert. Die Autoren heben hervor, dass der ATRIA Risk Score verglichen mit anderen Scores (– gegen die getestet wurde –) eine höhere Quote an hohem Risiko und eine größere Anzahl von Ereignissen in dieser Gruppe anzeigt.

HEMORR$_2$HAGES Bleeding Risk Score
Historie und Definition

Der Score basiert auf der retrospektiven Auswertung des (American) National Registry of Atrial Fibrillation. Die Bezeichnung **HEMORR$_2$HAGES** ist das Akronym aus den Anfangsbuchstaben der ausgewählten Parameter (Tab. 4.38).

Tab. 4.37 ATRIA Risk Score für Blutungen unter Antikoagulation mit Warfarin wg. Vorhofflimmern. (Fang 2011)

Variable	Punkte
Anämie	3
Schwerwiegende Nierenerkrankung (GFR <30 ml/min oder Dialyse)	3
Alter ≥75 Jahre	2
Vorausgegangenes Blutungsereignis	1
Gesicherte Hochdruckerkrankung	1
	Summe

Auswertung

Risiko	Punkte	Blutungen
Geringes	0–3	<1 %
Mittleres	4	
Hohes	5–10	>5 %

GFR glomeruläre Filtrationsrate.

Bewertung

Eine relativ dezidierte Risikoeinschätzung ist möglich. Zu beachten ist, dass die Validierung für Ereignisse unter Antikoagulation bei Patienten mit Vorhofflimmern gilt.

HAS-BLED Score
Historie und Definition

Der HAS-BLED Score dient der Einschätzung des Risikos eine Makroblutung unter Antikoagulation wegen Vorhofflimmern. Das Akronym HAS-BLED bildet sich aus den Anfangsbuchstaben der englischen Originaltabelle, die deutsche Version findet sich zusätzlich in Tab. 4.39.

Bewertung

Auch dieser Score ist nur für Blutungen unter Antikoagulation bei Vorhofflimmern validiert. Eine Anwendung für andere Indikationen steht unter diesem Vorbehalt.

RIETE-Blutungsrisiko-Score
Historie und Definition

Der Score (Tab. 4.40) wurde aus den Daten des RIETE-Registers entwickelt, einem Register für Patienten mit einer akuten TVT.

Bewertung

Dies ist der einzige Score, der aus der retrospektiven Analyse von Patienten mit einer Antikoagulation wegen TVT entwickelt wurde.

Definition

Tab. 4.38 HEMORR2HAGES Bleeding Risk Score. (Nacg Gage et al. 2006)

Kürzel		Risikokriterien	Punkte
H	»hepatic«	Leber- oder Nierenerkrankung	1
E	»ethanol«	Alkoholabusus	1
M	»malignancy«	Manifestes Malignom	1
O	»older«	Alter >75 Jahre	1
R	»recuced«	Reduzierte Thrombozytenzahl o. -funktion	1
R$_2$	»recurrent«	Frühere große Blutung	2
H	»hypertension«	Unkontrollierte Hypertonie	1
A	»anemia«	Anämie	1
G	»genetic«	Genetische Faktoren	1
E	»excessive«	Exzessives Sturzrisiko	1
S	»stroke«	Früherer Schlaganfall	1
		Summe	12

Auswertung

HEMORR$_2$HAGES Score	Rate an großen Blutungen pro 100 Patientenjahre
0	1,9
1	2,5
2	5,3
3	8,4
4	10,4
≥5	12,3

4.4.15 Klassifikation von Wundinfektionen

Historie und Definition

Die Klassifikation von Wundinfektionen hat viele Väter, folgt jedoch meist ähnlichen Kriterien. Die ältesten Bemühungen gehen auf Szilagyi (1972) und Volmar zurück. Eine umfassende Definition findet sich beim CDC (Center for Disease Control; Tab. 4.41) (siehe auch www.nrz-hygiene.de/surveillance/kiss/cdc-definitionen/).

Bewertung

Die Graduierung ist einfach und gut nachvollziehbar und reicht für den klinischen Alltag ebenso wie für wissenschaftliche Dokumentationen aus. Weitere erklärende und abgrenzende Kriterien finden sich in der o. g. Dokumentation im Teil B.

Tab. 4.39 HAS-BLED Score für Blutungen unter Antikoagulation bei Vorhofflimmern

Risikofaktor		Punkte
Hypertension	Arterielle Hypertonie (systol. RR >160 mmHg)	1
Abnormal Function	Niereninsuffizienz	1
	Leberfunktion eingeschränkt (Bilirubin >2-fach erhöht; GOT/GPT >3-fach erhöht)	1
Stroke	Durchgemachter Schlaganfall	1
Bleeding	Duchgemachte Blutungskomplikation	1
Labile INR	Instabile INR-Einstellung (<60 % der INR-Werte im Zielbereich)	1
Elderly	Alter >65 Jahre	1
Drugs or alcohol	Zusätzliche Medikamente mit Beeinflussung der Gerinnung (Aggegationshemmer, NSA)	1
	Alkoholabusus	1
	Summe	9

Auswertung:
Ein Score >3 zeigt ein erhöhtes Risiko an für
– Hirnblutung
– Blutung mit Notwendigkeit einer stationären Versorgung
– Hb-Abfall >2 g/l
– Tranfusionsbedarf

GOT Glutamat-Oxalacetat-Transaminase, *GPT* Glutamat-Pyruvat-Transaminase *INR* International Normalized Ratio, *NSA* nichtsteroidales Antiphlogistikum.

Tab. 4.40 RIETE-Blutungsrisiko-Score. (Nach Ruíz-Giménez 2008)

Kriterium		Punkte
Vorausgegangene Blutung (<15 Tage vor dem thrombotischen Ereignis)		2
Kreatinin >1,2 mg/dl		1,5
Anämie		1,5
Manifestes Malignom		1
Klinischer Verdacht auf Lungenembolie		1
Alter <75 Jahre		1
	Summe	8

Auswertung

Risikoklasse	Punkte	Rate Major-Blutung innerhalb von 3 Monaten
Niedrig	0	0,1 %
Mittel	1–4	2,8 %
Hoch	>4	6,2 %

Tab. 4.41 Grading der postoperativen Wundinfektion (CDC-Definition)

Zeitfenster: Bis zu 30 Tagen nach dem Eingriff oder bis zu 1 Jahr, wenn Implantat in situ	
A1	Haut, Hautanhangsgebilde und Subkutis (oberflächliche Infektion)
A2	Die Infektion greift auf Faszien und Muskeln über (tiefe Wundinfektion), keine Gefäßbeteiligung
A3	Organbefall, ggf. mit Beteiligung der Körperhöhlen (Infektion mit Organbeteiligung), Beteiligung der Gefäße bzw. Implantate

Literatur

Zu 4.1
Bertina RM, Reitsma PH, Rosendaal FR, Vandenbroucke JP (1995) Resistance to activated protein C and factor V Leiden as risk factors for venous thrombosis. Thromb Haemost 74: 449–453
Beyth RJ, Quinn LM, Landefeld CS (1998) Prospective evaluation of an index for predicting the risk of major bleeding in outpatients treated with warfarin. Am J Med105: 91–99
Bloomfield HE, Krause A, Greer N, Taylor BC, MacDonald R, Rutks I, Reddy P, Wilt TJ (2011) Meta-analysis: effect of patient self-testing and self-management of long-term anticoagulation on major clinical outcomes. Ann Intern Med 154: 472–482
Brouwer J-LP, Lijfering WM, ten Kate MK, Kluin-Nelemans HC, Veeger NJGM, van der Meer J (2009) High long-term absolute risk of recurrent venous thromboembolism in patients with hereditary deficiencies of protein S, protein C or antithrombin. Thromb Haemost 101: 93–99
Cervera R, Piette JC, Font J, et al. (2002) Antiphospholipid syndrome – Clinical and immunologic manifestations and patterns of disease expression in a cohort of 1,000 patients. Arthritis Rheumatism 46: 1019–1027
Cervera R, Khamashta MA, Font J, et al. (2003) Morbidity and mortality in systemic lupus erythematosus during a 10-year period - A comparison of early and late manifestations in a cohort of 1,000 patients. Medicine 82: 299–308
Eichinger S, Minar E, Bialonczyk C, Hirschl M, Quehenbergen P, Schneider B, Weltermann A, Wagner O, Kyrle PA (2003) D-dimer levels and risk of recurrent venous thromboembolism. JAMA 290: 1071–1074
Emmerich J, Rosendaal FR, Cattaneo M, Margaglione M, De Stefano V, Cumming T, Arruda V, Hillarp A, Reny JL (2001) Combined effect of factor V Leiden and prothrombin 20210A on the risk of venous thromboembolism--pooled analysis of 8 case-control studies including 2310 cases and 3204 controls. Study Group for Pooled-Analysis in Venous Thromboembolism. Thromb Haemost 86: 809–816

Encke A, Haas S, Sauerland S, Abholz HH, Beckmann MW, Bode C, Bootz F (2009) S3-Leitlinie Prophylaxe der venösen Thromboembolie (VTE). VASA 38 (Suppl 76): 1–131

Faioni EM, Valsecchi C, Palla A, Taioli E, Razzari C, Mannucci PM (1997) Free protein S deficiency is a risk factor for venous thrombosis. Thromb Haemost 78: 1343–1346

Galli M (2003) Antiphospholipid syndrome: Association between laboratory tests and clinical practice. Pathophysiol Haemost Thromb 33: 249–255

Galli M, Luciani D, Bertolini G, Barbui T (2003) Lupus anticoagulants are stronger risk factors for thrombosis than anticardiolipin antibodies in the antiphospholipid syndrome: a systematic review of the literature. Blood 101: 1827–1832

Giannakopoulos B, Passam F, Rahgozar S, Krilis SA (2007) Current concepts on the pathogenesis of the antiphospholipid syndrome. Blood 109: 422–430

Hach-Wunderle VL (2010) Interdisziplinäre S2-Leitlinie: Diagnostik und Therapie der Venenthrombose und der Lungenembolie. VASA 39: 1–39

Heneghan C, Ward A, Perera R, et al. (2012) Self-monitoring of oral anticoagulation: systematic review and meta-analysis of individual patient data. Lancet 379: 322–334

Johnsen SP, Sorensen HT, Mellemkjoer L, Blot WJ, Nielsen GL, McLaughlin JK, Olsen JH (2001) Hospitalisation for upper gastrointestinal bleeding associated with use of oral anticoagulants. Thromb Haemost 86: 563–568

Kearon C, Ginsberg JS, Kovacs MJ, et al. (2003) Comparison of low-intensity warfarin therapy with conventional-intensity warfarin therapy for long-term prevention of recurrent venous thromboembolism. New Engl J Med 349: 631–639

Kearon C, Akl E., Comerota AJ, Prandoni P, Bounameaux H, Goldhaber SZ, Nelson ME, Wells PS, Gould MK, Dentali F, Crowther M, Kahn SR (2012) Antithrombotic Therapy for VTE Disease: Antithrombotic Therapy and Prevention of Thrombosis, 9th ed.: American College of Chest Physicians Evidence-Based Clinical Practice Guidelines. Chest 141: e419S–e494S

Knijff-Dutmer EA, Schut GA, Van de Laar MA (2003) Concomitant coumarin-NSAID therapy and risk for bleeding. Ann Pharmacother 37: 12–16

Koeleman BPC, Reitsma PH, Allaart CF, Bertina RM (1994) Activated Protein-C Resistance As An Additional Risk Factor for Thrombosis in Protein C-Deficient Families. Blood 84: 1031–1035

Koster T, Blann AD, Briet E, Vandenbroucke JP, Rosendaal FR (1995a) Role of Clotting Factor-Viii in Effect of Von-Willebrand-Factor on Occurrence of Deep-Vein Thrombosis. Lancet 345: 152–155

Koster T, Rosendaal FR, Briet E, vanderMeer FJM, Colly LP, Trienekens PH, Poort SR, Reitsma PH, Vandenbroucke JP (1995b) Protein-C Deficiency in A Controlled Series of Unselected Outpatients – An Infrequent But Clear Risk Factor for Venous Thrombosis (Leiden Thrombophilia Study). Blood 85: 2756–2761

Levine JS, Branch DW, Rauch J (2002) Medical progress: The antiphospholipid syndrome. New Engl J Med 346: 752–763

Levine MN, Raskob G, Beyth RJ, Kearon C, Schulman S (2004) Hemorrhagic complications of anticoagulant treatment. Chest 126: 287S–310S

Lijfering WM, Brouwer J-LP, Veeger NJGM, Bank I, Coppens M, Middeldorp S, Hamulyák K, Prins MH, Büller HR, van der Meer J (2009) Selective testing for thrombophilia in patients with first venous thrombosis: results from a retrospective family cohort study on absolute thrombotic risk for currently known thrombophilic defects in 2479 relatives. Blood 113: 5314–5322

Lindmarker P, Schulman S, Sten-Linder M, Wiman B, Egberg N, Johnsson H (1999) The risk of recurrent venous thromboembolism in carriers and non-carriers of the G1691A allele in the coagulation factor V gene and the G20210A allele in the prothrombin gene. Thrombosis and Haemostasis 81: 684–689

Linkins LA, Choi PT, Douketis JD (2003) Clinical impact of bleeding in patients taking oral anticoagulant therapy for venous thromboembolism – A meta-analysis. Ann Int Med 139: 893–900

Marchiori A, Mosena L, Prins MH, Prandoni P (2007) The risk of recurrent venous thromboembolism among heterozygous carriers of factor V Leiden or prothrombin G20210A mutation. A systematic review of prospective studies. Haematologica 92: 1107–1114

Mellemkjaer L, Blot WJ, Sorensen HT, Thomassen L, McLaughlin JK, Nielsen GL, Olsen JH (2002) Upper gastrointestinal bleeding among users of NSAIDs: a population-based cohort study in Denmark. Br J Clin Pharmacol 53: 173–181

Miyakis S, Lockshin MD, Atsumi T, et al. (2006) International consensus statement on an update of the classification criteria for definite antiphospholipid syndrome (APS). J Thromb Haemost 4: 295–306

Oger E, Lacut K, Le Gal G, Couturaud F, Guenet D, Abalain JH, Roguedas AM, Mottier D (2006) Hyperhomocysteinemia and low B vitamin levels are independently associated with venous thromboembolism: results from the EDITH study: a hospital-based case-control study. J Thromb Haemost 4: 793–799

Ortel TL (2005) Thrombosis and the Antiphospholipid Syndrome. Hematology 462–468

Palareti G, Legnani C, Cosmi B, Valdre L, Lunghi B, Bernardi F, Coccheri S (2003) Predictive value of D-dimer test for recurrent venous thromboembolism after anticoagulation withdrawal in subjects with a previous idiopathic event and in carriers of congenital thrombophilia. Circulation 108: 313–318

Pisters R, Lane DA, Nieuwlaat R., de Vos CB, Crijns HJGM, Lip GY (2010) A Novel User-Friendly Score (HAS-BLED) To Assess 1-Year Risk of Major Bleeding in Patients With Atrial Fibrillation. Chest 138: 1093–1100

Poort SR, Rosendaal FR, Reitsma PH, Bertina RM (1996) A common genetic variation in the 3'-untranslated region of the prothrombin gene is associated with elevated plasma prothrombin levels and an increase in venous thrombosis. Blood 88: 3698–3703

Prandoni P, Lensing AWA, Piccioli A, Bernardi E, Simioni P, Girolami B, Marchiori A, Sabbion P, Prins MH, Noventa F, Girolami A (2002) Recurrent venous thromboembolism and bleeding complications during anticoagulant treatment in patients with cancer and venous thrombosis. Blood 100: 3484–3488

Ridker PM, Goldhaber SZ, Danielson E, et al. (2003) Long-term, low-intensity warfarin therapy for the prevention of recurrent venous thromboembolism. N Engl J Med 348: 1425–1434V

Rosendaal FR (1997) Risk factors for venous thrombosis: Prevalence, risk, and interaction. Seminars in Hematology 34: 171–187

Rosendaal FR (1999) Venous thrombosis: a multicausal disease. Lancet 353: 1453–1457

Rosendaal FR, Koster T, Vandenbroucke JP, Reitsma PH (1995) High-Risk of Thrombosis in Patients Homozygous for Factor-V Leiden (Activated Protein-C Resistance). Blood 85: 1504–1508

Seligsohn U, Lubetsky A (2001) Medical progress: Genetic susceptibility to venous thrombosis. N Engl J Med 344: 1222–1231

Tait RC, Walker ID, Perry DJ, Islam SIAM, Daly ME, McCall F, Conkie JA, Carrell RW (1994) Prevalence of Antithrombin Deficiency in the Healthy Population. Brit J Haematol 87: 106–112

Wahl DG, Guillemin F, de Maistre E, Perret-Guillaume C, Lecompte T, Thibaut G (1998) Meta-analysis of the risk of venous thrombosis in individuals with antiphospholipid antibodies without underlying autoimmune disease or previous thrombosis. Lupus 7: 15–22

Zotz RB, Sucker C, Gerhardt A (2012) Bedeutung thrombophiler Risikofaktoren für die Dauer der oralen Antikoagulation: eine kritische Nutzen-Risiko-Abwägung (Update 2013). Gefaessmedizin.net 8: 4–22

Zu 4.2

Anderson FA jr., Wheeler HB, Goldberg RJ, Hosmer DW, Patwardhan NA, Jovanovic B, Forcier A, Dalen JE (1991) A population-based perspektive of the hospital incidence and case-fatality rates of deep vein thrombosis and pulmnonary embolism. The Worcester DVT Study. Arch Intern Med 151: 933–938

Cogo A, Lensing AWA, Prandoni P, et al. (1993) Distribution of thrombosis in patients with symptomatic deep-vein thrombosis: implications for simplifying the diagnostic process with compression ultrasound. Arch Intern Med 153: 2777–2780

Cohen AT, Agnelli G, Anderson FA, Arcelus JI, Bergqvist D, Brecht JG, Greer IA, Heit JA, Hutchinson JL, Kakkar AK, Mottier D, Oger E, Samama MM, Spannagl M (2007) VTE Impact Assessment Group in Europe (VITAE). Venous thromboembolism (VTE) in Europe. The number of VTE events and associated morbidity and mortality. Thromb Haemost 98: 756–764

Danilenko-Dixon DR, Heit JA, Silverstein MD, et al. (2001) Risk factors for deep vein thrombosis and pulmonary embolism during pregnancy or post partum: a populationbased, case-control study. Am J Obstet Gynecol 184: 104–110

Flinterman LE, van Hylckama Vlieg A, Cannegieter SC, Rosendaal FR (2012) Long-Term Survival in a Large Cohort of Patients with Venous Thrombosis: Incidence and Predictors. PLoS Med 9:e1001155. doi:10.1371/journal.pmed.1001155

Fowkes FJ, Price JF, Fowkes FG (2003) Incidence of diagnosed deep vein thrombosis in the general population: systematic review. Eur J Vasc Endovasc Surg 25: 1–5

Goldhaber SZ (1998) Pulmonary Embolism. N Engl J Med 339: 93–104

Grady D, Wenger NK, Herrington D, et al. (2000) Postmenopausal hormone therapy increases risk for venous thromboembolic disease: the Heart and Estrogen/Progestin Replacement Study. Ann Intern Med 132: 689–696

Heit JA (2002) Venous thromboembolism epidemiology: implications for prevention and management. Semin Throm Hemost 28 (Suppl 2): 3–13

Holst A, et al. (2010) Risk Factors for Venous Thromboembolism – Results From the Copenhagen City Heart Study. Circulation 121: 1896–1903

Kahn SR, et al. (2008) Determinants and time cause of the postthrombotic syndrome afte acute deep venous thrombosis. Ann Intern Med 118: 149–698

Kniffin WD jr., Baron JA, Barrett J, Birkmeyer JD, Anderson FA jr. (1994) The epidemiology of diagnosed pulmonary embolism and deep venous thrombosis in the elderly. Arch Intern Med 154: 861–866

Kucher N (2011) Deep-Vein Thrombosis of the Upper Extremities. N Engl J Med 364: 861–869

Nordström M, Lindbläd B, Bergquist D, Kjellström T (1992) A prospective study of the incidence of deep-vein thrombosis within a defined urban population. J Intern Med 232: 155–160

Scarabin PY, Oger E, Plu-Bureau G (2003) Differential association of oral and tranderman oestrogen-replacement therapy with venous thromboembolism risk. Lancet 362: 1242

Silverstein MD, Heid JA, Mohr DN, Petterson TM, O'Fallon WM, Melton LJ 3rd (1998) Trends in the incidence of deep vein thrombosis and pulmonary embolism: a 25-year population-based study. Arch Intern Med 158: 585–593

Tsai AW, Cushman M, Rosamond WD, Heckbert SR, Polak JF, Folsom AR (2002) Cardiovascular risk factors and venous thromboembolism incidence,. Arch Intern Med 162:1182–1189

White RH (2003) The epidemiology of venous thromboembolism. Circulation 107 (23 Suppl 1): 14–18

Zu 4.3

DIMDI (2005) ICD-10-GM 2005. Systematisches Verzeichnis. Deutscher Ärzteverlag, Köln

Fischer H (Hrsg) (1981) Venenleiden – Eine repräsentative Untersuchung in der Bundesrepublik Deutschland (Tübinger Studie). Urban & Schwarzenberg, München

Gesundheitsberichterstattung des Bundes. www.gbe-bund.de/

Kachroo S, Dylan B, Bookhart BK, LaMori J, Schein JR, Rosenberg DJ,Reynolds MW (2012) Quality of life and economic costs associated with postthrombotic syndrome. Am J health-system pharmacy 69: 567–572

Müller-Nordhorn J, Willich SN (2005) Gesamtzahl von Thrombosen und Embolien. In: Haas S (Hrsg) Prävention von Thrombose und Embolie in der Inneren Medizin. Springer, Heidelberg

Pigeot I, Pohlabeln H, Giersiepen K, Egidi G (2007) Gutachten zur Qualität der Datengrundlage für morbiditätsbezogene Regelleistungsvolumen in der vertragsärztlichen Versorgung. www.kbv.de//10760.html

Rabe E, Pannier-Fischer F, Bromen K, Schuldt K, Stang A, Poncar Ch, Wittenhorst M, Bock E, Weber S, Jöckel KH (2003) Bonner Venenstudie der Deutschen Gesellschaft für Phlebologie. Phlebologie 32: 1–14

Rabe E, Bauersachs RM, Pannier F, List SM (2009) Gesundheitsberichterstattung des Bundes, Heft 44: Venenerkrankungen der Beine. www.gbe-bund.de/gbe10/ergebnisse.prc_tab?fid=11971&suchstring=Thrombose&query_id=&sprache=D&fund_typ=TX-T&methode=2&vt=1&verwandte=1&page_ret=0&seite=&p_lfd_nr=1&p_news=&p_sprachkz=D&p_uid=gast&p_aid=63406373&hlp_nr=3&p_janein=J#Kap1

Ruckley CV (1997) Socioeconomic impact of chronic venous insufficiency and leg ulcers. Angiology 48: 67–69

Schwarz T, Schröder HE, Schellong SM (2000) Das Konzept der ambulanten Therapie der proximalen tiefen Venenthrombose. VASA 29: 11–15

Widmer LK, Stähelin HB, Nissen C, da Silva A. (1981) Venen-, Arterien-Krankheiten koronare Herzkrankheiten bei Berufstätigen. Huber, Bern Stuttgart Wien

Zu 4.4

Lux R (2005) Medizinische Klassifikationssysteme: Geschichte, Interaktionen und Perspektiven sowie ihre Verwendung in der Orthopädie und Traumatologie. Dissertation, Medizinische Hochschule Hannover

Nüllen H, Noppeney T (2010) Klassifikationen, Stadieneinteilungen, Graduierungen und Scores. In: Noppeney H, Nüllen T (Hrsg) Varikose. Springer, Heidelberg

Rutherford RB, Padberg FT, Comerota AJ, Kistner RL, Meissner MH, Moneta GL (2000) Venous severity scoring: An adjunct to venous outcome assessment. J Vasc Surg 31: 1307–1312

Zu 4.4.1

Brandjes DPM, Büller UR, et al. (1997) Incidence of the postthrombotic syndrome and the effects of compressionstocking in patients with proximal venous thrombosis. Lancet 349: 759–762

Kahn SR, Partsch H, Vedantham S, Prandoni P, Kearon C, on behalf of the subcommittee on control of anticoagulation of the scientific an standardization committee of the international society on

thrombosis and haemostasis. (2009) Definition of post-thrombotic syndrome of the leg for use in clinical investigations: a recommendation for standardization. J Thromb Haemost 7: 879–883
Villalta S, Bagatelle P, Piccioli A, Lensing AWA, Prins MH, Prandoni P (1994) Assessment of validity and reproducibility of a clinical scale for the post-thombotic syndrome. Haemostasis 24: 158a

Zu 4.4.2

Bergan JJ (1999) Classification of Venous Insuffiency. In: Goldman MP, Weiss RA, Bergan JJ (eds) Varicose Veins and Telangiectasias. QMP, St. Louis, Missouri, pp 87–93
Bergan JJ, Eklof B, Kistner RL, Moneta GL, Nicolaides AN (2001) Classification and grading of chronic venous disease in the lower limbs.: a consensus statement. In: Gloviczki P, Yao JST (eds) Handbook of Venous Disorders, 2nd ed. Arnold, London New York New Delhi
Eklöf B, Rutherford RB, Bergan JJ, Carpentier PH, Gloviczki P, Kistner RL, Meissner MH, Moneta GL, Myers K, Padberg FT, Perrin M, Ruckley CV, Smith PC, Wakefield TW (2004) Revision of the CEAP classification for chronic venous disorders: Consensus statement. J Vasc Surg 40: 1248–1252
Eklöf B, Rutherford RB, Bergan JJ, Carpentier PH, Gloviczki P, Kistner RL, Meissner MH, Moneta GL, Myers K, Padberg FT, Perrin M, Ruckley CV, Smith PC, Wakefield TW (2005) Revision der CEAP-Klassifikation für chronische Venenleiden. Consensus Statement. Phlebologie 34: 220–225
Iafrati MD, Belkin M, O'Donnell T (1994) Correlation of venous non-invasive tests with the SVS/ISCVS clinical classifikation of chronic venous insufficiency. J Vasc Surg 19: 1001–1007
Kahn SR, M'lan CE, Lamping DL, Kurz X, Bérard A, Abenhaim LA (2004) Relationship between clinical classification of chronic venous disease and patient-reported quality of life: results from an international cohort study. J Vasc Surg 39: 823–328
Porter JM, Rutherford RB, Claget GP, Cranley JJ, O'Donnel TF, Raju S, Zierler RE, Browse N, Nicolaides A (1988) Reporting standards in venous disease. J Vasc Surg 8: 172–181
Porter JM, Moneta GL, and an International Consensus Committee on Chronic Venous Disease (1995) Reporting standards ins venous disease: An update. J Vasc Surg 21: 635–645
Rutherford RB, Padberg FT, Comerota AJ, Kistner RL, Meissner MH, Moneta GL (2000) Venous severity scoring: An adjunct to venous outcome assessment. J Vasc Surg 31: 1307–1312

Zu 4.4.3

Eklöf B, Rutherford RB, Bergan JJ, Carpentier PH, Gloviczki P, Kistner RL, Meissner MH, Moneta GL, Myers K, Padberg FT, Perrin M, Ruckley CV, Smith PC, Wakefield TW (2005) Revision der CEAP-Klassifikation für chronische Venenleiden. Consensus Statement. Phlebologie 34: 220–225
Hach W (2006) VenenChirurgie. Schattauer, Stuttgart New York, S 279ff
Klüken N (1974) Der variköse Symptomenkomplex. In: Heberer G, Rau G, Schoop W (Hrsg) Angiologie. Thieme, Stuttgart
Nüllen H, Noppeney T (2011) Zum Begriff der »chronisch venösen Insuffizienz«. Gefäßchirurgie 16: 510
Rutherford RB, Padberg FT, Comerota AJ, Kistner RL, Meissner MH, Moneta GL (2000) Venous severity scoring: An adjunct to venous outcome assessment. J Vasc Surg 31: 1307–1312
van der Molen HR (1970) Progrès cliniques et thérapeutiques dans le domaine de la Phlebologie. Stenvert, Apeldoorn
van der Molen HR, Kuiper JP (1962) Anthologia phlebologica. Varitex, Emmerich/Rh., S 13–14
Widmer LK, Stähelin HB, Nissen C, da Silva A (1981) Venen-, Arterien-Krankheiten koronare Herzkrankheiten bei Berufstätigen. Huber, Bern Stuttgart Wien

Zu 4.4.4

Hach W (2006) VenenChirurgie. Schattauer, Stuttgart New York
Nüllen H, Noppeney T (2010) Klassifikationen, Stadieneinteilungen,Graduierungen und Scores. In: Noppeney T, Nüllen H (Hrsg) Varikose. Springer, Heidelberg
Porter JM, Moneta GL, and an International Consensus Committee on Chronic Venous Disease (1995) Reporting standards ins venous disease: An update. J Vasc Surg 21: 635–645
Rutherford RB, Padberg FT, Comerota AJ, Kistner RL, Meissner MH, Moneta GL (2000) Venous severity scoring: An adjunct to venous outcome assessment. J Vasc Surg 31:1307–1312
Salzmann G (1998) Posthrombotisches Syndrom einschließlich Ulcus cruris. In: Allenberg JR, Zehle A (Hrsg) Leitlinien zu Diagnostik und Therapie in der Gefäßchirurgie. Deutscher Ärzteverlag, Köln

Zu 4.4.5

Nicolaides AN, members of executive committee (1996) Classification and grading of cronic venous disease in the lower limbs: a consensus statement. In: Gloviczki P, Yao JST (eds) Handbook of Venous Disorders, 1nd ed. Chapmann and Hall, London, pp 652–660
Porter JM, Rutherford RB, Claget GP, Cranley JJ, O'Donnel TF, Raju S, Zierler RE, Browse N, Nicolaides A (1988) Reporting standards in venous disease. J Vasc Surg 8: 172–181
Porter JM, Moneta GL, and an International Consensus Committee on Chronic Venous Disease (1995) Reporting standards ins venous disease: An update. J Vasc Surg 21: 635–645
Rutherford RB, Padberg FT, Comerota AJ, Kistner RL, Meissner MH, Moneta GL (2000) Venous severity scoring: An adjunct to venous outcome assessment. J Vasc Surg 31: 1307–1312
Rutherford RB, Padberg FT, Comerota AJ, Kistner RL, Meissner MH, Moneta GL (2001) Venous outcome assessment. In: Gloviczki P, Yao JST (eds) Handbook of Venous Disorders, 2nd ed. Arnold, London New York New Delhi

Zu 4.4.6

Fritze J, Mehrhoff F (Hrsg) (2012) Die ärztliche Begutachtung, 8. Aufl. Springer, Heidelberg
Nicolaides AN, members of the executive committee (1996) Classification and grading of chronic venous disease in the lower limbs: a consensus statement. In: Glowiczki P, Yao JST (eds) Handbook of venous disorders. Chapman and Hall, London, pp 652–660
Rutherford RB, Padberg FT, Comerota AJ, Kistner RL, Meissner MH, Moneta GL (2000) Venous severity scoring: An adjunct to venous outcome assessment. J Vasc Surg 31:1307–1312
Verband deutscher Rentenversicherungsträger (Hrsg) (2003) Sozialmedizinische Begutachtung in der gesetzlichen Rentenversicherung, 6. Aufl. Springer, Heidelberg

Zu 4.4.7

Brandjes DPM, Büller UR, et al. (1997) Incidence of the postthrombotic syndrome and the effects of compression stocking in patients with proximal venous thrombosis. Lancet 349: 759–762
Eklöf B, Rutherford RB, Bergan JJ, Carpentier PH, Gloviczki P, Kistner RL, Meissner MH, Moneta GL, Myers K, Padberg FT, Perrin M, Ruckley CV, Smith PC, Wakefield TW (2005) Revision der CEAP-Klassifikation für chronische Venenleiden. Consensus Statement. Phlebologie 34: 220–225
Ginsberg J, Hirsh J, Julian J, Vander LM, Magier D, MacKinnon B, Gent M (2001) Prevention and treatment of postphlebitic syndrome: results of a 3-part study. Arch Intern Med 161: 2105–2109
Kahn SR, Partsch H, Vedantham S, Prandoni P, Kearon C, on behalf of the subcommittee on control of anticoagulation of the scientific

an standardization committee of the international society on thrombosis and haemostasis (2009) Definition of post-thrombotic syndrome of the leg for use in clinical investigations: a recommendation for Standardization. J Thromb Haemost 7: 879–883

Rutherford RB, Padberg FT, Comerota AJ, Kistner RL, Meissner MH, Moneta GL (2000) Venous severity scoring: An adjunct to venous outcome assessment. J Vasc Surg 31: 1307–1312

Villalta S, Bagatelle P, Piccioli A, Lensing AWA, Prins MH, Prandoni P (1994) Assessment of validity and reproducibility of a clinical scale for the post-thombotic syndrome. Haemostasis 24: 158a

Widmer LK, Stähelin HB, Nissen C, da Silva A (1981) Venen-, Arterien-Krankheiten koronare Herzkrankheiten bei Berufstätigen. Huber, Bern Stuttgart Wien

Zu 4.4.8

Guyatt GH, Akl EA, Crowther M, Gutterman DD, Schuünemann HJ and for the American College of Chest Physicians Antithrombotic Therapy and Prevention of Thrombosis Panel (2012) Executive Summary: Antithrombotic Therapy and Prevention of Thrombosis, 9th ed: American College of Chest Physicians Evidence-Based Clinical Practice Guidelines. Chest 141: 7S–47S

Hach-Wunderle V, Blättler W, Gerlach H, Konstantinides St., Noppeney T, Pillny M, Riess H, Schellong S, Stiegler H, Wildberger JE (2010) Diagnostik und Therapie der Venenthrombose und der Lungenembolie. Interdisziplinäre S2 Leitlinie. VASA (Supple): S78

Nissen P (1993) Diagnostische Wertigkeit angiologischer Untersuchungsverfahren. In: Alexander K (Hrsg) Gefäßkrankheiten. Urban und Schwarzenberg, München

Wells PS, Hirsh J, Anderson DR, Lensing AWA, Foster G, Kearon C, Weitz J, Ovidio RD, Cogo A, Prandoni P, Girolami A, Ginsberg JS (1995) Accuracy of clinical assessment of deep-vein thrombosis. Lancet 345: 1326–1330

Wells PS, Anderson DR, Bormanis J, Guy F, Mitchell M, Gray L, Clement C, Robinson KS, Lewandowski B (1997) Value of assessment of pretest probability of deep-vein thrombosis in clinical management. Lancet 350: 1795–1798Wells PS, Hirsh J, Anderson DR, et al. (1998) A simple clinical model for the diagnosis of deep-vein thrombosis combined with impedance plethysmography: potential for an improvement in the diagnosis process. J Int Med 243: 15–23

Wells PS, Anderson DR, Rodger M, Forgie M, Kearon C, Dreyer J, Kovacs G, Mitchell M, Lewandowski B, Kovacs MJ (2003) Evaluation of d-Dimer in the Diagnosis of Suspected Deep-Vein Thrombosis. N Engl J Med 349: 1227–1235

Zu 4.4.9: Wells Score für die Lungenembolie

Guyatt GH, Akl EA, Crowther M, Gutterman DD, Schuünemann HJ and for the American College of Chest Physicians Antithrombotic Therapy and Prevention of Thrombosis Panel (2012) Executive Summary: Antithrombotic Therapy and Prevention of Thrombosis, 9th ed: American College of Chest Physicians Evidence-Based Clinical Practice Guidelines. Chest 141: 7S–47S

Hach-Wunderle V, Blättler W, Gerlach H, Konstantinides St., Noppeney T, Pillny M, Riess H, Schellong S, Stiegler H, Wildberger JE (2010) Diagnostik und Therapie der Venenthrombose und der Lungenembolie. Interdisziplinäre S2 Leitlinie. VASA (Suppl): S78

Wells PS, Ginsberg JS, Anderson DR, Kearon C, Gent M, Turpie AG, Bormanis J, Weitz J, Chamberlain M, Bowie D, Barnes D, Hirsh J (1998) Use of a clinical model for safe management of patients with suspected pulmonary embolism. Ann Intern Med 129: 997–1005

Zu 4.4.9: Revidierter Genfer Score für die Lungenembolie

Guyatt GH, Akl EA, Crowther M, Gutterman DD, Schuünemann HJ and for the American College of Chest Physicians Antithrombotic Therapy and Prevention of Thrombosis Panel (2012) Executive Summary: Antithrombotic Therapy and Prevention of Thrombosis, 9th ed: American College of Chest Physicians Evidence-Based Clinical Practice Guidelines. Chest 141: 7S–47S

Hach-Wunderle V, Blättler W, Gerlach H, Konstantinides St., Noppeney T, Pillny M, Riess H, Schellong S, Stiegler H, Wildberger JE (2010) Diagnostik und Therapie der Venenthrombose und der Lungenembolie. Interdisziplinäre S2 Leitlinie. VASA (Suppl): S78

Le Gal G, Righini M, Roy PM, Sanchez O, Aujesky D, Bounameaux H, Perrier A (2006) Prediction of pulmonary embolism in the emergency department: the revised Geneva score. Ann Intern Med 144: 165–171

Wicki J, Perneger TV, Junod AF, Bounameaux H, Perrier A (2001) Assessing clinical probability of pulmonary embolism in the emergency ward: a simple score. Arch Int Med 161: 92–97

Zu 4.4.10

Grosser KD, Vogel, W (1975) Intensivmed

Grosser KD (1980) Lungenembolie: Erkennung und differentialtherapeutische Probleme. Internist 21: 273ff

Grosser KD (1988) Akute Lungenembolie. Behandlung nach Schweregraden. Deutsches Ärzteblatt 85: 788ff

Zu 4.4.11

Aujesky D, Roy PM, Le Manach CP, Verschuren F, Meyer G, Obrosky DS et al. (2006) Validation of a model to predict adverse outcomes in patients with pulmonary embolism. Eur Heart J 27: 476–481

Won-Ho Choi, Sung Uk Kwon, Yoon Jung Jwa, Jung A Kim, et al. (2009) The Pulmonary Embolism Severity Index in Predicting the Prognosis of Patients With Pulmonary Embolism. Korean J Intern Med 24: 123–127

Torbicki A, Perrier A, Konstantinides St, Agnelli G, Galie` N, Pruszczyk P, Bengel F, Brady AJB, Ferreira D, Janssens U, Klepetko W, Mayer E, Remy-Jardin M, Bassand JP (2008) Guidelines on the diagnosis and management of acute pulmonary embolism. Eur Heart J 29: 2276–2315

Zu 4.4.12

Tosetto A, Iorio A, Marcucci M, Baglin T, Cushman M, Eichinger S, Palareti G, Poli D, Tait RC, Douketis J (2012) Predicting disease recurrence in patients with previous unprovoked venous thromboembolism: a proposed prediction score (DASH). J Thromb Haemost 10: 1019–1025

Zu 4.4.13

Pötzsch B, Madlener K (2010) Disseminierte intravasale Gerinnung (DIC). In: Pötzsch, Madlener (Hrsg) Hämostaseologie, 2. Aufl. Springer, Heidelberg

Taylor FB Jr., Toh CH, Hoots WK, Wada H, Levi M (2001) Towards definition, clinical and laboratory criteria, and a scoring system for disseminated intravascular coagulation. Thromb Haemost 86: 1327–1330

Zu 4.4.14: ATRIA Risk Score

Fang MC, Go AS, Chang Y, Borowsky LH, Pomernacki NK, Udaltsova N, Singer DE (2011) New Risk Scheme to Predict Warfarin-Associated Hemorrhage: The Anticoagulation and Risk Factors In Atrial Fibrillation (ATRIA) Study. J Am Coll Cardiol 58: 395–401

Palareti G (2011) The risk of bleeding with anticoagulant treatments. Phlebologie 40: 203–209

Zu 4.4.14: HEMORR$_2$HAGES Bleeding Risk Score

Gage BF, Yan Y, Milligan PE, et al. (2006) Clinical classification schemes for predicting hemorrhage: Results from the National Registry of Atrial Fibrillation (NRAF). Am Heart J 151: 713–719

Palaretti G (2011) The risk of bleeding with anticoagulant treatments. Phlebologie 40: 203–209

Zu 4.4.14: HAS-BLED Score

Camm AJ, Kirchhof P, Lip GYH, Schotten U, Savelieva I, Ernst E, Van Gelder IC, Al-Attar N, Hindricks G, et al. (2010) Guidelines for the management of atrial fibrillation. The Task Force for the Management of Atrial Fibrillation of the European Society of Cardiology (ESC). Eur Heart J31: 2369–2429

Pisters R, Lane DA, Nieuwlaat R, et al. (2010) A novel userfriendly score (HAS-BLED) to assess 1-year risk of major bleeding in patients with atrial fibrillation: the Euro Heart Survey. Chest 138: 1093–1100

Zu 4.4.14: RIETE-Blutungsrisiko-Score

Ruíz-Giménez N, Suárez C, González R, et al. (2008) Predictive variables for major bleeding events in patients presenting with documented acute venous thromboembolism. Findings from the RIETE Registry. Thrombosis Haemost 100: 26–31

Zu 4.4.15

Center for Disease Control: Teil B. (s. a. www.nrz-hygiene.de/surveillance/kiss/cdc-definitionen/)

DGG: Leitlinie Gefäßinfektion. www.gefaesschirurgie.de/index.php?id=123

Szilagyi DE, et al. (1972) Infektion in arterial reconstructions with synthetic grafts. Ann Surg 176: 321–333

Pharmakologie

R. M. Bauersachs, M. Kröger, K. Schrör, T. Hohlfeld, M. Spannagl, C. Hart

5.1 Antikoagulanzien – 134
5.1.1 Grundlagen – 134
5.1.2 Heparine – 134
5.1.3 Heparinanaloga – 139
5.1.4 Direkte orale Antikoagulanzien – 140
5.1.5 Hirudine – 142
5.1.6 Kumarine – 143

5.2 Antiplättchensubstanzen – 146
5.2.1 Thrombozyten und venöse Thrombose – 146
5.2.2 Klinische Studien – 147
5.2.3 VTE bei Langzeitflügen – 151
5.2.4 Zusammenfassung – 151

5.3 Heparin-induzierte Thrombozytopenie (HIT) – 151
5.3.1 HIT I – 151
5.3.2 HIT II – 151

5.4 Thrombogene Arzneimittel – 155
5.4.1 Ätiologie venöser Thrombosen – hormonale Regulation – 155
5.4.2 Steroidhormone – 155
5.4.3 Zytostatika und Immunmodulatoren – 158
5.4.4 Schlussfolgerungen – 159

Literatur – 159

5.1 Antikoagulanzien

R. M. Bauersachs

5.1.1 Grundlagen

Das Gerinnungssystem

Die Hämostase ist ein komplexes, fein reguliertes Zusammenspiel von Vorgängen, die einerseits die Fließfähigkeit des Blutes im Gefäßsystem aufrechterhalten, andererseits bei einer Verletzung einen sofortigen Gefäßverschluss ermöglichen und Reparaturvorgänge zur Wiederherstellung der Gefäßstruktur einleiten. Die Hämostase nach Gefäßverletzung wird durch drei unterschiedliche Modalitäten erreicht: durch Gefäßfaktoren wie lokale Vasokonstriktion, durch Plättchenadhäsion und -aggregation und durch die plasmatische Gerinnung, die entscheidend für die Fibrinbildung und die Festigkeit des Thrombus ist. Einerseits dient das Kaskadensystem der Blutgerinnung zur Akzeleration der Fibrinbildung, andererseits müssen überschüssige Gerinnungsenzyme durch Inhibitoren gebunden werden, um die intakten Gefäßabschnitte von einer explosionsartigen Ausdehnung des entstehenden Thrombus zu schützen. Für eine möglichst weitgehende Restitutio nach abgelaufener Gerinnung ist das fibrinolytische System zur Wiederherstellung der Gefäßwand einschließlich des Endothels erforderlich.

Im modernen Verständnis der Abläufe im Gerinnungssystem und der fein regulierten Balance zwischen Gerinnungsfaktoren und Gerinnungsinhibitoren wird die Trennung in ein intrinsisches und ein extrinsisches Gerinnungssystem verlassen. Dieses vertraute Konzept ist jedoch auch weiterhin zur Interpretation von In-vitro-Laborbefunden äußerst hilfreich. In vivo hingegen unterscheidet man im Wesentlichen drei Phasen der Hämostasereaktion: die Initiation, die Amplifikation und die Propagation mit der Bildung von Thrombin und nachfolgender Gerinnselbildung (◘ Abb. 5.1).

Die **Initiation** der Gerinnung wird durch die Exposition von Tissue Factor (TF), einem zellulären Rezeptor für aktivierten Faktor VII (Faktor VIIa) ausgelöst. Die meisten nichtvaskulären Zellen exprimieren TF, sodass eine Verletzung der Gefäßwand dazu führt, dass TF mit Blut in Kontakt kommt. Mit der Bindung an TF aktiviert Faktor VIIa die Faktoren IX und Faktor X, wobei kleine Mengen Thrombin (Faktor IIa) entstehen. Diese geringe Menge an Thrombin reicht bereits aus, um Thrombozyten zu aktivieren und auch die Kofaktoren V und VIII, womit eine positive Rückkopplung der Gerinnung angestoßen wird. Im Zentrum dieser **Propagation** stehen dabei die Faktoren IXa und Xa. Es entsteht der Tenasekomplex, der zu einer massiven Aktivierung von Faktor X führt, und zusammen mit dem Kofaktor Va wird der Prothrombinasekomplex gebildet. Das jetzt massiv entstehende Thrombin (»Thrombin-Burst«) verstärkt seine eigene Generierung durch die oben genannten positiven Rückkopplungsmechanismen, und es entsteht letztendlich aus Fibrinogen über Fibrinmonomere ein Gerinnsel (◘ Abb. 5.1).

Durch die Lokalisation der Abläufe an der Thrombozytenoberfläche und die TF-exponierenden Stellen der Gefäßverletzung ergibt sich ein hocheffizientes System zum Schutz der Integrität des Gefäßsystems einerseits, ohne dass andererseits eine überschießende Blutgerinnung im Bereich des intakten Endothels verursacht wird.

Inhibitoren der Blutgerinnung

Einige der antikoagulatorischen Mechanismen sind identifiziert: Antithrombin (früher AT III) ist ein Proteaseninhibitor, der zahlreiche Gerinnungsfaktoren inhibieren kann, insbesondere die Faktoren IIa und Xa. In Anwesenheit von physiologischen endothelialen Heparanen, aber auch von Heparinen oder Pentasacchariden wie Fondaparinux ist die Wirkung von Antithrombin mehrere hundertfach gesteigert. Der Tissue Factor Pathway Inhibitor (TFPI) ist ein Inhibitor des TF/FVIIa-Komplexes (◘ Abb. 5.1) und kann die Propagation der Gerinnung konzentrationsabhängig hemmen. Das Protein-C-System stellt ein weiteres wichtiges gerinnungshemmendes Prinzip dar, das über Thrombin wirksam wird: Thrombin wirkt an intakten Gefäßen gerinnungshemmend und nicht thrombogen; diese »modulierte« Thrombinwirkung entfaltet sich über Thrombomodulin und die nachfolgende Protein-C-Aktivierung. Aktiviertes Protein C – gemeinsam mit Protein S – spaltet und inaktiviert u. a. die Kofaktoren Va und VIIIa.

Standardsubstanzen zur Antikoagulation

Antikoagulanzien (◘ Abb. 5.1) werden heute zur Behandlung venöser und arterieller Thrombosen und zur Thromboseprophylaxe eingesetzt. Konventionelle Prinzipien sind unfraktioniertes (UFH) oder niedermolekulares Heparin (NMH) und die Vitamin-K-Antagonisten (VKA). Das konventionelle Heparin ist nur intravenös oder subkutan verfügbar, bedarf engmaschiger Laborkontrollen und kann deshalb kaum ambulant eingesetzt werden. Die niedermolekularen Heparine (NMH) haben in vielen Indikationen das unfraktionierte Heparin (UFH) ersetzt. Sie sind besser steuerbar und bei manchen Indikationen auch wirksamer.

5.1.2 Heparine

Unfraktionierte Heparine

Bei den Heparinen handelt es sich um biologische Produkte, die bei allen Vertebraten vorkommen, und vor allem in der Darmschleimhaut oder in der Lunge gebildet werden.

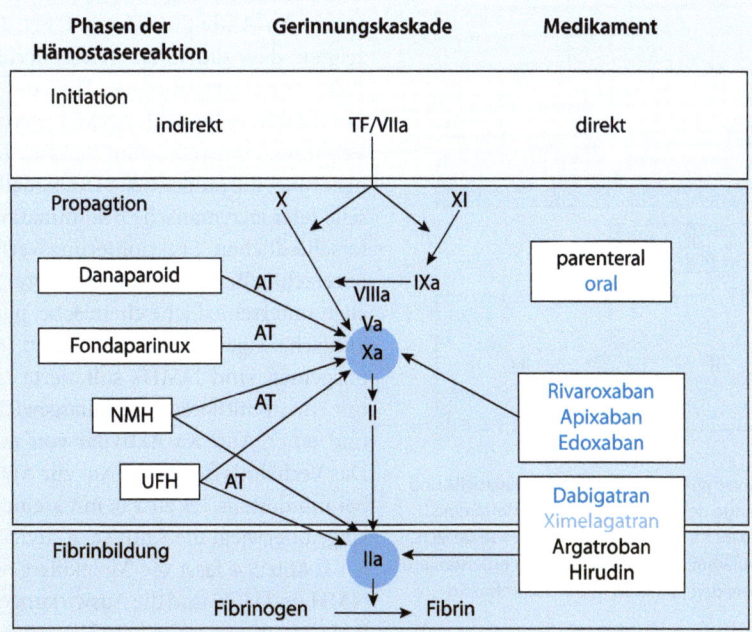

Abb. 5.1 Die drei Phasen der Gerinnungskaskade (Initiation, Propagation, Fibrinbildung) und Ansatzpunkte von Antikoagulanzien: Links sind die indirekten Antikoagulanzien dargestellt, die zu ihrer Wirksamkeit Antithrombin (AT) benötigen. Hierzu gehört das unfraktionierte Heparin (UFH), das niedermolekulare Heparin (NMH), das Pentasaccharid Fondaparinux sowie das Heparinoid Danaparoid. Auf der rechten Seite sind direkt wirksame Antikoagulanzien dargestellt, die entweder am Faktor Xa angreifen oder am Faktor IIa (Thombin), wie Hirudin oder Argatroban oder das oral wirksame Dabigatran. (Nach Bauersachs 2008)

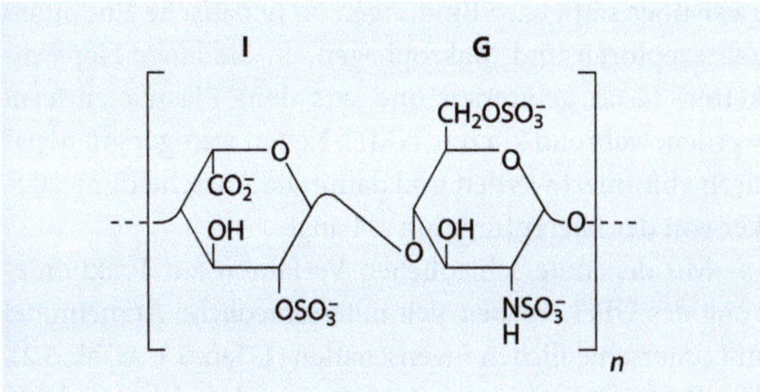

Abb. 5.2 Grundstruktur des Heparins, ein Disaccharid, das durch eine glykosidische Verknüpfung von Iduronsäure (*I*) und Glukuronsäure (*G*) gebildet wird. Für die gerinnungshemmende Wirkung des Heparins ist mindestens die Kettenlänge eines Pentasaccharids erforderlich, um an die aktive (»High-affinity«-) Bindungsstelle des Antithrombins zu binden

Den Grundbaustein des Heparins bildet ein Disaccharid aus Iduronsäure und Glukuronsäure (Abb. 5.2).

Da viele verschiedene Monosaccharide im Heparin vorkommen können, ergibt sich eine große Heterogenität der Polysaccharide, durch unterschiedliche Kettenlängen zudem eine breite Streuung der Molekulargewichte zwischen 3.000 und 30.000 Dalton. Besonders wichtig ist die Sulfatierung, wodurch das Heparin eine außerordentlich große negative Ladungsdichte erhält. Heparin selbst hat keine gerinnungshemmende Wirkung, sondern wird erst durch die Bindung an Antithrombin gerinnungshemmend wirksam. Für die Bindung an die »High-affinity«-Bindungsstelle des Antithrombins ist als minimale Kettenlänge ein Pentasaccharid erforderlich. Diese Moleküle des Heparins bezeichnet man als »high affinity material«, im Gegensatz zum »low affinity material«, welches nicht an Antithrombin binden kann (Abb. 5.3).

Als therapeutisch eingesetztes Antikoagulans wird UFH heute fast ausschließlich aus Schweinedarmmukusa hergestellt, die Herstellung aus Rinderlunge wurde wegen BSE-Risiken verlassen. Aus dem Darm eines einzigen Schweines lässt sich etwa die Tagestherapiemenge an UFH gewinnen (Alban 2010). Der maximale gerinnungshemmende Effekt nach i.v.-Injektion tritt nach 5–15 min ein. Nach s.c.-Injektion beträgt die Bioverfügbarkeit von UFH etwa 30 %, und es sind etwa 20–30 % höhere Dosierungen bei s.c.-Applikation erforderlich als bei i.v.-Gabe. Ausschlaggebend für die schlechte Bioverfügbarkeit sowohl nach s.c.- wie nach i.v.-Gabe ist der Anteil an sehr langen Molekülketten, die unspezifisch von Plasmaeiweißen gebunden werden. Intramuskulär appliziertes Heparin führt zu einer raschen Gerinnungshemmung, die im Vergleich zur s.c.-Gabe um etwa 50 % länger anhält (Harenberg et al.

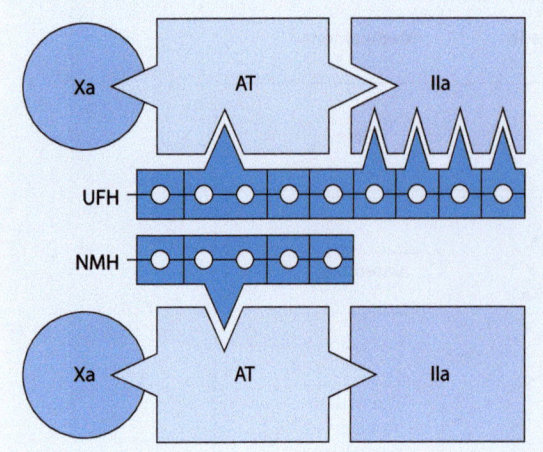

Abb. 5.3 Antithrombin-vermittelte Hemmung von Faktor IIa und Faktor Xa. Je nach Kettenlänge der Heparinmoleküle erfolgt eine stärkere Hemmung von Faktor Xa (bei kürzeren Ketten, wie sie sich vermehrt bei niedermolekularem Heparin finden) oder eine stärkere Hemmung von Faktor IIa (bei den längeren Ketten im unfraktionierten Heparin)

1998). In einem hohen Prozentsatz der Fälle treten bei i.m.-Injektion lokale Hämatome auf, weswegen ein i.m.-Einsatz zu vermeiden ist.

Die Halbwertszeit von UFH nach i.v.-Injektion beträgt etwa 60 min, etwa 30 % des Heparins werden in Endothelzellen aufgenommen und intrazellulär abgebaut. UFH lässt sich im retikulohistiozytären System (RHS) nachweisen, und bei Blockade des RHS verlängert sich die Halbwertszeit erheblich. Eine weitere Variabilität der Wirksamkeit von UFH ergibt sich aufgrund der negativen Ladung durch die unspezifische Bindung, insbesondere an Akute-Phase-Proteine, wie Globuline, Fibrinogen, LDL und Blutzellen, was die Antikoagulationsbehandlung erheblich erschweren kann und die Grundlage der sogenannten »Heparinresistenz« ergibt, bei der Tagestherapiedosen von über 50.000 IE UFH erforderlich werden können.

Niedermolekulares Heparin

Die unfraktionierten Heparine weisen allerdings pharmakologische Nachteile auf, insbesondere die niedrige und variable Bioverfügbarkeit nach s.c.-Gabe – und dadurch die Notwendigkeit einer engmaschigen Gerinnungskontrolle durch APTT –, die schlechte Dosis-Wirkungs-Beziehung, die (aufgrund der kurzen Halbwertszeit notwendige) 2- bis 3-mal tägliche Applikation und die höhere Antigenität mit dem Risiko einer Heparin-induzierten Thrombozytopenie (HIT).

Daher wurde seit 1970 an einer Optimierung der Heparintherapie geforscht: Man entdeckte, dass kleinere, niedermolekulare Heparinfragmente eine sehr gute antithrombotische Wirksamkeit aufweisen. Obwohl sie die APTT kaum verlängern, weisen sie eine ebenso hohe Anti-Faktor-Xa-Aktivität auf wie UFH. Die ersten Versuche zeigten, dass zudem ein vermindertes Blutungsrisiko besteht. Zur Degradation der längeren UFH-Molekülketten zwecks Herstellung des NMH werden unterschiedliche Verfahren eingesetzt, zum Beispiel die oxidative Desaminisierung, die radikalische Desoxidation sowie eine alkalische oder enzymatische β-Elimination. Aufgrund der unterschiedlichen Fraktionierungsverfahren ergeben sich unterschiedlich zusammengesetzte NMHs, die dadurch auch unterschiedliche chemische, pharmakologische und klinische Eigenschaften aufweisen (Tab. 5.1). Definitionsgemäß sind NMHs sulfatierte Glykosaminoglykane mit einem mittleren Molekulargewicht unter 8000 Dalton und einer Anti-Xa-Aktivität von mindestens 70 IE/mg. Das Verhältnis der Anti-FXa- zur Anti-FIIa-Aktivität liegt bei mindestens 1,5 zu 1,0; mit kleiner werdender Kettenlänge überwiegt die Anti-Xa-Aktivität.

Abb. 5.4 fasst die Molekulargewichtsverteilung von NMH und UFH und die Auswirkungen auf die Pharmakologie, insbesondere auf die Hemmung von Faktor Xa und Faktor IIa zusammen.

Heparine mit einem höheren Molekulargewicht werden vermehrt extrarenal eliminiert, während kürzere Molekülketten vorwiegend, das kleinmolekulare, synthetische Fondaparinux ausschließlich renal eliminiert werden. Die renale Ausscheidung folgt einer linearen Kinetik, während die extrarenale Elimination nichtlinear erfolgt, und zwar über sättigbare Bindungen an hepatische Endothelzellrezeptoren und Makrophagen, an die lange Heparinketten rasch gebunden und aus dem Plasma entfernt werden, während kürzere NMH-Ketten weniger gut hepatisch eliminiert werden und damit die Ausscheidung stärker von der Nierenfunktion abhängt.

Mit den unterschiedlichen Verfahren zur Fraktionierung des UFH ergaben sich unterschiedliche Arzneimittel mit unterschiedlichen Eigenschaften (Tab. 5.1, Tab. 5.2). Die Bioverfügbarkeit von NMH ist im Vergleich zu UFH deutlich höher und beträgt nach s.c.-Applikation zwischen 85 und 98 %; auch die interindividuellen Schwankungen sind deutlich niedriger als bei UFH. Maximale Anti-Xa-Plasmaspiegel werden nach etwa 3–4 h erreicht. Die Halbwertszeit ist bei NMH etwa doppelt so lang wie bei UFH und kann nach wiederholter Gabe weiter ansteigen. Auch in vivo erfolgt eine »Fraktionierung« des UFH und des NMH, sodass größere Moleküle nach subkutaner Injektion langsamer resorbiert und dafür schneller eliminiert werden.

Der Anteil von »extra large material« (XLM), d. h. Moleküle mit einem Molekulargewicht von über 10.000, ist bei NMH im Gegensatz zu UFH verschwindend klein, womit der Anteil der gerinnungshemmenden Moleküle bei NMH größer und zuverlässiger ist. Das Fehlen von XLM bewirkt darüber hinaus auch eine geringere Throm-

Tab. 5.1 Pharmakologische Eigenschaften von verschiedenen niedermolekularen Heparinen und Fondaparinux

Wirkstoff	Certoparin	Dalteparin	Enoxaparin	Nadroparin	Fraxodi	Tinzaparin	Fondaparinux
Präparat	Mono-Embolex 8000 I.E. Therapie	Fragmin	Clexane	Fraxiparin	Fraxodi	Innohep	Arixtra
Hersteller	Novartis	Pfizer	Sanofi-Aventis	GlaxoSmith-Kline	GlaxoSmith-Kline	LEO Pharma	GlaxoSmith-Kline
Dosierung (s.c.) [Körpergewicht (KG)]	8000 IE	100 IE/kgKG oder 200 IE/kgKG	1,0 mg/kgKG	0,1 ml/10 kgKG	0,1 ml/10 kgKG	175 IE/kgKG	<50 kg: 5 mg; 50–100 kg: 7,5 mg; >100 kg: 10 mg
Applikation	2× tgl.	2× tgl. oder 1× tgl.	2× tgl.	2× tgl.	1× tgl.	1× tgl.	1× tgl.
Mittleres Molekulargewicht[1]	4200–6200	6000	4500	4500	4500	6500	1728
Anti-FXa [IE/mg][a]	80–120	110–210	90–125	95–135	95–135	70–120	
Anti-FXa/IIa-Ratio[b]	1,5–2,5	1,9–3,2	3,3–5,3	2,5–4,0	2,5–4,0	1,5–2,5	>100
Mittlerer therapeutischer Plasmaspiegel Δt =4h	1,0	1,05	1,2	1,0	1,3	0,85	0,39–0,50 µg/ml
Grad der Neutralisierung der Anti-FXa-Aktivität durch Protamin[b]	59	59	46	51	51	81	0
Anti-FXa-Aktivität im Urin [%][c]	5	3	10				

[a] Laut Fachinformation.
[b] Nach Alban 2010.
[c] Nach Lim et al. 2006.

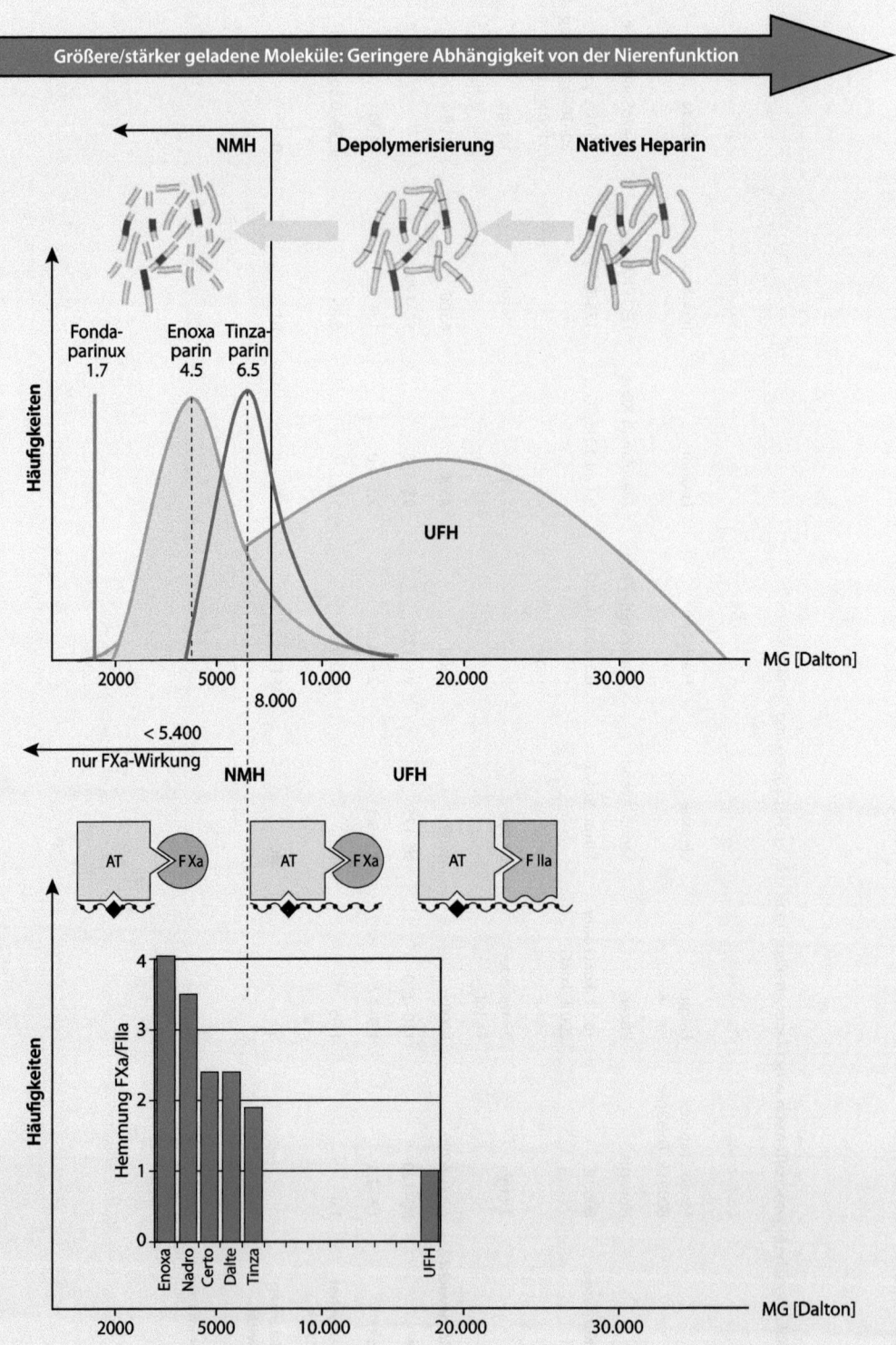

Abb. 5.4 Aus der Depolymerisierung der langen Molekülketten des nativen, unfraktionierten Heparins (UFH) entsteht das niedermolekulare Heparin (NMH), definitionsgemäß unterhalb eines Molekulargewichtes von 8000 Dalton. Innerhalb der niedermolekularen Heparine ergeben sich – in Abhängigkeit der verschiedenen Herstellungsverfahren – für die einzelnen Produkte unterschiedliche mittlere Molekulargewichte (*MG*). Je kleiner die Kettenlänge, umso stärker Wirkung auf die Hemmung des Faktor Xa im Vergleich zur Hemmung von Faktor IIa. Unterhalb eines Molekulargewichtes von 5400 Dalton herrscht eine Anti-Faktor-Xa-Wirkung vor

Tab. 5.2 Zusammenfassung der wichtigsten pharmakologischen Parameter von unfraktioniertem Heparin (UFH), niedermolekularem Heparin (NMH) und dem Pentasaccharid Fondaparinux. (Nach Alban 2010)

	UFH	NMH	Fondaparinux
Molekülmasse [m_F]	5.000–30.000	1.000–10.000 (60% <8.000)	1.728
Herstellung	Isolation aus Schweinedarmmukosa	Chemische oder enzymatische Degradation von UFH	Chemische Synthese
Wirkmechanismus	AT-vermittelte FXa- und FIIa-Hemmung FXa/IIa-Ratio: 1,0 Vielfältige AT-unabhängige Aktivitäten	AT-vermittelte FXa- und FIIa-Hemmung FXa/IIa-Ratio: ≥1,5 Vielfältige AT-unabhängige Aktivitäten	Spezifische AT-vermittelte FXa-Hemmung
Sensitivität gegenüber AT-Plasmaspiegel	Hoch	Mittel	Gering
Affinität zu Plasmaproteinen, Endothel-, Blutzellen, Makrophagen	Hoch	Gering	Nein
Interaktionen mit Thrombozyten	Hoch	Gering	Nein
HIT-Typ-II-Risiko [%]	0,5–5	0,05–0,5	Nein
Kreuzreaktivität mit HIT-Antikörpern [%]	100	85	0
Bioverfügbarkeit, s.c. [%]	10–30	85–98	100
Zeit bis c_{max} [h][a]	Sehr variabel (1,5–4 h)	3–4 h	2 h
Halbwertszeit (s.c.)	Sehr variabel (1–4 h)	3–5 h	17–21 h
Pharmakokinetisches Profil	Nichtlinear (stark dosisabhängig), hohe inter- und intraindividuelle Variabilität	Linear (dosisunabhängig), moderate interindividuelle Variabilität	Linear (dosisunabhängig), moderate interindividuelle Variabilität
Exkretion	Urin, Fäzes	Urin (≤10% unverändert), Fäzes	Urin (unverändert)
Akkumulation bei Nierenfunktionsstörung	Nein	Unterschiedlich	Ja
Neutralisiert durch Protamin	100%	FXa-Aktivität: 50–85% FIIa-Aktivität: 100%	0%

[a] Zeit bis zum Erreichen der maximalen Konzentration.

bozytenadhäsion und -aggregation. Damit ist auch die Freisetzung von Plättchenfaktor 4 geringer, was eine wichtige Rolle bei der Pathophysiologie der HIT II spielt. Dies erklärt die um einen Faktor 10 niedrigere HIT-II-Inzidenz bei Verwendung von NMH.

Während UFH durch Protamin als stark positiv geladenes Protein antagonisierbar ist, wird die Anti-Xa-Aktivität von NMH nur etwa zur Hälfte (40–80%, je nach individuellen NMH) durch Protamin aufgehoben; die Anti-Faktor-IIa-Aktivität von NMH wird allerdings vollständig durch Protamin neutralisiert. Heparine können auch Antithrombin-unabhängige Aktivitäten aufweisen, zum Beispiel die Mobilisierung von TFPI, die Antagonisierung von P-Selektin und zahlreiche weitere Effekte, die als Grundlage für Antitumoreffekte von Heparinen diskutiert werden.

5.1.3 Heparinanaloga

Danaparoid

Wie niedermolekulares Heparin ist Danaparoid (z. B. Orgaran) ein Glykosaminoglykan, das aus Schweinedarmmukosa hergestellt wird. Es handelt sich um eine Mischung von niedrigsulfatierten, depolymerisierten Glykosaminoglykanen mit einem mittleren Molekulargewicht von 6000 (4000–7000), das zu 84% aus NM-Heparansulfat – hiervon 4% mit hoher Antithrombin-Bindungsaffinität – 12% Dermatansulfat und 4% Chondroitinsulfat besteht. Danaparoid vermittelt die Inaktivierung von Faktor Xa und IIa über Antithrombin und kann zusätzlich über Heparin-Kofaktor II Thrombin inaktivieren. Die Anti-Faktor-Xa-Aktivität ist um den Faktor 22 höher als seine Anti-Faktor-

IIa-Aktivität. Zugelassen ist Danaparoid für die Prophylaxe und Therapie der Heparin-induzierten Thrombozytopenie Typ II (▶ Abschn. 5.3).

Fondaparinux

Die Pentasacharidsstruktur ist das kleinste Polysaccharid, das an Antithrombin binden kann, um eine spezifische Hemmung von Faktor Xa zu bewirken (◘ Abb. 5.3). In den achtziger Jahren wurden intensive Anstrengungen unternommen, die erforderliche Pentasaccharidsequenz synthetisch herzustellen, was schließlich mit der Synthese von Fondaparinux gelang. Im Gegensatz zu den Heparinen und Danaparoid handelt es sich dabei um eine vollsynthetische Substanz, die nicht aus tierischem Ursprungsmaterial gewonnen wird. Mögliche Kontaminationen durch Viren, Prionen oder – wie 2008 – Kontaminationen durch übersulfatiertes Chondroitinsulfat werden damit vermieden.

Fondaparinux weist ein spezifisches Molekulargewicht von 1728 Dalton auf und ist hochselektiv nur gegen den Faktor Xa wirksam. Fondaparinux ist ein chemisch exakt definiertes Molekül und hat daher keine Chargenvariabilität. Es bindet mit hoher Affinität an Antithrombin und führt zu einer etwa 500-fach beschleunigten Inaktivierung von Faktor Xa durch Antithrombin. Durch die reversible Bindung an Antithrombin kann sich Fondaparinux aus der Bindung mit Antithrombin lösen und an ein weiteres Antithrombinmolekül binden und das nächste Molekül Faktor Xa inaktivieren.

Die hohe Affinität zu Antithrombin könnte bei Patienten mit einem angeborenen oder erworbenen Antithrombinmangel Vorteile aufweisen, da die konkurrierenden Bindungen an Plasmaproteine entfallen und die verbleibende Antithrombin-Plasmakonzentration auch bei Antithrombinmangel noch höher liegen dürfte als die Fondaparinux-Konzentration (Alban 2010, Bauersachs u. Alban 2007, S 6). Aufgrund der Molekülgröße können bei Fondaparinux großmolekulare Antigenstrukturen, die für die Entwicklung der HIT-Antikörpers erforderlich sind, nicht auftreten, sodass nicht mit der Entstehung von HIT II zu rechnen ist. Während alle Heparine eine starke Kreuzreaktivität mit HIT-II-assoziierten Antikörpern aufweisen (UFH 100 %, NMH 70 %), beträgt diese bei Danaparoid etwa 10 %, und Fondaparinux zeigt keinerlei Kreuzreaktion (Elalamy 1995).

Im Gegensatz zu den Heparinen besteht keine Wirksamkeit gegen Thrombin. Bei subkutaner Injektion wird Fondaparinux praktisch vollständig und dosisunabhängig resorbiert, die Resorptionsgeschwindigkeit ist etwa doppelt so schnell wie bei NMH. Die halbmaximale Plasmakonzentration wird nach 25 min erreicht, die Plasmaspiegel liegen zwischen 0,39 und 0,50 µg/ml. Die Halbwertszeit ist mit 17–21 h deutlich länger als bei NMH (◘ Tab. 5.2). Da Fondaparinux im Gegensatz zu den Heparinen nicht an Plasmaproteine (mit Ausnahme von Antithrombin) bindet, gibt es keine Wechselwirkungen mit anderen Eiweißen oder Arzneimitteln. Weil auch keine Interaktion mit Protamin besteht, ist dieses Antidot für Fondaparinux nicht wirksam. Im Fall von schweren Blutungen wurde die Gabe von rekombinantem Faktor VIIa (z. B. Novoseven) als wirksam beschrieben.

Aufgrund der ausschließlich renalen Elimination kann es bei eingeschränkter Nierenfunktion zur Akkumulation kommen. Im Vergleich zu Patienten mit normaler Nierenfunktion (Kreatininclearance >80 ml/min) ist die Ausscheidung von Fondaparinux je nach Ausmaß der Nierenfunktionsstörung verringert und die Halbwertszeit entsprechend verlängert (Alban 2010, GlaxoSmithKline 2008):

- Clearance 50–80 ml/min: Clearance auf 71–83 % vermindert, Halbwertszeit 21 h,
- Clearance 30–50 ml/min: Clearance auf 50 % vermindert, Halbwertszeit 29 h,
- Clearance <30 ml/min: Clearance auf 20 % vermindert, Halbwertszeit 72 h.

5.1.4 Direkte orale Antikoagulanzien

M. Kröger

Dabigatranetexilat

Dabigatran (BIBR 953) ist ein selektiver, reversibler, direkter Thrombininhibitor. Er wurde aus einer Piperidinstruktur entwickelt und enthält eine Benzamidinformation, die von entscheidender Bedeutung für die kompetitive, reversible Bindungsaffinität an die aktive Stelle des Thrombins ist. Allerdings wird diese basische Gruppe bei physiologischem pH protoniert und ist verantwortlich für die stark hydrophile Natur von Dabigatran und die damit verbundene geringe orale Bioverfügbarkeit. Um die orale Bioverfügbarkeit zu erhöhen, wird in dem Prodrug Dabigatran-Etexilat (BIBR 1048) diese Gruppe reversibel mit einer N-Carboxyalkylgruppe maskiert.

- **Pharmakokinetik**

Dabigatran-Etexilat wird in menschlichen Lebermikrosomen über Esterasen zum wichtigen Zwischenprodukt BIBR 1087 gespalten und anschließend durch Carboxylesterasen hydrolysiert, um schließlich das aktive Dabigatran zu bilden (Blech et al. 2008). Keines der relevanten CYP-Enzyme führt zu einer signifikanten Bildung von Metaboliten von Dabigatran-Etexilat. Außerdem zeigen Dabigatran und seine intermediären Metaboliten auch keine signifikante CYP-Hemmung. In supratherapeutischen Konzentrationen hemmt Dabigatran-Etexilat allerdings die CYP2E1 und CYP3A4-Aktivität um etwa 50 %. Dabigatran-Etexilat zeigt auch nur eine moderate Affinität zu P-Glykoprotein, dem im Menschen bedeutsamen Effluxtransporter. Dies kann die Bioverfügbarkeit bei gleichzeitiger Verabreichung von P-Glykoproteininhibitoren erhöhen bzw. bei Einnahme von P-Glykoproteininduktoren vermindern (Ufer 2010).

Pharmakodynamik

Dabigatran hemmt kompetitiv und konzentrationsabhängig aktiviertes Thrombin mit einem K_i-Wert von 4,5 nM. Andere Serinproteasen hingegen weisen K_i-Werte von ≥3.500 nM auf (Wienen et al. 2007). Dabigatran hemmt ebenfalls konzentrationsabhängig die thrombininduzierte Plättchenaggregation mit einem IC50-Wert von 10 nM. Andere Wege der Stimulation der Plättchenaggregation sind davon nicht beeinflusst. Außerdem hemmt Dabigatran die Tissue-Factor-induzierte Thrombinbildung.

Nach oraler Aufnahme von einzelnen und mehreren Dosen von Dabigatran-Etexilat erreichen gesunde Probanden die maximale Plasmakonzentration von Dabigatran innerhalb von 75–90 min (Stangier et al. 2008a). Die absolute orale Bioverfügbarkeit von Dabigatran beträgt 7,2 % und besteht zu 6 % aus Dabigatran und 1,2 % aus aktiven Glucuroniden. Über einen weiten Konzentrationsbereich werden etwa 30–35 % des hydrophilen Dabigatran an Plasmaproteine gebunden. Nach intravenöser Gabe von radioaktiv markiertem Dabigatran werden etwa 85 % der Radioaktivität unverändert im Urin zurückgewonnen. Somit ist die renale Ausscheidung der primäre Eliminationsweg von Dabigatran (Kubitza et al. 2005). Die terminale Eliminationshalbwertszeit ($t_{1/2}$) beträgt dabei 7–9 h nach einmaliger Dosierung und reicht von 7–17 h bei mehrfacher Dosierung.

Bei gesunden Probanden im Alter von ≥65 Jahren war bei zweimal täglicher Dosierung die AUC mehr als zweifach höher als bei den jüngeren Probanden, was vermutlich auf die ca. 20–30 % niedrigere Kreatininclearance zurückzuführen ist (Stangier et al. 2008b). Da Dabigatran überwiegend renal eliminiert wird, macht die Reduktion der Tagesdosis von 220 auf 150 mg bei Patienten mit mäßiger Nierenfunktionsstörung (Kreatininclearance 30–50 ml/min) und die Kontraindikation bei Patienten mit schwerer Niereninsuffizienz (Kreatininclearance <30 ml/min) Sinn. Bei älteren weiblichen Probanden war die AUC ca. 20–30 % höher als bei den älteren männlichen Probanden.

Arzneimittelwechselwirkungsstudien von Dabigatran-Etexilat in Kombination mit Atorvastatin (CYP3A4 und P-Glykoproteinsubstrat), Diclofenac (CYP2C9-Substrat) und Digoxin (P-Glykoproteinsubstrat) ergaben keine signifikanten pharmakokinetischen Veränderungen von Dabigatran oder der Komedikation (Ufer 2010). Gleichzeitige Verabreichung von Amiodaron (P-Glykoproteininhibitor) kann die Bioverfügbarkeit von Dabigatran um ca. 50–60 % erhöhen, eine entsprechende Dosisreduktion ist empfehlenswert. Im Gegensatz dazu ist die Bioverfügbarkeit von Dabigatran etwa 20–30 % niedriger, wenn Pantaprazol verabreicht wird (Stangier et al. 2005). Allerdings scheinen ernährungsbedingte Faktoren nur einen geringen Einfluss auf die Pharmakokinetik von Dabigatran zu haben. Die Pharmakodynamik von Dabigatran zeigt wenig interindividuelle Variabilität mit einer maximalen Wirkung innerhalb von 2 h und einer erhaltenen biologischen Halbwertszeit von etwa 12 h.

Rivaroxaban

Rivaroxaban (BAY 59-7939) ist ein selektiver, reversibler, direkter Faktor-Xa-Hemmer. Entwickelt wurde Rivaroxaban aus einem Oxazolidinonderivat. Es stellt eine neue Klasse eines Faktor-Xa-Inhibitors dar, der gegen das aktive Zentrum des Faktors Xa gerichtet ist. Als S-Enantiomer bindet Rivaroxaban kompetitiv an den Faktor Xa. Es ist hochaffin und – da es keine basische oder positiv geladene funktionelle Gruppe aufweist – weist eine ausreichende orale Bioverfügbarkeit auf (Roehrig et al. 2005).

Pharmakokinetik

In Lebermikrosomen und Hepatozyten wurden 18 verschiedene pharmakologisch inaktive Metabolite von Rivaroxaban identifiziert (Lang et al. 2009). 80–90 % des Metabolismus führt über CYP-katalysierte oxidative und 10–20 % über CYP-unabhängige hydrolytische Wege. Im Vordergrund steht dabei die Hydroxylierung von Rivaroxaban an seinem Morpholinon- oder Oxazolidinonrest durch CYP3A4 und CYP2J2 (Lang et al. 2009). Rivaroxaban scheint es die klinisch relevanten CYP-Enzyme weder zu hemmen noch zu induzieren. Es ist aber ein P-Glykoproteinsubstrat, und seine Bioverfügbarkeit kann bei gleichzeitiger Einnahme potenter P-Glykoproteininhibitoren oder -induktoren verändert werden.

Pharmakodynamik

Rivaroxaban hemmt konzentrationsabhängig Faktor Xa mit hoher Wirksamkeit und Selektivität. Angegeben werden K_i-Werte von 0,4 nM, das ist mehr als 10.000-fach geringer als entsprechende K_i-Werte von anderen Serinproteasen (Perzborn et al. 2005). Rivaroxaban hemmt die Bildung von Thrombin aus Prothrombin konzentrationsabhängig mit einer IC_{50} von 2,1 nM (Perzborn et al. 2005). Rivaroxaban hemmt dosisabhängig die Tissue-Factor-induzierte Thrombinbildung im menschlichen Plasma mit einem IC_{50} von 25 nM.

Nach oraler Einnahme von Rivaroxaban von gesunden Probanden wurde die maximale Plasmakonzentration nach 30–180 min (Einzeldosis) bzw. 120–180 min (mehrere Dosen) gemessen. Über 90 % des oral verabreichten Rivaroxaban findet sich unverändert im menschlichen

Plasma wieder, was für eine gute orale Bioverfügbarkeit spricht. Es bindet dabei an Plasmaproteine, nur 5–10 % liegen ungebunden vor (Weinz et al. 2009). Bei gesunden Probanden erhöhen sich die c_{max} und die AUC bei Einnahme von Einzeldosen von mehr als 10 mg dosisproportional weniger. Folglich erhöht sich das scheinbare Verteilungsvolumen von ca. 0,6–1,5 l/kg bei Probanden, die ≤10 mg Rivaroxaban einnehmen, auf 7,7 l/kg bei Probanden, die 80 mg einnehmen. Vermutlich beruht dieser Effekt auf einer begrenzten Löslichkeit von Rivaroxaban bei höheren Dosierungen (Kubitza et al. 2005).

Rivaroxaban wird hauptsächlich im Urin und zu einem geringen Teil im Kot ausgeschieden. Von radioaktiv markiertem Rivaroxaban werden etwa gleiche Mengen als unveränderte Substanz wie als Metabolite eliminiert. Etwa 2/3 dieser Metabolite werden zuvor über CYP-abhängige oxidative und etwa 1/3 über CYP-unabhängige hydrolytische Wege gebildet (Weinz et al. 2009).

Interaktionsstudien weisen auf fehlende klinisch relevante Interaktion von Rivaroxaban mit Salizylsäure, Aluminiummagnesium-Hydroxid, Ranitidin oder Naproxen hin (Ufer 2009). Allerdings wird bei gleichzeitiger Verabreichung von CYP3A4/P-Glykoproteininhibitoren wie Ketoconazol oder Ritonavir die Bioverfügbarkeit von Rivaroxaban etwa 2,5-fach erhöht, bei Verabreichung des CYP3A4-Induktors Rifampicin sinkt sie um etwa 50 %. Bei gesunden Probanden wurde die Pharmakokinetik von Rivaroxaban weder vom Geschlecht noch vom Gewicht der Probanden beeinflusst (Kubitza et al. 2007). Darüber hinaus unterscheidet sich die Phamakokinetik und -dynamik von Rivaroxaban zwischen jungen und Probanden im Alter ≥60 Jahre nicht. Die gleichzeitige Nahrungsaufnahme steigert bei gesunden Probanden die Bioverfügbarkeit Rivaroxaban geringfügig.

Bei Einzel- und Mehrfachdosierung hemmt Rivaroxaban dosisabhängig die Faktor-Xa-Aktivität zu etwa 20–60 % mit einer maximalen Wirkung nach etwa 1–4 h nach Einnahme und einer Halbwertszeit der biologischen Wirkung von 6–7 h (Kubitza et al. 2005).

Apixaban

Apixaban (BMS-562247) ist ebenfalls ein selektiver, reversibler, direkter Faktor-Xa-Inhibitor. Er ist eine Weiterentwicklung von Razaxaban (BMS-561.389) und besteht aus einem Pyrazol, welches über eine Peptidbindung an eine Phenyl-Piperidinon-Gruppe angebunden ist. Diese Pyrazolcarboxamid-Einheit ist für die Bindung von Apixaban an das aktive Zentrum des Faktors Xa entscheidend. Vor diesem Hintergrund wurden Bedenken geäußert, dass im Verlauf der Amidhydrolyse eine möglichen Bildung von vermeintlich mutagenen Anilinen erfolgt. Daher wurde die Carboxamid-Verbindung durch Zyklisierung weiter stabilisiert, was die Anilinbildung verhindert. Dies führte zur Entdeckung von Apixaban (Pinto et al. 2007).

- **Pharmakokinetik**

In Hepatozyten wurden 14 verschiedene inaktive Apixaban-Metabolite identifiziert (Zhang et al. 2009). Über CYP3A4 wird O-Demethyl-Apixaban als Hauptmetabolit gebildet. Apixaban führt nicht zu einer klinisch relevanten Hemmung der CYP-Enzyme.

- **Pharmakodynamik**

Apixaban ist eine potenter, selektiver, konzentrationsabhängiger Hemmer des menschlichen Faktors Xa mit einem K_i-Wert von 0,08 nM, während für andere Serinproteasen K_i-Werte von ≥3 µM gemessen wurden. Im Vergleich zu freiem Faktor Xa scheint Apixaban eine etwas geringere Selektivität für den im Thrombus gebundenen Faktor Xa zuhaben (IC_{50} 1,3 vs. 7,6 nM). Apixaban hemmt die Thrombinerzeugung mit einem IC_{50} von 35 nM. Die Thrombozytenaggregation wird dabei nicht signifikant beeinflusst (Wong et al. 2008).

Bei gesunden Probanden wurden nach oraler Einnahme einer Einzeldosis von 20 mg Apixaban maximale Plasmaspiegel innerhalb von 30–120 min erreicht (Raghavan et al. 2009). Etwa 2/3 der Dosis wird beim Menschen resorbiert und vor allem an Plasmaproteine gebunden (He et al. 2006). Nach der Einnahme mehrerer Dosen erhöht sich die Plasmakonzentration von Apixaban dosisproportional (Frost et al. 2007). Bei gesunden Freiwilligen wurde innerhalb von 12 Tagen nach oraler Einnahme einer Einzeldosis von radioaktiv markiertem Apixaban 50–55 % im Kot und 25–30 % im Urin wiedergefunden. Die wiedergewonnene Dosis bestand im Urin zu etwa 85–90 % aus unverändertem Apixaban, in den Fäzes betrug dieser Anteil 60–75 %. Den Rest machten in erster Linie das inaktive O-Demethyl-Apixaban und das O-Demethyl-Apixaban-Sulfat aus (Raghavan et al. 2009).

Apixaban hat eine scheinbare Clearance von 0,08 l/min und weist beim Menschen ein biphasisches Eliminationsmuster mit einer Halbwertszeit von 12,7±8,6 h auf. Nach mehreren Dosen werden innerhalb von 3 Tagen Steady-state-Konzentrationen erreicht. Bei gleichzeitiger Verabreichung veränderte Apixaban die Pharmakokinetik des P-Glykoproteinsubstrats Digoxin nicht signifikant. Daten von anderen Interaktionsstudien wurden noch nicht berichtet.

5.1.5 Hirudine

R. M. Bauersachs

Hirudine leiten sich vom Blutegel (Hirudo medicinalis) ab, einem blutsaugenden Parasiten, der antikoagulatorisch wirksamen Speichel benutzt. Vor etwa 60 Jahren erfolgte die biochemische Charakterisierung von Hirudin, in den

1980er Jahren die Sequenzierung und später schließlich die gentechnologische Herstellung des rekombinanten r-Hirudins (Lepirudin, z. B. Refludan). Von 1997–2012 wurde Hirudin therapeutisch eingesetzt, zum April 2012 wurden Produktion und Vertrieb eingestellt.

Hirudin ist ein einkettiges Polypeptid aus 65 Aminosäuren mit einem Molekulargewicht von 7 kD. Es ist ein direkt wirkender, spezifischer Inhibitor der Serinprotease Thrombin und bildet mit diesem einen monovalenten, stöchiometrischen Komplex im Verhältnis 1:1. Dadurch verliert Thrombin nicht nur seine Aktivität gegenüber den natürlichen Substraten (Fibrinogen, Protein C, Faktoren V, VIII, XI und XIII), sondern es kann auch nicht mehr an die zellulären Thrombinrezeptoren (GPIbα, Thrombomodulin oder PAR) binden.

Aufgrund seiner Proteinstruktur wird Lepirudin nicht oral resorbiert, sondern ist nur parenteral anwendbar. Die Halbwertszeit nach i.v.-Gabe beträgt 1–1½ h. Lepirudin wird renal eliminiert und sollte deswegen bei Patienten mit Niereninsuffizienz nicht eingesetzt werden. Bei Überdosierung kann Hirudin über High-flux-Filter dialysiert werden (Bauersachs et al. 1999). Nach s.c.-Gabe beträgt die Halbwertszeit 2–5 h, die Bioverfügbarkeit beträgt 100 %.

Bei der Anwendung von Lepirudin ist ein Gerinnungsmonitoring erforderlich, das über die aPTT erfolgen kann, die jedoch bei höheren Dosen eine Sättigungscharakteristik zeigt. Die Ecarin Clotting Time (ECT) oder chromogene Hirudinspiegelmessungen ergeben zuverlässige Werte, sind jedoch nicht flächendeckend verfügbar. Refludan war für die Behandlung der HIT II in Deutschland zugelassen.

Bivalirudin

Bivalirudin (früher: Hirulog) ist ein aus 20 Aminosäuren bestehendes Analogon des Hirudins. Im Gegensatz zu Hirudin kann Thrombin die Pro-Arg-Bindung im Bivalirudin spalten, sodass die Thrombinhemmung nicht irreversibel ist. Die Plasmahalbwertszeit von Bivalirudin ist 25 min nach i.v.-Injektion erreicht. Die Substanz wird nur zum Teil renal eliminiert.

Bivalirudin wurde in mehreren Studien bei Patienten mit PTCA und bei Patienten mit akutem Koronarsyndrom mit UFH verglichen und zeigte eine bessere Wirksamkeit bei vermindertem Blutungsrisiko. Bivalirudin (Handelsname Angiomax) wird in den USA bei Patienten mit akuten koronaren Syndromen, besonders bei Stentimplantation, eingesetzt. In Deutschland ist es unter dem Namen Angiox zum Einsatz bei der PTCA zugelassen.

Argatroban

Argatroban ist ein kleinmolekularer, monovalenter Thrombininhibitor, der wie Bivalirudin das aktive Zentrum des Thrombinmoleküls reversibel hemmt. Die Plasmahalbwertszeit beträgt 45 min. Da es in der Leber metabolisiert wird, ist bei Patienten mit Niereninsuffizienz keine Dosisanpassung erforderlich; bei Patienten mit mäßigem Leberschaden ist die Ausscheidung um das 4-fache verzögert. Argatroban hat möglicherweise ein breiteres therapeutisches Fenster als Hirudin, und es kommt im Gegensatz zu Hirudin nicht zur Antikörperbildung. In Deutschland ist Argatroban für die Behandlung von Patienten mit HIT II zugelassen.

5.1.6 Kumarine

Kumarine und Kumarinderivate wirken über die Hemmung von 4 Vitamin-K-abhängigen Gerinnungsfaktoren (Faktor II, VII, IX und X). Zusätzlich werden auch die antikoagulatorisch wirksamen Inhibitoren Protein C und Protein S vermindert gebildet. Vitamin-K-Antagonisten interferieren mit der Proteinsynthese der o. g. Faktoren und blockieren die enzymatische Aktivität der Vitamin-K-Epoxidreduktase (VKORC1), die innerhalb des Vitamin-K-Zyklus die Regeneration von Vitamin K ermöglicht. Die entstehenden Produkte (»proteins induced by vitamin K absence«, PIVKA) sind inaktiv. Die Kumarinderivate benötigen mehrere Tage, um ihre volle Wirkung zu entfalten, weil die Gerinnungsfaktoren erst nach unterschiedlich langer Halbwertszeit aus dem Plasma eliminiert werden. Die kürzeste Halbwertszeit hat dabei Faktor VII (2–5 h), die längste Faktor II (40–72 h). Klinisch bedeutsam ist, dass der Vitamin-K-abhängige Gerinnungsinhibitor Protein C nur eine Halbwertszeit von 6–8 h aufweist. Daher besteht bei der Einleitung der Therapie eine relative Hyperkoagulabilität, sodass bei akuten thromboembolischen Ereignissen eine überlappende Initialtherapie mit sofort wirksamen Antikoagulanzien unverzichtbar ist. Bei chronischen Zuständen ist diese wahrscheinlich nicht unbedingt notwendig.

Die Vitamin-K-Epoxidreduktase ist ein Enzym, dessen Aufgabe es ist, durch einen Rezyklisierungsprozess trotz der limitierten Verfügbarkeit von Vitamin K genügend Vitamin-K-ydrochinon für die γ-Carboxylierung der Vitamin-K-abhängigen Proteine zu gewährleisten (Oldenburg et al. 2006). Bei den seltenen Patienten mit ausgeprägter Warfarinresistenz sind Mutationen im VKORC1-Gen dafür verantwortlich. Da der Tagesbedarf an Vitamin-K-Antagonisten (VKA) sehr stark variiert und diese interindividuellen Unterschiede maßgeblich durch Polymorphismen von CYP2C9 und der VKORC1 mitbestimmt werden, bestanden große Hoffnungen, durch pharmakogenetische Untersuchungen die adäquate VKA-Dosierung vorherzusagen (Klein et al. 2009). Nach Voruntersuchungen wurde ein pharmakogenetischer Dosieralgorithmus entwickelt, der an über 1.000 Patienten überprüft wurde (Klein et al. 2009). Die Autoren kommen zur Schlussfolgerung, dass

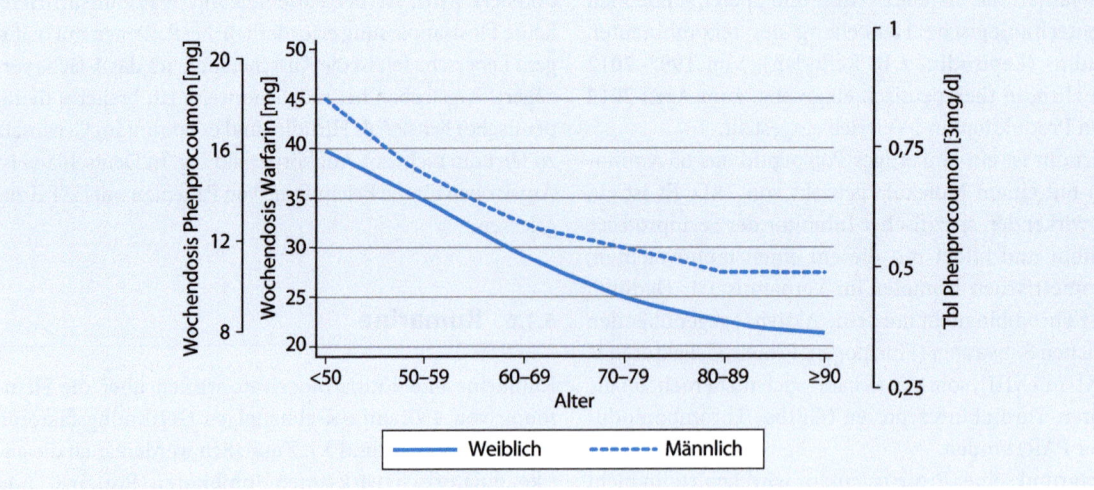

Abb. 5.5 Statistischer Mittelwert für die Erhaltungsdosis an Vitamin-K-Antagonisten in Abhängigkeit von Geschlecht und Alter des Patienten. (Nach Garcia et al. 2005, van Leeuwen et al. 2008)

die Verwendung des pharmakogenetischen Algorithmus zur Abschätzung der korrekten initialen Dosierung signifikant besser geeignet sei als ein rein klinischer Algorithmus oder eine initiale Fixdosis.

Im Genotypisierungsalgorithmus wurde neben Alter und Geschlecht unter anderem das Gewicht einbezogen, berücksichtigt wurden weiterhin Komorbiditäten, Begleitmedikation, insbesondere Statine, Amiodaron, Carbamazepin, Phenytoin, verschiedene Antibiotika und pflanzliche Wirkstoffe. Trotz der Berücksichtigung dieser Parameter konnte der Dosisbereich allerdings in der Mehrzahl der Patienten durch den pharmakogenetischen Algorithmus – auch mit 20 % Toleranz – nicht korrekt vorhergesagt werden, und es ist bislang nicht belegt, ob die Genotypisierung zur Reduktion von Komplikationen führen kann (Anderson et al. 2007). Ohnehin besteht im klinischen Alltag die Notwendigkeit einer sorgfältigen, individuellen Dosisanpassung der VKA-Therapie, denn die genetische Untersuchung kann Gefahren, die sich durch Schwierigkeiten bei der INR-Kontrolle ergeben, durch den Wechsel der Versorgungsebenen, durch sozioökonomische Gegebenheiten oder Begleittherapien nicht eliminieren.

Dennoch könnte die sorgfältigere Beachtung der zahlreichen bereits heute bekannten Einflussfaktoren auf die individuelle VKA-Dosis zu einer besseren Einstellung in der Initialphase führen – einer Periode, in der sowohl das Blutungsrisiko wie auch das Versagerrisiko der VKA-Therapie am höchsten ist. Allein die Berücksichtigung des Geschlechts und des Patientenalters bei der Festlegung der VKA-Dosis könnte zu einer besseren Einstellungsqualität der initialen oralen Antikoagulation führen. Die individuell erforderliche Dosis der VKA zeigt starke interindividuelle Schwankungen und nimmt mit zunehmendem Alter im Durchschnitt ab. Der Bedarf ist bei Multimorbidität oder Mangelernährung deutlich geringer (Abb. 5.5). Die mittlere Erhaltungsdosis beträgt für Warfarin in der Regel 4–5 mg pro Tag, für Phenprocoumon etwa 1,5–3 mg pro Tag. Mittelwerte für die erwartete Tagestherapiedosis ergeben sich aus der Literatur (Garcia et al. 2005, van Leeuwen et al. 2008), müssen aber natürlich entsprechend den Ergebnissen der INR-Messung angepasst werden. Wegen der deutlich erhöhten Blutungsrate und der verminderten Effektivität bei Patienten mit eingeschränkter Nierenfunktion besteht eine Kontraindikation für den Einsatz von Phenprocoumon bei Patienten mit manifester Niereninsuffizienz (Meda 2011).

Klinisch bedeutsame Nebenwirkungen von Phenprocoumon sind unter anderem Haarausfall, Allergie und Phenprocoumonhepatitis. Eine vergleichsweise seltene, aber schwere Nebenwirkung ist die zu Beginn einer oralen Antikoagulation auftretende Kumarinnekrose, die oft mit dem frühen Absinken von Protein C in Verbindung gebracht wird. Die Hauptnebenwirkung von VKA ist die Blutung, die von der Intensität der Antikoagulation abhängt.

Phenprocoumon (z. B. Marcumar, Falithrom) ist in Deutschland der am häufigsten eingesetzte VKA mit einer Halbwertszeit von ca. 4–6 Tagen, während weltweit vor allem Warfarin (z. B. Coumadin) mit einer Halbwertszeit von 1½–2 Tagen angewendet wird. In den französischsprechenden Ländern und in der Schweiz wird häufig Acenocoumarol (z. B. Sintrom) mit einer sehr kurzen Halbwertszeit von 9–24 h verwendet. Zahlreiche Arzneimittel beeinflussen über Wechselwirkungen den Effekt von VKA, z. B. durch die Veränderung der Resorption oder durch Beeinflussung der Clearance. Phenprocoumon wird hauptsächlich durch die Isoenzyme CYP450 2C9 und 3A4 metabolisiert.

◘ **Tab. 5.3** Arzneimittelwechselwirkungen mit Phenprocoumon. (Auswahl vgl. Fachinformation, Meda 2008)

Wirkungsverstärkung und erhöhte Blutungsgefahr	Wirkungsabschwächung und Thromboemboliegefahr
Thrombozytenaggregationshemmer oder Arzneimittel, die zu Mukosaschäden im Magen-Darm-Trakt führen, z. B. NSAIDs	Azathioprin
Andere Antikoagulanzien: Heparine oder Heparinoide	Barbiturate
Allopurinol	Carbamazepin
Antiarrhythmika: Amiodaron, Chinidin, Propafenon	Colestyramin
Aminoglykoside, Chloramphenicol, Tetrazykline, Trimethoprim-Sulfamethoxazol und andere Sulfonamide, Cloxacillin, Makrolide, N-Methylthiotetrazol	Digitalis-Herzglykoside
Cephalosporine (Cefazolin, Cefpodoximproxetil, Cefotaxim, Ceftibuten)	Diuretika
Disulfiram	Corticosteroide
Fibrate	Gluthetimid (Aminogluthetimid)
Imidazolderivate	6-Mercaptopurin
Triazolderivate	Rifampicin
Analgetika und/oder Antirheumatika (z. B. Leflunomid)	Metformin
Phenylbutazon und Analoga	Thiouracil
Piroxicam, selektive Coxibe, Acetylsalizylsäure	Vitamin-K-haltige Präparate
Tramadol	Johanniskrauthaltige Präparate
Methyltestosteron und andere anabole Steroide	
Schilddrüsenhormone	
Zytostatika: Tamoxifen, Capecitabin	
Trizyklische Antidepressiva	

> Aufgrund vielfacher Wechselwirkungen dürfen Patienten während einer VKA-Therapie weitere Medikamente grundsätzlich nur nach Rücksprache mit dem behandelnden Arzt einnehmen oder absetzen.

> Bei Änderungen der Nebenmedikation durch Hinzufügung oder Absetzen zusätzlich eingenommener Medikamente sollten häufigere Gerinnungskontrollen durchgeführt werden.

Klinisch bedeutsame Wechselwirkungen mit erhöhter Blutungs- oder Thromboemboliegefahr sind in ◘ Tab. 5.3 zusammengefasst. Ein engmaschiges Gerinnungsmonitoring ist bei jedem Wechsel einer Begleitmedikation unverzichtbar, ebenso bei abrupter Umstellung der Ernährungsgewohnheiten und Einnahme von Vitamin-K-haltigen Präparaten sowie bei interkurrenten oder gleichzeitig bestehenden Erkrankungen (z. B. Lebererkrankungen, Herzinsuffizienz). Hier kann es zu klinisch bedeutsamer Wirkungsverstärkung und erhöhter Blutungsgefahr kommen. In diesen Fällen empfiehlt es sich, häufigere Gerinnungskontrollen vorzunehmen (Meda 2008).

Eine Veränderung der Gerinnungsparameter und/oder Blutungen sind bei Patienten gemeldet worden, die Capecitabin (z. B. Xeloda) zusammen mit Kumarinderivaten wie Warfarin oder Phenprocoumon einnahmen. Eine komplexe Interaktion ergibt sich für Ethanol. Akute Aufnahme potenziert die Wirkung oraler Antikoagulanzien, während chronische Aufnahme diese abschwächt. Bei chronischer Aufnahme von Alkohol und einer Leberinsuffizienz kann es jedoch auch zu einer Wirkungsverstärkung kommen.

Aufgrund der variablen Dosis-Wirkungs-Beziehung, der Erhaltungsdosis und des engen therapeutischen Fensters ergibt sich die Notwendigkeit eines langfristigen Monitorings beim Einsatz der VKA. Die Wirkung der VKA wird vor allem mit Hilfe der Prothrombinzeit (PT, TPZ) kontrolliert. Ein Hauptproblem dieses Tests ist, dass die verschiedenen hier verwendeten Reagenzien (Thromboplastine) nicht vergleichbar sind und so bei ein und demselben Patienten unterschiedliche PT-Werte gemessen werden können. Daher wurde die »International Normalized Ratio« eingeführt, die unter Verwendung eines internationalen Sensitivitätsindex (ISI) die Einflüsse von Reagenz und verwendetem Analysegerät kompensieren soll, sodass für stabil antikoagulierte Patienten in verschiedenen Gerinnungslabors vergleichbare INR-Werte resultieren.

Zielbereich bei der Thrombosebehandlung ist i. d. R. eine INR zwischen 2,0 und 3,0. In mehreren Studien konnte belegt werden, dass eine intensivere Antikoagulation (INR 3,0–4,5) mit einem deutlich erhöhten Blutungsrisiko einhergeht (z. B. 22,4 % vs. 4,3 % pro Vierteljahr). Das Risiko für schwere Blutungen beträgt bei einer INR von 2,0 im Mittel 1,7 % und ist bei einer INR von 2,5–4,5 % etwa 5-mal so hoch. Allerdings haben Patienten, die bereits 6 Monate erfolgreich ohne Blutungskomplikationen mit VKA behandelt wurden, in der Folge ein niedriges Blutungsrisiko von 0,9 % pro Jahr, auch bei therapeutischer INR (Palareti 2011).

5.2 Antiplättchensubstanzen

K. Schrör, T. Hohlfeld

5.2.1 Thrombozyten und venöse Thrombose

Ätiologie venöser Thrombosen

Die entscheidenden pathogenetischen Determinanten für eine venöse Thromboembolie (VTE) sind eine intravasale Aktivierung des Gerinnungssystems unterschiedlicher Genese mit nachfolgender **Hyperkoagulabilität** des Blutes sowie eine venöse **Stase**, ggf. verstärkt durch lokale Entzündungsreaktionen (Thrombophlebitis) (Rosendaal 1999). Hinzu kommen funktionelle Veränderungen der Gefäßwand, insbesondere eine **Aktivierung des Gefäßendothels** mit Erwerb prokoagulatorischer Eigenschaften, Freisetzung von inflammatorischen Zytokinen und Expression von Bindungsstellen für Adhäsionsproteine (z.B. P-Selektin) (Lopez u. Chen 2009, Turpie u. Esmon 2011). Morphologisch fassbares Resultat einer solchen pathologischen Interaktion zwischen Gefäßwand und Gefäßinhalt ist die Bildung eines wandständigen Thrombus.

In dieser »Virchowschen Trias« der venösen Thrombogenese kommen Thrombozyten als eigenständige oder gar essenzielle Faktoren **nicht** vor und wurden lange Zeit als unbedeutend angesehen. Zur Zeit findet allerdings ein Paradigmenwechsel statt, nachdem neuere experimentelle und klinische Daten übereinstimmend eine antithrombotische Wirkung von Antiplättchensubstanzen auch für die Prophylaxe venöser Thrombosen gezeigt haben. Im Mausmodell werden beispielsweise experimentelle venöse Thombosen und die Thrombozytenakkumulation in venösen Thromben durch pharmakologische Hemmung der plättchenaktivierenden ADP-Rezeptorsubtypen P2Y1 bzw. P2Y12 deutlich vermindert (Leon et al. 2004, Bird et al. 2012, Cooley u. Herreira 2013). Epidemiologische Daten zeigen darüber hinaus einen Zusammenhang zwischen Plättchenaktivität (Alter bzw. Umsatzrate) und Risiko einer VTE (Braekkan et al. 2009). Zwei große prospektiv-randomisierte Doppelblindstudien aus dem Jahre 2012 (ASPIRE, WARFASA) bestätigten den Nutzen einer Prophylaxe (rekurrenter) venöser Thromboembolien (VTE) mit Antiplättchensubstanzen, hier Acetylsalizylsäure (ASS, s. unten). Wahrscheinliche Erklärung dieser zunächst unerwarteten Effekte von Antiplättchensubstanzen ist, dass Thrombozyten im Gegensatz zu früheren Auffassungen auch im venösen System ein wichtiger Ort der Thrombinbildung und Thrombogenese sind und damit eine pharmakologisch interessante Zielstruktur zur Prophylaxe von venösen Thromboembolien.

> Die Ätiologie venöser Thrombosen ist multifaktoriell. Entscheidend ist eine Hyperkoagulabilität des Blutes bei gleichzeitiger venöser Stase und Funktionsstörungen des Endothels. Auch Thrombozyten sind ein therapierelevanter Faktor der venösen Thrombogenese.

Pathogenese venöser Thrombosen – Rolle der Thrombozyten

Mechanistisch führt eine intratravasale Aktivierung des Gerinnungssystems beim geringen Perfusionsdruck und Scherstress der Venen zu Bildung und Akkumulation aktiver Gerinnungsfaktoren, die aufgrund der Stase auch nur langsam ausgewaschen werden können. Die Gefäßwand ist morphologisch intakt. Auslösendes Ereignis einer venösen Thrombose ist häufig eine akute Stresssituation mit Exposition von Tissue Factor (TF) (Syn.: Gewebsthrombokinase, Thromboplastin) und nachfolgender Thrombinbildung. TF zirkuliert im Blut in freier Form oder gebunden an zirkulierende Mikropartikel. TF bildet nach Bindung an Faktor VII/VIIa kleine Mengen von FXa und nachfolgend Thrombin an der äußeren Zellmembran aktivierter Zellen, z.B. Thrombozyten, Monozyten oder (hypoxischen) Endothelzellen (Lopez et al. 2009). Im venösen System initiiert dies den Transfer von TF aus den Mikrovesikeln in die Membran der Endothelzellen mit nachfolgender massiver Thrombin- und Fibrinbildung und Entstehung eines wandständigen Thrombus. Venöse Thromben bestehen im wandständigen Bereich daher überwiegend aus Erythrozyten in einem Fibrinnetz, das den Thrombus an der Gefäßwand verankert, während sich plättchenreichere Anteile eher lumenwärts finden (Sevitt et al. 1974). Die Pathogenese eines venösen Thrombus hat daher 2 Komponenten: eine initiale Aktivierung der plasmatischen Koagulation mit Bildung eines Erythrozyten-Fibrin-Thrombus an der Gefäßwand und eine (sekundäre) Plättchenaktivierung mit lumenwärts zunehmender Plättchenakkumulation (◘ Abb. 5.6).

Eine Plättchenaktivierung und damit zusammenhängende Verstärkung der Thrombinbildung ist ein wichtiger pathogenetischer Faktor der venösen Thrombogenese.

> Ein venöser Thrombus bildet sich an der morphologisch intakten Gefäßwand der Vene nach aktivierter plasmatischer Koagulation und wächst unter zunehmender Einbeziehung von Thrombozyten in Richtung Gefäßlumen.

Antiplättchensubstanzen bei venösen Thrombosen – pharmakologische Ansätze

Die multifaktorielle Genese venöser Thrombosen erfordert auch eine an das individuelle Risiko des Patienten angepasste multimodale Behandlungsstrategie. Dazu gehören neben physikalischen Maßnahmen einschließlich frühzeitiger Mobilisierung auch Antiplättchensubstanzen

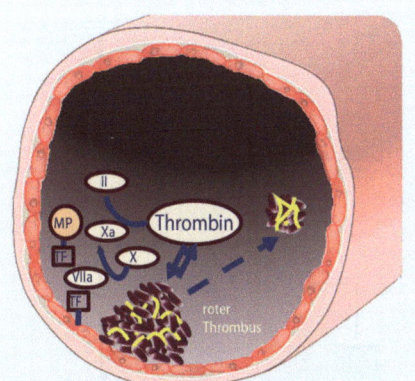
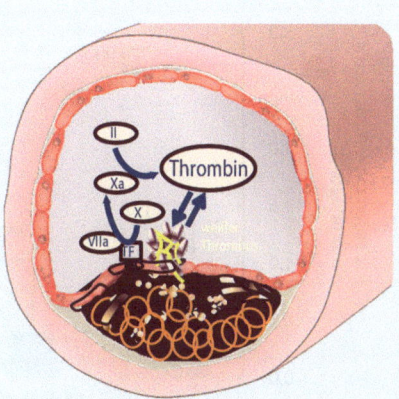

Abb. 5.6 Pathogenese der venösen und arteriellen Thrombose – zentrale Rolle der Tissue-Factor-induzierten Thrombinbildung. (Copyright Dr. Schrör Verlag 2012, in Anlehnung an Turpie et al. 2011)

wie Acetylsalizylsäure (ASS) (Berend u. Lombardi 2006, Watson u. Chen 2008). Eine Hemmung der Thrombinbildung (Kumarine) oder -wirkung (Heparine) ist in aktuellen Therapierichtlinien trotz der Verfügbarkeit neuer oraler Antikoagulanzien vielfach Mittel der ersten Wahl zur Prophylaxe und Therapie venöser Thrombosen (Turpie u. Esmon 2011). Dies schließt aber eine (zusätzliche) eigenständige antithrombotische Wirkung von Plättchenfunktionshemmern nicht aus. Hinzu kommt ein möglicherweise besseres Nutzen/Risiko-Verhältnis von Thromboseverhinderung vs. iatrogene Blutungen bei Patienten mit geringem Thromboserisiko (Lotke u. Lonner 2006, Brown et al. 2009).

Da eine venöse Thrombose das Risiko für eine nachfolgende arterielle Thrombose erhöht (Lijfering et al. 2011), ist eine Antiplättchentherapie auch unter dem Aspekt eines erhöhten arteriellen Thromboserisikos eine Zusatzoption. Dies gilt besonders für die **Prävention** rekurrenter venöser Thromboembolien im Anschluss an eine Antikoagulanzientherapie (Warkentin 2013). Für die medikamentöse **Therapie** der venösen Thrombose spielt ASS keine Rolle, dies ist Domäne der Antikoagulanzien vom Heparin/Kumarin-Typ bzw. einer frühzeitigen Lyse mit Fibrinolytika. Eine Hemmung der Synthese von Gerinnungsfaktoren analog Kumarinen lässt sich auch für ASS zeigen, allerdings erst in Dosierungen von mehreren Gramm pro Tag (Schrör 2011). Über andere Antiplättchensubstanzen liegen bisher zu wenige Daten vor.

> Prokoagulatorische Ereignisse (Operationen, Immobilität, Phlebitiden etc.) fördern die lokale Bildung von venösen Erythrozyten/Fibrin-Thromben mit assoziierter Plättchenaktivierung. Dies ist der pharmakologische Ansatz einer Antiplättchentherapie, auch vor dem Hintergrund eines erhöhten arteriellen Thromboserisikos.

Trotz interessanter experimenteller Ergebnisse mit ADP-Rezeptorantagonisten ist bisher nur ASS als Antiplättchensubstanz ausreichend klinisch untersucht.

5.2.2 Klinische Studien

Bei der Bewertung von Studien mit Antiplättchensubstanzen zur Prophylaxe venöser Thromboembolien fällt auf, dass vor allem die älteren Befunde wie auch deren Interpretation sehr uneinheitlich sind. Dies ist neben den unterschiedlichen Bewertungskriterien und ihrer klinischen Relevanz – symptomatische tiefe Beinvenenthrombose oder Lungenembolie vs. lediglich angiographisch nachweisbare asymptomatische Thromben – auch darauf zurückzuführen, dass die Studienpopulationen sehr heterogen waren und häufig nur retrospektiv analysiert wurden. Bis vor kurzem fehlten ausreichend große, prospektive, randomisierte Vergleichsstudien an definierten Patientenkollektiven mit definiertem Risikopotenzial. Auch gibt es sehr wenige direkte Vergleiche von ASS mit Antikoagulanzien vom Heparin- oder Kumarintyp und praktisch keine Vergleichsstudien von ASS oder anderen Antiplättchensubstanzen mit neueren Antithrombotika wie direkten Thrombininhibitoren oder Inhibitoren von Faktor Xa.

Einzelstudien

Kumarine Ein retrospektiver, nichtrandomisierter Vergleich von ASS mit Warfarin bei Patienten mit bilateraler Hüftgelenkarthroplastie ergab bei einer Nachbeobachtungszeit von mindestens 3 Monaten keine Unterschiede hinsichtlich der Inzidenz symptomatischer VTEs oder Lungenembolien. Alle Patienten erhielten die gleiche multimodale Prophylaxe und unterschieden sich nur in der postoperativen Medikation (Beksac et al. 2007).

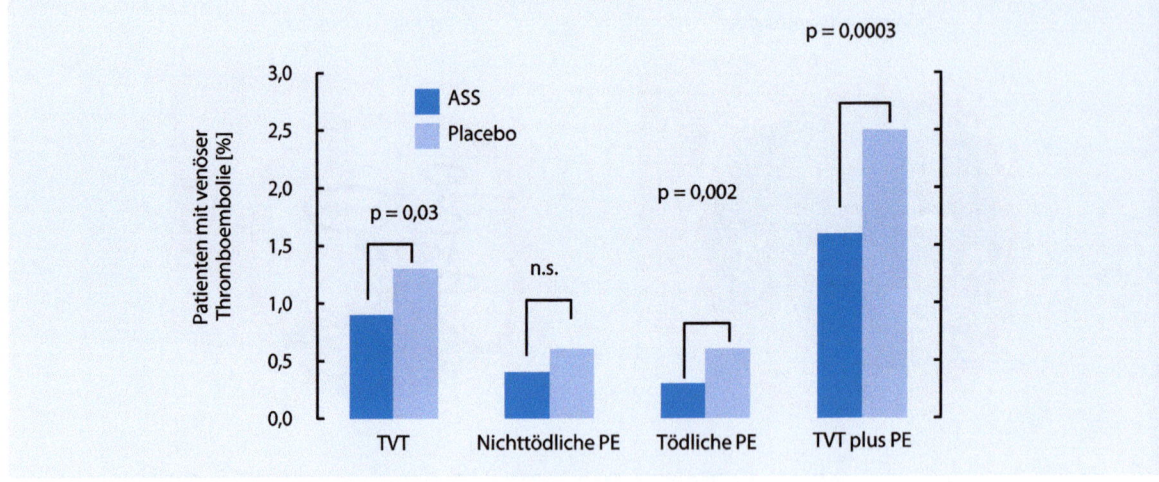

Abb. 5.7 Inzidenz von Lungenembolien (*PE*) und tiefen Beinvenenthrombosen (*TVT*) bei 13.356 Patienten nach orthopädisch-chirurgischen Eingriffen (Schenkelhalsfraktur, elektive Hüft- oder Kniegelenkarthroplastie) und Prävention mit ASS (160 mg/d) + Heparin vs. Placebo + Heparin. (Adaptiert nach Pulmonary Embolism Prevention Trial Collaborative Group 1999)

Zu ähnlichen Befunden kamen Callaghan et al. (2008) in einer ebenfalls nichtrandomisierten Studie bei Patienten mit geringem Thromboserisiko, die einer Kniegelenkarthroplastie unterzogen wurden und ASS (325 mg/Tag) zusätzlich zu frühzeitiger Bewegungstherapie erhielten. Eine Verstärkung der prophylaktischen Wirkung von ASS bei gleichzeitiger physikalischer Behandlung zeigte eine prospektive, randomisierte Studie bei Patienten mit Kniegelenkarthroplastie (Westrich u. Sculco 1996).

Dagegen ergab ein aktueller prospektiver Vergleich von Warfarin bei Patienten mit erhöhtem Risiko mit ASS bei Patienten mit »Standardrisiko« keine Vorteile für ASS: Symptomatische VTE (4,6 % vs. 0,7 %) und Lungenembolie (7,9 % vs. 1,2 %) traten bei Patienten unter ASS deutlich häufiger auf als unter Warfarin (Intermountain Joint Replacement Center Writing Group 2012).

Heparine Die mit Abstand größte prospektive, randomisierte Studie zur Anwendung von ASS zur akuten Prophylaxe venöser Thrombosen war die »Pulmonary embolism prevention«-Studie (PEP) (2000). Über 13.000 Patienten mit Hüftgelenkfrakturen (Oberschenkelhalsbruch) sowie 4000 weitere Patienten mit elektiver Hüftgelenkchirurgie erhielten ASS (160 mg/Tag) oder Placebo sowie weitere thromboseprophylaktische Maßnahmen, z. B. Antithrombotika (Heparin) oder Mechanokompression/Bewegungstherapie entsprechend den Behandlungsprotokollen der jeweiligen Klinik. Dieses Vorgehen ließ erwarten, dass vorwiegend Patienten mit geringem Thromboserisiko ausschließlich mit ASS behandelt wurden.

ASS senkte bei den Patienten mit Hüftgelenkfrakturen im Vergleich zu Placebo im Beobachtungszeitraum von 35 Tagen signifikant die Zahl an TVT und tödlichen Lungenembolien – die absolute Risikoreduktion betrug etwa 0,4 % – bei den Patienten, die gleichzeitig Heparin erhalten hatten (Abb. 5.7). Dies entsprach einer absoluten Senkung der Zahl symptomatischer VTEs um 9/1000 Patienten. Keine signifikante Reduktion der VTEs ergab sich für ASS allein im Vergleich zu Placebo. Dagegen kam es zu einer geringen, aber signifikanten Zunahme von Blutungen. Die Gesamtsterblichkeit blieb unverändert.

Damit zeigt eine Antiplättchentherapie bei Patienten mit Hüftgelenkfrakturen und Heparinkomedikation zwar eine signifikante Senkung der VTEs, ist aber anderen prophylaktischen Maßnahmen als alleinige Therapie unterlegen (Marsland et al. 2010). Eine ASS-Monotherapie als VTE-Prophylaxe wird durch das American College of Chest Physicians nicht empfohlen (Watson u. Chee 2008), obwohl diese Meinung – u. a. wegen des Blutungsrisikos unter Kumarinen und möglichen Problemen bei der Wundheilung – nicht generell geteilt wird (Brown 2009, Callaghan et al. 2008).

Eine aktuelle, prospektive, randomisierte Noninferioritätsstudie von ASS im Vergleich zu Dalteparin bei 784 Patienten mit Hüftgelenkersatz ergab nach einer initialen 10-tägigen Behandlung mit Dalteparin und nachfolgender Randomisierung zu weiterer Dalteparin- oder ASS-Gabe keine Noninferiorität für ASS, sondern eher eine tendenzielle Überlegenheit in Bezug auf den kombinierten Endpunkt von VTE und klinisch relevanten Blutungen (p=0,091). Allerdings wurde diese Studie aufgrund zu geringer Ereignisraten vorzeitig abgebrochen (Anderson et al. 2013).

Sekundärprophylaxe Zur Verhinderung von Rezidiven im Rahmen der Sekundärprophylaxe venöser Thromboem-

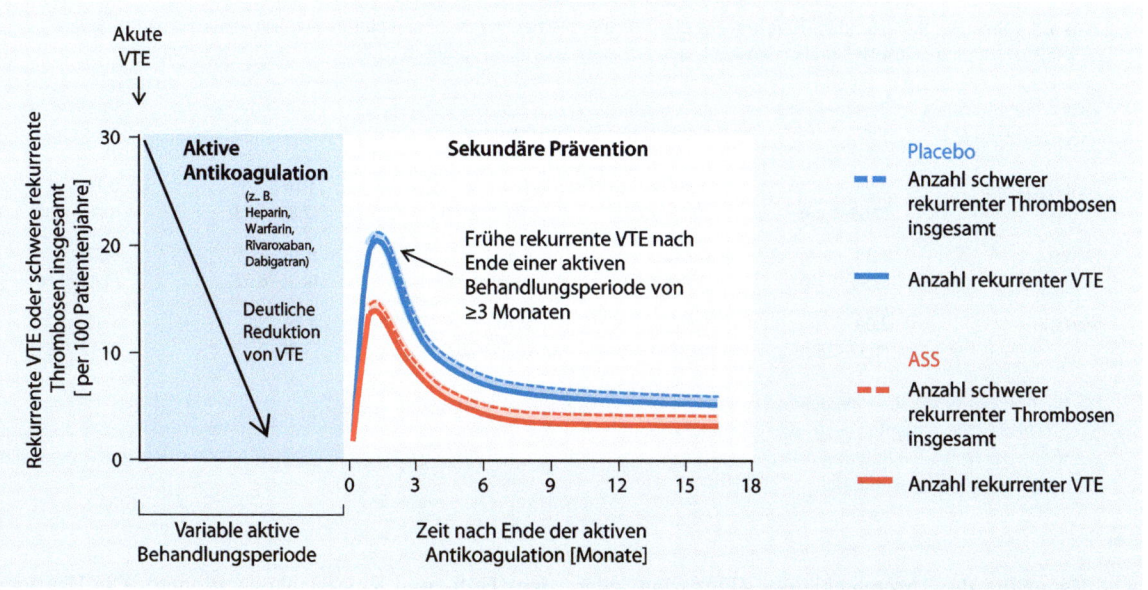

◘ Abb. 5.8 Senkung des Risikos einer rekurrenten VTE und größerer vaskulärer Ereignisse durch ASS (100 mg/Tag) im Anschluss an eine antithrombotische Therapie – Daten der WARFASA- u. ASPIRE-Studien. (Adaptiert nach Warkentin 2012)

bolien empfehlen aktuelle Leitlinien eine orale Antikoagulation über 3–6 Monate. Zwei prospektive, randomisierte, placebokontrollierte Doppelblindstudien untersuchten kürzlich den Nutzen der Fortsetzung der antithrombotischen Therapie nach Absetzen der Antikoagulation durch Low-dose-ASS: die »Warfarin and Aspirin«-Studie (WARFASA) (Becattini et al. 2012) und die »Aspirin to Prevent Recurrent Venous Thromboembolism«-Studie (ASPIRE) (Brighton et al. 2012).

In der WARFASA-Studie erhielten 402 Patienten mit spontaner venöser Thromboembolie nach vorangegangener leitliniengerechter Behandlung mit oralen Antikoagulanzien über 6–18 Monate für weitere 2 Jahre ASS (100 mg/Tag) oder Placebo. Im Vergleich zur Placebogruppe reduzierte ASS die Inzidenz neuer thromboembolischer Ereignisse von 11,2 auf 6,6 % pro Jahr (HR=0,58, 95-%-CI: 0,36–0,93). Dies entsprach einer Reduktion des Risikos rekurrenter Thromboembolien nach Absetzen oraler Antikoagulanzien um die Hälfte, ohne dass es dabei zu vermehrten Blutungen kam (Becattini et al. 2012). Ähnliche Ergebnisse wurden in einem vergleichbaren Patientenkollektiv in der ASPIRE-Studie gewonnen. 822 Patienten mit venöser Thromboembolie erhielten für mindestens 6 Wochen, meist aber mehr als 3 Monate Antikoagulanzien (Heparin/Warfarin) und anschließend über eine Nachbeobachtungszeit von 37 Monaten ASS (100 mg/d) oder Placebo. Dies führte zu einer nichtsignifikanten Abnahme rekurrenter venöser Thromboembolien von 6,5 % auf 4,8 % (HR=0,74; 95-%-CI: 0,52–1,05), halbierte aber gleichzeitig im Beobachtungszeitraum auch die Anzahl arterieller Thromboembolien (Infarkte) hochsignifikant (p=0,01), sodass sich insgesamt eine Reduktion der Thrombosen ergab (Brighton et al. 2012). Zusammengenommen reduzierte ASS in beiden Studien die Anzahl venöser und venöser plus arterieller Thromboembolien um jeweils ein Drittel (p=0,002) (◘ Abb. 5.8).

WARFASA und ASPIRE eröffnen damit eine neue und unerwartete Option für die Sekundärprävention der venösen Thrombose mit Antiplättchensubstanzen, die auch für Situationen interessant sein könnte, in denen wegen eines hohen Blutungsrisikos der Nutzen konventioneller Antikoagulation fraglich ist (Schellong 2013).

Metaanalysen

Nach Ergebnissen einer älteren Metaanalyse der Antiplatelet Trialists reduzierte prophylaktische ASS-Gabe bei Risikopatienten nach chirurgischen Eingriffen die Zahl proximaler und distaler VTEs hochsignifikant um 25 % und die Häufigkeit von Lungenembolien – einschließlich tödlicher Lungenembolien – um etwa die Hälfte. Dies spricht für eine Wirksamkeit von ASS auch bei der Prophylaxe von VTE, insbesondere bei kombinierter Anwendung mit anderen Formen der Thromboseprophylaxe einschließlich Heparinen (Antiplatelet Trialists 1994). Allerdings erhielt nur ein Drittel der eingeschlossenen Patienten ASS als Monotherapie, und die Diagnoseverfahren zur Erfassung einer TVT wurden bei 62 % der Studien als unzureichend angesehen. Insgesamt war die Effektivität von ASS geringer als die nach Gabe von Heparinen oder oralen Antikoagulanzien (Marsland et al. 2010). Dies spricht für

Tab. 5.4 Relatives Risiko (und 95-%-Vertrauensintervall) embolischer Ereignisse und Blutungen nach Pentasaccharid, niedermolekularen Heparinen (*LMWH*) und oralen Antikoagulanzien (Warfarin) im Vergleich zu ASS (=1). (Nach Brown 2009)

Antithrombotikum im Vergleich zu ASS	Symptomatische TVT	Lungenembolien insgesamt	Tödliche Lungenembolien	Blutungen an der Operationsstelle	Weitere Blutungen
Pentasaccharid	0,98 (0,66–1,45)	1,30 (0,83–2,03)	1,40 (0,67–2,93)	4,16 (2,83–6,13)	0,18 (0,11–0,30)
LMWH	1,33 (0,99–1,78)	0,73 (0,49–1,09)	0,59 (0,29–1,22)	6,38 (4,56–8,92)	0,52 (0,41–0,66)
Warfarin	2,09 (1,52–2,88)	0,64 (0,38–1,10)	0,20 (0,05–0,87)	4,88 (3,28–7,27)	0,58 (0,42–0,81)

Die Daten entstammen einer gepoolten Analyse von 14 randomisierten, kontrollierten Studien an Patienten mit größeren orthopädisch-chirurgischen Eingriffen (Hüft- und Kniegelenkoperationen). Alle untersuchten Antithrombotika erhöhten im Vergleich zu ASS signifikant das Risiko von Blutungen an der Operationsstelle, ohne die Zahl klinisch relevanter, symptomatischer TVTs und Gesamtzahl der Lungenembolien zu reduzieren.

eine Hemmung der Thrombinbildung (Kumarine) oder -wirkung (Heparine) als primärer Maßnahme, die sich auch in aktuellen Therapierichtlinien für die Prophylaxe und Therapie venöser Thrombosen findet (Qaseem et al. 2011).

Allerdings liegen auch gegenteilige Befunde vor. So ergab eine retrospektive Auswertung von 20 Arthroplastiestudien mit insgesamt etwa 16.000 Patienten eine geringere VTE-Inzidenz für eine kombinierte Anwendung von ASS mit Mechanokompression und Regionalanästhesie im Vergleich zu Heparin oder neueren oralen Antikoagulanzien (Ximelagatran, Rivaroxaban) (Sharrock et al. 2008). Auch eine umfangreiche Untersuchung an über 93.000 Patienten mit Kniegelenkarthroplastien über einen Beobachtungszeitraum von 2 Jahren ergab weniger VTEs nach ASS-Gabe (als Teil einer multimodalen Therapie) im Vergleich zu Warfarin und ein ähnliches Ergebnis für Heparine. Dagegen zeigte eine retrospektive Analyse zur Thromboseprophylaxe von Patienten mit Hüftgelenkfrakturen für konventionelle Antiplättchendosen von ASS (81–100 mg) keine Abnahme von symptomatischen TVTs oder Lungenembolien (p=0,72) (Ji et al. 2011). Die Schlussfolgerung war, dass auch ASS bei Kombination mit anderen Maßnahmen bei einigen Patientengruppen mit Kniegelenkarthroplastie ein geeignetes Prophylaktikum ist. Allerdings wurden in dieser retrospektiven Analyse nur 5 % der Patienten mit ASS behandelt, dagegen 55 % mit Warfarin und 40 % mit Heparinen (Bozic et al. 2010).

Zwischenzeitlich liegt eine weitere umfangreiche und mit dem US-amerikanischen AAHKS-Award ausgezeichnete Übersichtsarbeit randomisierter, kontrollierter Studien zum Thema ASS und Prophylaxe venöser Thromboembolien bei Hochrisikopatienten vor (Brown 2009). Ausgewertet wurden Daten einer gepoolten Analyse von 14 randomisierten, kontrollierten Studien an über 33.000 Patienten mit größeren orthopädisch-chirurgischen Eingriffen (Hüft- und Kniegelenkoperationen). Die Häufigkeit von klinisch relevanten VTEs unter ASS unterschied sich nicht signifikant von der nach Heparingabe und war nach Kumaringabe sogar höher. Auch war das Risiko von Blutungen an der Operationsstelle unter Kumarinen und Heparin mehrfach höher im Vergleich zu ASS (Brown 2009). Die Zahl der klinisch relevanten, symptomatischen TVTs und die Gesamtzahl der Lungenembolien wurden nicht herabgesetzt. Die Zahl tödlicher Lungenembolien betrug 0,04 % bei Warfarin, 0,22 % bei ASS und 0,52 % bei Placebo (ASS vs. Warfarin: p=0,019, Fisher's Exact test) (Brown 2009) (Tab. 5.4). Schlussfolgerung des Autors war, dass die aktuelle Datenlage für die Anwendung von ASS zur Prophylaxe von VTE nach größeren orthopädisch-chirurgischen Eingriffen spricht – eine Feststellung, die mit nur geringen Einschränkungen auch in einer aktuellen kanadischen Therapieempfehlung übernommen wurde:

> … there may be a place for acetylsalicylic acid-based VTE prophylaxis in some patients undergoing orthopedic surgeries … (Canadian Agency 2011).

Diese Empfehlung hat, angepasst an individuelle Indikationen, inzwischen auch Eingang in die aktuellen Therapierichtlinien der US-amerikanischen Fachgesellschaften für orthopädische (AAOS) und Thoraxchirurgie (ACCP) (Stewart 2013) sowie Klinische Onkologie (ASCO) (Lyman et al. 2013) gefunden.

> ASS als Monotherapie ist nach den Ergebnissen der prospektiven, randomisierten PEP-Studie in der postoperativen VTE-Prophylaxe als alleinige Therapie Heparin unterlegen, verstärkt aber dessen Wirkung.

Allerdings mehren sich Befunde, dass ASS im Rahmen einer multimodalen Prophylaxe (Mechanokompression, frühzeitige Mobilisierung) – nicht Therapie – zumindest bei Patienten mit Hüft-/Kniegelenk-chirurgischen Eingriffen und geringem Risikoprofil eine Alternative zu Antithrombotika ist.

In der Sekundärprävention senkt ASS nach Ergebnissen von ASPIRE und WARFASA nach (leitliniengerechter) Beendigung der Antikoagulationstherapie das Risiko rekurrenter VTEs um etwa ein Drittel.

> Dies eröffnet zusätzlich zur arteriellen Thromboseprävention auch eine neue und interessante Option für eine prolongierte Rezidivprophylaxe venöser Thrombosen mit ASS.

5.2.3 VTE bei Langzeitflügen

Ein erhöhtes Thromboserisiko gerade bei Risikopatienten besteht aufgrund der Immobilisierung bei Langstreckenflügen. Die LONFLIT-1- und -2-Studien zeigten, dass bei Hochrisikopatienten nach Langstreckenflügen (>10h) eine in der Regel asymptomatische TVT mit einer Inzidenz von 4–6% auftritt. In der LONFLIT-3-Studie erhielten 300 Hochrisikopatienten randomisiert ASS, niedermolekulares Heparin oder Placebo. In der Placebokontrollgruppe erlitten 4,8% der Patienten eine überwiegend (60%) asymptomatische TVT, in der ASS-Gruppe waren es 3,6% und in der heparinbehandelten Gruppe keine Person (Cesarone et al. 2002). Unter der Annahme, dass die Häufigkeit einer flugbedingten VTE mit 2 auf 10.000 Reisende abzuschätzen ist, müssten 17.000 Personen mit ASS behandelt werden, um 1 zusätzliche VTE zu verhindern (Loke u. Derry 2002), was unrealistisch ist.

> ASS ist als Prophylaxe zur Verhinderung von VTE bei Langstreckenflügen (Risikopatienten) nicht geeignet.

5.2.4 Zusammenfassung

Venöse Thromboembolien sind multifaktorieller Genese. Pathophysiologisch relevante Faktoren sind eine Hyperkoagulabitität des Blutes sowie lokale Stase bei gleichzeitiger endothelialer Dysfunktion. Freisetzung von Tissue Factor aktiviert die Thrombinbildung, initiiert durch lokale Entzündungsvorgänge, (operativen) Stress oder Tumoren. Thrombozyten sind für die Entstehung wandständiger venöser Thromben nicht essenziell, beschleunigen aber das (luminale) Thrombuswachstum und sind damit ein therapeutisch relevanter Faktor auch der venösen Thrombose.

Die Thrombusbildung in Venen ist hauptsächlich Resultat einer lokalen Thrombinbildung und -akkumulation und – schon aufgrund des geringen Scherstresses – wenig abhängig von Thrombozyten. Dies spricht für Pharmaka wie (niedermolekulare) Heparine oder Kumarine, die die Thrombinbildung hemmen, als Medikamente der ersten Wahl. Aber auch Antiplättchensubstanzen wie ASS zeigen in placebokontrollierten Studien einen nachweisbaren therapeutischen bzw. präventiven antithrombotischen Effekt. Eine multimodale VTE-Prophylaxe mit pneumatischer Kompression, Mobilisierung und ASS ist nach dem Ergebnis mehrerer Studien Antikoagulanzien vom Typ der Heparine oder Kumarine nicht unterlegen, geht aber mit reduzierten Blutungen einher.

Der endgültige Stellenwert von Antiplättchensubstanzen (ASS) bei der Prophylaxe venöser Thrombosen steht noch nicht fest. Es kann aber davon ausgegangen werden, dass ASS zumindest eine wertvolle Zusatzoption der heutigen Prophylaxe venöser Thromboembolien ist.

5.3 Heparin-induzierte Thrombozytopenie (HIT)

M. Spannagl, C. Hart

Von der klinisch relevanten immunologischen Form der HIT, auch als HIT Typ II bezeichnet, unterscheidet man die klinisch wenig bedeutsame nichtimmunologische Form, auch HIT Typ I genannt.

5.3.1 HIT I

In der Anfangsphase der Anwendung von unfraktioniertem Heparin wird ein meist diskreter Abfall der Thrombozytenzahl beschrieben (selten <100/nl; meist Abfall um ca. 10% des Ausgangswertes). Diese Heparin-Thrombozyten-Interaktion wird als HIT Typ I bezeichnet und ist klinisch nicht relevant. Die HIT Typ I stellt eine Ausschlussdiagnose dar und hat keine therapeutische Konsequenz.

5.3.2 HIT II

Neben Blutungskomplikationen ist die wichtigste und möglicherweise lebensbedrohliche Komplikation einer Behandlung mit unfraktioniertem Heparin (UFH) die HIT II. Vermittelt durch Antikörper gegen proteingebundenes Heparin (Plättchenfaktor 4, selten Prothrombin u. a.) kann es zu einer massiven Aktivierung der Thrombozyten, des Endothels und somit der Hämostase kommen.

Auch bei niedermolekularen Heparinen (NMH) kann diese Nebenwirkung in seltenen Fällen auftreten. Bei der Anwendung des synthetisch hergestellten Pentasaccharids Fondaparinux sind nur sehr wenige Fälle einer Assoziation zwischen der Gabe dieses Medikaments und der Persistenz eines Heparinantikörpers beschrieben. Die

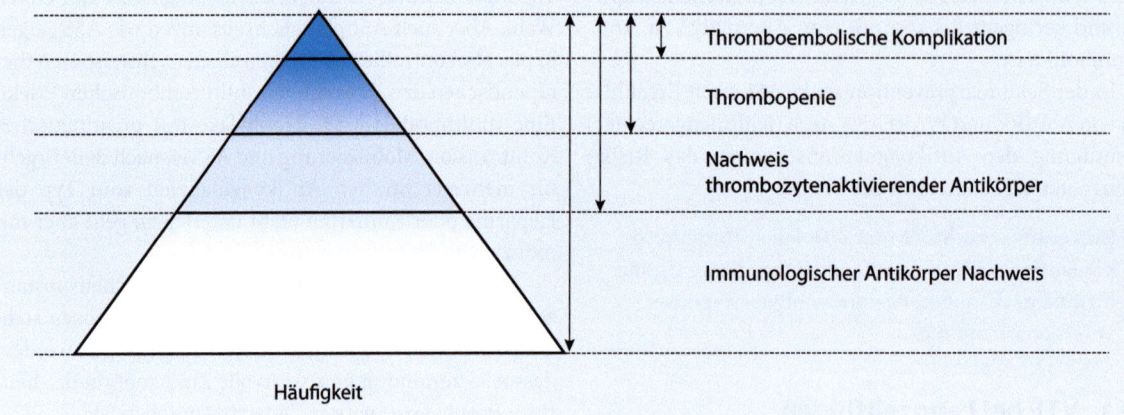

Abb. 5.9 Laborchemische und klinische Manifestation bei HIT II. (Adaptiert nach Warkentin 2003)

HIT II ist zwar eine seltene Ursache für das Auftreten einer Thrombopenie; aufgrund der sofort erforderlichen therapeutischen Konsequenzen und des immer noch breiten Einsatzes von UFH ist sie jedoch von außerordentlicher Bedeutung.

- **Epidemiologie**

Die absoluten Zahlen der klinischen Manifestation von HIT II sind niedrig. In der Literatur wird bei Behandlung mit UFH eine Häufigkeit von wenigen Prozent der therapierten Patienten, bei Behandlung mit NMH eine Ereignisrate deutlich unter 1 % beschrieben. Die Häufigkeit der HIT II ist unterschiedlich in Abhängigkeit vom Patientengut, von der Definition der klinischen Manifestation dieser Erkrankung und von den eingesetzten Labormethoden. Entscheidend ist deshalb, auf welcher Datenbasis epidemiologische Schätzungen vorgenommen werden:

- Die Prävalenz der Antikörperbildung ist nach großem Trauma oder großen Operationen (z. B. Herzchirurgie, Orthopädie) hoch (bis zu 5 %). Weniger betroffen sind internistische Patienten.
- Eine Thrombopenie ist bei weniger als der Hälfte dieser Antikörper-positiven Patienten zu finden.
- Die klinische Manifestation mit Thromboembolien (Abb. 5.9) tritt nur bei einem Teil der Patienten mit Thrombopenie auf, also nur bei wenigen der Betroffenen mit positiven Antikörpern.

- **Pathogenese**

Die HIT II ist meist die Folge einer Antikörperbildung gegen den von Thrombozyten freigesetzten bzw. auf den Thrombozyten präsentierten Plättchenfaktor 4 (PF4), an den Heparin bindet. Bei aktivierter Hämostase wird vermehrt PF4 aus Thrombozyten freigesetzt, und Epitope für eine mögliche Antikörperbildung werden präsentiert. Bestimmte Konzentrationsverhältnisse von PF4 und Heparin führen zur Bildung hochmolekularer Komplexe aus PF4, Heparin und spezifischen Antikörpern. Diese können eine überschießende Thrombozyten- und Gerinnungsaktivierung auslösen. Der Abfall der Thrombozytenzahl bei dieser Erkrankung ist durch eine Aktivierung der Thrombozyten und einen peripheren Verbrauch infolge von Mikro- und Makrothrombosierungen verursacht. Dies kann in der arteriellen und venösen Strombahn sowie in der Mikrozirkulation geschehen. Daraus ergibt sich ein weites Spektrum an klinischen Manifestationen.

- **Klinische Manifestation der HIT II**
- Venös
    - **Tiefe Venenthrombose**
    - **Lungenembolie**
    - Umschriebene Gangrän (meist untere Extremitäten)
    - Zerebrale (Sinus-)Venenthrombose
    - Nebenniereninfarkt
    - Andere Venenthrombosen
- Arteriell
    - **Akute Ischämie der (unteren) Extremitäten**
    - **Zerebrovaskulärer Insult**
    - Myokardinfarkt
    - Thrombosen anderer Arterien
- Andere Manifestationen
    - **Hautnekrosen bzw. -ulzera nach Heparininjektion**
    - Akute systemische Reaktionen nach Bolusinjektion
    - Disseminierte intravaskuläre Gerinnung
    - Verschluss von Hämodialysefisteln
    - Verschluss von Kathetern

Häufiger treten die fett gedruckten venösen oder arteriellen Ereignisse auf. Alle anderen Manifestationen sind Raritäten. Zu beachten ist, dass in Einzelfällen solche klinischen Ereignisse auch ohne signifikante Thrombopenie

■ **Tab. 5.5** 4T-Score. (Nach Lo 2006)

Kriterien für HIT-II-Verdacht	Score-Punkte		
	2 Punkte	1 Punkt	0 Punkte
Thrombozytopenie	Niedrigster Wert ≥20 G/l und >50% Abfall	Niedrigster Wert 10–19 G/l oder 30–50% Abfall	Niedrigster Wert <10 G/l oder <30% Abfall
Tag des Auftretens des Thrombozytenabfalls	Tag 5–10 oder ≤1 bei früherer Heparintherapie (innerhalb der letzten 30 Tage)	Unbekannt, aber könnte zur HIT passen bzw. > Tag 10 bzw. ≤ Tag 1 bei früherer Heparintherapie (innerhalb der letzten 30–90 Tage)	Tag < 4 (keine frühere Heparintherapie)
Thrombosen oder andere Komplikationen	Gesicherte neue Thromboembolie, Hautnekrosen, anaphylaktische Reaktion (nach Heparinbolus)	Fortschreitende oder rezidivierende Thromboembolie, Verdacht auf Thromboembolie oder nichtnekrotisierende Hautläsionen	Keine Komplikationen
Andere Gründe für Thrombozytenabfall [a]	Keine	Denkbar	Definitiv

[a] Bei Nachweis einer Thrombozytopenie müssen insbesondere bei kritisch kranken Patienten folgende Differenzialdiagnosen ausgeschlossen werden: artefizielle Genese (Ausschluss Pseudothrombozytopenie), verminderte Thrombozytenproduktion (z. B. aufgrund medikamentöser Nebenwirkung, hämatologischer Grunderkrankung, Noxen), Verlust- Verdünnungskoagulopathie nach massiven Blutverlusten und Transfusionen, Thrombozytenzerstörung durch Oberflächenaktivierung bei Fremdkörpern (z. B. extrakorporaler Kreislauf) und beschleunigter peripherer Abbau (nichtimmunologisch bei disseminierter intravasaler Gerinnung und Sepsis; immunologisch bei primärer und sekundärer Immunthrombozytopenie und medikamentös bedingt).

aufgetreten sind. Typischerweise manifestiert sich die HIT II zwischen Tag 5 und 14 einer Behandlung mit UFH. Der Thrombozytenabfall kann auch früher auftreten, wenn der Patient bereits vorher Heparin exponiert war und noch PF4/Heparin-Antikörper zirkulieren.

- Diagnostik

Die erforderlichen diagnostischen Schritte bei HIT II sind ein gutes Beispiel für die Abarbeitung eines Algorithmus mit klinischen Informationen (Vortestwahrscheinlichkeit) und Laborergebnissen im Sinne eines diagnostischen Pfades.

> Vor Durchführung weiterer diagnostischer Maßnahmen sollte unbedingt die klinische Wahrscheinlichkeit einer HIT II anhand des 4T-Scores abgeschätzt werden (■ Tab. 5.5).

Basierend auf der Gesamtpunktzahl wird die HIT-Wahrscheinlichkeit in niedrig (0–3), mittel (4–5) und hoch (6–8) eingeteilt. Der Score hat einen hohen negativ prädiktiven Wert, bei **niedrigem Risiko** kann eine weitere Diagnostik vorerst unterbleiben (■ Abb. 5.10). Bei **mittlerem und hohem** Score steigt entsprechend die HIT-Wahrscheinlichkeit an. Daher sollte eine weiterführende Labordiagnostik erfolgen, die Heparintherapie muss sofort pausiert und auf ein alternatives Antikoagulans (s. unten) umgestellt werden.

HIT-Typ-II-Antikörper sind bis zu ca. 100 Tagen im Serum des Patienten nachweisbar.

Breit verfügbar sind **Immunoassays** (Elisas), die nur den Antikörpernachweis führen. Diese Teste haben einen hohen negativ prädiktiven Wert, jedoch eine niedrige Spezifität. Als Goldstandard gelten funktionelle Teste, die nachweisen, ob die im Patientenserum befindlichen PF4/Heparin-Antikörper gewaschene »Fremdthrombozyten« aktivieren. Zu diesen **Funktionstests** gehören der Heparin-induzierte Plättchenaktivierungstest (HIPA) und der Serotoninfreisetzungstest (SRA). Sie werden zur Bestätigung bei Vorliegen eines positiven Immunoassays oder bei begründetem klinischen Verdacht auf eine HIT Typ II bei negativem Immunoassay eingesetzt.

Die erste Generation der Immunoassays zeigte bei postoperativen und posttraumatischen Patienten eine hohe Zahl positiver Befunde ohne Nachweis einer Thrombopenie oder von Thromboembolien. Neue Immunoassays führen aufgrund verbesserter Spezifität (z. B. Messung nur von IgG-Antikörpern) zu eindeutigeren Aussagen. Aktuelle Studien zeigen, dass mit automatisierten Immunoassays ein hohes Maß an Standardisierung erreicht wird. Sofern auch eine hohe Spezifität (z. B. Messung von IgG-Antikörpern) des verwendeten Testsystems für die klinischen Ereignisse bei HIT II besteht, könnten damit aufwendige funktionelle Methoden eingespart und eine zeitnahe Optimierung der Antikoagulation erreicht werden. In jedem Fall ist es wichtig, vor Ort die Strategie des diagnostischen Vorgehens mit dem Labor unter Berücksichtigung der verwendeten Methoden festzulegen.

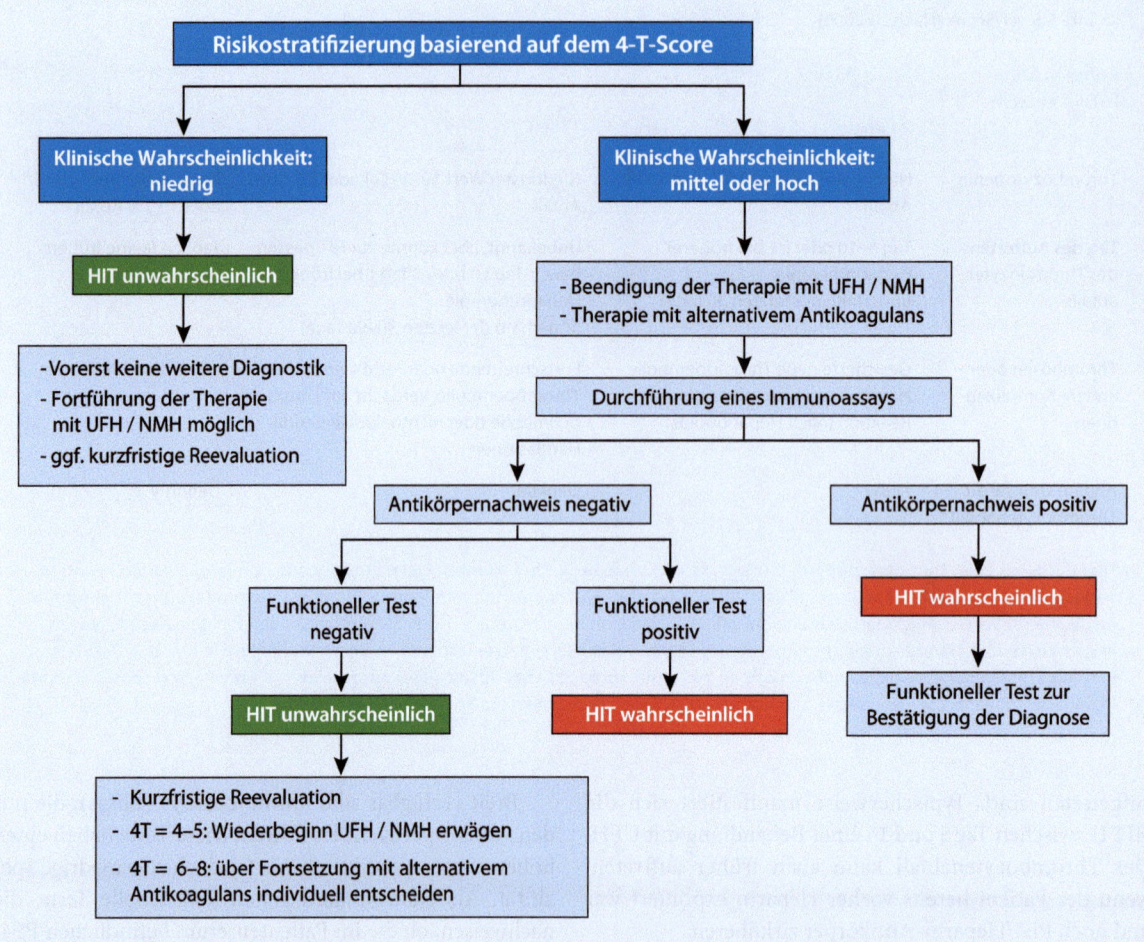

Abb. 5.10 Vorgehensweise bei V. a. HIT II

Therapie

Um das Auftreten von Thromboembolien bzw. Organversagen zu verhindern, ist ein sofortiges Absetzen der Heparine und der rasche Beginn einer alternativen Antikoagulation erforderlich. Es stehen hocheffektive Antikoagulanzien zur individuellen Steuerung einer Gerinnungshemmung unabhängig von Heparinen zur Verfügung. Zur therapeutischen Antikoagulation bei Vorliegen einer HIT II sind Argatroban (Handelsname Argatra) (nur intravenös), und Danaparoid (Handelsname Orgaran) (subkutan und intravenös) zugelassen (◘ Abb. 5.11; s. auch ► Kap. 12.1). Bivalirudin (Handelsname Angiox) kann bei Patienten mit akuter oder subakuter HIT II mit der Indikation zur perkutanan Koronarintervention (PCI) oder dringlichem herzchirurgischen Eingriff eingesetzt werden.

Fondaparinux (Handelsname Arixtra) ist in dieser Indikation nicht zugelassen, kann aber bei anamnestischer HIT II und späterer Notwendigkeit zur Antikoagulation empfohlen werden. Mit Seren von Patienten mit HIT-II-Manifestation zeigt sich bei Zugabe von Pentasacharid nur eine geringe Immunreaktivität gegen PF4-assoziierte Antikörper. Die Steuerung der Antikoagulanzien bei Vorliegen einer HIT II muss engmaschig durch ein erfahrenes Team erfolgen, wobei Argatroban mit der aPTT und Danaparoid mit einem Anti-Xa-Test zu steuern ist. Das schnelle An- bzw. Abklingen von Argatroban ist für die Steuerung hilfreich, erfordert aber eine kontinuierliche intravenöse Verabreichung.

Direkte Antikoagulanzien wie Argatroban können die INR-Messung beeinflussen und komplizieren dadurch die spätere Einstellung auf Vitamin-K-Antagonisten. Die Umstellung auf Vitamin-K-Antagonisten sollte erst nach Erreichen einer stabilen Thrombozytenzahl begonnen werden.

Bei HIT Typ II ohne Nachweis einer Thromboembolie beträgt die empfohlene Antikoagulationsdauer 4–6 Wochen, bei stattgehabter Thromboembolie 3–6 Monate.

Prophylaxe

Ein wesentliches Ziel im klinischen Alltag besteht darin, das Auftreten einer HIT II zu verhindern, indem der Ein-

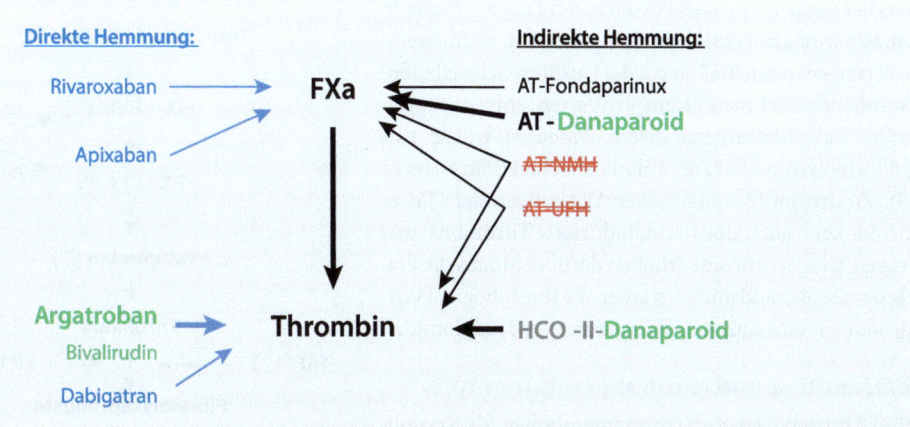

Abb. 5.11 Gerinnungshemmung bei HIT II. (*AT* = Antithrombin, *HCO II* = Heparin-Cofactor II). Die grün markierten Substanzen sind explizit für die Therapie bei HIT II zugelassen; DOAK und Pentasaccharid sind off label im Einzelfall anwendbar; UFH und NMH müssen sofort abgesetzt werden

satz von UFH nach Möglichkeit minimiert wird. Neben den NMH bedeutet die Ausweitung der Prophylaxe- und Therapiemöglichkeiten auf die neuen, direkten parenteralen und oralen Antikoagulanzien einen wesentlichen Fortschritt, da die oben beschriebene Immunpathogenese nicht zu erwarten ist.

Bei Patienten mit Z. n. HIT Typ II wird in künftigen Prophylaxesituationen der Einsatz von Fondaparinux oder Danaparoid bzw. in zugelassener Indikation der Einsatz der direkten oralen Antikoagulanzien empfohlen. Eine erneute kurzfristige Therapie mit UFH im Rahmen einer PCI oder eines herzchirurgischen Eingriffs ist vertretbar, wenn keine HIT-Antikörper mehr vorliegen.

5.4 Thrombogene Arzneimittel

T. Hohlfeld, K. Schrör

5.4.1 Ätiologie venöser Thrombosen – hormonale Regulation

Eine intravasale Aktivierung des Gerinnungssystems mit nachfolgender Hyperkoagulabilität des Blutes sowie eine venöse Stase und Veränderungen am Gefäßendothel sind typische Ursachen der »Virchowschen Trias« einer venösen Thrombose (Lopez et al. 2009, Rosendaal 1999). Die Ursachen sind damit multifaktorieller Art und Kombinationen, z. B. genetische Prädisposition und tumorassoziierte Thromboembolie, nicht selten. Dabei ist das Gefäßendothel mit Veränderung seiner funktionellen Eigenschaften von einer antithrombogenen zu einer prothrombogenen Oberfläche von besonderer Bedeutung. Zwei Arzneimittelgruppen, die besonders häufig mit einer Auslösung venöser Thrombosen in Zusammenhang gebracht werden, sind Steroidhormone (»Pille«) und Zytostatika unterschiedlicher Gruppen, einschließlich antiangiogener Substanzen wie Thalidomid und Inhibitoren von Wachstumsfaktoren (VEGF) (Noble et al. 2010).

Die Ätiologie venöser Thrombosen ist multifaktoriell. Typisch ist eine Hyperkoagulabilität des Blutes bei gleichzeitiger venöser Stase und Funktionsstörungen des Endothels.

> Arzneimittelinduzierte venöse Thrombosen beruhen vorwiegend auf Funktionsstörungen des Endothels und über multiple Mechanismen auf einer Zunahme der plasmatischen Gerinnungsaktivität.

5.4.2 Steroidhormone

Sowohl Glucocorticoide als auch Sexualsteroide können über verschiedene Mechanismen prokoagulatorisch wirken. Klinisch relevant ist vor allem das Thromboserisiko durch hormonelle Antikonzeption oder zur Behandlung von Wechseljahresbeschwerden als Hormonersatztherapie (HRT) sowie die Anwendung von synthetischen Östrogenrezeptormodulatoren (Tamoxifen, Raloxifen) oder Glucocorticoiden (z. B. Dexamethason) in Kombination mit Zytostatika bei der Tumorbehandlung.

Glucocorticoide

Steroidwirkungen werden durch intrazelluläre Rezeptoren vermittelt, die als ligandengesteuerte Transkriptionsfaktoren zahlreiche Gene regulieren. Auf diesem Weg steigern Glucocorticoide in der Leber die Synthese der Gerinnungsfaktoren I, II, VII, VIII, IX und XI sowie von Plasminogen und α_2-Antiplasmin. Venöse Thrombosen gehören dementsprechend zu den Nebenwirkungen systemisch angewandter Glucocorticoide, vor allem bei Langzeittherapie. Zusätzlich wird auch die Fibrinolyse gehemmt, wofür Steroiddosierungen schon im Bereich der Cushing-Schwellendosis ausreichen. Bei nierentransplantierten, immunsupprimierten und Steroid-behandelten Patienten wurde eine Hypofibrinolyse in >50 % der Fälle beobachtet (Patrassi et al. 1995). Zu den prothrombotischen Wirkungen der Glucocorticoide kann auch eine steroidinduzierte Thrombozytose beitragen. Glucocorticoide erhöhen darüber hinaus die Fragilität der Gefäßwand und verstärken die thrombogene Wirkung anderer Substanzen, insbesondere von Thalidomid.

Kontrazeptiva und Hormonersatztherapie

Venöse Thrombosen und Thromboembolien als Komplikationen von Kontrazeptiva sind seit über 50 Jahren bekannt und werden vorwiegend mit der Östrogenkomponente in Zusammenhang gebracht. Da deren Anteil in der Vergangenheit zunehmend abgesenkt wurde, kommt bei den aktuell verfügbaren Kombinationspräparaten auch der Gestagenkomponente eine Bedeutung zu. Jede hormonelle kombinierte Verhütungsmethode, die auf einer systemischen Hormonwirkung beruht, erhöht das Thromboserisiko. Das Risiko für venöse Thromboembolien unter Östrogenen ist altersabhängig: von 1/10.000 bei Frauen unter 20 Jahren über 1/10.000 und 1/1000 bei Frauen in den Altersgruppen 20–40 und 41–75 Jahren bis 1/100 im Alter >75 Jahre. Alle Frauen in den Wechseljahren, die bereits eine venöse Thrombose hatten, sollten nach den Leitlinien der Deutschen Gesellschaft für Gynäkologie und Geburtshilfe von 2009 wegen des erhöhten Risikos keine orale Hormonersatztherapie erhalten.

- **Östrogene**

Die thrombogene Wirkung der Östrogene auf die Hämostase ist komplex (Abb. 5.12) und beinhaltet eine Synthesesteigerung der Zymogene der Gerinnungsfaktoren II, VII, VIII/vWF, X (DeLoughery 2011). Darüber hinaus reduzieren Östrogene die antithrombotischen Faktoren Antithrombin und Protein S und hemmen die Fibrinolyse durch Erhöhung von »thrombin activated fibrinolysis inhibitor« (TAFI). Ein weiterer thrombogener Mechanismus ist eine unter Östrogenen erworbene Resistenz gegenüber aktiviertem Protein C (aPC-Resistenz). Zusätzlich erhöhen Östrogene zwar die Konzentration des Gewebeplasminogenaktivators (t-PA) und senken die von Plasminogenaktivator 1 (PAI-1), was die Fibrinolyse fördert. Vermutlich kompensiert dies aber nicht die thrombogenen Mechanismen, die durch Bereitstellung von aktivem Tissue Factor (TF), z. B. aus Monozyten, TF-tragenden Mikropartikeln oder aktiviertem Endothel induziert werden.

Zahlreiche Studien untersuchten das Risiko thromboembolischer Komplikationen unter östrogenhaltigen Kontrazeptiva und ergaben relativ übereinstimmend vor allem

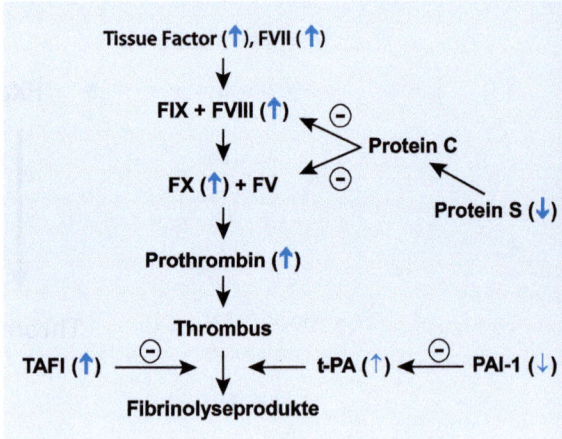

Abb. 5.12 Wirkungen von Östrogenen auf die Hämostase (Abkürzungen s. Text). (Adaptiert nach DeLoughery 2011)

im ersten ½ bis 1 Jahr der Behandlung ein 3- bis 6-fach erhöhtes Thromboembolierisiko (Gomes et al. 2004). Von besonderer Bedeutung ist die Östrogendosis. Eine Verringerung des Ethinylestradiol-Gehalts von 100 auf 50 und weniger µg/Tag (2. Generation der Kontrazeptiva) verringert auch die Inzidenz venöser Thromboembolien (Lidegaard et al. 2009, van Hylckama et al. 2009). Die meisten Ergebnisse liegen zu monophasischen Kontrazeptiva vor, während Erfahrungen mit Mehrphasenpräparaten limitiert sind. Bei Kontrazeptiva, deren Wirkung auf einer transdermalen (»Pflaster«) oder transvaginalen (»Vaginalring«) Hormonfreisetzung beruht, ist infolge der relativ guten systemischen Bioverfügbarkeit der Sexualsteroide ebenfalls ein erhöhtes Thromboserisiko zu erwarten.

Thrombosen unter Kontrazeptiva werden durch thrombogene Risikofaktoren begünstigt. Bei Faktor-V-Leiden-Trägerinnen ist z. B. von einem 16-fach erhöhten Risiko für venöse Thrombosen auszugehen (Wu et al. 2006). Auch die Prothrombin-G20210A-Mutation sowie Protein-S-, -C- und Antithrombin-Mangel sind mit erhöhtem Thromboserisiko unter hormonellen Kontrazeptiva assoziiert. Vorausgegangene Thromboembolien, Immobilisation, Verletzungen und Malignome erhöhen ebenfalls das Risiko (Gräser 2001). Bei der Abschätzung des Risikos für venöse Thrombosen unter Kontrazeptiva sind auch Begleiterkrankungen (Immobilisierung!), Nikotinkonsum und Übergewicht bedeutsam. Erbliche oder erworbene Prädispositionen für venöse oder arterielle Thrombosen und vor allem bestehende oder vorausgegangene Thrombosen sowie Erkrankungen mit hohem Thromboserisiko gehören deshalb zu den Kontraindikationen vieler hormoneller Kontrazeptiva.

Auch die Hormonersatztherapie in Klimakterium und Menopause bedeutet ein gesteigertes Risiko thromboembolischer Ereignisse, welches durch große randomisierte,

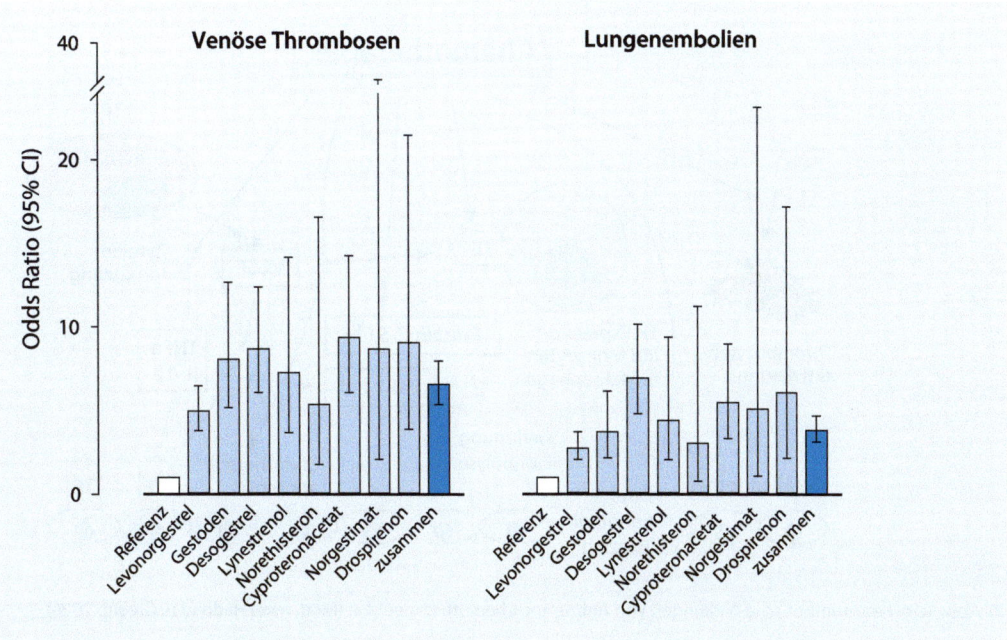

Abb. 5.13 Risiko venöser Thrombosen und Lungenembolien in Abhängigkeit von der Gestagenkomponente bei kombinierten oralen Kontrazeptiva. (Mod. nach van Hylckama et al. 2009)

kontrollierte Studien mit konjugierten equinen Östrogenen in Kombination mit Medroxyprogesteronacetat dokumentiert wurde (Grady et al. 2000, Rossouw et al. 2002). Das Risiko venöser Thrombosen und sowie von Lungenembolien war hier etwa 2-fach erhöht, vor allem im ersten Jahr der Behandlung. Transdermale Hormonersatzpräparate haben in (leider nur nichtrandomisierten) Studien ein geringeres Thromboserisiko gezeigt. Wie bei Kontrazeptiva wird das thromboembolische Risiko durch genetische Faktoren (z. B. Faktor-V-Leiden) deutlich erhöht.

Selektive Östrogenrezeptor-Modulatoren sind zwar weniger gut untersucht. Jedoch erhöht auch Tamoxifen die Konzentration der Gerinnungsfaktoren VIII und IX und vermindert Protein S, C und Antithrombin. Sowohl Tamoxifen als auch Raloxifen erhöhen das Risiko venöser Thrombosen 2- bis 3-fach (Cosman et al. 2005).

- **Gestagene**

Die rein gestagenhaltige »Minipille« hat bisher kein erhöhtes Risiko für Thromboembolien gezeigt. Zur Beurteilung der »Dreimonatsspritze« und der Gestagenimplantate reicht die aktuelle Datenlage noch nicht aus. Für eine lokal im Uterus Levonorgestrel-freisetzende Spirale ergab sich anhand laborchemischer Parameter bei Frauen mit aPC-Resistenz im Vergleich zu einer nichthormonfreisetzenden Spirale kein Anhaltspunkt für ein erhöhtes Thromboserisiko (van Vliet et al. 2009). Gestagene können aber die Wirkung von Östrogenen modulieren. So antagonisiert Levonorgestrel, wahrscheinlich infolge seiner androgenen Partialwirkung, den östrogeninduzierten Anstieg von Faktor VII (Winkler 2000).

Kontrazeptiva, die Gestagene der 3. Generation (z. B. Desogestrel, Gestoden) enthalten, bewirken im Vergleich zu Gestagenen der 2. Generation (z. B. Levonorgestrel) eine stärkere Zunahme von Faktor VII infolge fehlender Androgenwirkung. Ob dadurch das thrombogene Risiko dieser Gestagene erhöht wird, ist nicht eindeutig gesichert. Auch ist die Studienlage nicht einheitlich. Eine große prospektive Kohortenstudie fand z. B. für das antiandrogene Gestagen Drospirenon ein mit Levonorgestrel etwa vergleichbar hohes Thromboserisiko (Dinger et al. 2007). Eine Metaanalyse mehrerer Einzelstudien berichtete hingegen eine Verdoppelung venöser Thrombosen gegenüber Levonorgestrel unter Behandlung mit einigen Gestagenen der 3. Generation (Kemmeren et al. 2001). Auch die MEGA-Studie, eine große Fall-Kontroll-Studie an 1524 Patienten, fand im Vergleich zu 1760 unbehandelten Kontrollpersonen ein im Mittel 6- bis 7-fach erhöhtes Risiko für Desogestrel, Drospirenon und andere Gestagene der 3. Generation (van Hylckama et al. 2009), während Levonorgestrel mit einem »nur« 3,6-fach erhöhten Risiko für venöse Thromboembolien abschnitt (◘ Abb. 5.13). Aktuelle Studien bestätigen das höhere Thromboserisiko einiger Gestagene der 3. Generation (Dunn 2011, Jick u. Hernandez 2011, Parkin et al. 2011).

Gegenwärtig bewerten die Europäische Arzneimittelagentur (EMA) und die Arzneimittelkommission der Deutschen Ärzteschaft das Risiko thromboembolischer Er-

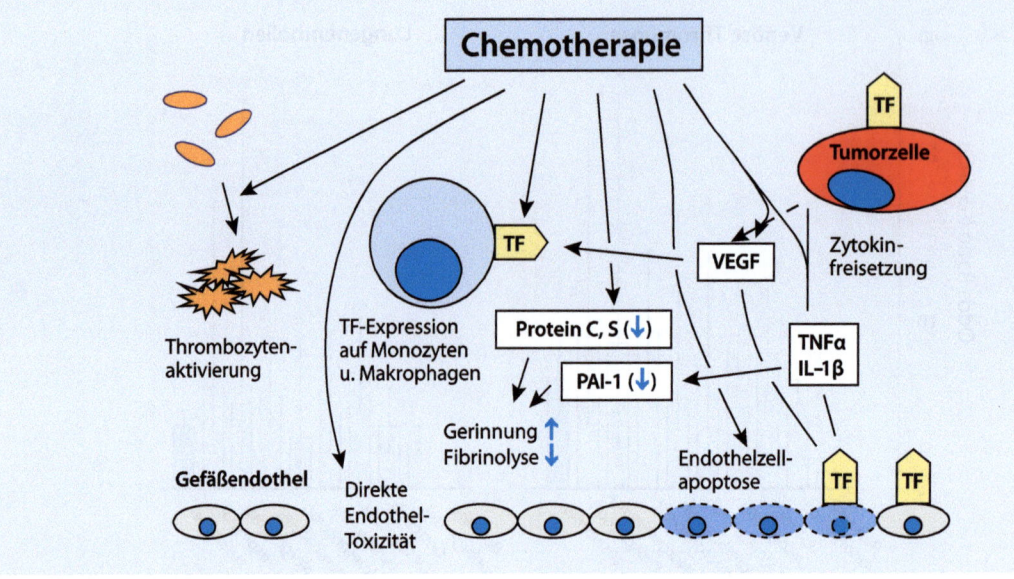

Abb. 5.14 Prothrombotische Wirkungen von Antitumor-Chemotherapeutika. (Mod. nach Haddad u. Greeno 2006)

eignisse unter Kontrazeptiva mit Gestagenen der 3. Generation als höher im Vergleich zu den Levonorgestrel-haltigen Präparaten (Arzneimittelkommission der Deutschen Ärzteschaft 2011). Es wird empfohlen, bei der Auswahl des Gestagens das individuelle Thromboserisiko zu berücksichtigen und die Frauen entsprechend zu informieren.

Fazit
Steroidhormone (Glucocorticoide und Sexualhormone) erhöhen das Risiko venöser Thrombosen. Besonders relevant und gut untersucht für das Risiko von Kontrazeptiva und Hormonersatztherapie ist die Östrogenkomponente. Aber auch Gestagene der 2. (Levonorgestrel) und 3. (Desogestrel, Gestoden) Generation erhöhen das Thromboserisiko.

5.4.3 Zytostatika und Immunmodulatoren

Thrombotische Komplikationen als Nebenwirkungen einer Zytostatikatherapie sind von den multiplen Hämostasestörungen aufgrund der neoplastischen Grunderkrankung zu trennen. Schon 1823 wurde von Bouillard erstmals ein Zusammenhang zwischen malignen Tumoren und Thrombosen vermutet (Noble u. Pasi 2010), eine Hypothese, die später durch den Nachweis thrombogener Faktoren bei Tumormetastasierung und -wachstum gestützt wurde. In Übereinstimmung damit kommt es bei 15–30% von Krebspatienten zu thromboembolischen Komplikationen, vorwiegend in Spätstadien der Erkrankung.

Zwischen verschiedenen Chemotherapeutika bestehen erhebliche Unterschiede, für einige liegen widersprüchliche Daten vor. So zeigte eine große Metaanalyse aus dem Jahr 2010 für den VEGF-Antagonisten Bevacizumab ein erhöhtes VTE-Risiko (Nalluri et al. 2008), während eine andere, nur ein Jahr später publizierte Metaanalyse dies nicht bestätigte (Hurwitz et al. 2011).

Zytostatika
Nebenwirkungen von Zytostatika auf die Hämostase können auf zahlreichen unterschiedlichen Mechanismen beruhen, die im Einzelfall schwer zu differenzieren sind (Haddad et al. 2006, Lechner et al. 2009). Einige Mechanismen, durch die Antitumor-Chemotherapeutika thrombogen wirken können, sind in Abb. 5.14 zusammengestellt.

Hierzu gehören Veränderungen der Expression prothrombotischer Gerinnungsfaktoren. Beispiele sind Tissue Factor (TF) und »cancer procoagulant«, die beide Faktor X aktivieren. Zytostatika (z.B. Anthrazykline, Cisplatin, Etoposid, Gemcitabin, Methotrexat, Vincristin) können eine vermehrte Expression von TF auf der Tumorzelloberfläche bewirken. Viele Chemotherapeutika schädigen auch das Gefäßendothel. Dies gilt u.a. für Cisplatin, Fluorouracil und Bleomycin. Die Freisetzung von v.-Willebrand-Faktor (vWF) aus aktiviertem oder geschädigtem Endothel kann vermehrt Thrombozyten aktivieren. Asparaginase hemmt die hepatische Synthese sowohl von Gerinnungsfaktoren als auch von antithrombotischen Proteinen mit erhöhtem Risiko für Blutungen (seltener) und Thrombosen (häufiger).

Immunmodulatoren
Der pharmakologische Ansatz für Thalidomid und Lenalidomid in der Onkologie ist die Hemmung der wachstumsfaktorinduzierten Angiogenese und damit von

Tumorwachstum und -metastasierung. Diese Immunmodulatoren erhöhen massiv das Risiko venöser (und arterieller) Thromboembolien bei Patienten mit Plasmozytom, vor allem in Kombination mit Dexamethason und Zytostatika (z. B. Anthrazykline und Alkylantien), insbesondere in den ersten Monaten der Behandlung. Unter Thalidomid als Monotherapie beträgt die Inzidenz venöser Thrombosen bei Plasmozytom ohne Thromboseprophylaxe etwa 2–5 %. Dexamethason steigert das VTE-Risiko unter Thalidomid auf bis zu 26 %, Anthrazykline sogar auf bis zu 34 % (Kristinsson 2010, Zamagni et al. 2011). Ähnliche Zahlen gibt es für Lenalidomid. Wahrscheinlich tragen mehrere Teilwirkungen dieser Immunmodulatoren bei, wie z. B. erhöhte Bildung von TF und vWF, Zytokin-mediierte aPC-Resistenz und Tumornekrosefaktor-vermittelte Effekte auf Endothelzellen.

Im Einzelfall muss deshalb nach individueller Abwägung des Thromboserisikos eine Thromboseprophylaxe erwogen werden. Für eine Prophylaxe spricht das hohe thrombogene Risiko der Kombination von Thalidomid mit Doxorubicin oder eine positive Eigen- oder Familienanamnese für Thrombosen. Eine Leitlinie der Deutschen Gesellschaft für Hämato-Onkologie empfiehlt niedermolekulares Heparin in halbtherapeutischer Dosierung über die ersten 4 Zyklen von Thalidomid in Kombination mit Melphalan und Prednison (Deutsche Gesellschaft für Hämato-Onkologie 2011). Für die Kombination Lenalidomid + Dexamethason wird eine Prophylaxe mit niedrig dosierter Acetylsalizylsäure bei niedrigem Risiko, ansonsten niedermolekulares Heparin empfohlen. In Vergleichsstudien war niedermolekulares Heparin gegenüber Warfarin und Acetylsalizylsäure tendenziell – aber nicht signifikant – wirksamer (Larocca et al. 2012, Palumbo et al. 2011).

Auch das zur Behandlung des Mammakarzinoms häufig eingesetzte Tamoxifen erhöht das Thromboserisiko. In einer Studie an 2600 Patientinnen mit Brustkrebs kam es unter Tamoxifen zu einer hochsignifikanten Zunahme von arteriellen und venösen Thrombosen: 5,4 % gegenüber 1,6 %. Im Gegensatz dazu scheint das Risiko venöser Thromboembolien durch Aromataseinhibitoren herabgesetzt zu werden (Howell et al. 2005). Bei Frauen ohne Brustkrebs, die Tamoxifen prophylaktisch erhielten, wurden die Plasmaspiegel der antithrombotischen Proteine Antithrombin und Protein S gesenkt. Keinen Effekt hatte Tamoxifen hingegen auf Protein C im Sinne einer aPC-Resistenz (Cushman et al. 2003).

Schädigungen des Endothels durch pharmakologische Wirkungen von Zytostatika erhöhen zudem das Risiko katheterassoziierter Thrombosen, auch wenn die Substanzapplikation durch zentralnervöse Zugänge oder venöse Portsysteme erfolgt. Dies wurde u. a. für Mitomycin D, Cisplatin, Fluorouracil und Bleomycin beschrieben.

Fazit
Zytostatika unterschiedlicher Wirkstoffklassen sowie Immunmodulatoren (Thalidomid/Lenalidomid) und Tamoxifen erhöhen das Risiko venöser Thrombosen. Ein solcher Effekt ist vom tumorbedingt erhöhten Thromboserisiko abzugrenzen. Ob eine Thromboseprophylaxe durchzuführen ist, wird durch das individuelle Thromboserisiko bestimmt.

5.4.4 Schlussfolgerungen

Thrombogene Eigenschaften von Arzneimitteln sind besonders dann bedeutsam, wenn sie einen vergleichsweise hohen Anteil der exponierten Patienten betreffen (wie bei manchen Zytostatika und Immunmodulatoren) oder anteilig selten auftreten, aber viele Personen exponiert sind (z. B. hormonelle Kontrazeptiva). Die Wirkstoffe legen dabei aber nicht allein das individuelle thrombogene Risiko fest. Wie am Beispiel der Steroide, Chemotherapeutika und Immunmodulatoren gezeigt, bestimmt erst der klinische Kontext in Form der Grunderkrankung sowie der expositionellen und dispositionellen Risikofaktoren das Gesamtrisiko beim einzelnen Patienten.

Neue Substanzgruppen oder pharmakologische Strategien, wie etwa die Gestagene der 3. Generation oder neue Immunmodulatoren, haben darüber hinaus gezeigt, wie schwer und manchmal kontrovers die Einschätzung des Thromboserisikos und die Klärung möglicher therapeutischer Konsequenzen sein kann. Nach wie vor besteht deshalb ein dringender Bedarf an Untersuchungen, die die Pathomechanismen thrombogener Arzneimittel besser identifizieren, die Thromboseneigung unter Pharmakotherapie (als primäre Zielgröße!) individuell charakterisieren, den prädiktiven Wert von Thrombosebiomarkern bei Therapie mit thrombogenen Pharmaka bewerten und sich daraus vielleicht ergebende Konsequenzen – etwa im Sinne einer durchzuführenden Thromboseprophylaxe – aufklären.

Literatur

Zu 5.1.1–5.1.3, 5.1.5, 5.1.6
Alban S (2010) Heparine und andere Glykoantikoagulanzien. In: Pötzsch B, Madlener K (Hrsg) Hämostaseologie, 2. Aufl. Springer, Berlin, Heidelberg, New York
Anderson JL, et al. (2007) Randomized trial of genotype-guided versus standard warfarin dosing in patients initiating oral anticoagulation. Circulation 116: 2563–2570
Bauersachs RM (2008) New anticoagulants. Hamostaseologie 28: 21–26
Bauersachs R, Alban S (2007) Perioperative bridging with fondaparinux in a woman with antithrombin deficiency. Thromb Haemost 97: 498–499
Bauersachs RM, Lindhoff-Last E, Ehrly AM, et al. (1999) Treatment of hirudin overdosage in a patient with chronic renal failure. Thromb Haemost 81: 323–324

Elalamy I, Lecrubier C, Potevin F, et al. (1995) Absence of in vitro cross-reaction of pentasaccharide with the plasma heparin-dependent factor of twenty-five patients with heparin-associated thrombocytopenia. Thromb Haemost 74: 1384–1385

Garcia D, Regan S, Crowther M, Hughes RA, Hylek EM (2005) Warfarin maintenance dosing patterns in clinical practice: implications for safer anticoagulation in the elderly population. Chest 127: 2049–2056

GlaxoSmithKline GmbH & Co KG (2008) Fachinformation Arixtra®

Harenberg J, Huhle G, Hoffmann U (1998) Pharmakologie der Heparine und Heparinoide. In: Müller -Berghaus G, Pötzsch B (Hrsg) Hämostaseologie. Springer, Berlin, Heidelberg, New York

Klein TE, et al. (2009) Estimation of the warfarin dose with clinical and pharmacogenetic data. N Engl J Med 360: 753–764

Lim W, Dentali F, Eikelboom JW, Crowther MA (2006) Meta-analysis: low-molecular-weight heparin and bleeding in patients with severe renal insufficiency. Ann Intern Med 144: 673–684

Meda (2011) Fachinformation Marcumar®

Oldenburg J, Bevans CG, Muller CR, Watzka M (2006) Vitamin K epoxide reductase complex subunit 1 (VKORC1): the key protein of the vitamin K cycle. Antioxid Redox Signal 8: 347–353

Palareti G (2011) Bleeding with anticoagulant treatments. Hamostaseologie 31: 237–242

van Leeuwen Y, Rosendaal FR, van der Meer FJ (2008) The relationship between maintenance dosages of three vitamin K antagonists: Acenocoumarol, warfarin and phenprocoumon. Thromb Res 123: 225–230

Zu 5.1.4

Blech S, Ebner T, Ludwig-Schwellinger E, et al. (2008) The metabolism and disposition of the oral direct thrombin inhibitor, dabigatran, in humans. Drug Metab Dispos 36: 386–399

Frost C, Yu Z, Moore K, et al. (2007) Apixaban, an oral direct factor Xa inhibitor: multiple-dose safety, pharmacokinetics and pharmacodynamics in healthy subjects. J Thromb Haemost 5: P-M-664

He K, He B, Grace JE, et al. (2006) Preclinical Pharmacokinetic and Metabolism of Apixaban, a Potent and Selective Factor Xa Inhibitor. ASH Annual Meeting Abstracts 108: 910

Kubitza D, Becka M, Voith B, et al. (2005) Safety, pharmacodynamics, and pharmacokinetics of single doses of BAY 59–7939, an oral, direct factor Xa inhibitor. Clin Pharmacol Ther 78: 412–421

Kubitza D, Becka M, Zuehlsdorf M, et al. (2007) Body weight has limited influence on the safety, tolerability, pharmacokinetics, or pharmacodynamics of rivaroxaban (BAY 59–7939) in healthy subjects. J Clin Pharmacol 47: 218–226

Lang D, Freudenberger C, Weinz C (2009) In vitro metabolism of rivaroxaban, an oral, direct factor Xa inhibitor, in liver microsomes and hepatocytes of rats, dogs, and humans. Drug Metab Dispos 37: 1046–1055

Perzborn E, Strassburger J, Wilmen A, et al. (2005) In vitro and in vivo studies of the novel antithrombotic agent BAY 59–7939 – an oral, direct Factor Xa inhibitor. J Thromb Haemost 3: 514–521

Pinto DJ, Orwat MJ, Koch S, et al. (2007) Discovery of 1-(4-methoxyphenyl)- 7-oxo-6-(4-(2-oxopiperidin-1-yl)phenyl)-4,5,6,7-tetrahydro-1H -pyrazolo[3,4-c]pyridine-3-carboxamide (apixaban, BMS-562247), a highly potent, selective, efficacious, and orally bioavailable inhibitor of blood coagulation factor Xa. J Med Chem 50: 5339–5356

Raghavan N, Frost CE, Yu Z, et al. (2009) Apixaban metabolism and pharmacokinetics after oral administration to humans. Drug Metab Dispos 37: 74–81

Roehrig S, Straub A, Pohlmann J, et al. (2005) Discovery of the novel antithrombotic agent 5-chloro-N-({(5S)-2-oxo-3- [4-(3-oxomorpholin-4-yl)phenyl]-1,3-oxazolidin- 5-yl}methyl)thiophene-2-carboxamide (BAY 59–7939): an oral, direct factor Xa inhibitor. J Med Chem 2005; 48: 5900–5908

Stangier J, Eriksson BI, Dahl OE, et al. (2005) Pharmacokinetic profile of the oral direct thrombin inhibitor dabigatran etexilate in healthy volunteers and patients undergoing total hip replacement. J Clin Pharmacol 45: 555–563

Stangier J, Stahle H, Rathgen K, et al. (2008a) Pharmacokinetics and pharmacodynamics of dabigatran etexilate, an oral direct thrombin inhibitor, are not affected by moderate hepatic impairment. J Clin Pharmacol 48: 1411–1419

Stangier J, Stahle H, Rathgen K, et al. (2008b) Pharmacokinetics and pharmacodynamics of the direct oral thrombin inhibitor dabigatran in healthy elderly subjects. Clin Pharmacokinet 47: 47–59

Ufer M (2010) Comparative efficiacy and safety of the novel oral anticoagulants dabigatran, rivaroxaban and apixaban in preclinical and clinical development Thromb Haemost 103: 572–585

Weinz C, Radtke M, Schmeer K. et al. (2004) In vitro metabolism of BAY 59–7939 – an oral, direct factor Xa inhibitor [abstract no. 195]. Drug Metab Rev 36 (Suppl 1): 98

Weinz C, Schwarz T, Kubitza D, et al. (2009) Metabolism and excretion of rivaroxaban, an oral, direct factor Xa inhibitor, in rats, dogs, and humans. Drug Metab Dispos 37: 1056–1064

Wienen W, Stassen JM, Priepke H, et al. (2007) In-vitro profile and ex-vivo anticoagulant activity of the direct thrombin inhibitor dabigatran and its orally active prodrug, dabigatran etexilate. Thromb Haemost 98: 155–162

Wong PC, Crain EJ, Xin B, et al. (2008) Apixaban, an oral, direct and highly selective factor Xa inhibitor: in vitro, antithrombotic and antihemostatic studies. J Thromb Haemost 6: 820–829

Zhang D, He K, Raghavan N, et al. (2009) Comparative Metabolism of C-14 Labeled Apixaban in Mice, Rats, Rabbits, Dogs, and Humans. Drug Metab Dispos 37: 1738–1748

Zu 5.2

Anderson DR, Dunbar MJ, Bohm ER, et al. (2013) Aspirin versus low-molecular-weight heparin for extended venous thromboembolism prophylaxis after total hip arthroplasty: a randomized trial. Ann Intern Med 158: 800–806

Antiplatelet Trialists' Collaboration (1994) Collaborative overview of randomised trials of antiplatelet therapy. III. Reduction in venous thrombosis and pulmonary embolism by antiplatelet prophylaxis among surgical and medical patients. Br Med J 308: 235–246

Becattini C, Agnelli G, Schenone A, et al. (2012) Aspirin for preventing the recurrence of venous thromboembolism. New Engl J Med 366: 1959–1967

Beksac B, Gonzalez Della Vallee A, Anderson J, Sharrock NE, Sculco TP, Salvcato EA (2007) Symptomatic thrombembolism after on-stage bilateral THA with a multimodal prophylaxis protocol. Clin Orthop Relat Res 463: 114–119

Berend KR, Lombardi AV Jr. (2006) Multimodal venous thromboembolic disease prevention for patients undergoing primary or revision total joint arthroplasty: the role of aspirin. Am J Orthop 35: 24–29

Bird JE, Wang X, Smith PL, Barbera F, Huang C, Schumacher WA (2012) A platelet target for venous thrombosis? P2Y1 deletion or antagonism protects mice from vena cava thrombosis. J Thromb Thrombolysis 34: 199–207

Bozic KJ, Vail TP, Pekow PS, Maselli JH, Lindenauer PK, Auerbach AD (2010) Does aspirin have a role in venous thromboembolism prophylaxis in total knee arthroplasty patients? J Arthroplasty 7: 1053–1060

Braekkan SK, Mathiesen EB, Njolstad I, Wilsgaard T, Stormers J, Hansen JB (2009) Mean platelet volume is a risk factor for venous thrombembolism: The Tromso study. J Thromb Haemostasis: 8: 157–162

Brighton TA, Eikelboom JW, Mann K, et al. (2012) Low-dose Aspirin for preventing recurrent venous thromboembolism. New Engl J Med 367: 1979–1987

Brown GA (2009) Venous thromboembolism prophylaxis after major orthopaedic surgery: a pooled analysis of randomized controlled trials. J Arthroplasty 6 (Suppl): 77–83

Callaghan JJ, Warth LC, Hoballah JJ, Liu SS, Wells CW (2008) Evaluation of deep venous thrombosis prophylaxis in low-risk patients undergoing total knee arthroplasty. J Arthroplasty 23 (Suppl 1): 20–24

Canadian Agency for Drugs and Technologies in Health. Acetylsalicylic acid for venous thromboembolism prophylaxis: clinical evidence, benefits and harms [Internet]. Ottawa: the Agency; 2011 Jun 23. (Rapid response report: summary of abstracts). http://cadth.ca/media/pdf/htis/june-2011/RB0383_ASA_for_VTE_Final.pdf

Cesarone MR, Belcaro G, Nicolaides AN, et al. (2002) Venous thrombosis from air travel: the LONFLIT3 study-prevention with aspirin vs. low-molecular-weight heparin (LMWH) in high-risk subjects: a randomized trial. Angiology 53: 1–6

Cooley BC, Herrera AJ (2013) Cross-modulatory effects of clopidogrel and heparin on platelet and fibrin incorporation in thrombosis. Blood Coagul Fibrinolysis 2013, epub ahead of print

Intermountain Joint Replacement Center Writing Committee (2012) A prospective comparison of warfarin to aspirin for thromboprophylaxis in total hip and total knee arthroplasty. J Arthoplasty 27: 1–9e

Ji, H-M, Lee Y-K, Ha Y-C, Kim H-C, Koo K-H (2011) Little impact of antiplatelet agents on venous thromboembolism after hip fracture surgery. J Korean Med Sci 26: 1625–1629

Leon C, Alex M, Klocke A, Morgenstern E, Moosbauer C, Eckly A, Spannagl M, Gachet C, Engelmann B (2004) Platelet ADP receptors contribute to the initiation of intravascular coagulation. Blood 103: 594–600

Lijfering WM, Flinterman LE, Vandenbroucke JP, Rosendaal FR, Cannegieter SC (2011) Relationship between venous and arterial thrombosis: A review of the literature from a causal perspective. Sem Thromb Hemostas 37: 885–896

Loke YK, Derry S (2002) Air travel and venous thrombosis: how much help might aspirin be? Med Gen Med 4: 4

Lopez JA, Chen J (2009) Pathophysiology of venous thrombosis. Thromb Res 123 (Suppl 4): S30–S34

Lotke PA, Lonner JH (2006) The benefit of aspirin chemoprophylaxis for thrombembolism after total knee arthroplasty. Clin Orthop Rel Res 452: 175–180

Lyman GH, Khorana AA, Kuderer NM, et al. (2013) Venous thromboembolism prophylaxis and treatment in patients with cancer: American Society of Clinical Oncology Clinical Practice Guideline Update. J Clin Oncol 31: 2189–2204

Marsland D, Mears SC, Kates SL (2010) Venous thromboembolic prophylaxis for hip fractures. Osteoporos Int 21 (Suppl 4): S593–S604

Pulmonary embolism prevention (PEP) trial collaborative Group (2000): Prevention of pulmonary embolism and deep vein thrombosis with low dose aspirin: Pulmonary embolism prevention (PEP) trial. Lancet 355: 1295–1302

Qaseem A, Chou R, et al. (2011) Venous thromboembolism prophylaxis in hospitalized patients: A clinical practice guideline from the American College of Physicians. Ann Int Med 155: 625–632

Rosendaal FR (1999) Venous thrombosis: a multicausal disease. Lancet 353: 1167–1173

Schann TA, Lstler L, Engoren MC, Habib RH (2010) Incidence and predictors of postoperative deep vein thrombosis in cardiac surgery in the era of aggressive thromboprophylaxis. Ann Thorac Surg 90: 760–766

Schellong S (2013) Aspirin for long-term maintainance of venous thromboembolism. Vasa 42: 83–85

Schrör K (2011) Acetylsalicylsäure. Dr.Schrör-Verlag, Frechen, S 239–244

Sevitt S (1974) The structure and growth of valve-pocket thrombi in femoral veins. J Clin Pathol 27: 517–528

Sharrock NE, Della Valle AG, et al. (2008) Potent anticoagulants are associated with a higher all-cause mortality rate after hip and knee arthroplasty. Clin Orthop Relat Res 466: 714–721

Stewart DW, Freshour JE (2013) Aspirin for the prophylaxis of venolus thromboembolic evebnts in orthopedic surgery patients: a comparison of the AAOS and ACCP guidelines with review of the evidence. Ann Pharmacother 47: 63–74

Turpie AGG, Esmon C (2011) Venous and arterial thrombosis – pathogenesis and the rationale for anticoagulation. Thromb Haemost 105: 586–596

Warkentin TE (2012) Aspirin for dual prevention of venous and arterial thrombosis. New Engl J Med 367: 2039–2041

Watson HG, Chee YL (2008) Aspirin and other antiplatelet drugs in the prevention of venous thromboembolism. Blood Rev 22: 107–116

Westrich GH, Sculco TP (1996) Prophylaxis against deep venous thrombosis after total knee arthroplasty. J Bone Joint Surg 78A: 826–834

Zu 5.3

Althaus K, Hron G, Strobel U, Abbate R, Rogolino A, Davidson S, Greinacher A, Bakchoul T (2013) Evaluation of automated immunoassays in the diagnosis of heparin induced thrombocytopenia. Thromb Res 31: e85–90

Linkins LA, Dans AL, Moores LK, Bona R, Davodson BL, Schulman S, Crowther M (2012) Treatment and Prevention of Heparin-Induced Thrombocytopenia. Chest 141 (2 Suppl): e495S–530S

Lo GK, Juhl D, Warkentin TE, Sigouin CS, Eichler P, Greinacher A (2006) Evaluation of pretest clinical score (4 T's) for the diagnosis of heparin-induced thrombocytopenia in two clinical settings. J Thromb Haemost 4: 759–765

Kelton JG, Arnold DM, Bates SM (2013) Nonheparin Anticoagulants for Heparin-Induced Thrombocytopenia. New Engl J Med 368: 737–744

Thiele T, Althaus K, Greinacher A (2010) Heparin-induced thrombozytopenia. Internist 51: 1127–1132

Warkentin TE (2003) Heparin-induced thrombocytopenia: pathogenesis and management. Br J Haematol 121: 535–555

Zu 5.4

Arzneimittelkommission der Deutschen Ärzteschaft (2011) Risiko von venösen Thromboembolien bei Einnahme von Drospirenon-haltigen kombinierten oralen Kontrazeptiva. Ärzteblatt 108: A2442

Cosman F, Baz-Hecht M, Cushman M, Vardy MD, Cruz JD, Nieves JW, Zion M, Lindsay R (2005) Short-term effects of estrogen, tamoxifen and raloxifene on hemostasis: a randomized-controlled study and review of the literature. Thromb Res 116: 1–13

Cushman M, Costantino JP, Bovill EG, Wickerham DL, Buckley L, Roberts JD, Krag DN (2003) Effect of tamoxifen on venous thrombosis risk factors in women without cancer: The Breast Cancer Prevention Trial. Br J Haematol 120: 109–116

DeLoughery TG (2011) Estrogen and thrombosis: controversies and common sense. Rev Endocr Metab Disord 12: 77–84

Deutsche Gesellschaft für Hämato-Onkologie (2011) Leitlinie Multiples Myelom. http://www.dgho-onkopedia.de/onkopedia/leitlinien/multiples-myelom

Dinger JC, Heinemann LA, Kuhl-Habich D (2007) The safety of a drospirenone-containing oral contraceptive: final results from the European Active Surveillance Study on oral contraceptives based on 142,475 women-years of observation. Contraception 75: 344–354

Dunn N (2011) The risk of deep venous thrombosis with oral contraceptives containing drospirenone Br Med J 342: d2519

Gomes MP, Deitcher SR (2004) Risk of venous thromboembolic disease associated with hormonal contraceptives and hormone replacement therapy: a clinical review. Arch Intern Med 164: 1965–1976

Grady D, Wenger NK, Herrington D, Khan S, Furberg C, Hunninghake D, Vittinghoff E, Hulley S (2000) Postmenopausal hormone therapy increases risk for venous thromboembolic disease. The Heart and Estrogen/progestin Replacement Study. Ann Intern Med 132: 689–696

Gräser T (2001) Sexualsteroide und Hämostase. Hämostaseologie 21: 30–34

Haddad TC, Greeno EW (2006) Chemotherapy-induced thrombosis. Thromb Res 118: 555–568

Howell A, Cuzick J, Baum M, Buzdar A, Dowsett M, Forbes JF, Hoctin-Boes G, Houghton J, Locker GY, Tobias JS (2005) Results of the ATAC (Arimidex, Tamoxifen, Alone or in Combination) trial after completion of 5 years' adjuvant treatment for breast cancer. Lancet 365: 60–62

Hurwitz HI, Saltz LB, Van Cutsem E, Cassidy J, Wiedemann J, Sirzen F, Lyman GH, Rohr UP (2011) Venous thromboembolic events with chemotherapy plus bevacizumab: a pooled analysis of patients in randomized phase II and III studies. J Clin Oncol 29: 1757–1764

Jick SS, Hernandez RK (2011) Risk of non-fatal venous thromboembolism in women using oral contraceptives containing drospirenone compared with women using oral contraceptives containing levonorgestrel: case-control study using United States claims data Br Med J 342: d2151

Kemmeren JM, Algra A, Grobbee DE (2001) Third generation oral contraceptives and risk of venous thrombosis: meta-analysis. Br Med J 323: 131–134

Kristinsson SY (2010) Thrombosis in multiple myeloma. Hematology Am Soc Hematol Educ Program 2010: 437–444

Larocca A, Cavallo F, Bringhen S, et al. (2012) Aspirin or enoxaparin thromboprophylaxis for patients with newly diagnosed multiple myeloma treated with lenalidomide. Blood 119: 933–939

Lechner D, Weltermann A (2009) Pathophysiology of chemotherapy-associated thrombosis. Hämostaseologie 29: 112–120

Lidegaard O, Lokkegaard E, Svendsen AL, Agger C (2009) Hormonal contraception and risk of venous thromboembolism: national follow-up study. BMJ 339: b2890

Lopez JA, Chen J (2009) Pathophysiology of venous thrombosis. Thromb Res 123 (Suppl 4): S30–S34

Nalluri SR, Chu D, Keresztes R, Zhu X, Wu S (2008) Risk of venous thromboembolism with the angiogenesis inhibitor bevacizumab in cancer patients: a meta-analysis. JAMA 300: 2277–2285

Noble S, Pasi J (2010) Epidemiology and pathophysiology of cancer-associated thrombosis. Br J Cancer 102 (Suppl 1): S2–9

Palumbo A, Cavo M, Bringhen S, et al. (2011) Aspirin, warfarin, or enoxaparin thromboprophylaxis in patients with multiple myeloma treated with thalidomide: a phase III, open-label, randomized trial. J Clin Oncol 29: 986–993

Parkin L, Sharples K, Hernandez RK, Jick SS (2011) Risk of venous thromboembolism in users of oral contraceptives containing drospirenone or levonorgestrel: Nested case-control study based on UK General Practice Research Database Br Med J 342: d2139

Patrassi GM, Sartori MT, Rigotti P, Di-Landro D, Theodoridis P, Fioretti M, Capalbo M, Saggiorato G, Boeri G, Girolami A (1995) Reduced fibrinolytic potential one year after kidney transplantation. Relationship to long-term steroid treatment. Transplantation 59: 1416–1420

Rosendaal FR (1999) Venous thrombosis: a multicausal disease. Lancet 353: 1167–1173

Rossouw JE, Anderson GL, Prentice RL, LaCroix AZ, Kooperberg C, Stefanick ML, Jackson RD, Beresford SA, Howard BV, Johnson KC, Kotchen JM, Ockene J (2002) Risks and benefits of estrogen plus progestin in healthy postmenopausal women: principal results From the Women's Health Initiative randomized controlled trial. JAMA 288: 321–333

van Hylckama V, Helmerhorst FM, Vandenbroucke JP, Doggen CJ, Rosendaal FR (2009) The venous thrombotic risk of oral contraceptives, effects of oestrogen dose and progestogen type: results of the MEGA case-control study. BMJ 339: b2921

van Vliet HA, Tchaikovski SN, Rosendaal FR, Rosing J, Helmerhorst FM (2009) The effect of the levonorgestrel-releasing intrauterine system on the resistance to activated protein C (APC). Thromb Haemost 101: 691–695

Winkler UH (2000) Hemostatic effects of third- and second-generation oral contraceptives: absence of a causal mechanism for a difference in risk of venous thromboembolism. Contraception 62: 11S–20S

Wu O, Robertson L, Twaddle S, Lowe GD, Clark P, Greaves M, Walker ID, Langhorne P, Brenkel I, Regan L, Greer I (2006) Screening for thrombophilia in high-risk situations: systematic review and cost-effectiveness analysis. The Thrombosis: Risk and Economic Assessment of Thrombophilia Screening (TREATS) study. Health Technol Assess 10: 1–110

Zamagni E, Brioli A, Tacchetti P, Zannetti B, Pantani L, Cavo M (2011) Multiple myeloma, venous thromboembolism, and treatment-related risk of thrombosis. Semin Thromb Hemost 37: 209–219

Diagnostik

Kapitel 6 **Klinische Diagnostik** – 165
H. Nüllen, T. Noppeney

Kapitel 7 **Technische Diagnostik** – 177
K. Kröger, H. Nüllen, T. Noppeney, W. Schäberle, P. W. Esser, C. Sucker, B. Zotz

Kapitel 8 **Diagnostischer Algorithmus** – 223
A. H. Wagner, H. Riess, C.-E. Dempfle

Klinische Diagnostik

H. Nüllen, T. Noppeney

6.1 Verdachtsdiagnose – 166
6.1.1 Tiefe Beinvenenthrombose – 166
6.1.2 Verdacht auf Lungenembolie – 167
6.1.3 Fazit – 168

6.2 Anamnese – 168
6.2.1 Frühere Anamnese (Patientenhistorie) – 168
6.2.2 Jetzige Anamnese – 168
6.2.3 Medikation – 169
6.2.4 Notfall oder Routine – 169

6.3 Klinische Untersuchung – 169
6.3.1 Inspektion – 169
6.3.2 Biometrische und technische Untersuchungen – 170
6.3.3 Manuelle Untersuchung – 170
6.3.4 Klinische Tests – 170

6.4 Dokumentation – 173
6.4.1 Befunddokumentation – 173
6.4.2 Standardisierte Befunderfassung – 174
6.4.3 Fotodokumentation – 174
6.4.4 Diagnosestellung – 174
6.4.5 Berichtwesen – 174

Literatur – 174

6.1 Verdachtsdiagnose

Die klinischen Symptome und das klinische Erscheinungsbild der tiefen Beinvenenthrombose (TVT) sind variantenreich und weitgehend uncharakteristisch. Die Vielfalt des Erscheinungs- und Beschwerdebildes ist bedingt durch die vielfältigen Möglichkeiten in Bezug auf die Lokalisation und die Ausdehnung der Thrombose. Aber auch der Zeitfaktor spielt insofern eine wesentliche Rolle, als mit zunehmendem Abstand vom Beginn der ersten thrombotischen Veränderungen sowohl eine Progredienz als auch eine Regression des objektiven Befundes und des Beschwerdebildes stattfinden kann. Im Hinblick auf die Komplikationsmöglichkeiten und die Dauerschäden bei einer ungebremsten Progredienz ist eine möglichst frühzeitige Diagnosestellung wünschenswert.

Um den diagnostischen Algorithmus auszulösen, ist die frühzeitige Feststellung der Verdachtsdiagnose sowohl für die tiefe Venenthrombose (TVT) als auch für die Lungenembolie notwendig. Andererseits löst die ausgesprochene und dokumentierte Verdachtsdiagnose – schon aus forensischen Gründen – immer und zwingend den weiterführenden diagnostischen Algorithmus aus. Dies erfordert – aus Kapazitäts- und Kostengründen ebenso wie aus Gründen des Patientenschutzes, u. a. wegen der ggf. anstehenden Antikoagulation – die sorgfältige Abwägung, ob die definitive Feststellung der Verdachtsdiagnose gerechtfertigt ist oder nicht. Liegt diese Schwelle zu hoch, so wird der Anteil der nicht erfassten TVT zu hoch sein, was aus forensischer Sicht sowie aus Gründen der Versorgungssicherheit nicht wünschenswert wäre. Liegt umgekehrt die Schwelle zu niedrig, so wird die Zahl der negativen Befunde zu hoch sein, was aus der Sicht der Ressourcenverwendung negativ zu werten ist. Es geht also letztlich um die Frage der falsch positiven und der falsch negativen Verdachtsdiagnosen für die TVT und die Lungenembolie.

Eine Verdachtsdiagnose ist die Resultante aus positiv bewerteten anamnestischen Daten unter Würdigung der Angaben zum Beschwerdebild, der Sammlung und Bewertung von Risikofaktoren und des Ergebnisses der klinischen körperlichen Untersuchung. Damit ergibt sich ein direkter Zusammenhang der Zuverlässigkeit der Verdachtsdiagnose mit der Sensitivität und der Spezifität der anamnestischen und klinischen Parameter.

In den letzten Jahren ist in den spezialärztlichen gefäßmedizinischen Praxen ein Ansteigen der Zahl der Fälle mit definitiv dokumentierter Verdachtsdiagnose TVT zu verzeichnen. Nicht immer liegt dieser Verdachtsdiagnose eine hinreichende Rationale zugrunde.

Unter stationären Bedingungen ergeben sich – je nach Anlass der stationären Behandlung – u. U. völlig andere Bewertungskriterien für die anamnestischen Daten (z. B. vorausgegangene invasive Maßnahmen) und das Beschwerdebild, welches unter einer ggf. beeinträchtigten Mobilität und Überlagerung durch ein anderes Beschwerdebild modifiziert sein kann.

Die Generierung einer begründeten Verdachtsdiagnose ist unter stationären Bedingungen die Domäne des täglich visitierenden Stationsarztes und unter ambulanten Bedingungen die des Primärversorgers, also i. d. R. des Hausarztes bzw. des nicht gefäßmedizinischen Facharztes.

6.1.1 Tiefe Beinvenenthrombose

Fast alle Publikationen zur Diagnostik der TVT beginnen mit den Ausführungen meist dann, wenn bereits der Verdacht auf eine TVT ausgesprochen wurde (»suspected DVT«). Aber wann ergibt sich der Verdacht? Die Beantwortung der Frage ist schwierig bis fast unmöglich, zeigen doch die klinischen Symptome bei der TVT eine weitgehende Übereinstimmung mit jeglicher Form von akuten, subakuten oder chronischen Venenerkrankungen, aber auch mit einer Vielzahl völlig anderer Erkrankungen. Es gibt kein typisches oder gar pathognomonisches Beschwerdebild bei Vorliegen einer TVT. Das Beschwerdebild ist vielmehr uncharakteristisch und vieldeutig. Die Intensität und Lokalisation der Symptomatik reicht von gering bis erheblich, von ausgedehnt bis eng lokalisiert.

In einer retrospektiven Analyse von 745 Patienten, die mit der Verdachtsdiagnose TVT unter klinischen Bedingungen untersucht wurden, konnten Taute et al. (2010) in 532 Fällen (71,4 %) die Diagnose TVT ausschließen. Bei 314 Patienten konnten andere Diagnosen gestellt werde. Aufgrund von kombinierten Diagnosen ergaben sich bei diesen 314 Fällen insgesamt 436 Diagnosen (◘ Tab. 6.1).

Ob eine Trefferquote von etwa einem Viertel – gemessen an der Zahl der Verdachtsfälle – noch als angemessen zu betrachten ist, lässt sich allerdings daraus nicht rückschließen.

Bei der Vielgestaltigkeit der Symptomatik geht es für den primär konsultierten Diagnostiker darum, im rechten Moment an die Möglichkeit einer TVT zu denken und den Verdacht – ausgelöst durch die geschilderte Symptomatik (Beschwerdebild, ▶ Übersicht »Mögliche Symptomatik«) – ggf. durch eine richtungsweisende Vorgeschichte (Risikofaktoren) zu erhärten und schließlich durch eine klinische körperliche Untersuchung (▶ Abschn. 6.3) weiter zu objektivieren. Allerdings liegt bei Zugrundelegung nur der Anamnese und der klinischen Untersuchung die Chance, bei Thromboseverdacht eine falsch negative Entscheidung zu treffen – also eine TVT zu übersehen –, bei 20 %, hingegen eine falsch positive Entscheidung zu treffen – also eine TVT zu diagnostizieren, wo keine vorhanden ist –, bei 70 % (Wells 2007).

Tab. 6.1 Tatsächliche Diagnosen bei 745 Fällen von TVT-Verdacht. (Taute 2010)

	n	%
Thromboseverdacht	745	100,0
TVT	213	28,6
Keine TVT	532	71,4
Alternative Diagnosen bei 314 Patienten	436	100,0
Generalisierte Ödeme	58	13,3
Andere Venenerkrankungen	168	38,6
davon – Chronische venöse Insuffizienz – Postthrombotisches Syndrom – Thrombophlebitis – Externe Kompression von Venen	*75* *47* *27* *19*	
Lymphödem	76	17,4
Arthrogene Symptomatik	56	12,8
davon – Symptomatische Baker-Zyste	*11*	
Lipödem	23	5,3
Hämatome	22	5,0
Entzündliche Ursachen	21	4,8
davon – Erysipel	*11*	
Weiterhin: Abszesse, Aneurysmen, Tumoren, Muskelverhärtungen etc.	12	2,8

Mögliche Symptomatik bei TVT
– Schweregefühl
– Spannungsgefühl
– Spontanschmerz
– Druckschmerz
– Krämpfe
– Ödeme
– Rötung
– Zyanose
– Gewebeverhärtung
– Fieber
– Erhöhte Herzfrequenz
– Gestaute, sichtbare Venen

In den letzten Jahren sind Instrumente zur Prüfung der klinischen Wahrscheinlichkeit für das Vorliegen einer TVT entwickelt worden (► Abschn. 6.3.4), die geeignet sind, die Unsicherheiten zu beheben und das Stellen einer Verdachtsdiagnose zu erleichtern, zu begründen und zu objektivieren (Goodacre et al. 2006). Eine Handlungsanweisung kann z. B. der Wells Score geben, der anhand klinischer, ohne Hilfsmittel zu erhebender Parameter eine Aussage zur klinischen Wahrscheinlichkeit macht (Wahrscheinlichkeit hoch bzw. nicht hoch).

Der Wells Score kann den Thromboseverdacht bestärken, ist jedoch kein Instrument, das den Thromboseverdacht ausschließen kann. Die Prävalenz der TVT beträgt beim 2-stufigen Wells Score mit dem Ergebnis »Wahrscheinlichkeit nicht hoch« immerhin noch 6 % (► Abschn. 6.3.4).

Besondere Schwierigkeiten bei der Einschätzung ergeben sich bei Patienten, die bereits eine TVT durchgemacht haben oder unter einem postthrombotischen Syndrom leiden. Hier ist die Sensibilität gegenüber neu auftretenden Beschwerden – gleich welcher Art – oft geeignet, eine Thrombophobie beim Betroffenen auszulösen.

Wann ist also die Angabe einer Verdachtsdiagnose TVT berechtigt?

> **Die Verdachtsdiagnose ist immer eine individuelle Entscheidung des untersuchenden Arztes unter Würdigung aller verfügbaren Informationen aus Anamnese, Risikokonstellation und klinischem Bild. Es gibt keine eindeutig pathognomonische Situation.**

6.1.2 Verdacht auf Lungenembolie

Die Verdachtsdiagnose Lungenembolie entsteht unter den gleichen Schwierigkeiten wie die Verdachtsdiagnose TVT. Auch hier sind Anamnese, klinisches Beschwerdebild und Symptomatik i. d. R. vieldeutig (► Kap. 14.1).

Bei der Generierung der Verdachtsdiagnose TVT können kardiopulmonale Symptome neben einer Beinsymptomatik verstärkend wirken. Schwieriger zu bewerten ist die im Vordergrund stehende kardiopulmonale Symptomatik ohne periphere oder sonstige richtungsweisende Symptomatik.

Lungenembolien sind offensichtlich wesentlich häufiger als gemeinhin vermutet und auch diagnostiziert. Die Häufigkeitsangaben in der Literatur schwanken aber – je nach der Selektion der gewählten Population – erheblich (s. a. Winter 1998). Verstorbene, bei denen zu Lebzeiten eine TVT diagnostiziert wurde, wiesen bei der Obduktion zu 60–70 % eine Lungenembolie auf (Huisman et al. 1989).

Ca. 50 % der Patienten, die unter dem Verdacht auf eine tiefe Beinvenenthrombose einer weiterführenden Diagnostik zugeführt wurden, hatten zum Zeitpunkt der Diagnostik bereits eine mehr oder weniger ausgedehnte Lungenembolie durchgemacht (Mostbeck et al. 1980, Partsch 2001, Schellong et al. 1999).

Die Tatsache, dass bei einem Großteil der Patienten mit einer manifesten Diagnose TVT zum Zeitpunkt der Diagnosestellung bereits kleinere Lungenembolien gestreut sind, sollte dazu anhalten, bei Feststellung einer Verdachtsdiagnose TVT auch nach einer pulmonalen Symptomatik zu fragen, die ggf. eine weitere Abklärung notwendig machen kann.

Auch für die Lungenembolie wurden in den letzten Jahren Tests zur Bestimmung der spezifischen klinischen Wahrscheinlichkeit entwickelt, die eine gute Unterteilung in Risikogruppen erlauben (▶ Kap. 14.1.4). Im Ganzen gesehen gilt jedoch auch hier die wenig präzise Anweisung, im richtigen Moment an die Lungenembolie zu denken.

6.1.3 Fazit

Zusammenfassend lässt sich festhalten:

> Die Generierung der Verdachtsdiagnose TVT und/oder Lungenembolie stellt eine schwierige Abwägung dar zwischen inflationärer Großzügigkeit und restriktiver Ignoranz und erfordert Umsicht und Einfühlungsvermögen.

6.2 Anamnese

Die Anamnese ist trotz aller Unsicherheiten in der Bewertung der Dignität der so erhaltenen Daten für die Diagnosefindung von wesentlicher Bedeutung, lässt sie doch die individuelle Risikobelastung und den Grad der Krankheit bzw. der vermeintlichen Gesundheit abschätzen.

Die Erhebung einer Anamnese ist zwar grundsätzlich ein individuell und patientenspezifisch zu adaptierendes Instrument, jedoch hat sich die Einhaltung einer krankheits- und zweckbezogenen Systematik bewährt. Dabei ist zu unterscheiden zwischen der Patientenhistorie im Sinne der historischen Vorgeschichte und der jetzigen, akuten Anamnese.

Wenngleich sich in der täglichen Praxis und unter den jeweilig herrschenden organisatorischen Voraussetzungen die Prozesse »Verdachtsdiagnose« vs. »Abklärung des Thromboseverdachtes« nicht immer klar voneinander abgrenzen lassen, so ist unter dem logischen Aspekt – »der Verdacht induziert die Abklärung« – eine gedankliche Trennung sinnvoll.

Zur Anamneseerhebung ist die systematische Abarbeitung einer straffen Befragungsliste sowohl unter dem Gesichtspunkt der Arbeitsökonomie wie auch dem Bestreben nach Vollständigkeit sehr zu empfehlen.

6.2.1 Frühere Anamnese (Patientenhistorie)

Die frühere Anamnese soll in der Vergangenheit durchgemachte Erkrankungen und erfolgte invasive Maßnahmen und Eingriffe und deren Bedeutung für die Gegenwart erfassen. Sie ist unterteilt in eine allgemeine Anamnese und ein spezifische Anamnese, die sich an den bekannten Risikofaktoren für die tiefe Beinvenenthrombose orientiert (▶ Kap. 4.1).

Frühere Anamnese
- Allgemeine Anamnese
  - Diabetes
  - Hochdruck
  - Vorausgegangene Operationen
  - Vorausgegangenes Karzinom
- Spezifische Anamnese
  - Frühere TVT
  - Frühere Lungenembolie
  - Bekannte Thrombophilie
  - Familiäre Belastung
  - Vorbestehende Ödemneigung
  - Medikation
  - Zeitnahe besondere Ereignisse
    - Medizinische Interventionen
    - Verletzungen
    - Reisen
    - Ungewohnte körperliche Belastungen

6.2.2 Jetzige Anamnese

Die jetzige Anamnese fragt nach Ereignissen in der jüngsten Vergangenheit, nach Beschwerden und Beobachtungen des Patienten sowie nach bereits erfolgten diagnostischen und sonstigen Maßnahmen.

Jetzige Anamnese
- Schmerzen, Schwere-, Spannungsgefühl:
  - wann, wo (re., li., bds., proximal, distal, Fußsohle)
  - wie intensiv, dauerhaft oder intermittierend
  - im Stehen und/oder Liegen
  - wie lange schon
- Fieber, Temperaturerhöhung
- Dyspnoe
- Schmerzhafte Atmung (Pleurodynie)
- Hämoptoe
- Kürzlich oder akut bereits anderenorts durchgeführte Untersuchungen
- Bereits anderenorts eingeleitete Medikation

Die vom Patienten angegebenen Beschwerden können sehr differieren und sind keinesfalls typisch oder spezifisch. Durch Nachfragen ist insbesondere bei Patienten mit chronischer Schwellneigung bzw. chronischen Veränderungen im Bereich des Bewegungsapparates zu erforschen, wie das Beschwerdebild sich in der Vergangenheit dargestellt hat und ob jetzt wesentliche Änderungen eingetreten sind. In keinem Fall sind Beschwerden im Bereich der Beine als pathognomonisch anzusehen (Müller-Brand et al. 1979, Partsch 1979, Wuppermann 1986). Die Intensität der Beschwerden und das Ausmaß einer nachgewiesenen Thrombose korrelieren meist nicht. So können gelegentlich durchaus ausgeprägte Thrombosen gesehen werden, die ein eher diskretes Beschwerdebild zur Folge haben.

Die linke Seite ist zwar häufiger von Thrombosen betroffen als die rechte, und zeitgleiche beidseitige Thrombosen sind zwar selten, kommen aber vor; auch dies hilft jedoch bei der Einschätzung der Beschwerden nicht immer weiter.

6.2.3 Medikation

Die aktuelle Medikation ist zu erfassen und im Hinblick auf eine thrombophile Medikation zu prüfen (s. a. ▶ Kap. 5.4). Dabei geht es um:
- Dauermedikation,
- akute und/oder chronische Medikation von
  - Antikoagulanzien,
  - Aggregationshemmern,
  - Analgetika.

6.2.4 Notfall oder Routine

Bereits zu diesem Zeitpunkt soll entschieden werden:
- **Unter klinischen Bedingungen:** Liegt eine Notfallsituation vor, die eine Akutdiagnostik oder Akuttherapie unabhängig von der Tageszeit und der Ressourcenbelastung erfordert?
- **Unter ambulanten Bedingungen:** Entspricht die Situation des Patienten einer Notfallsituation, die eine weitere klinische Abklärung und ggf. Behandlung notwendig macht, oder liegt eine Routinesituation vor, die ein Abklärung unter ambulanten Bedingungen ohne Gefährdung des Patienten erlaubt?

Die Abklärung der TVT nach den heute einvernehmlich geltenden Kriterien ist i. d. R. innerhalb 1 h durchführbar und zu einer weitgehend gesicherten, vorläufigen oder endgültigen Diagnose zu verdichten, sodass in der überwiegenden Zahl der Fälle von einer Routinesituation ausgegangen werden kann.

> Lediglich der Verdacht auf eine klinisch relevante Lungenembolie oder ggf. deutliche Störungen der Vitalparameter rechtfertigt die Annahme einer Notfallsituation (s. a. ▶ Kap. 14.1).

6.3 Klinische Untersuchung

Die klinische Untersuchung hat heute, im Zeitalter von Wells Score, D-Dimeren und Duplexsonographie, eine wesentlich andere Bedeutung als noch vor 20 oder 30 Jahren. Dennoch ist ihr Stellenwert keineswegs mit Null gleichzusetzen. Die klinische Untersuchung ist vielmehr unverändert bedeutsam, denn was häufig in der Diskussion vergessen wird, ist die Tatsache, dass nach dem sicheren oder weitgehenden Ausschluss einer TVT immer noch die Aufgabe für den untersuchenden Arzt bestehen bleibt, eine alternative, nach Möglichkeit die richtige Diagnose zu stellen. Um die Vielzahl der bestehenden differenzialdiagnostischen Möglichkeiten anzudeuten, sei auf ◘ Tab. 6.1 (Taute et al. 2010) verwiesen.

Rein praktisch gesehen unterscheidet sich die klinische Untersuchung bei Verdacht auf TVT nicht von einer phlebologischen Erstuntersuchung aus anderem Anlass (Nüllen u. Noppeney 2010).

6.3.1 Inspektion

Die klinische Untersuchung soll am entkleideten Patienten bei guter Beleuchtung erfolgen, wobei sich der Patient in liegender und in stehender Position, ggf. auch auf einem erhöhten Standort (Podest) befindet. Die differenzialdiagnostischen Möglichkeiten bei einem Patienten mit Thromboseverdacht sind so umfangreich, dass immer eine Ganzkörperuntersuchung erfolgen sollte, denn wie bereits erwähnt, bleibt bei Ausschluss der Diagnose TVT die Aufgabe, die tatsächliche Diagnose zu stellen. Bereits zu diesem Zeitpunkt können charakteristische Befunde auffallen, die die differenzialdiagnostischen Überlegungen in eine andere Richtung lenken bzw. den Thromboseverdacht relativieren oder gar ausschließen, oder aber es ergibt sich sogar die Möglichkeit einer völlig anderen Prima-vista-Diagnose.

Die klinische Untersuchung bei Thromboseverdacht beinhaltet neben der Untersuchung der Beine bzw. ggf. der Arme immer auch die Beachtung der klinischen Zeichen, die ggf. auf eine Lungenembolie bzw. auf eine anders geartete kardiopulmonale Belastungssituation hinweisen können. Der allgemeine körperliche Zustand, die Beweglichkeit, die Atemtätigkeit sowie die Farbe von Haut und Schleimhäuten sollen erfasst werden.

Im Bereich der Beine ist besonders zu achten auf pathologische Gefäßzeichnungen, Ödeme, Schwellungen,

Entzündungszeichen, Verfärbungen und Pigmentierungen, trophische Störungen, Gelenkveränderungen, Achsfehlstellungen, Fußdeformitäten und Fußsohlenbeschwielung.

6.3.2 Biometrische und technische Untersuchungen

Die biometrischen Daten wie Körpergröße, Gewicht, Beinumfänge, ggf. Beinlängen und Bewegungsumfänge sollen im Untersuchungsgang erfasst werden, um den Blick offen zu halten für vom Verdachtsfall abweichende Krankheitsbilder. Bei den Umfangsmessungen sollten die Messvorschriften, wie sie im berufsgenossenschaftlichen Begutachtungsverfahren vorgegeben sind, angewendet werden.

Die seitenvergleichende Blutdruckmessung, die Beurteilung der Pulsqualität und des peripheren Pulsstatus, ggf. ergänzt durch die Messung des ABI, sind wie bei jeder gefäßmedizinisch orientierten Untersuchung obligatorisch.

6.3.3 Manuelle Untersuchung

Die manuelle Untersuchung im Bereich der Beine erfordert die Ödemprüfung durch Kompressionstest über der Schienbeinfläche und in der retromalleolären Kulisse. Bei positivem Ausfall im Unterschenkelbereich ist die Ödemprüfung nach proximal bis in den Bereich des Unterbauches auszudehnen. Zu achten ist auf Gewebeverhärtungen insbesondere im Bereich der Stammvenen. Eine ausgiebige Abtastung der Beine im Bereich aller Muskelkompartimente informiert über die Verteilung von Schmerz und Druckschmerz. Bei Vorliegen oder Verdacht auf Veränderungen im Bereich der großen Gelenke ist die Prüfung auf Vorliegen eines Gelenkergusses notwendig. Die Prüfung der aktiven und passiven Beweglichkeit im Bereich der großen Gelenke und dadurch ggf. ausgelöster Schmerz kann weitere wertvolle differenzialdiagnostische Hinweise ergeben.

Bei klinischem Verdacht auf eine kardiopulmonale Belastungssituation ist eine Auskultation der Thoraxorgane notwendig.

Die orientierende Palpation des Abdomens ist insbesondere bei Verdacht auf zentrale Abflussstörungen angezeigt.

6.3.4 Klinische Tests

Thrombosezeichen

Die Zahl der klinischen, mehr oder weniger pathognomonischen Schmerzprovokationszeichen oder »Thrombosezeichen« ist umfangreich Sie werden heute allgemein als

Tab. 6.2 Relative Häufigkeit positiver klinischer Thrombosezeichen bei Patienten mit einer Thrombose. (Wuppermann 1986, Wuppermann et al. 1979)

	Ambulante Patienten (n=41)	Stationäre Patienten (n=40)
Lowenberg	97%	20%
Meyer	91%	10%
Sigg	86%	5%
Pratt	72%	
Bisgaard	70%	
Payr	61%	
Homann	57%	
Lisker	53%	
Ballotement n. Ducuing	30%	

anachronistisch und entbehrlich angesehen. Schaut man genauer hin, so weisen die meisten Tests nach einer Untersuchung von Wuppermann (1979) bei ambulanten Patienten zu einem hohen Anteil einen positiven Befund auf, hingegen sind die positiven Ergebnisse bei stationären Patienten deutlich geringer (Tab. 6.2). Die Sensitivität der klassischen Tests bei ambulanten Patienten ist hoch, die Spezifität jedoch sehr gering. Bei stationären Patienten ist die Sensitivität mit 0–20 % sehr gering, die Spezifität dabei allerdings relativ hoch (Goodacre 2005 u. 2006, Hach-Wunderle et al. 2010, Nettelbladt 1991, Wuppermann 1979).

Die Frage, ob die historischen Thrombosetests es wert sind, weiter verwendet und beachtet zu werden oder nicht, ist eigentlich müßig, da heute niemand mehr seine endgültige Diagnose ausschließlich auf die Ergebnisse dieser Tests ausrichten wird. Jedoch ist auch niemand daran gehindert, diese Tests im Zusammenhang mit der Durchführung der körperlichen Untersuchung, praktisch im Vorbeigehen, in seine Untersuchungstechnik einfließen zu lassen und damit zumindest wertvolle Details für seine Befundabfassung zu sammeln. Die heute üblicherweise genutzten Untersuchungsalgorithmen verführen dazu, eine rein technisch orientierte und minimalistische Ausschluss- bzw. Nachweisdiagnostik zu induzieren.

> Die standardisierte klinische Untersuchung ist geeignet, den Patienten in den Mittelpunkt der Betrachtungen zu stellen und die Diagnosealgorithmen für die TVT richtig einzuordnen: als Hilfsmittel zur Optimierung der Diagnosesicherheit.

Dies ist der wesentliche Grund dafür, warum die klassischen Tests nicht verlorengehen, sondern – wenn auch

Tab. 6.3 Klinische Thrombosezeichen bzw. Schmerzprovokationstests bei TVT. (In Anlehnung an Wuppermann 1986)

Ballotement n. Ducuing	Bei abgewinkeltem Knie und aufgestelltem Bein wird die Wade ballottiert (hin und her bewegt)
Bisgaard-Zeichen	Druckschmerz in den retromelleolären Kulissen des entspannten Beins gilt als positives Zeichen
Homans-Zeichen (J. Homans J, 1877–1954, amerikan. Chirurg)[a]	Am entspannten Bein wird eine kräftige, passive Dorsalflexion durchgeführt: Schmerzauslösung gilt als positives Zeichen
Lisker-Zeichen	Perkutieren der Tibiavorderkante im Vergleich zur Patella: Schmerzen über der Tibiakante bei fehlender Schmerzempfindlichkeit über der Patella gelten als positives Thrombosezeichen
Lowenberg-Zeichen (E. L. Lowenberg, geb. 1898, amerikan. Chirurg)	Schmerzauslösung durch eine um die Wade gelegte Blutdruckmanschette bei Druckwerten zwischen 60 und 100 mmHg innerhalb von 10–15 s gilt als positives Zeichen
Meyer-Wadendruckschmerz	Die entspannte Wade wird von dorsal mit der Hand umfasst, von der Tibia weggezogen und komprimiert: Schmerzauslösung wird als positives Zeichen gewertet
Payr-Zeichen (E. Payr, 1871–1946, österr. Chirurg)[b]	Schmerzen bei Druckausübung entlang der medialen Fußsohle gelten als Zeichen einer distalen TVT
Pratt-Zeichen (G. H. Pratt, 1906–1977, amerikan. Chirurg)	Umfassen des leicht gebeugten Knies von vorne und Kompression der dorsalen Gewebepartien mit den Fingerspitzen. Schmerzauslösung gilt als positives Zeichen
Sigg-Zeichen (K. Sigg, 1912–1986, schweiz. Phlebologe)[c]	Überstrecken des Kniegelenkes: Auslösung von Schmerzen in der Kniekehle gilt als positives Zeichen **Cave!** Überstreckungsschmerz im Kniegelenk gilt als klassisches Zeichen für einen Kniebinnenschaden
Tschermark-Zeichen	Wadendruckschmerz

[a] Homans J (1941) Exploration and division of the femoral and iliac veins in the treatment of thrombophlebitis of the leg. N Engl J Med 224: 179–186.
[b] Payr E (1930) Zbl Chir 16/1930.
[c] Wuppermann T, Rienhoff O, et al. (1979) A new clinical thrombosis symptom in deep leg vein thrombosis: Sigg's sign. Munch Med Wochenschr 121: 725–726.

marginal – Bestandteil des diagnostischen Instrumentariums bleiben sollten (Tab. 6.3).

Klinische Wahrscheinlichkeitsprüfung

Zwar ist die Aussagekraft der klinischen Symptomatik und der klinischen Befunde im Falle eines Thromboseverdachtes bei der individuellen Beurteilung durch den Untersucher (implizite Schätzung) gering, dies ändert sich jedoch, wenn diese Befunde eingebunden werden in eine feste, definierte Systematik und mittels definierter Bewertungskriterien zur Schätzung der klinischen Wahrscheinlichkeit verwendet werden können (explizite Schätzung).

Hierzu sind in den letzten Jahren vielfältige Untersuchungen durchgeführt worden (Goodarce 2005). Weltweit durchgesetzt hat sich ein Score zur Bestimmung der klinischen Wahrscheinlichkeit der TVT, der von Wells et al. (1997, 2003, 2007) entwickelt und validiert wurde (s. a. ▶ Kap. 4.4.8).

Einer festgelegten Reihe von klinischen Aussagen und Befunden wird dabei ein Wert von 1 für ja/zutreffend bzw. von 0 für nein/nicht zutreffend zugewiesen; aus der Summierung ergibt sich ein Score, der in einer zwei- oder mehrteiligen Gliederung unterschiedliche Wahrscheinlichkeiten (hoch mittel, gering etc.) angibt. Die so gewonnene Aussage entspricht einer Vortestwahrscheinlichkeit (A-priori-Wahrscheinlichkeit), die sich präjudizierend auf evtl. nachfolgende Tests auswirkt. In der Praxis hat sich der zweistufige Test nach Wells als effizient und kostengünstig erwiesen (Goodacre 2006) und wird allgemein zur Anwendung empfohlen (s. a. ▶ Kap. 4.4).

Allerdings muss klar festgestellt werden, dass der Wells Score allein nicht in der Lage ist, eine diagnostische Sicherheit zu geben. Beim zweistufigen Wells Score ist die Prävalenz einer TVT bei hoher Wahrscheinlichkeit lediglich 30 % und bei nicht hoher Wahrscheinlichkeit immerhin noch 6 % (Wells et al. 1997).

D-Dimere

Das D-Dimer ist ein Fragment des Fibrins, das bei der plasmininduzierten Fibrinolyse entsteht. Es stellt ein dimeres Molekül dar (di für zweifach; μέρος, meros: Teil, Anteil). Fibrin entsteht durch Polymerisation und Faktor-XIII-in-

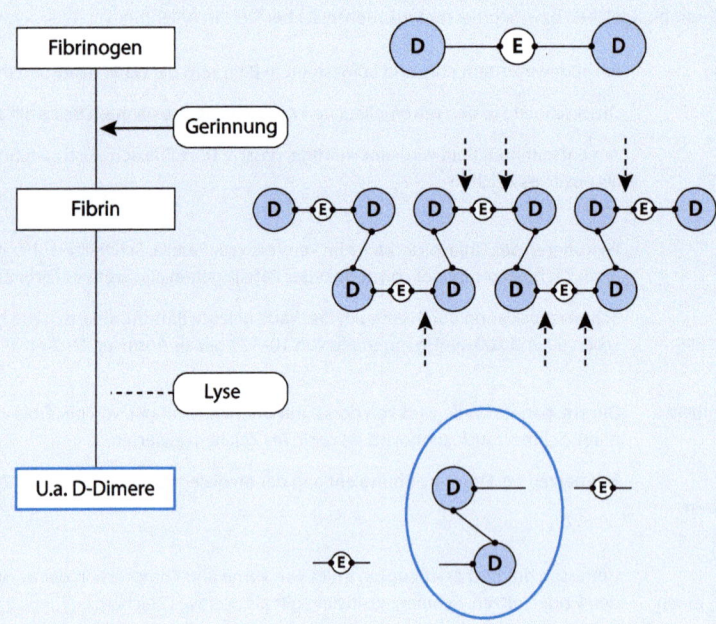

Abb. 6.1 Schematische Darstellung von D-Dimeren (in Anlehnung an Madlener et al. 2010). Die Normalwerte für die D-Dimere sind altersabhängig und steigen mit zunehmendem Lebensalter an (Harper et al. 2007, Madlener et al. 2010, Hach-Wunderle et al. 2010). Dies kann bei älteren Patienten wegen des fix eingestellten Cuts bei 500 µg/l u. U. zu falsch positiven Befunden führen

dizierter Quervernetzung aus Fibrinogen. Das Fibrinogenmolekül ist ein linear aufgebautes, komplexes Protein, das aus 3 Proteindomänen besteht (Domäne bezeichnet einen Abschnitt eines Proteins, der aufgrund seiner speziellen Sequenz als (Unter-)Einheit betrachtet werden kann). Zwei D-Domänen werden durch eine zentral liegende E-Domäne verbunden (◘ Abb. 6.1). Die Spaltung des Polymers durch Plasmin zu gerinnungsphysiologisch inaktiven Fragmenten geschieht an anderen Bindungen als die Polymerisationsreaktion. Es entstehen dabei Dimere aus zwei D-Domänen, die aus ursprünglich zwei verschiedenen Fibrinogenmolekülen stammen.

Dabei handelt es sich um ein spezifisches Spaltprodukt, das nur aus Fibrin entstehen kann. Das freigesetzte D-Dimer kann mittels eines immunologischen Testverfahrens bestimmt werden. Da Gerinnung und Fibrinolyse permanent im Gleichgewicht ablaufende Reaktionen darstellen, ist ein Basiswert an D-Dimeren auch unter Normalbedingungen bestimmbar. Ein erhöhter D-Dimer-Spiegel oberhalb des Normwertes ist somit spezifisch für eine höhere Umschlagsrate von Gerinnung und Fibrinolyse. Dies berechtigt jedoch keinesfalls per se zur Annahme einer lokalen Gerinnung am falschen Ort, also einer Thrombose (s. unten; Madlener et al. 2010, Pötsch et al. 2010).

Die Bestimmung der D-Dimere (s. a. ▶ Kap. 7.3) gehört im Rahmen des allgemein empfohlenen Diagnosealgorithmus zwingend zum diagnostischen Arsenal bei der Abklärung der Verdachtsdiagnose TVT. Ein standardisierter qualitativer Test wird in der Akutsituation als ausreichend angesehen.

> Dabei ist jedoch zu beachten, dass ein positiver D-Dimer-Test keineswegs pathognomonisch für eine akute TVT ist. Er zeigt vielmehr nur eine aktivierte Gerinnung an.

Diese aber kann neben einer TVT sehr vielfältige andere Auslöser haben (z. B. Entzündung, aktives Malignom; Gravidität, vorausgegangener operativer Eingriff oder Intervention, Trauma etc.) (Hach-Wunderle et al. 2010). Hieraus ergibt sich die Konsequenz, dass der Ausfall des D-Dimer-Tests nur in Verbindung mit der klinischen Untersuchung und insbesondere der Abschätzung der klinischen Wahrscheinlichkeit (Wells Score) eine spezifische Aussage enthält (Hach-Wunderle et al. 2010).

Bei negativem D-Dimer-Test ist eine TVT relativ unwahrscheinlich. Die Wahrscheinlichkeit des Nachweises einer TVT bei negativem D-Dimer-Test in den auf den Testzeitpunkt folgenden 3 Monaten liegt bei 0–1,6 % (Michiels et al. 2006).

Die pragmatische Vorgehensweise bei der Diagnostik der TVT (◘ Abb. 6.2) wird in der deutschen S3-Leitlinie »Diagnostik und Therapie der Venenthrombose und der Lungenembolie« explizit beschrieben (Hach-Wunderle et al. 2010):

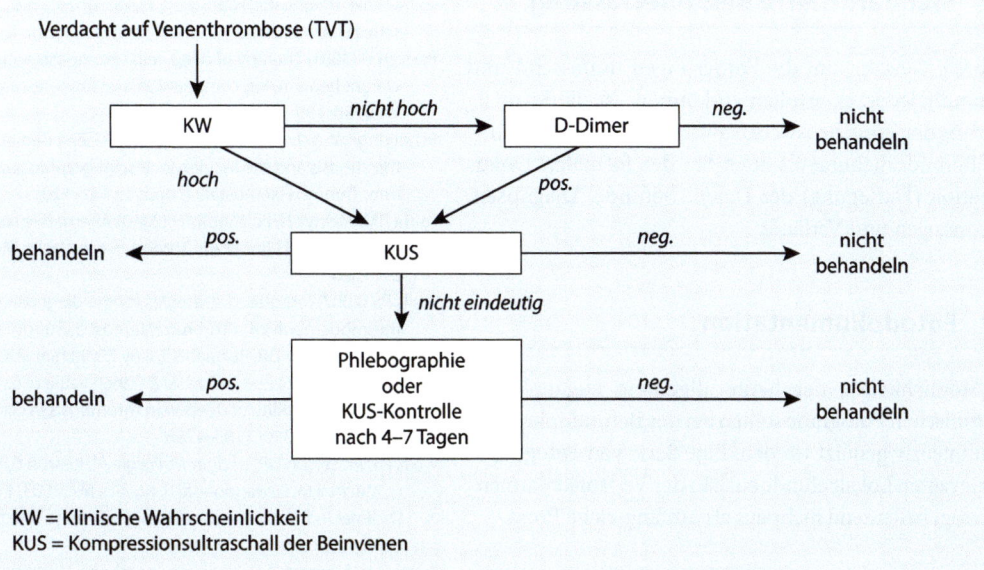

Abb. 6.2 Diagnostischer Algorithmus zur Diagnostik der TVT. (Adaptiert nach Hach-Wunderle et al. 2010)

Vorgehensweise bei der Diagnostik der TVT
1. Der diagnostische Prozess sollte mit einer dokumentierten Einschätzung der klinischen Wahrscheinlichkeit beginnen.
2. Ein D-Dimer-Test soll nur nach vorheriger Einschätzung der klinischen Wahrscheinlichkeit durchgeführt werden.
3. Bei niedriger klinischer Wahrscheinlichkeit und normalen D-Dimeren ist keine weitere Diagnostik bezüglich einer Venenthrombose erforderlich.

Im Hinblick auf die 3. Aussage ist zu beachten, dass bei dieser Konstellation davon ausgegangen werden kann, dass eine TVT höchst unwahrscheinlich und somit die weitere Suche danach nicht erforderlich ist. Dies bedeutet natürlich nicht, dass nicht eine weitere Diagnostik zur Abklärung des Beschwerdebildes vonnöten ist, das den Anlass zur Konsultation gab.

6.4 Dokumentation

Die gesetzlichen, versicherungsrechtlichen und berufsrechtlichen Anforderungen an die fallorientierte bzw. patientenorientierte Befunddokumentation sind in den letzten Jahren ständig gewachsen. Die Definition verpflichtender Anforderungen an den Arzt und/oder die versorgende Institution bleibt dabei allerdings meist im Ungewissen, sodass mangels fester Regeln und Vorgaben jeder Arzt und jede Institution gehalten ist, im Lichte allgemeiner rechtlicher Vorgaben sich eigene Standards für die Form der Dokumentation von medizinischen Befunden zu schaffen. Der zu fordernde Umfang der medizinischen Dokumentation ist durch die Rechtsprechung insofern vorgegeben, als in entsprechenden Urteilen i. d. R. eine umfassende und vollständige Dokumentation gefordert wird.

Ziele der fallorientierten (patientenorientierten) Befunddokumentation sind:
- Unterstützung und Gewährleistung der Patientenversorgung,
- Administration, z. B. Leistungsabrechnung,
- Erfüllung rechtlicher Erfordernisse.

Die wesentlichen Rechtsgrundlagen zur fallorientierten Befunddokumentation finden sich in der Bundesärzteordnung und im Sozialgesetzbuch Teil V (SGB V).

6.4.1 Befunddokumentation

Die Art der Befunddokumentation ist an die Schriftform gebunden, wobei neben der heute im Vordergrund stehenden elektronischen Dokumentation auch die papiergestützte Dokumentation unverändert möglich und ausreichend ist. Bei der Dokumentation auf elektronischen Medien werden hohe Anforderungen an die Datenspeicherung und die Datensicherheit gestellt. Auf die gewachsenen Anforderungen an den Datenschutz sei hingewiesen.

6.4.2 Standardisierte Befunderfassung

Die beste Gewähr, um die Forderungen umfassend und vollständig jederzeit erfüllen zu können, ist die Standardisierung der Vorgehensweise sowohl bei der Datensammlung/Befunderhebung als auch bei der formalen Dokumentation (Darlegung) der Daten, Befunde, Diagnosen, Anordnungen und Verläufe.

6.4.3 Fotodokumentation

Die Möglichkeiten der heute allgemein zugänglichen elektronischen Fotografie sollten bei der Befunddokumentation intensiv genutzt werden. Eine Serie von Fotografien der relevanten Lokalbefunde auch in der Verlaufsdokumentation sagt bedeutend mehr aus als umfangreiche Prosa.

6.4.4 Diagnosestellung

Die ärztliche Untersuchung endet immer mit einer Diagnose. Ist die Diagnose nicht sicher bzw. nicht geklärt, so gehört dieser Umstand mit zur aktuellen Diagnose, aber ein Diagnose ist in jedem Fall zu stellen und entsprechend den Vorgaben des SVB V bzw. der Leistungs- und Kostenträger zu formulieren.

Neben einer dem klinischen Sprachgebrauch entsprechenden Klartextdiagnose ist die Kodierung gemäß G-ICD 10 zwingend vorgeschrieben.

6.4.5 Berichtwesen

Auch die Weitergabe der Daten, Befunde, Diagnosen und Informationen über durchgeführte und geplante Maßnahmen ist gesetzlich vorgeschrieben und muss zur Vermeidung von Versorgungslücken zeitnah erfolgen.

Literatur

Zu 6.1
Goodacre S, Stevenson M, Wailoo A, Sampson FC, Sutton AJ, Thomas (2006) How should we diagnose suspected deep-vein thrombosis? Q J Med 99: 377–388
Hach-Wunderle V, Blättler W, Gerlach H, Konstantinides S, Noppeney T, Pillny M, Riess H, Schellong S, Stiegler H, Wildberger JE (2010) Diagnostik und Therapie der Venenthrombose und der Lungenembolie. VASA (Suppl): S78/2010
Huisman MV, Büller HR, ten Carte JW, et al. (1989) Unexpected high prevalance of silent pulmonary embolism in patients with deep venous thrombosis: Chest 95: 498
Mostbeck A, Partsch H, Köhn H, König B (1980) Lungenembolie bei Bein- Beckenvenenthrombose: Ergebnisse einer prospektiven Studie. Diagnostik, Häufigkeit, nuklearmedizinisches und klinisches Erscheinungsbild. Wien Klin Wochenschr 92:·464–471
Partsch H (2001) Therapy of deep vein thrombosis with low molecular weight heparin, leg compression and immediate ambulation. VASA 30: 195–204
Schellong SM, Schwarz TH, Kropp J, et al. (1999) Bed rest in deep vein thrombosis and the incidence of scintigraphic pulmonary embolism. Thromb Haemost 82 (Suppl 1): 127–129
Taute BM, Melnyk H, Podhaisky H (2010) Alternative sonographische Diagnosen bei klinischem Thromboseverdacht. Med Klin 105: 619–626
Wells PS (2007) Integrated strategies for the diagnosis of venous thromboembolism. J Thromb Haemost 5 (Suppl 1): 41–50
Wells PS, Anderson DR, Bormanis J, Guy F, Mitchell M, Gray L, Clement C, Robinson KS, Lewandowski B (1997) Value of assessment of pretest probability of deep-vein thrombosis in clinical management. Lancet 350: 1795–1798
Wells PS, Anderson DR, Rodger M, Forgie M, Kearon C, Dreyer J, Kovacs G, Mitchell M, Lewandowski B, Kovacs MJ (2003) Evaluation of D-dimer in the diagnosis of suspected deep-vein thrombosis. N Engl J Med 349: 1227–1235
Winter UJ, Albrecht D (1998) Lungenembolie. In: Rieger, Schoop (Hrsg) Klinische Angiologie. Springer, Heidelberg

Zu 6.2
Müller-Brand J, Schmitt HE, Freund R, Füllemann GG, Widmer LK (1979) Frühdiagnose tiefer Unterschenkelvenenthrombose bei ambulanten Patienten. VASA 8: 231
Partsch H, Mostbeck A (1979) Die Früherkennung der tiefen Unterschenkelthrombophlebitis. VASA 8: 237
Wuppermann T (1986) Tiefe Thrombose und oberflächliche Thrombophlebitis. In: Wuppermann TH (Hrsg)Varizen, Ulcus cruris und Thrombose. Springer, Heidelberg

Zu 6.3
Goodacre S, Sutton AJ, Sampson FC (2005) Meta-Analysis: The Value of Clinical Assessment in the Diagnosis of Deep Venous Thrombosis. Ann Intern Med. 143: 129–139
Goodacre S, Stevenson M, Wailoo A, Sampson FC, Sutton AJ, Thomas S (2006) How should we diagnose suspected deep-vein thrombosis? Q J Med 99: 377–388
Hach-Wunderle V, Blättler W, Gerlach H, Konstantinides St., Noppeney T, Pillny M, Riess H, Schellong S, Stiegler H, Wildberger JE (2010) Diagnostik und Therapie der Venenthrombose und der Lungenembolie. VASA (Suppl): S78/2010
Harper PL, Theakston E, Ahmed J, et al. (2007) D-dimer concentrationincreases with age reducing the clinical value of the d-dimer assay in the elderly. Int Med J 37: 607–613
Madlener K, Pötsch B (2010) D-Dimer-Bestimmung. In: Pötsch B, Madlener K (Hrsg) Hämostaseologie. Springer, Heidelberg
Michiels JJ, Gadisseur A, van der Planken M, et al. (2006) Different accuracies of rapid enzyme-linked immunosorbent, turbidimetric, and agglutination d-dimer assays for thrombosis exclusion: impact on diagnostic work-up of outpatients with suspected deep vein thrombosis and pulmonary embolism. Seminars in thrombosis and haemostasis 32: 678–693
Nettelblatt E, Wuppermann T (1991) Klinisch Untersuchungen der tiefen Beinvenenthrombose. In: Wuppermann T, Richter A (Hrsg) Thrombose und Thrombosefolgen. Schnetztor, Konstanz
Nüllen H, Noppeney T (2010) Klinische Diagnostik. In: Noppeney T, Nüllen H (Hrsg) Varikose. Springer, Heidelberg
Pötzsch B, Madlener K (2010) Fibrin und Fibrinogen. In: Pötzsch B, Madlener K (Hrsg) Hämostaseologie. Springer, Heidelberg

Taute BM, Melnyk H, Podhaisky H (2010) Alternative sonographische Diagnosen bei klinischem Thromboseverdacht. Med Klin 105: 619–626

Wells PS (2007) Integrated strategies for the diagnosis of venous thromboembolism. J Thromb Haemost 5 (Suppl 1): 41–50

Wells PS, Anderson DR, Bormanis J, Guy F, Mitchell M, Gray L, Clement C, Robinson KS, Lewandowski B (1997) Value of assessment of pretest probability of
deep-vein thrombosis in clinical management. Lancet 350: 1795–1798

Wells PS, Anderson DR, Rodger M, Forgie M, Kearon C, Dreyer J, Kovacs G, Mitchell M, Lewandowski B, Kovacs MJ (2003) Evaluation of D-dimer in the diagnosis of suspected deep-vein thrombosis. N Engl J Med 349: 1227–1235

Wuppermann T (1979) Kontrolle therapeutischer Effekte bei Venenerkrankungen: Klinische Tests. In: Hild R, Spaan H (Hrsg) Therapiekontrolle in der Angiologie. Witzstrock, Baden-Baden, S 411

Wuppermann T (1986) Varizen, Ulcus cruris und Thrombose. Springer, Heidelberg

Wuppermann T, Rienhoff O, et al. (1979) A new clinical thrombosis symptom in deep leg vein thrombosis: Sigg's sign. Munch Med Wochenschr 121: 725–726

Technische Diagnostik

K. Kröger, H. Nüllen, T. Noppeney, W. Schäberle, P. W. Esser, C. Sucker, B. Zotz

7.1 Hämodynamische Untersuchungen – 178
7.1.1 Photoplethysmographie (PPG) – 178
7.1.2 Phlebodynamometrie (PDM) – 180
7.1.3 Venöse Verschlussplethysmographie (VVP) – 181
7.1.4 Ultraschalldopplersonographie (USD) – 182
7.1.5 Laserdopplerfluxmetrie (LDF) – 184

7.2 Bildgebende Diagnostik – 184
7.2.1 Einführung – 184
7.2.2 Sonographie – 185
7.2.3 Phlebographie – 202
7.2.4 Computertomographie (CT) – 205
7.2.5 Magnetresonanztomographie (MRT) – 208
7.2.6 Szintigraphie – 209

7.3 Labordiagnostik – 211
7.3.1 Präanalytik – 211
7.3.2 Labordiagnostik zum Nachweis einer tiefen Venenthrombose – 212
7.3.3 Thrombophiliediagnostik – 214
7.3.4 Monitoring der Antikoagulation – 216
7.3.5 Beeinflussung der Gerinnungsanalytik durch Antikoagulanzien – 218

Literatur – 219

H. Nüllen et al. (Hrsg.), *VTE – Venöse Thromboembolien*,
DOI 10.1007/978-3-642-21496-7_7, © Springer-Verlag Berlin Heidelberg 2014

7.1 Hämodynamische Untersuchungen

K. Kröger

Die rein klinische Untersuchung erlaubt nur selten den Nachweis einer tiefen Beinvenenthrombose (TVT) bzw. die Differenzialdiagnose der chronischen venösen Insuffizienz. Bei einer akuten Thrombose mit klassischer zyanotischer Verfärbung der Extremität und vermehrten oberflächlichen Kollateralvenen ist das klinische Bild nahezu pathognomisch. In den vielen Fällen der nicht vollständig okkludierenden oder der mehr distal gelegenen Thrombosen fehlen sichere klinische Zeichen. Klassische hämodynamische Untersuchungen im Stehen und im Liegen mit Abstauen oberflächlicher Venen, wie sie für die Diagnostik der Insuffizienzen bei der Varikosis durchaus sinnvoll sind, haben zum Nachweis einer TVT keine Aussagekraft. Die Bedeutung der nichtbildgebenden Verfahren in der Diagnostik der akuten Thrombose ist im Zeitalter der Sonographie gering. Ihren Wert behalten diese Verfahren aber bei der Quantifizierung des hämodynamischen Schadens des postthrombotischen Syndroms. Hier sind sie eine wertvolle Ergänzung, ohne die im Einzelfall sonographische oder phlebographische Befunde in ihrer klinischen Relevanz nicht eingeordnet werden können.

7.1.1 Photoplethysmographie (PPG)

Eines der am weitesten verbreiteten Verfahren zur Beurteilung der Wadenmuskelpumpe ist die Photoplethysmographie, heute auch digitiale Photoplethysmographie (DPPG) genannt. Das Verfahren nutzt die verschiedenen Reflexions- und Extinktionseigenschaften der Haut und der Subkutis. In dem Wellenlängenbereich von über 800 nm reflektiert blutleere Haut mehr als 60 % des eingestrahlten Lichtes, eine blutgefüllte Haut aber nur etwa 6 %. Unter standardisierten Bedingungen ist die Photoplethysmographie eine zuverlässige und aussagekräftige Methode zur Bestimmung der globalen Hämodynamik des Beinvenensystems. Die digitale Kalibrierung und Auswertung der modernen Geräte macht die Methode zu einer anwenderfreundlichen und wenig belastenden Untersuchung. Allerdings darf man der automatischen Auswertung nicht immer vertrauen, eine visuelle Kontrolle der Kurven und Messpunkte ist sinnvoll.

Bei Aktivierung der Sprunggelenk-Wadenmuskelpumpe während des Bewegungsprogramms wird der intravenöse Druck gesenkt. Während der Entspannung der Wadenmuskulatur strömt beim Gesunden Blut aus den Hautvenen über die Perforansvenen in das tiefe Venensystem. Auf diese Weise wird der intrakutane Venenplexus aktiv entleert. Die Menge des reflektierten Lichts hängt von der Füllung dieses kutanen Venenplexus ab. Entleert er sich, nimmt die Reflexion ab. In der an das Bewegungsprogramm anschließenden Ruhephase kommt es zu einer Wiederauffüllung des kutanen Venenplexus. Unter physiologischen Bedingungen bei suffizientem Klappensystem erfolgt die Wiederauffüllung langsam, indem sich der kutane Venenplexus über den arteriellen Zustrom füllt. Bei einer venösen Insuffizienz auf dem Boden einer Klappeninsuffizienz im epi- oder subfaszialen Venensystem füllt sich der venöse Plexus nicht nur über den arteriellen Schenkel, sondern auch retrograd über die insuffizienten Venenabschnitte. Die Wiederauffüllzeit t_0 ist definiert als das Zeitintervall vom Maximum der Lichtextinktion am Ende des Bewegungsprogramms bis zum Erreichen der minimalsten Extinktion, die dem Ausgangswerte entsprechen sollte.

> Auffüllzeiten von >25 s gelten als normal.

Photoplethysmographie zur Diagnostik der akuten Thrombose

Eine direkte Bedeutung zum Nachweis einer tiefen Beinvenenthrombose kommt der Photoplethysmographie heute nicht mehr zu. Zwar ist bei der frischen TVT die Abpumpfunktion gestört, diese ist aber nicht der aussagekräftigste Messparameter der Photoplethysmographie. Bei fehlender Abpumpleistung kann auch keine Wiederauffüllzeit t_0 gemessen werden (Abb. 7.1). Eine gute Mitarbeit vorausgesetzt, hat diese fehlende Abpumpfunktion bei einer okkludierenden Thrombose eine recht hohe diagnostische Sicherheit mit einer Sensitivität von bis zu 97 %. Nichtokkludierende Thrombosen, distale Thrombosen oder Thrombosen in gedoppelten Venensegmenten werden so aber nicht erfasst. Daher kann die alleinige Anwendung der Photoplethysmographie auch nicht zum Ausschluss einer Thrombose empfohlen werden.

Photoplethysmographie zur Diagnostik des postthrombotischen Syndroms

Klinisch interessant und diagnostisch relevant wird die Photoplethysmographie erst mit eintretendem postthrombotischen Schaden. Mit Organisation und Abbau des Thrombus öffnet sich das Venenlumen zwar bei den meisten Patienten wieder, aber der Klappenapparat ist meist narbig geschädigt. Auch wenn sich das Venenlumen nicht wieder eröffnet, sondern die klinische Situation sich durch Rekrutierung von Kollateralvenen bessert, haben diese Kollateralvenen keinen suffizienten Klappenapparat. Sowohl das Ausmaß der Rekanalisierung der Venen als auch die Schädigung des Klappenapparats hat eine hämodynamische Bedeutung, die mit der Photoplethysmographie erfasst werden kann.

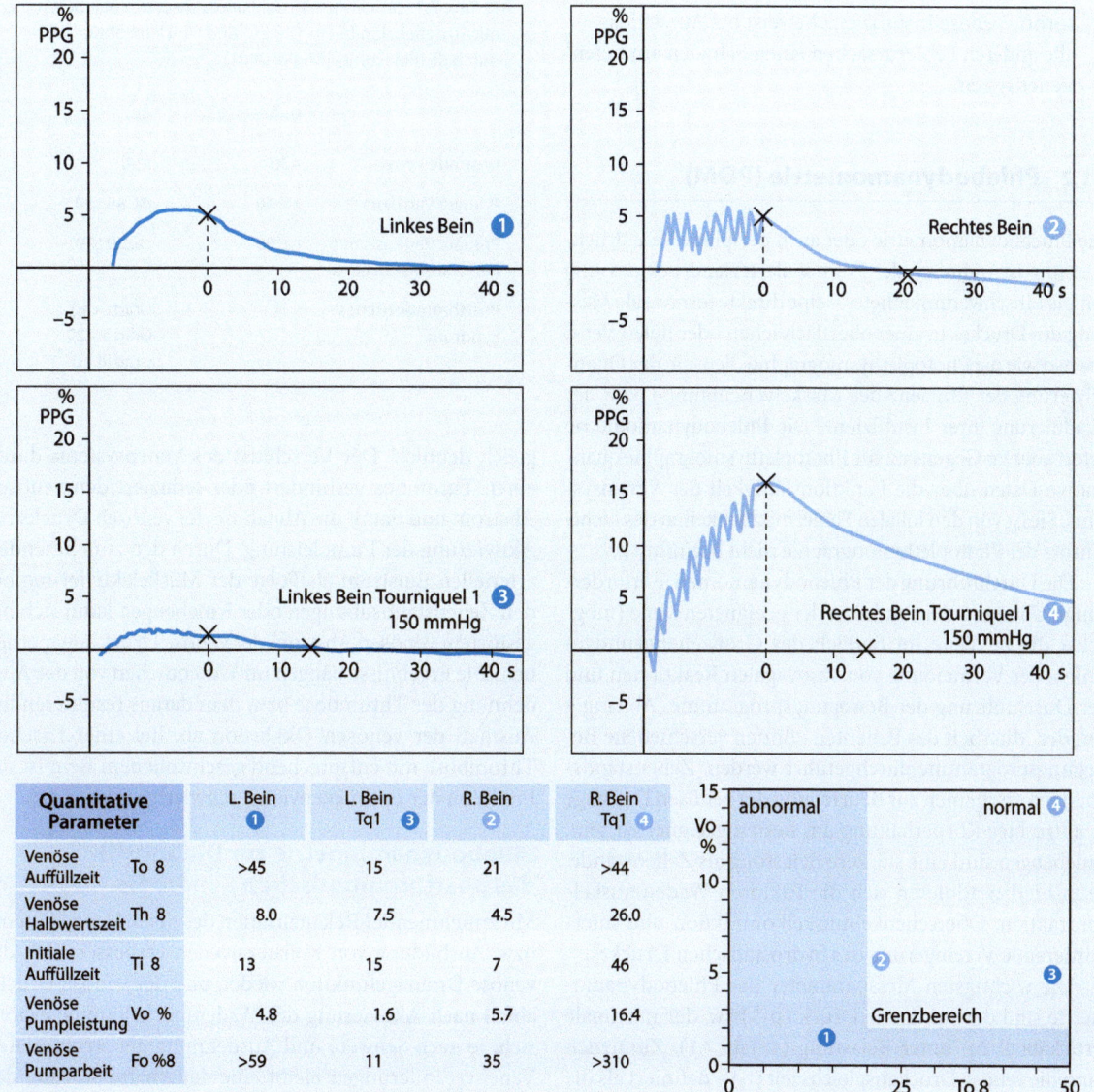

◨ **Abb. 7.1** Photoplethysmographie bei einem Patienten mit bds. gestörter Abpumpfunktion unterschiedlicher Genese. Nach Anlegen eines Tourniquets bds. zeigt sich links eine nichtbesserbare Funktion bei frischer 3-Etagen-Thrombose und rechts eine besserbare Funktion durch Ausschalten der epifaszialen Insuffizienzen bei einer primären Varikosis

> Ein Normalbefund in der Photoplethysmographie schließt eine hämodynamisch bedeutsame postthrombotische Störung des Klappenapparats oder der Durchgängigkeit des tiefen Venensystems aus.

Die Betonung liegt hier auf *hämodynamisch bedeutsam*. Kurzstreckige, sonographisch nachweisbare Refluxe in einzelnen Unterschenkelvenen bei intakten proximalen Venenklappen führen nicht zu einer Verkürzung der Wiederauffüllzeit t_0.

Ein pathologischer Befund allein lässt keine Differenzierung eines Schadens am tiefen Venensystem – der nur postthrombotisch erworben oder angeboren sein kann – oder am epifaszialen Venensystem zu. Durch Ausschaltung des epifaszialen Venensystems durch Anlage eines Tourniquets kann hier eine Unterscheidung in eine besserbare und eine nichtbesserbare venöse Störung erfolgen. Dies gilt natürlich nur, wenn keine Perforansvenen unterhalb des Tourniquets eine lokale Rezirkulation zulassen.

- Eine sich nach Anlage eines Tourniquets **bessernde** venöse Störung ist Ausdruck einer ausschaltbaren epifaszialen Klappendysfunktion. Eine vollständige Normalisierung wird selten erreicht, da nie alle oberflächlichen Insuffizienzen ausgeschaltet werden.

- Eine sich nach Anlage eines Tourniquets **nichtbessernde** venöse Insuffizienz beweist bei Ausschluss alle anderen Fehlerursachen einen Schaden am tiefen Venensystem.

7.1.2 Phlebodynamometrie (PDM)

Die Phlebodynamometrie oder auch periphere Venedruckmessung ist – ähnlich der Pulmonalarteriendruckmessung mittels Einschwemmkatheter – eine direkte intravasale Messung des Druckes in einer oberflächlichen oder tiefen Vene. Ebenso wie die Photoplethysmographie dient sie der Quantifizierung der Effizienz der Muskelvenenpumpe bzw. der Graduierung ihrer Insuffizienz. Die Phlebodynamometrie liefert aber im Gegensatz zur Photoplethysmographie quantitative Daten über die Funktionsfähigkeit des Venensystems. Sie ist von den lokalen Fehlermöglichkeiten des Lichtsensors der Photoplethysmographie nicht beeinflusst.

Die Durchführung der Phlebodynamometrie erfordert einige Übung in der Punktion der geeigneten Vene (möglichst distale Vene im Bereich des Großzehengrundgelenks), der Vermeidung von vasovagalen Reaktionen und der Durchführung der Bewegungsprogramme. Abhängig von der Mitarbeit des Patienten können verschiedene Bewegungsprogramme durchgeführt werden. Zehenstandsübungen erscheinen zur Beurteilung der venösen Drainage in aufrechter Körperhaltung am besten geeignet zu sein. Kniebeugen sind eine stärkere Belastung als Zehenstände, denn hierbei addieren sich die Faktoren Wadenmuskelkontraktion, Oberschenkelmuskelkontraktion und intermittierende Verringerung des hydrostatischen Druckes.

Die wichtigsten Messparameter der Phlebodynamometrie sind der minimale Druck (p_2) bzw. der maximale Druckabfall Δp unter Belastung (◘ Tab. 7.1). Zusätzlich kann die venöse Druckausgleichszeit (t_2) – definiert als die Zeit, die nach Belastungsstopp vergeht, bis der venöse Druck wieder sein Ruheniveau erreicht hat – ausgewertet werden. Wie bei der Photoplethysmographie kann die Ursache eines verminderten Druckabfalls durch Anlegen eines Tourniquets und Ausschaltung des epifaszialen Venensystems differenziert werden.

Phlebodynamometrie zur Diagnostik der akuten Thrombose

Eine direkte Bedeutung zum Nachweis einer tiefen Beinvenenthrombose kommt der Phlebodynamometrie heute ebenso wenig zu wie der Photoplethysmographie. Eine okkludierende Thrombose kann mit einem normalen oder einem erhöhten Ruhedruck einhergehen. Da die Absolutwerte für den venösen Ruhedruck im Stehen – abhängig von der Körpergröße und dem Gewicht – stark schwanken, wird eine solche Druckerhöhung aber nur im Seitenvergleich deutlich. Der Verschluss des Venensystems durch einen Thrombus verhindert oder reduziert den venösen Abstrom und damit die Abnahme der venösen Drucks bei Aktivierung der Pumpleistung. Durch den zunehmenden arteriellen Einstrom als Folge der Muskelaktivierung bei den Zehenstandsübungen oder Kniebeugen kann sich bei gestörtem venösen Abstrom der venöse Druck sogar erhöhen. Die Ergebnisse hängen im Wesentlichen von der Ausdehnung der Thrombose bzw. dem daraus resultierenden Ausmaß der venösen Okklusion ab. Bei einer frischen Thrombose mit entsprechend geschwollenem Bein ist die Punktion der Fußrückenvenen schwierig.

◘ **Tab. 7.1** Druckwerte in der Fußrückenvene nach Belastung mit 10 Zehenständen in 15 s (p_2) und Druckabnahme (Δp) durch die Belastung. (Kügler 2001)

	p_2 [mmHg]	Δp
Gesunde Venen	≤30	≥50
Primäre Varikosis	ca. 40	ca. 45±10
Primäre Varikosis mit Perforansinsuffizienz	ca. 65	ca. 20±10
Postthrombotisches Syndrom		Grad I <40 Grad II <20 Grad III =0

Phlebodynamometrie zur Diagnostik des postthrombotischen Syndroms

Mit zunehmender Rekanalisation des tiefen Venensystems bzw. Ausbildung von Kollateralvenen verbessert sich die venöse Drainagefunktion wieder, und der venöse Druckabfall nach Aktivierung der Wadenmuskelpumpe erhöht sich. Je nach Schwere und Ausdehnung der strukturellen Venenveränderungen bleibt eine dauerhafte Störung der venösen Drainageleistung. Als Ergebnis zeigt sich unter Belastung eine verminderte oder gar fehlende Druckabsenkung und eine Verkürzung der venösen Druckausgleichszeit. Ursächlich für diese Insuffizienz der Muskelvenenpumpe nach TVT sind Okklusionen, Lumenverengungen und Klappenzerstörungen.

Als diagnostische Methode zur Differenzialdiagnose eines postthrombotischen Syndroms (PTS) ist die Phlebodynamometrie allerdings genauso wenig geeignet wie die Photoplethysmographie, da es keine spezifischen Druckkurven des PTS gibt und auch die quantitativen Messwerte bei PTS und Varikosis sich überlappen. Eine Besserung der Druckabnahme nach Anlage eines Tourniquets ist für weitere Differenzierungen notwendig. Im Zeitalter der Phlebographie – die die Punktion einer Fußrückenvene erfordert – bot sich die Kombination aus Phlebodynamometrie und Phlebographie zur Bewertung des postthrombotischen Syndroms an. Mit zunehmender Verbreitung der Duplexsonographie jedoch hat auch die Phlebodynamometrie als invasives Verfahren an Bedeutung verloren und findet nur noch bei wissenschaftlichen und gutachterlichen Fragestellungen Anwendung.

7.1.3 Venöse Verschlussplethysmographie (VVP)

Grundlage der venösen Verschlussplethysmographie sind indirekte Messungen des venösen Flussvolumens entweder über Dehnungsmessstreifen oder alternativ über Impedanz (Impedanzplethysmographie) oder eng anliegende Luftkissen (»air plethysmography«). Hebt man beim liegenden Patienten ein Beinen deutlich über Herzhöhe an, so laufen die Beinvenen druckpassiv nahezu vollständig leer. Durch diese zusammengefallenen Venen rinnt nur noch die Blutmenge, die über den arteriellen Einstrom aufrechterhalten wird.

Als **venöse Kapazität** bezeichnet man das Blutvolumen, welches die peripheren Venen maximal aufnehmen können. Zur Messung der venösen Kapazität wird eine am Oberschenkel liegende Staumanschette über 3–5 min stufenweise von 40 mmHg in der 1. Minute über 60 mmHg in der 2. Minuten auf 80 mmHg in der 3. Minute aufgepumpt und die Volumenzunahme des Unterschenkels gemessen.

Der **venöse Abstrom** ist das Blutvolumen, welches pro Zeiteinheit nach Lösen der venösen Stauung über die Oberschenkelvenen abfließt. Er wird hauptsächlich vom Widerstand in den Oberschenkelvenen beeinflusst und weniger vom Widerstand der Beckenvenen. Die treibende Kraft für den venösen Abstrom ist zum einen die Gravitationskraft und zum anderen der in den gestauten peripheren Venen aufgebaute Druck.

Grundsätzlich können alle venenplethysmographischen Untersuchungen auch am Arm durchgeführt werden. Dabei ist natürlich auf die Verwendung von entsprechend schmaleren Stauungsmanschetten und auf die entspannte Lagerung der Arme während der Messung zu achten. Bei richtiger Durchführung können die venöse Kapazität und der venöse Abstrom valide und reproduzierbar gemessen werden. Zahlreiche Fehlermöglichkeiten sind jedoch zu berücksichtigen. Die Mehrzahl der Fehler ist artefaktbedingt durch falsches Anlegen der Dehnungsmessstreifen oder Bewegungen des Patienten während der Messung.

VVP zur Diagnostik der akuten Thrombose

Im angelsächsischen Sprachraum ist diese Plethysmographie als erste Screening-Methode zum Nachweis einer Thrombose recht verbreitet (◘ Abb. 7.2). Eine Metaanalyse aus dem Jahre 2006 (Locker 2006) gibt für proximale Thrombosen auch recht hohe Sensitivitäten bzw. Spezifitäten an (◘ Tab. 7.2), für distale Thrombosen ist die Sensitivität jedoch deutlich geringer, sodass die VVP heute nicht als alleinige Methode zum Nachweis oder Ausschluss einer Thrombose angesehen werden kann.

Bei einer akuten Thrombose ist das venöse Volumen bereits durch den Thrombus gefüllt. Bei der venösen Stauung kann daher das venöse System nicht soviel Blut aufnehmen wie ein gesundes Venensystem. Wenn aber die Aufnahmefähigkeit (venöse Kapazität) des Venensystems erniedrigt ist, kann natürlich auch nur wenig Blut abfließen (venöser Abstrom). Dieses Abfließen des venösen Blutes ist durch die Thromben zusätzlich erschwert.

Eine reduzierte venöse Kapazität und ein reduzierter venöser Abstrom sprechen also für das Vorliegen einer Thrombose.

VVP zur Diagnostik des postthrombotischen Syndroms

Im Gegensatz zu Photoplethysmographie und Phlebodynamometrie wird mit der VVP nicht das Wechselspiel der Pumpfunktion der Wadenmuskelpumpe und des Klappenapparates bewertet, sondern nur die Dehnungsfähigkeit des Venensystems insgesamt und insbesondere der Abflusswiderstand der proximalen Venen. Der diagnostische Wert der VVP liegt daher im Nachweis bzw. Ausschluss eines proximalen Abflusshindernisses.

Rekanalisierte Venen verändern den venösen Abflusswiderstand wenig, postthrombotisch verschlossene Becken- oder Oberschenkelvenen hingegen reduzieren bei insuffizienter Kollateralstrombahn den venösen Abstrom. Indiziert ist die VVP also bei Patienten mit einer postthrombotischen Schwellung zur Differenzierung einer insuffizienten Pumpleistung der Wadenmuskelpumpe von einer proximalen Widerstandserhöhung. Ein pathologischer Befund in der Photoplethysmographie oder Phlebodynamometrie lässt diese Differenzierung nicht zu. Ein pathologisch reduzierter venöser Abstrom in der VVP bei normaler oder fast normaler venöser Kapazität hingegen lässt die Vermutung nahe, dass die Schwellung einer Extremität durch ein proximales Abflusshindernis verursacht ist. Ist dies der Fall, so kann eine direkte Venendruckmessung durch Punktion der Leistenvenen den Befund untermauern. Zeigt sich hier keine Atemmodulation bzw. erhöht sich der Druck bei Elevation des ipsilateren Beines, ist das proximale Abflusshindernis bewiesen. Findet sich nun in der Bildgebung mittels Phlebographie, CT oder MR ein entsprechender postthrombotischer Schaden, können revaskularisierende Maßnahmen im Bereich der Beckenvene oder der unteren Hohlvene indiziert sein.

VVP zur Diagnostik der Armvenenthrombose

Schon früh wurde die Plethysmographie auch zur Beurteilung der Zirkulation der oberen Extremität eingesetzt. Wiederholte Messungen bei gesunden Männern im Alter

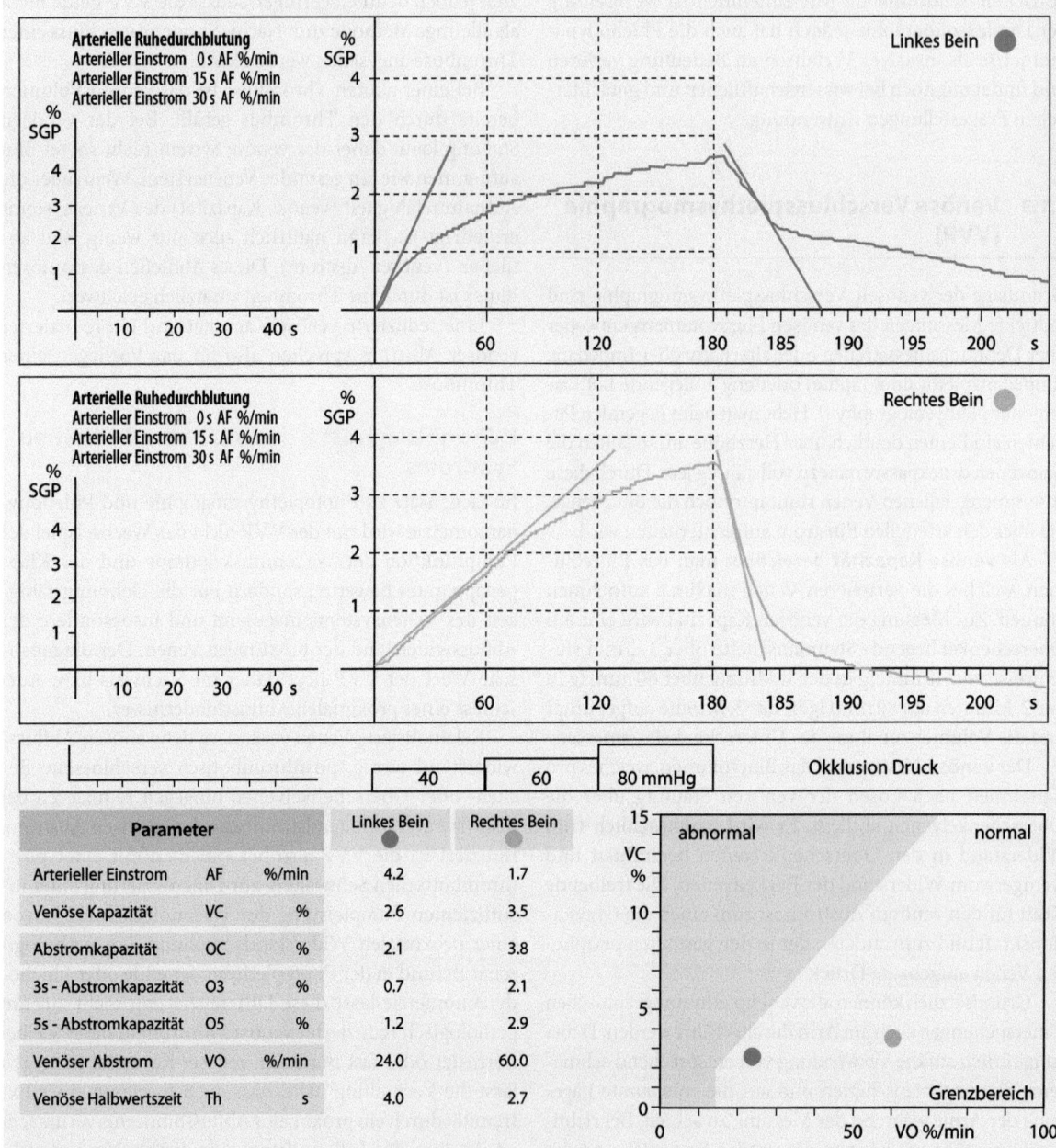

Abb. 7.2 Venöse Verschlussplethysmographie eines Patienten mit einer 6 Wochen alten, linksseitigen, bis in die Vena iliaca externa reichenden Thrombose. Die Thrombose führt dazu, dass die Volumenzunahme (venöse Kapazität) links gegenüber rechts reduziert ist und nach Öffnen der Manschette am Oberschenkel das Blut langsamer abfließt (venöser Abstrom)

von 25–35 Jahren zeigten, dass die venöse Kapazität und der venöse Abstrom am Arm und am Bein sich nicht sehr unterscheiden. Eine schwedische Untersuchung beschreibt an gesunden Probanden eine venöse Kapazität am Arm von 4,6±0,8 ml/100 ml Gewebe und einen venösen Abstrom von 107±22 ml/100 ml Gewebe × min. Die Daten bei postthrombotischen Veränderungen sind in ◘ Tab. 7.3 wiedergegeben.

7.1.4 Ultraschalldopplersonographie (USD)

Die uni- oder bidirektionale Dopplersonographie erlaubt auch ohne direkte Bildgebung eine Ableitung venöser und arterieller Signale. In Kenntnis der Gefäßanatomie und in der Hand des erfahrenen Untersuchers ist sie eine gute Methode, um die Wahrscheinlichkeit einer proximalen Thrombose abzuschätzen. Ebenso erlaubt sie eine Diffe-

◘ Tab. 7.2 Sensitivität und Spezifität verschiedener plethysmographischer Techniken in % zum Nachweis einer akuten Thrombose. (Locker et al. 2006)

Technik	Anzahl der Studien[a]	Sensitivität allgemein[b]	Sensitivität für proximale Thrombosen[b]	Sensitivität für distale Thrombosen[b]	Spezifität[b]
Impedanzplethysmographie	42 (28)	75 (73–77) p<0,001	88 (86–90) p<0,001	28 (24–33) p<0,001	90 (89–91) p<0,001
Dehnungsmessstreifen	20 (10)	83 (81–85) p<0,001	90 (88–92) p<0,001	56 (50–63) p<0,033	81 (79–82) p<0,001
Luftplethysmographie	4 (2)	85 (79–90) p<0,005	98 (93–100) p<0,18	39 (22–58) p<0,216	91 (8–95) p<0,02
Lichtreflexplethysmographie	9 (4)	91 (87–94) p<0,001	94 (88–98) p<0,315	92 (74–99) p<0,179	71 (66–75) p<0,001
Phleborheographie	7 (4)	86 (83–89) p<0,001	92 (88–94) p=0,001	58 (48–68) p<0,001	93 (91–95) p<0,001

[a] Die Zahlen in Klammern geben die Anzahl der Studien wieder, die proximale und distale Thrombosen unterschieden haben.
[b] Die Zahlen in Klammern geben das 95-%-Konfidenzintervall an.

◘ Tab. 7.3 Ergebnisse der Phlethysmographie am Arm mit Dehnungsmessstreifen bei 31 Patienten im Mittel 5 Jahre nach stattgehabter Thrombose. Angegeben sind die Mittelwerte und die 95-%-Konfidenzintervalle. (Persson 2006)

	Venöse Kapazität [ml/100 ml]	Venöser Abstrom [ml/100 ml × min]
Kontralateraler Arm	4,4 (3,9–4,8)	99 (88–110)
Thrombosearm	3,7 (3,3–4,0)	80 (71–88)
Residuen der TVT (n=18)	3,5 (3,1–3,9)	74 (64–83)
Keine Residuen der TVT (n=13)	4,0 (3,3–4,6)	88 (71–104)
Patienten klagt noch Schwellung (n=9)	3,3 (3,0–3,5)	69 (59–79)
Patienten klagt keine Schwellung mehr (n=22)	3,9 (3,4–4,3)	84 (72–96)

renzialdiagnose von tiefen oder oberflächlichen Insuffizienzen. Da das venöse System im Gegensatz zum arteriellen nur einen geringen Blutfluss aufweist, der im Wesentlichen vom Atemmanöver und der Körperhaltung abhängig ist, sind zur Beurteilung neben den Ruhebedingungen auch spezifische Provokationsmanöver indiziert. Die Genauigkeit des Verfahrens wird nicht durch die physikalischen Grenzen der Methode limitiert, sondern durch die individuelle Variation des Venensystems.

USD zur Diagnostik der akuten Thrombose

In einer gesunden proximalen Extremitätenvene zeigt sich dopplersonographisch ein atemmoduliertes Flussprofil. Als Leitstruktur zur Lokalisation und Identifikation der tiefen Venen werden die Arterien aufgesucht. Ist parallel zur Arterie rechts und links von ihr kein venöses Dopplersignal ableitbar, können die Venen als verschlossen angenommen werden. Dies gilt für die V. femoralis communis, V. fem. superficialis oder V. poplitea. Bei inkompletter Thrombose oder bei gedoppelten Venensegmenten versagt die Methode jedoch.

Im Unterschenkelbereich weisen die Venen keine spontan atemmodulierten Flüsse mehr auf. Hier muss durch Kompression distal der Dopplersonde das Blut beschleunigt werden (A-Sound). Auch hier kann man abschätzen, ob man links oder rechts der Vene ein entsprechendes Signal mit der Dopplersonde ableiten kann. Die immer gedoppelten oder sogar dreifach angelegten Unterschenkelvenen schränken die Sicherheit der Methode jedoch deutlich ein.

Fehlen solche spontanen oder augmentierten Signale im Bereich der tiefen Venen und weist der Patient vermehrt oberflächliche Kollateralvenen auf, kann in diesen

Kollateralvenen ein erhöhter spontaner Fluss (S-Sound) nachgewiesen werden. Dieser tritt aber nur auf, wenn die Kollateralvenen noch nicht an Kapazität zugenommen haben und das Blut, das nicht über die Tiefe abfließen kann, über das oberflächliche Venensystem abgepresst wird.

USD zur Diagnostik des postthrombotischen Syndroms

Beim postthrombotischen Syndrom ist immer zwischen einer narbig okkludierten Vene und einer rekanalisierten Vene mit Reflux zu unterscheiden. Für narbig okkludierte Venen gilt, dass man sie – ebenso wie frisch thrombosierte Venen – parallel zur Leitstruktur der Arterie nicht darstellen kann. Rekanalisierte Gefäße können proximal einen normalen atemmodulierten Fluss und distal unauffällige A-Sounds aufweisen. Ein postthrombotischer Schaden kann nur dann nachgewiesen werden, wenn ein Klappenschaden vorliegt. Eine postthrombotische Wandverdickung oder eine fehlende Dehnbarkeit kann dopplersonographisch nicht nachgewiesen werden.

In Kenntnis der Anatomie können beim stehenden oder sitzenden Patienten die Refluxe im Bereich der tiefen Venen untersucht werden. Ein Reflux im tiefen Venensystem ist primär immer verdächtig auf eine stattgehabte Thrombose.

7.1.5 Laserdopplerfluxmetrie (LDF)

Die Laserdopplerfluxmetrie ist eine außerordentlich sensitive, nichtinvasive Untersuchungsmethode zur Erfassung von Veränderungen in der kutanen Mikrozirkulation. Das Verfahren benutzt dazu einen monochromatischen, energiearmen Laserstrahl. Dieser Strahl durchdringt das Gewebe und wird – abhängig von der individuellen Gewebedurchdringung – reflektiert, durch einen empfindlichen Sensor aufgezeichnet und anschließend unter Berücksichtigung des Dopplereffekts analysiert.

Die LDF stellt Zellbewegungen in der Mikrozirkulation dar. Zusätzlich zur Gesamtflussintensität und der Intensität der einzelnen Pulswellen kann die LDF rhythmische Veränderungen in der kutanen Mikrozirkulation, die sog. spontanen Vaskulärbewegungen (Vasomotion), aufzeichnen. Somit erlaubt die LDF die Echtzeitmessung der mikrovaskulären roten Blutzellperfusion im Gewebe. Die Perfusion wird manchmal auch als mikrovaskulärer Blutfluss oder roter Blutzellflux bezeichnet.

Die Durchblutung eines Gewebes wird in sog. PU (Perfusion Units) gemessen. Da die Gewebedurchblutung (Perfusion) nicht in absoluten physikalischen Einheiten (z. B. als ml/min/100 g Gewebe) ausgedrückt werden kann, sind PU eine dimensionslose Größe.

LDF zur Diagnostik der akuten Thrombose

Eine akute Thrombose führt – abhängig von ihrem Ausmaß – zu einer venösen Abflussstörung mit Erhöhung des venösen kapillären Drucks. Dieser erhöhte Druck wiederum verändert das Muster der spontanen peripheren Vasomotion.

Eine vergleichende Studie an 81 Patienten mit klinischem Verdacht auf eine einseitige Thrombose konnte zeigen, dass Patienten mit Thrombose gegenüber Patienten ohne Thrombose eine signifikante Reduktion der spontane Vasomotion haben. Bei entsprechendem Cut-off-Wert ergaben sich sogar eine Sensitivität von 80 % und eine Spezifität von 72 %.

LDF zur Diagnostik des postthrombotischen Syndroms

Die LDF erlaubt wie kaum eine andere Methode eine Beurteilung der Mikrozirkulation bei Patienten mit einer chronischen venösen Insuffizienz. Diese Patienten weisen deutlich erhöhte Ruheflusswerte auf, welche auf eine stauungsbedingte Erhöhung der Erythrozytenkonzentration zurückzuführen sind. Die LDF kann zur Verlaufskontrolle der venösen Flussverhältnisse vor und nach Therapie eingesetzt werden. Eine Differenzierung der chronischen venösen Insuffizienz in eine epifasziale (primäre Varikosis) und subfasziale (postthrombotischer Schaden) Ursache gelingt damit jedoch nicht.

7.2 Bildgebende Diagnostik

H. Nüllen, T. Noppeney

7.2.1 Einführung

Die bildgebende Diagnostik der tiefen Beinvenenthrombose (TVT) und des postthrombotischen Syndroms hat sich in den letzten Jahrzehnten mit der rasanten Entwicklung der sonographischen Technik und den Schnittbildtechniken in CT und MRT sowie den Möglichkeiten von Bildrekonstruktionen in allen denkbaren Ebenen und Projektionen gewaltig verändert. Dabei wurde insbesondere die Bedeutung der klassischen kontrastmittelgebundenen Darstellung des Venensystems, der Phlebographie, immer weiter zurückgedrängt. Dies bedeutet allerdings nicht, dass man auf die Phlebographie verzichten kann. Sie hat vielmehr nur einen anderen Platz im diagnostischen Algorithmus bei TVT und postthrombotischem Syndrom eingenommen.

Die hier gewählte Darstellung der bildgebenden Diagnostik muss sich in Form und Umfang bescheiden, um den Rahmen des Buches zu wahren. Alle hier abgehandelten Verfahren haben inzwischen einen Umfang und eine Differenzierung eingenommen, dass eine umfassende bzw. vollständige Beschreibung nicht möglich ist. Hier werden nur die Standards dargestellt und die Grundlagen der Anwendung vermittelt. Darüber hinaus muss auf die spezielle Literatur und spezialisierte Lehrbücher verwiesen werden.

Die Duplexsonographie gehört in die Hand des Gefäßmediziners, sie ist zum unverzichtbaren Rüstzeug für sein tägliches Handeln geworden, daher sind hier breit gefächerte und umfassende Kenntnisse zu fordern. Die an Großgeräte gebundene bildgebende Diagnostik wie CT und MRT/MRA wird heute nicht von Gefäßmedizinern durchgeführt, und auch die Phlebographie wird in zunehmendem Maße nicht mehr von Gefäßmedizinern direkt praktisch ausgeführt.

Unbeschadet dieser Arbeitsteilung zwischen den verschiedenen medizinischen Fächern bedeutet aber »nicht durchführen« keineswegs Abwendung von der Methodik. Wir vertreten die Auffassung, dass der Gefäßmediziner in der Indikationsstellung und der Interpretation dieser Untersuchungstechniken ebenso wie in der Beurteilung der technischen Qualität sehr wohl über spezielle Kenntnisse verfügen muss (Nüllen u. Esser 2010). Dies ist unverzichtbar, wenn gewährleistet werden soll, dass technische Untersuchung und klinischer Befund fachgerecht zusammengeführt werden und dies zu den erforderlichen Schlussfolgerungen und Konsequenzen führen soll. Dies ist die primäre, vornehmste und alleinige Aufgabe des klinisch ausgebildeten Gefäßmediziners. Will der Gefäßmediziner dieser Aufgabe nachkommen und ihr gerecht werden, so muss er sich mit der Methodik und Technik der o. g. Untersuchungsverfahren befassen, und er muss in der Lage sein, die technischen Befunde aus eigener Anschauung und Interpretation der Bilder zu bewerten.

Die Indikationsstellung zum Einsatz bildgebender Verfahren in der Diagnostik der venösen Thromboembolien (VTE) und auch die Verfahrenswahl haben sich insbesondere unter dem Einfluss des weltweit akzeptierten diagnostischen Algorithmus
- Anamnese,
- Erfassung der Vorhersagewahrscheinlichkeit (z. B. Wells Score),
- D-Dimere,
- Kompressionssonographie

in der Primärdiagnostik der TVT erheblich gewandelt. Alle anderen bildgebenden Verfahren, insbesondere solche mit Einsatz von Kontrastmitteln und/oder ionisierenden Strahlen, sollen nur dann zum Einsatz kommen, wenn durch die o. g. Vorgehensweise alleine keine sichere Diagnose zu erreichen ist.

Besondere Regeln der Indikationsstellung und Verfahrenswahl gelten darüber hinaus bei der Diagnostik der Unterschenkelvenenthrombose (▶ Abschn. 7.2.2) und bei Verdacht auf Lungenembolie sowie bei einigen speziellen Fragestellungen.

> Grundsätzlich gilt, dass die Indikation zum Einsatz weiterführender bildgebender Verfahren im o. g. Sinne nur dann gegeben ist, wenn entscheidungsrelevante Zusatzinformationen erforderlich und diese durch die jeweilige Untersuchung zu erwarten sind.

7.2.2 Sonographie

W. Schäberle

Die hohe Inzidenz der tiefen Beinvenenthrombose sowie der klinisch in der frühen Entwicklung oft asymptomatische oder unspezifische Verlauf mit jedoch gravierenden Früh- und Spätkomplikationen (Lungenembolie, chronische venöse Insuffizienz) erfordert eine Untersuchungsmethode, die eine liberale Handhabung (kostengünstig, komplikationsarm, zeiteffizient) zulässt. Bedingt durch ihre Kosteneffizienz, die relativ leichte Erlernbarkeit und die hohe Treffsicherheit hat die Kompressionssonographie (B-Bild) andere nichtinvasive Methoden (Plethysmographie, Thermographie, cw-Dopplersonographie) heute abgelöst. Die hohe Sensitivität und Spezifität der Kompressionssonographie hat dazu geführt, dass die Phlebographie in der Thrombosediagnostik ihren hohen Stellenwert bis auf wenige Ausnahmen verloren hat.

Sonoanatomie

Die Vena cava teilt sich in Höhe des Bauchnabels bzw. des vierten LWK knapp unterhalb der Aortenbifurkation in die beiden Venae iliacae communes auf. Diese verlaufen dorsal der gleichnamigen Arterie durch das kleine Becken. Wie die Bifurkation der Iliakalarterien ist auch der Konfluenz aus Vena iliaca externa und Vena iliaca interna in der Höhe variabel, liegt jedoch meist am tiefsten Punkt im Verlauf durch das kleine Becken. Die Vena iliaca externa verläuft dann dorsal der gleichnamigen Arterie zum Leistenband. Nach Durchtritt durch die Lacuna vasorum des Leistenbandes verläuft sie als Vena femoralis communis medial der Arterie und nimmt als ersten Zufluss 1–2 cm distal des Leistenbandes das Blut der epifaszialen Vena saphena magna auf. Der am weitesten proximal gelegene Zufluss der Vena profunda femoris zieht von lateral kommend etwas unterhalb der Femoralisbifurkation zwischen Arteria profunda femoris und Arteria femoralis superficialis zur Vena femoralis, die ab hier dann den Zusatz superficialis trägt. Im Verlauf nach peripher münden von dorsal kommend 1–2 weitere, kräftige Profundavenenäste in die Vena femoralis superficialis.

Die Vena femoralis superficialis verläuft in ca. 21 % der Fälle gedoppelt, in weiteren 14 % sogar streckenweise drei-

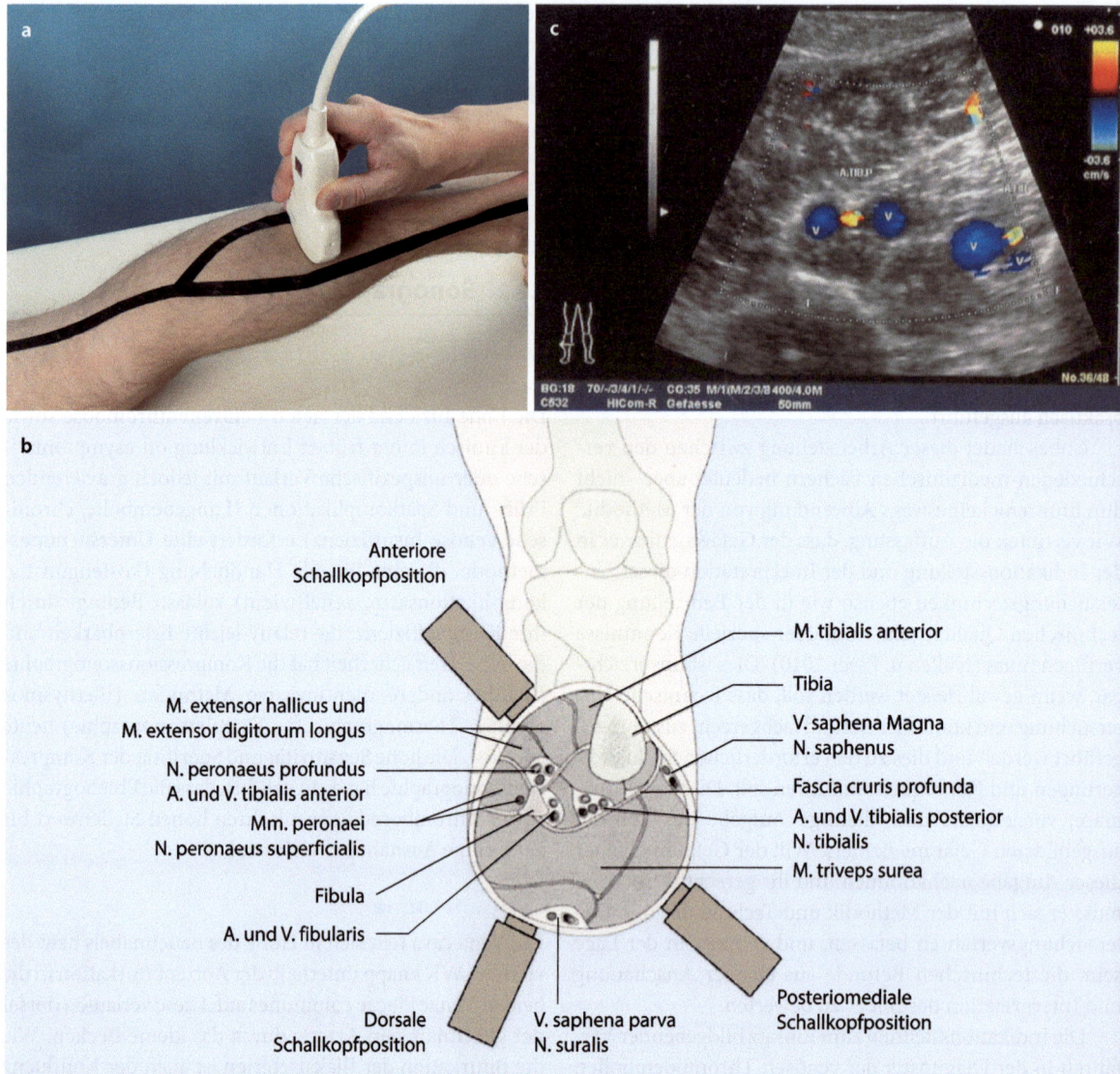

◘ **Abb. 7.3** **a** Kompressionssonographie der Unterschenkelvenen (Verlauf markiert). Der Transducer wird so auf der Wade positioniert, dass die Membrana interossea zwischen Tibia und Fibula senkrecht zum Schallstrahl verläuft. **b** Anatomischer Querschnitt (schematisch) durch den Unterschenkel mit Schallkopfpositionierung. **c** Sonoanatomie Unterschenkelvenen von der posteriomedialen Transducerposition aus im Querschnitt: A. und V. tibialis posterior (linke Bildhälfte) etwas dorsal der Tibia (*T*) und Arteria und Vena fibularis dorsomedial der Fibula (*F*). Venen blau, Arterie rot codiert (mit etwas Aliasing durch niedrige Pulsrepetitionsfrequenz zur Darstellung langsamer Venenflüsse). Die Arterie ist von zwei Venen links und rechts begleitet, die Gefäße liegen in einem etwas echoreichen Band zwischen Musculus soleus und tiefen Flexoren, der Fascia cruris profunda. (Aus Schäberle 2010)

fach oder mehrfach angelegt. Bei singulärem Verlauf der Vena femoralis superficialis lässt sich jedoch nicht selten ein weiterer kleinerer Ast parallel dazu nachweisen, der bei einer Femoralvenenthrombose deutlicher als Kollaterale in Erscheinung tritt. Der Verlauf ist meist dorsal der Arteria femoralis, kann jedoch auch seitlich oder paarig links und rechts der Arterie sein. Nach Durchtritt durch den Adduktorenkanal läuft die Vene als Vena poplitea weiterhin dorsal der Arterie, meist singulär, sie kann allerdings auch gedoppelt angelegt sein. In die Vena poplitea münden zunächst die von epifaszial kommende Vena saphena parva (sehr variable Mündungshöhe) und weiter distal als kräftige Muskelvenen die Gastroknemius- und die Soleusvenen. Nach den ebenfalls sehr variabel mündenden, paarig verlaufenden Venae tibiales anteriores (die sogar proximal des Adduktorenkanals einmünden können) nimmt die Vene als Konfluenz tibiofibularis die paarig neben der gleichnamigen Arterie verlaufenden Venae tibiales posteriores und Venae fibulares auf. Die Venae tibiales anteriores verlaufen nach Durchtritt durch die Membrana interossea ventral dieser Membran, die Venae fibulares verlaufen knapp medial der Fibula und die Venae tibiales posteriores verlaufen in der Fascia cruris profunda zwischen oberflächlichen und tiefen Flexoren (◘ Abb. 7.3).

Geräteausstattung

Weil die Treffsicherheit von Kompressionssonographie (B-Bild-Sonographie) und Duplexsonographie in der Diagnostik der symptomatischen, frischen, tiefen Beinvenenthrombose vergleichbar ist, kann für die Thrombosediagnostik auch ein konventionelles Sonographiegerät mit guter B-Bildqualität verwendet werden. Für die Evaluation der Vena cava und der Beckenstrombahn ist jedoch der Einsatz von Farbduplexsonographiegeräten hilfreich. Die farbcodierte Duplexsonographie (FKDS) ist weiterhin für die Beurteilung umflossener und flottierender Thromben oder bei Rekanalisationsvorgängen einer Thrombose notwendig. Zur Quantifizierung der postthrombotischen Drainageinsuffizienz ist die FKDS unerlässlich: sowohl für die Beurteilung des Ausmaßes der Rekanalisation als auch der von postthrombotischen Residuen und der postthrombotischen Klappeninsuffizienz.

Für die Untersuchung von Ober- und Unterschenkel werden im Allgemeinen Sendefrequenzen von 5–7,5 MHz benötigt; bei schlanken Beinen kann eine höhere Detailauflösung mit höherfrequenten Schallköpfen erzielt werden, bei größerem Beinumfang muss auf 5 MHz zurückgegriffen werden, um eine ausreichende Eindringtiefe zu erzielen. Bei Armvenen können 7–10-MHz-Schallköpfe verwendet werden. Für Vena cava und Beckenvenen werden abhängig vom Bauchumfang 5–3,5-MHz-Sonden benötigt.

Patientenlagerung

Das Setting bei sonographischen Untersuchungen zum Nachweis oder Ausschluss einer TVT ist ebenso wie der Untersuchungsgang abhängig von den lokalen Gegebenheiten, dem Zustand des Patienten und den Gewohnheiten und Vorlieben des Untersuchers. Wichtig ist ein geordneter und standardisierter Untersuchungsablauf, der es gestattet, eine vollständige und gute Übersicht über alle untersuchungsrelevanten Venenabschnitte zu erhalten; dieser Untersuchungsablauf soll immer in gleicher Weise eingehalten werden.

Untersuchungsgang am liegenden Patienten Vena cava, Beckenvenen und die Venen des femopoplitealen Abschnitts werden in Rückenlage untersucht, wobei ein leichtes Anwinkeln im Kniegelenk mit Außenrotation des Beines die Untersuchung der Vena poplitea in Rückenlage mit guter Venendarstellung erlaubt. Weiterhin wird die in gestreckter Position natürliche Einengung der Vena femoralis beim Durchtritt durch die Lacuna vasorum in der Leiste dadurch aufgehoben und die Vene besser darstellbar. Die Unterschenkelleitvenen können ebenfalls in Rückenlage untersucht werden, eine bessere Darstellbarkeit wird durch die bessere Venenfüllung in sitzender Position erreicht. Beim postthrombotischen Syndrom kann bei Untersuchung der Klappenfunktion der Valsalva-Versuch am liegenden Patienten durchgeführt werden

Untersuchungsgang am stehenden Patienten Die postthrombotische Klappeninsuffizienz der peripheren Abschnitte, wie der Vena poplitea, wird im Kompressions-Dekompressions-Test am stehenden oder sitzenden Patienten durchgeführt, weil sich der Reflux, bedingt durch Ortostase, in einem kräftigeren Rückstrom dokumentieren lässt.

Untersuchungstechnik

Hauptkriterium in der sonographischen Thrombosediagnostik ist die Kompressibilität der Vene. Dabei wird die Vene z. B. vom Leistenband beginnend im Gefäßquerschnitt dargestellt und im weiteren Verlauf nach peripher auf Kompressibilität geprüft. Während des Kompressionsmanövers ist die Untersuchung im Querschnitt notwendig, um das Venenlumen im Verlauf zu beurteilen. Im Längsschnitt kann während der Kompression die Vene aus der Schallebene abgleiten und fälschlicherweise eine Kompressibilität vortäuschen. Als Leitstruktur kann insbesondere im Unterschenkelvenenbereich die gleichnamige, pulsierende Leitarterie genommen werden, wobei die Venen paarig rechts und links der Arterie verlaufen. Auch im femoropoplitealen Abschnitt ist bei schlechten Schallbedingungen die ventral der Vene verlaufende Arterie als Leitstruktur hilfreich.

Bindegewebige Strukturen sowie ein fehlendes Widerlager können wie im Adduktorenkanal die Komprimierbarkeit erschweren; durch manuellen Gegendruck der Weichteile mit dem Gefäßstrang von dorsal gegen den Schallkopf kann jedoch die nichtthrombosierte Vene komplett komprimiert werden.

Neben der Kompressibilität kann im Längs- und im Querschnitt das Venenlumen auf echogene Strukturen ergänzend untersucht und der Thrombus direkt dargestellt werden. In der Thrombosediagnostik von Beckenvenen und Vena cava ist die Farbduplexsonographie notwendig: In gutem Dopplerwinkel (<60°) wird die Farbfüllung bei adäquater Gaineinstellung und adäquat reduzierter Pulsrepetitionsfrequenz (abhängig von der erwarteten Strömungsgeschwindigkeit) im Venenlumen beurteilt und auf eventuelle Farbaussparungen überprüft. Weiterhin ergibt das unter spitzem Dopplerwinkel abgeleitete Dopplerfrequenzspektrum Hinweise (reduzierte Strömungsgeschwindigkeit, fehlende Atemmodulation) für eine zentral davon liegende Strömungsbehinderung.

Die postthrombotische Drainageinsuffizienz durch Klappenschädigung wird mittels Valsalva-Versuch (Bauch-

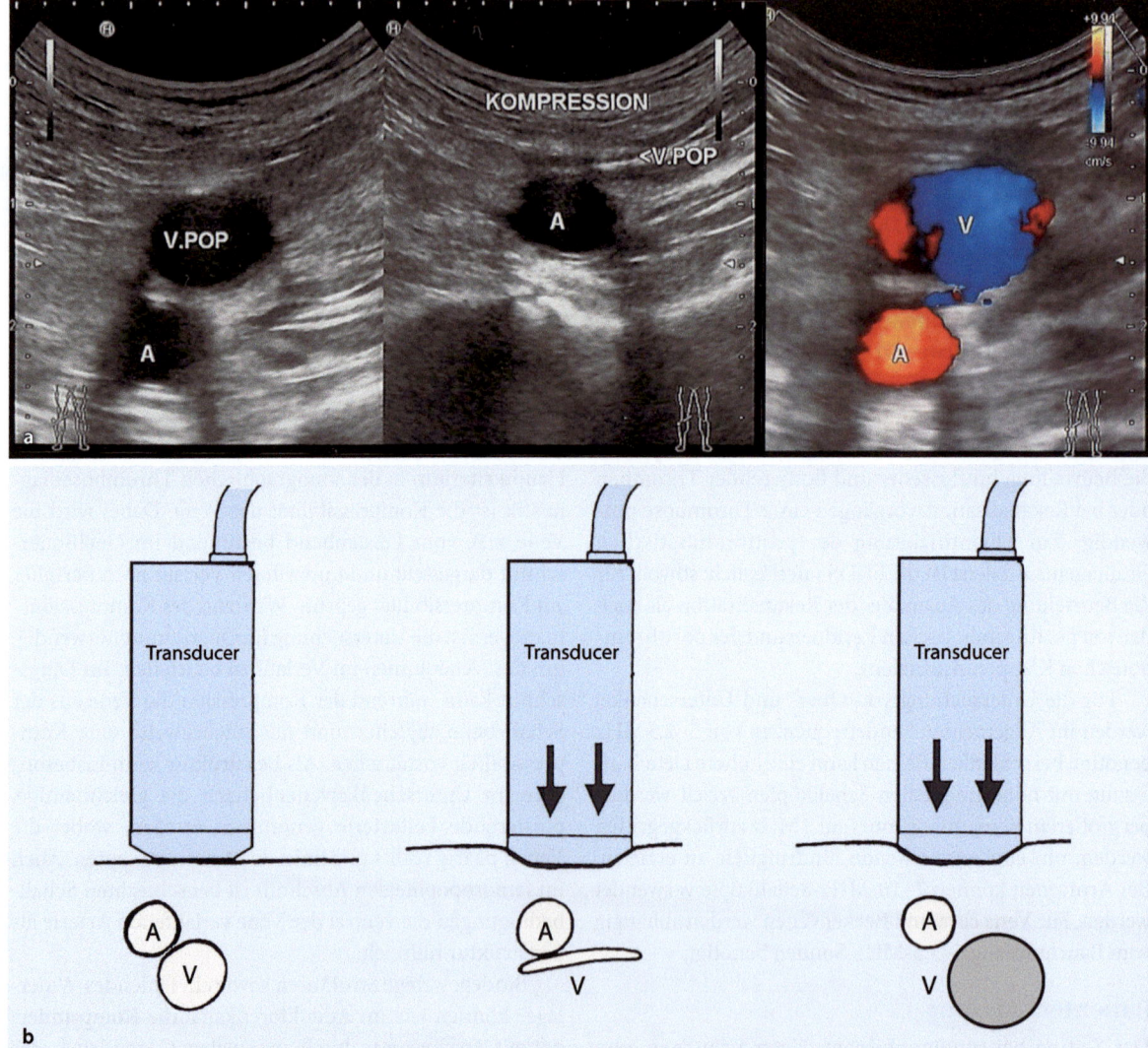

Abb. 7.4 a Normalbefund der Vena poplitea. Arteria und Vena poplitea beim Durchtritt durch die Fossa poplitea: Venenlumen und Arterienlumen sind etwa gleich groß. Die Wände sind gut abgrenzbar vom umgebenden Bindegewebe. Bei Kompression in Bildmitte ist die Vena poplitea vollständig komprimierbar, sodass kein Lumen mehr darstellbar ist, die sehr dünnen Venenwände sind kaum vom umgebenden Fettbindegewebe abgrenzbar. Im rechten Bildabschnitt rot codiert die Arteria poplitea (A) und blau codiert die Vena poplitea (V). Rot codierte Strömungssignale im Venenlumen sind bedingt durch hier einmündende Venenäste. **b** Kompressionssonographie in der Thrombosediagnostik: Unter Kompression durch den Transducer ist die unauffällige, nichtthrombosierte Vene (Bildmitte) komplett komprimierbar. Im Gegensatz dazu verhindert der Thrombus in der Vene die Komprimierbarkeit (rechter Bildabschnitt). Weitere B-Bild-sonographische Thrombosekriterien sind die Aufweitung des Venenlumens (größer als das Arterienlumen) und das echoreichere Binnenreflexmuster. (Aus Schäberle 2010)

presse) für proximalere Venenabschnitte (Oberschenkel) und Kompressions-/Dekompressionstest für Poplitealvene und Unterschenkelvenen überprüft. Dabei wird durch manuelle Wadenkompression distal des Transducers der adäquate Anstieg des Venenflusses beurteilt und in der Dekompression der suffiziente Klappenschluss.

Die Gefahr einer Lungenembolie durch die Kompressionsmanöver bei der Diagnostik der tiefen Beinvenenthrombose ist ernst zu nehmen. Die Kompressionsmanöver sollten vor allem im Bereich des kranialen Thrombusendes und insbesondere bei umflossenen Thromben mit wenig Druck durchgeführt werden.

Normalbefund

Die nichtthrombosierte, unauffällige Vene zeigt ein echofreies Lumen, die Venenwand ist nur mit hochauflösenden Transducern vom umgebenden Bindegewebe als echoreichere Linie abgrenzbar, und das Lumen ist unter Druck mit dem Transducer komplett komprimierbar (◘ Abb. 7.4). Der Durchmesser entspricht etwa dem der begleitenden

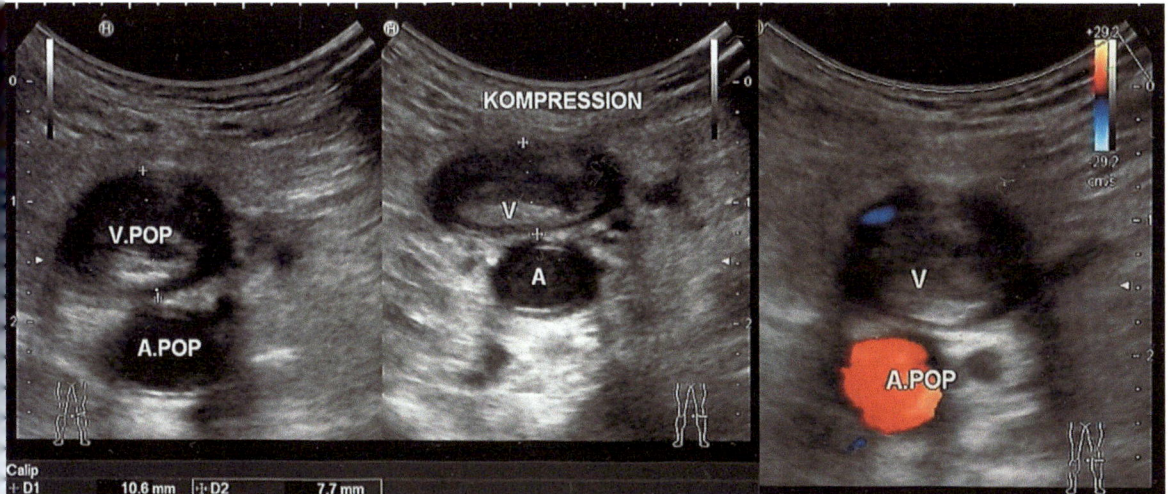

Abb. 7.5 Frische Thrombose der Vena poplitea. Die thrombosierte Vene (*V.POP*) dehnt das Venenlumen weit auf (bis zum 2-fachen des begleitenden Arterienquerschnitts). Echosignale im Venenlumen sind insgesamt vorwiegend echoarm, das Venenlumen vom umgebenden Fettbindegewebe gut abgrenzbar. Unter Kompression ist in Bildmitte die frische Thrombose etwas verformbar (ovalär), die Vene jedoch nicht komprimierbar. Farbduplexsonographisch im rechten Bildabschnitt (niedrige Pulsrepetitionsfrequenz zur Darstellung langsamer Flüsse), keine Strömungssignale in der Vena poplitea (*V*) außer einem geringen Randflussphänomen (blau codiert), das dem Radiergummiphänomen in der Phlebographie entspricht

Arterie. In der FKDS zeigt die Vene eine komplette, relativ homogene Füllung mit farbcodiertem Strömungssignal. Ohne Strömungsbehinderung schwankt das nach kardial gerichtete Strömungssignal atemabhängig: Strömungsabnahme in Inspiration, bedingt durch die intraabdominelle Druckzunahme bei tiefer tretendem Zwerchfell, und Strömungszunahme in Exspiration, bedingt durch die intraabdominelle Druckabnahme. Bei vertiefter abdomineller Atmung kommt es zum Strömungsstopp, im Valsalva-Versuch darf außer einem kurzen Reflux bis zum Klappenschluss kein weiteres retrogrades Strömungssignal nach peripher gerichtet auftreten.

Beim Kompressions-/Dekompressionstest – zum Nachweis peripherer Klappeninsuffizienzen – wird bei Ableitung des Strömungssignals aus der Vena poplitea bei Wadenkompression und fehlender Strömungsbehinderung eine rasche, peakartige Zunahme des Strömungssignals und der Strömungsgeschwindigkeit registriert. Bei der darauffolgenden Dekompression, wie im Valsalva-Manöver, kommt es zu einem kurzen, retrograden Strömungssignal bis zum Klappenschluss und danach zum Strömungsstopp. Die Differenzierung zum pathologischen Befund wird aussagekräftiger bei Durchführung des Manövers am sitzenden Patienten mit herabhängendem Bein.

Pathologische Befunde
Thrombose der tiefen Beinvenen

Eine nicht komplett komprimierbare Vene ist als pathologischer Befund zu werten. Bei der frischen Thrombose ist das Venenlumen durch den Thrombus über das normale Lumen hinaus aufgeweitet und somit auch deutlich erweitert gegenüber dem Lumen der begleitenden Arterie. Beim ganz frischen Thrombus ist das runde Venenlumen durch den Druck des Schallkopfes elastisch, oft etwas ovalär verformbar (Abb. 7.5). Die hohen Erwartungen an die sonographische Altersbestimmung in der Ära, in der Thrombektomie oder Lysetherapie bei der frischen Thrombose die Methode der Wahl waren, konnten nicht erfüllt werden, insbesondere weil im Zeitraum der ersten 8–10 Tage, in dem dieser Therapie eine gute Prognose zugesprochen wurde, die Differenzierung mit dem Kriterium Echogenität keine ausreichend hohe Treffsicherheit zeigt (Richter et al. 1992).

Der altersbedingte Umbau des Thrombus bis zur Rekanalisation führt jedoch zu folgenden sonomorphologischen Veränderungen (Schäberle 2010): Das anfangs weit aufgedehnte Venenlumen schrumpft mit zunehmendem Alter (Van Gemmeren et al. 1991) und ist bei alter, nicht-rekanalisierter Thrombose sogar dünner als das begleitende Arterienlumen. Die anfangs gute Wandabgrenzbarkeit zum thrombosierten Lumen wird bei älteren Thrombosen verwaschener, der im jüngeren Thrombusalter eher echoarme (jedoch zum Teil geschichtet mit echoreicheren Strukturen) Thrombus wird mit zunehmendem Alter inhomogen echoreicher (Abb. 7.6).

Eine nur partielle Kompressibilität der Vene ist entweder Ausdruck von partiell umflossenen Thrombusanteilen einer frischen Thrombose (Abb. 7.7) oder einer partiellen Rekanalisation einer älteren Thrombose, wenn der durchflossene Lumenanteil komprimierbar ist und die Rest-

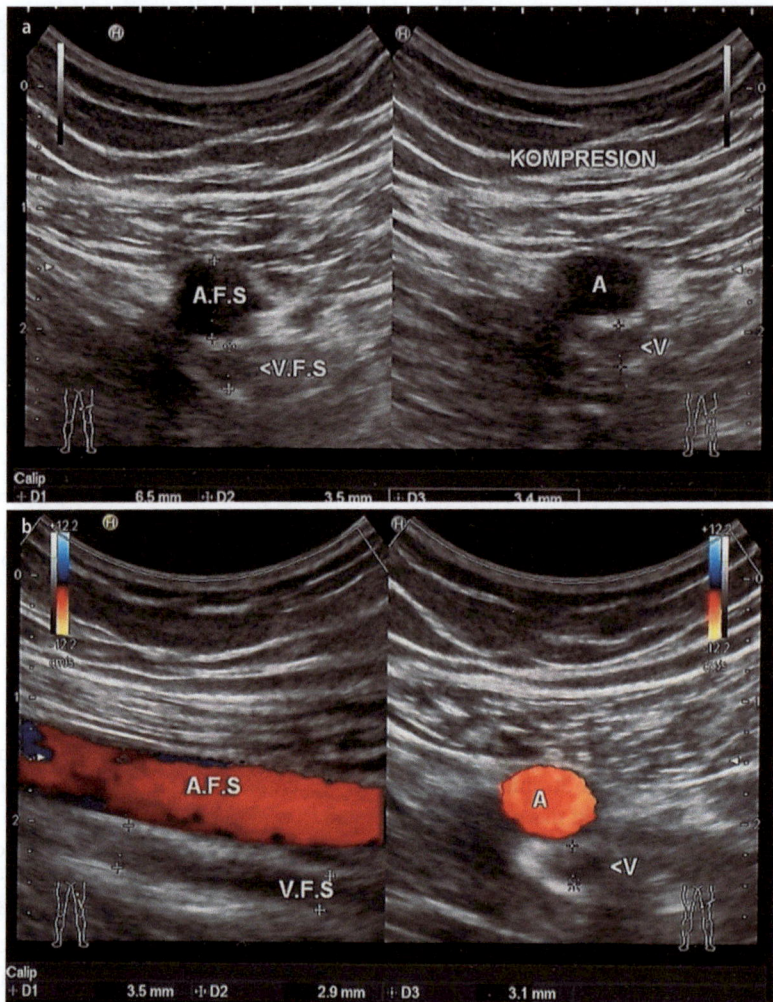

◘ **Abb. 7.6 a** Alte Thrombose der Vena femoralis: Die Vena femoralis superficialis (*V.F.S*) dorsal der Arteria femoralis superficialis ist unter Kompression (rechter Bildabschnitt) nicht komprimierbar. Mit zunehmendem Thrombosealter schrumpft der Querschnitt der thrombosierten Vene (bei älterer Thrombose ist er geringer als der Querschnitt der Begleitarterie, ▶ Messkreuze: Arterie 6,5 mm, Vene 3,5 mm), und die ältere thrombosierte Vene wird schlechter vom umgebenden Fettbindegewebe abgrenzbar. Die starre, nicht komprimierbare Vene zeigt verwaschene Übergänge zwischen Lumen und Umgebung. **b** Farbduplexsonographisch (bei niedriger Pulsrepetitionsfrequenz zur Darstellung langsamer Flüsse) keine Strömungssignale in der älter okkludierend thrombosierten Vene detektierbar

thromben grauwertsonographisch im Lumen sichtbar bleiben (◘ Abb. 7.8a, b). In der FKDS nachgewiesene Strömungssignale zwischen Thrombus und Wand sind eher bei frischen Thrombosen im Sinne von Randflussphänomenen (entsprechend des Radiergummiphänomens in der Phlebographie) zu finden, während Rekanalisationen in älteren Thrombosen zentralere, zum Teil meanderförmig verlaufende Strömungssignale im Thrombus zeigen (◘ Abb. 7.8c).

> Weil die meisten femoropoplitealen Thrombosen aszendierend entstehen, wird der Unterschenkel trotz geringer Lungenembolierate und geringen postthrombotischen Beschwerden einer isolierten Unterschenkelthrombose in die Untersuchung miteinbezogen.

Neben der gleichnamigen Unterschenkelarterie zeigen sich thrombosierte Unterschenkelvenen als tubuläre, paarig verlaufende, echoarme Strukturen (◘ Abb. 7.9). Durch die Druckschmerzhaftigkeit der dilatierten Venenwand gibt der Patient den Hinweis auf die besonders zu untersuchende Region bei isolierten Unterschenkelvenenthrombosen sowohl im Leitvenen- als auch im Muskelvenenbereich. Muskelvenenthrombosen sind im frühen Stadium als tubuläre Strukturen im Musculus soleus oder gastrocnemius aufgeweitet und echoarm darstellbar, wobei farbduplexsonographisch die nichtkomprimierbare thrombosierte Muskelvene von einer auch hier oft begleitenden kleinen Muskelarterie differenziert werden kann.

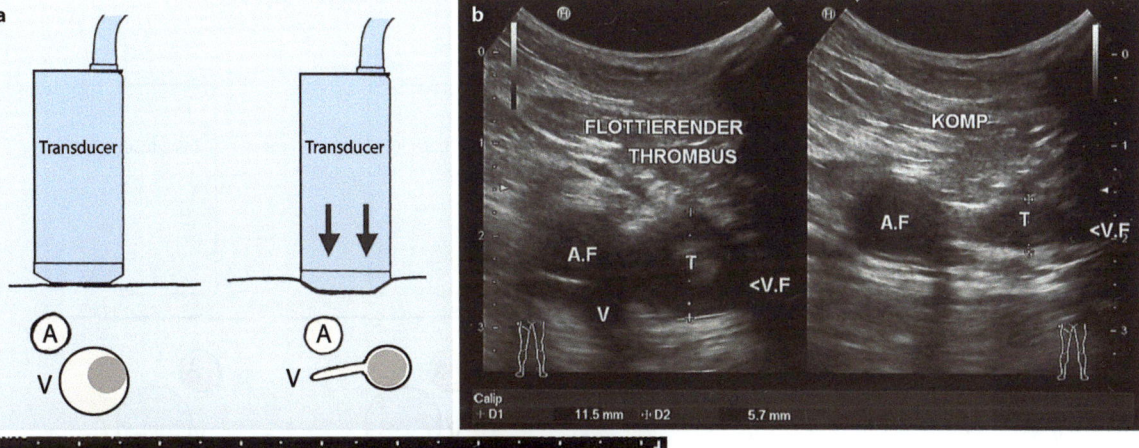

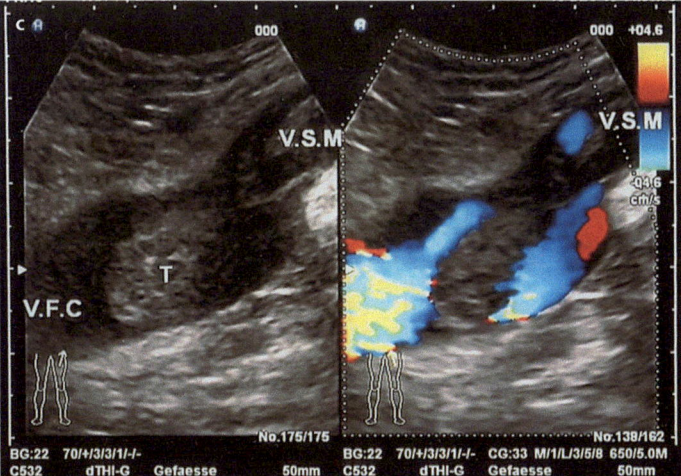

Abb. 7.7 a Unter Kompression durch den Transducer ist (rechts im Bild) bei umflossenen Thromben (wandständig adhärent) nur der nichtthrombosierte Anteil des Venenlumens komprimierbar, der Thrombus verhindert die komplette Komprimierbarkeit. Der Thrombus ist in Abhängigkeit von seiner Echogenität im durchflossenen Venenlumen mehr oder weniger gut abgrenzbar. (Aus Schäberle 2010) **b** Vena femoralis ohne (linker Bildabschnitt) und mit Kompression (rechter Bildabschnitt) durch den Transducer. Ein echoreicherer, zentral im Lumen gelegener, umflossener Thrombus (*T*) verhindert die komplette Komprimierbarkeit der Vene (*V.F*). **c** Im Längsschnitt zeigt sich farbduplexsonographisch der aus der Vena saphena magna (*V.S.M*) in die Vena femoralis (*V.F.*) vorragende, flottierende Thrombuszapfen (*T*), der die komplette Komprimierbarkeit der Vene verhindert

In der Untersuchung von Beckenvenen und der Vena cava ist die reine Kompressionssonographie eine weniger valide Methode, weil einerseits abschnittsweise ein Widerlager für die Kompression des Gefäßes fehlt und andererseits insbesondere bei adipösen Patienten Weichteile und Bauchorgane die Kompressionsmanöver erschweren. So zeigt die Kompressionssonographie, wenn sie durchführbar ist, zwar eine gute Spezifität (Thromboseausschluss bei Komprimierbarkeit), jedoch aus oben beschriebenen Gründen eine schlechtere Sensitivität für eine Thrombose. In der FKDS fehlen bei adäquater Einstellung von Gain und Pulsrepetitionsfrequenz in der thrombosierten Vene farbcodierte Strömungssignale. Umflossene Thrombenareale lassen sich durch Aussparung der Farbcodierung darstellen. Ein vorgeschaltetes Strömungshindernis durch eine isolierte Beckenvenenthrombose oder eine Venenkompression (Tumor, Lymphom) führt im Dopplerfrequenzspektrum in den Leistengefäßen zu einer reduzierten Strömungsgeschwindigkeit und zum Verlust der Atemmodulation.

In der Diagnostik der Thrombophlebitis gelten dieselben Kriterien wie für die Thrombose der subfaszialen Beinvenen; Hauptkriterium ist die fehlende Komprimierbarkeit.

Thrombosekriterien in der Kompressionssonographie (B-Bild)
- Fehlende Komprimierbarkeit der Vene (komplett oder inkomplett)
- Aufweitung der Vene (keine in-/exspiratorische Lumenschwankung)
- Echogene Strukturen im Venenlumen
- Differenzialdiagnostisch: Venenkompression durch perivaskuläre Strukturen

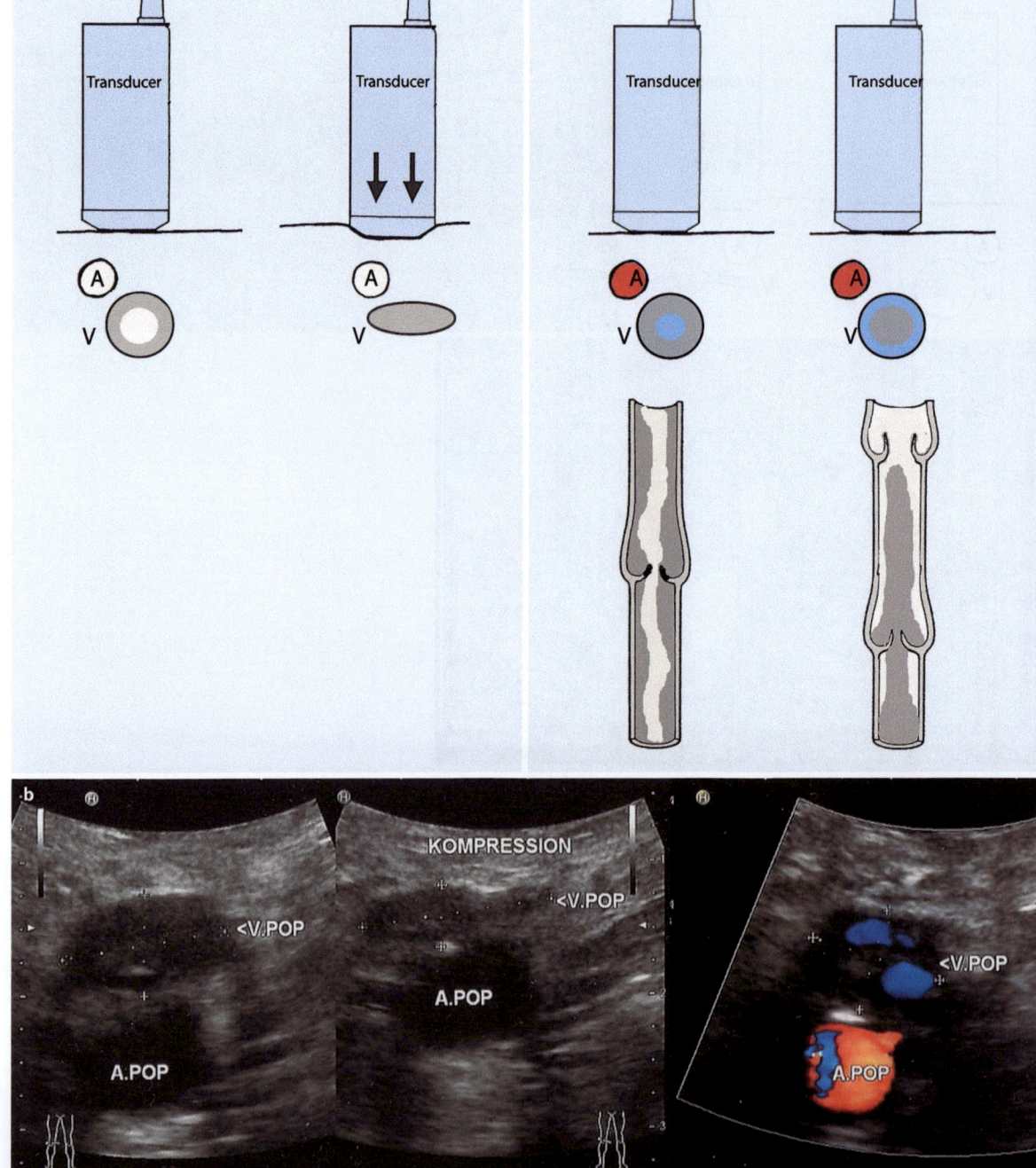

Abb. 7.8 a Partiell rekanalisierte Vene. Abhängig vom Rekanalisationsgrad, d. h. vom wiedereröffneten Lumen, ist die Vene unter Kompression (rechts) teilweise komprimierbar. Die wandständigen Restthromben verhindern die komplette Komprimierbarkeit. (Aus Schäberle 2010) **b** Vena poplitea (*V.POP*) und Arteria poplitea (*A.POP*) im Querschnitt in der Fossa poplitea, in Bildmitte unter Kompression durch den Transducer und im rechten Bildabschnitt farbduplexsonographisch dargestellt. Die Vene ist nur partiell komprimierbar (Bildmitte); farbduplexsonographisch ist dies durch ein nur zum Teil durchströmtes Lumen (zentrale Strömungssignale, blau codiert) mit Thrombosierung des Restlumens bedingt. Die zentralen, meanderförmig verlaufenden Strömungssignale sind Ausdruck einer älteren, partiell rekanalisierten Thrombose. **c** Bei teilthrombosierten Venen mit Strömungssignalen neben thrombosierten Arealen zeigen frische Thrombosen eher Randflussphänomene (rechter Bildabschnitt). Demgegenüber sind zentrale Strömungssignale (zum Teil meanderförmig verlaufend) Rekanalisationszeichen in älter thrombosierten Venen (linker Bildabschnitt). (Aus Schäberle 2010)

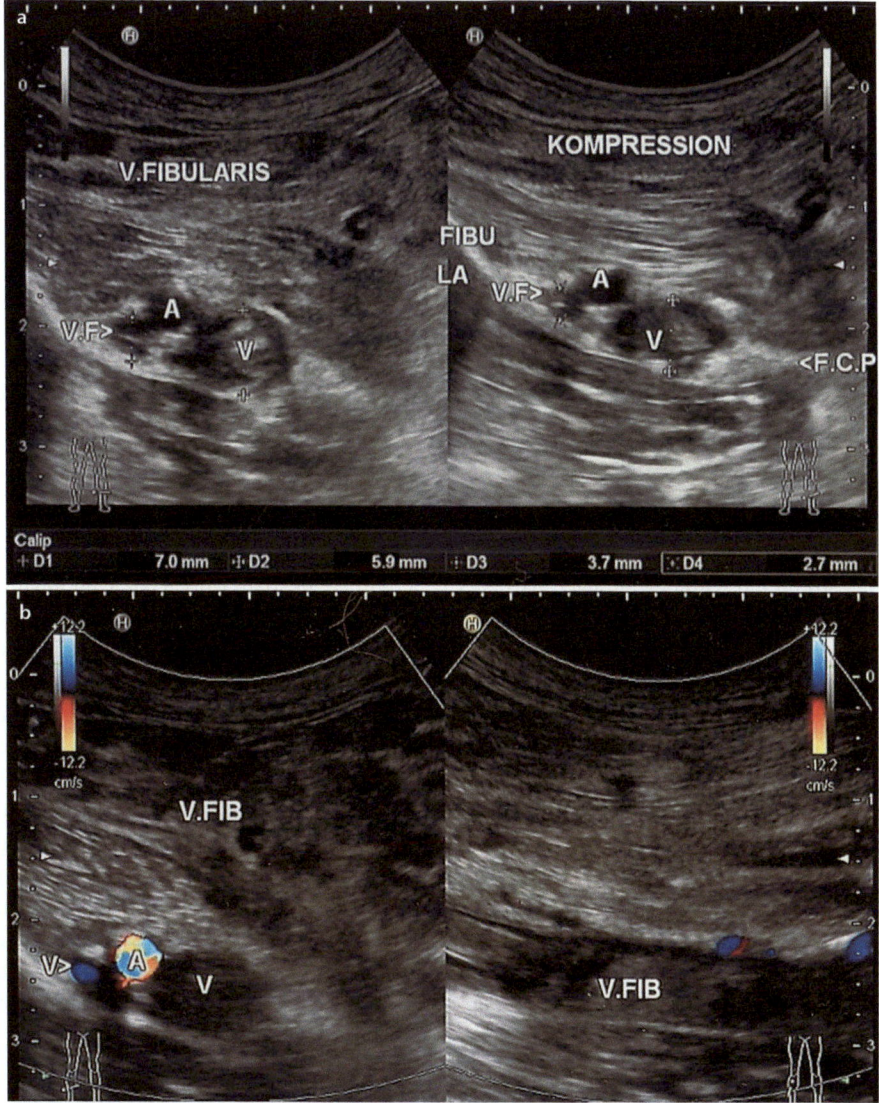

Abb. 7.9 a Vena fibularis mit älterer, teilrekanalisierter Thrombose und Rezidivthrombose. Nach Nachweis einer Vena-fibularis-Thrombose ein Jahr zuvor besteht ein Thrombosebild in der doppelt angelegten Unterschenkelvene (*V* links und rechts von *A*). Links der Arterie (*A*) fibulanah das Bild einer alten, teilrekanalisierten Vena fibularis, in der rechts der Arteria fibularis verlaufenden Vene eine frische Thrombose. Im Vergleich ist das Lumen der älter thrombosierten Vene von der Venenwand schlecht abgrenzbar, die Vene ist in Bildmitte teilkomprimierbar (Messkreuze: von 3,7 auf 2,7 mm). Die frisch thrombosierte Vene ist unter Kompression demgegenüber etwas verformbar, aber okkludierend thrombosiert; das Venenlumen ist durch den Thrombus erweitert (*F.C.P* Fascia cruris profunda). b Farbduplexsonographisch zeigen sich in der älteren Thrombose mit teilrekanalisierter Vene das halbe Lumen ausfüllende Strömungssignale (blau codiert). In der weit aufgedehnten Vene mit frischer Thrombose links im Querschnitt und rechts im Längsschnitt sind keine Strömungssignale darstellbar. In der Arteria fibularis zeigt sich ein Aliasing-Phänomen, bedingt durch eine niedrige Pulsrepetitionsfrequenz zur Darstellung langsamer Flüsse

Armvenenthrombose

Armvenenthrombosen sind selten; Thromboseauslöser sind einerseits intravenös platzierte thrombogene Materialien wie Portkatheter oder – seltener – Schrittmachersonden und andererseits eine Stase durch das kostoklavikuläre Kompressionssyndrom mit Veneneinengung zwischen Klavikula und erster Rippe. Die Vena axillaris ist dabei immer von der Thrombose mitbetroffen; sie ist in der Mohrenheimschen Grube (subklavikulär) kaudal der Arteria axillaris gut darstellbar, und die frische Thrombose kann bei Widerlager durch den knöchernen Thorax durch Kompressionssonographie beurteilt werden.

Meist ist die Vena subclavia mitthrombosiert (bis zum Konfluenz mit der Vena jugularis interna); sie ist wegen oft fehlendem Widerlager besser in der FKDS (von supraklavikulär) zu diagnostizieren.

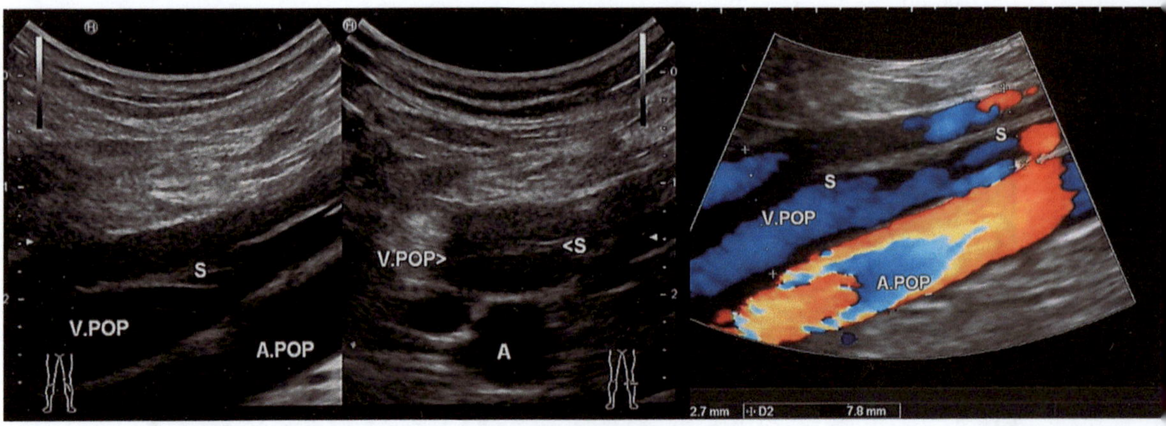

◘ **Abb. 7.10** Postthrombotisches Syndrom mit rekanalisierter Vena poplitea (*V.POP*), jedoch Synechien (*S*) im Venenlumen links im Längsschnitt, in Bildmitte im Querschnitt; im rechten Bildabschnitt farbduplexsonographische Signale beidseits der echoreich im Venenlumen dargestellten Synechien

Der Grad der Strömungsbehinderung nach partieller Rekanalisation kann in Form von aufgehobener oder reduzierter kardialer und atemabhängiger Modulation des Strömungssignals beurteilt werden. Beim kostoklavikulären Kompressionssyndrom ist das Ausmaß der Venenkompression nach Rekanalisation (durch Lyse) im Provokationstest (Schürzengriff) am Dopplerfrequenzspektrum zu erkennen (Schäberle 2010).

Postthrombotisches Syndrom

Das klinische Ausmaß der Drainageinsuffizienz nach einer Thrombose ist abhängig vom Grad der Rekanalisation, der Funktion von Kollateralvenen sowie der postthrombotischen Klappeninsuffizienz nach Rekanalisation. Das sonomorphologische Bild der postthrombotischen Residualzustände ist Ausdruck des Rekanalisationsgrades. In 30 % der Fälle sind bei kompletter Rekanalisation im B-Bild keine Zeichen der Thrombose mehr darstellbar. Die übrigen 70 % zeigen sonomorphologisch sehr unterschiedliche Bilder:

Bei **fehlender Rekanalisation** zeigt die durch eine alte Thrombose okkludierend verschlossene Vene ein geschrumpftes Lumen: zum Teil strangartig, echoreicher, schlecht vom umgebenden Bindegewebe abgrenzbar und nicht komprimierbar.

Bei **teilrekanalisiertem Lumen** mit persistierenden wandständigen Restthromben ist die Vene nur teilweise komprimierbar, wobei die Komprimierbarkeit vom Anteil des rekanalisierten Lumens abhängig ist. Der Anteil des rekanalisierten Lumens lässt sich nur durch die farbcodierten Flusssignale darstellen. Dabei zeigen die Rekanalisationsareale, insbesondere bei geringem Rekanalisationsgrad, oft meanderartig verlaufende, farbcodierte Strömungssignale im teilthrombosierten Venenlumen. Mit zunehmendem Rekanalisationsgrad erhöht sich der Grad der Komprimierbarkeit bis hin zu einem relativ freien Venenlumen, bei dem jedoch bei Kompression im Vergleich zur normalen Vene eine verdickte Venenwand als Residualzustand zurückbleiben kann. Weiterhin können in sehr alten postthrombotischen Veränderungen **Kalzifikationen** auftreten, die als echoreiche Spots mit Schallauslöschung in der Venenwand oder venenwandnah erscheinen. **Synechien** erscheinen als segelartig das rekanalisierte Lumen durchziehende, echoreiche, von einer Venenwandseite zur anderen ziehende Strukturen mit beidseitig verlaufenden Strömungssignalen (◘ Abb. 7.10). Bei geringem Rekanalisationsgrad können die Strömungssignale im Lumen durch provozierte Signale (z. B. durch distale Kompression oder Valsalva-Versuch) besser dargestellt werden. Die Drainageinsuffizienz durch **Klappeninsuffizienz** einer rekanalisierten Vene kann semiquantitativ bewertet werden mittels im Dopplerfrequenzspektrum gemessener Refluxdauer sowie der Höhe der retrograden Strömungsgeschwindigkeit während des Provokationstestes (Valsalva-Versuch für die proximalen Venenabschnitte und im Kompressions-Dekompressions-Test für distaler gelegene postthrombotische Zustände) (◘ Abb. 7.11).

Sonographische Beurteilungskriterien beim postthrombotischen Syndrom

B-Bild (in 30–40 % unauffällig)
- Geschrumpftes Gefäßlumen
- Verwaschene Gefäßwandstruktur
- Verdickte Gefäßwand
- Wandsklerose, Verkalkungen in der Gefäßwand
- Intraluminale Stränge, Synechien
- Echogene Strukturen im Gefäßlumen
- Fehlende komplette Komprimierbarkeit

▼

7.2 · Bildgebende Diagnostik

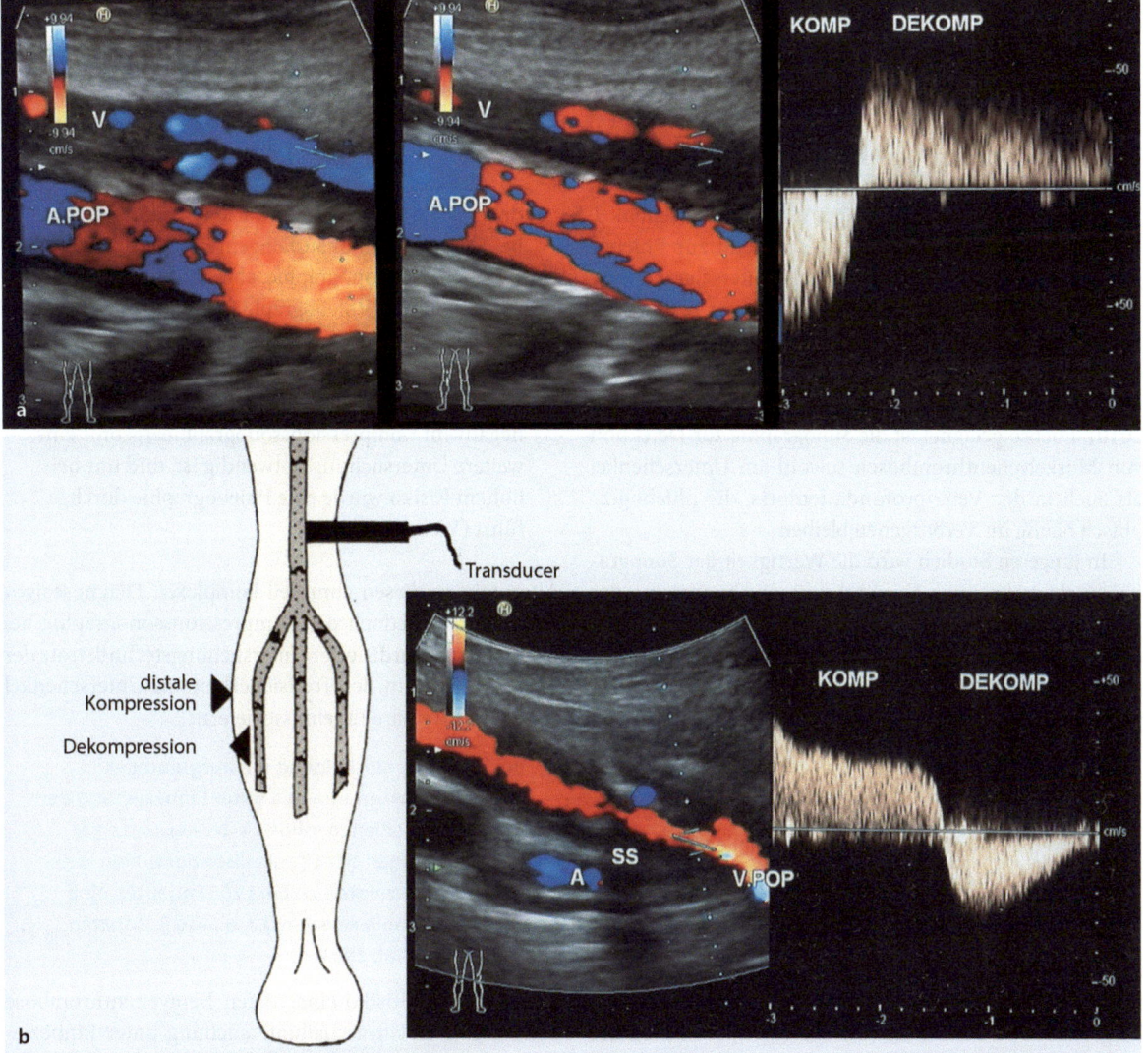

Abb. 7.11 **a** Farbduplexsonographische Darstellung der partiell rekanalisierten Vena poplitea (*V.POP*): zentral rekanalisiertes Lumen mit wandständigen Restthromben im Kompressions-Dekompressions-Test. Farbduplexsonographisch ist bei invertierter Farbcodierung das durchströmte Lumen unter Wadenkompression (linker Bildabschnitt) blau codiert abgebildet (auf den Schallkopf zu); in Bildmitte unter Wadendekompression rot codierter Reflux (vom Schallkopf weg, Richtung peripher) als Zeichen der Klappeninsuffizienz; im rechten Bildabschnitt in der Spektralanalyse (invertierte Darstellung der Strömungsrichtung) ebenfalls der anhaltende Reflux bei Dekompression (*DEKOMP*). **b** Schematische Darstellung des Kompressions-Dekompressions-Manövers: manuelle Wadenkompression/-dekompression und Ableitung des Dopplerfrequenzspektrums in der Vena poplitea (nichtinvertierte Darstellung der Strömungsrichtung, d. h. rot codiert, auf den Schallkopf zu). Im B-Bild rekanalisiertes Venenlumen mit Restthromben und bei Rezidivthrombose Wandsklerose aus alter Thrombose. (SS Schallschatten)

Farbduplexsonographie
- Rekanalisationsgrad
- Leitvenen(klappen)insuffizienz
- Abgrenzung durchflossenes Lumen von postthrombotischen Wandveränderungen
- Lokalisation von Kollateralen
- Sekundär insuffiziente epifasziale Venen und Perforansveneninsuffizienz

Wertigkeit der Sonographie in der Diagnostik der tiefen Beinvenenthrombose

Eine Vielzahl von Studien aus den 1980er und 90er Jahren zeigen mit unterschiedlichem Studiendesign für die FKDS Sensitivitäten zwischen 88 und 100 % und Spezifitäten von 95–99 %, bezogen auf den damaligen Goldstandard Phlebographie. Eine Metaanalyse der Studien (getrennt nach Thromboselokalisation) ergibt im femoropoplitealen Abschnitt eine Sensitivität von über 95 % und am Unterschenkel eine Sensitivität von 85–90 % (Atri et al. 1996, Elias et al. 1987, Habscheid 1990 u. 1998, Krings et al. 1990, Lensing et al. 1989, Schäberle 2010). Hervorzuheben sind die Arbeiten von Habscheid und Elias, die die Sensitivität und Spezifität für den Unterschenkel getrennt ermittelten: Bei Habscheid (1990) betrug die Sensitivität am Unterschenkel 89 % gegenüber 96 % am Oberschenkel, die Spezifität betrug jeweils 99 %. Elias (1987) ermittelte die Sensitivität am Unterschenkel mit 91 % gegenüber 98 % am Oberschenkel.

Die Sonographie kann auch ergänzend zur Phlebographie eingesetzt werden, wenn am Unterschenkel eine Kontrastmittelaussparung einzelner Venen, z. B. der Vena fibularis, keine eindeutige Aussage zulässt, ob dieses Phänomen thrombosebedingt oder technisch bedingt ist (durch fehlende Füllung mit Kontrastmittel) (Schäberle 2010). Ebenso geeignet ist die Sonographie zur Detektion von Muskelvenenthrombosen sowohl am Unterschenkel als auch in der Vena profunda femoris, die phlebographisch häufig im Verborgenen bleiben.

In jüngeren Studien wird die Wertigkeit der Sonographie nicht mehr durch Vergleichsuntersuchungen mit der Phlebographie beurteilt, sondern anhand der Häufigkeit des Auftretens thromboembolischer Komplikationen (meist nachuntersucht nach 3 Monaten) in der nichttherapierten Gruppe, also ausgehend von einer übersehenen Thrombose. Eine Metaanalyse von 7 Studien mit insgesamt 4731 Patienten zeigte nach fehlender Thrombose in der Ultraschalluntersuchung eine Inzidenzrate von 0,57 % (0,25–0,89 %) (Johnson et al. 2010). Auffallend ist in den Untersuchungen der Unterschied zwischen ambulanten und stationären (höhere Prävalenz) Patientenkollektiven.

Obwohl die meisten femoropoplitealen Thrombosen aszendierend aus Unterschenkelleitvenen oder Muskelvenen entstehen, zeigt eine Zusammenfassung aus Behandlungsstudien von mehr als 3500 Patienten, bei denen bei V. a. Thrombose lediglich der Venenabschnitt von der distalen Vena iliaca externa (Leistenband) bis zur distalen Vena poplitea kontinuierlich kompressionssonographisch untersucht wurde, überraschenderweise eine Thromboembolierate der nichtbehandelten Patientengruppe von lediglich 0,4–2,6 % innerhalb eines Nachbeobachtungszeitraumes von 3 Monaten. Wegen fehlender Untersuchung der Unterschenkelvenen wurden mögliche, isolierte Unterschenkelvenenthrombosen dabei nicht erfasst. Weil isolierte Unterschenkelvenenthrombosen (ohne Wachstum nach kranial) im klinischen Verlauf meist komplikationslos bleiben, sind sie anscheinend weder diagnostisch noch therapeutisch relevant. Unter Einbeziehung verschiedener Diagnosealgorithmen (Bernardi et al. 1998, Cogo et al. 1998, Perrier et al. 1999, Wells et al. 1997) wurde in den Studien jedoch versucht, das Risiko von nichtdiagnostizierten und somit unbehandelten Unterschenkelvenenthrombosen zu reduzieren und das thromboembolische Risiko durch Aszendieren einer isolierten Unterschenkel-

venenthrombose einzugrenzen. Dabei wurde bei sonographisch unauffälligem Venensystem, jedoch klinischem Verdacht einer Thrombose ergänzend entweder

- nach einer Woche eine Nachuntersuchung mittels Kompressionssonographie durchgeführt (Cogo et al. 1998),
- zur Risikoabschätzung ein D-Dimer-Test dazwischengeschaltet (Bernardi et al. 1998),
- bei Patienten mit unauffälligem Befund in der Kompressionssonographie, aber relevantem Risiko ergänzend eine Phlebographie durchgeführt (Perrier et al. 1999) oder aber
- es wurde nach einem Kriterienkatalog klinischer Thrombosewahrscheinlichkeit entschieden, ob bei negativem Kompressionssonographieergebnis eine weitere Untersuchung notwendig ist, und nur bei hohem Risiko wurde eine Phlebographie durchgeführt (Wells et al. 1997).

Alternativ zu diesen zum Teil komplexen Diagnosealgorithmen kann jedoch die Kompressionssonographie bei guter und standardisierter Untersuchungstechnik trotz der Einschränkung in der Treffsicherheit am Unterschenkel klinisch vertretbare Ergebnisse liefern.

> Bei Therapieentscheidung nur aufgrund der Kompressionssonographie unter Einbeziehung der Unterschenkelvenen (ohne weitere ergänzende Untersuchungen oder Kontrollsonographien nach einer Woche) zeigte sich bei 1265 Patienten eine Thromboembolierate von 0,3 % nach 3 Monaten (Schellong et al. 2003).

Dieses geringe Risiko einer tiefen Beinvenenthrombose nach negativer Ultraschalluntersuchung unter Einbeziehung der Unterschenkelvenen wurde in einer weiteren Kohortenstudie mit thromboembolischen Komplikationen von 0,5 % bestätigt (Elias et al. 2003).

Die hohe Wertigkeit der Ultraschalluntersuchung unter Einbeziehung der Unterschenkelvenen wurde in weiteren großen Kohortenstudien belegt (Sevestre et al 2009, Stevens et al 2004, 2013, Subramaniam et al. 2005), eine Auswertung dieser zeigt eine Restversagerquote am oberen Rand des 95-%-Vertrauensintervall von unter 1 %. Einschränkend ist jedoch anzumerken, dass in Kohortenstudien oft viele Patienten mit niedriger Vortestwahrscheinlichkeit untersucht werden. In der einzigen Arbeit (Stevens et al 2013), in der selektiv mit hoher Vortestwahrscheinlichkeit 167 Patienten ausgewertet wurden, zeigten die sonographisch unauffälligen Patienten (Untersuchung von Ober- und Unterschenkelvenen) auch nur eine Thromboembolierate von 0,6 % nach 3 Monaten.

In der primären Thrombosediagnostik zeigen weder die konventionelle noch die farbcodierte Duplexsonographie statistisch (in phlebographisch kontrollierten Studien) eine Verbesserung der Treffsicherheit gegenüber der Kompressionssonographie, auch wenn diese Verfahren in Einzelfällen ergänzend hilfreich sein können (Schäberle 2010).

Weil jüngere Studien mit sonographischen Verlaufsuntersuchungen nach Thrombose (Prandoni et al. 2002, Siragusa et al. 2008) zeigen, dass komplett rekanalisierte Venen weniger zu Rezidivthrombosen neigen als Venen mit postthrombotisch inkompletter Rekanalisation und ausgeprägten thrombotischen Residuen, kann aufgrund des sonographischen Kontrollbefundes (nach 3 und 6 Monaten) bei wesentlicher Restthrombose die Dauer der Antikoagulation im Einzelfall verlängert werden, um bei erwarteter weiterer Rekanalisation die Gefahr einer Rezidivthrombose zu reduzieren.

Der postthrombotische Ultraschallbefund ist auch Ausgangsbefund, wenn später bei erneuter Klinik die Frage einer Rezidivthrombose besteht. Wenn neben einer vollständigen Rekanalisation auch Klappenfunktionstests keinen Reflux und somit zumindest partiell ausreichend kompetente Klappen zeigen, ist eine weitere konsequente Kompressionstherapie nicht nötig (Ten Cate-Hoek 2010).

Die klinische Relevanz der **Thrombophlebitis** mit dem Risiko eines Thrombosewachstums ins tiefe Venensystem und einem Lungenembolierisiko kam erst durch die sonographische Thrombosediagnostik ins Bewusstsein. Die Ausdehnung einer Thrombophlebitis reicht meist weiter kranial, als klinisch anhand von druckdolenter und geröteter oberflächlicher Venenschwellung sichtbar; der thrombosierte Anteil kann durch die Kompressionssonographie exakt festgelegt werden. So sollte bei oberflächlicher Thrombophlebitis immer eine Sonographie durchgeführt werden, um das Ausmaß der Phlebitis darzustellen und die adäquate Therapie lokalisationsbezogen einzuleiten (Schäberle 2010). In 10–25 % der Fälle wird eine Propagation ins tiefe System beschrieben (Blätter 1993, Chengelis et al. 1996, Jorgensen et al. 1993, Uthoff et al. 2010), die in 4 % eine symptomatische und in 33 % eine asymptomatische Lungenembolie verursacht. Meist erfolgt die Mitbeteiligung des tiefen Systems durch Einwachsen des Thrombus aus der V. saphena magna über die Crosse in die V. femoralis communis. In einer retrospektiven sonographischen Studie kam es bei 293 Patienten mit Thrombophlebitis innerhalb von 10 Tagen in 11 % zu einer Mitbeteiligung des tiefen Systems, davon in 70 % über die Crosse der V. saphena magna (Blätter 1993). Ein weiterer Weg der Thromboseausdehnung ins subfasziale Venensystem geht über die Perforansvenen.

In der jüngst publizierten »POST«-Studie (Quere et al 2012) wurde bei über 800 Patienten beim Nachweis einer Thrombophlebitis eine vollständige Untersuchung der tiefen Beinvenen durchgeführt. Dabei hatten fast 25 % eine tiefe Beinvenenthrombose – bei 42 % davon aus der Thrombophlebitis ins subfasziale System gewachsen, bei 42 % jedoch separat, ohne Verbindung zur Thrombophlebitis; 5 Patienten zeigten sogar eine Thrombose des anderen Beines.

Um thromboembolische Komplikationen zu vermeiden und eine adäquate Therapie der Thrombophlebitis einzuleiten (eventuell mit Krossektomie bei zentraler Thombophlebitis oder andererseits Antikoagulation), ist bei jeder klinisch festgestellten Thrombophlebitis eine Duplexsonographie der V. saphena magna und auch der tiefen Beinvenen vorzunehmen (Blätter et al. 1996, Krause et al. 1998, Schäberle 2010). Insbesondere paraneoplastisch ist bei klinisch festgestellter Thrombophlebitis durch eine hohe Koinzidenz ein höherer Prozentsatz (bis zu 44 %) von tiefen Beinvenenthrombosen zu finden.

Kontroversen

Da bei Unterschenkelvenenthrombosen sowohl die Gefahr von Lungenembolien (<3 %) als auch postthrombotische Veränderungen in deren Folge klinisch wenig relevant sind, wird vor allem im angloamerikanischen Raum die Untersuchung der Unterschenkelvenen bei klinischem Verdacht auf eine Beinvenenthrombose häufig nicht durchgeführt. Bei diesem Ansatz, der den Untersuchungsumfang vom Leistenband bis zum Konfluenz tibiofibularis beschränkt, kann die Kompressionssonographie ohne wesentlichen Informationsverlust auf 2 Schlüsselstellen (2-Punkt-Methode) reduziert werden:

1. die Femoralisbifurkation (d. h. vom Leistenband bis zum Konfluenz aus V. femoralis superficialis und Profundavenenmündung) und
2. die Vena poplitea (d. h. vom Adduktorenkanal bis zum Konfluenz tibiofibularis).

Dies basiert auf der Erkenntnis, dass isolierte Thrombosen der Vena femoralis superficialis ausgesprochen selten sind (Frederick et al. 1996, Pezzullo et al. 1996): Der Übergang Vena iliaca externa/Vena femoralis communis ist in deszendierenden Thrombosen und die Vena poplitea ist in aszendierenden Thrombosen, die über isolierte Unterschenkelvenenthrombosen hinausreichen, praktisch immer miteinbezogen. Isolierte Thrombosen der Vena femoralis superficialis treten praktisch nur bei gedoppelten Femoralvenen auf, von denen dann eine thrombosiert sein kann. Ob der Zeitgewinn beim Aussparen der Vena femoralis superficialis im Untersuchungsumfang der Kompressionssonographie derart bedeutsam ist, darf bezweifelt werden.

Zwei größere Studien belegen die Anwendbarkeit der 2-Punkt-Methode, kombiniert mit einem D-Dimer-Test, ohne wesentliche Erhöhung der Thromboembolierate gegenüber der sonographischen Untersuchung des kompletten Beines:

- Prospektiv randomisiert wurden jeweils etwas über 1000 Patienten verglichen (Bernardi et al. 2008). Bei sonographisch komplett untersuchtem Bein zeigte sich eine thromboembolische Komplikation von 1,2 %; in der Gruppe, in der mit der 2-Punkt-Methode in Verbindung mit einem D-Dimer-Test vorgegangen wurde, betrug die Komplikationsrate 0,9 % (bei unauffälliger Sonographie und positivem D-Dimer-Test wurde innerhalb einer Woche eine Kontrollsonographie durchgeführt).
- In einer weiteren Studie wurde an einem Gesamtkollektiv von 1002 Patienten ein Anteil von 48 % der Patienten durch geringe klinische Vortestwahrscheinlichkeit und negativen D-Dimer-Test (in dieser Gruppe war die thromboembolische Komplikationsrate 0,4 %) ausgeschlossen. Das Restkollektiv wurde randomisiert untersucht: Bei den Patienten mit Untersuchung nach der 2-Punkt-Methode (Thromboseinzidenz: 23 %) wurden 2 % thromboembolische Komplikationen beobachtet, in der Gruppe mit komplett bis zum Unterschenkel untersuchten Beinvenen (Thromboseinzidenz: 38 %) waren es 1,2 % (Gibson et al. 2009).

Die zuverlässige sonographische Detektion von isolierten Unterschenkelvenenthrombosen ist bei schlechteren Schallbedingungen eine Schwachstelle der Methode. Allerdings scheinen übersehene isolierte Unterschenkelvenenthrombosen viel seltener zu thromboembolischen Komplikationen zu führen als befürchtet:

- Eine Studie, die die sonographischen Ergebnisse mit und ohne Untersuchung der Unterschenkelvenen vergleicht, zeigt zwar übersehene Thrombosen in 65 %, jedoch nur eine geringe Anzahl (4 gegenüber 2 Patienten, das bedeutet 2 % gegenüber 1,2 %) von zusätzlichen thromboembolischen Komplikationen (Gibson et al. 2009).
- Die CALTHRO-Studie zeigt demgegenüber eine höhere thromboembolische Rate bei Patienten mit isolierter Unterschenkelvenenthrombose (Palareti et al. 2010). Bei 431 auf eine isolierte Unterschenkelthrombose hin untersuchte Patienten betrug die Thromboserate 15,3 %. Unbehandelte Unterschenkelvenenthrombosen dehnten sich zwar lediglich in 3,1 % der Fälle in weiter proximal gelegene Leitvenen (Vena poplitea) aus, die Rate von thromboembolischen Komplikationen war jedoch nach 3 Monaten signifikant höher in der Gruppe mit Unterschenkelvenenthrombose gegenüber der Gruppe ohne Unterschenkelvenenthrombose (7,8 % versus 0,8 %, p=0,003). Nach Abzug der 2 Patienten, bei denen die nach kranial gewachsene Thrombose in der Kontrollsonographie nach einer Woche festgestellt wurde, zeigte sich jedoch nur noch eine geringe Signifikanz von 4,7 % gegenüber 0,8 % (p=0,049).
- In einer Metaanalyse (Righini et al. 2005) werden die thromboembolischen Komplikationen nach Ultraschalluntersuchung des femoropoplitealen Abschnitts (Thromboembolierate: 0,6 %/0,4–0,9 %) mit einer Untersuchung des kompletten Beines (Thromboembolierate: 0,4 % / 0,1–0,6 %) bei klinischen Zeichen einer Beinvenenthrombose verglichen, wobei dabei jedoch in 50 % der Fälle Unterschenkelvenenthrombosen diagnostiziert wurden.

Daraus ergibt sich die Frage nach einer Übertherapie bei isolierter Unterschenkelvenenthrombose und infolgedessen auch überzogener Diagnostik: Was nicht therapiert werden muss, braucht man auch nicht zu diagnostizieren.

- Andererseits zeigt eine allerdings schon etwas ältere Studie eine signifikant erhöhte thromboembolische Komplikationsrate bei fehlender Langzeitantikoagulation von isolierten Unterschenkelvenenthrombosen (Lagerstadt et al. 1985), und weitere Studien zeigen ein beachtliches Thrombosewachstum von nichttherapierten, isolierten Unterschenkelvenenthrombosen in die Vena poplitea bei bis zu 20 % (Cornuz et al. 1999, Gottlieb et al. 2003, Kakkar et al. 1969).

Für die unterschiedlichen Ergebnisse sind sicherlich auch in Studien oft wenig beachtete Komorbiditäten der Kollektive sowie Risikofaktoren für Thrombose (paraneoplastisch) mitverantwortlich.

Weiterhin gibt es Vorschläge, die hohe Anzahl der Ultraschalluntersuchungen folgendermaßen zu reduzieren: Über Diagnosealgorithmen sollen Patienten mit geringem Thromboserisiko im Voraus über eine klinisch ermittelte, geringe Vortestwahrscheinlichkeit (Score z. B. nach Wells) kombiniert mit einem negativen D-Dimer-Test herausgefiltert werden; dadurch könne bei 30–50 % der Patienten mit Verdacht auf tiefe Beinvenenthrombose auf eine sonographische Untersuchung verzichtet werden (Van der Velde et al. 2011). Die Gruppe ohne sonographische Untersuchung zeigt dabei nur zu 0,5–0,7 % thromboembolische Komplikationen. Weil die Kompressionssonographie der Beinvenen jedoch wenig zeitaufwendig ist (bei einem erfahrenen Untersucher 5–10 min pro komplett untersuchtem Bein), führt das differenzierte Vorgehen über Diagnosealgorithmen mit D-Dimer-Test zu wenig Zeit- und Kostenersparnis. Darüber hinaus kann nach Thromboseausschluss sonographisch am Unterschenkel nicht selten ein behandlungsbedürftiges pathologisches Korrelat der Weichteile gefunden werden, das die thromboseähnliche Klinik erklärt.

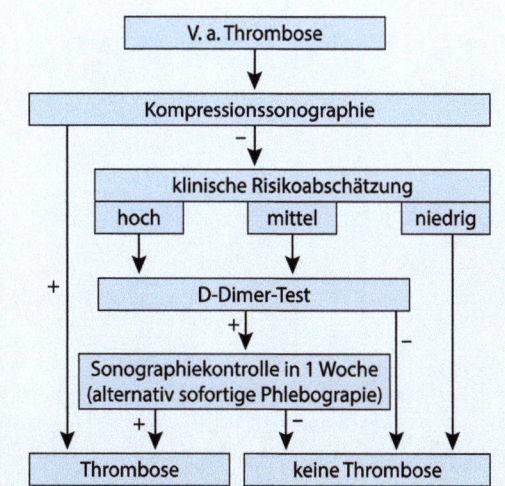

Abb. 7.12 Diagnosealgorithmus in der sonographischen Thrombosediagnostik: Bei ausreichenden Schallbedingungen ist mit den heutigen High-End-Sonographiegeräten der Ausschluss einer tiefen Beinvenenthrombose auch am Unterschenkel verlässlich durchführbar. Bei Thrombosenachweis erfolgt die Therapie. Bei schlechteren Schallbedingungen mit Problemen in der kompletten, zuverlässigen Darstellung der Unterschenkelvenen ist als praktikable Lösung folgender Diagnosealgorithmus anwendbar: Bei fehlendem Thrombosenachweis in der Kompressionssonographie wird nach klinischer Vortestwahrscheinlichkeit (z. B. Score nach Wells) bei hohem Risiko (≥2 Punkte) über einen dazwischengeschalteten D-Dimer-Test bestimmt, ob weitere Diagnostik wie Phlebographie oder Sonographiekontrolle nach einer Woche notwendig sind oder ob keine weitere Diagnostik und Therapie indiziert ist

Zusammenfassend
bleibt festzuhalten, dass eine isolierte Unterschenkelvenenthrombose an sich selten thromboembolische Komplikationen verursacht, ihr Aszendieren nach kranial muss jedoch durch frühzeitig eingeleitete Antikoagulation verhindert werden. Bei geringem zusätzlichem Zeitaufwand für die Einbeziehung der Unterschenkelvenen und einer Treffsicherheit, die im klinischen Resultat dennoch eine geringe thromboembolische Komplikation bedeutet, sollten – wie im deutschsprachigen Raum üblich – die Unterschenkelvenen in die Untersuchung miteinbezogen werden. Wenn dennoch am Unterschenkel keine Thrombose darstellbar ist (eventuell durch schlechte Schallbedingungen), aufgrund einer hohen Vortestwahrscheinlichkeit jedoch ein hohes Risiko besteht, so kann zur weiteren Risikominimierung nach obigen Algorithmen so vorgegangen werden, als ob der Unterschenkel gar nicht untersucht worden wäre. Am praktikabelsten ist dann ein D-Dimer-Test oder eine Kontrollsonographie nach 1 Woche (Abb. 7.12).

Eine zusätzliche Untersuchung des asymptomatischen Beines bei nachgewiesener tiefer Beinvenenthrombose wird ebenfalls kontrovers diskutiert. Die angeführten Koinzidenzen am asymptomatischen Bein sind nur bei Patienten mit paraneoplastischen Thrombosen vorstellbar, im Übrigen gelten Werte von unter 1 % (Cronan 1996, Naidlich et al. 1996). Dies rechtfertigt nicht den zusätzlichen Untersuchungsaufwand, (trotz komplikationsarmer Untersuchungsmethode im Vergleich zur Phlebographie), insbesondere wenn man bedenkt, dass im Gegensatz zu symptomatischen die Sensitivität bei asymptomatischen Thrombosen am Unterschenkel (meist kurzstreckig in Klappenregion) unter 60 % liegt. Weiterhin wird bei systemischer Antikoagulation bei Thrombose das asymptomatische Bein mitbehandelt.

Bei klinischen Zeichen einer Lungenembolie kann die Thoraxsonographie mit einer hohen Treffsicherheit von >90 % eine Lungenembolie, insbesondere auch kleine periphere Defekte diagnostizieren (Mathis et al. 2005). Die sonographische Diagnose von pleuranahen Defekten als Zeichen einer peripheren Lungenembolie hat jedoch im klinisch asymptomatischen Stadium bei Patienten mit tiefer Beinvenenthrombose keine prognostische Bedeutung für eine Rezidivembolie oder Tod. In diesem Fall sind daher die routinemäßige Durchführung einer Thoraxsonographie (Egbring u. Görg 2007) oder andere Methoden zur Diagnose einer Lungenembolie nicht sinnvoll.

Differenzialdiagnose mit sonographischen Befunden

Die häufigsten Ursachen, die klinisch zu ähnlichen Symptomen wie eine tiefe Beinvenenthrombose führen, sind Weichteilprozesse am Unterschenkel. Die B-Bild-Sonographie führt mit ihrem sonomorphologischem Korrelat direkt zur Differenzialdiagnose. Vor allem die rupturierte Bakerzyste zeigt mit druckschmerzhafter Schwellung dieselbe Klinik wie eine Thrombose, die residuale Bakerzyste

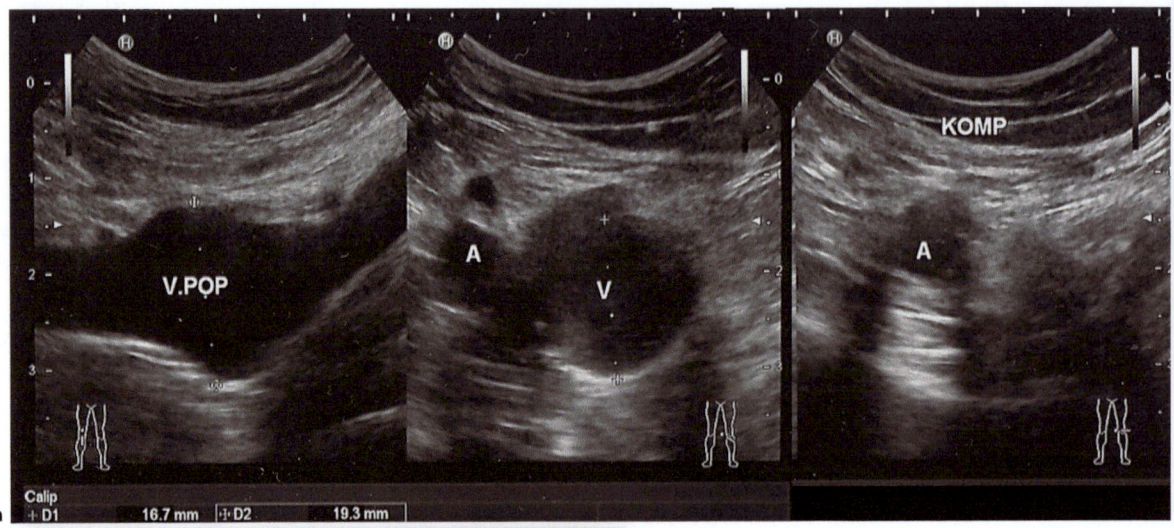
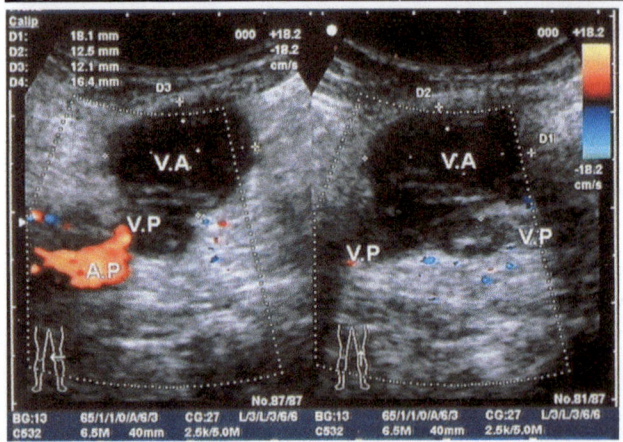

Abb. 7.13 **a** V. poplitea (*V.POP*) mit aneurysmatischer, spindelförmiger Erweiterung (links im Längsschnitt, Bildmitte im Querschnitt, rechts unter Kompression) auf mehr als das Doppelte (19,3 mm) des normalen Venenlumens, aber ohne Thromben (komplette Kompressibilität). **b** Farbduplexsonographisch sind in dem komplett thrombosierten, sakkulären Aneurysma (*V.A*) der Vena poplitea (*V.P*) keine Strömungssignale nachweisbar (auch unter Provokationstest: manuelle Wadenkompression). Messkreuze markieren die Größe des sakkulären Anteils (*A.P* Arteria poplitea). Von einem echten Venenaneurysma ist die ektatische Einmündung einer varikösen Vena saphena parva sowie auch ekatische Gastroknemiusvenen zu differenzieren

ist in Form der subfaszial auslaufenden Flüssigkeitsansammlung eine Blickdiagnose. Als echoarme, inhomogene Prozesse im Weichteilgewebe erscheinen Hämatome und Abszesse. Lymphödeme oder kardiale Ödeme zeigen subkutane Flüssigkeitseinlagerungen. Die differenzialdiagnostische Ursache einer Drainageinsuffizienz durch eine Venenkompression ist sonographisch direkt darstellbar: Es handelt sich um Tumoren im kleinen Becken, um Lymphome (vornehmlich in Leiste oder Fossa poplitea) oder – seltener – um eine Kompression durch ein Popliteaarterienaneurysma oder ein Entrapment-Syndrom (Typ 2 nach INSUA) oder – sehr selten – um eine zystische Adventitiadegeneration der Vene als zystische Struktur in der Venenwand der Vena poplitea (Schäberle 2010).

Venenaneurysmen (Abb. 7.13a) mit Prädilektionsort in der Fossa poplitea können insbesondere bei sakkulärem Charakter durch Stase zur Entwicklung von Thromben in der aneurysmatischen Erweiterung führen, die zu rezidivierenden Lungenembolien oder, seltener, zur kompletten Thrombosierung der Vena poplitea führen können (Abb. 7.13b). Kompressionssonographisch und ergänzend farbduplexsonographisch können Thromben im Venenaneurysma direkt nachgewiesen werden, und durch Größenbestimmung und Visualisierung des Charakters des Venenaneurysmas (sakkulär, spindelförmig) kann die adäquate Therapie (operativ, konservativ) festgelegt werden (Schäberle 2010).

Gefäßnahe Weichteiltumoren (Abb. 7.14) und Lymphome sind durch ihre Darstellung in verschiedenen Ebenen (eventuell mit Nachweis von arteriellen Strömungssignalen im Tumor) von thrombosierten Venenabschnitten zu differenzieren.

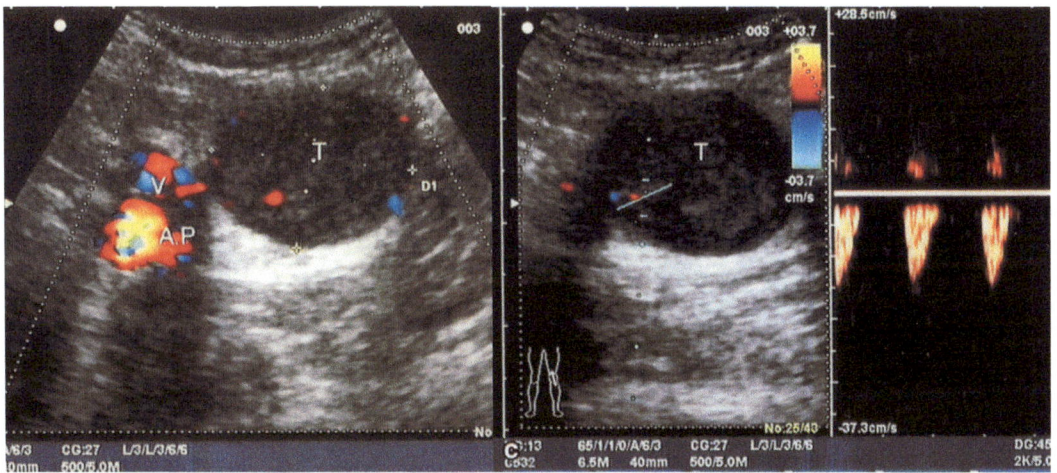

Abb. 7.14 Von Thrombosen sind zystische Strukturen oder Tumoren in der Fossa poplitea zu differenzieren. Neben der Vena poplitea (V) ermöglichen Binnenechos in der tumorösen Struktur die Differenzierung von einer simplen Bakerzyste. Vaskuläre Strömungssignale erlauben die Differenzierung zwischen eingebluteter Zyste (Hämatom) und solidem Tumor (T). Der Nachweis des arteriellen Dopplerspektrums (rechts) zeigt die Perfusion des soliden Tumors

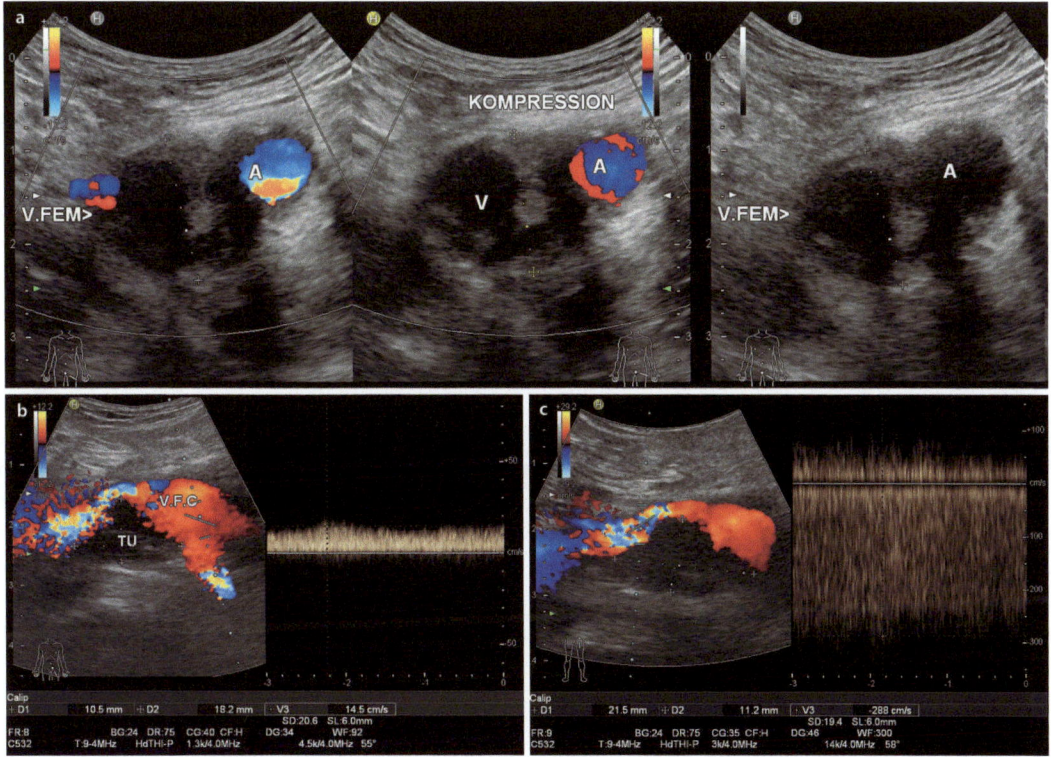

Abb. 7.15 **a** Epitheloides Hämangioendotheliom der Vena femoralis communis: aufgeweitete Vene (V. fem, mit Messkreuzen markiert) links ohne Kompression, Bildmitte mit Kompression durch den Transducer. Die Vene ist nicht komprimierbar, die Venenwand schlecht abgrenzbar. Kompressionssonographisches Bild wie bei Thrombose, jedoch Gefäßareal schlechter vom umgebenden Fett-/Bindegewebe abgrenzbar. Im rechten Bildabschnitt farbduplexsonographisch nachweisbares, intraluminales Strömungssignal entlang der Gefäßwand ventromedial, als Randfluss zu interpretieren. **b** Im Längsschnitt kurzstreckiges (Messmarker: 1,8 cm), echoarmes, zur Vena femoralis gehörendes Areal (TU) mit offener Vene proximal und distal davon. Das distal abgeleitete Dopplerfrequenzspektrum zeigt ein deutlich reduziertes, nicht atemmoduliertes Strömungssignal als Zeichen einer venösen Abstrombehinderung. **c** Bei Darstellung der Vene in einer geeigneten Schallebene (von ventromedial) lässt sich der Randfluss entlang des echoarmen Areals wie im Längsschnitt darstellen und das daraus abgeleitete Strömungssignal zeigt ein hochfrequentes Signal, das winkelkorrigiert eine hohe Strömungsgeschwindigkeit von maximal 2,8 m/s im Randfluss ausdrückt. Das Sample Volume wurde im Strömungsjet platziert, das wie bei arteriellen Stenosen knapp distal (d. h. venös proximal) der maximalen Lumeneinengung liegt. (Aus Schäberle 2013)

Weitere, sehr seltene Befunde, die zur Lumeneinengung führen können, sind benigne oder maligne Venenwandtumoren oder in der V. poplitea ein Entrapment-Syndrom oder eine zystische Adventitiadegeneration der Vene (Schäberle 2011). Insbesondere in Becken-/Beinvenen lokalisiert sind maligne Venenwandtumoren sehr selten. Im früheren Stadium, wenn sie noch nicht als Tumor tastbar sind, bieten sie am ehesten das Bild einer venösen Abflussstörung und fallen somit in der Thrombosediagnostik auf. Sonographisch wie auch phlebographisch kann der Tumor das Bild eines Thrombuszapfens zeigen; aufgrund dieser Fehldiagnose kann es zu einer großen, prognoseverschlechternden Verzögerung bis zur Einleitung der adäquaten Therapie kommen (Reix et al 1998, Schröder et al. 2001). Bei fehlender Komprimierbarkeit wie bei einer Thrombose ist die schlechte Abgrenzbarkeit der tumorinfiltrierten Venenwand vom perivaskulären Fett-/Bindegewebe differenzialdiagnostisch zur thrombosierten Vene (gute Wandabgrenzbarkeit) wegweisend (◘ Abb. 7.15). Hohe Strömungsgeschwindigkeiten (»Stenosesignale«) in Randflussphänomenen (Schäberle 2010, Schäberle et al. 2013) sind Zeichen einer Venenkompression von außen (Lymphom) oder eines Venenwandtumors (im Gegensatz zu langsameren Strömungsgeschwindigkeiten entlang von umflossenen Thromben).

Differenzialdiagnostisch sind strangartige Strukturen in der Gefäßnervenscheide wie Neurofibrome sonomorphologisch von alten thrombosierten Venenabschnitten zu unterscheiden.

7.2.3 Phlebographie

H. Nüllen, P. W. Esser

»Die Phlebographie gilt auch heute, im Zeitalter der Duplexsonographie, noch als ›Goldstandard‹ der bildgebenden Diagnostik im Bereich des Venensystems.« (Nüllen u. Esser 2010). Diese Einleitung, wie sie im einschlägigen Kapitel zu den bildgebenden diagnostischen Verfahren bei Varikose 2010 von den Autoren angegeben wurde, gilt uneingeschränkt auch bei den Venenthrombosen und beim postthrombotischen Syndrom (PTS). Auch die Bemerkungen zur Aufgabe und zur Verantwortung des Gefäßmediziners im diagnostischen Algorithmus unter Einbeziehung der Phlebographie gelten gleichermaßen: »Die Verantwortung für die abschließende Interpretation einer Phlebographie und den Abgleich der so gewonnenen Erkenntnisse mit dem klinischen Befund trägt der Gefäßmediziner.« (Nüllen u. Esser 2010)

Zur Technik der Phlebographie soll nicht ausführlich Stellung genommen werden, hierzu wird auf die einschlägige Literatur verwiesen (Nüllen u. Esser 2010). Wenn im Folgenden von Phlebographie gesprochen wird, so ist damit die aszendierende Phlebographie gemeint mit Einbringung des Kontrastmittels über eine periphere Vene. Direktpunktionen von tiefen Venen gelten als obsolet.

Phlebographien werden üblicherweise nicht vom Gefäßmediziner selbst angefertigt. Zur Beurteilung eines Phlebogramms gehört daher als erste Maßnahme die Beurteilung der technischen Qualität. Dazu gehören (Nüllen u. Esser 2010):
- Abbildungsqualität?
- Primäre und komplette Füllung des tiefen Venensystems?
- Gleichmäßige Verteilung des Kontrastes?
- Komplette Darstellung aller Extremitätenabschnitte (Fuß, Unterschenkel, Oberschenkel, Leiste, Becken)? Komplette Füllung (!) ?
- Ausreichende Kompression im Knöchelbereich?
- Komplette Darstellung aller Venensegmente?
- Ausreichende Zahl an Abbildungen (2 Drehrichtungen pro Extremitätenabschnitt)?
- Ggf. klar erkennbarer Pressversuch (Gullmo-Zeichen)?
- Abflussverhältnisse im Beckenbereich dargestellt?
- Ggf. Zielaufnahmen besonders auffälliger Bezirke?
- Wurden die Aufgaben des Untersuchungsauftrages abgearbeitet?

Bei guter Technik und praktischer Ausführung ist bei der aszendierenden Phlebographie ggf. unter Hinzuziehung von digitalen Subtraktionstechniken das gesamte Venensystem der unteren Körperhälfte vom Fuß bis zum Zwerchfell kontrastreich darzustellen.

Indikation
Durch die hohe Qualität und die (fast) ubiquitär gegebene Verfügbarkeit der Duplexsonographie ist die Indikation zur Phlebographie in der Primärdiagnostik der TVT, aber auch bei der Beurteilung des postthrombotischen Syndroms, nicht mehr gegeben. Sie ist in der Regel insbesondere kein Verfahren, das zum Einsatz kommen soll, bevor die Möglichkeiten des o. g. Algorithmus ausgeschöpft wurden.

Die Qualität der Phlebographie ist, wie auch die Qualität der Sonographie, stark untersucherabhängig. Es ist daher bei der Indikationsstellung immer auch zu prüfen, ob die zu erwartende Qualität der Untersuchung geeignet ist, die erwartete Zusatzinformation zu liefern. Damit die Phlebographie ein Mehr an Information erbringt, ist allerdings auch eine klar definierte Anforderung mit einer gezielten Fragestellung an den Untersucher notwendig.

Voruntersuchungen
Ziel der Voruntersuchungen ist der Ausschluss von Kontraindikationen der Anwendung von iodhaltigen Kontrastmitteln und ionisierenden Strahlen.

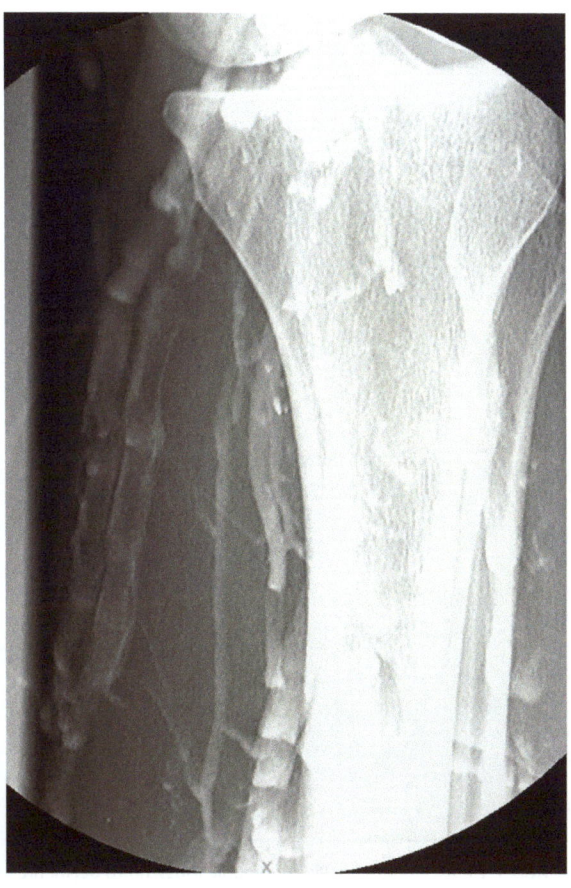

◘ **Abb. 7.16** Aszendierende Phlebographie (Ausschnitt). Isolierte TVT in den Gastroknemiusvenen

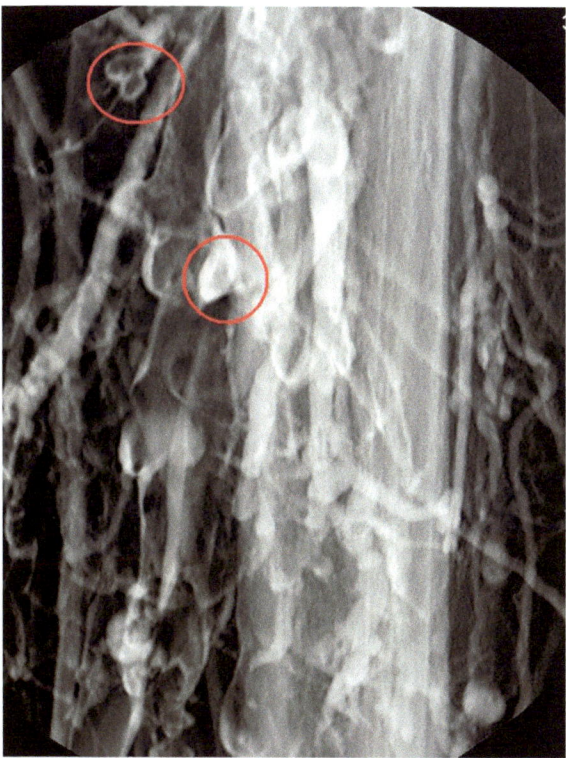

◘ **Abb. 7.17** Aszendierende Phlebographie (Ausschnitt) bei Mehretagen-TVT li. Bein. Multiple umflossene Thromben. Konturzeichen, Monokelzeichen, Brillenzeichen

- Anamnese
  - Allergische Diathese
  - Anamnestisch bekannte Kontrastmittelreaktion
  - Schwangerschaft
  - Diabetes
- Schilddrüsenstoffwechsel
  - TSH
  - ggf. T3, T4
- Nierenfunktion
  - Kreatinin
  - ggf. GFR

Kontraindikationen

- Kontrastmittelallergie
- Eingeschränkte Nierenfunktion: Kreatinin oberhalb 1,2–1,5 mg/dl
- Hyperthyreose
- Metformin: Wenn möglich, 1 Tag vor und 1 Tag nach Kontrastmittelgabe absetzen
- Gravidität

Radiomorphologie der TVT in der Phlebographie

Bei exakter phlebographischer Technik zeigen die Thromben charakteristische Abbildungsphänomene.

Man unterscheidet **direkte** (Bildphänomene, die durch den Thrombus bedingt sind) von **indirekten radiologischen Thrombosezeichen** (Kollateralkreisläufe).

Bei guter Technik sind gute und kontrastreiche Darstellungen der tiefen Venen mit Einschluss der Beckenvenen und der Vena cava inferior in aszendierender Technik möglich (ggf. in ergänzender Subtraktionstechnik). Schwächen zeigt die Phlebographie auch mit guter Technik bei der Darstellung von Muskelvenenthrombosen ◘ Abb. 7.16, da hier i. d. R. keine orthograde Perfusion mit Kontrastmittel gegeben ist. Hier kann man jedoch die Trefferquote ggf. mit Kompressionstesten bzw. auch mit Spätaufnahmen erhöhen.

Direkte phlebographische Thrombosezeichen:
- Monokelzeichen: Thrombus in den Klappentaschen mit einseitiger, zirkumskripter Kontrastmittelaussparung (◘ Abb. 7.17),
- Brillenzeichen: Thrombus in den Klappentaschen mit mehrgliedriger, zirkumskripter Kontrastmittelaussparung (◘ Abb. 7.17),

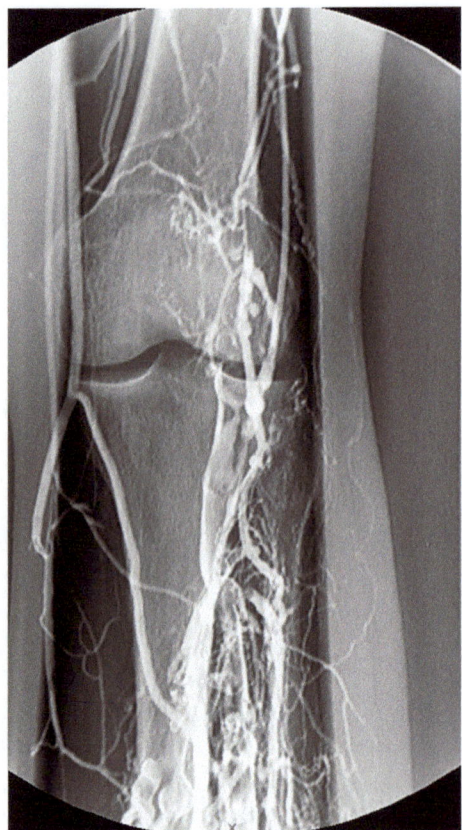

Abb. 7.18 Aszendierende Phlebographie (Ausschnitt) bei Mehretagen-TVT li. Bein. Umspülter Thrombus in der distalen V. poplitea (Konturzeichen) mit zipfelförmigem Ende nach distal auslaufend (Stalaktitenzeichen), fehlende Darstellung der proximalen V. poplitea und der distalen V. femoralis (Radiergummizeichen) mit beginnender Kollateralisation

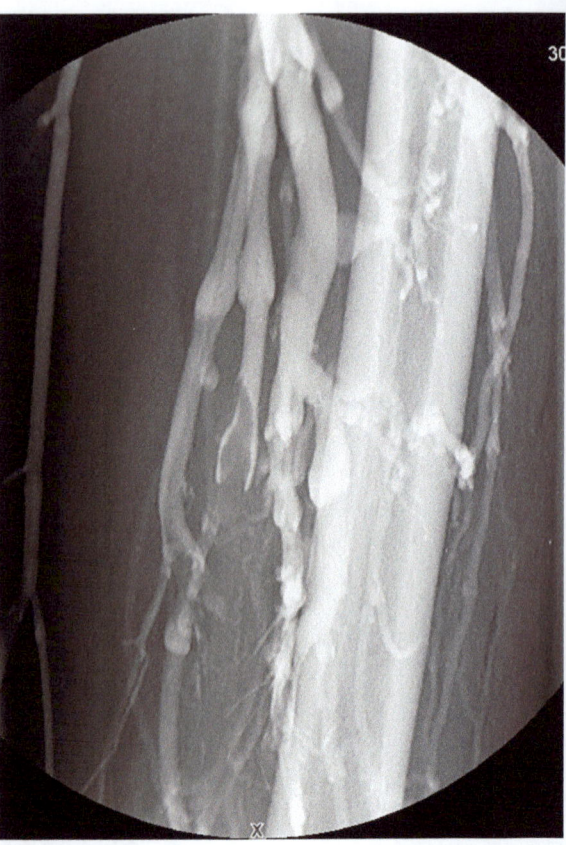

Abb. 7.19 Aszendierende Phlebographie (Ausschnitt) bei Mehretagen-TVT. Doppelt angelegte V. femoralis. Radiergummizeichen, Kuppelzeichen

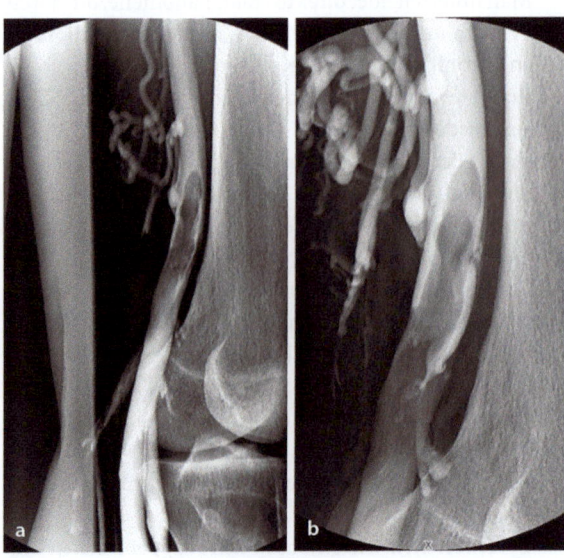

Abb. 7.20 a, b Aszendierende Phlebographie (Ausschnitt). Isolierter Thrombus in der V. poplitea. Kuppelzeichen

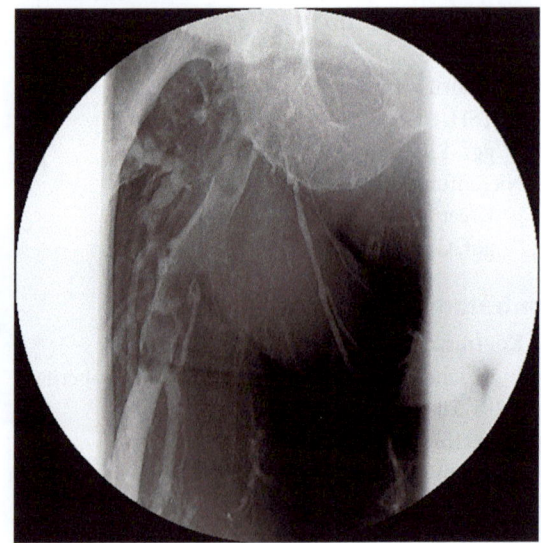

Abb. 7.21 Frische Beckenvenen-TVT mit Stalaktitenthrombus in der V. femoralis

- Thrombuskopf: Proximal gelegener Anfang des okkludierenden Thrombus (bezogen auf die physiologische Strömungsrichtung),
- Radiergummiphänomen: Auslöschphänomen durch einen komplett okkludierenden Thrombus (◘ Abb. 7.18, ◘ Abb. 7.19),
- Konturzeichen: Thrombusdarstellung mit einem Kontrastmittelsaum (◘ Abb. 7.17, ◘ Abb. 7.18, ◘ Abb. 7.19),
- Kuppelzeichen: Thrombusspitze (bezogen auf die physiologische Strömungsrichtung) ist Kontrastmittel-umspült. Zusammen mit dem Konturzeichen stellt dies ein Charakteristikum der aszendierenden Verlaufsform dar (◘ Abb. 7.20),
- Unterschichtung (Layer Formation): Strömungsphänomen bei nichthomogener Kontrastmitteldurchmischung des Blutstromes oder Zufluss von Kontrastmittel-armem Blut aus Seitenästen und dadurch bedingte inhomogene Kontrastmittelverteilung mit der Gefahr der Fehlinterpretation als intravasalem Thrombus,
- Stalaktitenzeichen: Charakteristikum der deszendierenden Iliofemoralvenenthrombose. Dies entspricht phänomenologisch einem auf dem Kopf stehenden Kuppelzeichen (◘ Abb. 7.21), ein Phänomen, das als Charakteristikum der deszendierenden Verlaufsform gilt.

Fehlermöglichkeiten Zu den häufigsten Fehlinterpretationen, die als Thrombusverschluss gedeutet werden, gehören **unvollständige Kontrastmittelfüllungen** insbesondere der tiefen Unterschenkelvenen (Radiergummiphänomen) sowie das sog. **leere Phlebogramm**, das durch fehlerhafte Technik bedingt ist.

Thrombusverdächtige Phänomene müssen in mindestens 2 Projektionen dargestellt werden.

Radiomorphologie des postthrombotischen Syndroms in der Phlebographie

Bei exakter phlebographischer Technik zeigen die tiefen Leitvenen bei postthrombotischem Zustandsbild charakteristische Abbildungsphänomene.

Die Radiomorphologie des postthrombotischen Zustandsbildes der Beinvenen ist gekennzeichnet durch lokale Venenwandveränderungen, Rekanalisation und Kollateralisation (Hach 1996). Hierzu gehören:
- Wandstarre,
- unregelmäßige Wandkonturen,
- unregelmäßige Lumina,
- Septierungen,
- Gefäßinseln,
- segmentale Verschlüsse bzw. fehlende Darstellung,
- bizarrer und aberranter Gefäßverlauf.

Die Beschreibung des radiologischen Befundes soll sich an den radiomorphologischen Kriterien orientieren (◘ Abb. 7.22). Der klinische Begriff des postthrombotischen Syndroms gehört nicht in die radiologische Diagnose.

7.2.4 Computertomographie (CT)

H. Nüllen, P. W. Esser

Die von Hounsfield bereits 1967 entwickelte Computertomographie, die Anfang der 1970er Jahre in die klinische Medizin eingeführt wurde, hat seither eine rasante, immer noch nicht abgeschlossene Entwicklung genommen und gehört heute in unseren Breiten ebenfalls zu den allgemein zugänglichen Untersuchungsverfahren. Die CT ist ein Röntgenschichtverfahren, das sich zum Bildaufbau der Computertechnik bedient. Schnelligkeit, hohes Auflösungsvermögen sowie freie Wahl der Schichtdicken, die

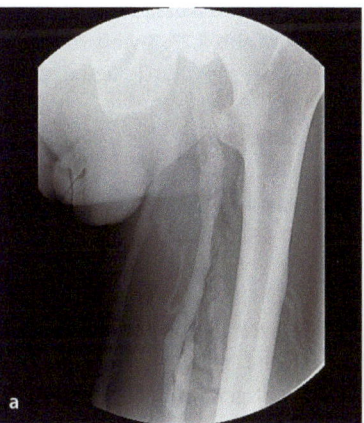 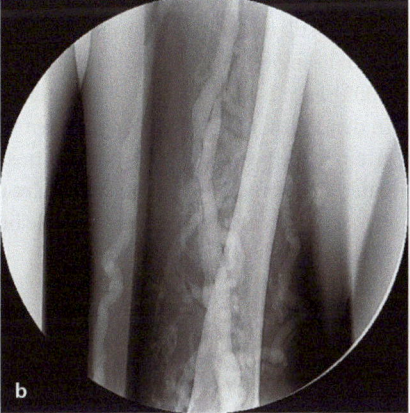 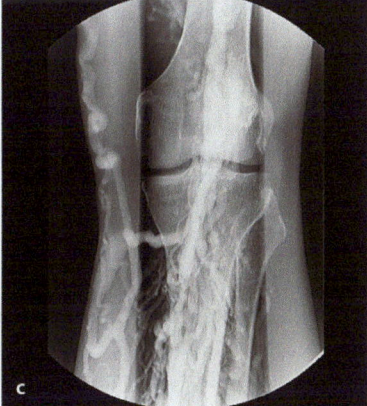

◘ **Abb. 7.22 a–c** Z. n. 3-Etagen-Thrombose vor vielen Jahren

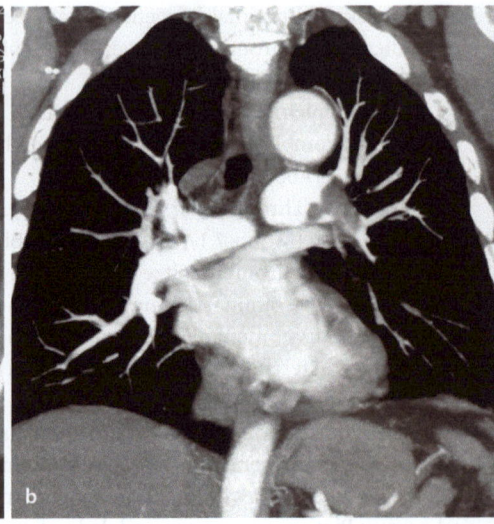

Abb. 7.23 a, b Massive, zentrale Lungenembolie

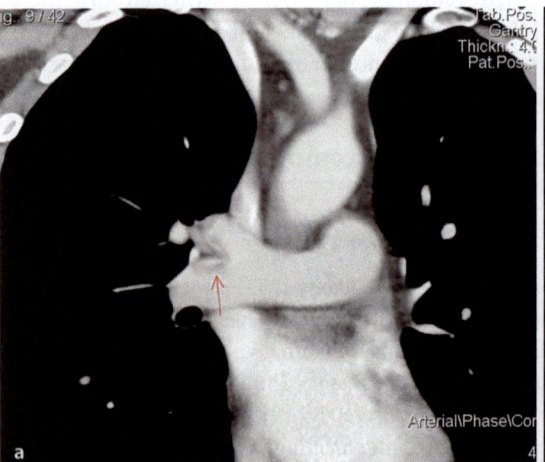
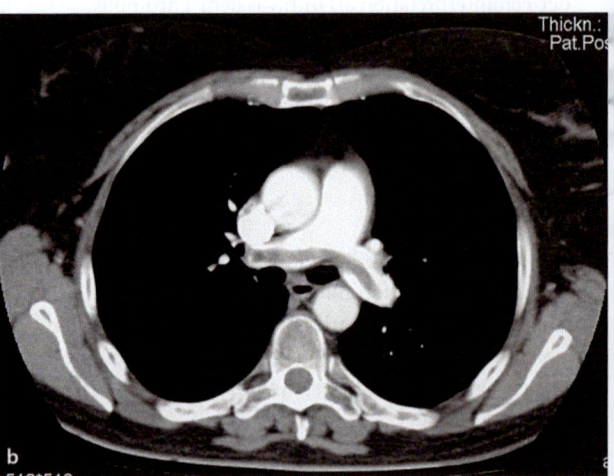

Abb. 7.24 Lungenembolie: a kleiner, reitender Thrombus, b zentral reitender Thrombus

Verwendung von Kontrastmitteln und schließlich die Möglichkeiten der Subtraktion sowie aufwendige Möglichkeiten der Bildrekonstruktion haben dazu geführt, dass die CT-Angiographie (CTA) zur Routinediagnostik in der Gefäßmedizin geworden ist. Die CT-Pulmonalisangiographie (Remy-Jardin 1992, zit. n. Schöpf 2003) erlaubt die direkte Darstellung der Füllungsdefekte in den Pulmonalarterien bei moderner Gerätetechnik in einer Zeit von <10 s. Die Darstellung von begleitenden oder alternativen pathologischen Prozessen gelingt im gleichen Untersuchungsgang (Szücs-Farkas et al. 2011).

In der Diagnostik der Lungenembolie hat die CTA die klassische direkte Pulmonalisangiographie vollständig abgelöst (Schöpf 2003).

Bei der Indikationsstellung sind die Untersuchungskosten und insbesondere die relativ hohe Strahlenbelastung für den Patienten zu beachten.

Indikation

Der Schwerpunkt der Indikation zur CTA im Umfeld der Diagnostik der TVT liegt im Nachweis bzw. Ausschluss von
- Lungenarterienembolie (Abb. 7.23, Abb. 7.24),
- Thrombosen im Bereich der supraaortischen und intrazerebralen Venen,
- Thrombosen von Viszeralvenen,
- Kavathrombose (Abb. 7.25),
- intravaskuläre und extravaskuläre Okklusionen,
- Venographie bei intravenösen Stents.

Damit liegt die Domäne der CTA in den Bereichen, in denen andere Bildgebungsverfahren nicht oder nur beschränkt einsetzbar sind oder wo Sonographie und Phlebographie keine eindeutigen bzw. ausreichenden Ergebnisse erbracht haben (Prokop et al. 2007). Für die peripheren Venenthrombosen im Bereich der Extremitäten

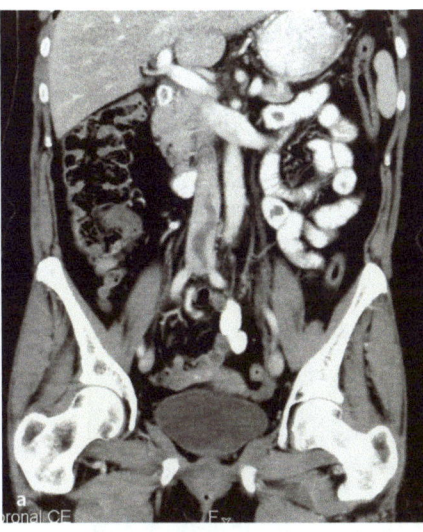 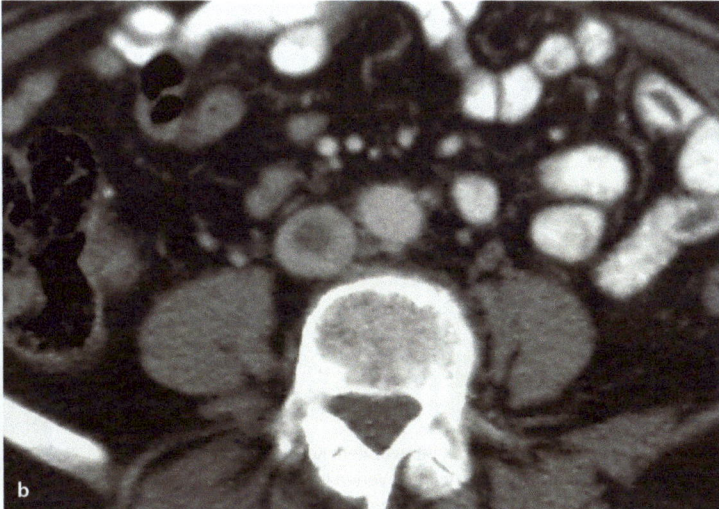

Abb. 7.25 Kavathrombose: **a** Längsschnitt, **b** Querschnitt

und der extremitätennahen Entsorgungsgefäße hat die CTA nur eine geringe bis keine Bedeutung. Ausnahmen sind die intravaskuläre Okklusion, wie z. B. der May-Turner-Sporn, oder extravaskuläre Kompressionssyndrome.

Die CT-Venographie kann aufgrund der Darstellung der anatomischen Umgebung des interessierenden Gefäßabschnittes Aussagen zu ggf. vorhandenen Umgebungsbefunden machen, die sowohl der Phlebographie als auch der Sonographie u. U. entgehen (extraluminale Pathologie).

> Bei der Indikationsstellung zu weiterführenden, insbesondere invasiven und/oder kontrastmittelbasierten Untersuchungen muss immer der diagnostische Zusatznutzen abgeschätzt werden.

Voruntersuchungen

Die Voruntersuchungen beziehen sich auf die gleichen Parameter wie bei der Phlebographie, d. h. auf die Faktoren, die für die Entscheidung beim Einsatz von Kontrastmitteln und ionisierenden Strahlen zu beachten sind.

Kontraindikationen

Auch hier gilt das bereits unter ▶ Abschn. 7.2.3 Gesagte. Unter Notfallbedingungen, wie z. B. beim Verdacht auf eine massive Lungenembolie, ist die Indikationsstellung am Zusatznutzen zu orientieren. Das bedeutet, dass in der Notfallsituation mit speziellen Programmen der Multislice-Technik zur Minimierung der Strahlenbelastung auch Schwangere untersucht werden können (Szücs-Farkas et al. 2011).

Radiomorphologie der CTA bei der Thrombose

Die Kriterien, die bezüglich der Kontrastmittelverteilung im Bereich einer Thrombose bei der Phlebographie gelten, finden sich in ähnlicher Weise auch bei der CTA:

- Frische venöse Thrombosen sind nativ hyperdens, mit zunehmendem Alter des Thrombus hypodens.
- Bei CTA (Kontrastmittel) zeigt sich in der Vene wandständig oder zentral ein Füllungsdefekt.
- Frische Thromben führen zu einer Aufweitung der Vene.
- Kontrastierung der Venenwand (Enhancement) ist fast immer gegeben.
- Kontrastmittelaufnahme des Thrombus ist verdächtig auf eine Tumorinfiltration oder einen Tumorthrombus.
- Mit zunehmender Dauer nach Beginn der Thrombose werden Kollateralen sichtbar.
- Rekanalisation zeigt sich durch unregelmäßige Kontrastverteilung und einen hypodensen wandständigen Saum.
- Alte Obliterationen zeigen einen fibrösen Strang.
- Inhomogene Kontrastierung beruht auf Unterschichtung (Layer Formation) aufgrund flussbedingter mangelhafter Kontrastmittelverteilung oder durch Zufluss von Kontrastmittel-armem Blut (**cave:** Vena cava inferior, V. mesenterica sup., Pfortaderhauptstamm, V. iliaca com., V. femoralis com.) (Prokop et al. 2007).

Radiomorphologie der CTA bei Lungenembolie

Die CTA der Lungenstrombahn zur Nachweis bzw. Ausschluss einer Lungenembolie hat die Pulmonalisangiographie bei gleichwertiger Sensitivität und Spezifität in dieser Indikation vollständig ersetzt.

Bei ca. 60 % der Patienten mit Verdacht auf Lungenembolie lässt sich in der CTA eine solche nicht nachweisen (Prokop et al. 2007). Bei Einsatz moderner Multislice-CTs und einer geringen Schichtkollimation (1–2 mm) lassen

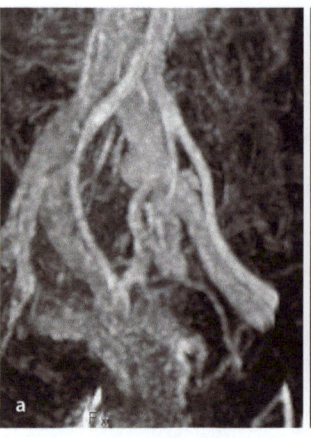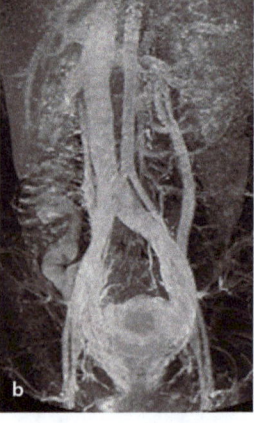

Abb. 7.26 MR-Angiographie mit intravasalem Kontrastmittel: **a** simultane Darstellung von Arterien und Venen im aortoiliakalen Bereich, **b** Darstellung einer stark erweiterten V. ovarica bei pelvinem Kongestionssyndrom

sich auch periphere Embolien abbilden; Sensitivität und Spezifität liegen deutlich über 90% (Prokop et al. 2007, Schöpf 2003).

Die Morphologie unterscheidet sich nicht wesentlich von den Verhältnissen bei der peripheren Thrombose. Häufig finden sich die Thromben im Bereich von Gefäßverzweigungen (reitender Embolus). Die Resorption (60–65 % der Fälle) bzw. die Rekanalisation (25–30 %) dauert Wochen bis Monate (Prokop et al. 2007).

7.2.5 Magnetresonanztomographie (MRT)

H. Nüllen, P.W. Esser

In Physik und Chemie ist seit vielen Jahren die **Magnetresonanzspektroskopie** als Analyseverfahren eingeführt. Seit den 1980er Jahren wurde die Technik in Form der **Magnetresonanztomographie** (MRT) in die klinische Diagnostik eingeführt. Auf die komplizierte Physik, die diesem Bildgebungsprinzip zugrunde liegt, soll hier nicht näher eingegangen werden, es muss vielmehr auf die einschlägige Literatur verwiesen werden (Goyen et al. 2004, Radeleff et al. 2011).

Die Darstellung von Blutgefäßen in der MRT-Technik wird **Magnetresonanzangiographie** (MRA) genannt. Es stehen verschiedene Techniken zur Verfügung (z. B. Time of Flight, TOF; Phasenkontrast, PC; kontrastverstärkte MRA). Im extrakraniellen Bereich spielen die kontrastverstärkten Techniken die größte Rolle. Die Geschwindigkeit der Bildgebungssequenz ist entscheidend für die Bildqualität bei der MRA, und damit sind die Schaltzeiten neben der Konfiguration der Oberflächenspulen entscheidend für Qualität und Abbildungsschärfe (Abb. 7.26).

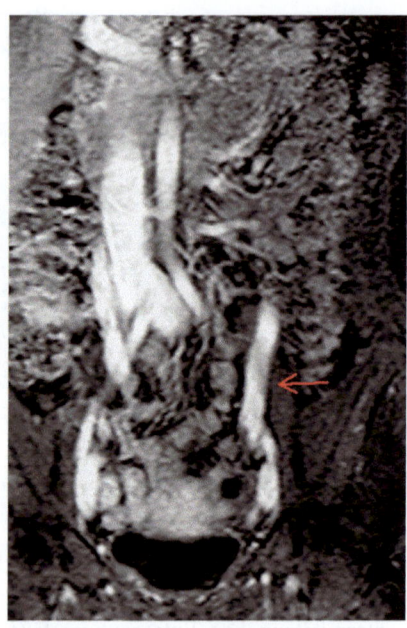

Abb. 7.27 MR-Angiographie in Bright-blood-Technik. Erweiterte V. ovarica bei pelvinem Kongestionssyndrom

Um aus den Rohdaten gute Summationsbilder errechnen zu können, ist darüber hinaus ein entsprechend ausgelegter Rekonstruktionsrechner notwendig.

Wenngleich **Magnetresonanzvenographien** (MRV) u. a. aufgrund des langsameren Flusses im Vergleich zur arteriellen Darstellung als technisch weniger anspruchsvoll gelten und gut in TOF- und PC-Technik erstellt werden können, haben sich in den letzten Jahren doch die kontrastmittelverstärkten Darstellungen durchgesetzt. Sie sind sowohl als indirekte als auch als direkte

Indikation

Im Prinzip können die Venen aller anatomischen Regionen mit guter Qualität dargestellt werden. es gilt auch hier die Regel, nach dem Zusatznutzen im Vergleich zu den Standardtechniken zu fragen. Bei bekannten Kontrastmittelallergien auf konventionelle iodhaltige Kontrastmittel stellt die MRV eine gute Alternative dar (Abb. 7.26, Abb. 7.27).

Ansonsten decken sich die Indikationen weitgehend mit der Indikation zur Auswahl der CTA (▶ Abschn. 7.2.4).

Voruntersuchungen
- Anamnese
  - Allergische Diathese
  - Anamnestisch bekannte Kontrastmittelreaktion
  - Schwangerschaft
  - Diabetes
- Nierenfunktion
  - Kreatinin
  - ggf. GFR

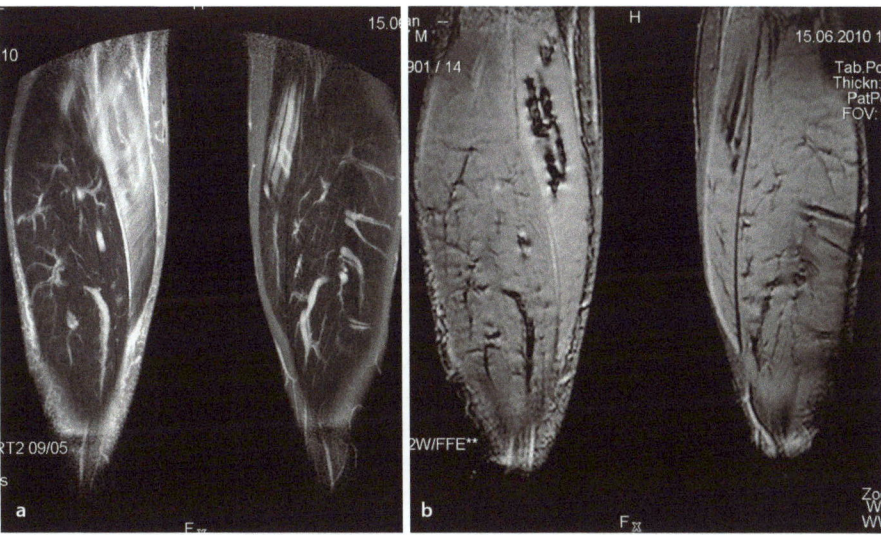

Abb. 7.28 MRT. **a** Spin-Echo-Sequenz, koronare Sicht: Gastroknemius-Venenthrombose. Ausgedehnte Venen mit Binnenstruktur, helles perivaskuläres Muskelödem. **b** Gradientenechosequenz: Gastroknemius-Venenthrombose mit Blooming-Arterfakt durch Gadolinium-induzierten Suszeptilitätsabfall. Dies spricht für »stehendes Blut«

Kontraindikationen

- Kontrastmittelallergie
- Eingeschränkte Nierenfunktion: Kreatinin oberhalb 1,2–1,5 mg/dl

Radiomorphologie der MRV bei Thrombose

Bei der Kontrastmittel-verstärkten MR-Venographie zeigt sich in den rekonstruierten Darstellungen die durchströmte und Kontrastmittel-durchmischte Blutbahn als Ausgussbild mit einem hellen Signal. Entsprechend gelten unter Beachtung der geringeren Ortsauflösung im Vergleich zur klassischen Phlebographie die gleichen Beurteilungskriterien wie bei der Phlebographie (▶ Abschn. 7.2.3).

- Eine akute Venenthrombose zeigt einen zentralen Füllungsdefekt bei Zunahme des Durchmessers des Gefäßabschnittes (entzündliche Reaktion der Gefäßwand) (◘ Abb. 7.28).
- Eine akute Venenthrombose zeigt darüber hinaus ein Kontrastmittel-Enhancement mit Zunahme der Signalintensität in der Venenwand und ggf. des perivaskulären Gewebes.
- Länger verschlossene Venenabschnitte nehmen im Durchmesser ab.
- Chronisch verschlossene Venenabschnitte fibrosieren meist und stellen sich gar nicht dar.
- Rekanalisationen zeigen unregelmäßige intraluminäre Kontrastverteilung.
- Kollateralen gelten, wie bei der klassischen Phlebographie, als sekundäres Zeichen für eine subakute oder chronische Okklusion (Pedrosa et al. 2009).

Unter gewissen Umständen kann mit der MRV bei Anwendung spezieller Sequenzen (T1-, T2-Relaxation) das Thrombusalter mit einer gewissen Näherung bestimmt werden (Pedrosa et al. 2009).

Radiomorphologie der MRA bei Lungenembolie

Die MRA bringt auch in der Diagnostik der Lungenembolie gute Ergebnisse. Der Vorteil der fehlenden Strahlenbelastung relativiert sich allerdings wegen der potenziell schlechteren Überwachungsmöglichkeit instabiler Patienten (Monitoring) und der stärkeren Abhängigkeit der MRA von der Veratmung (relativ langer Atemstillstand) (Prokop et al. 2007). Die MRA hat jedoch in den letzten Jahren stark aufgeholt, bei Einsatz modernster Gerätetechnik werden auch hier Sensitivitäten von mehr als 80 % und Spezifitäten von mehr als 90 % erreicht (Schoepf et al. 2009).

7.2.6 Szintigraphie

H. Nüllen, P. W. Esser

Nuklearmedizin

Die Szintigraphie (scintilla; lat. Funken) ist Teil der Nuklearmedizin (Weber 2011). Hierbei werden, je nach den zu untersuchenden Körperregionen bzw. Organsystemen, verschiedene radioaktiv markierte Pharmaka (Radiopharmaka) in adäquater Weise appliziert. Nach einer Verteilungsphase wird die Aktivitätsverteilung der aus dem Körper emittierten radioaktiven Strahlung, i. d. R. Gammastrahlung, durch externe Kristalldetektoren gemessen und registriert. Die registrierte Gammastrahlung wird in einen elektrischen Impuls umgewandelt und verstärkt (Photomultiplier) und kann so in eine planare Abbildung umgewandelt und sichtbar gemacht werden. Die Abbildung zeigt dabei nur die Verteilung des Gammastrahlers und enthält keine anatomische Information (Weber 2011).

Diese Einkristall-Szintillationsdedektoren (planare Gammakamera) entsprechen der ursprünglichen Technik, die inzwischen weiterentwickelt und kombiniert wurde mit der Technik der Schnittbildverfahren in Form der Single Photon Emission Computed Tomography (SPECT) bzw. der Positron Emission Tomography (PET). Eine weitere Entwicklung der szintigraphischen Methode sind die sog. Hybridtechniken, bei denen die Radioemissionstechniken mit der Computertomographie (CT) kombiniert werden (SPECT/CT, PET/CT) (Mix 2011).

Für die im hier gegebenen Zusammenhang in Betracht kommenden szintigraphischen Verfahren werden, je nach Anwendung, unterschiedlich strukturierte und dimensionierte Trägersubstanzen radioaktiv markiert. Zur Markierung wird i. d. R. der Gammastrahler Technetium-99m (^{99m}Tc) mit einer Halbwertszeit von 6 h verwendet. Wegen der geringen Halbwertszeit müssen die Radiopharmaka (Tracer) jeweils direkt vor der Anwendung zubereitet werden. Dies geschieht mit Hilfe eines Tc-Generators; das ^{99m}Tc wird dann je nach Anwendung über einen Chelator an unterschiedliche Trägersubstanzen gekoppelt (Behe et al. 2011).

Das Auflösungsvermögen der szintigraphischen Methode ist einerseits abhängig von der Verteilung der Aktivität und andererseits von der Empfindlichkeit und dem Auflösungsvermögen der Messapparatur (Szintillationskamera), die aus technischen Gründen bei einer planaren Gammakamera bei 0,5–0,8 cm liegt (Endert et al. 1990, Mix 2011).

In SPECT-Technik allerdings liegen Sensitivität und Spezifität zum Nachweis einer Lungenembolie in der gleichen Größenordnung wie die kontrastmittelunterstützte CT (Mix 2011).

Radionuklidvenographie

Die Radionuklidvenographie wird wegen des begrenzten Auflösungsvermögens planarer Gammakameras, die eine getrennte Darstellung eng benachbarter Gefäße unmöglich macht, nicht mehr verwendet.

Bei der Radionuklidvenographie wird ein Radiopharmakon in Rückenlage des Probanden wie bei der Phlebographie im Fußbereich injiziert und die Verteilung der Aktivität gemessen und dargestellt.

Die Differenzierung der Unterschenkelvenen ist nicht möglich, Klappen sind nicht erkennbar. Eine verwertbare Darstellung ist erst ab der Vena femoralis aufwärts möglich. Okkludierende Thrombosen zeigen sich als
- fehlende Darstellung,
- Darstellung von Kollateralen,
- verstärkte Aktivität distal des okkludierenden Thrombus.

Nichtokkludierende, stenosierende Thrombosen zeigen häufig eine Verschmälerung des Aktivitätsbandes, können der Darstellung jedoch auch entgehen.

Lungenszintigraphie

Auch die Lungenszintigraphie zum Nachweis oder Ausschluss einer Lungenembolie hat mit der flächendeckenden Verbreitung der CT an Bedeutung verloren. Sie ist nur noch indiziert in Fällen, in denen eine Kontrastmittelgabe kontraindiziert ist.

Bei der Lungenszintigraphie ist zu unterscheiden zwischen der Perfusionsszintigraphie und der Ventilationsszintigraphie.

Das Prinzip der **Perfusionsszintigraphie** besteht darin, dass nach einer Lungenembolie der Blutfluss im stromabwärts des thrombotischen Verschlusses liegenden Lungenkapillarbett nicht mehr perfundiert wird und damit nach Injektion eines Tracers keine Aktivitätsanreicherung mehr zeigen kann. Nachgewiesen wird also der Perfusionsausfall, der sich als keilförmiger Defekt in der Verteilung der Aktivität zeigt. Die Speicherdefekte folgen anatomischen Strukturen (lobulär, segmental, subsegmental). Die Sicherheit des Nachweises ist auch vom Auflösungsvermögen der verwendeten Gammakamera abhängig.

Praktisch wird ein Radiopharmakon i. v. appliziert mit einer Partikelgröße, die gerade eine Passage der Lungenkapillaren nicht mehr möglich macht. Durch die Applikation des Tracers erfolgt also eine gewollte Lungenkapillarembolie, wodurch die Aktivität des Tracers passager vor Ort gebunden wird. Die Menge des Tracers wird dabei so dosiert, dass nur etwa jede 10-Tausendste von den ca. 280 Milliarden Lungenkapillaren passager und reversibel verschlossen wird (Weber 2011).

Die Menge der ventilierten Lungenbläschen wird, zumindest in der akuten Frühphase einer Lungenembolie, durch den Perfusionsausfall nicht verändert. Daher kann die Aussage der Perfusionsszintigraphie durch die versetzt dazu durchgeführte **Ventilationsszintigraphie**, bei der der Tracer der Atemluft beigemischt ist, verbessert werden. Der Befund »Perfusionsausfall bei ungestörter Ventilation« (»ventilation-perfusion-missmatch«) gilt als pathognomonisch für die Lungenembolie. In 92–97 % der Fälle kann so die Unterscheidung zwischen Lungenembolie und sekundärer, reflektorischer Perfusionsminderung sicher geklärt werden (Winter et al. 1998).

Entzündliche, tumoröse und bronchiale Affektionen können zu einer reflektorischen Drosselung der lokalen Perfusion führen (alveovaskulärer Reflex). Dies führt zu einer zeit- und ortsgleichen Aktivitätsminderung bzw. einem Aktivitätsausfall (»matched defect«). Dieses Phänomen kann nur als unspezifisches Zeichen gewertet werden und ist somit nicht beweisend für eine Lungenembolie. Allerdings kann an diesem Befund in bis zu 1/3 der Fälle eine Lungenembolie mitbeteiligt sein (Winter et al. 1998).

Kombiniert man die Ergebnisse der alleinigen Perfusionsszintigraphie mit der klinischen Wahrscheinlichkeit für das Vorliegen einer Lungenembolie, so ergibt sich bei hoher klinischer Wahrscheinlichkeit eine Trefferquote bei positivem Szintigraphiebefund (segmentaler Ausfall/Defekt) von 68 % und bei lobulärem Defekt bzw. Ausfall von 87 % (Winter et al. 1998).

Fazit

Die Lungenszintigraphie – als alleinige Perfusionsszintigraphie oder auch in Kombination mit einer Ventilationsszintigraphie in klassischer Untersuchungstechnik mittels planarer Gammakammera – ist zur Nachweis oder Ausschluss einer Lungenembolie den kontrastmittelverstärkten CT-Untersuchungen deutlich unterlegen. In der Ausführung als SPECT oder PET erreichen die radionuklidvermittelten Untersuchungen allerdings die gleiche Sicherheit wie die CT.

7.3   Labordiagnostik

C. Sucker, R. B. Zotz

Die Labordiagnostik leistet einen wichtigen Beitrag zur Differenzialdiagnostik venöser thrombotischer Ereignisse sowie zur Risikostratifikation und Einschätzung des Rezidivrisikos bei betroffenen Patienten. Ferner dienen Laboruntersuchungen zum Monitoring von Antikoagulanzien, die zur Prophylaxe und Therapie thrombotischer Erkrankungen eingesetzt werden.

Bei Verdacht auf tiefe Venenthrombose hat eine fehlende Erhöhung der D-Dimere einen hohen Ausschlusscharakter. Der Nachweis bzw. Ausschluss genetisch-determinierter oder erworbener thrombophiler Risikofaktoren hat eine große Bedeutung bei der Risikostratifikation von Patienten mit Thromboseneigung oder diesbezüglich belasteter Familienanamnese. In diesem Abschnitt wird die hämostaseologische Labordiagnostik im Kontext venöser thrombotischer Ereignisse beschrieben. Die klinische Bewertung der erhobenen Befunde wird an anderer Stelle in diesem Buch dargestellt.

7.3.1   Präanalytik

Der Begriff der Präanalytik umschreibt die Gesamtheit der Prozesse, die der eigentlichen Diagnostik im Labor vorausgehen. Kenntnisse über die Präanalytik sind erforderlich, um eine mögliche Beeinflussung oder Verfälschung von Laboruntersuchungen zu erkennen und somit Fehlinterpretationen der erhobenen Befunde durch Stör- und Einflussfaktoren zu vermeiden.

> Die Präanalytik ist in der Gerinnungsanalytik von Bedeutung, da die Ergebnisqualität vieler der durchgeführten Untersuchungen maßgeblich durch präanalytische Faktoren beeinflusst wird.

Bereits vor der Blutentnahme ist eine Beeinflussung der Gerinnungsanalytik durch patientenseitige Faktoren zu beachten: So kann sich die Einnahme zahlreicher Pharmaka, die Einfluss auf Gerinnungsprozesse nehmen, auf die erhobenen Ergebnisse auswirken. Diesbezüglich ist zu prüfen, ob relevante Pharmaka im Rahmen der Diagnostik belassen oder hierfür ab- bzw. ausgesetzt wurden. Des Weiteren beeinflussen patientenseitige Faktoren die Untersuchungsergebnisse: Wichtige Informationen sind beispielsweise das Vorliegen von Allgemeinerkrankungen, das Vorliegen einer Schwangerschaft, die zeitnah zur Analytik erfolgte Durchführung von Eingriffen sowie die Einnahme von hormonellen Kontrazeptiva und Hormon(ersatz)präparaten. Eine entsprechende Information an das Laboratorium ist notwendig, um eine adäquate Diagnostik und Interpretation der erhobenen Befunde zu ermöglichen.

Die Blutentnahme für Gerinnungsuntersuchungen erfolgt in der Regel in ein mit Citrat antikoaguliertes Röhrchen; eventuell erforderliche molekulargenetische Untersuchungen werden entweder mit EDTA-Blut oder mit Citratblut durchgeführt. Bei der Blutentnahme für Gerinnungsuntersuchungen ist auf eine möglichst stauungsfreie Entnahme zu achten. Langdauernde Stauung, langwierige Punktion, mehrfache Punktionen sowie zu schnelle Aspiration bei der Blutentnahme können zu einer Aktivierung der Gerinnungsprozesse und Verfälschung von Gerinnungsparametern führen. Daher ist darauf zu achten, die Stauung nach erfolgter Venenpunktion zu lösen, um eine gute Probenqualität zu erzielen. Bei Abnahme verschiedener Gerinnungsröhrchen sollten die Röhrchen für die Gerinnungsanalytik nie zuerst gefüllt werden, da die erste entnommene Fraktion der Blutprobe mit Gewebeflüssigkeit kontaminiert ist, was zu einer Aktivierung der Gerinnung in vitro führen kann. Unvollständig befüllte Blutentnahmeröhrchen führen zu fehlerhaften Resultaten.

Nach erfolgter Blutentnahme ist ein rascher Transport des Untersuchungsmaterials zu dem untersuchenden Laboratorium zu gewährleisten. Eine zu lange Latenz zwischen Blutentnahme und Eingang der unbearbeiteten Blutprobe im Labor gefährdet aufgrund der geringen Stabilität verschiedener Gerinnungsbestandteile die Ergebnisqualität. Nicht behandelte Blutproben sind bis zum Transport bei Raumtemperatur zu lagern; eine Kühlung der Proben kann durch eine sogenannte Kälteaktivierung zur Verfälschung der Gerinnungsanalytik führen.

7.3.2 Labordiagnostik zum Nachweis einer tiefen Venenthrombose

Bei venösen thrombotischen Ereignissen kommt es durch eine Gerinnungsaktivierung zur Bildung von quer vernetztem Fibrin. Durch reaktive Aktivierung der Fibrinolyse entstehen durch Spaltung des quer vernetzten Fibrins Spaltprodukte, die in der klinischen Praxis zumeist in Form von D-Dimeren nachgewiesen werden.

Bei thrombotischen Prozessen sind die Aktivierungsmarker der Hämostase erhöht. Es handelt sich um Prothrombinfragment F1+2, welches bei der Konversion von Prothrombin zu Thrombin von Prothrombin abgespalten wird, um Thrombin-Antithrombin-Komplexe (TAT), in denen überschüssiges Thrombin gebunden und inaktiviert wird, sowie um Fibrinopeptide, die bei der Bildung von Fibrin aus Fibrinogen entstehen. Der klinische Einsatz dieser Parameter ist limitiert, da die entsprechenden Untersuchungen aufwendig und zeitintensiv und somit für das Routinelabor nicht geeignet sind.

Aufgrund der im Routinelabor zeitnah zur Verfügung stehenden Analytik und der besseren klinischen Validierung kommt daher der Messung der D-Dimere eine besondere Bedeutung in der Labordiagnostik bei vermuteter venöser Thrombose zu.

Zur Bestimmung der D-Dimere werden heute verschiedene kommerziell verfügbare immunologische Testverfahren eingesetzt; hierbei werden mittels der Reaktion spezifischer Antikörper D-Dimere nachgewiesen und quantifiziert. Am häufigsten werden sogenannte Latex-verstärkte Immunoassays eingesetzt, bei denen es bei einer Antikörperreaktion mit D-Dimeren zu einer Agglutinationsreaktion kommt, die durch die einsetzende Trübung photometrisch bzw. turbidimetrisch erfasst wird. Bei Enzymimmunoassays erfolgt die Detektion und Quantifizierung der D-Dimere durch eine enzymatische Farbreaktion nach Bindung des Antikörpers gegen D-Dimere. Wichtig ist, dass die Antikörper möglichst spezifisch die D-Dimere erfassen und keine relevante Kreuzreaktion mit nichtvernetztem oder durch Faktor XIII vernetztem Fibrin stattfindet. In manchen Fällen wurden Antikörper eingesetzt, die mit anderen Epitopen reagieren und nicht nur die D-Dimere, sondern auch quer vernetztes Fibrin und Fibringerinnsel erfassen. Bei den heute eingesetzten Assays sind die sich durch unterschiedliche Epitopspezifitäten ergebenden Unterschiede der D-Dimer-Bestimmung in der Regel gering.

Für die patientennahe Akutdiagnostik stehen zusätzlich zu den Labormethoden auch membranbasierte Immunoassays zur Verfügung, die entweder eine qualitative oder eine semiquantitative oder – durch reflektometrische Messung – auch eine quantitative Bestimmung der D-Dimere ermöglichen.

> Bei der Interpretation der Ergebnisse der D-Dimer-Bestimmungen ist zu berücksichtigen, dass durch verschiedene Hersteller verschiedene Bestimmungsverfahren und Kalibrierungen eingesetzt werden; ein Vergleich der Testergebnisse verschiedener D-Dimer-Assays ist daher nicht ohne Weiteres möglich.

Für die Testverfahren ergeben sich unterschiedliche Grenzwerte (»Cut-offs«) zum Ausschluss einer venösen Thrombose oder Thromboembolie. Hierzu existiert keine international verbindliche Standardisierung, was dadurch erschwert wird, dass das gemessene D-Dimer kein einheitliches Molekül ist, sondern eine Mischung aus verschiedenen Fibrinspaltprodukten darstellt. Auf die unterschiedliche Empfindlichkeit verschiedener Assays und auf die Anfälligkeit für Störeinflüsse, z. B. Stauung im Rahmen der Blutentnahme, ist hinzuweisen.

Erhöhte D-Dimer-Werte entstehen durch die Fibrinolyse von quer vernetztem Fibrin. Eine primäre Hyperfibrinolyse mit Bildung von Fibrinogenspaltprodukten führt nicht zu einer relevanten D-Dimer-Erhöhung. Die Quantifizierung von D-Dimeren ist daher kein geeigneter Test zum Nachweis einer Hyperfibrinolyse. Allerdings führt jedwede Aktivierung der Gerinnung zu einer reaktiv gesteigerten Fibrinolyse mit erhöhten D-Dimer-Werten, so auch in klinischen Situationen wie Infektion oder Schwangerschaft.

> Es bedarf einer Kenntnis des Verhaltens der D-Dimere in bestimmten Situationen, um bei inadäquater Erhöhung auch beispielsweise im Rahmen der Schwangerschaft (3- bis 4-facher Anstieg physiologisch) Anhaltspunkte für das Vorliegen bzw. Kriterien für den Ausschluss einer tiefen Venenthrombose zu erhalten.

Allerdings sind aufgrund der fehlenden Standardisierung keine verbindlichen Grenzwerte für D-Dimere in verschiedenen klinischen Settings verfügbar. Grundsätzliche Mechanismen der Erhöhung von D-Dimeren sind
- die systemische Aktivierung der Gerinnung mit konsekutiver Fibrinolyse,
- das Abschwimmen von Thrombin bzw. von Fibringerinnseln vom Thrombus,

- die intravasale Thrombinbildung durch Thrombinämie,
- die Entstehung von Fibrinabbauprodukten durch Abbau extravasal gebildeten Fibrins und zuletzt
- die Lyse des Thrombus mit Abschwimmen des D-Dimers als Fibrinolyseprodukt.

Die D-Dimere sind bei nahezu allen Patienten mit akuter tiefer Beinvenenthrombose über den Cut-off-Wert hinaus erhöht und wenige Tage bis Wochen nach Symptombeginn wieder normalisiert. Somit sind erhöhte D-Dimer-Werte Zeichen einer akuten, nicht einer zurückliegenden Venenthrombose. Unter einer gerinnungshemmenden Therapie der Venenthrombose kommt es zumeist zu einem raschen Abfall der D-Dimer-Werte, sodass ein normaler D-Dimer-Befund nach Einleitung einer Antikoagulation seine Aussagekraft als negativer Prädiktor bei Venenthrombose verliert. Auch ist die Bedeutung erhöhter D-Dimer-Werte von der Ausdehnung des thrombotischen Geschehens abhängig, belegt durch die höhere Sensitivität der D-Dimer-Erhöhung bei Oberschenkelvenenthrombosen im Vergleich zu Unterschenkelthrombosen (Philbrick et al. 2003). Aufgrund der Ursachenvielfalt kann eine D-Dimer-Erhöhung allein die Diagnose einer tiefen Venenthrombose nicht sichern. Vielmehr kommt der Bestimmung der D-Dimere ein Ausschlusscharakter zu: Sind die D-Dimer-Werte unauffällig bzw. liegen sie unterhalb des »Cut-offs«, schließt dies eine relevante Thrombose mit hohem negativem prädiktivem Wert aus. Auf die Schwächen der D-Dimer-Bestimmung, z. B. die unterschiedlichen Cut-offs verschiedener Messverfahren sowie die eingeschränkte Aussagekraft bei kleinen und distalen Thrombosen, wurde bereits hingewiesen.

Somit ist die Spezifität der D-Dimer-Bestimmung gering, insbesondere wenn dem jeweiligen Patientenkollektiv Patienten mit anderen potenziellen Ursachen einer D-Dimer-Erhöhung angehören (Brotman et al. 2003). Andererseits ist die Wahrscheinlichkeit einer tiefen Venenthrombose bei Patienten ohne alternative Erklärung für die Erhöhung der D-Dimere höher, die diagnostische Spezifität der D-Dimer-Erhöhung bei diesen Patienten größer. Wie bereits zuvor angedeutet, gilt es zu berücksichtigen, dass in bestimmten Situationen – z. B. perioperativ und im Rahmen der Schwangerschaft – erhöhte D-Dimer-Werte vorliegen, sodass der Ausschluss einer Venenthrombose durch die Bestimmung der D-Dimere unter Verwendung der üblichen Referenzwerte nicht möglich ist (Eichinger et al. 1999, Meythaler et al. 2003).

Aufgrund der geringen Spezifität der D-Dimer-Bestimmung ist es notwendig, diese mit klinischen Kriterien für das Vorliegen einer tiefen Venenthrombose zu kombinieren, um die Aussagekraft zu erhöhen. Mehrere klinische Studien haben gezeigt, dass Patienten mit niedriger klinischer Wahrscheinlichkeit für eine tiefe Venenthrombose (gemäß Ermittlung des Wells Scores) und D-Dimeren unterhalb des jeweiligen Cut-off-Wertes eine so geringe Thrombosewahrscheinlichkeit haben, dass auf eine weiterführende bildgebende Diagnostik und antikoagulatorische Therapie verzichtet werden kann. Auf die eingeschränkte Aussagekraft bei kleinen und distalen Thrombosen wurde bereits hingewiesen (Aguilar et al. 2002, Anderson et al. 2003, Bates et al. 2003).

> Die Bestimmung der D-Dimere kann auch bei Patienten mit mittlerer und hoher klinischer Wahrscheinlichkeit einer tiefen Venenthrombose hilfreich sein: Hier schließen D-Dimere unterhalb des jeweiligen Cut-off-Wertes eine frische tiefe Venenthrombose mit hohem negativen prädiktiven Wert aus (Tick et al. 2002, Wells et al. 2003).

Allerdings sollte bei hoher klinischer Wahrscheinlichkeit einer venösen Thrombose auch bei normalen D-Dimeren bei Fehlen von Differenzialdiagnosen ein zusätzlicher bildgebender Ausschluss erfolgen. Bereits hingewiesen wurde auf die eingeschränkte Bewertbarkeit der D-Dimere bei Patienten mit alternativen Ursachen für eine Erhöhung. Auch wurde hervorgehoben, dass eine Antikoagulation zu einer Reduktion bzw. Normalisierung der D-Dimere führen kann, sodass diese bereits Stunden nach Antikoagulationsbeginn normalisiert sein und nicht mehr als Kriterium für das Vorliegen bzw. den Ausschluss einer tiefen Venenthrombose dienen können.

Lungenembolien sind durch eine Okklusion der pulmonalarteriellen Strombahn durch Thromben aus dem venösen System charakterisiert. Lungenarterienembolien können im akuten Stadium einer tiefen Venenthrombose auftreten, sie können zeitlich verzögert auftreten oder ganz ohne nachweisbare tiefe Venenthrombose. Um mittels erhöhter D-Dimer-Werte eine Lungenarterienembolie auszuschließen bzw. nachzuweisen, müssen Zeitpunkt und Konstellation der Embolie berücksichtigt werden. Ein frischer Thrombus wird bei Lokalisation in der Lungenarterie ebenso erhöhte D-Dimer-Werte zur Folge haben wie bei Lokalisation in einer tiefen Beinvene. Analog zum negativen D-Dimer-Befund bei älterer Thrombose bedingt eine Lungenembolie, die im späteren Verlauf einer tiefen Venenthrombose auftritt, nicht zwangsläufig eine Erhöhung der D-Dimer-Werte.

> Zu berücksichtigen ist, dass die Konzentration der D-Dimere bei Patienten mit Lungenembolie nicht mit dem klinischen Schweregrad und dem klinischen Outcome des betroffenen Patienten korreliert: So kann sich auch bei massiver Lungenembolie ggf. nur eine geringe Erhöhung der D-Dimere mit Werten leicht oberhalb des Cut-offs zeigen.

Wie bereits für die tiefe Venenthrombose beschrieben, zeigen D-Dimer-Bestimmungen auch bei der Ausschlussdiagnostik der akuten Lungenembolie eine hohe Sensitivität (Brown et al. 2003, de Moerloose et al. 1996, Dunn et al. 2002, Kruip et al. 2002), eine hohe Aussagekraft ergibt sich jedoch – analog zu Patienten mit tiefer Venenthrombose – nur bei Patienten ohne alternative Ursachen einer Erhöhung der D-Dimere (Schrecengost et al. 2003).

7.3.3 Thrombophiliediagnostik

Der Begriff »Thrombophilie« beschreibt genetisch bedingte (hereditäre) oder erworbene Veränderungen des Gerinnungssystems, die mit einer Neigung zu venösen oder arteriellen Thrombosen assoziiert sind. Heute ist eine große Anzahl hereditärer thrombophiler Risikofaktoren bekannt. Nachfolgend wird auf die wichtigsten dieser Risikofaktoren eingegangen, auf die Resistenz gegenüber aktiviertem Protein C bei Faktor-V-Leiden-Mutation, die Prothrombinmutation G20210A sowie den Protein-C-, Protein-S- und Antithrombinmangel. Unter den erworbenen Risikofaktoren der Thrombophilie wird insbesondere das klinisch bedeutsame Antiphospholipidsyndrom berücksichtigt. Bezüglich der klinischen Wertigkeit, Prävalenzen und relativen Risiken der genannten Risikofaktoren wird auf ▶ Kap. 4.1 mit den Abschnitten zur Bedeutung thrombophiler Risikodeterminanten für das thromboembolische Erst- und Rezidivereignis verwiesen.

Hereditäre thrombophile Risikofaktoren
aPC-Resistenz und Faktor-V-Leiden-Mutation

Die Resistenz gegenüber aktiviertem Protein (aPC-Resistenz, aPCR) ist zumeist durch eine Punktmutation (G1691A) im Faktor-V-Gen bedingt, bei der es an Position 506 des Proteins zu einem Austausch der Aminosäure Arginin gegen die Aminosäure Glutamin kam. Nach dem Ort der Entdeckung im Jahr 1994 in der niederländischen Stadt Leiden wird diese Mutation als Faktor-V-Leiden-Mutation bezeichnet (Bertina et al. 1994). Es handelt sich um den häufigsten genetisch determinierten thrombophilen Risikofaktor; in Europa sind etwa 5 % der Bevölkerung heterozygote Träger der Faktor-V-Leiden-Mutation, bei ca. 0,1 % der europäischen Bevölkerung liegt die Mutation homozygot vor.

> Das Thromboserisiko ist bei heterozygoter Faktor-V-Leiden-Mutation etwa 5- bis 7-fach gesteigert, bei Vorliegen der homozygoten Variante resultiert eine etwa 30-fache Steigerung des Thromboserisikos.

Neben der Neigung zu venösen Thrombosen ist die Faktor-V-Leiden-Mutation mit habitueller Abortneigung, intrauteriner Wachstumsretardierung und anderen Schwangerschaftskomplikationen assoziiert.

Das Screening auf Vorliegen einer Faktor-V-Leiden-Mutation kann durch Bestimmung der Resistenz gegenüber aktiviertem Protein C (aPCR) erfolgen; hierbei wird die Inaktivierung des Gerinnungsfaktors V bei Zugabe von aktiviertem Protein C geprüft. Bei Vorliegen einer Faktor-V-Leiden-Mutation ist aufgrund der Mutation im Faktor-V-Gen die Spaltung von Faktor V durch Protein C reduziert, was zu einem pathologischen Testergebnis führt; hingegen schließt ein normwertiger aPC-Resistenztest das Vorliegen einer Faktor-V-Leiden-Mutation mit großer Wahrscheinlichkeit aus. Der definitive Nachweis der Faktor-V-Leiden-Mutation kann dann durch eine molekulargenetische Untersuchung erfolgen.

Prothrombinmutation (G20210A)

Die Prothrombinmutation G20210A ist eine Punktmutation mit Austausch der Base Guanin gegen die Base Adenin in der nichttranslatierten 3'-Region des Prothrombingens. Aufgrund ihrer Lokalisation bedingt diese Mutation keine strukturelle Veränderung des Prothrombins, sondern führt zu einer erhöhten Genexpression. Die resultierenden erhöhten Prothrombinspiegel haben eine vermehrte Thrombogenität und ein erhöhtes Risiko für venöse Thrombosen zur Folge. Die heterozygote Variante der Prothrombinmutation G20210A liegt bei etwa 3 % der europäischen Bevölkerung vor, die homozygote Variante dieser Mutation bei etwa 0,01 %. Heterozygote Träger weisen ein etwa 3-fach gesteigertes Risiko für venöse Thrombosen auf.

Die Diagnostik erfolgt durch Nachweis der Mutation nach Amplifikation mittels Polymerasekettenreaktion. Die Erhöhung der Prothrombinspiegel ist trotz Vorliegens der Mutation nicht regelhaft nachweisbar, sodass normale Prothrombinspiegel das Vorliegen der Prothrombinmutation G20210A nicht ausschließen.

Protein-C-Mangel

Der genetisch determinierte Protein-C-Mangel ist ein seltener Gerinnungsdefekt, der durch genetische Veränderungen im Protein-C-Gen auf dem Chromosom 2 bedingt ist; heute sind mehr als 200 genetische Veränderungen bekannt, die zu einem Protein-C-Mangel führen können. Je nach Art und Schwere des Defektes führt der Protein-C-Mangel zu einer Steigerung des venösen Thromboserisikos. Der Defekt ist selten.

Diagnostische Verfahren sind die Bestimmung der Konzentration des Protein-C-Antigens sowie die Bestimmung der Protein-C-Aktivität, wofür verschiedene Testverfahren zur Verfügung stehen. Prinzipiell werden ein rein quantitativer Protein-C-Mangel (Typ I) – mit gleichsinniger Verminderung von Konzentration und Aktivität – sowie ein Protein-C-Mangel bei Dysfunktion von Protein C (Typ II) unterschieden, bei dem die Aktivität deutlich stärker vermindert ist als die Konzentration.

Als Vitamin-K-abhängig gebildetes Protein ist die Konzentration an Protein C unter einer oralen Antikoagulation mit Kumarinderivaten vermindert.

> Bei der Interpretation der Befunde ist zu berücksichtigen, dass der Protein-C-Spiegel im Rahmen verschiedener klinischer Situationen, etwa septischen Prozessen, abfallen kann; wird dies nicht beachtet, kann es zur Fehldiagnose eines Protein-C-Mangels kommen.

Bei Unklarheit bzgl. eines Protein-C-Mangels kann eine weiterführende molekulargenetische Analytik mit Nachweis von ursächlichen Defekten im Protein-C-Gen zielführend sein.

Protein-S-Mangel

Beim genetisch determinierten Protein-S-Mangel handelt es sich ebenfalls um einen seltenen Gerinnungsdefekt, der durch Mutationen im Protein-S-Gen (PROS1) auf Chromosom 3 verursacht wird; bisher sind mehr als 100 Mutationen bekannt, die einen Protein-S-Mangel verursachen können. Je nach Art und Schwere des Defektes ist das venöse Thromboserisiko erhöht.

> Beim Protein-S-Mangel handelt es sich um einen seltenen thrombophilen Risikofaktor, allerdings sind aufgrund der Labilität von Protein S Fehldiagnosen eines Mangels, bedingt durch präanalytische Störeinflüsse, häufig.

Ferner muss berücksichtigt werden, dass bei Vorliegen einer Resistenz gegenüber aktiviertem Protein C (APCR) – zumeist als Korrelat einer Faktor-V-Leiden-Mutation – die Protein-S-Aktivität messtechnisch bedingt häufig zu niedrig gemessen ist, was einen zusätzlichen Protein-S-Mangel vortäuschen kann.

Diagnostische Verfahren sind die Bestimmung der Konzentration des Protein-S-Antigens, die Bestimmung des freien Protein-S-Spiegels sowie die Bestimmung der Protein-S-Aktivität. Es werden 3 verschiedene Typen des Protein-S-Mangels unterschieden, die je nach Ausprägung des Befundes verschiedene Schweregrade aufweisen können:

- **Typ I (quantitativ):** Verminderung von Protein-S-Gesamtkonzentration, freiem Protein S und Protein-S-Aktivität,
- **Typ II (qualitativ):** verminderte Protein-S-Aktivität bei normaler Protein-S-Gesamtkonzentration und normalem freiem Protein S,
- **Typ III (quantitativ):** verminderte Protein-S-Aktivität und vermindertes freies Protein S bei normaler Protein-S-Gesamtkonzentration.

Wie Protein C wird Protein S Vitamin-K-abhängig gebildet und ist somit unter oraler Antikoagulation mit Kumarinderivaten vermindert.

> Bei der Interpretation der Befunde ist zu berücksichtigen, dass der Protein-S-Spiegel im Rahmen verschiedener klinischer Situationen und unter Medikation mit hormonellen Kontrazeptiva und Hormon(ersatz)präparaten abfällt; wird dies nicht beachtet, kann es zur Fehldiagnose eines Protein-S-Mangels kommen.

Bei Unklarheit bzgl. eines Protein-S-Mangels kann eine weiterführende molekulargenetische Analytik mit Nachweis von ursächlichen Defekten im Protein-S-Gen zielführend sein.

Antithrombinmangel

Beim seltenen genetisch bedingten Antithrombinmangel handelt es sich um einen Gerinnungsdefekt, der durch Mutationen im Antithrombingen auf Chromosom 1 hervorgerufen wird; zahlreiche ursächliche Mutationen sind bekannt. Entscheidendes Verfahren zum Nachweis bzw. Ausschluss eines Antithrombinmangels ist die Bestimmung der Antithrombinaktivität, zur Unterscheidung verschiedener Formen kann auch eine Bestimmung der Antithrombinkonzentration durchgeführt werden.

Wie beim Protein-C-Mangel wird auch beim Antithrombinmangel ein Typ I mit verminderter Bildung von Antithrombin von einem Typ II mit Bildung eines dysfunktionalen Proteins unterschieden.

> Zu beachten ist, dass der Antithrombinspiegel im Rahmen vieler klinischer Situationen abfällt, wie z. B. bei verminderter Lebersynthese – etwa im Rahmen einer Leberzirrhose – sowie bei schweren akuten Allgemeinerkrankungen – etwa der Sepsis – und unter Heparintherapie.

Bei Unklarheiten hinsichtlich eines bestehenden Antithrombinmangels kann eine molekulargenetische Analytik hilfreich sein.

Erworbene thrombophile Risikofaktoren
Antiphospholipidsyndrom

Das Antiphospholipidsyndrom (APS, APLS) ist eine erworbene Gerinnungsstörung, die klinisch durch das Auftreten venöser (70 %) und/oder arterieller (30 %) thrombotischer Ereignisse, Aborte und sonstiger Schwangerschaftskomplikationen gekennzeichnet ist. Bei betroffenen Personen sind gerinnungsaktive (Lupusantikoagulanzien) und/oder nichtgerinnungsaktive Antiphospholipidantikörper (Cardiolipinantikörper, β_2-Glykoprotein-I-Antikörper) nachweisbar. Diese Antikörper bedingen aufgrund komplexer Mechanismen eine vermehrte Thrombogenität und stellen dann die Ursache der o. g. klinischen Symptome dar.

Tab. 7.4 Diagnostische Kriterien des Antiphospholipidsyndroms. (Nach Miyakis et al. 2006)

Klinische Kriterien	Anmerkungen
Thrombotische Ereignisse	Objektiv gesichertes Auftreten einer oder mehrerer venöser und/oder arterieller, nichtentzündlicher Thrombose(n) (bei Vorliegen einer Histologie) unabhängig von der Lokalisation (keine Thrombophlebitiden)
Schwangerschaftskomplikationen	3 oder mehr konsekutive spontane Aborte vor der 10. Schwangerschaftswoche ohne alternative Ursache 1 oder mehrere Frühgeburten vor der 34. Schwangerschaftswoche infolge einer Eklampsie oder schweren Präeklampsie oder einer Plazentainsuffizienz 1 oder mehrere Aborte ab der 10. Schwangerschaftswoche bei normaler fetaler Anatomie
Laborkriterien	Bestätigter Nachweis eines Lupusantikoagulans im Abstand von mindestens 12 Wochen Bestätigter Nachweis von Antikardiolipinantikörpern vom Typ IgG und/oder IgM mit mittlerem oder hohem Titer (>40 GPL oder MPL oder Titer >99-%-Perzentile) im Abstand von mindestens 12 Wochen Bestätigter Nachweis von β_2-Glykoprotein-I-Antikörpern vom Typ IgG und/oder IgM mit mittlerem oder hohem Titer (Titer >99-%-Perzentile) im Abstand von mindestens 12 Wochen

> Die Diagnose eines Antiphospholipidsyndroms erfolgt auf der Grundlage definierter Kriterien, die in den letzten Jahren modifiziert wurden (Miyakis et al. 2006); zu berücksichtigen ist, dass die Diagnose nur gestellt werden kann, wenn sowohl mindestens ein definierendes klinisches Kriterium als auch ein Laborkriterium vorliegen.

Da die Laborkriterien zur Diagnosestellung mindestens 12 Wochen nach erstmaligem Nachweis reproduzierbar erfüllt sein müssen, kann die Diagnose nicht durch eine einmalige Labordiagnostik gestellt werden. Die international verbindlichen diagnostischen Kriterien des Antiphospholipidsyndroms sind in **Tab. 7.4** dargestellt.

7.3.4 Monitoring der Antikoagulation

Grundlagen

Zur Prophylaxe und Therapie venöser thrombotischer Ereignisse werden verschiedene Antikoagulanzien verwendet: Unter den **parenteralen Antikoagulanzien** werden heute überwiegend die niedermolekularen Heparine (NMH) eingesetzt, die Gabe unfraktionierter Heparine (UFH) ist speziellen klinischen Situationen vorbehalten. Neben den Heparinen wird das Pentasaccharid Fondaparinux ebenfalls zur Prophylaxe und Therapie venöser thrombotischer Ereignisse verwendet. In Ausnahmefällen, insbesondere zur Therapie der Heparin-induzierte Thrombozytopenie (HIT), und zur Prophylaxe und Therapie von Thrombosen bei Patienten mit anamnestisch abgelaufener HIT, wird auch das Heparinoid Danaparoid verwendet.

Bei den **oralen Antikoagulanzien** wurde das Spektrum durch Einführung der »neuen oralen Antikoagulanzien« (DOAK) erweitert (Ahrens et al. 2012, Becattini et al. 2012, Tripodi et al. 2012). Neben den klassischen Antikoagulanzien, den Vitamin-K-Antagonisten bzw. Kumarinderivaten, können nun auch DOAKs zur Prophylaxe und Therapie von venösen thrombotischen Ereignissen verordnet werden: Zugelassen ist derzeit (Stand: Herbst 2013) Rivaroxaban für die Therapie der venösen Thrombose und der Lungenarterienembolie, zudem sind Dabigatran, Rivaroxaban und Apixaban für die venöse Thromboseprophylaxe im Rahmen der Implantation einer Hüft- oder Knie-TEP (Totalendoprothese) zugelassen.

In diesem Abschnitt wird auf das Monitoring der Antikoagulanzien und auf die Beeinflussung der Gerinnungsanalytik bei Einnahme von Antikoagulanzien eingegangen (Harenberg et al. 2012, Samela et al. 2012, Weitz 2012).

Monitoring

Ein Monitoring der Antikoagulation dient dazu, eine Unterdosierung – mit dem Risiko des Auftretens thrombotischer Ereignisse – sowie eine Überdosierung – mit dem Risiko einer therapieinduzierten Blutung – durch adäquate Dosierung der Antikoagulanzien zu verhindern. Zwingend erforderlich ist das Monitoring beim Einsatz der klassischen oralen Antikoagulanzien, d. h. der Vitamin-K-Antagonisten bzw. Kumarinderivate. Ebenso erfolgt bei der heute vergleichsweise seltenen parenteralen Antikoagulation mittels intravenöser Gabe unfraktionierter Heparine ein Monitoring (**Tab. 7.5**).

Bei den anderen o. g. Antikoagulanzien ist ein Monitoring nicht zwingend erforderlich. Anders als bei den Kumarinderivaten beruht hier die Dosierung auf den in den jeweiligen Zulassungsstudien eingesetzten Dosierungen und auf klinischen Kriterien, wie etwa Lebensalter, Gewicht und Begleitmedikation, sowie Vorliegen und Ausprägung von Niereninsuffizienz und Hepatopathie. Zur Klärung bestimmter Fragestellungen und in bestimmten klinischen Situationen sind also trotz Verzicht auf ein generelles routinemäßiges Monitoring Nachweis und Quan-

Tab. 7.5 Verfahren zum Monitoring von Antikoagulanzien

Medikamentengruppe	Verabreichung	Monitoring
Heparine		
Niedermolekulare Heparine (NMH)	s.c.	Anti-Xa-Aktivität[a]
Unfraktionierte Heparine (UFH)	i.v. (s.c.)	aPTT
Pentasaccharide		
Fondaparinux	s.c.	Anti-Xa-Aktivität[a]
Heparinoide		
Danaparoid	s.c.	Anti-Xa-Aktivität[a]
Kumarinderivate (Vitamin-K-Antagonisten)		
Phenprocoumon, Warfarin u.a.	per os	INR-Wert
Direkte orale Antikoagulanzien (DOAK)		
Dabigatran	per os	Modifizierte Thrombinzeit[a]
Rivaroxaban	per os	Anti-Xa-Aktivität[a]
Apixaban	per os	Anti-Xa-Aktivität[a]

[a] Substanzspezifische Adaption bzw. Kalibration erforderlich.

tifizierung der Wirkung der DOAK durchaus von klinischem Interesse.

> **Mögliche Indikationen für eine Spiegelbestimmung der DOAKs**
> - Überprüfung der korrekten Einnahme der Medikation durch den Patienten bzw. Überprüfung der Compliance
> - Abschätzung des Blutungsrisikos durch Restwirkung von DOAK vor Eingriffen
> - Nachweis und Beurteilung von Intoxikationen mit DOAK
> - Beurteilung der Kumulation von DOAK bei Nieren- und/oder Leberinsuffizienz
> - Beurteilung der Abschwächung oder Verstärkung des antikoagulatorischen Effektes bei kritischer Begleitmedikation
> - Beurteilung der adäquaten Dosierung bei starkem Über- oder Untergewicht

Zur Bestimmung der Konzentrationen der DOAK sind für die derzeit verfügbaren Medikamente Dabigatran, Rivaroxaban und Apixaban kommerzielle Tests verfügbar. Diese beruhen beim Thrombininhibitor Dabigatran auf Varianten der Thrombinzeit (z. B. Hemoclot TT-Assay), während den Spiegelbestimmungen bei den Xa-Inhibitoren Rivaroxaban und Apixaban die Bestimmung der Anti-Xa-Aktivität zugrunde liegt. Methodisch werden konventionelle chromogene Anti-Xa-Assays verwendet, wie sie zur Bestimmung der Heparinwirkung im Einsatz sind. Anhand der ermittelten Anti-Xa-Aktivität kann dann mit Hilfe von substanzspezifischen Kalibratoren mit einer Eichkurve der Medikamentenspiegel ermittelt werden (Tab. 7.5). Im Gegensatz zur Bestimmung des INR-Wertes bei der Einnahme von Kumarinderivaten (Vitamin-K-Antagonisten) ist bei der Konzentrationsbestimmung von DOAK die Kenntnis des Einnahmezeitpunktes von Bedeutung für die Interpretation der Ergebnisse. Es werden Spitzenspiegel (Peak) ca. 2–3 h nach Einnahme und Talspiegel vor erneuter Medikamenteneinnahme bestimmt.

> Gemessene Spiegel und therapeutischer Effekt korrelieren nicht gut miteinander, daher können die genannten Testverfahren derzeit nur zur orientierenden Bestimmung der Spiegel oder zur Überprüfung der Patientencompliance eingesetzt werden.

Es besteht nur eine begrenzte Aussagekraft zur Stratifizierung des Blutungsrisikos unter der Einnahme von DOAK; ggf. kann eine Bestimmung der Talspiegel über diese Assays sinnvoll sein, um Kumulationen (z. B. bei Niereninsuffizienz, Leberinsuffizienz) zu erkennen.

Problematisch ist, dass die verfügbaren speziellen Assays zum Monitoring der DOAK zurzeit nicht ubiquitär und nicht jederzeit verfügbar sind.

Bei der Einnahme von Rivaroxaban ist eine relevante antikoagulatorische Restwirkung auszuschließen, wenn die Anti-Xa-Aktivität (mit handelsüblichen Assays zur Messung des Heparinspiegels) ein negatives Resultat ergibt; ähnliches gilt für Apixaban, welches wie Rivaroxaban zur Gruppe der Xa-Inhibitoren zählt. Bei der Einnahme von Dabigatran führt die hierdurch induzierte Thrombinhemmung zu einer deutlichen Verlängerung der Thrombinzeit; eine normale oder gering verlängerte Thrombinzeit schließt eine relevante Restwirkung von Dabigatran aus. Sofern aPTT oder Quickwert pathologisch verändert sind, ist von einer relevanten Antikoagulanzienwirkung auszugehen (bei vorbefundlich normalen Werten ohne Antikoagulation). Hinsichtlich der Abschätzung des Blutungsrisikos ist der Quickwert sowohl unter Medikation mit Dabigatran als auch unter Medikation mit Rivaroxaban nicht verwertbar; unter Einnahme von Dabigatran weist eine aPTT über 80 s bei Blutentnahme im Talspiegel auf ein erhöhtes Blutungsrisiko hin.

Tab. 7.6 Beeinflussung plasmatischer Gerinnungsparameter durch Einnahme von Vitamin-K-Antagonisten, dem Thrombininhibitor Dabigatran und den Faktor-Xa-Inhibitoren Rivaroxaban und Apixaban

Testgruppe	Parameter	Vitamin-K-Antagonisten (z. B. Phenprocoumon)	Faktor-IIa-Inhibitoren (Dabigatran)	Faktor-Xa-Inhibitoren (Rivaroxaban/Apixaban)
Basistests	Quick-Wert [%]	↓↓	↓↓	↓↓
	INR [Ratio]	↑↑	↑↑	↑↑
	aPTT [s]	↑–↑↑	↑↑	↑
	Thrombinzeit [s]	↔	↑↑↑	↔
Einzelfaktoren	Fibrinogen (n. Clauss) [g/l]	↔	↓↓	↔
	II, VII, IX, X [%] [a] (Vitamin-K-abhängig)	↓↓	↓↓	↓↓
	V, VIII, XI, XII [%] [a]	↔	↓↓	↓↓
	XIII [%] [b]	↔	↔/↓↓↓	↔
v.-Willebrand-Faktor	Konzentration (vWF-Ag) [%]	↔	↔	↔
	Aktivität (vWF:RCo) [%]	↔	↔	↔
Gerinnungs-Inhibitoren	Antithrombin [%] (chromogen über IIa)	↔	↑	↔
	Antithrombin [%] (chromogen über Xa)	↔	↔	↑
	Protein C [%] (chromogen)	↔	↔	↔
	Protein S [%] (chromogen)	↔	↔	↔
	Protein S [%] (koagulometrisch)	↔	↑	↑
Lupusantikoagulans	DRVVT [s]	↑–↑↑	↑↑ (Ratio ↑)	↑↑ (Ratio ↑)

[a] Clotting-Tests.
[b] Methodenabhängig.

7.3.5 Beeinflussung der Gerinnungsanalytik durch Antikoagulanzien

Die Gerinnungsanalytik wird durch die Applikation von Antikoagulanzien beeinflusst. Aufgrund der hohen praktischen Relevanz wird an dieser Stelle vornehmlich auf die Beeinflussung durch orale Antikoagulanzien vom Kumarintyp und durch die »neuen oralen Antikoagulanzien« (DOAK) eingegangen.

Orale Antikoagulanzien vom Kumarintyp Die Aktivitäten der Vitamin-K-abhängig gebildeten, aktivierbaren Gerinnungsfaktoren II, VII, IX und X sowie der ebenfalls Vitamin-K-abhängig gebildeten Inhibitoren Protein C und Protein S sind unter Einnahme der Vitamin-K-Antagonisten vom Kumarintyp reduziert. Durch die Verminderung der Aktivitäten der Vitamin-K-abhängigen Gerinnungsfaktoren kommt es zu einer Verlängerung der Gerinnungszeiten in den Gruppentests der plasmatischen Gerinnung, also der Prothrombinzeit nach Quick und der aktivierten partiellen Thromboplastinzeit (aPTT), worauf das Monitoring der Kumarinderivate mittels Bestimmung des INR-Wertes beruht. Die durch Vitamin-K-Antagonisten verursachte Beeinflussung der verschiedenen Gerinnungstests im Vergleich zu den DOAK ist nachfolgend tabellarisch dargestellt (Tab. 7.6).

Von praktischer Bedeutung ist, dass unter Therapie mit Kumarinderivaten die Diagnostik des Protein-C- und Protein-S-Mangels als thrombophile Risikofaktoren stark limitiert ist; es ist dann unter Therapie mit Vitamin-K-

Antagonisten nur eingeschränkt möglich, einen vorbestehenden Protein-C- oder -S-Mangel von einer durch die Antikoagulation bedingten Aktivitätsminderung abzugrenzen. Die Beeinflussung der genannten Gerinnungstests durch Vitamin-K-Antagonisten weist ein charakteristisches Muster auf und ist daher klar identifizierbar; als Differenzialdiagnose bleiben hier nur der extrem seltene, kombinierte hereditäre Mangelzustand der Faktoren des Prothrombinkomplexes und ein Vitamin-K-Mangel, der bei Dünndarm-Resorptionsstörungen oder nach Antibiotikatherapie auftreten kann.

Direkte orale Antikoagulanzien (DOAK) Die neuen oralen Antikoagulanzien beeinflussen Gerinnungstests, ohne dass hierdurch – anders als bei den Kumarinderivaten – direkt auf die Wirkung der Substanzen geschlossen werden kann. Die Beeinflussung der Gerinnungstests durch die aktuell verfügbaren DOAKs ist vom jeweiligen Wirkprinzip abhängig und unterscheidet sich somit zwischen DOAKs aus der Gruppe der Thrombininhibitoren (Dabigatran) und DOAKs aus der Gruppe der Faktor-Xa-Inhibitoren (Rivaroxaban, Apixaban).

> Die Beeinflussung der Gerinnungstests bei Einnahme von DOAKs ist sehr komplex und ohne Kenntnis des Medikaments nur schwer interpretierbar.

Typische Veränderungen unter Einnahme des Thrombininhibitors Dabigatran und der Faktor-Xa-Inhibitoren Rivaroxaban und Apixaban sind in ◘ Tab. 7.6 dargestellt.

Die Beeinflussung der Gerinnungsanalytik durch DOAKs ist vom Prinzip des verwendeten Gerinnungstests abhängig: Werden koagulometrische Verfahren zur Gerinnungsanalytik eingesetzt, kommt es sowohl bei der Einnahme von Thrombininhibitoren als auch bei der Einnahme von Faktor-Xa-Antagonisten zu falsch niedrigen Werten für die Aktivitäten der plasmatischen Gerinnungsfaktoren (II, V, VII, VIII, IX, X, XI, XII). Eine relevante Beeinflussung der Gerinnungsanalytik ist vorwiegend in den ersten Stunden nach Einnahme der DOAKs zu erwarten, da sich dann die höchsten Plasmakonzentrationen finden.

Da die Bestimmung der Faktor-XIII-Aktivität auf einem anderen Testprinzip – in der Regel einer chromogenen Bestimmung – beruht, wird diese nicht durch die Einnahme von DOAK beeinflusst. Auch andere chromogene Messverfahren, etwa die chromogene Bestimmung der Faktor-VIII-Aktivität oder der Protein-C-Aktivität, werden durch DOAK nicht beeinflusst. Ferner wirken sich DOAKs nicht auf die Resultate von Latex-basierten bzw. Latex-verstärkten Gerinnungstests aus, wie etwa die Bestimmung der Aktivität und Konzentration des v.-Willebrand-Faktors. Unbeeinflusst bleiben auch ELISAs (»enzyme-linked imunosorbent assays«), die in der Gerinnungsanalytik zur Konzentrations- (z. B. Protein-C- und -S-Antigen, Konzentration des Plasminogen-Aktivator-Inhibitors [PAI]) und Aktivitätsmessung (z. B. PAI-Aktivität) eingesetzt werden. Ebenfalls unbeeinflusst bleiben molekulargenetische Verfahren der Gerinnungsanalytik.

Literatur

Zu 7.1

Alomari MA, Solomito A, Reyes R, Khalil SM, Wood RH, Welsch MA (2004) Measurements of vascular function using strain gauge plethysmography: technical considerations, standardization and physical findings. A J Physiol Heart Circ Physiol 286: 99–107

Altenkirch HU, Fransson L, Koch G (1989) Assessment of arterial and venous circulation in upper and lower extremities by venous occlusion strain gauge plethysmography. Normal values and reproducibility. Vasa 18:140–145

Barnes RW, Collicott PE, Mozersky DJ, Sumner DS, Strandness DE Jr. (1972) Noninvasive quatitation of maximum venous ouflow in acute thrombophlebitis. Surgery 72: 971–979

de Graaff JC, Ubbink DT, Büller HR, Jacobs MJ (2001) The diagnosis of deep venous thrombosis using laser Doppler skin perfusion measurements. Microvasc Res 61: 49–55

Englund N, Hallbook T, Ling LG (1972) The validity of strain gauge plethysmography. Scand J Clin Lab Invest 29: 155–158

Kriesmann A, Theiss W, Volger E, Wirtzfeld A, Rädler M (1975) Funktionelle Früh- und Langzeitergebnisse nach thrombolytischer Behandlung tiefer Bein-/Beckenvenenthrombosen. Verh Dt Ges Innere Medizin 81: 894

Kügler CFA, Strunk M, Rudofsky G (2001) Venous pressure dynamics of the healthy human leg. J Vasc Res 38: 20–29

Kuiper JP (1964) Venous pressure determination (direct method). Dermatologica (Basel) 132: 206–217

Locker T, Goodacre S, Sampson F, Webster A, Sutton AJ (2006) Meta-analysis of plethysmography and rheography in the diagnosis of deep vein thrombosis. Emerg Med 23: 630–635

McPheeters HO, Merkert CE, Lundblad RA (1932) The mechanics of the reverse flow of blood in varicose veins. Proved by blood pressure readings. Surg Gynecol Obstet 55: 298

Neglen P, Seshadri R (2000) Differences in pressures of the popliteal, long saphenous, and dorsal foot veins. J Vasc Surg 32: 894–901

Olson CG, Albrechtsson U (1980) A modified 125 Fibrinogen technique in suspected deep vein thrombosis. A comparison with plethysmography and phlebography. Acta Med Scand 207: 461–467

Persson LM, Arnhjort T, Haneby C, Lärfars G, Rosfors S (2005) A methodological study of computerized venous strain-gauge plethysmography of the upper extremities. Clin Physiol Funct Imaging 25: 281–285

Persson LM, Arnhjort T, Larfars G, Rosfors S (2006) Hemodynamic and morphologic evaluation of sequelae of primary upper extremity deep venous thromboses treated with anticoagulation. J Vasc Surg 43: 1230–1235

Sam RC, Darvall KA, Adam DJ, Silverman SH, Bradbury AW (2006) Digital venous photoplethysmography in the seated position is a reproducible noninvasive measure of lower limb venous function in patients with isolated superficial venous reflux. J Vasc Surg 43: 335–341

Sharif-Kashani B, Behzadnia N, Shahabi P, Sadr M (2009) Screening for deep vein thrombosis in asymptomatic high-risk patients: a comparison between digital photoplethysmography and venous ultrasonography. Angiology 60: 301–307

Sinharay R, Strang G, Bird D (2003) Cost effective strategy for a safe diagnosis of DVT at a district general hospital. Postgrad Med J 79: 363

Zu 7.2.1

Nüllen H, Esser PW (2010) Phlebographie. In: Noppeney T, Nüllen H (Hrsg) Varikose. Springer, Heidelberg

Zu 7.2.2

Atri M, Herba MJ, Reinhold C, Leclerc J, Ye S, et al. (1996) Accuracy of sonography in the evaluation of calf vein thrombosis in both postoperative surveillance and symptomatic patients. Am J Roentgenol 166: 1361–1367

Bernardi E, Prandoni P, Lensing AW, et al. (1998) D-dimer testing as an adjunct to ultrasonography in patients with clinically suspected deep vein thrombosis: prospective cohort study. The Multicentre Italian D-dimer Ultrasound Study Investigation Group. BMJ 317: 1037–1040

Bernardi E, Camporese G, Büller H, Siragusa S, Imberti D, et al. (2008) Serial 2-Point Ultrasonography plus D-Dimer Test vs whole-leg color-coded Doppler ultrasonography for diagnosing suspected symptomatic deep vein thrombosis. JAMA 300/14: 1653–1659

Blätter W, Bulling B, Hertel T, Rabe E (1996) Leitlinien zur Diagnostik und Therapie der Thrombophlebitis. Phlebologie 25: 197–198

Blätter W (1993) Komplikationen der Thrombophlebitis superfizialis. Schweiz med Wochenschr 123: 223–228

Chengelis DL, Bendick PJ, Glover PJL, Brown OW, Ranaval TJ (1996) Prognosis of superficial venous thrombosis to deep vein thrombosis. J Vasc Surg 24: 745–749

Cogo A, Lensing AW, Koopman MM, et al. (1996) Compression ultrasonography for diagnostic management of patients with clinically suspected deep vein thrombosis: prospective cohort study. BMJ 316: 17–20

Cornuz J, Pearson SD, Polak JF (1999) Deep venous thrombosis: complete lower extremity versus venous US examination in patients without known risk factors–outcome study. Radiology 211: 637–641

Cronan JJ (1996) Deep venous thrombosis: One leg or both legs? Radiology 200: 323–324

Elias A, Le Croff G, Bouvier JL, Benichou A, Serradimigni A (1987) Value of real-time B-mode ultrasound imaging in the diagnosis of deep-vein-thrombosis of the lower limps. InterAngio 6: 175–182

Elias A, Mallard L, Elias M, et al. (2003) A single complete ultrasound investigation of the venous network for the diagnostic management of patients with a clinically suspected first episode of deep venous thrombosis of the lower limbs. Thromb Haemost 89: 221–227

Frederick MG, Hertzberg BS, Kliewer MA, et al. (1996) Can the US examination for lower extremity deep venous thrombosis be abbreviated? A prospective study of 755 examinations. Radiology 199: 45–47

Gibson NS, Schellong SM, Kheir DY, et al. (2009) Safety and sensitivity of two ultrasound strategies in patients with clinically suspected deep venous thrombosis: a prospective management study. J Thromb Haemost 7: 2035–2241

Gottlieb RH, Voci S, Syed L, et al. (2003) Randomized prospective study comparing routine versus selective use of sonography of the complete calf in patients with suspected deep vein thrombosis. AJR 180: 241–245

Habscheid W, Landwehr P (1990) Diagnostik der akuten tiefen Beinvenenthrombose mit der Kompressionssonographie Ultraschall 11: 268–273

Habscheid W (1998) Stellenwert der Duplexsonographie in der Beinvenendiagnostik. DMW 132: 1185–1190

Johnson SA Stevens SM Woller SC, et al. (2010) Risk of deep vein thrombosis following a single negative whole-leg compression ultrasound: a systematic review and meta-analysis. JAMA 303: 438–445

Jorgensen JO, Hanel KC, Morgan AM, Hunt JM (1993) The incidence of thrombosis of the lower limbs. J Vasc Surg 18: 70–73

Kakkar VV, Howe CT, Planc C, et al. (1969) Natural history of postoperative deep venous thrombosis. Lancet 2: 230–232

Krause U, Kock HJ, Kröger K, Albrecht K, Rudofsky G (1998) Prevention of deep venous thrombosis associated with superficial thrombophlebitis of the leg by early saphenous vein ligation. VASA 27: 34–38

Krings W, Adolf S, DiedrichS, Urhahne S, Peters PE (1990) Diagnostik der tiefen Becken-Beinvenenthrombose mit hochauflösender Real-time und cw Dopplersonographie. Radiologe 30: 525–531

Lagerstadt CL, Olsson CC, Fagher BO, Öqvist BW, Albrechtsson U (1985) Need for long term anticoagulation treatment in symptomatic calf-vein thrombosis. Lancet 22: 515–518

Lensing AWA, Prandoni P, Brandjes D, Huisman PM, Vigo M, et al. (1989) Detection of deep-vein thrombosis by real-time B-mode ultrasonography. New Engl J Med 320: 392–398

Mathis G (2009) Two silver standards in the imaging of pulmonary embolism. Ultraschall Med 30: 497–498

Naidlich JB, Torre JR, Pellerito JS (1996) Suspected deep venous thrombosis: Is US of both legs necessary? Radiology 200: 429–431

Palareti G, Cosmi B, Lessiani G, et al. (2010) Evolution of untreated calf deep-vein thrombosis in high risk symptomatic outpatients: the blind, prospective CALTHRO study. Thromb Haemost 104: 1063–1070

Perrier A, Desmarais S, Miron MJ, et al. (1999) Non-invasive diagnosis of venous thromboembolism in outpatients. Lancet 353: 190-195

Pezzullo JA, Perkins AB, Cronan JJ (1996) Symptomatic deep vein thrombosis: Diagnosis with limited compression US. Radiology 198: 67–70

Prandoni P, Lensing AW, Prins MH, et al. (2002) Residual venous thrombosis as a predictive factor for recurrent venous thromboembolism. Ann Intern Med 137: 955–960

Quere I, Leizorovicz A, Galanaud JP, Presles E, Barrellier MT, Becker F, Desprairies G, Guenneguez H, Mismetti P, Decousus H (2012) Superficial venous thrombosis and compression ultrasound imaging. J Vasc Surg 564: 1032–1038

Reix T, Sevestre H, Sevestre-Petri M, et al. (1998) Primary malignant tumors of the venous system in the lower extremities. Ann Vasc Surg 12: 589–596

Richter G, Böhm S, Görg DH, Schwerk WB (1992) Verlaufsbeobachtungen zur Echogenität venöser Gerinnungsthromben. Ultraschall Klin Prax 7: 69–73

Righini M,Paris S, Le Gal G, Laroche J-P, Perrier A, Bounameaux H (2006) Clinical relevance of distal deep vein thrombosis, Thromb Haemost 95: 56–64

Schäberle W (2010) Periphere Venen. In: Schäberle W (Hrsg) Ultraschall in der Gefässdiagnostik, 3. Aufl. Springer, Berlin Heidelberg New York, S 173–222

Schäberle W (2011) Ultrasonography in vascular diagnosis, 2nd ed. Springer, Heidelberg, S 259–260

Schäberle W, Rupp-Heim G, Leyerer L, Kabiri R, Bader K, Richter P, Riedl S (2013) Thromboszapfen oder Venenwandtumor. Differentialdiagnose in der Bildgebung und Literaturübersicht epitheloides Hämangioendotheliom. Gefässchirurgie 18: 216–221

Schellong MS, Schwarz T, Halbritter K, et al. (2003) Complete compression ultrasonography of the leg veins as a single test for the diagnosis of deep vein thrombosis. Thromb Haemost 89: 228–234

Schröder A, Peters A, Riepe G, et al. (2001) Vascular tumors simulating occlusive disease. VASA 30: 62–66

Sevestre MA, Labarere J, Casez P, Bressollette L, Taiar M, Pernod G, Quere I, Bosson JL (2009) Accuracy of complete compression ultrasound in ruling out suspected deep venous thrombosis in the ambulatory setting A prospective cohort study. Thromb Haemost 1021: 166–172

Siragusa S, Malato A, Anastasio R, et al. (2008) Residual vein thrombosis to establish duration of anticoagulation after a first episode of deep vein thrombosis: The Duration of Anticoagulation based on Compression Ultrasonography (DACUS) study. Blood 112: 511–515

Skillmann JJ, Kent KC, Porter DH, Kim D (1990) Simultaneous occurrence of superficial and deep thrombophlebitis in the lower extremity. J Vasc Surg 11: 818–824

Stevens SM, Elliott CG, Chan KJ, Egger MJ, Ahmed KM (2004) Withholding anticoagulation after negative result on duplex ultrasonography for suspected symptomatic deep venous thrombosis. Ann Intern Med 14012: 985–991

Stevens SM, Woller SC, Graves KK, Aston V, Jones J, Snow G, Elliot CG (2013) Withholding anticoagulation following a single negative whole-leg ultrasound in patients at high pretest probability for deep vein thrombosis. Clin Appl Thromb Hemost 191: 79–85

Subramaniam RM, Heath R, Chou T, CoxK, Davis G, Swarbrick M (2005) Deep venous thrombosis: withholding anticoagulation therapy after negative complete lower limb US findings. Radiology 2371: 348–352

Ten Cate-Hoek AJ, Ten Cate H, Tordoir J, et al. (2010) Individually tailored duration of elastic compression therapy in relation to incidence of the postthrombotic syndrom. J Vasc Surg 52: 132–138

Uthoff H, Schwob A, Staub D, et al. (2010) Thrombophlebitis – what else? Ultraschall Med 31: 335–338

Van der Velde EF, Toll DB, Ten Cate-Hoek AJ, et al. (2011) Comparing the diagnostic performance of 2 clinical decision rules to rule out deep vein thrombosis in primary care patients. Ann Fam Med 9: 31–36

Van Gemmeren D, Fobbe F, Ruhnke-Trautmann M (1991) Diagnostik tiefer Beinvenenthrombosen mit der farbcodierten Duplexsonographie und sonographische Altersbestimmung der Thrombose. Z Kardiol 80: 523–528

Wells PS, Anderson DR, Rodger M, et al. (2003) Evaluation of D-dimer in the diagnosis of suspect deep-vein thrombosis. N Engl J Med 349: 1227–1235

Zu 7.2.3

Hach W (1981) Spezielle Diagnostik der primären Varikose. Demeter, Gräfelfing

Hach W (1985) Phlebographie der Bein- und Beckenvenen, 3. Aufl. Schnetztor, Konstanz

Hach W, Hach-Wunderle V (1996) Phlebographie der Bein- und Beckenvenen. 4. Aufl. Schnetztor, Konstanz

Hach W, Hach-Wunderle V (1997) Phlebography and Sonography of the Veins. Springer, Heidelberg

May R, Nißl R (1973) Die Phlebographie der unteren Extremität, 2. Aufl. Thieme, Stuttgart

Nüllen H, Esser PW (2010) Phlebographie. In: Noppeney T, Nüllen H (Hrsg) Varikose. Springer, Heidelberg

Weber J (2010) Phlebographie. Rabe, Bonn

Zu 7.2.4

Pedrosa I, Zeikus E, Green DE, Gosselin MV (2009) Venous System. In: Rubin GD, Rofsky NM (eds) CT an MR Angiography. Comprehensive Vascular Assessment. Lipincott Williams & Wilkins, Philadelphia

Prokop M, Engelke C (2007) Gefäße. In: Prokop M, Lalanski M, et al. (Hrsg) Ganzkörper-Computertomographie. Thieme, Stuttgart

Radeleff B, Kauffmann G (2011) Computertomographie. In: Kauffmann, G, Sauer R, Weber W (Hrsg) Radiologie, 4. Aufl. Urban & Fischer, München

Schöpf UJ (2003) Lungenembolie. In: Galanski M (Hrsg) Handbuch der Radiologie. Thorax. Springer, Heidelberg

Szücs-Farkas Z, Schindera S (2011) CT-Pulmonalisangiographie. In: Alkadhi H, Leschka S, Stolzmann P, Scheffel H (Hrsg) Wie funtioniert CT? Springer, Heidelberg

Zu 7.2.5

Goyen M, Ruehm SG (2004) (Hrsg.) Moderne kontrastmittelverstärkte Magnetresonanzangiographie. UNI-Med, Bremen

Pedrosa I, Zeikus E, Green DE, Gosselin MV (2009) Venous System. In: Rubin GD, Rofsky NM (Hrsg) CT an MR Angiography. Comprehensive Vascular Assessment. Lippincott Williams & Wilkins, Philadelphia

Radeleff B, Stegen P, Kauffmann G (Hrsg) (2011) Magnetresonanztomographie. In: Kauffmann, G, Sauer R, Weber W. Radiologie, 4. Aufl. Urban & Fischer, München

Schoepf UJ, Meaney JFM (2009) Pulmonary Vasculature. In: Rubin GD, Rofsky NM (eds) CT and MR Angiography. Comprehensive Vascular Assessment. Lipincott Williams & Wilkins, Philadelphia

Zu 7.2.6

Behe M, Weber W (2011) Radiopharmaka. In: Kauffmann G, Sauer R, Weber W (Hrsg) Radiologie, 4. Aufl. Elsevier, Urban & Fischer, München

Endert G, Ritter H (1990) Radionuklidvenographie und Lungenszintigraphie. In: Weber J, May R (Hrsg) Funktionelle Phlebologie. Thieme, Stuttgart, New York

Mix M (2011) Gerätekunde. In: Kauffmann G, Sauer R, Weber W (Hrsg) Radiologie, 4. Aufl. Elsevier, Urban & Fischer, München

Reinartz P, Sabri O (2008) Lunge. In: Kuwert T, Grünwald F, Haberkorn U, Krause T (Hrsg) Nulearmedizin, 4. Aufl. Thieme, Stuttgart

Weber W (2011) Nuklearmedizin. In: Kauffmann G, Sauer R, Weber W (Hrsg) Radiologie, 4. Aufl. Elsevier, Urban & Fischer, München

Winter UJ, Albrecht D (1998) Lungenembolie. In: Rieger H, Schoop W (Hrsg) Klinische Angiologie. Springer, Heidelberg

Zu 7.3

Aguilar C, Martinez A, Del Rio C, Vazquez M, Rodriguez FJ (2002) Diagnostic value of D-dimer in patients with a moderate pretest probability of deep venous thrombosis. Br J Haematol 118: 275–277

Ahrens I, Bode C (2012) New parenteral anticoagulants: focus on factor Xa and thrombin inhibitors. Curr Drug DiscovTechnol 9: 129–136

Anderson DR, Kovacs MJ, Kovacs G, Stiell I, Mitchell M, Khoury V, Dryer J, Ward J, Wells PS (2003) Combined use of clinical assessment and d-dimer to improve the management of patients presenting to the emergency department with suspected deep vein thrombosis (the EDITED Study). J Thromb Haemost 1: 645–651

Bates SM, Kearon C, Crowther M, Linkins L, O'Donnell M, Douketis J, Lee AY, Weitz JI, Johnston M, Ginsberg JS (2003) A diagnostic strategy involving a quantitative latex D-dimer assay reliably excludes deep venous thrombosis. Ann Intern Med 138: 787–794

Bertina RM, Koeleman BP, Koster T, Rosendaal FR, Dirven RJ, de Ronde H, van der Velden PA, ReitsmaPH (1994) Mutation in blood coagulation factor V associated with resistance to activated protein C. Nature 369: 64–67

Becattini C, Vedovati MC, Agnelli G (2012) Old and new oral anticoagulants for venous thromboembolism and atrial fibrillation: a review of the literature. Thromb Res 129: 392–400

Brotman DJ, Segal JB, Jani JT, Petty BG, Kickler T (2003) Limitations of D-dimer testing in unselected inpatients with suspected venous thromboembolism. Am J Med 114: 276–282

Brown MD, Lau J, Nelson RD, Kline JA (2003) Turbidimetric D-dimer test in the diagnosis of pulmonary embolism: a metaanalysis. Clin Chem 49: 1846–1853

de Moerloose P, Desmarais S, Bounameaux H, Reber G, Perrier A, Dupuy G, Pittet JL (1996) Contribution of a new, rapid, individual and quantitative automated D-dimer ELISA to exclude pulmonary embolism. Thromb Haemost 75: 11–13

Dempfle CE, Zips S, Ergul H, Heene DL (2001) The Fibrin Assay Comparison Trial (FACT): evaluation of 23 quantitative D-dimer assays as basis for the development of D-dimer calibrators. FACT study group.Thromb Haemost 85: 671–678

Dunn KL, Wolf JP, Dorfman DM, Fitzpatrick P, Baker JL Goldhaber SZ (2002) Normal D-dimer levels in emergency department patients suspected of acute pulmonary embolism. J Am Coll Cardiol 40: 1475–1478

Eichinger S, Weltermann A, Philipp K, Hafner E, Kaider A, Kittl EM, Brenner B, Mannhalter C, Lechner K, Kyrle P (1999) Prospective evaluation of hemostatic system activation and thrombin potential in healthy pregnant women with and without factor V Leiden. Thromb Haemost 82: 1232–1236

Eichinger S, Minar E, Bialonczyk C, Hirschl M, Quehenberger P, Schneider B, Weltermann A, Wagner O, Kyrle PA (2003) D-dimer levels and risk of recurrent venous thromboembolism. JAMA 290: 1071–1074

Elms MJ, Bunce IH, Bundesen PG, Rylatt DB, Webber AJ, Masci PP, Whitaker AN (1983) Measurement of crosslinked fibrin degradation products–an immunoassay using monoclonal antibodies. Thromb Haemost 50: 591–594

Favaloro EJ, Lippi G, Koutts J (2011) Laboratory testing of anticoagulants: the present and the future. Pathology 43: 682–692

Gaffney PJ, Joe F (1979) The lysis of crosslinked human fibrin by plasmin yields initially a single molecular complex, D dimer. Thromb Res 15: 673–687

Harenberg J, Marx S, Erdle S, Krämer R (2012) Determination of the anticoagulant effects of new oral anticoagulants: an unmet need. Expert Rev Hematol 5: 107–113

Kruip MJ, Slob MJ, Schijen JH, Van Der Heul C, Buller HR (2002) Use of a clinical decision rule in combination with D-dimer concentration in diagnostic workup of patients with suspected pulmonary embolism: a prospective management study. Arch Intern Med 162: 1631–1635

Meythaler JM, Fisher WS, Rue LW, Johnson A, Davis L, Brunner RC (2003) Screening for venous thromboembolism in traumatic brain injury: limitations of D-dimer assay. Arch Phys Med Rehabil 84: 285–290

Miyakis S, Lockshin MD, Atsumi T, Branch DW, Brey RL, Cervera R, Derksen RHWM, De Groot PG, Koike T, Merone PL, Reber G, Shoenfeld Y, Tincani A, Vlachoyiannopoulos PG, Krilis SA (2006) International consensus statement on an update of theclassification criteria for definite antiphospholipid syndrome (APS). J Thromb Haemost 4: 295–306

Palareti G, Legnani C, Cosmi B, Guazzaloca G, Pancani C, Coccheri S (2002) Risk of venous thromboembolism recurrence: high negative predictive value of D-dimer performed after oral anticoagulation is stopped. Thromb Haemost 87: 7–12

Perrier A, Desmarais S, Miron MJ, de Moerloose P, Lepage R, Slosman D, Didier D, Unger PF, Patenaude JV, Bounameaux H (1999) Non-invasive diagnosis of venous thromboembolism in outpatients. Lancet 353: 190–195

Philbrick JT, Heim S (2003) The D-dimer test for deep venous thrombosis: gold standards and bias in negative predictive value. Clin Chem 49: 570–574

Salmela B, Joutsi-Korhonen L, Armstrong E, Lassila R (2012) Active online assessment of patients using new oral anticoagulants: bleeding risk, compliance, and coagulation analysis. SeminThrombHemost 38: 23–30

Schrecengost JE, LeGallo RD, Boyd JC, Moons KG, Gonias SL, Rose CE Jr., Bruns DE (2003) Comparison of diagnostic accuracies in outpatients and hospitalized patients of D-dimer testing for the evaluation of suspected pulmonary embolism. Clin Chem 49: 1483–1490

Tick LW, Ton E, van Voorthuizen T, Hovens MM, Leeuwenburgh I, Lobatto S, Stijnen PJ, van der Heu I C, Huisman PM, Kramer MH, Huisman MV (2002) Practical diagnostic management of patients with clinically suspected deep vein thrombosis by clinical probability test, compression ultrasonography, and D-dimer test. Am J Med 113: 630–635

Tripodi A, Palareti G (2012) New anticoagulant drugs for treatment of venous thromboembolism and stroke prevention in atrial fibrillation. J Intern Med 271: 554–565

Weitz JI (2012) New oral anticoagulants: a view from the laboratory. Am J Hematol 87 (Suppl 1): 133–136

Wells PS, Anderson DR, Rodger M, Forgie M, Kearon C, Dreyer J, Kovacs G, Mitchell M, Lewandowski B, Kovacs MJ (2003) Evaluation of D-dimer in the diagnosis of suspected deep-vein thrombosis. N Engl J Med 349: 1227–1235

Diagnostischer Algorithmus

T. Noppeney, H. Nüllen, H. Gerlach

8.1 Diagnostischer Algorithmus im Spiegel der Literatur – 224

8.2 Diagnostischer Algorithmus und Wirklichkeit
(TULIPA-Register) – 224

Literatur – 227

8.1 Diagnostischer Algorithmus im Spiegel der Literatur

T. Noppeney, H. Nüllen

Die alleinige Anwendung der grundlegenden diagnostischen Techniken – Anamnese und klinische Untersuchung – können bei der gegebenen Vielfältigkeit des klinischen Erscheinungsbildes der tiefen Beinvenenthrombose (TVT) auch beim erfahrenen Kliniker nicht selten zu Unsicherheit und auch zu Fehlentscheidungen führen (▶ Kap. 6).

» Bei Anwendung von Anamnese und klinischer Untersuchung allein beträgt die Wahrscheinlichkeit, eine vorhandene Thrombose zu übersehen, 10–20 %; jene, eine nicht vorhandene Thrombose fälschlicherweise zu diagnostizieren, aber 70 %. (Wells 2007; Interdisziplinäre deutsche S2-Leitlinie)

Das Geheimnis einer Erhöhung der Trefferquote bzw. Zuverlässigkeit der Diagnosestellung liegt neben der Erweiterung des diagnostischen Spektrums vor allem in der Einhaltung eines standardisierten Untersuchungsablaufes. Solche vorgegebenen Untersuchungsabläufe, die nach einem festgelegten Schema abgearbeitet und bewertet werden sollen, werden in Anlehnung an einen Terminus aus der Mathematik als diagnostische Algorithmen bezeichnet.

In den letzten Jahren wurden eine Vielzahl von Algorithmen bei der Diagnostik der TVT beschrieben und erprobt (Goodacre et al. 2005). Weitgehend durchgesetzt hat sich ein Algorithmus, der auf 4 diagnostischen Instrumenten basiert:

- Anamnese und klinische Untersuchung,
- Prüfung der klinischen Wahrscheinlichkeit für das Vorliegen einer TVT (z. B. Wells Score, ▶ Kap. 4.4.8),
- Labortest: D-Dimere,
- Kompressionssonographie.

Für die Prüfung der klinischen Wahrscheinlichkeit stehen durchaus verschiedene Systeme zur Verfügung. Der Test, der am besten validiert und kontrolliert getestet wurde und sich weltweit durchgesetzt hat, ist der Wells Score (Bates 2012). Jedoch hat auch der Wells Score je nach Anwendung und Population durchaus seine Schwächen: Seine Zuverlässigkeit ist besser bei Populationen, bei welchen vorausgegangene Thrombosen ausgeschlossen wurden, sie ist schlechter bei Populationen mit höherem Lebensalter. Darüber hinaus werden proximale Thrombosen mit dem Wells Score zuverlässiger diagnostiziert als distale Thrombosen (Goodacre 2005).

Es muss in Übereinstimmung mit der Literatur ausdrücklich darauf hingewiesen werde, dass die Zuverlässigkeit der Ergebnisse bei der Abarbeitung der Vorgaben abhängig ist von der Einhaltung der zeitlichen Abfolge des Algorithmus. Ohne klare Strukturierung des Ablaufes ist eine Abarbeitung bzw. regelrechte Passage der Entscheidungspunkte nicht möglich.

» Der diagnostische Prozess sollte mit einer dokumentierten Einschätzung der klinischen Wahrscheinlichkeit beginnen. … (Interdisziplinäre deutsche S2-Leitlinie)

Als Grundlage für die Empfehlung eines praktikablen Algorithmus sollen die drei wesentlichen Leitlinien (CHEST/USA; NICE/GB; Interdisziplinäre deutsche S2-Leitlinie/D) dienen. Wesentliche Unterschiede sind beim Vergleich nicht zu entdecken. Lediglich die Komplexität eines zu konstruierenden grafischen Algorithmus wird zunehmen – je nachdem, inwieweit die Entscheidungsfindung unter speziellen Bedingungen miteinbezogen wird (distal/proximale TVT, spontane/getriggerte TVT, Erstmanifestation/Rezidiv etc.). Der hier vorgelegte Algorithmus (◘ Abb. 8.1) ist ein Kompromiss und berücksichtigt neben den Ergebnissen TVT bzw. keine TVT zusätzlich den unsicheren bzw. zweifelhaften Befund nach einem ersten Durchgang.

8.2 Diagnostischer Algorithmus und Wirklichkeit (TULIPA-Register)

H. Gerlach

Zur Absicherung einer Diagnose bzw. zum Ausschluss einer tiefen Beinvenenthrombose (TVT) kann man sich auf implizite Kenntnis (bei reichlich Erfahrung mit dem Gebiet) oder auf explizite Faktoren stützen. Dazu dienen sogenannte diagnostische Algorithmen, die auf der Basis von Studien evaluiert sind. Die aktuelle deutsche Leitlinie zur Diagnostik der TVT gibt hier einen international anerkannten Algorithmus an, der sich auf die Anwendung klinisch-anamnestischer Wahrscheinlichkeitsmerkmale stützt: den sog. Wells Score, die zusätzliche Bestimmung der D-Dimere (Fibrinspaltprodukte, die eine Gerinnungsaktivierung erkennen lassen) und nachfolgend den bildgebenden Thromboseausschluss in der Regel mittels Ultraschall, wenn die vorherigen Stufen nicht unauffällig waren.

Die Deutschen Gesellschaften für Angiologie, für Phlebologie und für Thrombose und Hämostaeologie haben vor wenigen Jahren die Anstrengung unternommen, in einer Feldstudie zu überprüfen, wie die Ergebnisse und die Sicherheit von Diagnostik und Therapie der TVT in niedergelassenen Praxen sind. Dazu wurde das sog. TULIPA-Register (»thrombosis and pulmonary embolism in outpatients«) erhoben, in dem über 3 Monate konsekutiv 4976 Patienten in 326 Praxen verfolgt wurden. Dabei wurde der

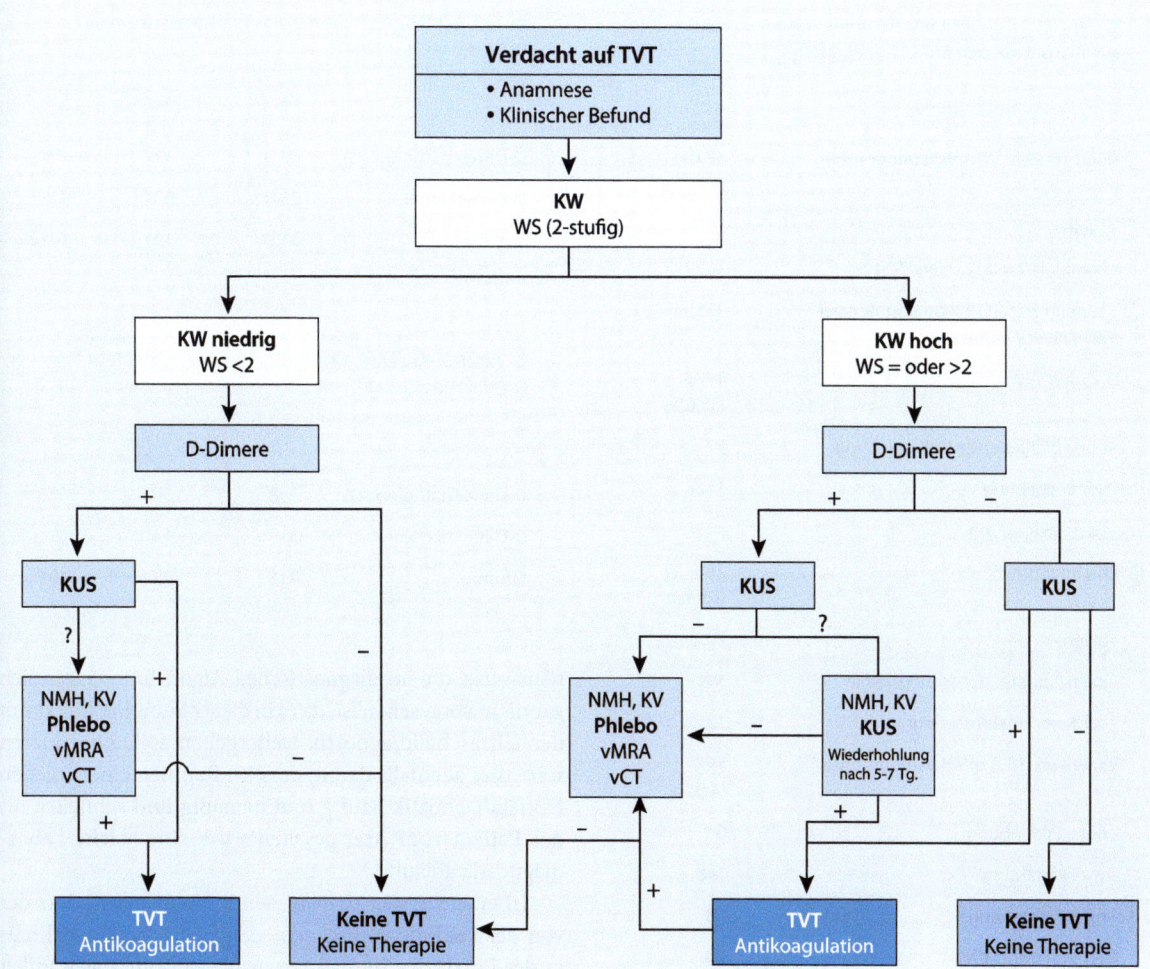

Abb. 8.1 Diagnostischer Algorithmus bei Verdacht auf tiefe Beinvenenthrombose (*KUS* Kompressionssonographie, *KV* Kompressionsverband/-strumpf, *KW* klinische Wahrscheinlichkeit, *NMH* niedermolekulares Heparin, *Phlebo* Phlebographie, *TVT* tiefe Beinvenenthrombose, *vCT* venöses Angio-CT, *vMRA* venöses MRA, *WS* Wells Score). (In Anlehnung an Bates et al. 2012, Hach-Wunderle et al. 2010, NICE clinical guideline CG144 2012)

Ablauf der Diagnostik den einzelnen Praxen entsprechend ihrem Standard überlassen und entsprechend registriert.

Bei 1388 Patienten wurde in der direkten Diagnostik eine Thrombose diagnostiziert. In der aus den TVT-Ausschlüssen gebildeten repräsentativen Nachverfolgungsgruppe wurde innerhalb 90 Tagen bei 0,4 % der Patienten (n=4) doch noch eine Thrombose diagnostiziert, davon 2-mal innerhalb 1 Woche und 2-mal nach mehr als 60 Tagen. Somit kann man davon ausgehen, dass zwar grundsätzlich eine suffiziente Diagnostik erfolgte. Aber man hielt sich nicht an den in der Leitlinie vorgegebenen diagnostischen Algorithmus. In den spezialisierten Praxen erfolgte fast immer eine bildgebende Diagnostik: bei 95,9 % ultraschallgestützt und bei insgesamt 5,8 % durch eine Phlebographie; davon aber nur bei 1,6 % als primäre bildgebende Diagnostik.

> **Die Phlebographie spielt damit als primäre Diagnostik keine relevante Rolle mehr, allenfalls noch als Absicherung in unklaren Fällen.**

Auch eine MRT-Venographie erfolgte – mit 0,5 % der Fälle – nur extrem selten.

Die Analyse der Daten, in der auch die Reihenfolge der diagnostischen Schritte vermerkt war, ergab aber auch, dass insgesamt nur bei 1773 (35,6 %) von 4976 Patienten überhaupt ein D-Dimer-Test erfolgte; davon 57-mal alleine, ohne weitere bildgebende Untersuchung, bei 1716 Patienten in Kombination mit einer bildgebenden Untersuchung. Interessanterweise wurde der D-Dimer-Test aber in 589 Fällen (34,3 %) erst nach der bildgebenden Untersuchung durchgeführt! Es lässt sich nur spekulieren, ob dies erfolgte, um ein unklares Ultraschall- oder Phlebo-

Tab. 8.1 Häufigkeit und Kombination der einzelnen Untersuchungsmethoden im TULIPA-Register

Untersuchungsmethode	n
Kompressions-/Duplexsonographie	4770 (95,9 %)
– alleine	2811
– kombiniert mit D-Dimer-Test	1699
– kombiniert mit Phlebographie oder MRT-Phlebographie	225
D-Dimer-Test	1773 (35,6 %)
– ohne bildgebende Untersuchung	57
– vor Bildgebung	1127
– nach Bildgebung	589
Phlebographie	288 (5,8 %)
– alleine	76
– nach Kompressionssonographie	196
– vor Kompressionssonographie	13
Venenverschlussplethysmographie	198 (4,0 %)
– ohne Bildgebung	0
– vor Bildgebung	148
– nach Bildgebung	50
MRT-Phlebographie	25 (0,5 %)
Summe	4976

Tab. 8.2 Anzahl Patienten mit TVT-Ausschluss und D-Dimer-Test (n=1042)

	Wells +	Wells –	n
D-Dimer pathologisch	87	117	204
D-Dimer negativ	234	604	838
Summe	**312**	**721**	**1042**

Tab. 8.3 Anzahl Patienten mit bestätigter TVT und D-Dimer-Test (n=491)

	Wells +	Wells –	n
D-Dimer pathologisch	368	58	426
D-Dimer negativ	51	14	65
Summe	**419**	**72**	**491**

graphieergebnis »zu klären« oder um einen Ausgangswert nachverfolgen zu können.

> Klar ist jedoch, dass ein nachträgliches Erheben eines D-Dimer-Wertes nicht zu einer Sicherung der Diagnose im Rahmen des diagnostischen Algorithmus dienen kann.

Auch ist dem Autor keine Untersuchung bekannt, die zweifelsfrei geklärt hätte, ob damit eine frische von einer älteren Thrombose unterschieden werden kann.

Die genaue Analyse der durchgeführten Untersuchungen kann ◨ Tab. 8.1 entnommen werden.

Ob der diagnostische Algorithmus eingehalten wurde, wird aber erst recht fragwürdig, wenn wir analysieren, bei welchem Wells Score der Patienten ein D-Dimer-Test durchgeführt wurde (◨ Tab. 8.2, ◨ Tab. 8.3): So haben 740 Patienten einen D-Dimer-Test erhalten, obwohl sie einen pathologischen Wells Score aufwiesen. Eine Vorgehensweise, die im diagnostischen Algorithmus eigentlich gar nicht vorgesehen ist, da es in dieser Situation direkt mit der Ultraschalldiagnostik weitergehen soll. Zu erklären wäre dies allenfalls damit, dass im Rahmen einer solchen Notfalldiagnostik häufig routinemäßig und schneller, als der Patient vom Arzt gesehen wird, eine solche Labordiagnostik abläuft.

In einem ersten Fazit ist somit festzustellen, dass der von der Leitlinie vorgegebene diagnostische Algorithmus in der Praxis des Spezialisten nicht oder nur abgewandelt zur Anwendung kommt. Diskussionen mit diesen Kollegen zeigen, dass dieses Verhalten bewusst ist und damit begründet wird, dass von ihnen neben Ausschluss oder Bestätigung einer TVT gegebenenfalls eine Differenzialdiagnose zur Klärung der Beschwerden bei den Patienten erwartet wird. Eine rupturierte Baker-Zyste oder ein Muskelfaserriss sind aber nur im Ultraschall zu diagnostizieren, der daher fast durchgehend angewandt wird. Im Umkehrschluss ist aber die Leitlinie damit nicht unsinnig, da auf der früheren Stufe der Zuweisung die Entscheidung über einen realen Thromboseverdacht durchaus getroffen werden kann. Diese Thematik wurde aber im TULIPA-Register weder primär untersucht noch wurde danach gefragt.

Dennoch kann das TULIPA-Register in einer Post-hoc-Analyse Antwort geben auf diese Frage, ob die erste Diagnostikebene der Leitlinie denn zuverlässig gewesen wäre: Grundsätzlich kann man von einer evidenzbasierten Empfehlung ausgehen, da dies in umfangreichen Untersuchungen insbesondere für den Wells Score in Kombination mit dem D-Dimer-Test belegt ist.

Der Wells Score, der zwar nicht explizit im Protokoll abgefragt wurde, aber verborgen enthalten war, konnte in

4849 Fällen erhoben werden. In 2563 Fällen (53 %) war er unauffällig. Davon lag eine D-Dimer-Untersuchung in 793 Fällen vor, entsprechend 31 % der negativen Wells-Score-Patienten.

In dieser Subgruppe war der D-Dimer-Test bei 618 Patienten (78 %) negativ. Eine Thrombose war aber dennoch bei 14 von diesen Patienten diagnostiziert worden (2,3 %; 95-%-CI 1,1–2,3), darunter aber nur 4 proximale Thrombosen (0,7 %; 95-%-CI 0,1–1,3) und 10 isoliert distale Thrombosen (1,7 %; 95-%-CI 0,6–2,6). Somit wäre eigentlich – bezogen auf die Gesamtzahl der Patienten – bei etwa 40 % eine bildgebende Diagnostik nicht notwendig gewesen, ohne dass man dabei ein allzu großes Risiko eingegangen wäre, eine proximale Thrombose zu übersehen.

Literatur

Zu 8.1

Bates SM, Jaeschke R, Stevens SM, Goodacre S, Well PS, Stevenson MD, Kearon C, Schuünemann HJ, Crowther M, Pauker SG, Makdissi R, Guyatt GH (2012) Diagnosis of DVT: Antithrombostik Therapie and Prevention of Thrombosis, 9th ed: American College of Chest Physicians Evidence-Based Clinical Practice Guidelines. Chest 141: e351S–e418. http://journal.publications.chestnet.org/issue.aspx?journalid=99&issueid=23443&direction=P

Goodacre St, Sutton AJ, Sampson FC (2005) Meta-Analysis. The Value of clinical Assessment in the Diagnosis of Deep venous Thrombosis. Ann Intern Med 143: 129–139

Hach-Wunderle V, Blättler W, Gerlach H, Konstantinides St., Noppeney T, Pillny M, Riess H, Schellong S, Stiegler H, Wildberger JE (2010) Diagnostik und Therapie der Venenthrombose und der Lungenembolie. Interdisziplinäre S2 Leitlinie. VASA (Suppl) S78/2010. www.awmf.org/uploads/tx_szleitlinien/065-002_S2_Diagnostik_und_Therapie_der_Venenthrombose_und_der_Lungenembolie_06-2010_2_.pdf

NICE clinical guideline CG144 (2012) Venous thromboembolic diseases: the management of venous thromboembolic diseases and the role of thrombophilia testing. http://publications.nice.org.uk/venous-thromboembolic-diseases-the-management-of-venous-thromboembolic-diseases-and-the-role-of-cg144

Wells PS (2007) Integrated strategies for the diagnosis of venous thromboembolism. J Thromb Haemost 5 (Suppl 1):41–50

Zu 8.2

Schellong S, Gerlach H, et al. (2009) Diagnosis of deep-vein thrombosis: Adherence to guidelines and outcomes in real-world health care. Thromb Haemost 102: 1234–1240

Gerlach H, Schellong S, et.al. (2009) Non-implementation of guideline recommendations for diagnosis of deep venous thrombosis in Germany. J Thromb Haemost 7, S2: 491, Abstract ISTH PP-MO-509

Therapie der tiefen Beinvenenthrombose

Kapitel 9 Grundlagen der Therapiedurchführung – 231
H. Nüllen, T. Noppeney, U. Kamphausen

Kapitel 10 Nichtoperative Therapie – 243
W. Blättler, F. Amsler, H. Gerlach, H. Nüllen, T. Noppeney, C. Nüllen, J. Harenberg, T. W. Goecke, M. W. Beckmann, H. Lawall

Kapitel 11 Operative Therapie – 285
W. Lang, J. Largiadèr, M. W. Beckmann, A. Comerota, A. Meyer, L. Qu, Z. Qian, Z. Ying, H. Nüllen, T. Noppeney,

Kapitel 12 Notfallmanagement bei venösen Thromboembolien – 327
M. Spannagl, C. Hart, C. Dellas, S. V. Konstantinides

Grundlagen der Therapiedurchführung

H. Nüllen, T. Noppeney, U. Kamphausen

9.1 Therapieziele und Therapieoptionen – 232

9.2 Therapie der TVT bei verzögerter Diagnosestellung – 232

9.3 Therapieführung und Therapiedauer – 234

9.4 Nachsorge – 235

9.5 Bridging – 235

Literatur – 240

9.1 Therapieziele und Therapieoptionen

H. Nüllen, T. Noppeney

Die Ziele bei der Therapie der tiefen Beinvenenthrombose (TVT) lassen sich differenzieren in Sofort- bzw. Akutziele und Spät- bzw. Fernziele:
- Verhinderung bzw. Minderung des Risikos für eine Lungenarterienembolie (LE),
- Verhinderung bzw. Minderung des weiteren Thrombuswachstums (Progression),
- Verhinderung bzw. Minderung des postthrombotischen Syndroms (PTS) (Breddin 2005, Diehm et al. 1997, Hach-Wunderle et al. 2010, Hull et al. 2009).

Für die **Soforttherapie** bei gesicherter TVT gilt unabhängig von weiter zu treffenden Maßnahmen oder zu diskutierenden Therapieoptionen, weltweit konsentiert, die Antikoagulation mit Heparin in einer therapeutischen Dosis (Grad 1b) (Guyatt et al. 2012, Hach-Wunderle et al. 2010, Hull et al. 2009, Kearon et al. 2012). Die primäre Antikoagulation kann mit allen verfügbaren Präparationen von Heparin durchgeführt werden. Eine Überlegenheit z. B. von niedermolekularen Heparinen (NMH) gegenüber unfraktionierten Heparinen (UFH) ist nicht belegt (Grad 1b) (Guyatt et al. 2012, Hach-Wunderle et al. 2010, Hull et al. 2009, Kearon et al. 2012). Aus praktischen Gründen wird man i. d. R. NMH bevorzugen.

Gelingt es nicht, die Diagnose unmittelbar zu sichern, so gilt für Patienten mit hoher und mittlerer klinischer Wahrscheinlichkeit die Regel einer vorsorglichen Antikoagulation mit therapeutischer Dosis (Grad 2c) und für Patienten mit geringer klinischer Wahrscheinlichkeit kann auf eine vorsorgliche Antikoagulation verzichtet werden, wenn die endgültigen Ergebnisse innerhalb von 24 erwartet werden (Grad 2c), (Guyatt et al. 2012, Kearon et al. 2012).

Nach der Antikoagulation als Sofortmaßnahme sind Entscheidungen zum weiteren Vorgehen zu treffen. Bei der Indikationsstellung zur speziellen Therapie der TVT ergeben sich grundsätzlich 4 Optionen:
1. konservative Therapie,
2. Thrombus-auflösende Verfahren (Lyse),
3. direkte Thrombus-entfernende Verfahren (Thrombektomie),
4. kombinierte Verfahren.

In den letzten Jahrzehnten waren alle genannten Vorgehensweisen einer permanenten Änderung und Weiterentwicklung unterworfen durch ständig neu sich eröffnende pharmakologische und technische Verfahren sowie auch durch Kombinationen von pharmakologischen und technischen Verfahren.

Neben der Wahl des Therapieverfahrens hat der Therapeut in Kenntnis der Schwere der Erkrankung, eventueller Begleiterkrankungen, der häuslichen Versorgungssituation und dem Willen des Patienten auch die Entscheidung zur Frage der ambulanten oder stationären Versorgung zu treffen.

Wie auch immer die Wahl ausfällt, gilt unter der Vorstellung der Vermeidung einer weiteren Progression der TVT der Grundsatz, dass die Therapie stets unmittelbar mit der Diagnosestellung zu beginnen hat (Guyatt et al. 2012, Hach-Wunderle et al. 2010, Hull et al. 2009, Kearon et al. 2012).

9.2 Therapie der TVT bei verzögerter Diagnosestellung

H. Nüllen, T. Noppeney

Eine verzögerte bzw. verspätete Diagnosestellung der tiefen Beinvenenthrombose (TVT) ist nicht selten, sei es, dass der Patient seine Symptomatik nicht ernst genommen hat, sei es, dass die Symptomatik so diskret war, dass sie nur als Befindlichkeitsstörung wahrgenommen wurde oder aber auch, dass sie vom konsultierten Arzt fehlinterpretiert wurde.

Im deutschsprachigen Raum hat man früher zwischen einer frischen und einer alten TVT unterschieden und das Trennkriterium festgemacht an der Pathomorphose des venösen Thrombus. So sprach man zwischen dem 1 und dem 6. Tag von einer frischen Thrombose, ab dem 7. Tag von einer alten Thrombose, da zu diesem Zeitpunkt bereits die ersten Fibroblasten im Thrombus erscheinen und i. d. R. eine Adhärenz des Thrombus zur Venenwand gegeben ist (▶ Kap. 2.3). Man sah das Emboliersiko nach dem 7. Tage – bei einem alten Thrombus – als sehr gering an. Die Konsequenz dieser Sichtweise war die Immobilisation des Patienten mit einer frischen TVT und eine anschließende schrittweise Mobilisierung nach dem Übergang in eine »alte« Thrombose.

Fragestellung

Bedenkt man, dass der exakte Beginn der TVT kaum zu belegen ist und dass der Thrombus nicht nur einzeitig, sondern auch mehrzeitig progredient aszendierend oder deszendierend entstanden sein kann, so ist klar, dass die Unterscheidung in frischen und alten Thrombus irreführend war und so zu falschen Konsequenzen geführt hatte. Die frühen Untersuchungen von Mostbeck et al. 1980 zeigten, dass mehr als 50 % der Patienten, die mit einer TVT zur Diagnostik in der Ambulanz erschienen, bereits mehr oder weniger große Lungenembolien gesetzt hatten.

Es macht also nur Sinn, den Zeitpunkt des Entstehens der TVT anhand der anamnestischen Angaben ungefähr

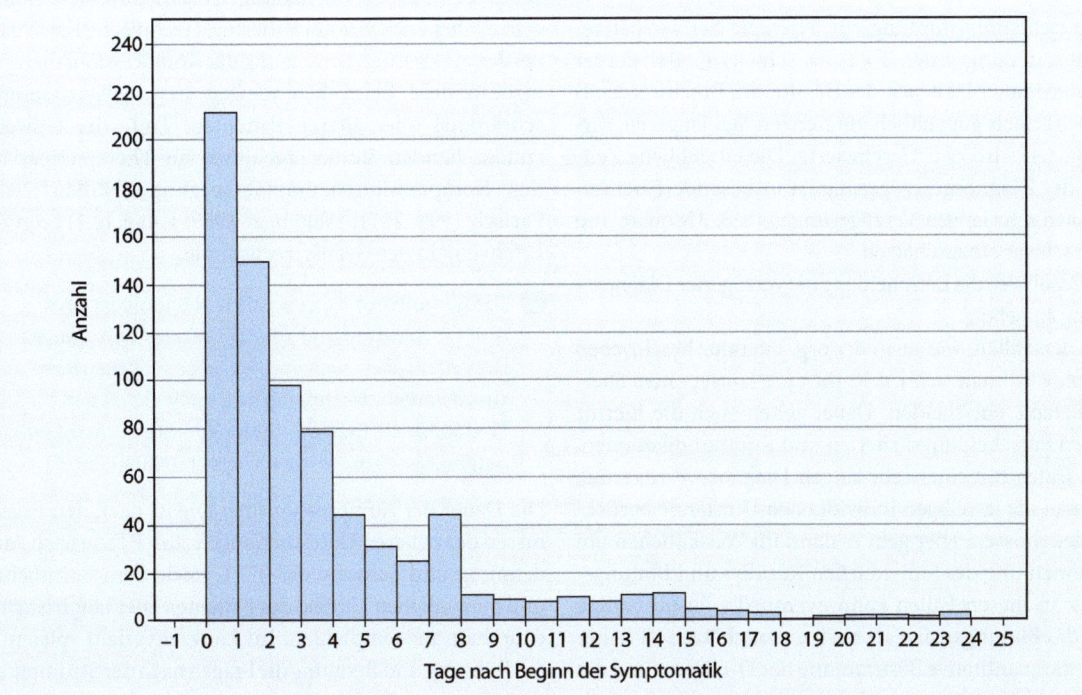

Abb. 9.1 Verspätete Diagnose bezogen auf den Beginn der Symptomatik bei Patienten mit gesicherter TVT (n=208). (Adaptiert nach Elliot et al. 2008)

zeitlich festzulegen. Ist eine verzögerte Diagnosestellung im kurzen Zeitbereich nach dem Beginn der TVT für die Entscheidung zur weiteren Vorgehensweise sicherlich unerheblich, so stellt sich die Frage, ab welchem Zeitpunkt der verspäteten Diagnosestellung die Standardtherapie dem Patienten keinen Vorteil mehr bringt oder vielleicht sogar die Risiken der Therapie – insbesondere der Antikoagulation – überwiegen.

Man stelle sich nur die nicht so seltene Fallkonstellation vor, dass einem Patienten z. B. im Januar eine Hüftendoprothese implantiert wurde, die folgenden Beschwerden und die Schwellneigung auf die Hüftoperation bezogen wurden und dann ca. 3 Monate postoperativ im Rahmen der Frage nach einer Optimierung der Ödemtherapie eine alte 3-Etagen-TVT diagnostiziert wird. Oder eine ähnliche Konstellation ohne OP, bei der sich ein über Wochen nicht zu bessernder »Muskelfaserriss« als alte Mehretagen-TVT darstellt.

Wie soll die Therapieentscheidung in diesen Fällen lauten? Gibt es Regeln und/oder Handlungsdirektiven?

- **Literaturübersicht**

Die deutschen S3-Leitlinien zur TVT greifen das Problem nicht auf (Hach-Wunderle 2010). Die neueste Auflage der ACCP-Guidelines (http://chestjournal.chestpubs.org/content/141/2_suppl/7S.full.html; Guyatt et al. 2012) und auch die ICSI-Guidelines (www.icsi.org/) ebenfalls nicht.

Die Originalliteratur ist spärlich und beschäftigt sich lediglich mit Verzögerungen von Tagen, insbesondere unter dem Gesichtspunkt der ggf. hierdurch erhöhten Risikokonstellation für Komplikationen der TVT.

Elliot et al. (2005) findet unter 808 Fällen mit gesicherten Diagnosen einer TVT eine Diagnoseverzögerung um >1 Woche bei 21 % und >3 Wochen bei 5 %; 80 % der Diagnoseverzögerungen beruhten auf einer verspäteten medizinischen Konsultation (Abb. 9.1).

Ageno et al. (2008) ermittelten unter 1505 Patienten mit TVT in 22,6 % der Fälle eine Verzögerung der Diagnosestellung um mehr als 10 Tage. Die Komplikationsrate war bei diesen Patienten nicht erhöht. Dies trifft auch für die verzögerte Diagnosestellung der Lungenembolie zu.

Castro et al. (2007) fanden unter diesen Umständen weder eine erhöhte Rezidivquote für Lungenembolie noch einen Einfluss auf die Überlebensrate bis zu 3 Monaten nach dem Ereignis.

Prandoni et al. (1997) fanden im Langzeitverlauf nach einer TVT ein hohes Risiko für eine Rezidiv-TVT – bis zu 30 % in den folgenden 8 Jahren – insbesondere bei Patienten ohne transientes Risiko (sog. Spontan-TVT).

Die Frage, ob eine Änderung des konservativen Therapiekonzeptes (Antikoagulation, Kompression, Mobilisation) mit zunehmendem Abstand vom tatsächlichen oder vermuteten Beginn bzw. Entstehen der TVT gerechtfertigt oder sinnvoll ist, wird in der Literatur nicht aufgegriffen.

■ **Therapieentscheidungen**

Die Entscheidungsfindung zur Therapie bei verspäteter Diagnosestellung einer TVT ist schwierig. Bei kurzer Anamnesedauer lässt sich der Beginn des Beschwerdebildes meist noch gut zeitlich eingrenzen, bei längeren Verzögerungen wird es u. U. schwierig. Die tatsächliche Zeitdauer der Diagnoseverzögerung ist insbesondere bei unterstellten sehr langen Verzögerungen (z. B. 3 Monate und mehr) schwer einzuschätzen.

Wie soll also die Entscheidung bei verzögerter Diagnosestellung aussehen?

In den Fällen, wie sie in der o. g. Literatur beschrieben werden, wird man sich i. d. R. für eine konservative Standardtherapie entscheiden. Dabei gelten auch die hierfür gültigen Entscheidungskriterien und Kontraindikationen.

In Fällen mit einer sehr langen Diagnoseverzögerung wird man die jeweiligen individuellen Umstände berücksichtigen müssen. Hier geht es dann im Wesentlichen um die Gewichtung des individuellen Rezidiv- und Blutungsrisikos. In diesen Fällen kann eventuell – insbesondere wenn das Blutungsrisiko als hoch einzuschätzen ist (Alter etc.) – die quantitative Bestimmung der D-Dimere und des Thrombophiliestatus weiterhelfen. In jedem Fall ist, falls erforderlich, eine entstauende Kompressionstherapie und eine Kompressionsstrumpfversorgung vorzunehmen.

9.3 Therapieführung und Therapiedauer

T. Noppeney, H. Nüllen

Die Konzepte zur Therapie sowohl der TVT als auch des postthrombotischen Syndroms (PTS) können – folgt man den Angaben in der neueren Literatur – als weitgehend klar definiert gelten und werden in den evidenzbasierten Leitlinien nachhaltig empfohlen. Die Qualität der Therapie selbst jedoch und damit auch die Wahrscheinlichkeit des Eintreffens des erhofften Erfolges ist natürlich abhängig vom Grad der Umsetzung der Anforderungen. Mangelhafte Compliance bei der Kompressionstherapie und bei der Antikoagulation gefährdet den Erfolg bzw. kann von unangenehmen, ggf. gefährdenden Komplikationen begleitet sein. Die in Abhängigkeit von der Persönlichkeit und der Struktur mehr oder weniger enge Führung des Thrombosepatienten in Zusammenarbeit mit dem Hausarzt ist mitentscheidend für den Ausgang der Behandlung und das Langzeitergebnis.

Bei der **Kompressionstherapie** geht es in der Nachsorge einerseits um die Einsicht des Patienten in die Notwendigkeit der Kompressionstherapie und deren Bedeutung für die Entwicklung bzw. Verhinderung des PTS, aber auch um die Frage der hinreichend guten technischen Umsetzung der Kompressionstherapie – gemessen am Ergebnis der Güte der Entstauung bzw. Ödemfreiheit. Häufig geht es aber auch nur um Hilfen und technische Ratschläge bei der praktischen Umsetzung der Kompressionstherapie, insbesondere beim behinderten bzw. leistungseingeschränkten oder älteren Patienten. Trotz der teilweise enttäuschenden Studienergebnisse zur Therapietreue bei der Kompressionsstrumpfversorgung (Nüllen 2010, Partsch 1999, 2011, Weidinger 1989; ▶ Kap. 10.3) zeigt die Erfahrung in der Gefäßsprechstunde:

> Die Compliance ist wesentlich abhängig ist vom Aufklärungsgrad und Verständnis des betroffenen Patienten, aber auch von der Intensität der Nachsorge und der Nachhaltigkeit, mit welcher der Therapeut die Bedeutung der Kompressionstherapie gegenüber dem Patienten vertritt (Nüllen 2010).

Die Dauer der Kompressionstherapie ist nach den Ergebnissen der neueren Untersuchungen zum PTS je nach Ausdehnung und Schwere der TVT sowie dem beruflichen und persönlichen Umfeld des Patienten eher langfristig bis dauerhaft anzuempfehlen. Im Langzeitverlauf spielen in der Führung und Beratung die Fragen nach der Strumpflänge (AD oder AG), die Kompressionsklasse und Materialfragen eine größere Rolle als zu Beginn unter dem Eindruck des akuten Krankheitsbildes. Darüber hinaus stellen sich in dieser Phase häufiger praktische Fragen zum Verhalten in speziellen Situationen (heiße Jahreszeit, Reisen, Urlaub, festliche Anlässe etc.).

Bei der Therapieführung unter dem Gesichtspunkt der **Antikoagulation** liegt der Blick zum einen auf der Therapietreue – d. h. dem Grad, mit dem über die Zeit der therapeutische Bereich eingehalten wird – und zum anderen auf Komplikationen der Langzeitantikoagulation. In der Gefäßsprechstunde sind immer wieder Verlaufsdokumentationen mit stark schwankender Gerinnungsaktivität in beide Richtungen zu beobachten, aber auch Fälle, in welchen der Patient sich bezüglich seiner Gerinnungsparameter nie oder selten im therapeutischen Bereich befunden hat.

Die Intensität der Therapieführung richtet sich natürlich nach der Persönlichkeit und der Einsichtsfähigkeit des Patienten, aber auch nach den Präferenzen der zuweisenden Hausärzten sowie auch nach strukturellen Gegebenheiten wie beruflichen Verpflichtungen des Patienten, Wohnort, Verkehrsanbindung etc..

In der Anfangsphase der Therapie bevorzugen wir eine strenge und zeitlich enge Führung unter der Zuständigkeit einer spezialisierten Gefäßpraxis. Nach Einstellung der Antikoagulation und der Kompressionsversorgung unter Kontrolle und nach Feststellung einer ausreichenden Therapiedisziplin und Wirksamkeit der angeordneten Maßnahmen geben wir den Patienten in die hausärztliche Versorgung ab.

Die Organisation der Versorgungsintensität und der Zuständigkeiten ist natürlich abhängig von den örtlichen Gegebenheiten.

> In jedem Fall muss jedoch sichergestellt sein, dass eine lückenlose und sachgerechte Versorgung gewährleistet ist.

Nicht zu unrecht ist in der neueren Gesetzgebung ebenso wie in der neuen Qualitätsnorm für die medizinische Dienstleistung (DIN EN 15244:2012) die Kontinuität der Versorgung als ein herausragendes Qualitätsmerkmal definiert.

9.4 Nachsorge

H. Nüllen, T. Noppeney

Unter Nachsorge versteht man die planmäßige Untersuchung und Führung eines Patienten nach einer stattgehabten oder permanent fortdauernden, ggf. chronischen Erkrankung bzw. bei zu erwartenden Spätschäden oder vorhandenen Defektheilungen nach einer Erkrankung oder Trauma.

Ziel der Nachsorge ist dabei u. a.:
- Rezidive und Komplikationen frühzeitig zu erkennen,
- Folgeschäden zu vermeiden bzw. zu mildern,
- notwendige Dauerbehandlungen zu steuern,
- den Patienten in Bezug auf die Alltagsprobleme infolge der Erkrankung zu führen und zu unterstützen.

Die Frage nach der Notwendigkeit von Nachsorgemaßnahmen ist in der Onkologie, Diabetologie etc. belegt und evidenzbasiert. Die Evidenz der Nachsorge nach VTE und beim PTS ist in der Literatur nicht ausdrücklich belegt. Die Literaturrecherche unter »Nachsorge/TVT/PTS« ergibt keinen einzigen Treffer. Die relevanten Leitlinien nehmen zur Nachsorge nicht Stellung.

Kahn et al. (2008) kommen in ihrer Studie zu dem Schluss, dass bei der hohen Inzidenz des PTS nach einer schweren (»severe«), insbesondere proximalen TVT die Notwendigkeit einer besseren Prävention und Therapie des PTS nachdrücklich zu fordern sei. Was über die Forderung nach Kompression und ggf. Antikoagulation hinaus darunter im Einzelnen zu verstehen sein soll, bleibt leider unausgesprochen.

> Angesichts der hohen Inzidenz der Rezidivthrombose und des PTS mit den ggf. dadurch bedingten Beeinträchtigungen der Lebensqualität und der Kosten für das Gesundheitssystem kommt der Nachsorge nach TVT und PTS die gleiche Bedeutung zu wie bei anderen belastenden Erkrankungen.

Nach verbreiteter Meinung unter Gefäßmedizinern umfasst ein Nachsorgekonzept nach bzw. bei TVT folgende Komponenten:
- Nach der Therapiephase von 3–6 Monaten soll gemeinsam mit dem Patienten eine Risikoanalyse erstellt und eine Nachsorgekonzept abgesprochen werden im Hinblick auf
  - Änderung der Lebensführung?
  - Notwendigkeit einer Kompressionstherapie?
  - Notwendigkeit einer Langzeitantikoagulation?
- Kontrollen sollten im Abstand von 6 Monaten in den ersten beiden Jahren stattfinden.
- Danach erfolgen die Kontrollen bei benignem Verlauf und guter Compliance im Abstand von 12 Monaten.
- Der Patient wird angewiesen, sich bei akuter Verschlechterung des Zustandes oder unklaren Situationen unmittelbar vorzustellen.

Diese Angaben können mangels konkreter Studien als Empfehlung auf der niedrigsten Evidenzstufe (»Expertenmeinung«) angesehen werden. Entsprechend den lokalen Gegebenheiten und Versorgungsstrukturen können die Abläufe mehr oder weniger variiert werden.

9.5 Bridging

U. Kamphausen

»Bridging«, die Überbrückung einer vorhandenen oralen Antikoagulation durch injizierbare, kurz wirksame Antikoagulanzien (bevorzugt: niedrigmolekulare Heparine), stellt angesichts einer wachsenden Multimorbidität der Patienten eine klinische Herausforderung dar. In der Entscheidungsfindung sind die unterschiedlichen ärztlichen Gepflogenheiten zu berücksichtigen. So sind z. B. alle Studien zur oralen Antikoagulation mit Warfarin erfolgt, welches eine erheblich kürzere Halbwertszeit (1–2 Tage) als das in Europa gebräuchliche Phenprocoumon (3–4 Tage) aufweist.

Infolge der seit 2012 verstärkt in den Markt drängenden direkten oralen Antikoagulanzien (DOAK) ist die Diskussion über das »korrekte« Bridging zusätzlich neu belebt worden; diese Debatte wird uns auch in Zukunft weiter begleiten.

▪ Grundsätzliche Überlegungen

Die Aufforderung, eine orale Antikoagulation zu unterbrechen, kommt häufig vom Patienten selbst: Ein geplanter zahnärztlicher Eingriff wie Extraktion von einem oder mehreren Zähnen, eine Hüft- oder Kniegelenkoperation oder auch ein gynäkologischer Eingriff werfen die Frage auf, ob die Antikoagulation unterbrochen werden kann und wie dabei vorzugehen ist.

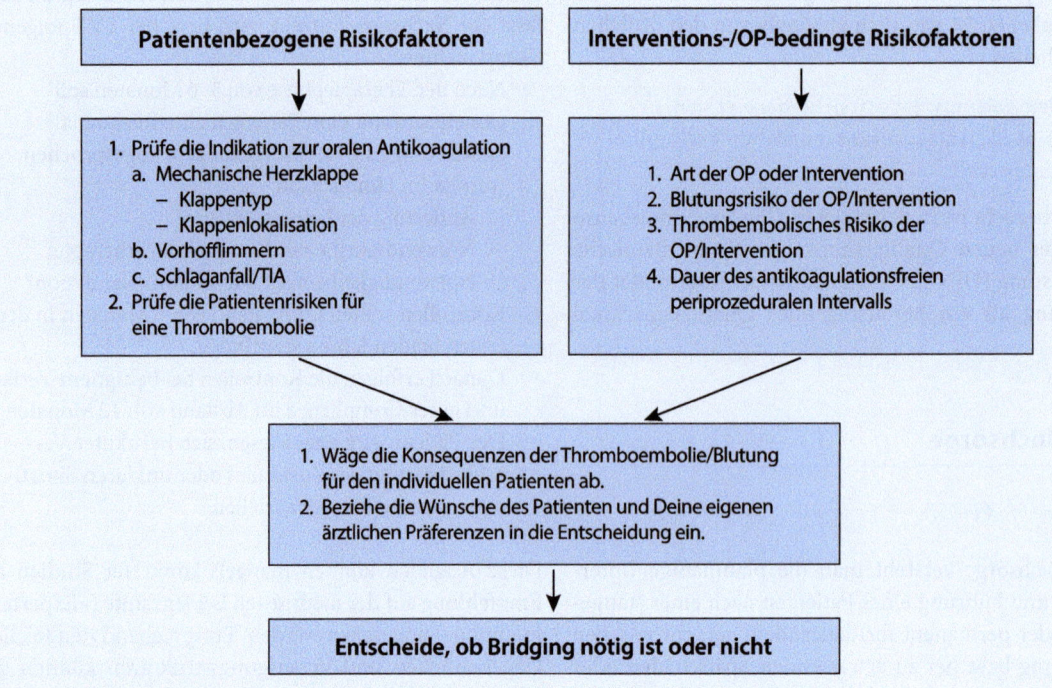

Abb. 9.2 Algorithmus zur Entscheidungsfindung für das Bridging. (Adaptiert nach Jaffer 2009)

Tab. 9.1 Jährliches Schlaganfallrisiko für Patienten mit atrialem Flimmern, berechnet nach dem CHADS$_2$-Score. (Adaptiert nach Jaffer 2009)

CHADS$_2$-Score[a]	Adjustierte Schlaganfallrate (95-%-CI)[b]
0	1,9 (1,2–3,0)
1	2,8 (2,0–3,8)
2	4,0 (3,1–5,1)
3	5,9 (4,6–7,3)
4	8,5 (6,3–11,1)
5	12,5 (8,2–17,5)
6	18,2 (10,5–27,4)

[a] Berücksichtigung der Komorbiditäten: kongestives Herzversagen, Hypertonie, Alter >75 Jahre, Diabetes (jeweils 1 Punkt), Schlaganfall oder TIA (je 2 Punkte).
[b] Erwartete Schlaganfallrate pro 100 Patienten/Jahr.

Die Studienlage zur Häufigkeit postprozeduraler thromboembolischer Erkrankungen und Blutungen ist schlecht (Ausnahme: Schlaganfall, transitorische ischämische Attacken (TIA) und periphere arterielle Embolisation), die Definition, wer, wann und wie gebridgt werden soll, ist trotz zahlreicher Leitlinien offen.

So hat die »Pro- und Kontra-Debatte« zwischen J.D. Douketis (2012) als Anwalt des »Kontra« und A.C. Spyropoulos (2012)mals Anwalt des »Pro« die Diskussion verschärft, aber klarer oder gar eindeutiger ist sie nicht geworden.

Jede Bridging-Aktion sollte daher Anlass sein, die Indikationsstellung zur oralen Antikoagulation im vorliegenden Fall erneut zu überdenken. Nicht selten wird man auf Patienten treffen, deren Antikoagulation gefahrlos abgesetzt werden kann (z.B. Langzeitantikoagulation nach einmaliger TVT ohne Rezidive). Die an den Arzt gestellte Frage wird zu einer Bewertung der individuellen Risiken des einzelnen Patienten führen.

> **Individuelle Risiken des einzelnen Patienten**
> — Ereignisrisiko ohne Antikoagulation (thromboembolische Risiken wie Insult, VTE Rezidiv etc.)
> — Blutungsrisiko durch die orale Antikoagulation
> — Blutungsrisiko des eingeplanten Eingriffs
> — Gesamtrisiko des Patienten

▪▪ Ereignisrisko

Das Risiko für einen Schlaganfall steigt ohne Antikoagulation exponenziell bis auf ca. 20 % pro Jahr an (Jaffer 2009); zur Risikoeinschätzung wurde bis 2011 der CHADS$_2$-Score verwendet (Tab. 9.1, Abb. 9.2).

Patienten mit Herzklappenersatz in mitraler Position sind in der Regel in die Hochrisikogruppe einzustufen, die-

Tab. 9.2 Risikostratifizierung für thromboembolische Ereignisse. (Adaptiert nach ESC AF Guidelines; www.escardio.org/guidelines-surveys/esc-guidelines/GuidelinesDocuments/guidelines-afib-FT.pdf)

CHADS$_2$-Score		CHA$_2$DS$_2$-VASc-Score	
Faktor	Punkte	Faktor	Punkte
CHF	1	CHF oder LVEF ≤40 %	1
Hypertension	1	Hypertension	1
Alter >75 Jahre	1	Alter ≥75 Jahre	2
Diabetes	1	Diabetes	1
Schlaganfall oder TIA	2	Schlaganfall, TIA oder Thromboembolismus	2
		Bestehende Gefäßerkrankungen	1
		Alter 65–74 Jahre	1
		Weibliches Geschlecht	1

CHF »congestive heart failure«, *LVEF* linksventrikuläre Ejektionsfraktion, *TIA* transitorische ischämische Attacke.

Tab. 9.3 Thromboembolische Ereignishäufigkeit im Vergleich alter Score/neuer Score. (Adaptiert nach ESC AF Guidelines, www.escardio.org/guidelines-surveys/esc-guidelines/GuidelinesDocuments/guidelines-afib-FT.pdf)

CHADS$_2$-Score	Patienten (n=1733)	Bereinigte Schlaganfallrate [%/Jahr]	CHA$_2$DS$_2$-VASc-Score	Patienten (n=7329)	Bereinigte Schlaganfallrate [%/Jahr]
0	120	1,9	0	1	0
1	463	2,8	1	422	1,3
2	523	4,0	2	1230	2,2
3	337	5,9	3	1730	3,2
4	220	8,5	4	1718	4,0
5	65	12,5	5	1159	6,7
6	5	18,2	6	679	9,8
			7	294	9,6
			8	82	6,7
			9	14	15,2

jenigen mit aortalem Klappenersatz ohne weitere Risiken eher in die niedrige bis intermediäre Risikogruppe (2 Punkte), bei Hinzutreten einer Anamnese von Apoplex, TIA oder atrialem Flimmern ist die mittlere bis höhere Risikogruppe anzunehmen.

Die »Unschärfe« der Risikobeurteilung zwischen 0 und 2 Punkten hat zur Entwicklung des CHADS$_2$-VASc-Scores geführt (Tab. 9.2). Die Feinauflösung der Risiken im bislang unterbewerteten Niedrigrisikobereich belegt ein deutlich erhöhtes Risiko ab einem Score >1. Unter Beachtung des patientenbezogenen Blutungsrisikos kann somit die Indikation für die orale Antikoagulation eher aggressiver gestellt werden. Die Debatte darüber ist noch im Gange.

Bedingt durch die größere Differenziertheit des neuen Scores (Tab. 9.3) gegenüber dem bisherigen wird die Indikation zur oralen Antikoagulation entsprechend bei Scores um >1 gestellt.

Blutungsrisiko

Jegliche Antikoagulation führt zwangsläufig zu einem Blutungsrisiko. Dieses ist substanzabhängig, Folge von medikamentösen und/oder alltäglichen Lebensumständen (z. B. Essgewohnheiten je nach Saison), interkurrenten Erkrankungen und der Compliance des Patienten).

Scores sind zwar nur für eine relativ überschaubare Patientengruppe validiert, aber mangels anderer Möglich-

Tab. 9.4 HAS-BLED Score. (Adaptiert nach Pisters et al. 2010)

Buchstabe	Klinik	Punkte
H	Hypertonie	1
A	Abnorme Nieren- und Leberfunktion Je 1 Punkt	1 oder 2
S	Schlaganfall	1
B	Blutung	1
L	Labiler INR	1
E	Alter >65 Jahre	1
D	Medikamente und Alkohol Je 1 Punkt	1 oder 2
Maximale Punktzahl		**9**

Renale Dysfunktion: Kreatinin > 2,2 mg/dl, Dialyse, Nierentransplantation.
Leberdysfunktion: Zirrhose, Bilirubin >2-normal, ALAT/ASAT/AP >3-normal.
Labiler INR <60 % im Zielbereich INR 2–3.
Medikamente: NSAR, ASS, Clopidogrel etc.

Tab. 9.5 Blutungsrisiken bei verschiedenen Eingriffen

Kategorie des Blutungsrisikos	Chirurgischer/invasiver Eingriff
Sehr hohes Risiko	Intrakranielle Operation Spinale Operation Aortokoronare Bypassoperation Herzklappenersatz
Hohes Risiko	Große Gefäßoperation Implantation eines Herzschrittmachers Implantation eines internen Defibrillators Prostatektomie Blasentumorresektion Lungenresektion Hüft-/Kniegelenkersatz Intestinale Anastomose Polypektomie Nieren- oder Prostatabiopsie Gebärmutterhalsbiopsie
Mäßiges Risiko	Sonstige intraabdominale Eingriffe Sonstige intrathorakale Eingriffe Sonstige orthopädische Eingriffe Zahn- oder Kieferoperation
Niedriges Risiko	Kataraktextraktion Häufigste Hautoperationen Einzelne Zahnextraktion

keiten außerhalb der ärztlichen Erfahrung generell empfehlenswert. Dies gilt insbesondere für den HAS-BLED Score, mit dem das Risiko einer Blutung bestimmt werden kann (Pisters 2010). Validiert für die Patienten mit Vorhofflimmern (bei 1 Jahr Beobachtung) ist er aufgrund der »Infrastruktur« seines abgeprüften Patientenprofils für eine Übersicht der meisten Patienten geeignet, somit auch für diejenigen, die eine orale Antikoagulation aus anderen Gründen erhalten sollen (Tab. 9.4).

Berücksichtigt werden bei diesem Score insbesondere Abweichungen der Leber- und Nierenwerte, ein unzureichender INR-Verlauf, das Lebensalter sowie der Gebrauch von Medikamenten und Alkohol. Bei einem Score >5 besteht ein Blutungsrisiko von 12,5 %/Jahr, jenseits eines Scores von 5 sind keine Daten verfügbar. Das Blutungsrisiko bei einem HAS-BLED Score von 5 dürfte den Nutzen einer oralen Antikoagulation überwiegen. Hilfreich können seit Kurzem im Internet verfügbare Apps sein, die für Mac- (Iphone, Ipad) und Android-Smartphones zur Verfügung stehen (z. B. CHADBLED, HAS-BLED Score von QxMED und andere). Mit diesen Apps ist eine einfache Risikobewertung »am Krankenbett« möglich.

> Ausdrücklich sei daran erinnert, dass die Überprüfung des Ereignis- und des Blutungsrisikos keine spezielle Aufgabe vor einem geplanten Bridging darstellt, sondern eine essenzielle Notwendigkeit vor jeglicher Indikation zur oralen Antikoagulation ist!

Blutungsrisiko durch die Intervention

Je mehr parenchymatöse bzw. hochvaskularisierte Organe involviert sind, je größere Eingriffe im Zentralnervensystem oder im kardiovaskulären Bereich bevorstehen, umso größer ist das Blutungsrisiko zu bewerten (Ortel 2012). Daher ist bei Patienten mit Mitralklappenersatz das Blutungsrisiko deutlich höher einzuschätzen. Einvernehmlichkeit herrscht in der Einschätzung eines geringen Risikos bei einzelnen Zahnextraktionen, lokalen Hautoperationen oder einer Kataraktoperation (ACCP Guidelines 2012). Leider fehlen valide Zahlen zu den einzelnen Eingriffen. Somit muss im Einzelfall und nach Rücksprache mit dem Interventionalisten/Operateur das patientenindividuelle Blutungsrisiko bewertet werden.

Bei Patienten unter dualer Aggregationshemmung, z. B. nach Drug-eluting-stent-Implantationen, sollte möglichst erst nach 6 Monaten post interventionem erneut interveniert werden, bei Patienten mit Bare Metal Stents sollte dies nach Möglichkeit erst nach 6 Wochen bis 3 Monaten geschehen (ACCP Guidelines 2012).

Die Tab. 9.5 stellt insoweit eine grobe Übersicht über die unterschiedlichen Blutungsrisiken bei verschiedenen Eingriffen dar.

Gesamtrisiko

Das Gesamtrisiko des Patienten setzt sich somit zusammen aus der zusammenschauenden Betrachtung des Ereignisrisikos und der Blutungsrisikos.

> Diese Beurteilung ist immer individuell zu treffen, sie erfordert ein intensives Zusammenwirken von Hausarzt, Patient, und Operateur/Interventionalist.

Ins Kalkül zu ziehen sind darüber hinaus die von Krankenhaus zu Krankenhaus abweichenden Modalitäten hinsichtlich der durchzuführenden Narkoseart, der präoperativen OP-Planung und anderer Besonderheiten, die mit dem Krankenhausarzt im Vorfeld abgeklärt werden sollten.

- **Praktische Durchführung des Bridgings**
- - **Präinterventionelles Vorgehen**

Mit dem Patienten muss zwingend ausführlich über das geplante Bridging gesprochen werden. Es gibt kein einziges für diese Indikation zugelassenes niedrigmolekulares Heparin, daher stellt dessen Einsatz einen »off-label-use« dar.

Anzuraten ist die Verwendung einer schriftlichen Einverständniserklärung, die in das Praxisverwaltungssystem/KIS unterschrieben eingescannt werden kann oder in die Handakte übernommen wird. Nochmals sei ausdrücklich daran erinnert, dass Warfarin mit seiner deutlich kürzeren Halbwertszeit von 1–2 Tagen in allen angelsächsischen Veröffentlichungen und als Regelantikoagulation verwendet wird, während im kontinentaleuropäischen Umfeld Phenprocoumon mit einer entsprechend drastisch verlängerten Halbwertszeit von 3–4 Tagen das bevorzugte Medikament ist! Dies bedingt deutlich längere Abklingzeiten.

Nach Festlegung des ungefähren OP- bzw. Interventionsdatums wird die bisherige orale Antikoagulation abgesetzt. In der Regel sollte man 7–10 Tage Abklingzeit einplanen. Vor allem bei älteren, langjährig antikoagulierten Patienten kann das Erreichen eines genügend abgesenkten INR länger andauern.

> Bevorzugt wird die Überbrückung mit einem niedrigmolekularen Heparin in **therapeutischer Dosis (ACCP Guidelines 2012) ab einem INR >2–1,7** begonnen.

Der Vorteil einer 2-mal täglichen Applikation gegenüber einer 1-mal täglichen Gabe ist nicht belegt. Daher wird die 2-malige Gabe nicht empfohlen, zumal auch an die bessere Compliance bei 1-mal täglicher Selbstinjektion zu denken ist, die für den Patienten einen Komfortzuwachs bedeutet.

Bei der Auswahl des niedermolekularen Heparins ist die Unterschiedlichkeit der Substanzen zu beachten. Kurzkettige Formulierungen führen zu einer raschen renalen Kumulation (Siguret 2000, 2012), ein Argument für die Wahl renal weniger stark kumulierender längerkettiger Substanzen (z. B. Tinzaparin, möglicherweise Certoparin).

24 h präoperativ wird die letzte Injektion gegeben.

Wann mit der Wiederaufnahme der Antikoagulation begonnen werden kann, hängt entscheidend von der Art des Eingriffs und seines Blutungsrisikos ab (siehe dort), vom Verlauf des Eingriffs und vom individuellen Zustand des Patienten. Nach Möglichkeit sollte mit einer Prophylaxedosis am Abend des OP-Tages, spätestens am folgenden Morgen, begonnen werden. Die therapeutische Dosierung des niedermolekularen Heparins kann bei trockenen Drainagen oft am zweiten, spätestens am dritten postoperativen Tag gegeben werden.

Der Übergang zur oralen Antikoagulation ist abhängig von der postoperativen stationären Verweildauer. Da diese stetig kürzer wird, ergeben sich hieraus Probleme in der sicheren Aufsättigung der oralen Antikoagulation.

Ratsam ist daher die Zusammenarbeit z. B. mit dem vorbehandelnden Arzt, der die bisherige Antikoagulation kontrolliert hat.

> Oft ist es zweckmäßig, die orale Antikoagulation des Patienten im ambulanten Setting dem stationären Wiederbeginn vorzuziehen.

- - **(Duale) Plättchenhemmung**

Patienten mit höherem kardiovaskulärem Risiko unter ASS-Therapie sollten die Medikation perioperativ fortsetzen, also nicht absetzen. Patienten ohne ein derartiges Risiko können ASS 7–10 Tage präoperativ absetzen.

Bei dualer Plättchenhemmung wird 5 Tage präoperativ zur Unterbrechung der Clopidogrel/Prasugrel-Therapie geraten unter Fortsetzung der ASS-Gabe (ACCP Guidelines 2012). Patienten mit Bare Metal Stents (BMS) sollten 6 Wochen (bis 3 Monate) post interventionem und Patienten mit Drug Eluting Stents (DES) 6 Monate post interventionem nicht operiert werden.

In Notfallsituationen wird im Einzelfall zu entscheiden sein, in welchem Umfang nicht nur die duale Plättchenhemmung beibehalten, sondern zusätzlich niedrigmolekulares oder unfraktioniertes Heparin zugegeben werden muss.

- - **Direkte orale Antikoagulanzien (DOAK)**

Die neuen oralen Antikoagulanzien Dabigatran, Rivaroxaban, Apixaban und Edoxaban unterscheiden sich pharmakologisch (direkter Thrombininhibitor Dabigatran vs. direkte Faktor-Xa-Inhibitoren Rivaroxaban, Apixaban und Edoxaban). Zu berücksichtigen sind die Unterschiede der Eliminationswege (renal, fäkal) und die je nach Patientensituation unterschiedlichen Halbwertszeiten (Tab. 9.6 u. Tab. 9.7).

Die ausführliche Darstellung der Substanzen einschließlich des aktuellen Zulassungsstatus sowie der beantragten und in Bearbeitung befindlichen Indikationen sprengt den Rahmen dieses Beitrags, auf die einschlägige Literatur wird daher verwiesen (Dempfle 2012).

Bei niedrigem Patientengesamtrisiko (s. oben) können die Substanzen 24 h vor dem OP-Termin abgesetzt und am

◘ **Tab. 9.6** Halbwertszeit von Dabigatran bei unterschiedlicher renaler Clearance. (Adaptiert nach FI 010964-D851-Pradaxa, Boehringer Ingelheim

Renale Clearance	Halbwertszeit Dabigatran [h]
Normale Clearance	13,4
>50 bis <80 ml/min	15,3
>30 bis <50 ml/min	18,4
<30 ml/min	27,2

◘ **Tab. 9.7** Halbwertszeit von Rivaroxaban bei unterschiedlicher renaler Clearance. (Adaptiert nach FI 013452-E779 Xarelto, Bayer Pharma AG)

Renale Clearance	Halbwertszeit Rivaroxaban [h]
Normale Clearance	9,0
Bis 30 ml/min	14,0

Abend des OP-Tages erneut gegeben werden. Unter Dabigatran stehende Patienten mit eingeschränkter Nierenfunktion sollten die Medikation 2 Tage präoperativ beenden. Patienten, die Rivaroxaban einnehmen und eine mäßig eingeschränkte Nierenfunktion haben (<50 ml bis >30 ml), sollten bei insgesamt hohem Patientengesamtrisiko auch eher 2 Tage präoperativ die Substanzeinnahme unterbrechen.

Postoperativ hängt die Wiederaufnahme der DOAK-Therapie von der Art des operativen Eingriffs und der postoperativen Beurteilung des Operateurs ab. Hilfreich ist die Überlegung, so lange verminderte DOAK-Dosen postoperativ einzusetzen, bis das höhere postoperative Blutungsrisiko einigermaßen zuverlässig beherrscht ist.

Da aufgrund der unzureichenden Erfahrungen weltweit eine zuverlässige Beurteilung der neuen Substanzen nicht möglich ist, bedarf das perioperative Gerinnungsmanagement einer individualisierten und interdisziplinären Vorgehensweise.

Zusammenfassung

»To bridge or not to bridge, that is here the question ...« möchte man mit Hamlet angesichts der vielfältigen Probleme des Verfahrens ausrufen. Daher ist die Entscheidung zur oralen Antikoagulation **grundsätzlich** und bei jedem Patienten neu zu bedenken und unter Berücksichtigung des Patientengesamtrisikos zu fällen.

Ist der Einsatz der oralen Antikoagulation unumstößlich, folgt daraus ein individualisiertes Bridging-Verfahren. Die interdisziplinäre Zusammenarbeit zwischen Hausarzt, Operateur/Interventionalist und Patient stellt eine »conditio sine qua non« für ein erfolgreiches und nebenwirkungsarmes Bridging dar. Die Beobachtung der Literatur und die Kenntnis der Weiterentwicklung neuer Substanzen und ihrer Besonderheiten sind eine weitere Voraussetzung für eine sichere antikoagulatorische Therapie.

Literatur

Zu 9.1

Breddin HK (2005) Tiefe Beinvenenthrombose: Pathogenese, Diagnostik und Therapie. Phlebologie 34: 5–14

Diehm C, Stammler F, Amendt K (1997) Tiefe Venenthrombose. Diagnostik und Therapie. Dt Ärztebl. 94: 235-245

Guyatt GH, Akl EA, Crowther M, Gutterman DD, Schuünemann HJ for the American College of Chest Physicians Antithrombotic Therapy and Prevention of Thrombosis Panel (2012) Executive Summary: Antithrombotic Therapy and Prevention of Thrombosis, 9thed: American College of Chest Physicians Evidence-Based Clinical Practice Guidelines. Chest 141: 7S-47S

Hach-Wunderle V, Blättler W, Gerlach H, Konstantinides St., Noppeney T, Pillny M, Riess H, Schellong S, Stiegler H, Wildberger JE (2010) Diagnostik und Therapie der Venenthrombose und der Lungenembolie. Interdisziplinäre S2 Leitlinie. VASA (Suppl): S78/2010

Hull RD, Pineo GF (1999) Medical treatment of acute deep vein thrombosis and pulmonary embolism. In: Gloviczki P, et al. (eds) Handbook of venous disorders, 3rd ed. Hodder Arnold, London

Kearon C, Akl EA, Comerota AJ, et al. (2012) Antithrombotic therapy for VTE disease: antithrombotic therapy and prevention of thrombosis, 9th ed: American College of Chest Physicians evidence-based clinical practice guide lines. Chest 141 (Suppl): e419S–e494S

Zu 9.2

Ageno W, Agnelli, Imberti, Moia M, Palareti G, Pistelli R, Rossi R, Verso M for the MASTER Investigators (2008) Factors associated with the timing of diagnosis of venous thromboembolism: Results from the MASTER registry. Thromb Res 121: 751–756

Elliott CG, Goldhaber SZ, Jensen RL (2005) Delays in diagnosis of deep vein thrombosis and pulmonary embolism. Chest 128: 3372–3376

Guyatt GH, Akl EA, Crowther M, Gutterman DD, Schuünemann HJ for the American College of Chest Physicians Antithrombotic Therapy and Prevention of Thrombosis Panel (2012) Executive Summary: Antithrombotic Therapy and Prevention of Thrombosis, 9thed: American College of Chest Physicians Evidence-Based Clinical Practice Guidelines. Chest 141: 7S-47S

Hach-Wunderle V, Blättler W, Gerlach H, Konstantinides St., Noppeney T, Pillny M, Riess H, Schellong S, Stiegler H, Wildberger JE (2010) Diagnostik und Therapie der Venenthrombose und der Lungenembolie. Interdisziplinäre S2 Leitlinie. VASA (Suppl): S78/2010

Mostbeck A, Partsch H, Köhn H, König B (1980) Lungenembolie bei Bein- Beckenvenenthrombose: Ergebnisse einer prospektiven Studie. Diagnostik, Häufigkeit, nuklearmedizinisches und klinisches Erscheinungsbild. Wien Klin Wochenschr 92: 464–471

Zu 9.3

Nüllen H, Noppeney T (2010) Kompressionstherapie. In: Noppeney, Nüllen (Hrsg) Varikose. Springer, Heidelberg, S 230ff

Nüllen H, Noppeney T (2011) Kompressionstherapie – Theoretische Grundlagen. Phlebologie 40: 3–8

Partsch H, Rabe E, Stemmer R (1999) Kompressionstherapie der Extremitäten. Editions Phlebologiques Francaises, Paris

Weidinger P (1989) Kompressionsstrumpf – Hilfe oder Trauma – Patientenstatistik. In: Denk, van Dongen (Hrsg) Therapie der Venenerkrankungen. TM Verlag, Hameln, S 131–134

Zu 9.4

Kahn SR, Shrier I, Julian, JA, Ducruet T, Arsenault L, Miron MJ, Roussin R, Desmarais S, Joyal F, Kassis J, Solymoss S, Desjardins L, Lamping DL, Johri M, Ginsberg JS (2008) MDDeterminants and Time Course of the Postthrombotic Syndrome after Acute Deep Venous Thrombosis. Ann Intern Med 149: 698–707

Zu 9.5

Dempfle CE (2012) Pharmakologie der neuen oralen Antikoagulantien. Herz 37: 362–369

Douketis JD (2012) Contra: »Bridging anticoagulation is needed during warfarin interruption when patients require elective surgery«. Thromb Haemostas 108: 210–212

Douketis JD, Spyropoulos AC, Spencer FA, Mayr M, Jaffer AK, Eckman MH, Dunn AS, Kunz R (2012) Perioperative Management of Antithrombotic therapy: antithrombotic Therapy and Prevention of Thrombosis, 9th ed. American College of Chest Physicians Evidence-Based Clinical Practice Guidelines. Chest 141, (2 Suppl): e326S–350S

ESC-AF-Guidelines, www.escardio.org/guidelines-surveys/escguidelines/GuidelinesDocuments/guidelines-afib-FT.pdf

Fachinformation Dabigatran (Pradaxa®) FI 010964-D851-Pradaxa. Boehringer Ingelheim

Fachinformation Rivaroxaban (Xarelto®) : FI 013452-E779 Xarelto. Bayer Pharma AG

Jaffer AK (2009) Perioperative management of warfarin and antiplatelet therapy. Cleveland Clin J Med 76 (Suppl 4): S37–544

Ortel TL (2012) Perioperative management of patients on chronic antithrombotic therapy. Blood 120: 4699–4705

Pisters R, Lane DA, Nieuwlaat R, de Vos CB, Crijns HJ, Lip GY (2010) A novel user-friendly score (HAS-BLED) to assess one-year risk of major bleeding in atrial fibrillation patients: the Euro Heart Survey. Chest 138: 1093–1100

Siguret V, Pautas E, Février M, Wipff C, Durand-Gasselin B, Laurent M, Andreux JP, d´Urso M, Gaussem P (2000) Elderly patients treated with tinzaparin (Innohep) administered once daily (175 anti-Xa IU/kg): anti-Xa and anti-IIa activities over 10 days. Thromb Haemost 84: 800–804

Siguret V, Gouin-Thibault I, Pautas E, Leizorovicz A (2011) No accumulation of the peak anti-.Xa activity of tinzaparin in elderly patients with moderate-to-severe renal impairment: the IRIS substudy. J Thromb Haemost 9: 1966–1972

Spyropoulos AC (2012) Pro: »Bridging anticoagulation is needed during warfarin interruption in patients who require elective surgery«. Thromb Haemost 108: 213–216

Nichtoperative Therapie

W. Blättler, F. Amsler, H. Gerlach, H. Nüllen, T. Noppeney, C. Nüllen,
J. Harenberg, T. W. Goecke, M. W. Beckmann, H. Lawall

10.1 Konservative Therapie der tiefen Beinvenenthrombose – 244
10.1.1 Ambulatorische Therapie der TVT – 244
10.1.2 Ambulante konservative Therapie der TVT – 247
10.1.3 Stationäre konservative Therapie der TVT – 247

10.2 Antikoagulation – 248
10.2.1 Sofortmaßnahmen – 248
10.2.2 Langzeittherapie mit klassischen Präparaten – 250
10.2.3 Langzeittherapie mit direkten oralen Antikoagulanzien (DOAK) – 251
10.2.4 Dauer der Antikoagulation – 256
10.2.5 Maßnahmen nach Ende der Antikoagulationsphase – 257
10.2.6 Antikoagulation im Alter – 260
10.2.7 Antikoagulation in der Schwangerschaft – 265

10.3 Kompressionstherapie – 271
10.3.1 Grundlagen – 271
10.3.2 Kompressionsverband – 273
10.3.3 Kompressionsstrumpf – 274

10.4 Thrombolyse – 275
10.4.1 Thrombolytische Therapie bei tiefer Venenthrombose – 275
10.4.2 Kathetergestützte Thrombolyse bei tiefer Beinvenenthrombose – 276
10.4.3 Zusammenfassung – 278

Literatur – 279

10.1 Konservative Therapie der tiefen Beinvenenthrombose

H. Nüllen, T. Noppeney

Unter konservativer Therapie soll hier die Therapieform verstanden werden, die auf jede Art der aktiven invasiv manipulativen oder aktiv systemisch oder lokal lytischen Verminderung der Thrombusmenge bzw. Thrombusausdehnung verzichtet.

Nach einer Blüte der invasiven Therapie der TVT in den 70er und 80er Jahre des vergangenen Jahrhunderts hat die konservative Therapie in den letzten 20 Jahren unter dem Einfluss der damals z. T. enttäuschenden Ergebnisse der invasiven Verfahren an Bedeutung gewonnen und ist zum zahlenmäßig dominierenden Therapiekonzept geworden.

Die Elemente der konservativen Therapie sind: **AKM**, d.h.
- Antikoagulation,
- Kompression,
- Mobilisation.

10.1.1 Ambulatorische Therapie der TVT

W. Blättler, F. Amsler, H. Gerlach

Entscheidend für den unmittelbaren Therapieerfolg der akuten TVT – also die Verhinderung einer Progression sowie die Vermeidung von Lungenembolien und eines postthrombotischen Syndroms – ist die sofortige Einleitung und konsequente Durchführung einer wirkungsvollen Antikoagulation. Die Antikoagulation mit Heparin und Vitamin-K-Antagonisten hat keine Wirkung auf Beschwerden und Ödem und keinen spezifischen Einfluss auf den Abbau der bestehenden Thrombose. Die klinischen Aspekte sind Gegenstand der adjuvanten Therapie (Hach-Wunderle 2010, Kearon 2008). Sie bestimmen die Wahl der palliativen physikalischen Maßnahmen: Schonung oder ambulatorische Behandlung.

Deszendierende Thrombosen verursachen einen das ganze Bein betreffenden Berstungsschmerz und eine starke Schwellung. Diese Symptome und ein oft reduzierter Allgemeinzustand veranlassen den Patienten, zu ruhen. Therapeutisch zielführende Maßnahmen sind einige Tage gelockerte Bettruhe mit Hochlagerung des Beines und Anwendung kalter Umschläge.

Die **aszendierende Thrombose** beginnt typischerweise mit einem mitunter heftigen Wadenschmerz, welcher den Patienten zwar zum Hinken zwingt, aber kaum Bettruhe erfordert. Nosologisch entspricht die Wadensymptomatik einem Kompartmentsyndrom (◘ Abb. 10.1), welches sich meist früher manifestiert als das Ödem. Diese Situation erscheint geeignet für die Durchführung einer ambulatorischen Therapie. Empfohlen wird ein forciertes Gehen mit einer Kompression des Unterschenkels durch einen medizinischen Kompressionsstrumpf oder einen fixen Verband, welcher durch eine Fachperson mit Kurzzugbinden angelegt wird. Die ambulatorische Behandlung mit Kompression hat den Vorteil, dass die beim Gehen auftretenden Beschwerden um einige Stunden früher abklingen als bei immobilisierender Behandlung (Blättler 1997, Partsch 2000). Die wiederhergestellte Mobilität begünstigt die primär ambulante Behandlung (Blättler 2000 u. 2005).

> Weder die Kompressionstherapie (KT) noch das Gehen beinhaltet die Gefahr von neuen oder zusätzlichen Lungenembolien oder anderen Komplikationen (Aschwanden 2001).

Beide Maßnahmen können unter Berücksichtigung der klinischen Situation bei distalen und proximalen Thrombosen angewandt werden. Der morphologische Aspekt der Thrombose und das eventuelle Vorhandensein asymptomatischer Lungenembolien spielen keine Rolle.

Zurzeit sind einige Punkte zum Nutzen der ambulatorischen Therapie der TVT nicht vollständig geklärt, was eine klare und eindeutige Empfehlung schwierig macht. Die relativen Anteile des Gehens und der Kompression – gemessen am günstigen subjektiven Effekt der ambulatorischen Behandlung – wurden erst kürzlich getrennt untersucht. Die Daten zeigten, dass mit einem Placebostrumpf behandelte Patienten mit akuter proximaler TVT gleich viel gingen wie Patienten, welche mit einem Kompressionsstrumpf behandelt wurden und dass die Schmerzminderung durch die Kompression nur gerade den ersten Tag betraf (Blättler 2011). Aus drei ähnlich konzipierten Studien zusammengetragene Daten zeigen das gleiche Bild (◘ Abb. 10.2). Die durch einen dosierten Druck auf die Wade provozierbaren Schmerzen (Lowenberg-Test) werden nachhaltiger reduziert, wenn eine Kompressionstherapie durchgeführt wird (◘ Abb. 10.2). Der Unterschied zwischen spontanem und provoziertem Schmerz erscheint verständlich. Der Kompartmentdruck reduziert sich schnell (Keo 2011, Seem 1990), was sich im Verschwinden des spontanen Schmerzes äußert. Der nachhaltigere Effekt auf den provozierbaren Schmerz könnte dadurch erklärt werden, dass die Kompressionstherapie der schmerzhaften Entzündung in der Wade aktiv entgegenwirkt.

Ebenfalls nicht definitiv geklärt sind die Modalitäten und der Zeitpunkt des Beginns der Kompressionstherapie einerseits und ihr Wirkungsmechanismus – insbesondere ihr Effekt auf den Abbau der Thrombose – andererseits. Die Kompressionsstrümpfe (23–32 mmHg) erwiesen sich gleichwertig wie perfekt angelegte fixe Verbände vom Typ Fischer (Partsch 2000). Der Beginn der Kompressionsthe-

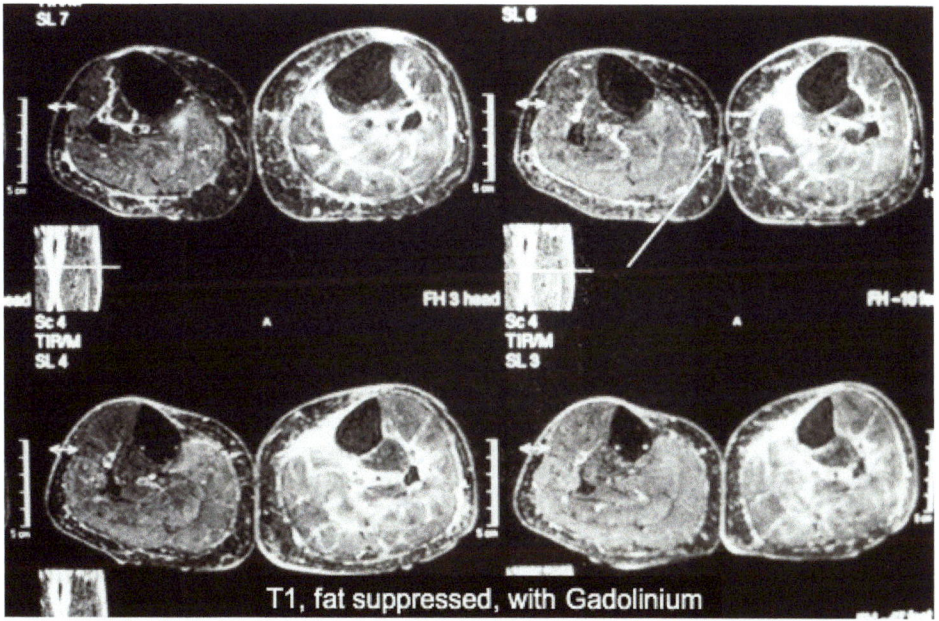

Abb. 10.1 MR-Tomogramme durch beide Waden einer Patientin mit akuter proximaler TVT links, aufgenommen am Tag der Diagnosestellung vor und nach Gabe von Kontrastmittel

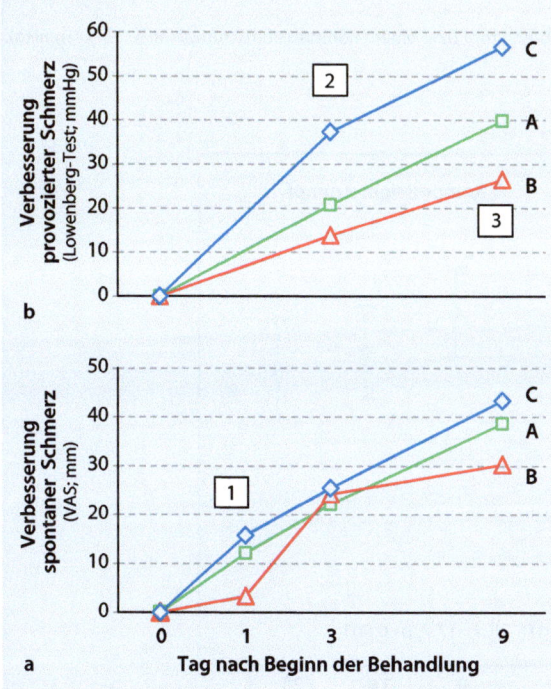

Abb. 10.2 Verlauf der spontan geäußerten Schmerzen (VAS, **a**) und des durch Druck auf die Wade auslösbaren Schmerzes (Lowenberg-Test, **b**) von Patienten mit akuter proximaler TVT. Die Patienten wurden unterschiedlich behandelt: *Gruppe A:* 9 Tage Bettruhe ohne Kompression, *Gruppe B:* Gehen ohne Kompression, *Gruppe C:* Gehen mit Kompressionsstrumpf 23–32 mmHg. Statistische Signifikanzen: *1* C>B: p=0,021; *2* C>B: p=0,048; *3* C>B: p=0,044. (Aggregierte Daten aus kontrollierten Studien mit ähnlichen Protokollen, Blättler 1997 u. 2000, Partsch 2000)

rapie erfolgte in den Studien zur Verhinderung des postthrombotischen Syndroms erst nach einigen Tagen bis 3 Wochen der Schonung. Es wurden sowohl flachgestrickte Maßstrümpfe mit einem Andruck am Knöchel von 30–40 mmHg verwendet als auch rundgestrickte Serienstrümpfe mit einem Andruck von 25–35 mmHg (Brandjes 1997, Prandoni 2004). In einer unlängst vorgestellten Studie wurden in einer ersten Phase der Behandlung Strümpfe mit einem Andruck von 14–17 mmHg verwendet (Roberts 2011).

Die Ursache der zu Beginn vorhandenen Schmerzen liegt mutmaßlich in einer erheblichen Druckerhöhung im Kompartment der Wadenmuskulatur (◘ Abb. 10.1) (Keo 2011). Der durch Analyse von MR-Bildern ermittelte Kompartmentdruck betrug zum Zeitpunkt der Diagnosestellung im Mittel 24 mmHg (Bereich: 2–52 mmHg). Das Tragen eines Kompressionsstrumpfes (23–32 mmHg) reduzierte die Beschwerden zunächst stärker als ein Placebostrumpf, doch war dieser Unterschied schon nach 3 Tagen verschwunden. Mit beiden – Placebostrumpf und Kompressionsstrumpf – waren die Beschwerden nach 14 Tagen um 70 % reduziert (Blättler 2011), dies im Einklang mit dem Verlauf des Kompartmentdruckes, welcher nach 12 Tagen um ein Drittel abgenommen hatte. Die Abnahme des Ödems erfolgte mit Placebostrumpf und Kompressionsstrumpf gleich schnell (◘ Abb. 10.3).

Der Abbau der mittels Ultraschall verfolgten poplitealen und femoralen Thrombose wurde durch die Kompression nicht, wie erwartet, gefördert, sondern gehemmt (◘ Abb. 10.4). Dieser überraschende Befund kann zurzeit

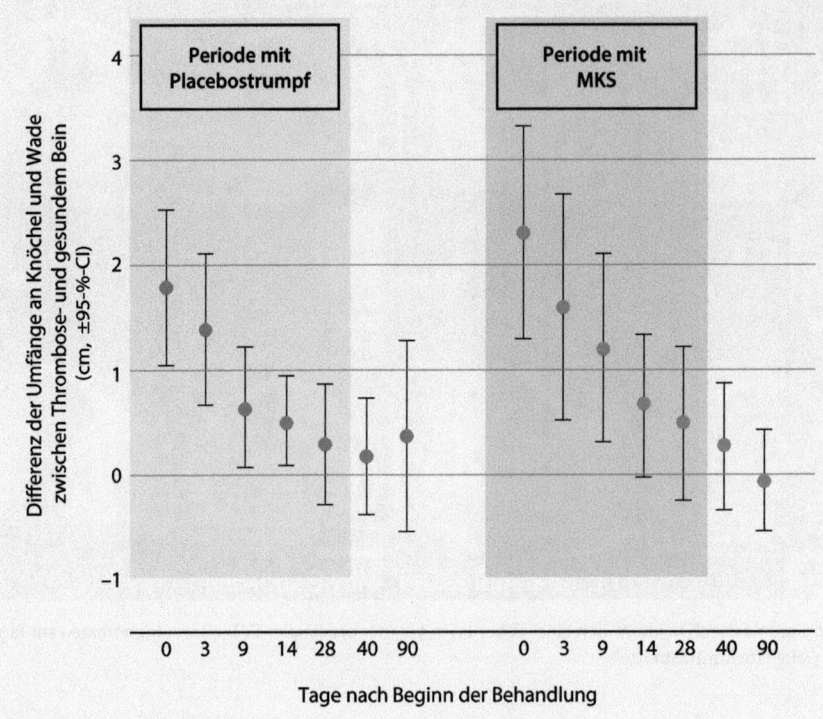

Abb. 10.3 Verlauf der Beinschwellung bei Behandlung mit einem Placebostrumpf bzw. einem Kompressionsstrumpf (*MKS*; 23–32 mmHg). (Blätter 2011)

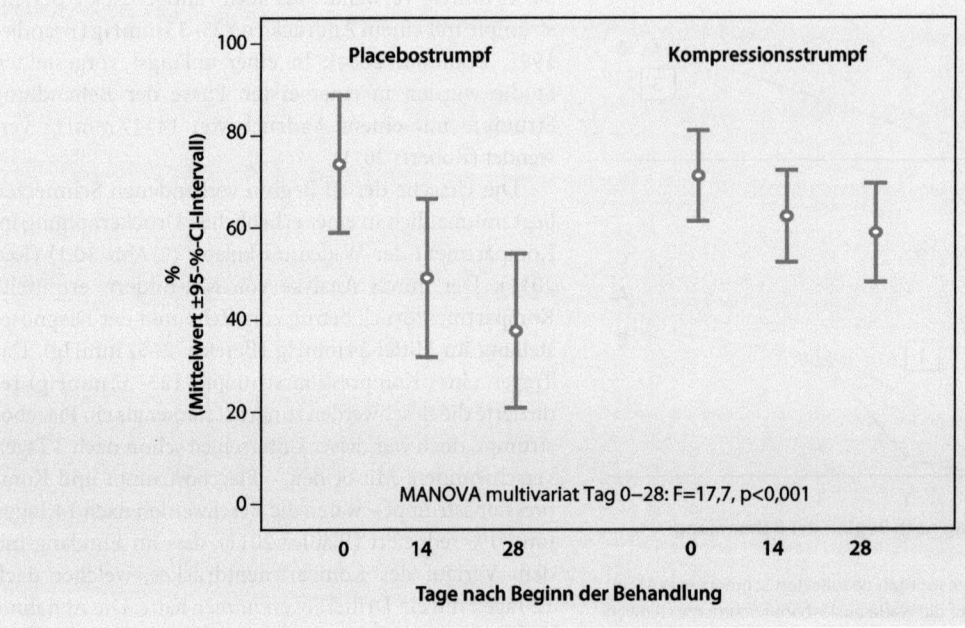

Abb. 10.4 Verlauf des Thromboseanteils auf Ultraschallquerschnitten der Vv. femoralis und poplitea. (Blättler 2011)

nur spekulativ erklärt werden. Untersuchungen an Tiermodellen und Patienten zeigten, dass die Thrombose mit einer lokalen, die Wand der thrombosierten Vene betreffenden Hyperämie und einer auch systemisch nachweisbaren Entzündung einhergeht (Diaz 2011, Froehlicher 1997, Henke 2009, Partovi 2011, Roumen-Klappe 2011). Diese durch das Myokin IL-6 vermittelte Entzündung führt innerhalb weniger Tage zu einer Fibrose der Venenwand, d. h. zu dem Zustand, welcher das postthrombotische Syndrom charakterisiert. Es ist denkbar, dass die früh eingeleitete Kompression zwar zur Stabilisierung der Thromben beiträgt und das entzündlich bedingte Kompartmentsyndrom reduziert, den Abbau der Thromben aber beeinträchtigt (Blättler 2011), was wiederum ein Risiko für die Entstehung des postthrombotischen Syndroms darstellen könnte (Piovella 2002, Prandoni 2005).

Die ambulatorische Behandlung der akuten Thrombose führt zu einer kurzfristig stärkeren Reduktion der Beschwerden, wenn gleichzeitig eine Kompressionstherapie durchgeführt wird.

> Aufgrund der oben beschriebenen Befunde wird jedoch empfohlen, die Kompressionstherapie nicht sofort zu beginnen, sondern damit zu warten, bis die entzündlich bedingten Beschwerden gebessert sind, so wie dies in den Studien zur Prävention des postthrombotischen Syndroms auch durchgeführt wurde.

10.1.2 Ambulante konservative Therapie der TVT

H. Nüllen, T. Noppeney

Unter ambulanter Therapie versteht man die Therapie, die unter ausschließlich häuslicher Versorgung ohne Verbleib in einer stationären Einrichtung gelenkt wird.

Die entscheidenden Kriterien bei der Überlegung der Möglichkeit einer ambulanten Therapie der TVT sind die Fragen nach der Notwendigkeit einer Immobilisation bzw. der Pflegebedürftigkeit des Patienten in der akuten Phase der TVT sowie die Frage der gesicherten häuslichen Versorgung bzw. der Selbstversorgungsfähigkeit des Patienten.

Heinrich Fischer (1910) entwickelte unter dem Eindruck der hohen Zahl an tödlichen Lungenembolien unter der damals üblichen strengen Bettruhe (und fehlender Möglichkeit zur Antikoagulation) sein Werk »*Eine neue Therapie der Phlebitis*«, wobei die Therapie aus Kompression und selektiver Mobilisation bestand. Fischer schrieb, dass

» in nicht zu ferner Zeit die bei Thrombose und Embolie strengstens vorgeschriebene, vieltägige absolute Ruhe als grober Kunstfehler verurteilt werde …

und an anderer Stelle:

» Er [der Patient] darf nicht länger liegen als bis der Verband liegt und kann nicht nur, er muss sofort nach Anlegen desselben, sogar viel gehen. (Zit. n. Sigg 1962)

Fischer hat sich in seiner Vorhersage heftig getäuscht, denn propagiert wurde die vollständige Immobilisation (mit Ausnahme bei der isolierten Unterschenkelvenenthrombose) noch in den weit verbreiteten angiologischen Lehrbüchern von Heberer et al. im Jahr 1974 und von Alexander et al. in 1993. Auch heute noch werden vielfach routinemäßig stationäre Versorgungen veranlasst unter der Vorstellung der Notwendigkeit einer Immobilisation wegen der Gefahr der Lungenembolie in der akuten Phase der TVT.

Wie von verschiedenen Autoren (Aschwanden 2001, Partsch 2000, 2001, 2002, Schraibman 2001) betont, gilt jedoch:

> Die Frühmobilisation immobilisierter Patienten und die frühzeitige Überführung in eine ambulante Versorgung sowie die Beibehaltung der Mobilisation bei mobilen Patienten zum Zeitpunkt der Diagnosestellung unter gleichzeitiger Kompression und Antikoagulation erhöht weder die Gefahr der Progression noch die der Lungenembolie.

Wenn man anerkennt, dass der Patient mit einer frischen TVT wenn immer möglich mobilisiert werden soll, so sagt dies noch nichts über den Versorgungsstatus bzw. über die Notwendigkeit einer Krankenhausbehandlung aus. Die logische Konsequenz der meist fehlenden Notwendigkeit einer invasiven Therapie bzw. einer Immobilisation führt zum Konzept der **ambulanten Therapie der TVT**. Wenngleich die Empfehlungen zur ambulanten Therapie seit Mitte der 1980er Jahre existieren, hat erst die wesentliche Vereinfachung der akuten Antikoagulation beim Einsatz von NMH dem Konzept zum endgültigen Durchbruch verholfen.

Das American College of Chest Physicians Evidence-Based Clinical Practice Guidelines empfiehlt (»recommend«) bei Patienten mit einer akuten TVT die ambulante Therapie, sofern die Verhältnisse in Bezug auf den klinischen Zustand und die zugrundeliegenden Lebensumstände dies erlauben (Evidenzgrad 1B) (Guyatt et al. 2012).

10.1.3 Stationäre konservative Therapie der TVT

H. Nüllen, T. Noppeney

Unter stationärer Therapie versteht man die Therapie, die unter Verbleib in einer stationären Einrichtung begonnen und gelenkt wird. Der Verbleib über Nacht nach Vollzug eines formellen Aufnahmeverfahrens und damit Generierung eines DRG gilt als stationäre Versorgung.

Von 4011 Patienten aus dem spanischen RIETE-Register wurden 90,5 % stationär behandelt, von den wiederum 63 % mit absoluter Bettruhe belegt wurden (Arcelus et al. 2003). Auch in Deutschland ist die stationäre Behandlung einschließlich Immobilisation noch weit verbreitet.

Die Entscheidung für eine stationäre Versorgung bei konservativ zu behandelnder TVT muss sich am Einzelfall orientieren. In Deutschland hat jeder gesetzlich Krankenversicherte Anspruch auf eine stationäre Versorgung im Krankenhaus (§ 39, SGB V), wenn das Behandlungsziel unter ambulanter Behandlung einschließlich häuslicher Krankenpflege nicht erreicht werden kann.

> Eine stationäre Versorgung ist u. a. indiziert bzw. notwendig bei
> - TVT, die unter stationären Bedingungen aufgetreten ist, wenn das Ursprungsleiden eine weitere Behandlung erfordert,
> - klinisch relevanter Lungenembolie bzw. Verdacht darauf,
> - erheblicher, ambulant nicht zu beherrschender Schmerzhaftigkeit, die eine ambulante Mobilisation unmöglich macht (Spannungsschmerz, periphlebitischer Schmerz, Claudicatio venoseum),
> - fehlende häusliche Versorgung, alleinstehend (relatives Kriterium),
> - fehlender Selbstversorgungsfähigkeit und nicht gesicherter häuslicher Versorgung,
> - schwerem Krankheitsbild mit Pflege- und/oder Überwachungsbedürftigkeit (ggf. auch wg. Begleiterkrankungen),
> - fehlender oder unzureichender Compliance.

Fällt die Entscheidung für eine stationäre Versorgung, so bleibt bei fehlenden Mobilisierungshindernissen die Forderung einer möglichst zeitgleichen Mobilisierung bestehen.

10.2 Antikoagulation

C. Nüllen, H. Nüllen

Ziel der Akuttherapie bei thrombotischen Ereignissen ist es, das appositionelle Thromboswachstum zu limitieren und eine Embolisierung zu verhindern. Durch die Gerinnungshemmung und die daraus resultierende Verminderung der Thrombusprogression kann das körpereigene Fibrinolysesystem greifen und ggf. eine Rekanalisation der betroffenen Venenabschnitte bewirken.

10.2.1 Sofortmaßnahmen

Mit einer effektiven Antikoagulation muss umgehend nach Diagnosesicherung begonnen werden. Gleiches gilt für Situationen, in denen die Diagnose auch nach Einsatz aller diagnostischer Möglichkeiten unklar bleibt und eine bestehende frische Thrombose nicht ausgeschlossen werden kann. Bei Patienten mit einer hohen klinischen Wahrscheinlichkeit (▶ Kap. 4.4.8), bei denen eine definitive Abklärung aufgrund der gegebenen Strukturen oder der zur Verfügung stehenden diagnostischen Mittel nicht sofort möglich ist, muss ebenfalls vor Vervollständigung der diagnostischen Tests eine Antikoagulation eingleitet werden (Hach-Wunderle et al. 2010, Kearon et al. 2008).

Nach Maßgabe der aktuellen Leitlinien sollte die parenterale Akuttherapie mit Heparin für 5–7 Tage beibehalten werden. Überlappend sollte, bei fehlenden Kontraindikationen, neben der Heparintherapie frühestmöglich, d. h. ab dem 1. Tag, eine orale Antikoagulation (OAK) eingeleitet werden. Die parenterale Heparinmedikation kann beendet werden, wenn der INR-Wert (International Normalized Ratio) für 24 h im therapeutischen Bereiche (>2) liegt (Hach-Wunderle et al. 2010, Kearon et al. 2008).

> Bei sofortiger Einleitung einer oralen Antikoagulation ohne überlappende Heparinisierung steigt das Risiko für eine Thrombusprogression oder Embolisierung sowie für Rezidive auf das 3-fache an (Brandjes et al. 1992).

Geeignete Medikamente zur Akutbehandlung müssen einen schnellen Wirkeintritt garantieren. Derzeit stehen zur Antikoagulation bei TVT unfraktionierte Heparine (UFH) und niedermolekulare Heparine (NMH) für die parenterale Verabreichung zur Verfügung. Bei Kontraindikationen gegen Heparin bestehen mehrere Alternativen, die eingesetzt werden können, wie das Pentasaccharid Fondaparinux, die Heparinoide Lepuridin und Danaparoid sowie Argatroban als direkter Thrombininhibitor. Neuerdings ist Rivaroxaban, eine direkter, oral applizierbarer Faktor-Xa-Inhibitor, zur Behandlung der akuten TVT zugelassen (Bauersachs et al. 2010).

Unfraktioniertes Heparin

Unfraktioniertes Heparin (UFH) verstärkt als Kofaktor von Antithrombin die Inhibition von Faktor Xa und Thrombin, wobei fibringebundenes Thrombin schlecht erreicht werden kann. Aufgrund der hohen Eiweißbindung ist der antikoagulatorische Effekt von unfraktioniertem Heparin variabel und erfordert ein regelmäßiges Monitoring durch Bestimmung der aktivierten partiellen Thromboplastinzeit (aPTT) und eine entsprechende Dosisanpassung.

UFH war über Jahrzehnte die Standardtherapie zur Akutbehandlung der venösen Thromboembolie. Heute ist es weitgehend durch NMH (s. unten) abgelöst.

Bei Patienten mit einer **Niereninsuffizienz** und bei Patienten mit geplanten **invasiven therapeutischen Eingriffen** oder akut **erhöhtem Blutungsrisiko** wird wegen der besseren Steuerbarkeit, der kürzeren Halbwertszeit und der besseren Antagonisierbarkeit die Gabe von UFH noch empfohlen.

Einige Studien konnten zeigen, dass die subkutane Gabe von UFH – verglichen mit der kontinuierlichen intravenösen Applikation – eine tendenziell höher Rezidiv- und Progressionsrate aufweist. Der Unterschied ist nicht signifikant und kann durch eine initiale intravenöse Bolusgabe vermindert werden (Vardi et al. 2009).

In den ACCP-Guidelines (American College of Chest Physicians) werden 3 Applikationsformen als gleichwertig angesehen.
1. Initial soll bei Erwachsenen immer ein Bolus von 5000 IE i. v. verabreicht werden, gefolgt von einer systemischen, kontinuierlichen intravenösen Applikation von 1250 IE/h oder alternativ 80 IE/kg als Bolus, gefolgt von 18 IE/kg/h (Tab. 10.1).
    In beiden Fällen ist eine Kontrolle der aPTT zur Dosissteuerung notwendig. Der Zielwert ist eine Verlängerung der aPTT auf das 1,5- bis 2,5-fache der Norm.
2. Eine aPTT-gesteuerte subkutane Applikation ist ebenfalls möglich. Nach einem initialen Bolus von 5000 IE i. v. werden 17.500 IE 2-mal täglich verabreicht. Eine PTT-Kontrolle 6 h nach Injektion zur Dosisanpassung wird empfohlen.
    Sollte aus irgendwelchen Gründen eine Dosiskontrolle nicht möglich sein, empfehlen die ACCP-Guidelines eine gewichtsadaptierte Gabe von 333 IE/kg als Anfangsdosis, gefolgt von 250 IE/kg 2-mal täglich subkutan oder alternativ in 3 Einzeldosen.
3. Unüblich, aber ebenfalls möglich, ist die kontinuierliche Infusion einer fixen gewichtsadaptierten Dosis.

Bei längerer Anwendung ist eine Kontrolle der Thrombozytenzahl ab dem 5. Tag bis zum Ablauf der 2. Woche notwendig, da in dieser Zeit die Gefahr für die Entwicklung eines Heparin-induzierten Thrombozytopenie Typ II (HIT II) am größten ist.

Niedermolekulare Heparine

Niedermolekulare Heparine (NMH) sind Heparinabkömmlinge mit geringerer Molekülgröße als UFH; auch sie inhibieren Faktor Xa, nicht aber Thrombin.

NMH haben den Vorteil einer längeren Wirkdauer und einer vorhersagbaren Wirkung, die Laborkontrollen überflüssig macht und keine Dosisanpassung erfordert. Aus diesem Grund sind sie gemäß den aktuellen deutschen interdisziplinären S2-Leitlinien von 8/2010 Mittel der ersten Wahl für die Akutbehandlung der venösen Thromboembolie. Da sie einfach und sicher zu verabreichen sind, eignen sie sich hier auch für die ambulante Therapie. Die unterschiedlichen zugelassenen NMHs sind als äquipotent anzusehen (van Dongen et al. 2011).

In der Cochrane-Analyse von 2011, in der UFH mit NMH in der initialen Therapie verglichen wurden, zeigte sich eine statistisch signifikante Überlegenheit von NMH gegenüber UFH. NMHs reduzierten sowohl die Rezidivrate in der initialen Therapie (1,7 % vs. 2,4 %) und im Follow-up (3,6 % vs. 5,2 % nach 3 Monaten und darüber hinaus) als auch die Raten relevanter Blutungskomplikationen (1,1 % vs. 1,9 %). Auch die Mortalitätsrate ist bei der Anwendung von NMHs signifikant niedriger (4,4 % vs. 5,8 %) (Erkens u. Prins 2011).

Die Applikation erfolgt je nach Präparat 1- bis 2-mal täglich subkutan in fixer oder gewichtsadaptierter Dosierung (Tab. 10.2).

Die Cochrane-Analyse ergab bezüglich der in den eingeschlossenen Studien verwendeten NMHs (Enoxaparin 1 mg/kg 2×/Tag vs. 1,5 mg/kg 1×/Tag, Tinzaparin 150 IU/kg 1×/Tag vs. 75 IU/kg 2×/Tag, Dalteparin 100 IU/kg 2×/Tag vs. 200 IU/kg 1×/Tag, Nadroparin 20.500 IU/ml 1×/Tag vs. 10.250 IU/ml 2×/Tag) keine signifikanten Unterschiede in der Rezidivrate, der Thrombusprogression, der Blutungsrate oder der Mortalität bei 1-mal täglicher vs. 2-mal täglicher Gabe (van Dongen et al. 2011).

> **Die Entwicklung einer HIT II ist bei NMHs im Gegensatz zu unfraktioniertem Heparin geringer, eine Kontrolle der Thrombozytenzahl zwischen dem 5. und 14. Tag ist aber auch hier obligat.**

Bei Zweifel an der ausreichenden Effektivität der Gerinnungshemmung ist in Einzelfällen eine Überprüfung der Gerinnungssituation mittels Bestimmung der Anti-Faktor-Xa-Aktivität möglich.

Tab. 10.1 Dosierungsanleitung für UFH

Verabreichungsform	Anfangsdosis	Folgedosis
Standard i. v.	5.000 IE i. v. als Bolus	1.250 IE/h (30.000 IE/Tag) i. v. Anpassung nach aPTT
Gewichtsadaptiert i. v.	80 IE/kg i. v. als Bolus	18 IE/kg/h i. v. Anpassung nach aPTT
Standard s. c.	5.000 IE i. v. als Bolus	17.500 IE 2×/Tag s. c. Anpassung nach aPTT
Gewichtsadaptiert s. c.	333 IE/kg s. c.	250 IE/kg 2×/Tag s. c. Keine Anpassung

◼ **Tab. 10.2** NMH-Präparate mit Zulassung zur Therapie der TVT und Dosierempfehlung. (Unter Verwendung von Angaben aus Hach-Wunderle et al. 2010 und Alban 2010)

Wirkstoff	Präparat (Beispiele)	Dosierung (s.c.)	Verabreichung
Certoparin	Mono-Embolex 8000 IE	8000 IE	2×/Tag
Dalteparin	Fragmin	100 IE/kgKG	2×/Tag
	Fragmin	200 IE/kgKG	1×/Tag
Enoxaparin	Clexane	1,0 mg/kgKG	2×/Tag
Nadroparin	Fraxiparin	0,1 ml/10 kgKG	2×/Tag
	Fraxodi	0,1 ml/10 kgKG	1×/Tag
Reviparin	Clivarin	0,5/0,6/0,9 ml je nach KG	2×/Tag
	Clivarodi	0,6 ml bei KG >60 kg	1×/Tag
Tinzaparin	Innohep	175 IE/kgKG	1×/Tag

Bei **alten Patienten** und solche mit einer chronischen **Niereninsuffizienz** wird die Gefahr der Akkumulation mit Anstieg der Anti-Faktor-Xa-Aktivität und konsekutiver Blutungsneigung unterstellt. In den meisten Studien wurden Patienten mit schwerer Niereninsuffizienz ausgeschlossen. So konnte für Nadroparin eine solche Akkumulationstendenz anhand eines signifikanten Anstiegs der Anti-Faktor-Xa-Aktivität nachgewiesen werden (Mismetti et al. 1998), wohingegen dies z. B. beim Präparat Tinzaparin nicht der Fall war (Siguret et al. 2000, 2011). Ein Zusammenhang mit der Molekülgröße des NMH und der dadurch beeinflussten Rate der nierengebundenen Elimination wird diskutiert (Hirsh et al. 2008, Siguret et al. 2011). Bei Enoxaparin wird eine Dosisreduktion auf 50 % empfohlen. Im Einzelfall muss ggf. die notwendige Überwachungsstrategie in Bezug auf Wirksamkeit und Akkumulationstendenz überprüft werden.

Andere Substanzen

Bei Kontraindikationen gegen Heparin, wie z. B. bei HIT II, stehen als Alternativen das Pentasaccharid Fondaparinux, weiterhin Danaparoid, ein Heparinoidgemisch, das Polypeptid Lepirudin oder auch das Nichtpeptid Argatroban zur Verfügung. Neuerdings ist auch Rivaroxaban, eine direkter, oral applizierbarer Faktor-Xa-Inhibitor zur Behandlung der akuten TVT zugelassen (Bauersachs et al. 2010).

Fondaparinux (z. B. Arixtra) ist ein Pentasaccharid, welches seine Wirkung nur durch Inhibition von Faktor Xa entfaltet. Die Effektivität und das Blutungsrisiko sind mit NMHs vergleichbar (Büller et al. 2004). Fondaparinux steht je nach Körpergewicht in 3 unterschiedlichen Dosierungen zur Therapie der venösen Thromboembolie zur Verfügung und wird einmal täglich subkutan verabreicht (Hach-Wunderle et al. 2010, Kearon et al. 2008). Die Entstehung eines HIT II ist sehr unwahrscheinlich, daher wird eine routinemäßige Thrombozytenkontrolle nicht empfohlen (Hach-Wunderle et al. 2010). Bei einer glomerulären Filtrationsrate (GFR) von <30 ml/min ist Fondaparinux kontraindiziert.

Danaparoid (z. B. Orgaran) wirkt über eine Faktor-Xa-Hemmung und besitzt eine lange Halbwertszeit. Seine Bedeutung liegt im Management von HIT-Patienten (Hirsh et al. 2008).

Lepirudin (z. B. Refludan) und Argatroban (z. B. Argatra) hemmen Thrombin und können so aPTT-gesteuert angewandt werden. Darüber hinaus beeinflussen sie die INR und die Thrombinzeit. Lepirudin wird renal eliminiert, Argatroban hepatisch.

Die Dosierung von Lepirudin bei HIT-Patienten wird mit 0,15 mg/kg/h, mit oder ohne Bolus angegeben. Die Dosis muss bei niereninsuffizienten Patienten mit einer Kreatinin-Clearence <60 ml/min angepasst werden. Argatroban wird kontinuierlich mit einer Infusionsrate von 2 µg/kg/min appliziert (Hirsh et al. 2008).

10.2.2 Langzeittherapie mit klassischen Präparaten

C. Nüllen, H. Nüllen

Die Langzeittherapie dient der Konsolidierung des Thrombus (in den ersten 3 Monaten der Therapie) und der Rekanalisation der Gefäße. Sie minimiert die Häufigkeit von Rezidiven (nach den ersten 3 Monaten der Therapie) (Kearon et al. 2008). Unter laufender oraler Antikoagulation liegt die Rezidivrate bei ca. 1 % im Jahr (East et al. 2010). Der Nutzen der oralen Antikoagulation, gemessen an der Reduktion des Rezidvrisikos, muss das Risiko für eine schwere Blutungskomplikation übertreffen. Die Nutzenbewertung ist von Patient zu Patient verschieden und kann sich im Verlauf der Therapie ändern, sodass regelmäßig eine Neuevaluation vorgenommen werden sollte.

Die zurzeit zugelassenen Medikamente für die Langzeittherapie und Sekundärprophylaxe sind Vitamin-K-Antagonisten (VKA) und niedermolekulare Heparine (NMH) und neuerdings auch der Faktor-Xa-Inhibitor Rivaroxaban. In Zukunft werden weitere direkte orale Antikoagulanzien, wie der direkte Thrombininhibitor Dabigatran und der Faktor-Xa-Inhibitor Apixaban, hinzukommen.

Medikamente für die Sekudärprophylaxe müssen einfach zu handhaben sein und ambulant verabreicht werden können. Eine gute Steuerbarkeit und eine vorhersagbare Wirkung sind wünschenswert.

Vitamin-K-Antagonisten

Aktuell wird in den deutschen Leitlinien als Medikament der ersten Wahl für die orale Antikoagulation noch die Therapie mit einem Vitamin-K-Antagonisten angegeben (Hach-Wunderle et al. 2010).

Vitamin-K-Antagonisten hemmen die Synthese der Vitamin-K-abhängigen Gerinnungsfaktoren (II, VII, IX, X und Protein C und S) in der Leber.

In Deutschland findet überwiegend Phenprocoumon (z. B. Marcumar) Verwendung, welches sich durch eine lange Halbwertszeit auszeichnet. Darüber hinaus sind Vitamin-K-Antagonisten mit kurzer (Acenocoumarol) und intermediärer Halbwertszeit (Warfarin, Fluindione) auf dem Markt.

Vorteile der Vitamin-K-Antagonisten sind die jahrzehntelange Erfahrung (seit 1954) in der Anwendung und die niedrigen Kosten sowie die Antagonisierbarkeit mit Vitamin K oder die Möglichkeit der notfallmäßigen Substitution mit dem Prothrombinkonzentrat PPSB. Nachteil dieser Substanzen ist die große interindividuelle Variabilität in der Wirksamkeit sowie die häufigen Interaktionen mit sonstigen Medikamenten und Nahrungsmitteln. Dies führt in der Konsequenz zu einer schwierigen Steuerbarkeit und der Notwendigkeit eines regelmäßigen Monitorings. Weitere Nachteile sind der verzögerte Wirkeintritt, die lange Halbwertszeit und die geringe therapeutische Breite.

Die Therapie wird möglichst frühzeitig, überlappend zur oben beschriebenen Akutmedikation, eingeleitet. Ziel ist ein therapeutischer INR-Wert (International Normalized Ratio) zwischen 2 und 3. Wenn ein stabiler INR-Wert >2 für mindestens 24 h erreicht ist, kann die parenterale initiale Therapie z. B. mit NMH beendet werden (Hach-Wunderle et al. 2010).

Die Aufsättigung sollte moderat erfolgen, da initial eine paradoxe Hyperkoagulabilität durch eine Protein-C- und -S-Defizienz auftreten kann, weil diese Proteine im Vergleich zu den plasmatischen Gerinnungsfaktoren eine niedrigere Halbwertszeit besitzen (Bounameaux et al. 2008).

Ein Monitoring erfolgt über den INR-Wert; der therapeutische Bereich liegt zwischen 2 und 3. Darunter ist eine effektive Gerinnungshemmung nicht gewährleistet, darüber übersteigt das Blutungsrisiko den therapeutischen Nutzen.

Zur Verbesserung der Therapietreue ist bei Langzeitantikoagulation eine Patientenselbstmessung möglich. Studien konnten jedoch einen Vorteil der Patientenselbstkontrolle im Vergleich mit der Überwachung in einem spezialisierten Zentrum bezüglich des Outcomes nicht beweisen (Matchar et al. 2010).

NMH

Bei erhöhtem Blutungsrisiko kann alternativ zu Vitamin-K-Antagonisten auch ein niedermolekulares Heparin eingesetzt werden. Die NMHs sind besser steuerbar und haben eine kürzere Halbwertszeit. Insbesondere bei Malignompatienten sollten sie bevorzugt eingesetzt werden (Hach-Wunderle et al. 2010). NMHs haben den Vorteil, dass sie ohne Dosisanpassung mit guter Vorhersagbarkeit wirken. Ihr Nachteil ist die parenterale Applikation. Wie zuvor beschrieben, können NMHs in fixer oder gewichtsadaptierter Dosis 1- oder 2-mal täglich subkutan appliziert werden.

> Als Ergebnis einer Cochrane-Analyse zeigt sich, dass NMHs in der Sekundärprophylaxe venöser Thromboembolien mindestens ebenso effektiv sind wie Vitamin-K-Antagonisten – bei jedoch signifikant vermindertem Blutungsrisiko (van der Heijden et al. 2002).

10.2.3 Langzeittherapie mit direkten oralen Antikoagulanzien (DOAK)

J. Harenberg

Unfraktioniertes Heparin (UFH) sowie niedermolekulare Heparine (NMH) in fixer oder körpergewichtsadjustierter Dosierung und Fondaparinux sowie anschließend eine überlappende Therapie mit Vitamin-K-Antagonisten: Dieses Therapieregime hat bei der Therapie und Rezidivprophylaxe der akuten tiefen Beinvenenthrombose und Lungenembolie seinen festen Stellenwert. Wegen vielfältiger Einschränkungen der Behandlung mit Vitamin-K-Antagonisten besitzen diese Behandlungsschemata jedoch relevante Einschränkungen.

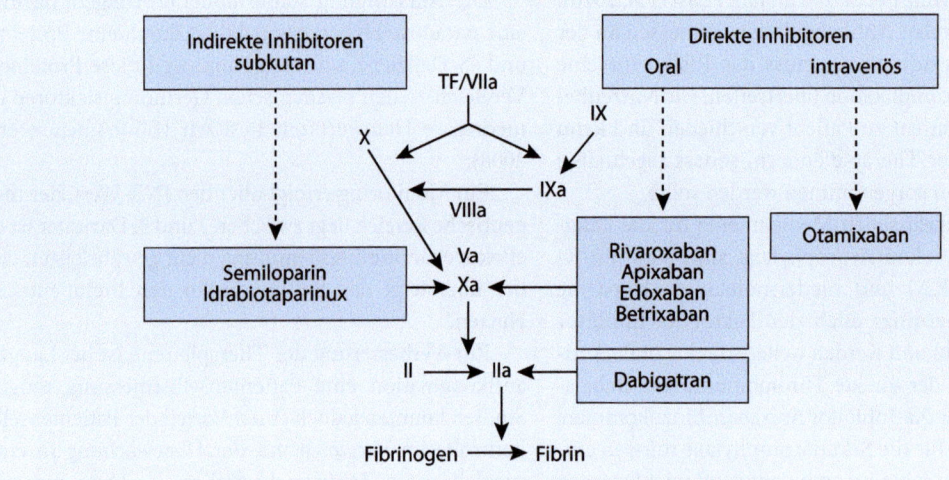

Abb. 10.5 Überblick zu den neuen Antikoagulanzien und den Angriffspunkten im Gerinnungssystem

Unfraktioniertes Heparin wird anhand der aktivierten partiellen Thromboplastinzeit (aPTT) in einen therapeutischen Bereich mit einer Verlängerung der aPTT auf das 1,5- bis 3-fache des Ausgangswertes eingestellt. Die Heparin-induzierte-Thrombozytopenie mit einem Abfall der Thrombozytenzahl (HIT Typ I) oder mit gleichzeitiger Entwicklung einer arteriellen oder venösen thrombotischen Komplikation (HIT Typ II) stellt die schwerste Nebenwirkung einer Heparinbehandlung dar. Osteoporose, Haarausfall, reversibler Anstieg der Leberenzyme und lokale allergische Reaktionen treten gelegentlich auf.

Niedermolekulare Heparine weisen als relevante Nebenwirkungen die Entwicklung einer HIT Typ I oder Typ II auf, deren Rate jedoch um den Faktor 5–10 niedriger liegt als für unfraktionierte Heparine. Weitere relevante Nebenwirkungen sind lokale Unverträglichkeitsreaktionen mit Erythem und Juckreiz oder subkutane Knötchen. Eine Osteoporose und ein reversibler Anstieg der Leberenzyme treten ebenfalls um den Faktor 3–10 seltener auf als bei unfraktioniertem Heparin. Bei eingeschränkter Nierenfunktion kann es zu einer Kumulation einzelner niedermolekularer Heparine kommen.

Kumarine sind Vitamin-K-Antagonisten und weisen vielfältige Einschränkungen in der Verabreichung auf. Wichtigste Substanzen sind Phenprocoumon und Warfarin. Die Wirkung setzt erst nach einigen Tagen ein, da Kumarine die Vitamin-K-abhängigen Enzyme in der Leber für die Synthese der Gerinnungsfaktoren II, VII, IX und X sowie Protein C und Protein S inhibieren. Folgende Faktoren beeinflussen die Stabilität der gerinnungshemmenden Wirkung der Vitamin-K-Antagonisten: Interaktionen mit anderen Medikamenten (z. B. Phenylbutazol, Amidarone), Wechselwirkung mit Vitamin-K-haltigen Speisen, Antibiotika (durch Verminderung der Vitamin-K-Synthese der Darmbakterien), genetische Varianten des Cytochrom-P450-2C9-Systems und des Enzyms der Vitamin-K-Epoxidreduktase.

Nur etwa 50–60 % der INR-Werte der Patienten befinden sich in dem therapeutischen Bereich von 2–3. Diese Instabilität der INR-Werte kann sowohl zu thrombotischen wie auch zu hämorrhagischen Komplikationen führen.

Zunehmendes Alter und Sturzneigung führen bei vielen Patienten zu einer Nichtverordnung der Vitamin-K-Antagonisten (»underuse«). Diese Patienten erhalten daher häufig Aspirin, obwohl dessen Wirksamkeit z. B. bei Patienten mit chronischem Vorhofflimmern nicht nachgewiesen ist.

Schwierigkeiten und Einschränkungen mit der Therapie von Heparinen, niedermolekularen Heparinen und Vitamin-K-Antagonisten (VKA) führten zur Entwicklung neuer synthetischer oraler Antikoagulanzien. Dabei handelt es sich um kleinmolekulare Substanzen, die spezifisch den Gerinnungsfaktor Xa oder den Gerinnungsfaktor Thrombin hemmen. Einen Überblick über die Substanzen und deren Wirkorte gibt ◘ Abb. 10.5.

Die erwarteten Vorteile, welche die Entwicklung der Substanzklasse vorangetrieben haben und von denen einige in klinisch-pharmakologischen Untersuchungen belegt werden konnten, sowie die möglichen Einschränkungen für die direkten oralen direkten Antikoagulanzien sind in ◘ Tab. 10.3 zusammengefasst.

Rivaroxaban, Apixaban, Edoxaban und Betrixaban sind direkte orale Faktor-Xa-Hemmer, Dabigatran ist ein spezifischer Thrombinhemmer. In Hinblick auf die pharmakologischen Daten weisen die DOAKs einige Unterschiede auf (◘ Tab. 10.4). Die Substanzen müssen daher individuell entwickelt werden.

Klinische Studien mit DOAKs

In Untersuchungen zur Dosisfindung erwies sich **Rivaroxaban** mit 1×20 mg täglich für 3 Monate als eine optimale

Tab. 10.3 Erwartete Vorteile der direkten oralen Antikoagulanzien

Vorteile	Nachteile/Einschränkungen
Fixe Dosierung	Kein Antidot
Kein Monitoring der Gerinnungswerte	Bisher keine Standardisierung von Gerinnungswerten
Seltene Wechselwirkungen mit anderen Medikamenten	Beeinflussung durch Einschränkungen der Nieren- oder Leberfunktion
Keine Wechselwirkungen mit Speisen	Hohe Therapiekosten
Sofortiger Wirkungseintritt	
Schneller Wirkungsabklang	
Keine Bridging-Therapie	

Tab. 10.4 Pharmakologische Daten einiger DOAKs

	Dabigatran (z. B. Pradaxa)	Rivaroxaban (z. B. Xarelto)	Apixaban (z. B. Eliquis)	Edoxaban (DU-176b)
Molekularmasse [g/mol]	628	436	460	548
Proteinbindung [%]	34–35	92–95	ca. 87	?
Bioverfügbarkeit [%]	6,5	80–100	>50	45–50
Reduktion durch PPI	30 %	Nein	Nein	Unwahrscheinlich
t_{max} [h]	1–2	2–4	3–4	1–2
Endhalbwertszeit [h]	14–17	7–11	10–14	9–11
Metabolismus	ca. 20 %	ca. 66 % (Leber)	?	?
CYP450-abhängig	Nein	ca. 32 % CYP3A4, CYP2J2	CYP3A4	
Ausscheidung Urin	ca. 85 % (aktiv)	ca. 66 % (ca. 33 % aktiv)	ca. 25 % (ca. 22 % aktiv)	ca. 35 % (ca. 24 % aktiv)
Ausscheidung Stuhl	ca. 6 %	ca. 33 %	ca. 56 %	ca. 62 %

PPI Protonenpumpenhemmer.

Therapie. Relevante Nebenwirkungen waren unter der Behandlung nicht aufgetreten.

In einer großen klinischen Studie wurde die Wirksamkeit von Rivaroxaban im Vergleich zu Warfarin nach akuter tiefer Beinvenenthrombose geprüft (EINSTEIN Investigators 2010). Die Patienten erhielten entweder Rivaroxaban 2×15 mg täglich für 2 Wochen, gefolgt von 1×20 mg täglich oral für 3, 6 oder 12 Monate im Vergleich zu körpergewichtadjustiertem subkutanem Enoxaparin mit überlappender Behandlung durch Vitamin-K-Antagonisten (Warfarin oder Acenocoumarol). Die Behandlung mit den oralen Antikoagulanzien wurde auf eine INR von 2,0–3,0 eingestellt. Die Medikation war nicht verblindet.

Die Ergebnisse zeigen, dass unter Rivaroxaban gleich viele thromboembolische Rezidive über 12 Monate (2,1 %) wie unter der Behandlung mit Vitamin-K-Antagonisten (3,0 %) auftraten. Schwere und klinisch relevante Blutungen traten bei 8,1 % der Patienten in beiden Behandlungsgruppen auf. Die Inzidenz thromboembolischer Ereignisse über den Behandlungszeitraum von maximal 12 Monaten ist in Abb. 10.6 dargestellt.

Nach Beendigung der Rezidivprophylaxe mit Vitamin-K-Antagonisten treten bei bis zu 10 % der Patienten innerhalb eines Jahres thromboembolische Rezidive auf. Mit Vitamin-K-Antagonisten konnte der Vorteil einer verlängerten oralen Antikoagulation nachgewiesen werden. Die verlängerte Rezidivprophylaxe nach akuter venöser Thromboembolie ist jedoch nicht Standard. Es wurde daher überprüft, ob eine um 12 Monate verlängerte Antikoagulation mit 1×20 mg Rivaroxaban einen Benefit für Patienten nach einem thromboembolischen Ereignis bringt. Die Vergleichsgruppe erhielt keine wirksame Antikoagulation (Placebo) in dem doppelblinden Studiendesign. Nach 12 Monaten erlitten 7,1 % der Patienten unter Placebo und 1,3 % der Patienten unter Rivaroxaban ein thromboembolisches Rezidiv im Vergleich zu (Abb. 10.7). Schwere Blutungskomplikationen ereigneten sich bei 0,7 % der Patienten unter Rivaroxaban und bei keinem Patienten unter Placebo (nicht signifikant).

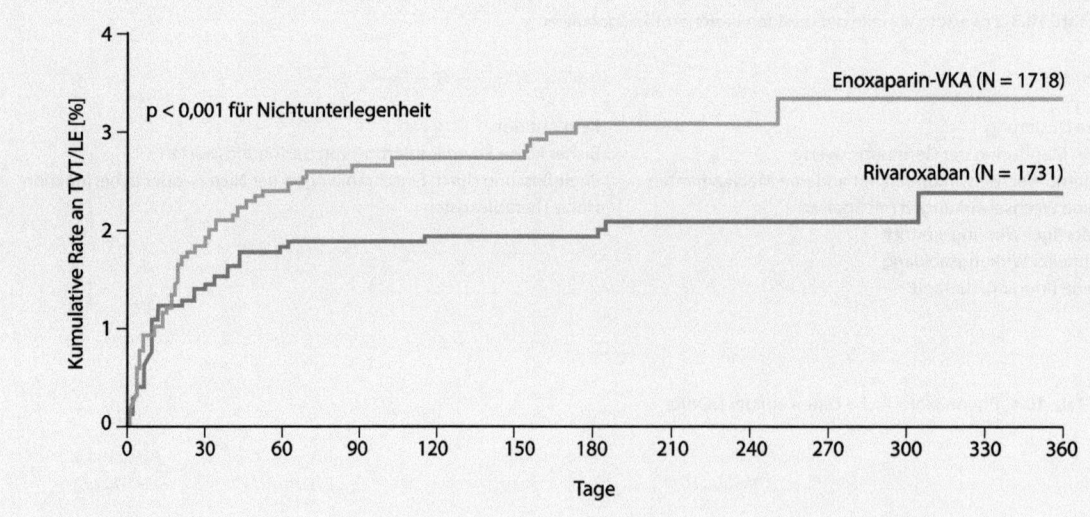

Abb. 10.6 Inzidenz der Rezidive einer venösen Thromboembolie unter der Behandlung mit Rivaroxaban oder Enoxaparin/Warfarin über 12 Monate. (Adaptiert nach EINSTEIN Investigators 2010)

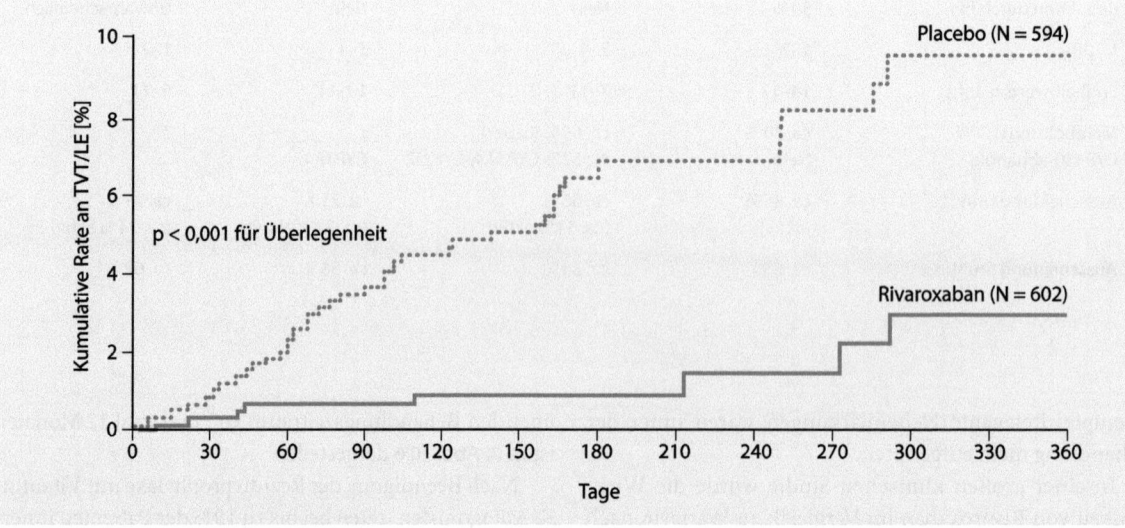

Abb. 10.7 Inzidenz der Rezidive einer venösen Thromboembolie unter der Behandlung mit Rivaroxaban oder Placebo über 12 Monate. (Adaptiert nach EINSTEIN Investigators 2010)

Fazit
Der Benefit einer oralen Antikoagulation mit Rivaroxaban zur Akuttherapie und Rezidivprophylaxe über 12 Monate sowie zur verlängerten Rezidivprophylaxe über weitere zusätzliche 12 Monate ist somit belegt.

Anmerkungen Einschränkungen in der Übertragbarkeit der Ergebnisse sind darin zu sehen, dass die Therapie der akuten Beinvenenthrombose in einem offenen und nicht doppelblinden Studiendesign durchgeführt wurde. Die Ergebnisse stimmen jedoch mit denen der Pilotstudien überein. Dies unterstreicht die Reproduzierbarkeit und Richtigkeit der Ergebnisse zur Thrombosetherapie und zur Rezidivprophylaxe mit Rivaroxaban.

Mit **Apixaban**, **Edoxaban** und **Betrixaban** werden große Studien zur Therapie und Rezidivprophylaxe der tiefen Beinvenenthrombose und Lungenembolie durchgeführt, wie sie für Rivaroxaban und Dabigatran vorgenommen wurden. Eine Studie zur verlängerten Thromboembolieprophylaxe wird mit **Apixaban** im Vergleich zu Placebo durchgeführt.

Die Therapie der akuten tiefen Beinvenenthrombose und eine Rezidivprophylaxe über 6 Monate ist für **Dabigatran** im Vergleich zu Warfarin geprüft worden (Schulman

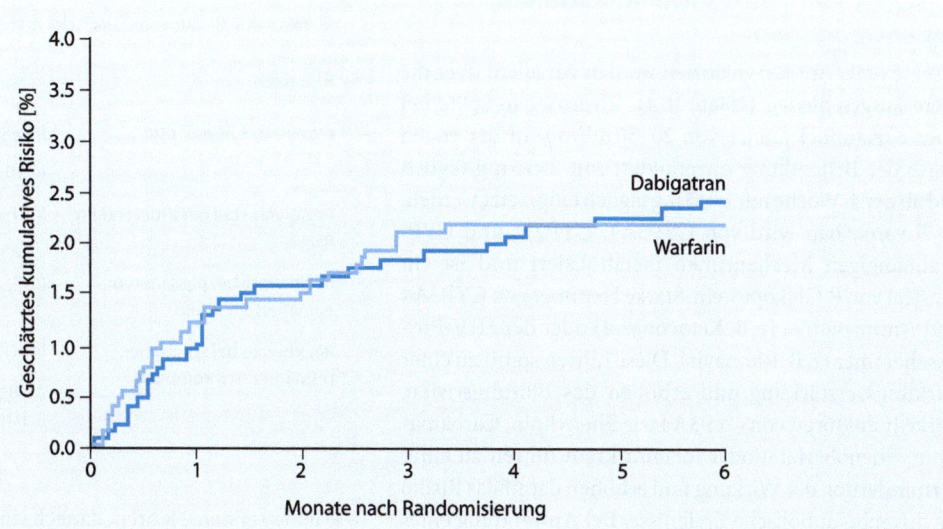

Abb. 10.8 Inzidenz der Rezidive einer venösen Thromboembolie unter der Behandlung mir Dabigatran oder Enoxaparin/Warfarin über 12 Monate. (Adaptiert nach Schulman et al. 2009)

2009). Patienten mit einer akuten tiefen Beinvenenthrombose oder einer Lungenembolie wurden doppelblind und randomisiert behandelt mit körpergewichtadjustiertem Enoxaparin und überlappender Behandlung mit INR-adjustiertem Warfarin oder 2×150 mg Dabigatran. 2,4 % der Patienten unter Dabigatran (n=1274) erlitten ein thromboembolisches Rezidiv innerhalb von 6 Monaten im Vergleich zu 2,1 % der Patienten unter Warfarin (n=1265). Dies entsprach einem relativen Risiko von 1,1 (mit einem 95-%-Vertrauensintervall von 0,65–1,86; p<0,001) zum Nachweis der Nichtunterlegenheit (Abb. 10.8).

Schwere Blutungskomplikationen ereigneten sich bei 1,6 % der Patienten unter Dabigatran und bei 1,9 % der Patienten unter Warfarin. Leichte Blutungsereignisse traten bei 16,1 % der Patienten unter Dabigatran und bei 21,9 % der Patienten unter Warfarin auf. Unverträglichkeit im Magen mit Völlegefühl oder Übelkeit fand sich bei etwa 9 % der Patienten nach Einnahme von Dabigatran.

> **Fazit**
> Dabigatran zeigt die gleiche Wirksamkeit bei der Initialtherapie und Rezidivprophylaxe nach akuter venöser Thrombose und Lungenembolie wie Enoxaparin und Warfarin.

Anmerkungen Ein klinischer Vorteil durch die Behandlung mit Dabigatran im Vergleich zur herkömmlichen Therapie mit Enoxaparin/Warfarin konnte nicht nachgewiesen werden. Der Benefit besteht vor allem in der besseren Steuerbarkeit der Therapie und einer patientenfreundlichen Behandlung.

> Derzeit ist nur Rivaroxaban zu Therapie der tiefen Beinvenenthrombose durch die europäische (EMA) und amerikanische Behörde (FDA) zugelassen.

Therapiekonzepte mit DOAKs bei akuter tiefer Beinvenenthrombose

1. Die Therapie der TVT mit herkömmlichen Antikoagulanzien wird mit 2 Koagulanzien überlappend durchgeführt: Initial wird Heparin/niedermolekulares Heparin/Fondaparinux verabreicht und überlappend gleichzeitig ab dem 2. bis 10. Tag ein Vitamin-K-Antagonist gegeben. Heparin/LMWH/Fondaparinux wird bei einer INR von >2,0 an zwei aufeinanderfolgenden Tagen abgesetzt.
2. Das Therapiekonzept mit Rivaroxaban besteht aus einer Substanz. Rivaroxaban wird initial über 3 Wochen mit 2×15 mg täglich per os verabreicht, gefolgt von 1×20 mg täglich per os.
3. Dabigatran wird wie folgt verabreicht: Initial wird mit niedermolekularem Heparin 2-mal täglich körpergewichtsadjustiert über eine Woche behandelt. Sobald NMH abgesetzt ist, folgt 12 h nach der letzten Verabreichung die erste Gabe von Dabigatran mit einer Tagesdosis von 2×150 mg.
4. Für Dabigatran, Apixaban und Edoxaban liegen zur Zeit noch keine Zulassungen für die Therapie der tiefen Beinvenenthrombose bei der europäischen oder amerikanischen Behörde vor.

Einschränkungen, Kontraindikationen, Nebenwirkungen

Direkte orale Antikoagulanzien werden vor allem über die Niere ausgeschieden (Tab. 10.4). Rivaroxaban sollte bei einer Kreatininclearance von 20–50 ml/min in der ersten Phase der Behandlung unverändert mit 2×15 mg täglich und ab der 4. Woche mit 1×15 mg täglich eingesetzt werden.

Rivaroxaban wird von CYP3A4, CYP2J2 und CYP-unabhängigen Mechanismen metabolisiert und ist ein Substrat von P-Glykoprotein. Starke Hemmer von CYP3A4 sind Antimykotika (z. B. Ketoconazol) oder der HIV-Proteasehemmer (z. B. Ritonavir). Diese führen somit zu einer Wirkungsverstärkung und erhöhen das Blutungsrisiko. Starke Induktoren von CYP3A4 wie Phenyltoin, Carbamazepin, Phenobarbital oder Johanniskraut führen zu einer Verminderung der Wirkung und erhöhen damit das Risiko für thromboembolische Ereignisse. Bei Anwendung eines dieser Medikamente ist daher Vorsicht geboten.

Kontraindikationen sind Überempfindlichkeit, bakterielle Endokarditis, aktive Blutung, schwere Lebererkrankung mit Blutungsrisiko, schwere Niereninsuffizienz (Kreatinin-Clearance <20 ml/min) und akutes gastrointestinales Ulkus.

Unerwünschte Wirkungen sind vor allem Blutungen, Blutarmut und Übelkeit. Es können auch Schwindel, Kopfschmerzen, Tachykardie, Hypotonie, Obstipation, Diarrhoe, Fieber, Hautreaktionen oder Ödeme auftreten.

10.2.4 Dauer der Antikoagulation

C. Nüllen, H. Nüllen

Über die Dauer der oralen Antikoagulation herrscht Uneinigkeit.

Das Rezidivrisiko einer venösen Thromboembolie ist wesentlich abhängig von deren Ursache. Bei der idiopathischen VTE handelt es sich um eine latent chronische Erkrankung. Patienten mit idiopathischer VTE haben daher ein doppelt so hohes Rezidivrisiko wie Patienten mit VTE infolge eines passageren Risikofaktors (Boutitie et al. 2011). Patienten mit proximaler tiefer Beinvenenthrombose oder Lungenembolie haben ein doppelt so hohes Risiko wie Patienten mit isolierter distaler TVT (Kearon 2009). Bei Patienten mit persistierendem Risikofaktor, wie z. B. einer malignen Erkrankung, ist das Rezidivrisiko mit 15 % im ersten Jahr am Höchsten. Bei Patienten mit einem passageren Risikofaktor liegt das Risiko, nachdem der prädisponierende Faktor eliminiert wurde, bei unter 3–5 % im ersten Jahr, je nach Relevanz des zugrundeliegenden provozierenden Risikofaktors. Das Rezidivrisiko nach unprovozierter venöser Thrombose liegt dazwischen und beträgt nach Absetzen der oralen Antikoagulation jährlich bis zu 10 % in den ersten 2 Jahren, danach sinkt das Rezidivrisiko. Es ist von einer kumulativen Rezidivrate von bis zu 25–30 % in 5 Jahren und von 50 % in 10 Jahren auszugehen (Kearon 2009) (Tab. 10.5).

Tab. 10.5 Rezidivraten nach der ersten TVT

Klientel	Zeitraum	Quote
Kumulative Rezidivrate	In 5 Jahren	25–30 %
	In 10 Jahren	50 %
Rezidivrate bei persistierendem Risiko	Im 1. Jahr	15 %
Rezidivrate bei passagerem, eliminiertem Risiko	Im 1. Jahr	<3–5 %
Rezidivrate bei spontaner, primärer Erstthrombose	Im 1. u. 2. Jahr	~10 %
	Ab dem 3. Jahr	<10 %

Studien In einer Cochrane-Analyse wurden mehrere Studien verglichen, die eine kürzere gegen eine längere Therapie mit oralen Antikoagulanzien untersuchten. Obwohl die Therapiedauer in den einzelnen Studien deutlich unterschiedlich war, ergab die Analyse, dass das Risiko einer Rezidiv-VTE während der andauernden Antikoagulation signifikant niedriger war als in der Gruppe, bei der die oralen Antikoagulanzien nach einem kürzeren Zeitintervall abgesetzt worden waren – und dies, ohne dass das Blutungsrisiko signifikant verschieden war. Es wurde aber auch angemerkt, dass das Rezidivrisiko nach Absetzen der oralen Antikoagulanzien mit der Zeit geringer wird, während das Blutungsrisiko bei fortgesetzter oraler Antikoagulation bleibt. Somit sinkt der Nutzen der prolongierten oralen Antikoagulation irgendwann ab (Hutten et al. 2006).

Verschiedene Studien konnten zeigen, dass eine Antikoagulation von lediglich 4–6 Wochen im Vergleich zu 3–6 Monaten mit einem erhöhten Rezidivrisiko einhergeht (Boutitie et al. 2011, Pinede et al. 2000). Ein längere Antikoagulation über 3 Monate hinaus bringt jedoch keinen wesentlichen Benefit (Campbell et al. 2007). Zwar werden während der fortgeführten oralen Antikoagulation Rezidive verhindert; nach Absetzen der Antikoagulation steigt das Rezidivrisiko – insbesondere in den ersten 6–9 Monaten – jedoch massiv an, und zwar unabhängig von der vorausgegangenen Therapiedauer (vorausgesetzt, sie lag über 3 Monate; Boutitie et al. 2011, Kearon et al. 2008, van Dongen et al. 2003). Somit wird das Problem lediglich verlagert.

Schlussfolgerungen für die Therapie Prinzipiell ist also eine orale Antikoagulation für mindesten 3 Monate indiziert, um das Akutereignis zu behandeln. Eine Ausnahme könn-

Tab. 10.6 Empfehlungen der deutschen interdisziplinären S2-Leitlinie. (Nach Hach-Wunderle et al. 2010)

Indikation	Dauer	Empfehlungsgrad
Erstereignis bei transientem Risikofaktor	3 Monate	1A
Erstereignis idiopathisch distal	3 Monate	2B
Erstereignis idiopathisch proximal	>3 Monate Bei geringem Blutungsrisiko zeitlich unbegrenzt	1A 1A
Erstereignis bei aktivem Malignom		
NMH	3–6 Monate	1A
Dann NMH oder Vitamin-K-Antagonisten	Zeitlich unbegrenzt	1C
Rezidiv idiopathischer Genese	Zeitlich unbegrenzt	1A

ten distale Thrombosen bilden, die infolge eines passageren Risikofaktors aufgetreten sind. In diesen Fällen wird die Indikation für eine orale Antikoagulation kontrovers diskutiert. Hier könnte auch eine Therapie über 6 Wochen ausreichen (Pinede et al. 2001). Unprovozierte proximale TVT oder Lungenembolien scheinen von einer 6-monatigen Therapie zu profitieren (Boutitie et al. 2011).

Nach Ablauf der 3- bis 6-monatigen Therapie stellt sich die Frage, ob diese ausreicht oder ob eine zeitlich unbegrenzte Therapie gerechtfertigt ist.

Bei idiopathischer, proximaler Thrombose sollte – in Abhängigkeit vom Blutungsrisiko – die Indikation für eine zeitlich unbegrenzte Therapie überprüft werden. Bei idiopathischem Rezidiv gehen die Empfehlungen eindeutig in Richtung einer Dauertherapie. Bei der zweiten Risikofaktor-assoziierten Thrombose sollte jedoch nicht routinemäßig eine Langzeittherapie erfolgen (Hach-Wunderle et al. 2010).

Die derzeitig gültigen Empfehlungen der deutschen interdisziplinären S2-Leitlinie von 8/2010 zeigt Tab. 10.6.

Fazit

Patienten mit venöser Thromboembolie sollten mindesten 3 Monate therapeutisch antikoaguliert werden, danach sollte eine Nutzen-Risiko-Reevaluation für eine langfristige Antikoagulation erfolgen. Eine langfristige Antikoagulation ist in Erwägung zu ziehen bei Patienten mit hohem Rezidivrisiko, niedrigem Blutungsrisiko und einer stabilen INR-Kontrolle. Darüber hinaus ist der individuelle Patientenwunsch in die Überlegung miteinzubeziehen (Kearon et al. 2008).

10.2.5 Maßnahmen nach Ende der Antikoagulationsphase

C. Nüllen, H. Nüllen

Verschiedene Studien konnten zeigen, dass das Rezidivrisiko für venöse Thromboembolie unter langfristiger Antikoagulation deutlich vermindert ist. In einigen Studien mit Patienten nach erster oder rezidivierter VTE unterschiedlichen Schweregrades konnte die Rezidivrate durch eine Langzeitantikoagulation um 90 % reduziert werden (Intention-to-treat-Analyse), dies jedoch auf Kosten einer Verdoppelung der Rate für Majorblutungen (absolut 1–2 %) (Übersicht bei Kearon 2009). Dies legt nahe, dass Patienten mit hohem Rezidivrisiko von einer dauerhaften Antikoagulation profitieren können, auch wenn diese Rezidivfreiheit mit einem erhöhten Blutungsrisiko erkauft wird.

Das individuelle Rezidivrisiko eines Patienten abzuschätzen ist ebenso schwierig, wie das Blutungsrisiko vorherzusagen. Bei der Dauer der oralen Antikoagulation müssen diese beiden Komponenten gegeneinander abgewogen werden. Darüber hinaus muss man sich über die Konsequenz der Komplikationen Gedanken machen. So ist eine intrakranielle Blutung nicht durch die Verhinderung einer Rezidivthrombose aufzuwiegen. Auf der anderen Seite ist die Gefahr einer Blutung mit der evtl. Notwendigkeit der Transfusion von 2 Bluteinheiten nicht mit der Gefahr einer tödlichen Lungenembolie gleichzusetzen.

Die Case-fatality-Rate (Todesrate in der Population »at risk«) einer Rezidiv-VTE liegt bei ca. 3,6 %. Ausgehend von einem Rezidivrisiko von 46 % in 8 Jahren ist zu erwarten, dass 1,6 % der Patienten innerhalb von 8 Jahren an einer Rezidiv VTE versterben. Die Blutungsrate unter fortgesetzter oraler Antikoagulation wird unter Studienbedingungen mit 0,9–3 % pro Jahr bzw. mit einem kumulativen Risiko von 7,7–24 % in 8 Jahren angegeben. Die Case-fatality-Rate liegt hier bei 11,3 %, daraus ergibt sich die Wahrscheinlichkeit einer tödlichen Blutungskomplikation von 0,9–2,7 % in 8 Jahren (Carrier et al. 2010, Rodger et al. 2010).

Zu beachten ist, dass Patienten, bei denen sich das Erstereignis als Lungenembolie manifestierte, häufiger auch eine Lungenembolie als Rezidiv entwickeln im Vergleich zu Patienten, die als Erstereignis eine venöse Thromboembolie aufwiesen, und dass somit auch das Risiko für einen letalen Ausgang bei ihnen höher ist (Prandoni et al. 2007).

Es wäre also wünschenswert, Patienten zu identifizieren, deren Rezidivrisiko so niedrig ist, dass die orale Antikoagulation bedenkenlos abgesetzt werden kann, da die zu erwartenden Blutungskomplikationen den Benefit übersteigen. Auf der anderen Seite sollten die Patienten herauszufiltert werden, deren Rezidivrisiko so hoch ist, das die Gefahr einer tödlichen VTE die Gefahr einer tödlichen Blutungskomplikation überschreitet. Einer Metaanalyse von Rodger et al. (2010) zufolge müssten dafür Patienten mit einem Rezidivrisiko unter 3 % bzw. einem Blutungsrisiko über 10 % pro Jahr identifiziert werden (Rodger et al. 2010).

Eine langfristige Antikoagulation mit Phenprocoumon im niedrigen INR-Bereich (Low-dose-Antikoagulation, INR 1,5–1,9) mit dem Ziel, das Rezidivrisiko bei niedriger Blutungsrate zu senken, bringt keinen Nutzen. Diese Therapie ist einer Vollantikoagulation bezüglich des Rezidivrisikos für VTE deutlich unterlegen, reduziert aber das Blutungsrisiko nicht (Kearon et al. 2003, Ridker et al. 2003).

Im Vergleich zu Placebo hingegen konnte in der PREVENT-Studie gezeigt werden, dass eine langfristige orale Antikoagulation mit Vitamin-K-Antagonisten im niedrigen INR-Bereich das Rezidivrisiko um 64 % reduziert. Ein relevanter Anstieg der Blutungskomplikationen konnte nicht dokumentiert werden (Ridker et al. 2003). Kearon et al. zeigten in ihrer Studie, dass das Rezidivrisiko in der Gruppe mit Vollantikoagulation im Vergleich zur moderaten Antikoagulation um 2/3 niedriger lag, das Blutungsrisiko mit 0,9 bzw. 1,1 pro 100 Patientenjahre aber gleich war. Die Ergebnisse waren in beiden Studien auch in den Subgruppen mit einer definierten Thrombophilie (Prothrombin-Mutation, Faktor-V-Leiden-Mutation) identisch.

Nach Ablauf der 3- bis 6-monatigen Antikoagulation gilt es also, unter Patienten mit idiopathischer Thrombose diejenigen herauszufiltern, die von einer langfristigen Antikoagulation profitieren. Gesucht werden also Patienten mit
- hohem Rezidivrisiko und
- niedrigem Blutungsrisiko (s. a. ◘ Tab. 10.7).

Darüber hinaus sind der individuelle Patientenwunsch und die Stabilität der INR-Einstellung in die Überlegung miteinzubeziehen.

Ziel diverser Studien in der Vergangenheit war es, allgemein zugängliche Merkmale zu identifizieren, die die Entscheidungsfindung in dieser Frage erleichtern können. Hierauf soll im Folgenden eingegangen werden.

D-Dimere

D-Dimere sind ein Abbauprodukt von quervernetztem Fibrin und somit ein Marker für eine Hyperkoagulabilität. Aus diesem Grund liegt die Vermutung nahe, dass ein positiver D-Dimer-Test Patienten mit erhöhtem Rezidivrisiko identifizieren kann.

Mehrere **Studien** konnten klar zeigen, dass Patienten mit idiopathischer Thrombose, die ca. 1 Monat nach Beendigung der oralen Antikoagulation einen positiven D-Dimer-Wert aufweisen, von einer Wiederaufnahme der oralen Antikoagulation profitieren.

- In der PROLONG-Studie ergab sich ein Rezidivrisiko nach erster unprovozierter VTE von 10,9 % pro Patientenjahr, wenn ein positiver D-Dimer-Test 1 Monat nach Absetzen der oralen Antikoagulanzien vorlag. Im Vergleich dazu war das kombinierte Rezidiv- und Blutungsrisiko bei Fortführen der oralen Antikoagulation mit 2,0 % pro Patientenjahr signifikant geringer. Das Rezidivrisiko für D-Dimer-negative Patienten, die die orale Antikoagulation absetzten, lag bei 4,4 % pro Patientenjahr und ist damit vergleichbar mit dem Rezidivrisiko für VTE mit transientem Risikofaktor (Cosmi et al. 2009, Palareti et al. 2006).
- In der Studie von Douketis et al. hatten Patienten mit positivem D-Dimer-Wert ein Rezdivrisiko von 8,8 % pro Jahr, während Patienten mit negativem D-Dimer-Wert ein Rezidivrisiko von 3,7 % pro Jahr aufwiesen. Daraus ergibt sich ein um den Faktor 2,4 erhöhtes Rezidivrisiko bei Vorliegen eines positiven D-Dimer-Tests (Douketis et al. 2010).

Das Rezidivrisiko nach der ersten idiopathischen VTE mit negativem D-Dimer-Wert ca. 1 Monat nach Absetzen der oralen Antikoagulation liegt damit im gleichen Risikobereich wie nach einer ersten VTE infolge eines transienten Risikofaktors.

Die PROLONG-II-Studie zeigte allerdings, dass ein relevanter Anteil an D-Dimer-negativen Patienten (1/3) im Verlauf eines Jahres nach Absetzen der oralen Antikoagulanzien wieder positive Werte entwickelten und dass dies auch mit einem erhöhten Rezidivrisiko vergesellschaftet war. Dies war allerdings nur in den ersten 3 Monaten signifikant (Cosmi et al. 2011). Es stellt sich somit die Frage, ob ein initial nach 1 Monat negativer D-Dimer-Test nach weiteren 2 Monaten wiederholt werden sollte.

Vitamin-K-Antagonisten reduzieren die Thrombingeneration, sodass unter laufender oraler Antikoagulation die D-Dimer-Werte niedriger ausfallen als nach Absetzen der Medikation. Ein positiver D-Dimer-Test vor Absetzen der oralen Antikoagulanzien (INR noch im therapeutischen Bereich) macht daher eine weitere Testung entbehrlich (Bauer et al. 2010, Cosmi et al. 2011).

Zu beachten ist allerdings, dass das Rezidivrisiko unmittelbar nach Absetzen der oralen Antikoagulanzien am höchsten ist. Unter Umständen werden durch das oben beschriebene Vorgehen Hochrisikopatienten einer unzumutbaren Gefährdung in dem Intervall zwischen Therapieende und D-Dimer-Test ausgesetzt.

Residualthrombus

Bei über 50 % der Patienten sind die betroffenen Venen nach 6-monatiger oraler Antikoagulation nicht komplett rekanalisiert. Die Rekanalisation schreitet nach Absetzen der oralen Antikoagulation zwar noch fort, kann aber durch ein Fortführen der Therapie beschleunigt werden (Vitovec et al. 2009).

Inwieweit das Vorhandensein eines Restthrombus nach Abschluss der 3- bis 6-monatigen oralen Antikoagulation Rückschlüsse auf die Rezidivquote zulässt, ist nicht ganz klar. Hier ist die Studienlage uneinheitlich.

- Einige Studien konnten zeigen, dass ein Restthrombus ein erhöhtes Rezidivrisiko nach sich zieht, wobei das Rezidiv allerdings zu 20 % kontralateral auftrat. Dies ist als Hinweis auf einen ursächlich zugrundeliegenden prokoagulatorischen Status zu interpretieren (Prandoni et al. 2009). Es wurde ein bis zu 20-fach erhöhtes Rezidivrisiko bei Patienten mit Restthrombus nach Abschluss der oralen Antikoagulation im Vergleich zu Patienten mit komplett rekanalisierten Venen ermittelt (1,3 vs. 23,3 %) (Siragusa et al. 2008). Andere Studien konnten diesen Zusammenhang nicht feststellen (Cosmi et al. 2009, Cosmi et al. 2011, LE Gal et al. 2011).
- Cosmi et al. (2009) konnten in einer Posthoc-Analyse der PROLONG-Studie zeigen, dass weder das Vorhandensein eines Restthrombus alleine noch die Kombination mit der D-Dimer-Analyse eine Vorhersage über die Rezidivwahrscheinlichkeit zulässt, die über die Aussage des D-Dimer-Wertes alleine hinausgeht (Cosmi et al. 2009). Gleiche Ergebnisse fanden Le Gal et al. (2011).
- Zwei neuere Metaanalysen fanden jedoch einen Zusammenhang mit dem Vorhandensein eines Residualthrombus und dem Risiko für Rezidiv-VTEs. Die Vorhersagekraft scheint jedoch eher mäßig zuverlässig zu sein (Carrier et al. 2011, Tan et al. 2011).

Für die Bewertung des Faktors »Residualthrombus« ergibt sich das Problem, dass keine standardisierten Messverfahren und Definitionen zur Beurteilung des Residualthrombus vorhanden sind und dass die Befundung schlecht reproduzierbar ist (Bauer 2010).

Thrombophilie

Verschiedene Thrombophiliekonstellationen können das Risiko für die Erstmanifestation einer venösen Thromboembolie erhöhen. Für das Rezidivrisiko scheint dies nicht zu gelten (Baglin et al. 2003), oder das Risiko ist so gering erhöht, dass eine langfristige orale Antikoagulation nicht gerechtfertig erscheint (Ho et al. 2006). Ein erhöhtes Rezidivrisiko könnte bestehen bei:

- Antiphospholipidsyndrom (verdoppeltes Risiko; Scarvelis u. Wells 2006),
- Antithrombinmangel,
- Protein-C- und -S-Mangel,
- homozygote Mutationen,
- kombinierte Gerinnungsstörungen (Christiansen et al. 2005, Lijfering et al. 2009).

Diese Patienten könnten von einer langfristigen oralen Antikoagulation profitieren. Die Studienlage ist hier uneinheitlich. Ein generelles Thrombophilie-Screening wird jedoch aus dieser Indikation nicht abgeleitet, da die daraus zu ziehenden Konsequenzen unklar sind (Hach-Wunderle et al. 2010). Bei Patienten, die in sehr jungen Jahren eine erste idiopathische VTE erlitten haben und aus einer Familie mit gehäuftem Auftreten dieser Krankheit stammen, kann ein Screening sinnvoll sein (Bauer 2010).

Eine langfristige Antikoagulation ist bei den o. g. Störungen, insbesondere bei einem Antiphospholipidsyndrom, zu überdenken (East u. Wakefield 2010).

Klinische Merkmale

In vielen Studien wurde versucht, klinische Merkmale hinsichtlich ihrer Vorhersagekraft für Rezidiv-VTEs zu evaluieren. Neben der Thromboselokalisation und den Umständen, unter denen die VTE aufgetreten ist, ließen sich ein höheres Alter, Übergewicht, das männliche Geschlecht, Zeichen eines postthrombotischen Syndroms und eine relevante Komorbidität als Prädiktoren identifizieren.

Einer Metaanalyse zufolge (McRae et al. 2006) haben Männer ein bis zu 50 % höheres Risiko für ein Rezidiv als Frauen.

Bisher konnte allerdings kein einzelner klinischer Faktor gefunden werden, der eine Patientengruppe mit niedrigem Risiko identifiziert, vergleichbar mit dem nach risikoassoziierter Thrombose (<3 % pro Jahr). Durch eine Kombination verschiedener Risikofaktoren könnte dies aber erreicht werden (Rodger et al. 2008).

Mögliche Prädiktoren für das Rezidivrisiko sind in ◘ Tab. 10.7 zusammengefasst.

Zu beachten ist, dass die meisten Faktoren nur Hinweise auf das Rezidivrisiko geben können, ohne dass sie ausreichend validiert sind.

Fazit
Es gibt es keinen Risikofaktor, der für sich genommen das Rezidivrisiko einer idiopathischen VTE ausreichend einschätzen lässt, um daran die Dauer der oralen Antikoagulation festzumachen. Hier müssen sämtliche potenziellen Risikomerkmale in der Zusammenschau betrachtet und gegen das individuelle Blutungsrisiko abgewogen werden. Diese Einschätzung muss regelmäßig neu evaluiert werden. Darüber hinaus ist natürlich auch der Patientenwunsch hinreichend zu berücksichtigen.

Blutung

Die Angaben zum Blutungsrisiko variieren erheblich, unter anderen auch aufgrund einer nicht einheitlichen Definition des Begriffes Majorblutungen. Das Risiko für Majorblutungen unter Phenprocoumon (z. B. Marcumar)

Tab. 10.7 Klinische Merkmale und Rezidivrisiko

Risikofaktoren	Hohes Risiko	Niedriges Risiko
Proximale TVT	+	–
Distale TVT	–	+
Lungenemolie	+	–
Frauen	–	+
Männer	+	–
Idiopathische Thrombose	+	–
Risikoassoziierte TVT	–	+
Rezidivthrombose	+	–
Komorbidität	+	–
Alter >65 Jahre	+	–
Antiphospholipidsyndrom	+	–
Hochrisikothrombophilien	+	–
Homozygote Thrombophilien	+	–
Kombinierte Thrombophilien	+	–
Poitiver D-Dimer-Test	+	–
Negativer D-Dimer-Test	–	+
Restthrombus	+	–
Postthrombotisches Syndrom	+	–
Positive Familienanamnese	+	–
Maligne Grunderkrankung	+	–
Adipositas (BMI>30)	+	–
Fortgesetzte Hormontherapie	+	–

Tab. 10.8 RIETE Registry Score

Risikofaktoren	Score (Punkte)
Kürzliche Majorblutung	2,0
Kreatinin >1,2 mg/dl	1,5
Anämie (Hb <13 (♂), <12 (♀) g/dl)	1,5
Karzinom	1,0
Klinisch relevante Lungenembolie	1,0
Alter >75 Jahre	1,0

Bewertung: Majorblutungen per 100 Patienten pro 3 Monate orale Antikoagulation

Score 0	Rate 0,3 %	(95-%-CI: 0,1–0,6)
Score 1–4	Rate 2,6 %	(95-%-CI: 2,3–2,9)
Score >4	Rate 7,3 %	(95-%-CI: 5,6–9,3)

liegt bei ca. 3 % jährlich (van der Meer et al. 1993). Klinisch relevante Blutungen können aber bis zu 5-mal häufiger auftreten (Hach-Wunderle et al. 2010), im RIETE-Register bis zu 29 % (Bounameaux u. Perrier 2008). Am höchsten ist das Blutungsrisiko im ersten Jahr der oralen Antikoagulation, im weiteren Verlauf sinkt es ab (Landefeld u. Beyth 1993).

Die Blutungsrate ist bei stabiler Einstellung geringer. Das individuelle Blutungsrisiko lässt sich durch diverse Scores abschätzen. Diese sind jedoch überwiegend für die orale Antikoagulation bei Vorhofflimmern konzipiert. Der RIETE Registry Score (Tab. 10.8) wurde auf eine Population von Patienten mit VTE zugeschnitten (Ruiz-Giémenez et al. 2008).

Gesamtfazit

Die Entscheidung über eine unbegrenzte orale Antikoagulation bei Patienten mit idiopathischer VTE muss stets individuell getroffen werden. Bei dieser Überlegung ist das Rezidivrisiko, welches anhand der beschriebenen Risikofaktoren eingeschätzt werden kann, gegen das Blutungsrisiko abzuwägen. Die sachorientierte Entscheidung, die Grundlage der Beratung für den Patienten ist, kann im Einzelfall schwierig sein. Eine Möglichkeit zur Standardisierung der Entscheidungsfindung kann ein Entscheidungsbaum sein, wie er in Abb. 10.5 wiedergegeben ist. Zudem ist der individuelle Patientenwunsch in die Entscheidung miteinzubeziehen.

10.2.6 Antikoagulation im Alter

J. Harenberg

Eine Blutverdünnung mit Antikoagulanzien stellt eine der Säulen in der Medizin dar, da thromboembolische Komplikationen mit einer hohen Mortalitäts- und Morbiditätsrate verbunden sind. Thromboembolien treten als Komplikationen von Grunderkrankungen auf. Entsprechend lassen sich Risikofaktoren wie Operationen, akute Erkrankungen mit Bettlägerigkeit, zunehmendes Alter, Vorhofflimmern und prothetischer Herzklappenersatz definieren. Davon grenzen sich vererbte thrombophile Diathesen ab, die für das Auftreten von spontanen venösen Thromboembolien und arteriellen Gefäßverschlüssen prädisponieren (AWMF-Leitlinien 2009).

Das Risiko für die Entwicklung einer thromboembolischen Komplikation ist in keiner Lebensphase so hoch wie bei betagten Patienten. Andererseits ist eine Therapie mit

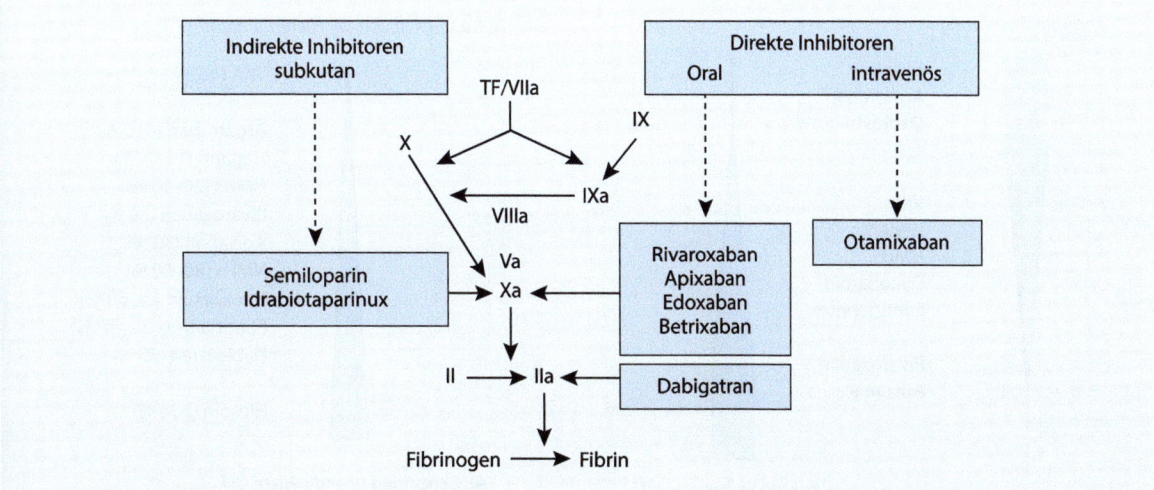

Abb. 10.9 Dargestellt sind die verschiedenen neuen Inhibitoren der Blutgerinnung: links die systemisch zu verabreichenden und rechts die oralen Inhibitoren. Die gestrichelten Linien symbolisieren die Hemmung der verschiedenen Gerinnungsfaktoren

Antikoagulanzien ebenfalls besonders häufig im hohen Alter der Patienten. Zunehmendes Alter stellt jedoch auch einen Risikofaktor für Blutungen unter einer oralen Antikoagulation dar. Etwa 50 % der Patienten erhalten im hohen Lebensalter keine Behandlung mit Vitamin-K-Antagonisten (Harenberg et al. 2012), dem soll durch die DOAKs entgegengewirkt werden (Ogilvie et al. 2010).

In diesem Spannungsfeld steht die Antikoagulation bei betagten Patienten, auf die im Folgenden speziell eingegangen wird.

Zur kurzfristigen Prophylaxe thromboembolischer Erkrankungen haben sich niedermolekulare Heparine (NMH) durchgesetzt. Zur Akuttherapie thromboembolischer Ereignisse werden ebenfalls NMHs in hoher Dosierung verabreicht, gefolgt von einer oralen Antikoagulation mit Vitamin-K-Antagonisten. Unfraktionierte Heparine werden noch bei einigen Indikationen – wie extrakorporale Zirkulation und Hämodialyse – verwendet.

Eine Antikoagulation bringt als häufigste Nebenwirkung Blutungskomplikationen mit sich, da das Gleichgewicht der Hämostase durch Antikoagulanzien in Richtung einer Blutungsneigung verschoben wird. Für das Auftreten von Blutungen haben sich ebenfalls Risikofaktoren definieren lassen. Diese bestehen in zunehmendem Alter, Bluthochdruck, Nieren- und Leberfunktionsstörungen sowie gleichzeitiger Einnahme von Acetylsalizylsäure oder steroidalen Antiphlogistika.

Gerinnungshemmung durch Antikoagulanzien

Vitamin-K-Antagonisten Phenprocoumon und Warfarin hemmen die Synthese der Vitamin-K-abhängigen Gerinnungsfaktoren II, VII und X über eine Hemmung des Vitamin-K-Zyklus. Dabei wird vor allem Vitamin-K-Epoxid gehemmt, sodass das im Vitamin-K-Zyklus reduzierte Vitamin K nicht wieder oxidiert wird und erneut für die Synthese der Gerinnungsfaktoren zur Verfügung steht. Es gibt verschiedene genetische Determinanten des Vitamin-K-Epoxid-Reduktase-Enzyms, die für die Wirkung von Vitamin-K-Antagonisten von Bedeutung sind. Diese können jedoch in der klinischen Routine nicht bestimmt werden.

Heparine Niedermolekulare Heparine, Danaparoid und Fondaparinux hemmen indirekt über Antithrombin – früher Antithrombin III genannt – die verschiedenen Enzyme im Gerinnungssystem. Heparin hemmt vor allem Faktor X und Thrombin und in geringerem Ausmaß auch Faktor IX, Faktor XI und Faktor XII. Niedermolekulare Heparine hemmen mit fallendem Molekulargewicht unverändert Faktor X, während die Hemmung auf Thrombin abfällt. Fondaparinux hemmt Faktor X und Thrombin nur zu einem geringen Anteil (ca. 800-mal geringer als Heparin). Danaparoid ist ein Heparinoid und bindet auch an Heparinkofaktor II, der Thrombin hemmt. Ein geringer Anteil (etwa 5 %) besteht aus einem niedermolekularen Heparin mit hoher Bindungsaffinität an Antithrombin, sodass eine spezifische Faktor-II-Hemmung entsteht. Über diesen Weg wird die Gerinnungshemmung von Danaparoid gemessen. Einen Überblick gibt Abb. 10.9.

Direkte Thrombininhibitoren hemmen spezifisch Thrombin. Die wichtigsten Vertreter sind Hirudin und Argatroban. Hirudin ist ein Protein mit einem Molekulargewicht von ungefähr 12.000 Dalton. Argatroban ist ein synthetisch hergestelltes Molekül mit einem Molekulargewicht von etwa 500 Dalton.

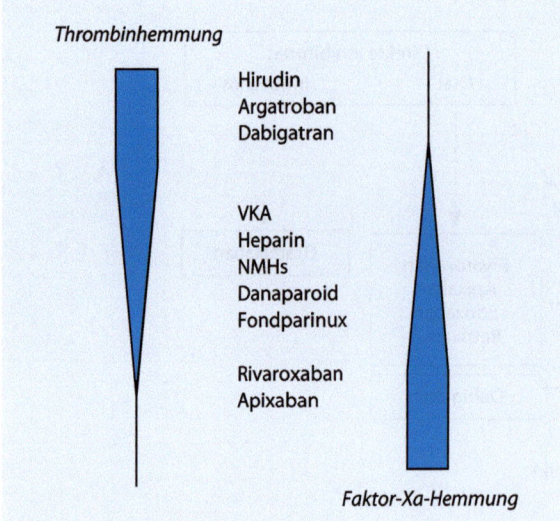

Abb. 10.10 Wirkungsweise der Antikoagulanzien anhand ihrer Wirkung auf Faktor Xa und Thrombin. Einige Substanzen hemmen spezifisch nur einen Gerinnungsfaktor, während andere in unterschiedlicher Stärke sowohl Faktor Xa als auch Thrombin inhibieren

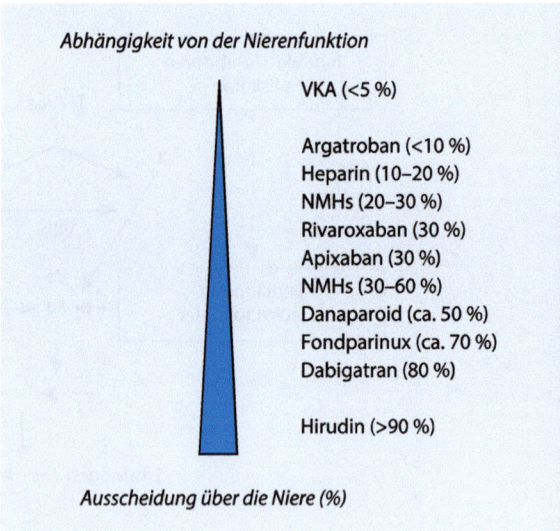

Abb. 10.11 Bedeutung der Niere für die Ausscheidung der Antikoagulanzien

Direkte Faktor-X-Inhibitoren, die systemisch appliziert werden können, sind kommerziell noch nicht verfügbar.

Einen Überblick über die Wirkung der Antikoagulanzien im Gerinnungssystem gibt ◘ Abb. 10.10.

Orale Inhibitoren Bei den oralen Inhibitoren unterscheidet man neben den Vitamin-K-Antagonisten heute die direkten Faktor-Xa-Inhibitoren und die oralen direkten Thrombininhibitoren. Diese beiden Substanzklassen sind entwickelt worden, um die Einschränkungen der Therapie mit den Vitamin-K-Antagonisten aufzuheben. Die Substanzen werden in fixer Dosierung ohne Laboradaptation verabreicht. Wegen ihrer Ausscheidung über die Niere werden sie bei betagten Patienten jedoch in niedrigerer Dosierung eingesetzt.

Dabigatran, Rivaroxaban und Apixaban sind zur postoperativen Thromboembolieprophylaxe nach Knie- und Hüftgelenksersatz zugelassen. Dabigatran und Rivaroxaban sind für die Langzeitprophylaxe von Schlaganfall und peripheren Embolien bei Patienten mit Vorhofflimmern zugelassen (Harenberg et al. 2012). Rivaroxaban ist seit Dezember 2011 für die Therapie und Rezidivprophylaxe der akuten tiefen Beinvenenthrombose zugelassen. Die Zulassung der anderen direkten oralen Antikoagulanzien wird für diese Indikation bald erwartet.

Einfluss der Nierenfunktion auf Antikoagulanzien

Alle Antikoagulanzien außer den Vitamin-K-Antagonisten werden durch glomeruläre Filtration über die Nieren ausgeschieden. Heparine, neidermolekulare Heparine (NMH), Danaparoid, Hirudine, Argatroban und die neuen oralen direkten Faktor-Xa- und Thrombininhibitoren sind davon jedoch unterschiedlich betroffen. Mit zunehmendem Alter nimmt die Kreatinin-Clearance – berechnet nach Cockroft-Gault – ab.

Der Einfluss der Nierenfunktion auf die Ausscheidung und die Gefahr der Kumulation sind in ihrer Bedeutung in ◘ Abb. 10.11 dargestellt. Vitamin-K-Antagonisten werden durch die Nierenfunktion in ihrer Ausscheidung nicht beeinflusst. Hirudine hingegen werden fast vollständig über die Niere ausgeschieden. Die übrigen Antikoagulanzien sind in ihrer Wertigkeit entsprechend der Ausscheidung in Abhängigkeit von der Nierenfunktion dargestellt. Die angegebenen Prozentwerte stellen nicht die exakten Werte dar, sondern sind nur ungefähre Angaben. Bei den niedermolekularen Heparinen bestehen Unterschiede zwischen den einzelnen kommerziellen Substanzen. Die Ausscheidung ist abhängig sowohl vom Molekulargewicht als auch von der negativen Ladung und der Stärke der Affinität zu Antithrombin. Welche dieser 3 Faktoren für die Ausscheidung über die Niere am relevantesten ist, bleibt offen. Substanzen, die noch nicht kommerziell erhältlich sind, sind nicht in die Abbildung aufgenommen.

In ◘ Tab. 10.9 sind die niedermolekularen Heparine und ihre Dosierungen in Relation zur Nierenfunktion bzw. dem Alter zusammengefasst (AWMF-Leitlinie 2009).

Bei betagten Patienten kommt es zum einen durch eine Zunahme der alterabhängigen Morbidität zu einem erhöhten Auftreten von thromboembolischen Ereignissen. Dies betrifft sowohl das venöse wie das arterielle System und schließt auch das Vorhofflimmern mit ein. Andererseits

Tab. 10.9 Zugelassene Dosierungen der Antikoagulanzien (in %) für die verschiedenen Indikationen in Abhängigkeit von der Kreatinin-Clearance. Mit zunehmendem Alter reduziert sich die Kreatinin-Clearance. (Nach Ahrens et al. 2010)

Antikoagulans	Kreatinin-Clearance		
	>60 ml/min	30–60 ml/min	<30 ml/min
Heparin	100%	ca. 70% aPTT-Kontrolle	ca. 50% aPTT-Kontrolle[b]
NMHs[a]	100%	ca. 70%	ca. 50%
Fondaparinux	100%	20–50 ml/min: 60%	<20 ml/min: kontraindiziert
Danaparoid	100%	ca. 70%	ca. 50% anti-Faktor-Xa-adjustiert[c]
Hirudin[a]	100% aPTT-adjustiert[b]	ca. 70% aPTT-adjustiert[b]	1-10% aPTT-adjustiert[b]
Argatroban	100% aPTT-adjustiert[b]	100% aPTT-adjustiert[b]	70% aPTT-adjustiert[b]
Vitamin-K-Antagonisten	100% INR-adjustiert	100% INR-adjustiert	100% INR-adjustiert
Dabigatran	100%	ca. 30%	Kontraindiziert
Rivaroxaban	100%	100%	<20 ml/min: kontraindiziert

INR International Normalized Ratio.
[a] Für NMHs bestehen Unterschiede. Mit abnehmendem Molekulargewicht nimmt die renale Elimination zu.
[b] Verlängerung der aPTT bis maximal 1.5-fach des mittleren Normwertes etwa 4 h nach der s. c.-Gabe.
[c] anti-Faktor-Xa-Einheiten, adjustiert auf 0,2–0,4 Einheiten etwa 4 h nach s. c.-Verabreichung.

führt mit höherem Alter die zunehmende Einschränkung der Nierenfunktion zu einer Akkumulation der Antikoagulanzien (außer Vitamin-K-Antagonisten) im Blut und folglich zu vermehrten Blutungen. Das Gleichgewicht zwischen Nutzen und Risiko verschiebt sich aufgrund der Zunahme von Blutungsrisikofaktoren im Alter (Diabetes, Leberinsuffizienz, Gefäßfragilität, Sturzneigung) auch zu Ungunsten einer Behandlung mit Vitamin-K-Antagonisten.

Was bleibt also zur Antikoagulation bei den betagten Menschen übrig – oder welche Strategien können zur Antikoagulation bei betagten Menschen entwickelt werden?

Risikofaktoren für TVT und Blutungen

Risikofaktoren für eine TVT postoperativ und bei bettlägerigen Patienten mit akuten Erkrankungen sind vergleichbar (Tab. 10.10), dies trifft ebenso für Risikofaktoren von Blutungen zu (Tab. 10.11):
- Operationen erhöhen das Risiko um das 4- bis 22-fache,
- akute Erkrankungen mit Bettlägerigkeit erhöhen das Risiko um das 8- bis 50-fache,
- zunehmendes Alter erhöht das Thromboembolierisiko um das 2-fache,
- familiäre oder genetische Thrombophilie sowie Übergewicht erhöhen das Risiko um das 3-fache,
- Malignome erhöhen das Risiko um das 2-bis 3-fache.

Diesen Risikofaktoren stehen die Risikofaktoren für Blutungen entgegen (Tab. 10.11):
- Alter, schwere Leberfunktionsstörungen, Thrombozytopenie >60.000/ml erhöhen das Risiko um das 2-fache,
- eine Kreatinin-Clearance >30 ml/min erhöht das Risiko bei NMHs um das 3-fache,
- gleichzeitige Einnahme von Thrombozytenfunktionshemmern und nichtsteroidalen Antiphlogistika sowie eine Thrombozytopenie <20.000/ml erhöhen das Risiko mindestens um das 4-fache.

Das Risiko einer postoperativen Blutung entspricht der Risikofaktorenzahl, allerdings zählen Kreatinin-Clearance <30 ml/min oder Thrombozytopenie <40.000/nl wie 2 Risikofaktoren.

Nierenfunktion und Antikoagulation im Alter

Die Ausscheidung von Heparinen, niedermolekularen Heparinen, Danaparoid, Hirudinen, Argatroban und den neuen oralen direkten Faktor-Xa- und Thrombininhibitoren erfolgt durch glomeruläre Filtration. Eine Einschränkung der Nierenfunktion, gemessen mittels Kreatinin-Clearance nach Cockroft-Gault, verlängert die Halbwertszeit und die Wirkdauer der Substanzen. Aufgrund der

Tab. 10.10 Risikofaktoren für postoperative thromboembolische Ereignisse bei Patienten über 80 Jahren mit dazugehörigen Punktzahlen. (Mod. nach den AWMF-Leitlinien; eigene Zuordnung der Punktezahl; aus Ahrens et al. 2010)

Risikofaktor	Punkte[a]
Lebensalter >60 Jahre	1
Frühere TVT/LE, thrombophile Hämostasedefekte, VTE in Familie	1
Maligne Erkrankung	1
Chronische Herzinsuffizienz	1
BMI >30 kg/m²	1
Akute Infektionen	1
Immobilisation >3 Tage	1
Hormontherapie	1
Andere schwere Begleiterkrankungen	1
Summe (max. Punktzahl)	**9**

[a] 1 Punkt bedeutet Risikostufe 1, 2 Punkte bedeuten Risikostufe 2, 3 und mehr Punkte bedeuten Risikostufe 3.

Tab. 10.11 Risikofaktoren für postoperative Blutungsereignisse mit der zugewiesenen Punktzahl des Risikos. (Mod. nach Harenberg et al. 2010; eigene Zuordnung der Punktzahl; aus AWMF-Leitlinien-Register 2009)

Risikofaktor	Punkte[a]
Alter >80 Jahre	1
Kreatinin-Clearance 60–30 ml/min	1
Kreatinin-Clearance <30 ml/min	2
Schwere Leberfunktionsstörung	1
Thrombozytopenie <100.000/nl	1
Thrombozytopenie <40.000/nl	2
Schwere Blutung vor <3 Monaten	1
Thrombozytenhemmer	1
Summe (max. Punktzahl)	**8**

[a] 1 Punkt: niedriges Risiko, 2 Punkte: mittleres Risiko, ≥3 Punkte: hohes Risiko.

zunehmenden Einschränkung der Nierenfunktion mit dem Alter ist dies für Patienten über 80 Jahre von besonderer Bedeutung (Tab. 10.9).

Heparine und Hirudin können durch die aPTT kontrolliert werden. Die Dosierung von Hirudin muss bei stark eingeschränkter Nierenfunktion deutlich reduziert werden.

Relation der Risikofaktoren postoperativ und Durchführung der postoperativen Thromboembolieprophylaxe

Bei niedrigem Blutungsrisiko und hohem Thromboembolierisiko kann die Dosis ab dem 2. postoperativen Tag gesteigert werden. Bei hohem Blutungsrisiko sollte die Dosierung bei Patienten über 80 Jahren bei niedrigem und mittelgradigem VTE-Risiko reduziert werden (Tab. 10.12). Die Thromboembolie- und Blutungsrisiken sind täglich neu zu bestimmen. Eine höhere oder 2-mal tägliche Dosierung beginnt ab dem 2. postoperativen Tag, am 1. postoperativen Tag (Operationstag) wird die niedrigere Dosis 1-mal postoperativ verabreicht.

Heparin, Hirudin, Argatroban und Danaparoid werden in den zugelassenen Dosierungen verabreicht und gegebenenfalls und bei eingeschränkter Nierenfunktion mittels aPTT bzw. Anti-Faktor-Xa-Aktivität kontrolliert. Fondaparinux, Dabigatran und Rivaroxaban werden in den zugelassenen Dosierungen gegeben.

Tab. 10.12 Dosierung der Antikoagulation mit NMH zur postoperativen Thromboembolieprophylaxe (% der zugelassenen Dosierung) bei >80-Jährigen in Abhängigkeit von den Risikostufen für Thromboembolie und Blutung. Über 80-jährige Patienten ohne ein zusätzliches Risiko erhalten keine Thromboembolieprophylaxe. (Aus Harenberg et al. 2010)

	Blutungsrisiko		
	Risikostufe 1	Risikostufe 2	Risikostufe 3[a]
VTE-Risiko			
Risikostufe 1	Entfällt	Entfällt	Entfällt
Risikostufe 2	100 %	100 %	50–66 %*
Risikostufe 3	133–150 %	100 %	100 %*

[a] Alternativ nur Kompressionsstrümpfe an den Beinen, dann tägliche Neubewertung des Blutungsrisikos für den Einsatz der medikamentösen Thromboembolieprophylaxe.

Antikoagulation bei über 80-jährigen Patienten mit Indikation zur therapeutischen Antikoagulation

Bei Patienten über 80 Jahren mit einer therapeutischen Antikoagulation werden die Vitamin-K-Antagonisten 3–4 Tage (Warfarin) oder 7–10 Tage (Phenprocoumon) präoperativ abgesetzt. Bei einer INR von 2,0 wird mit etwa 66 % der therapeutischen Dosierung von NMH subkutan begonnen. Am Abend vor und am Morgen der Operation wird NMH pausiert. Am ersten und zweiten postoperativen Tag werden 33–50 % der therapeutischen Dosierung verabreicht. Ab dem dritten postoperativen Tag wird die Dosis von NMH auf 66 % erhöht. Der Beginn der oralen Antikoagulation erfolgt in Abhängigkeit vom postoperativen Verlauf überlappend mit Vitamin-K-Antagonisten. NMH wird abgesetzt, wenn die INR zwischen 2 und 3 liegt (Tab. 10.7).

Aspirin 100 mg ist die Therapie der Wahl bei Vorliegen einer koronaren Herzerkrankung oder der Prophylaxe von arteriellen Gefäßverschlüssen bei Atherosklerose. Eine Kombination mit allen Antikoagulanzien außer Vitamin-K-Antagonisten ist in dieser Dosierung möglich und führt nicht zu einem erhöhten Blutungsrisiko.

Durch die Zulassung der direkten oralen Antikoagulanzien Pradaxa (Wirkstoff: Dabigatran), Xarelto (Wirkstoff: Rivaroxaban) und Eliquis (Wirkstoff: Apixaban) haben sich neue Aspekte zur Antikoagulation ergeben. Besonders betagte Patienten können hiervon profitieren. Dies betrifft zum einen die Patienten, bei denen – wegen erhöhter Sturzneigung oder der Gefahr von Blutungsereignissen – ungerne Vitamin-K-Antagonisten eingesetzt werden. Niedermolekulare Heparine werden gelegentlich auch lang oder längerfristig zur Thromboembolieprophylaxe subkutan verabreicht, und auch hier können die neuen oralen direkten Antikoagulanzien eine Alternative bieten (Ahrens et al. 2010).

Indikationsgebiete für alle niedermolekularen Heparine sind die postoperative oder eine verlängerte Thromboembolieprophylaxe bei Bettlägerigkeit und zusätzlichen Risikofaktoren. Vitamin-K-Antagonisten und direkte orale Antikoagulanzien sind bei Vorhofflimmern zugelassen. Zur Behandlung der akuten TVT und Lungenembolie sind Heparin oder niedermolekulares Heparin überlappend mit VKA und Rivaroxaban zugelassen. Hirudin, Argatroban und Danaparoid werden nur bei Heparin-induzierter Thrombozytopenie eingesetzt.

Nachweismethoden für Antikoagulanzien

Um das Management mit Antikoagulanzien, insbesondere den neuen oralen direkten Faktor-Xa- und Thrombininhibitoren, bei betagten Patienten zu verbessern, liegen verschiedene Nachweismethoden für den gerinnungshemmenden Effekt vor. Zum Teil handelt es sich um standardisierte Nachweisverfahren wie für Vitamin-K-Antagonisten, Heparine, Hirudin, Danaparoid und Argatroban. Die Nachweisverfahren für niedermolekulare Heparine und die neuen oralen Inhibitoren sind allgemein verfügbar, aber derzeit noch nicht ausreichend standardisiert. Dennoch können Hinweise für therapeutische Bereiche sowohl für die niedrige Dosierung zur postoperativen Prophylaxe einer Thromboembolie als auch für die hohe Dosierung bei Vorhofflimmern oder nach Venenthrombose zur Rezidivprophylaxe angegeben werden (Tab. 10.13).

Ausblick

Durch die Entwicklung der direkten oralen Antikoagulanzien mit spezifischer Hemmung auf Faktor Xa oder Thrombin hat sich das Spektrum der Blutverdünnung auch für die betagten Patienten geändert. Wegen der Gefahr von Blutungen unter oralen Antikoagulanzien wird bei diesen Patienten häufig Aspirin verordnet. Dies kann in Zukunft durch die direkten oralen Antikoagulanzien abgelöst werden. Niedrigere Dosierungen der neuen Substanzen stehen auch für die betagten Patienten zur Verfügung, sodass eine Kumulation der Substanzen nicht zu erwarten ist.

10.2.7 Antikoagulation in der Schwangerschaft

T. W. Goecke, M. W. Beckmann

Die medikamentöse Prophylaxe und Therapie in Schwangerschaft und Wochenbett ist nicht durch große prospektiv randomisierte Studien sicher belegt. Somit liegt für die meisten Empfehlungen der aktuellen Leitlinien nur ein niedriger Evidenzgrad vor, so dass besonders die Gabe von Antikoagulanzien nach individuellen Gesichtspunkten und unter enger Absprache mit der Schwangeren betrachtet werden (Guideline 2009a).

Entsprechend der Risikoeinteilung (Tab. 10.14) wird eine risikoadaptierte medikamentöse Thromboseprophylaxe wie in Tab. 10.15 aufgeführt empfohlen.

> Niedermolekulare Heparine sind die Antikoagulanzien der Wahl bei der Thromboseprophylaxe. Sie sind bei gleicher Effektivität sicherer als die unfraktionierten Heparine (Evidenzlevel I; Guideline 2009b).

Zur medikamentösen VTE-Prophylaxe werden heute wegen des besseren Nebenwirkungsprofils und der günstigeren Anwendbarkeit bei gleicher Effektivität überwiegend niedermolekulare Heparine (NMH: Enoxaparin, Dalteparin, Tinzaparin) eingesetzt. Prinzipiell sind alle in der klinischen Praxis verwendeten NMHs zum Einsatz in der Schwangerschaft und im Wochenbett geeignet (Tab. 10.16).

Die entscheidenden Vorteile der NMHs sind die längere Halbwertszeit (12 h), die günstigere Dosis-Wirkungs-Beziehung sowie die geringere Komplikationsrate bezüglich der Entwicklung einer Heparin-induzierten Thrombozytopenie (HIT II), der Ausbildung einer Osteoporose und gravierenden Blutungskomplikationen und die bessere Compliance der Patientinnen.

> Die Bestimmung des Anti-Faktor-Xa-Spiegels ist bei der prophylaktischen Dosierung nicht, bei der therapeutischen Dosierung nur ausnahmsweise (z. B. bei Niereninsuffizienz) erforderlich (Guideline 2007).

■ Tab. 10.13 Nachweismethoden für Antikoagulanzien und therapeutische Bereiche

Substanz	Thrombin-inhibitor	Faktor-Xa-Inhibitor	Methoden Thrombin-hemmung	Therapeutischer Bereich	Methoden Faktor-Xa-Hemmung	Therapeutischer Bereich
Vitamin-K-Antagonist	n.v.	n.v.	Quick-Wert, INR	2–3		
Heparin	50%	50%	aPTT Thrombinzeit	2- bis 3-fach verlängert	n.e.	n.e.
NMH[b]						
Prophylaxe	10–30%	30–90%	n.e.	n.e.	Chromogener Test	0,2–0,4 IU/ml[a]
Therapie			aPTT	n.v.		0,6–1,0 IU/ml[a]
Danaparoid	5%	95%	n.e.	n.e.		Wie NMH
Hirudin	100%		aPTT	2- bis 3-fach		
Argatroban	100%		ECT	3- bis 5-fach		
Fondparinux						
Prophylaxe		99%			Chromogener Test	0,2–0,4 µg/ml[a]
Therapie						0,6–1,0 µg/ml
Rivaroxaban						
Prophylaxe		100%			Chromogener Test	50–100 ng/ml[a]
Therapie						150–300 ng/ml[a]
Apixaban						
Prophylaxe		100%				50–100 ng/ml[a]
Dabigatran						
Prophylaxe	100%		aPTT ECT	1,2- bis 1,5-fach[a] 1,5- bis 2,5-fach[a]	Chromogener Test	50–100 ng/ml[a]
Therapie				2- bis 3-fach[a] 3- bis 5-fach *		150–300 ng/ml[a]

n.e. nicht erforderlich, n.v. nicht verfügbar.
[a] Nicht validiert.
[b] Unterschiede für verschiedene NMHs.

Niedermolekulare Heparine passieren die Plazentaschranke nicht und gehen wahrscheinlich nicht oder nur in sehr geringem Maß in die Muttermilch über (James 2007), können vom Kind oral aber nicht resorbiert werden, sodass für den Feten und für den Säugling in der Stillphase keine direkten Nebenwirkungen bekannt sind; daher werden sie als unbedenklich eingestuft (Greer u. Nelson-Piercy 2005). Besonders aufgrund der geringen Nebenwirkungen wird die Anwendung von NMHs in den internationalen Leitlinien zur Prophylaxe der venösen Thromboembolie bei Schwangeren mit mittlerem und hohem Risiko (ohne Patienten mit Herzklappenersatz) empfohlen. Die aktuelle S3-Leitlinie (Guideline 2009a) empfiehlt bei längerfristiger Antikoagulation, begleitend Calcium (1000 mg/Tag) und Vitamin D (1000 IE/Tag) zu supplementieren (Casele et al. 2006).

Präpartale VTE-Propylaxe

Für Schwangere in der niedrigen Risikogruppe kann bei Vorliegen nur eines Risikofaktors auf eine medikamentöse Prophylaxe verzichtet werden, solange keine weiteren Risikofaktoren hinzukommen. Eine medikamentöse, in der Regel gewichtsadaptierte Prophylaxe (■ Tab. 10.17) ist mit Feststellung des erhöhten Risikos zu beginnen und so lange indiziert, bis der Risikofaktor nicht mehr vorhanden ist.

Bei Schwangeren mit einem hohen VTE-Risiko sollte zum frühestmöglichen Zeitpunkt der Schwangerschaft (positiver Schwangerschaftstest) mit einer hochprophylaktischen Dosierung sowie mit physikalischen Maßnahmen begonnen werden. Für Schwangere mit Herzklappenersatz gelten gesonderte Empfehlungen (Bates et al. 2008, Guideline 2005).

10.2 · Antikoagulation

Tab. 10.14 Ante- und postpartale Risikokonstellation in der Schwangerschaft

Niedriges VTE-Risiko (0–2% Rezidivrisiko ohne Therapie)	Alter >35 Jahre Adipositas (BMI >30 kg/m²) Parität >3, Raucherin Ausgedehnte Varikosis Aktuell systemische Infektion Immobilität (Paraplegie, Reisen >6 h) Präeklampsie Dehydratation Hyperemesis Überstimulationssyndrom Mehrlingsschwangerschaft [a] Schwangere mit familiärer Thromboseanamnese [b] Schwangere mit thrombophilen Faktoren ohne eigene oder familiäre Thromboseanamnese [b] Elektive Sectio, vag.-op. Entbindung, prolongierte Geburt >24 h, Blutverlust >1000 ml [c, d]
Mittleres VTE-Risiko (2–20% Rezidivrisiko ohne Therapie)	Schwangere mit Thrombose in der Eigenanamnese ohne hereditäres thrombophiles Risiko [c] Schwangere mit wiederholten Spontanaborten oder schwerer Präeklampsie/HELLP-Syndrom und Thrombophilie (angeboren, erworben) ohne Thrombose in der Eigenanamnese [c] Schwangere mit homozygoter Faktor-V-Leiden-Mutation in der Eigenanamnese [c] Schwangere mit niedrigem Risiko und zusätzlichen Risikofaktoren (Adipositas, Präeklampsie, Infektion, Bettlägerigkeit) [c] Schwangere mit Komorbidität (Herz-, Lungenerkrankung, chronische entzündliche Erkrankungen, nephrotisches Syndrom, Sichelzellanämie, i.v.-Drogenabusus) [a] Schwangere mit chirurgischen Eingriffen in Schwangerschaft oder Wochenbett [a, d] Sekundäre Sectio, verlängerte Hospitalisation, BMI >40 kg/m² [c, d]
Hohes VTE-Risiko (20–50% Rezidivrisiko ohne Therapie)	Schwangere mit wiederholten (>1) Thrombosen in der Eigenanamnese [c] Schwangere mit homozygoter Faktor-V-Leiden-Mutation, Antithrombinmangel oder kombinierten thrombophilen Faktoren und einer Thrombose in der Eigenanamnese [c] Schwangere mit unklarer/östrogenabhängiger Thrombose in der Eigenanamnese [c] Jedes thromboembolische Ereignis [c, d] Immer, wenn in der präpartalen Phase Antikoagulanzien gegeben wurde [c, d, e]

[a] Nur in der RCOG-Leitlinie 2009 aufgeführt (Guideline 2009b).
[b] Nur in der aktuellen deutschen S3-Leitlinie 2009 (Guideline 2009a) aufgeführt.
[c] In der aktuellen deutschen S3-Leitlinie 2009 (Guideline 2009a) und der RCOG-Leitlinie 2009 (Guideline 2009b) aufgeführt.
[d] Gilt nur für die postpartale Phase.
[e] Gilt nicht, wenn Antikoagulanzien nur zur Reduktion der Risiken von Schwangerschaftskomplikationen gegeben wurden.

Tab. 10.15 Empfehlung zur risikoadaptierten Thromboseprophylaxe in Schwangerschaft und Wochenbett. (Guideline 2009a)

Niedriges VTE-Risiko (0–2% Rezidivrisiko ohne Therapie)	Information über Prophylaxemaßnahmen Physikalische Maßnahmen zur Thromboseprophylaxe (Hydratation, Kompressionsstrümpfe, Bewegung) Peripartale medikamentöse prophylaktische Antikoagulation bei zusätzlichen Risikofaktoren Aussetzen der Antikoagulanziengabe unter der Geburt oder 24 h vor elektiven Eingriffen Postpartale medikamentöse Prophylaxe 2–6 Wochen
Mittleres VTE-Risiko (2–20% Rezidivrisiko ohne Therapie)	Beginn mit einer medikamentösen prophylaktische Antikoagulation mit Feststellung des Thromboserisikos in der prophylaktischen Dosierung (Tab. 10.17) Begleitende physikalische Maßnahmen (Hydratation, Kompressionsstrümpfe, Bewegung) Aussetzen der Antikoagulanziengabe unter der Geburt oder 12–24 h vor elektiven Eingriffen Postpartale medikamentöse Prophylaxe für 6 Wochen
Hohes VTE-Risiko (20–50% Rezidivrisiko ohne Therapie)	Beginn mit einer medikamentösen prophylaktischen/intermediären Antikoagulation mit Bekanntwerden der Schwangerschaft (positiver Schwangerschaftstest) oder mit Auftreten eines Risikos Begleitende physikalische Maßnahmen (Hydratation, Kompressionsstrümpfe, Bewegung) Nur kurzes (12 h) Aussetzen der Antikoagulanziengabe (NMH) für die Phase der Geburt oder Umsetzen auf unfraktioniertes Heparin bis 4 h vor der erwarteten Geburt Postpartale Antikoagulanziengabe in intermediärer Dosis für 6 Wochen Bei dauerhaft notwendiger Antikoagulation frühzeitiges Umsetzen auf Vitamin-K-Antagonisten

Tab. 10.16 Empfehlung der Dosierung von NMHs zur Thromboseprophylaxe. (Nach RCOG, Guideline 2009b)

Gewicht [kg]	Enoxaparin (z. B. Clexane)	Nadroparin (z. B. Fraxiparin)	Dalteparin (z. B. Fragmin P)	Tinzaprin (Innohep)
<50 kg	20 mg/Tag	2500 IE/Tag	2500 IE/Tag	3500 IE/Tag
50–90 kg	40 mg/Tag	5000 IE/Tag	5000 IE/Tag	4500 IE/Tag
91–130 kg	60 mg/Tag[a]	7500 IE/Tag[a]	7500 IE/Tag[a]	7000 IE/Tag[a]
130–170 kg	80 mg/Tag[a]	10.000 IE/Tag[a]	10.000 IE/Tag[a]	9000 IE/Tag[a]
>170 kg	0,6 mg/kg/Tag[a]	75 IE/kg/Tag[a]	75 IE/kg/Tag[a]	75 IE/kg/Tag[a]

[a] Ggf. Dosierung auf 2 Gaben aufteilen.

Intrapartale VTE-Prophylaxe

Für Patientinnen, die antepartal eine prophylaktische antikoagulatorische Dosierung (NMH) erhalten haben, sollte die Applikation mit Beginn regelmäßiger Wehen ausgesetzt werden. Physikalische Maßnahmen sind während der Geburt (auch bei Kaiserschnittentbindungen) fortzuführen.

Erfolgt die Geburt 12 h nach der letzten prophylaktischen und 18–24 h nach therapeutischer Gabe von NMH, so ist kein höheres Blutungsrisiko mehr zu erwarten (Pettila et al. 1999). Kommt es nach antikoagulatorischer Prophylaxe oder Therapie dennoch zur Blutung, kann nach Ausschluss anderer Ursachen (chirurgische Blutung, DIG, HIT) Protamin (1000 IE Protaminhydrochlorid neutralisieren 1000 IE Heparin) als Antidot gegeben werden.

> Bei elektivem Kaiserschnitt sollte die letzte prophylaktische Gabe eines NMH 12–24 h vor dem Eingriff erfolgen (Guideline 2009a).

Zwölf Stunden nach der letzten Gabe eines NMH können rückenmarksnahe Analgesieverfahren ohne erhöhtes Risiko für punktionsbedingte Blutungen eingesetzt werden.

Bei Patientinnen mit hohem Risiko, bei denen eine Antikoagulanziengabe auch während der Geburt nicht ausgesetzt werden soll, kann peripartal auf unfraktioniertes Heparin (aPTT-gesteuert) umgestellt werden. Unfraktioniertes Heparin (UFH) hat eine deutlich kürzere Halbwertszeit (4–6 h) als NMH, weshalb das Intervall zwischen der Gabe von UFH und der Anlage einer regionalen Analgesie auf 4 h verkürzt werden kann. Sofern die Schwangere Acetylsalizylsäure eingenommen hat, sollte dies möglichst in der 36. SSW abgesetzt werden.

Regionalanästhesie unter Antikoagulation

Um Schwangeren unter prophylaktischer oder therapeutischer Antikoagulation die Möglichkeit der rückenmarksnahen Analgesie unter der Geburt zu ermöglichen, legt die aktuelle Leitlinie Zeitintervalle zwischen der Punktion bzw. der Entfernung des Katheters und der medikamentösen VTE-Prophylaxe fest (Gogarten u. van Aken 2007, Guideline 2009a). Diese Zeitintervalle beruhen auf der Pharmakokinetik der einzelnen Substanzen. Sie geben an, wann die niedrigsten Spiegel erreicht sind und somit von einer weitgehenden Normalisierung der Gerinnung auszugehen ist. Das Einhalten der Zeitintervalle (Tab. 10.17) soll das Risiko von spinalen/epiduralen Hämatomen reduzieren. Ausreichend gesicherte Daten liegen hierzu allerdings nicht vor.

Postpartale VTE-Prophylaxe

Das thromboembolische Risiko ist in der Woche nach der Entbindung am höchsten (Faktor 10–15) und fällt in den 4–6 Wochen des Wochenbetts auf das normale Risiko wie vor der Schwangerschaft ab.

> Übereinstimmend zeigen mehrere Studien, dass bis zu 44 % der postpartalen Thrombosen und schweren Lungenembolien in der 5.–6. Woche nach der Geburt auftreten. Venöse Thromboembolien mehr als 6 Wochen nach der Geburt sind dagegen ungewöhnlich.

Schwangere, die per elektiver Sectio entbunden wurden, haben – verglichen mit der komplikationslosen Spontangeburt – ein 2,2-fach höheres VTE-Risiko. Für die sekundäre Sectio und die Notsectio verdoppelt sich das Risiko zusätzlich.

> Aufgrund der immer kürzeren Liegezeiten auch nach Kaiserschnittentbindungen ereignen sich 38 % der symptomatischen VTE und 22 % der Lungenembolien nach Kaiserschnitt erst nach der stationären Entlassung.

Demzufolge empfiehlt das RCOG in der aktuellen Leitlinie zur Thromboseprophylaxe (Guideline 2009b) allen Frauen mit Z. n. sekundärer Sectio und Notsectio generell eine prophylaktische Antikoagulation mit NMH für 7 Tage. Für Frauen, die per elektiver Sectio entbunden wurden, wird

◘ **Tab. 10.17** Empfehlung zu den Zeitintervallen bei Spinal- und Epiduralanästhesie. (Nach Gogarten u. van Aken 2007)

Medikament	Letzte Medikamentengabe vor Punktion/Katheterentfernung[a]	Nächste Medikamentengabe nach Punktion/Katheterentfernung[a]
UFH (Prophylaxe)	4 h	1 h
UFH (Therapie)	4–6 h	1 h
NMH (Prophylaxe)	12 h	2–4 h
NMH (Therapie)	24 h	2–4 h
Danaparoid	Möglichst keine rückenmarksnahe Anästhesie oder »single-shot«-Verfahren	
Fondaparinux	36–42 h	6–12 h
Hirudine	8–10 h	2–4 h
Argatroban[b]	4 h	2 h
Acetylsalizylsäure (100 mg)	Keine	Keine
Vit.-K-Antagonisten	INR <1,4	Nach Katheterentfernung

[a] Alle Zeitangaben beziehen sich auf eine normale Nierenfunktion.
[b] Verlängertes Zeitintervall bei Leberinsuffizienz.

eine prophylaktische Antikoagulation für 7 Tage nur dann empfohlen, wenn zusätzliche thrombophile Risiken (z. B. Adipositas, Alter >40 Jahre, Infektion) bestehen. Für alle Frauen mit einem BMI >40 kg/m² wird postpartal eine prophylaktische Antikoagulation für 7 Tage empfohlen (Guideline 2009b).

Bei Wöchnerinnen mit intermediärem oder hohem Risiko sollte 4–6 h nach spontaner Geburt und 6–12 h nach Sectio die Antikoagulation mit NMH in der gleichen Dosierung wie vor der Geburt für die Dauer des Wochenbettes (6 Wochen) fortgeführt werden. Nach Thrombosen, die in der Schwangerschaft aufgetreten sind, kann eine Antikoagulation auch über das Wochenbett hinaus notwendig werden. In diesen Fällen kann schon früh nach der Geburt (wenn kein Blutungsrisiko mehr besteht) mit oralen Antikoagulanzien begonnen werden. Während Phenprocoumon (z. B. Marcumar) in der Stillphase nicht eingesetzt werden soll, kann z. B. Warfarin ohne zusätzliche Gefährdung des Kindes als orales Antikoagulans verabreicht werden.

Frauen, die präpartal Antikoagulanzien (NMH) ausschließlich zur Prävention bei wiederholten Aborten erhalten haben, benötigen – solange keine zusätzlichen Risiken bestehen – keine längerdauernde Antikoagulation im Wochenbett.

Antikoagulation atypischer Thrombosen in der Schwangerschaft
Thrombophlebitis

Genaue Zahlen zur Häufigkeit von Thrombophlebitiden in der Schwangerschaft liegen nicht vor. Doch sprechen die physiologischen Veränderungen, besonders die Zunahme der (linksseitigen) Varikose, in der Schwangerschaft für eine höhere Inzidenz. Bei der Varikophlebitis oder Varikothrombose handelt es sich um eine Thrombose und Entzündung der varikös degenerierten Vene und ihrer Umgebung. Die Behandlung erfolgt in Abhängigkeit von Ausdehnung und Lokalisation. In den aktuellen Leitlinien finden sich keine Hinweise, ob Thrombophlebitiden in der Schwangerschaft anders als außerhalb der Schwangerschaft behandelt werden sollen. Dennoch sind bei der Gesamtkonstellation die besonderen thrombophilen Umstände der Schwangerschaft zu beachten und gerade bei ausgedehnten Thrombophlebitiden die Indikation zur Antikoagulanziengabe in niedriger Dosierung großzügig zu stellen.

Thrombophlebitiden in kleinkalibrigen Astvarizen sollten durch Kühlung, Kompressionstherapie und eventuell mit nichtsteroidalen Antiphlogistika behandelt werden. Eine Stichinzision mit Thrombusexpression kann zur rascheren Schmerzfreiheit führen. Varikothrombosen der Vv. saphena magna oder parva und großkalibriger Varizenäste bergen die Gefahr eines appositionellen Wachstums (aszendierende Phlebitis) und Einwachsens des Thrombus in das tiefe Venensystem.

Bei Annäherung des Thrombus an eine Mündungsregion sollte mit einer Heparinisierung (NMH) begonnen werden. Bei Progredienz der Thrombose in das tiefe Venensystem liegt definitionsgemäß eine tiefe Venenthrombose mit allen Risiken und therapeutischen Konsequenzen vor.

> Eine oberflächliche Thrombophlebitis sollte in Abhängigkeit von Ausdehnung und Lokalisation mit Antikoagulanzien behandelt werden.

> Bei transfaszialem Wachstum sollte wie bei einer tiefen Venenthrombose vorgegangen werden. Die Dauer der Therapie sollte sich nach der klinischen Situation und zusätzlichen Risikofaktoren richten und auch im Wochenbett eine Antikoagulation für 4–6 Wochen und Kompressionsbehandlung nach sich ziehen.

Sinusvenenthrombose/Ovarialvenenthrombose

Die Sinusvenenthrombose stellt in der Schwangerschaft ein seltenes Ereignis dar. Die therapeutischen Optionen richten sich in Absprache mit den Neurologen nach neurologischen Gesichtspunkten. Antikoagulatorisch sollte die Patientin mit einer therapeutischen Dosierung behandelt werden.

Ein ebenfalls seltenes Ereignis, das überwiegend in Wochenbett auftritt, ist die septische Ovarialvenenthrombose. Auch hier sind die Symptome eher unspezifisch. Druckschmerz im Unterbauch, steigende Infektionsparameter und Temperaturerhöhung sind wenig wegweisend, sodass selten an diese Differenzialdiagnose gedacht wird. Die Diagnostik per CT hat sich im Vergleich zur Sonographie als suffizienter herausgestellt. Bei Bestätigung sollten diese Patientinnen therapeutisch antikoaguliert und antibiotisch behandelt werden.

Reisethrombose (RTE)

Zur Inzidenz einer Reisethrombose bei Schwangeren existieren keine Daten. Generell muss aber auch hier von einem erhöhten Risiko ausgegangen werden. Während des langen Sitzens auf Reisen, insbesondere Flugreisen, ist das relative Risiko für eine venöse Thromboembolie für Reisende ohne Risikofaktoren 2- bis 4-fach erhöht. Das absolute Risiko ist mit ca. 1 Ereignis auf 4656 Flügen gering, steigt aber mit der Flugdauer an (>8–12 h oder mehreren Flugreisen in kürzeren Abständen) (Kuipers et al. 2007, Schobersberger et al. 2008).

In einem internationalen Konsensuspapier zur Reisethrombose werden Schwangere und Wöchnerinnen ohne weitere thrombophile Risikofaktoren in eine mittlere Risikogruppe eingestuft (Schobersberger et al. 2008). Zur Thromboseprophylaxe für diese Gruppe werden physikalische Maßnahmen und Bewegung empfohlen, nur in Ausnahmefällen auch die Gabe von Antikoagulanzien (NMH) 2–4 h vor Reiseantritt. Bei zusätzlichen thrombophilen Risiken oder langen Flugreisen (>8–12 h) erfolgt eine Einstufung in die hohe Risikogruppe mit der Empfehlung zur medikamentösen antikoagulatorischen Prophylaxe (NMH). Acetylsalizylsäure sollte auch wegen des im Vergleich zur NMH erhöhten Blutungsrisikos zur Prophylaxe der Reisethrombose nicht eingesetzt werden (Hovens et al. 2006). Evidenzbasierte Leitlinien zur Prophylaxe der Reisethrombose existieren derzeit noch nicht.

Therapie der Thrombose und Lungenembolie in der Schwangerschaft

Die Therapie der Thrombose und Lungenembolie in der Schwangerschaft und im Wochenbett unterscheidet sich nicht von der Therapie außerhalb der Schwangerschaft. Auch in der Schwangerschaft hat die frühe und suffiziente Therapie einer Thrombose zum Ziel, eine Lungenembolie und die damit verbundene Letalität (Reduktion von 30 auf 2–8 % unter regelrechter Antikoagulation) und Morbidität sowie das postthrombotische Syndrom (3,6 %) zu verhindern. Dennoch kann es unter einer antikoagulatorischen Therapie, abhängig von der Ursache, im 1–3 % der Fälle auch zu Rethrombosen kommen.

> NMH ist in der initialen Behandlung der Bein-/Beckenvenenthrombose effektiver als UFH. Blutungsereignisse treten unter NMH seltener auf (1,98 %) und die Letalität ist geringer. Bei der initialen Behandlung der Lungeembolie ist NMH dem UFH gleichwertig (Evidenzlevel Ib; Guideline 2009b).

Über die optimale Dosierung einer therapeutischen Antikoagulation in der Schwangerschaft liegen insgesamt nur wenige Daten vor. Die initiale therapeutische Dosierung für die NMH sollte gewichtsadaptiert und präparatespezifisch erfolgen.

Der therapeutische Effekt der NMH kann über die Bestimmung der Anti-Faktor-Xa-Aktivität (Messung 3–4 h nach subkutaner Applikation) ermittelt werden. Bei einmaliger Applikation von NMH wird ein Zielbereich von 1,0–2,0 E/ml und bei zweimaliger Applikation von 0,6–1,0 E/ml angestrebt. Es wird empfohlen, die präparatespezifischen Angaben zum Zielbereich des jeweils angewandten NMH zu beachten (z. B. Fachinformation).

Für Patientinnen mit Kontraindikationen gegen Heparin, z. B. bei bekannter HIT Typ II, können Danaparoid und Lepirudin eingesetzt werden, auch wenn hierzu keine expliziten Zulassungen für die Schwangerschaft vorliegen.

Vitamin-K-Antagonisten (Kumarine, z. B. Warfarin, Phenprocoumon) in der Schwangerschaft

Warfarin wird auch in der Schwangerschaft zur Prophylaxe arterieller (Vorhofflimmern, nach Herzklappenersatz u. a.) oder venöser Thromboembolien (Thrombose, Lungenembolie) eingesetzt. Wegen der transplazentaren Passage ist die Anwendung von Vitamin-K-Antagonisten während der Schwangerschaft kritisch zu bewerten; sie kann bei sehr hohem Thromboembolierisiko erwogen werden, z. B. bei einem älteren mechanischem Herzklappenersatz in

Mitralposition oder bei Zustand nach Herzklappen-bedingter Thromboembolie (Bates et al. 2008), zumal bei Herzklappenpatientinnen die Antikoagulation mit NMH keinen ausreichenden Schutz zu bieten scheint.

Vitamin-K-Antagonisten passieren die Plazenta und können damit fetale Komplikationen verursachen. Die Anwendung sollte in der 5.–13. SSW sowie nach der 36. SSW vermieden werden. Bei Einnahme von Vitamin-K-Antagonisten in der kritischen Phase der Organogenese (6.–12. SSW postkonzeptionell) drohen Fehlgeburten in 15–56 % und kongenitale Anomalien in bis zu 30 % der Fälle (Clark u. Bates 2009). Bei späterer Anwendung in der Schwangerschaft besteht die Gefahr von fetalen Blutungen in 2 % und von Totgeburten in 5–33 % der Fälle (James 2007).

Das erhöhte Risiko der Embryopathie in der kritischen Phase (6.–13. SSW) der Schwangerschaft kann Indikation für einen Schwangerschaftsabbruch sein. Eine pränatale Feindiagnostik (DEGUM II/III) soll angeboten werden.

> Warfarin, nicht aber Phenprocoumon (z. B. Marcumar) kann in der Stillperiode angewandt werden.

Thrombozytenaggregationshemmer (Acetylsalizylsäure)

Acetylsalizylsäure (ASS) hemmt die Cyclooxygenase und damit die Synthese von Thromboxan A_2, einem wichtigen Plättchenfunktionshemmer. ASS kann nach Erfahrungen an mehr als 30.000 Schwangeren in niedriger Dosis (60–150 mg/Tag) im 2. und 3. Trimenon eingesetzt werden (Scharf 2009). Ab der 36.–37. SSW ist die Anwendung von ASS (low-dose) wegen seines bis zu 5 Tage anhaltenden thrombozytenhemmenden Effektes und der dadurch eventuell gering verstärkten diffusen Blutung unter der Geburt zu vermeiden.

In täglichen Dosierungen von mehr als 300 mg besteht nach der 30. SSW durch die Hemmung der Prostaglandinsynthese das Risiko eines vorzeitigen Verschlusses des Ductus arteriosus Botalli, so dass nach der 30. SSW Acetylsalizylsäure in dieser hohen Dosierung nicht mehr eingesetzt werden sollte.

10.3 Kompressionstherapie

H. Nüllen, T. Noppeney

Kompressionstherapie (KT) bedeutet, durch geplante und individuell modifizierte externe Druckanwendungen die physiologischen Beziehungen und Abhängigkeiten von Geweben und Gefäßen einer Extremität richtungsweisend zu beeinflussen. Die Kompressionstherapie ist ein wichtiges Konzept in der phlebologischen Therapie und auch obligatorischer Teil der Therapie der akuten TVT: bei der konservativen Therapie ebenso wie bei den invasiven Verfahren und auch beim postthrombotischen Syndrom (Hach-Wunderle 2010, Guyatt et al. 2012).

Mittel der Kompressionstherapie sind:
- Kompressionsverbände (KV),
- medizinische Kompressionsstrümpfe (MKS),
- intermittierende maschinelle Kompressionstherapie (IMK).

Die Kompressionsmittel übertragen den geplanten und gewählten Anpressdruck auf die abhängigen Zielgewebe.

10.3.1 Grundlagen

Die Kompression soll
- **im Gefäß** den pathologisch erhöhten venösen Druck (in Ruhe und unter Aktivität) ausgleichen bzw. reduzieren,
- das Ausmaß der pathologischen Stase reduzieren und die venöse Blutflussrate erhöhen,
- **im Gewebe** den transmuralen Druckgradienten in Richtung Rückresorption verschieben (Starling-Gleichgewicht),
- durch die Rückführung des Ödems und die Reduzierung der lymphpflichtigen Last des Ödems die Entzündungsreaktion im Gewebe dämpfen,
- bei chronischen und irreparablen Zuständen (CVI) die weitere Progression verhindern bzw. mindern (**Prophylaxe**),
- den **arteriellen Einstrom** nicht behindern (Nüllen u. Noppeney 2010).

In der Literatur liegt der Fokus bei der Erörterung von Kompressionsmaßnahmen meist auf der angestrebten Verhinderung bzw. Minderung der Schwere des postthrombotischen Syndroms (Hach-Wunderle et al. 2010, Kolbach et al. 2008). Man darf darüber aber nicht vergessen, dass die Bedeutung der Kompressionstherapie in der akuten Phase der TVT in der Ödembeherrschung und der Strömungsbeschleunigung liegt. Das perivenöse, entzündliche Ödem ist in dieser Phase der Erkrankung immer vorhanden (▶ Abb. 7.28, Kap. 7), auch dann, wenn klinisch bei der Inspektion von außen der Befund u. U. gering erscheint. Das entzündliche perivenöse Ödem ist auch mitverantwortlich für die Schmerzreaktion in der Frühphase der TVT. Die Kompressionstherapie ist in der Akutphase daher immer auch Schmerztherapie und damit wichtig für die Beweglichkeit und die ambulatorische Compliance des Patienten.

Partsch et al. (2000) verglichen in der akuten Phase der TVT die Therapie mit Kurzzugverbänden und Bewegung, Oberschenkel-Kompressionsstrumpf und Bewegung so-

Tab. 10.18 Druckarten. (Aus Noppeney u. Nüllen 2010)

Anpressdruck	ist eine **dynamische** Druckgröße in Abhängigkeit von Vorspannung, Materialeigenschaften und funktionellem Zustand. Physikalisch: Kraft/Fläche
Ruhedruck	ist der **permanente** Druck bei körperlicher Inaktivität, der von außen, also z. B. von der Bandage oder einem MKS kommt (Ruheanpressdruck).
Arbeitsdruck	ist der **temporäre** Druck, der von innen kommt und vom Muskel erzeugt wird, wenn er sich gegen den Widerstand der Bandage stemmt.

Tab. 10.19 Druckverteilung bei externer Kompressionstherapie. (Aus Noppeney u. Nüllen 2010)

Konzentrische Kompression	Die Kompression wird zirkulär auf gleicher Höhe mit gleicher Spannung um einen Körperteil angelegt. Der resultierende Druck (Anpressdruck) ist abhängig von der Form des Körperteils, d. h. vom unterhalb des Kompressionsmaterials wirksamen Krümmungsradius.
Exzentrische Kompression	Durch manipulative Maßnahmen wird der Radius des behandelten Körperteils in bestimmten Abschnitten verändert, um die Druckübertragung auf den ausgewählten Ort bzw. Abschnitt zu steuern und zu beeinflussen.
– Positiv exzentrische Kompression	Durch das Unterlegen von mehr oder weniger komprimierbaren Materialien an den Stellen, an welchen eine höhere Druckapplikation gewünscht ist, wird der Radius in diesem Bereich verkleinert. Der Druck steigt an (z. B. Ulkusbehandlung, Ödembehandlung der retromalleolären Kulissen, Kompression einer V. perforans, Lymphfistel etc.).
– Negativ exzentrische Kompression	Durch das Auflegen von breitflächigem Polstermaterial wird der überpolsterte Radius vergrößert. Der Druck wird abgesenkt (Fußrücken, Knöchel).

wie Bettruhe ohne Kompression. In der Beobachtungszeit von 10 Tagen zeigte sich eine statistisch signifikante Besserung der Schmerzen und des Ödems ab dem 2. Tag im Vergleich zur Immobilisation.

Effektive Kompressionstherapie und das Konzept der ambulatorischen Therapie der akuten TVT sind daher untrennbar miteinander verbunden.

Die Frage, ob in der Frühphase, d. h. hier unmittelbar nach der Diagnosesicherung, die Wahl auf einen Kompressionsverband oder einen Kompressionsstrumpf fällt, ist abhängig von den jeweiligen Gegebenheiten. In Fällen mit einem deutlich nachweisbaren Ödem in der betroffenen Extremität und in Fällen mit stärker betonter Schmerzhaftigkeit wird man sich eher für einen Kompressionsverband entscheiden, in Fällen mit einem diskreten oder kaum nachweisbaren Ödem, mit geringer bzw. unbedeutender Schmerzreaktion eher für einen Kompressionsstrumpf.

Der Kompressionsverband mit Kurzzugmaterialien bietet die Möglichkeit, durch entsprechende Wahl und Dosierung des Anpressdruckes den Ruhedruck so zu gestalten (z. B. sog. »druckloser« Kompressionsverband), dass die Kompressionsmaßnahme unter Ruhebedingungen ggf. überhaupt toleriert wird.

Die sachgerechte und angemessene Anwendung der Kompressionstherapie erfordert die Kenntnis der physikalischen Grundlagen und der Materialien ebenso wie die Beherrschung der handwerklichen Umsetzung. Indikationsstellung, Lenkung und Umsetzung der Kompressionstherapie sind ärztliche Aufgaben (Nüllen u. Noppeney 2010).

Die **physikalische Grundlage** der Kompressionstherapie wird durch die Gleichung von Laplace beschrieben.

> **Gleichung von Laplace**
> (Pierre-Simon [Marquis de] Laplace, franz. Mathematiker und Astronom, 1749–1827)
>
> $$D = \frac{S}{r}$$
>
> D = Druck, der in radialer Richtung wirkt
> S = Spannung eines »elastischen« Gewebes
> r = Krümmungsradius der komprimierten Fläche

Die Gleichung von Laplace besagt: Der durch einen Kompressionsverband an das Gewebe vermittelte, in radialer Richtung wirkende Druck (Anpressdruck D) verhält sich proportional zur Spannung des elastischen Kompressionsmaterials (S) und reziprok-proportional zum Krümmungsradius des komprimierten Körpers (r).

Bei vorgegebener Spannung des Verbandes (S = konstant) sinkt der effektive radiale Druck mit zunehmendem Radius ab.

10.3 · Kompressionstherapie

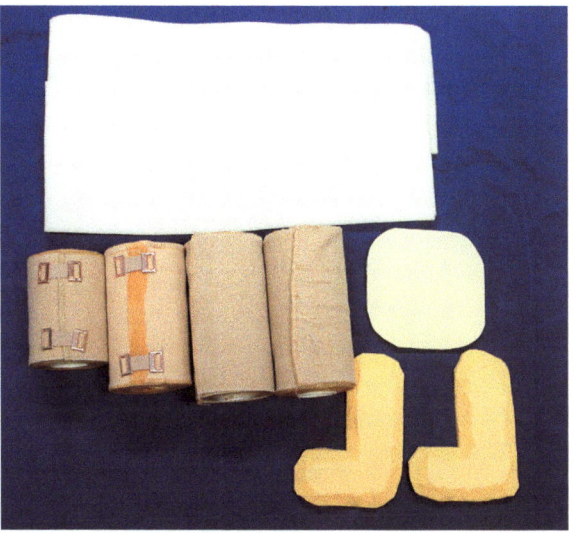

Abb. 10.12 Beispiel für einen Satz Kompressionsmaterialien für einen Kompressionsverband, der auch den Oberschenkel mit einschließt: Kurzzug-Kompressionsbinden (8, 10 und 12 cm), Schaumstoffmaterial zur Polsterung und »Rutschbremse«. (Aus Noppeney u. Nüllen 2010)

Zur Technik des Kompressionsverbandes muss auf die Literatur verwiesen werden (Földi et al. 1999, Partsch et al. 1999, Nüllen et al. 2010).

Grundsätzlich ist festzuhalten, dass Art, Umfang und Dauer der Kompressionsmaßnahme, vor allem aber der Kompressionsdruck bemessen und bestimmt werden müssen an der jeweiligen Indikation und den individuellen Erfordernissen. Die Effektivität der angeordneten Kompressionsmaßnahme muss kontrolliert und ggf. modifiziert werden. Ineffektive Kompressionsmaßnahmen nutzen dem Patienten nicht und mindern die Prognose, aber insbesondere mindert die fehlende Effektivität die Compliance.

10.3.2 Kompressionsverband

Akute TVT

Der Kompressionsverband in der Phlebologie sollte aus Gründen der Effektivität grundsätzlich als Verband mit kalkulierbarem und den lokalen Verhältnissen anpassbarem Ruhedruck geplant werden. Dies bedeutet zwangsläufig die Verwendung von relativ unelastischen Kompressionsbinden, sog. Kurzzugbinden (Partsch et al. 1999). Die »Unnachgiebigkeit« des Kurzzugverbandes erzeugt unter dem Einfluss des Wechsels zwischen Ruhe und Orthostase sowie zwischen Muskelsystole und Muskeldiastole so hohe passagere (ambulatorische) Druckspitzen, wie sie mit keiner anderen Methode erreichbar sind. Dieser ständige Wechsel der lokalen Druckverhältnisse unter körperlicher Aktivität ist die Analogie zur natürlichen Gelenk- und Wadenmuskelpumpe (Mosti et al. 2010).

> Die Effektivität der Kompressionsmaßnahme ist abhängig von einer Vielzahl von gestaltbaren Einzelfaktoren, im Wesentlichen jedoch von der Druckgestaltung (◘ Tab. 10.18), der Druckverteilung (◘ Tab. 10.19) und der Wahl der Kompressionsmaterialien (◘ Abb. 10.12 u. ◘ Abb. 10.13, siehe auch Földi et al. 1999, Nüllen et al. 2010, 2011, Partsch et al. 1999).

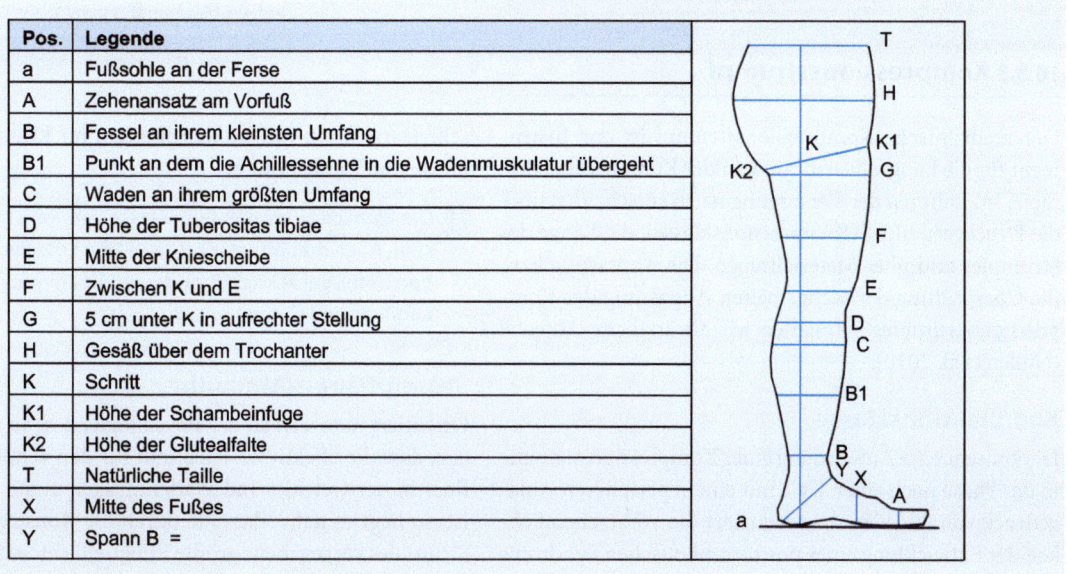

Pos.	Legende
a	Fußsohle an der Ferse
A	Zehenansatz am Vorfuß
B	Fessel an ihrem kleinsten Umfang
B1	Punkt an dem die Achillessehne in die Wadenmuskulatur übergeht
C	Waden an ihrem größten Umfang
D	Höhe der Tuberositas tibiae
E	Mitte der Kniescheibe
F	Zwischen K und E
G	5 cm unter K in aufrechter Stellung
H	Gesäß über dem Trochanter
K	Schritt
K1	Höhe der Schambeinfuge
K2	Höhe der Glutealfalte
T	Natürliche Taille
X	Mitte des Fußes
Y	Spann B =

Abb. 10.13 Messstellen zur Strumpfanpassung an der unteren Extremität. (Aus Noppeney u. Nüllen 2010)

Der Umgang mit Kurzzugbinden ist relativ schwierig. Die Anlagetechnik muss erlernt und systematisch trainiert werden. Mit einem schlecht oder gar unsachgemäß angelegten Kompressionsverband mit Kurzzugbinden kann auch Schaden angerichtet werden, daher sollte man in der akuten Situation dies nicht in die Hände des Patienten oder nicht fachlich vorgebildeter Angehörige gelegt werden.

Der unter ambulatorischen Bedingungen stetig schwankende Arbeitsdruck sorgt für eine relativ schnelle Reduktion des Ödems im behandelten Bein bzw. Arm. Zwar ist die Effektivität der Kompression auch über mehrere Tage erhalten – d. h. auch wenn sich der Ruhedruck des Kompressionsverbandes durch den Therapieeffekt (Volumenreduktion) reduziert (Mosti et al. 2010, Partsch 2011) – jedoch sollte der Kompressionsverband in den ersten Tagen täglich erneuert werden, bis eine ausreichende Ödem- und Schmerzreduktion erreicht ist. Zu diesem Zeitpunkt wird man schon aus Gründen der Bequemlichkeit und der Selbstversorgungsfähigkeit auf die Versorgung mit einem Kompressionsstrumpf wechseln.

Postthrombotisches Syndrom

Für die Behandlung des postthrombotischen Syndroms in allen Stadien gilt in Analogie zur akuten Phase der TVT, dass bei bestehender Notwendigkeit einer Rekompensation der Auswirkungen der CVI – insbesondere von entzündlichen Veränderungen (Ödem, Phlebitis, Hypodermitis, Ulkus) – die Anlage eines den Verhältnissen angepassten Kompressionsverbandes (ggf. exzentrische Kompression) zu bevorzugen ist. Nach Erreichen einer Konsolidierung kann auf eine den Verhältnissen angepasste Versorgung mit einem Kompressionsstrumpf übergegangen werden.

Tab. 10.20 Indikation und Kompressionsklasse bei Versorgung mit Kompressionsstrümpfen. (Aus Noppeney u. Nüllen 2010, in Anlehnung an Partsch et al. 1999)

Klasse 1	Risikopatienten
	Schwere Beine
	Besenreiser/retikuläre Varizen
	Geringe Ödeme
	Akrozyanose
Klasse 2	Vereinzelte Varizen
	Stammvarizen ohne CVI
	CVI Stadium 1 oder 2
	Schwangerschaftsvarizen u. Ödem (ggf. Klasse 3)
	Varizen-OP (ggf. Klasse 3)
	Varizenverödung
	Fuß- und Kniearthrosen
Klasse 3	CVI Stadium 3; TVT
	PTS; Ulcus cruris
	Posttraumatisches Syndrom
	Angiodysplasien (ggf. Klasse 4)
	Tiefe Leitveneninsuffizienz (ggf. Klasse 4)
	Reversibles Lymphödem, Lipödem
Klasse 4	Verhärtete Ödeme
	Chronische Hypodermitis
	Irreversibles Lymphödem

10.3.3 Kompressionsstrumpf

Der medizinische Kompressionsstrumpf ist das Instrument für die Langzeitversorgung in der Kompressionstherapie. Im Rahmen der Versorgung ist zu entscheiden über die Druckgestaltung (Kompressionsklasse), die Länge des Strumpfes und über Materialfragen. Die Anpassung bzw. die Überprüfung der sachgemäßen Anpassung des Kompressionsstrumpfes betrachten wir als ärztliche Aufgabe (Nüllen et al. 2010).

Kompressionsklasse

Die konsequente Anwendung einer Kompressionstherapie in der Phase nach einer TVT mit einem peripheren Anlagedruck von 30–40 mmHg reduziert die Wahrscheinlichkeit der Entwicklung eines postthrombotischen Syndroms um 50 % (Brandjes et al. 1997, Prandoni et al. 2004, siehe auch Kolbach et al. 2008). Tab. 10.20 zeigt eine synoptische Darstellung von Anhaltspunkten für Kompressionsklasse und Indikation.

> Die Wahl der Kompressionsklasse darf kein Dogma sein. Auch hier gilt es, pragmatische Entscheidungen unter Berücksichtigung von Effektivität, Praktikabilität und Compliance zu finden.

Strumpflänge (Modell)

Orientiert man sich an der Physiologie, d. h. an der Tatsache, dass die effektivste Triebkraft für den venösen Rückfluss in der Gelenk- und Wadenmuskelpumpe zu finden ist, so liegt es nahe, dass die durch die Konstruktion des Strumpfes vorgegebene größte Effektivität eines Strumpfes im Wadenbereich, jedenfalls unterhalb des Kniegelenkes zu suchen ist (Partsch, Rabe, Stemmer 1999). Der Ver-

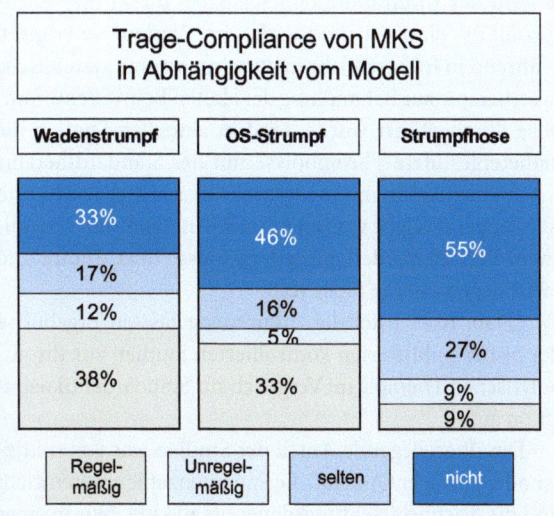

Abb. 10.14 Einfluss von Strumpflänge, Kompressionsklasse und Effektivität auf die Compliance. (Aus Noppeney u. Nüllen 2010)

gleich zwischen kniegelenksüberschreitendem Kompressionsstrumpf und Unterschenkel-Kompressionsstrumpf ergab keinen Vorteil für die längere Variante (Genzel 1991, Kolbach 2003, Partsch 1984, Partsch et al. 1999).

Wenn immer es möglich ist, insbesondere für die Langzeitversorgung ist ein Unterschenkel-Kompressionsstrumpf (AD) zu bevorzugen. Kompressionsstrumpfhosen sind besonders für ältere und übergewichtige Patienten schwer an- und auszuziehen. Dies wird potenziert bei höheren Kompressionsklassen.

Die Länge des Strumpfes ebenso wie die Kompressionsklasse, aber auch die Effektivität beeinflussen ganz wesentlich die Compliance (◘ Abb. 10.14) (Weidinger 1989).

Strumpfmaterial

Die Wahl des elastischen Materials (Naturgummi, synthetisches Gummi, Fadenstärke) und des Umspinnungsmaterials (synthetische textile Fäden, Baumwolle, Seide, Mischgewebe) sind nur bei Unverträglichkeiten wirklich von Bedeutung. Darüber hinaus beeinflussen sie natürlich den Tragekomfort.

Tragedauer

Die Tragedauer eines Kompressionsstrumpfes orientiert sich an der Ausdehnung und Etage der Thrombose sowie am jeweils aktuellen klinischen Zustand bzw. an der Ausprägung einer konsekutiven CVI.

Geht man davon aus, dass nach 2 Jahren 50 % der Thrombosepatienten ein postthrombotisches Syndrom entwickeln und dass eine Rezidivthrombose ein hochgradiger Prädiktor für die Entwicklung eines postthrombotischen Syndroms ist, so kann man festhalten, dass als Tragedauer für einen Kompressionsstrumpf nach einer relevanten (proximalen) TVT mindestens 2 Jahre vereinbart werden sollten (► Kap. 17.2.2). Bestehen Zeichen einer CVI oder mindestens eine orthostaseabhängige Ödemneigung, so ist eine dauerhafte Versorgung der Patienten mit Kompressionsstrümpfen zu empfehlen.

Nicht systematisch untersucht ist die Frage, ob nach einer dispositionellen Erstthrombose vom dauerhaften Kompressionsstrumpftragen, z. B. unter besonderen Belastungssituationen (Reisen, Berufstätigkeit), eine Prophylaxewirkung ausgeht.

10.4 Thrombolyse

H. Lawall

Die Standardtherapie der venösen Thromboembolie (VTE) hat das Ziel, frühe und späte Komplikationen der VTE zu reduzieren. Behandlungsziele sind also die Verhinderung früher oder später Rezidivthrombosen, bei Beschwerden außerdem die Schmerzreduktion sowie das Vermeiden von postthrombotischen Langzeitfolgen in dem betroffenen Bein.

Die sofortige, adäquate Antikoagulation ist die wirksamste Maßnahme, um bei Patienten mit venöser Thromboembolie ein potenziell tödliches Frührezidiv zu vermeiden (Hach-Wunderle et al. 2010). Da die Lungenarterienembolie und die tiefe Beinvenenthrombose letztlich die Manifestation des gleichen Krankheitsbildes (VTE) darstellen, ist es folgerichtig, dass sich die Empfehlungen zur Antikoagulation nicht wesentlich unterscheiden (Hach-Wunderle et al. 2010, Torbicki et al. 2006). Allerdings ist bei hämodynamischer Instabilität des Patienten aufgrund der hohen Mortalität eine aggressive thrombolytische Therapie etabliert (s. a. ► Kap. 12 u. 14.1) (Torbicki et al. 2006).

10.4.1 Thrombolytische Therapie bei tiefer Venenthrombose

Während in den 80er bis hinein in die 90er Jahre des letzten Jahrhunderts eine aggressive systemische thrombolytische Akuttherapie der frischen Beinvenenthrombose in Mitteleuropa propagiert wurde, geriet diese Behandlungsmethode nach Durchführung kontrollierter randomisierter Studien mit negativem Ausgang für die systemische Thrombolyse in Vergessenheit. Die Akutkomplikation Lungenembolie trat in gleichem Ausmaß wie unter der Standardantikoagulation mit NMH und oralen Antikoagulanzien auf, die Häufigkeit und Schwere des postthrombotischen Syndroms war in Langzeituntersuchungen über 5 und 10 Jahre nicht geringer. Erkauft wurde dies mit einer Zunahme von klinisch relevanten und schweren Blutungskomplikationen unter systemischer thrombolytischer Therapie. Metaanalysen von insgesamt 12 Studien zeigten einen Anstieg des Blutungsrisikos um 70 % ohne sicheren Beleg für eine Langzeitreduktion des postthrombotischen Syndroms (Watson u. Armon 2010). Trotz besserer Thrombusauflösung und höherer venöser Rekanalisationsraten war die Venenfunktion im Langzeitverlauf nicht signifikant gebessert.

Deshalb stellte die systemische Thrombolyse nur noch eine besondere Behandlungsform bei speziell ausgesuchten Indikationen dar, z. B. bei jungen Patienten mit isolierter oder deszendierender Beckenvenenthrombose und geringem Blutungsrisiko (Hach-Wunderle et al. 2010).

Durch die Weiterentwicklung endovaskulärer Verfahren hat gerade auf dem Gebiet der venösen Interventionen die kombinierte Therapie der tiefen Beinvenenthrombose eine neue Entwicklung genommen.

Hintergrund ist unverändert das postthrombotische Syndrom (PTS), welches eine belastende Folge der tiefen Beinvenenthrombose darstellt. Etwa 6 % aller Patienten mit TVT erleiden in der Folge trotz Kompressionsbehandlung ein venöses Ulkus (Johnson et al. 1995), und bei 40–50 % aller Patienten mit venösen Beinulzerationen finden sich postthrombotische Venenveränderungen (Browse et al. 1999). Klinisch tritt das postthrombotische Syndrom bei etwa einem Drittel der Patienten nach TVT in unterschiedlicher Schwereausprägung auf.

Eine aktuelle Studie unter heutigen ambulanten und stationären Therapiestandards nach initialer proximaler TVT weist eine Häufigkeit für ein schweres postthrombotisches Syndrom nach 3 Jahren in nur 1,4 % der Fälle auf. Ein moderates PTS findet sich bei 8,5 % und ein leichtes PTS bei 22,5 % der Patienten (Hach-Wunderle et al. 2013).

Dieser Überblick fasst nun die bisher veröffentlichten Studien zur thrombolytischen Therapie im Vergleich zur Standardantikoagulation zusammen, um mögliche Vor- und Nachteile der thrombolytischen Therapie der frischen tiefen Beinvenenthrombose kritisch zu beleuchten.

In einem Cochrane Review konnten 12 Studien mit 700 Patienten analysiert werden. Dabei wurden alle randomisierten Studien von 1969 bis 2002 eingeschlossen. Das Patientenalter lag zwischen 18 und 75 Jahren, die Fibrinolyse wurde systemisch, lokoregional oder über Venenkatheter per Infiltrationsthombolyse durchgeführt. Als thrombolytische Substanzen wurden Streptokinase, Urokinase oder rt-PA verwendet (Watson u. Armon 2010).

Bei der systemischen oder lokoregionalen Lyse wird über Armvenen oder lokoregional über eine Fußvene das Thrombolytikum appliziert, wogegen bei der invasiven Katheterlyse das Thrombolytikum per Thrombusinfiltration direkt verabreicht wird. Unter radiologischer Kontrolle wird der Infiltrationskatheter dabei direkt im Venenthrombus platziert und ggfs. im Verlauf korrigiert. Während in früheren Jahren vorwiegend eine systemische Lysetherapie zur Behandlung der akuten Beinvenenthrombose durchgeführt wurde, wird in aktuellen Studien die katheterunterstützte Thrombolyse mit der Standardtherapie – Antikoagulation mit niedermolekularen Heparinen und überlappende Gabe von Vitamin-K-Antagonisten – verglichen. Vergleichende Langzeitergebnisse über 6 Jahre und mehr liegen bislang nicht vor.

Tab. 10.21 listet die zusammengefassten Ergebnisse der bisher publizierten kontrollierten Studien zur thrombolytischen Therapie im Vergleich zur Standardantikoagulation auf.

Der überwiegende Anteil der Studien war von mittlerer oder geringer Qualität, die Patientenzahlen waren klein und die Nachbeobachtungsdauer oft zu kurz. Nur in einer Studie von Arneson betrug der Beobachtungszeitraum 6 Jahre (Arneson et al. 1978, 1983).

Aufgrund der geringen Fallzahlen und der unterschiedlichen Qualität der Studien waren eindeutige signifikante Unterschiede kaum festzustellen, was die endgültige Bewertung der thrombolytischen Therapie im Vergleich zur alleinigen Antikoagulation sicherlich erschwert. Den möglichen Benefit einer besseren Thrombusauflösung erkauft man sich mit einem höheren Blutungsrisiko.

Unterschiede zwischen den verschiedenen Applikationsarten der Thrombolyse konnten in dieser Bewertung nicht beobachtet werden.

Die Autoren dieser Cochrane-Analyse kommen deshalb zu der Schlussfolgerung, dass bei geeigneten jungen Patienten ohne hohes Blutungsrisiko die thrombolytische Behandlung die Thrombuslast reduzieren und die Wahrscheinlichkeit von postthrombotischen Veränderungen und Beschwerden verringern kann. Profitieren könnten vor allem junge Patienten mit ausgedehnten, großen, frischen Thrombosen.

Unabhängig von der thrombolytischen Therapie ist die Fortführung der Antikoagulation mit Vitamin-K-Antagonisten und das Tragen von Kompressionsstrümpfen erforderlich.

10.4.2 Kathetergestützte Thrombolyse bei tiefer Beinvenenthrombose

Wegen dieser letztlich doch uneinheitlichen Ergebnisse ohne signifikante Vorteile der thrombolytischen Therapie gibt es jetzt seit einigen Jahren neue Daten zur lokalen venösen Katheterlyse und vermehrt zur Kombination von mechanischer Thrombektomie und Lyse. Dabei handelt es sich überwiegend um Fall-Kontroll-Serien. Neben der reinen Infiltrationslyse über Katheter werden thromboly-

Tab. 10.21 Thrombolyse (systemisch/lokoregional/kathetergestützt) vs. Standardantikoagulation zur Behandlung der TVT. (Mod. nach Watson u. Armon 2010)

Klinisches Ergebnis	Anzahl der Studien	Anzahl Patienten	ORR (95-%-CI)
Mortalität (früh)	7	451	0,84 (0,29;2,42)
Lungenembolie (früh)	5	382	1,23 (0,34;4,45)
Blutung	10	668	1,73 (1,04;2,88)
Komplette Thrombusauflösung	6	444	4,14 (1,22;14,01)
Venöse frühe Rekanalisation	7	307	2,27 (1,29;3,99)
Insult, intrakranielle Blutung	11	701	1,70 (0,21;13,70)
Beinulkus (nach 6 Monaten)	3	137	0,53 (0,12;2,43)
Gesamtmortalität (bis zu 6 Jahre Nachbeobachtung)	2	280	1,33 (0,34;5,24)
Postthrombotisches Syndrom (bis zu 6 Jahre)	2	101	0,66 (0,47 ; 0,94)
Späte Thrombusauflösung	6	415	2,71 (1,84;3,99)
Normale Venenfunktion	2	66	2,33 (0,32 ; 17,27)
Rezidivthrombose	1	k.A.	k.A.

k.A. keine Angaben.

tische Medikamente vor, während oder nach mechanischen endovaskulären oder auch offenen venenchirurgischen Verfahren angewendet, um eine rasche und sichere Thrombusauflösung zu erzielen (Kim et al. 2010, Parikh et al. 2008). Der technische Früherfolg (komplette Thrombusauflösung bzw. Rekanalisation) lag in diesen Untersuchungen zwischen 70 und 82 %.

- Eine offene, randomisierte kontrollierte Studie zu Kurzzeitoffenheitsraten bei kathetergestützer Thrombolyse (n=50 Pat.) vs. alleiniger Antikoagulation (n=53 Pat.) zeigte bei fast 50 % der Patienten eine komplette Lyse, bei weiteren 40 % eine teilweise Lyse. In der Behandlungsgruppe traten 3 klinisch relevante Blutungen auf (8 %). Die 6-monatige iliofemorale Offenheitsrate betrug 64 % in der Lysegruppe (Enden et al. 2009).
- Dieselbe Arbeitsgruppe publizierte auch Langzeitergebnisse nach thrombolytischer Katheterbehandlung (CDT) bei erstmaliger iliofemoraler Venenthrombose (CDT: 101 Pat. vs. orale Antikoagulation:108 Pat.). Der Nachbeobachtungszeitraum in der kontrollierten randomisierten Studie betrug 24 Monate. Zusätzlich zur Katheterlyse wurde bei 23 Patienten eine venöse PTA und bei 15 Patienten eine Stentimplantation durchgeführt. 41 % der Patienten nach thrombolytischer Behandlung und 55,6 % der Patienten unter alleiniger Antikoagulation hatten Symptome eines postthrombotischen Syndroms. Erkauft wurde dies mit 20 Blutungsereignissen in der Thrombolysegruppe. Davon waren 3 Major-Blutungen und 5 klinisch relevante Blutungen. Die Autoren kommen zu dem Schluss, dass bei proximaler Thromboslokalisation und geringem Blutungsrisiko eine kathetergestützte Thrombolyse in Erwägung gezogen werden kann (Enden et al. 2012).
- Diese bislang größte publizierte randomisierte Studie zur Lysetherapie zeigt in der 2-Jahres-Langzeiterfassung eine Reduktion von postthrombotischen Beschwerden um 14 % von 55 auf 41 %. Zur Übertragbarkeit in den klinischen Alltag ist bedeutsam, dass lediglich 3 % der betroffenen Patienten mit frischer TVT aus dem Einzugsgebiet in die Studie eingeschlossen werden konnten.
- Die alleinige mechanische perkutane Thrombektomie ohne Thrombolyse, wie sie in einer weiteren kontrollierten monozentrischen Studie teilweise angewandt wurde, führt zu einer höheren Rate an Lungenembolien und wird nicht empfohlen (Sharifi et al. 2010). Im Vergleich zur Absolutreduktion von 20 % unter Kompressionstherapie für das Entstehen eines postthrombotischen Syndroms ist dieser Behandlungserfolg bescheiden, wenn man die Risiken für eine Blutungskomplikation berücksichtigt.

In einer weiteren Analyse dieser Studiendaten gibt es keine Prädiktoren für die Offenheitsrate nach kathetergestützter Thrombolyse. Die Dauer der Symptome, d.h. das wahrscheinliche Thrombusalter, oder die Lokalisation (iliakal, femoral) waren hinsichtlich

venöser Offenheitsraten nach 6 und 24 Monaten nicht aussagekräftig für den Behandlungserfolg und die Thrombusreduktion (Haig et al. 2013). Unberücksichtigt sind dabei die zunächst deutlich höheren stationären Behandlungskosten in der Akuttherapie.
- Zur Zeit gibt es 2 weitere kontrollierte randomisierte Studien zur Wirksamkeit und Sicherheit der interventionellen Therapie der akuten iliofemoralen Thrombose (ATTRACT/USA, Dutch CAVA-trial, Niederlande), die vielleicht eine weitergehende Bewertung der kathetergestützten Akutbehandlung ermöglichen.

> Bis zur Veröffentlichung dieser Studien ist deshalb die Empfehlung zur zurückhaltenden Anwendung dieser Methode nachvollziehbar. Für die systemische Thrombolyse gibt es keine klare Therapieempfehlung.

Mögliche Anwendungsgebiete für die thrombolytische Therapie – damit ist heute in der Regel die kathetergestützte Behandlung gemeint – unter bestimmtem Voraussetzungen sind in der folgenden Übersicht aufgelistet.

Mögliche Indikationen für eine thrombolytische Therapie bei akuter TVT
- Proximale Beinvenenthrombose (iliakal oder iliakofemoral)
- Jüngeres Lebensalter mit längerfristiger Lebenserwartung
- Thrombosedauer unter 14 Tagen
- Keine Kontraindikationen für eine thrombolytische Therapie
- Phlegmasia coerulea dolens mit vitaler Bedrohung der Extremität

Einer akuten Thrombose zugrundeliegende anatomische Venenveränderungen (z. B. Beckenvenensporn) können bei isolierter Beckenvenenthrombose mittels Katheterlyse und Stentapplikation behandelt werden, sofern keine Kontraindikationen zur thrombolytischen Therapie vorliegen (Patterson et al. 2010).

Kontraindikationen für eine thrombolytische Behandlung sind Gerinnungsstörungen, Thrombozytopenie, Nieren- oder Leberinsuffizienz, maligne Erkrankungen, kurz zurückliegende Verletzungen, Operationen und Blutungsereignisse.

Insbesondere bei jüngeren Patienten mit fehlenden Risikofaktoren für Blutungskomplikationen unter Thrombolyse kann das kombinierte Behandlungsverfahren in der Differenzialtherapie berücksichtigt werden.

> Aktuelle nationale und internationale Leitlinien präferieren die alleinige Antikoagulation bei akuter proximaler Beinvenenthrombose gegenüber der kathetergestützten Thrombolyse (Guyatt et al. 2012).

Aufgrund fehlender Daten aus randomisierten Studien können zur Behandlung der akuten **Armvenenthrombose** keine allgemeingültigen Aussagen getroffen werden. Hier liegen jeweils nur kleine Fall-Kontroll-Serien vor. Die Entscheidung zur thrombolytischen Therapie, sei sie systemisch oder katheterinduziert, muss bei dieser Indikation jeweils individuell unter Beachtung der möglichen Komplikationsraten getroffen werden. Dabei muss berücksichtigt werden, dass die Häufigkeit und die Ausprägung eines postthrombotischen Syndroms an der oberen Extremität noch weitgehend unklar sind und in sicherlich geringerem Maße als bei Beinvenenthrombosen auftreten.

10.4.3 Zusammenfassung

Fall-Kontroll-Serien und ältere Studien zur Wirksamkeit der systemischen Thrombolyse haben zwar eine Thrombusreduktion unter thrombolytischer Therapie der akuten tiefen Beinvenenthrombose beobachtet. Die randomisierten Studien waren jedoch von überwiegend geringer methodischer Qualität, die Patientenzahlen niedrig und die Art der Durchführung variabel. Unter Inkaufnahme eines signifikant erhöhten Blutungsrisikos war der nachgewiesene Langzeiteffekt – d. h. die Reduktion der Häufigkeit und der Ausprägung des postthrombotischen Syndroms – gering.

In den letzten Jahren wurden deshalb zunehmend kombinierte Verfahren mit kathetergestützter Thrombolyse zur Behandlung der akuten proximalen Beinvenenthrombose untersucht. In kleineren Studien und einer größeren randomisierten Studie wurde eine bessere venöse Offenheitsrate nach Thrombolyse berichtet, in einer Untersuchung nach 2 Jahren wird eine Verminderung von postthrombotischen Beschwerden um 14 % beobachtet. Zwei weitere randomisierte kontrollierte Studien zu diesem Thema sind am Laufen.

Um eine endgültige Bewertung dieser invasiven Behandlungsform der akuten Beinvenenthrombose zu treffen, bedarf es weiterer Ergebnisse. Zu berücksichtigen ist, dass aufgrund der strengen Einschlusskriterien aufgrund möglicher Blutungskomplikationen nur ein sehr geringer Teil der Patienten für diese Behandlungsform überhaupt geeignet ist.

Anhand der vorliegenden Studiendaten ist die kathetergestützte Thrombolyse der systemischen Thrombolyse überlegen, was die venöse Offenheitsrate und die Rate an klinisch relevanten Blutungen betrifft. In Frage kommen dafür jüngere Patienten mit wenigen Begleiterkrankungen und akuter proximaler Beinvenenthrombose.

Kernaussage

Die Standardbehandlung der akuten tiefen Venenthrombose ist unverändert die Antikoagulation, begleitet von der Kompressionstherapie. In besonderen Situationen ist die kathetergestützte Thrombolyse, gegebenenfalls ergänzt durch weitere mechanische endovaskuläre Methoden, eine Behandlungsoption mit dem Ziel, postthrombotische Beschwerden bei jüngeren Patienten ohne hohes Blutungsrisiko zu reduzieren. Die Evidenz einer Überlegenheit der thrombolytischen Behandlung der frischen tiefen Venenthrombose – sei sie systemisch oder lokal durchgeführt – ist bisher nicht gegeben. Das Blutungsrisiko, der erhöhte Aufwand und die gesteigerten Akutkosten sind dabei zu berücksichtigen.

Literatur

Zu 10.1.1

Aschwanden M, Labs KH, Engel H, Schwob A, et al. (2001) Acute deep-vein thrombosis: early mobilisation does not increase the frequency of pulmonar embolism. Thromb Haemost 85: 42–46

Blättler W, Gerlach HE (2005) Implementation of outpatient treatment of deep-vein thrombosis in private practices in Germany. Eur J Vasc Endovasc Surg 30: 319–324

Blättler W, Borer M, Linder C, Bergan JJ (1997) Outpatient and conventional treatment of acute deep-vein thrombosis evaluated in a controlled single-center study. Sang Thrombose Vaissaux 9: 315–319

Blättler W, Kreis-Bovenzi N, Blättler IK (2000) Practicability and quality of outpatient management of acute deep venous thrombosis. J Vasc Surg 32: 855–860

Blättler W, Gerlach HE, Amsler F, Blättler I, Willenberg T (2011) Compression therapy for acute deep venous thrombosis – a double-edged intervention. J Thromb Haemost 9 (Suppl 2): Abstr P-TU-435

Brandjes DPM, Buller HR, Heijboer H, Huisman MV, de Rijk M, Jagt H (1997) Randomized trial of effect of compression stockings in patients with symptomatic proximal-vein thrombosis. Lancet 349: 759–762

Froehlicher JB, Prince MR, Greenfield LJ, Downing LJ, Shah NL, Wakefield TW (1997) »Bull's-eye" sign on gadolinium-enhanced magnetic resonance venography determines thrombus presence and age: a preliminary study. J Vasc Surg 26: 809–816

Hach-Wunderle V, Blättler W, Gerlach H, Konstantinides S, et al. (2010) Diagnostik und Therapie der Venenthrombose und Lungenembolie. Interdisziplinäre S2-Leitlinie. VASA 39 (Suppl 78): 1S–31S

Henke PK, Wakefield T (2009) Thrombus resolution and vein wall injury: dependence on chemokines and leukocytes. Thromb Res 123 (Suppl 4): 72S–78S

Kearon C, Kahn S, Agnelli G, Goldhaber S, Raskob GE, Comerota AJ (2008) Antithrombotic therapy for venous thromboembolic disease: American College of Chest Physicians Evidence-Based Clinical Practice Guidelines, 8th ed. Chest 133: 454S–545S

Keo HH, Amsler F, Rohr M, Blättler W (2011) Calf compartment syndrome in acute deep venous thrombosis assessed with magnetic resonance tomography. J Thromb Haemost 9 (Suppl 2): Abstr P-WE-293

Partsch H, Blättler W (2000) Compression and walking versus bed rest in the treatment of proximal deep vein thrombosis with low-molecular-weight heparin. J Vasc Surg 32: 861–869

Piovella F, Crippa L, Barone M, Vigano D'Angelo S, et al. (2002) Normalization rates of compression ultrasonography in patients with a first episode of deep vein thrombosis of the lower limbs: association with recurrence and new thrombosis. Haematologica 87: 515–522

Prandoni P, Lensing AWA, Prins MH, Frulla M, et al. (2004) Below-knee elastic compression stockings to prevent the post-thrombotic syndrome: a randomized, controlled trial. Ann Intern Med 141: 249–256

Prandoni P, Frulla M, Sartori D, Concolato A, Girolami A (2005) Vein abnormalities and the post-thrombotic syndrome. J Thromb Haemost 3: 401–402

Roberts LN, Patel RK, Bonner L, Arya R (2011) Early use of compression stockings following deep vein thrombosis is associated with reduced early incidence of post-thrombotic syndrome and improved quality of life. J Thromb Haemost 9 (Suppl 2): Abstr P-WE-430

Roumen-Klappe EM, Janssen MC, Van Rossum J, et al. (2009) Inflammation in deep vein thrombosis and the development of post-thrombotic syndrome: a prospective study. J Thromb Haemost 7: 582–587

Seem E, Stranden E (1990) Transcapillary forces in muscle compartments of lower limbs with deep venous thrombosis. Scand J Clin Lab Invest 50: 325–330

Wojcik BM, Wrobleski SK, Hawley AE, Wakefield TW, et al. (2011) Interleukin-6: A potential target for post-thrombotic syndrome. Ann Vasc Surg 25: 229–239

Zu 10.1.2

Aschwanden M, Labs KH, Engel H, et al. (2001) Acute deep vein thrombosis: early mobilisation does not increase the frequency of pulmonary embolism. Thromb Haemost 85: 42–46

Fischer H (1910) Eine neue Therapie der Phlebitis. Med Klin 30: 1172–1180

Guyatt GH, Akl EA, Crowther M, Gutterman DD, Schuünemann HJ for the American College of Chest Physicians Antithrombotic Therapy and Prevention of Thrombosis Panel (2012) Executive Summary: Antithrombotic Therapy and Prevention of Thrombosis, 9thed: American College of Chest Physicians Evidence-Based Clinical Practice Guidelines. Chest 141: 7S–47S

Partsch H, Blättler W (2000) Compression and walking versus bed-rest in the treatment of proximal deep venous thrombosis with low-molecularweight heparin. J Vasc Surg 32: 861–869

Partsch H (2001) Therapy of deep vein thrombosis with low molecular weight heparin, leg compression and immediate ambulation. VASA 30: 195–204

Partsch H (2002) Bed rest versus ambulation in the initial treatment of patients with proximal deep vein thrombosis. Curr Opin Pulm Med 8: 389–393

Schraibman IG, Milne AA, Royle EM (2001) Home versus in-patient treatment for deep vein thrombosis (Cochrane Review). Cochrane Database Syst Rev 2: Art No CD003076, 2001

Sigg K (1962) Varizen, Ulcus cruris und Thrombosen. Springer, Heidelberg

Zu 10.1.3

Arcelus JI, Caprini JA, Monreal M, Sua´rez C, Gonza´lez-Fajardo J (2003) The management and outcome of acute venous thromboembolism: A prospective registry including 4011 patients. J Vasc Surg 38: 916–922

Zu 10.2.1

Alban S (2010) Heparine und andere Glykoantikoagulantien. In: Pötzsch B, Madlener K (Hrsg) Hämostaseologie. Springer, Heidelberg

Bauersachs R, and the EINSTEIN Investigators (2010) Oral Rivaroxaban for Symptomatic Venous Thromboembolism. N Engl J Med 363: 2499–2510

Brandjes DP, Heijboer H, Büller HR, de Rijk M, Jagt H, ten Cate JW (1992) Acenocoumarol and heparin compared with acenocoumarol alone in the initial treatment of proximal-vein thrombosis. N Engl J Med: 327:1485–1489

Büller HR, Davidson BL, Decousus H, Gallus A, Gent M, Piovella F, Prins MH, Raskob G, Segers AE, Cariou R, Leeuwenkamp O, Lensing AW; Matisse Investigators. (2004) Fondaparinux or enoxaparin for the initial treatment of symptomatic deep venous thrombosis: a randomized trial. Ann Intern Med 140: 867–873

Erkens PM, Prins MH (2010) Fixed dose subcutaneous low molecular weight heparins versus adjusted dose unfractionated heparin for venous thromboembolism. Cochrane Database Syst Rev

Hach-Wunderle V, Blättler W, Gerlach H, Konstantinides St., Noppeney T, Pillny M, Riess H, Schellong S, Stiegler H, Wildberger JE (2010) Diagnostik und Therapie der Venenthrombose und der Lungenembolie. Interdisziplinäre S2 Leitlinie. VASA (Suppl) S78/2010

Hirsh J, Bauer KA, Donati MB, Gould M, Samama MM, Weitz JI (2008) Parenteral anticoagulants. American College of Chest Physicians Evidence Based Clinical Practice Guidelines, 8th ed. Chest 133: 141S–159S

Kearon C, Kahn SR, Agnelli G, Goldhaber S, Raskob GE, Comerota AJ; American College of Chest Physicians (2008) Antithrombotic therapy for venous thromboembolic disease American College of Chest Physicians Evidence-Based Clinical Practice Guidelines, 8th ed. Chest: 133 (6 Suppl): 454S–545S

Siguret V, Pautas E, Fevier M, Wipff C, Durant-Gasselin B, Laurent M, Andreux JP, d'Urso M, Gaussem P (2000) Elderly Patients Treadet with Tinzaparin (innohep®) Administrated once Daily (175 Anti-Xa-IU/kg): Anti-Xa and Anti-IIa Activities over 10 Days. Thromb Haemost 84: 800–804

Siguret V, Gouin-Thibault I, Pautas E, Leizorovicz A (2011) Kein Anstieg der Anti-Faktor-Xa-Spitzenspiegel unter Tinzaparin bei älteren Patienten mit moderater bis schwerer Nierenfunktionsstörung: die IRIS-Substudie. J Thromb Haemost 9: 1966–1972

Van Dongen CJ, Mac Gillavry MR, Prins MH (2011) Once versus twice daily LMWH for the initial treatment of venous thromboembolism. Cochrane Database Syst Rev

Vardi M, Zittan E, Bitterman H (2009). Subcutaneous unfractionated heparin for the initial treatment of venous thromboembolism (Review). Cochrane Database Syst Rev

Zu 10.2.2

Bounameaux H, Perrier A. (2008) Duration of anticoagulation therapy for venous thromboembolism. Hematology Am Soc Hematol Educ Program 252–258

East AT, Wakefield TW (2010) What is the optimal duration of treatment for DVT? An update on evidence-based medicine of treatment for DVT. Semin Vasc Surg 23:182–191

Hach-Wunderle V, Blättler W, Gerlach G, Konstantinides St, Noppeney T, et al. (2010) Diagnostik und Therapie der Venenthrombose und der Lungenembolie. Interdisziplinäre S2-Leitlinie. VASA 39: S/78

Kearon C, Kahn SR, Agnelli G, Goldhaber S, Raskob GE, Comerota AJ; American College of Chest Physicians (2008) Antithrombotic therapy for venous thromboembolic disease American College of Chest Physicians Evidence-Based Clinical Practice Guidelines (8th Edition). Chest 133 (6 Suppl): 454S–545S

Matchar DB, Jacobson A, Dolor R, Edson R, Uyeda L, Phibbs CS, Vertrees JE, Shih MC, Holodniy M, Lavori P; THINRS Executive Committee and Site Investigators (2010) Effect of home testing of international normalized ratio on clinical events. N Engl J Med 363:1608–1620

van der Heijden JF, Hutten BA, Büller HR, Prins MH (2002) Vitamin K antagonists or low-molecular-weight heparin for the long term treatment of symptomatic venous thromboembolism (Review). Cochrane Database Syst Rev

Zu 10.2.3

Schulman S, Kearon C, Kakkar AK, et al. (2009) Dabigatran versus warfarin in the tratment of acute venous thromboembolism. N Engl J Med 361: 2342–2352

The EINSTEIN Investigators (2010) Oral rivaroxaban for symptomatic venous thromboembolism. N Engl J Med 363: 2499–2510

Zu 10.2.4

Boutitie F, Pinede L, Schulman S, Agnelli G, Raskob G, Julian J, Hirsh J, Kearon C (2011) Influence of preceding length of anticoagulant treatment and initial presentation of venous thromboembolism on risk of recurrence after stopping treatment: analysis of individual participants' data from seven trials. BMJ 342: d3036

Campbell IA, Bentley DP, Prescott RJ, Routledge PA, Shetty HG, Williamson IJ (2007) Anticoagulation for three versus six months in patients with deep vein thrombosis or pulmonary embolism, or both: randomised trial. BMJ 334: 674

Hach-Wunderle V, Blättler W, Gerlach G, Konstantinides St, Noppeney T, et al. (2010) Diagnostik und Therapie der Venenthrombose und der Lungenembolie. Interdisziplinäre S2-Leitlinie. VASA 39: S/78

Hutten BA, Prins MH (2006) Duration of treatment with vitamin K antagonists in symptomatic venous thromboembolism. Cochrane Database Syst Rev

Kearon C (2009) Balancing risks and benefits of extended anticoagulant therapy for idiopathic venous thrombosis. J Thromb Haemost (Suppl) 7: 296–300

Kearon C, Kahn SR, Agnelli G, Goldhaber S, Raskob GE, Comerota AJ; American College of Chest Physicians (2008) Antithrombotic therapy for venous thromboembolic disease American College of Chest Physicians Evidence-Based Clinical Practice Guidelines, 8th ed. Chest 133 (6 Suppl): 454S–545S

Pinede L, Duhaut P, Cucherat M, Ninet J, Pasquier J, Boissel JP (2000) Comparison of long versus short duration of anticoagulant therapy after a first episode of venous thromboembolism a meta-analysis of randomized, controlled trials. J Intern Med 47: 553–562

Pinede L, Ninet J, Duhaut P, Chabaud S, Demolombe-Rague S, Durieu I, Nony P, Sanson C, Boissel JP; Investigators of the «Durée Optimale du Traitement AntiVitamines K" (DOTAVK) Study (2001) Comparison of 3 and 6 months of oral anticoagulant therapy after a first episode of proximal deep vein thrombosis or pulmonary embolism and comparison of 6 and 12 weeks of therapy after isolated calf deep vein thrombosis. Circulation: 103: 2453–2460

van Dongen CJ, Vink R, Hutten BA, Büller HR, Prins MH (2003)The incidence of recurrent venous thromboembolism after treatment with vitamin K antagonists in relation to time since first event a meta-analysis. Arch Intern Med 163:1285–1293

Zu 10.2.5

Baglin T, Luddington R, Brown K, Baglin C (2003) Incidence of recurrent venous thromboembolism in relation to clinical and thrombophilic risk factors: prospective cohort study. Lancet 362: 523–526

Bauer KA (2010) Duration of anticoagulation: applying the guidelines and beyond. Hematology Am Soc Hematol Educ Program 210–215

Carrier M, Le Gal G, Wells PS, Rodger MA (2010) Systematic review: case-fatality rates of recurrent venous thromboembolism and major bleeding events among patients treated for venous thromboembolism. Ann Intern Med152: 578–589

Carrier M, Rodger MA, Wells PS, Righini M, Le Gal G (2011) Residual vein obstruction to predict the risk of recurrent venous thromboembolism in patients with deep vein thrombosis: a systematic review and meta-analysis. J Thromb Haemost. 9:1119–1125

Christiansen SC, Cannegieter SC, Koster T, Vandenbroucke JP, Rosendaal FR (2005). Thrombophilia, clinical factors, and recurrent venous thrombotic events. JAMA 293: 2352–2361

Cosmi B, Legnani C, Iorio A, Pengo V, Ghirarduzzi A, Testa S, Poli D, Tripodi A, Palareti G; PROLONG Investigators (on behalf of FCSA, Italian Federation of Anticoagulation Clinics) (2009) Residual venous obstruction, alone and in combination with D-dimer, as a risk factor for recurrence after anticoagulation withdrawal following a first idiopathic deep vein thrombosis in the prolong study. Eur J Vasc Endovasc Surg. 39: 356–365

Cosmi B, Legnani C, Tosetto A, Pengo V, Ghirarduzzi A, Testa S, Prisco D, Poli D, Tripodi A, Marongiu F, Palareti G; PROLONG Investigators (on behalf of Italian Federation of Anticoagulation Clinics) (2010). Usefulness of repeated D-dimer testing after stopping anticoagulation for a first episode of unprovoked venous thromboembolism the PROLONG II prospective study. Blood 115: 481–488

Cosmi B, Legnani C, Cini M, Guazzaloca G, Palareti G (2011) D-dimer and residual vein obstruction as risk factors for recurrence during and after anticoagulation withdrawal in patients with a first episode of provoked deep-vein thrombosis. Thromb Haemost 105: 837–845

Douketis J, Tosetto A, Marcucci M, Baglin T, Cushman M, Eichinger S, Palareti G, Poli D, Tait RC, Iorio A (2010) Patient-level meta-analysis: effect of measurement timing, threshold, and patient age on ability of D-dimer testing to assess recurrence risk after unprovoked venous thromboembolism. Ann Intern Med 153: 523–531

East AT, Wakefield TW (2010) What is the optimal duration of treatment for DVT? An update on evidence-based medicine of treatment for DVT. Semin Vasc Surg 23: 182–191

Hach-Wunderle V, Blättler W, Gerlach G, Konstantinides St, Noppeney T, et al. (2010) Diagnostik und Therapie der Venenthrombose und der Lungenembolie. Interdisziplinäre S2-Leitlinie. VASA 39: S/78

Ho WK, Hankey GJ, Quinlan DJ, Eikelboom JW (2006) Risk of recurrent venous thromboembolism in patients with common thrombophilia: a systematic review. Arch Intern Med: 166: 729–736

Kearon C, Ginsberg JS, Kovacs MJ, Anderson DR, Wells P, Julian JA, MacKinnon B, Weitz JI, Crowther MA, Dolan S, Turpie AG, Geerts W, Solymoss S, van Nguyen P, Demers C, Kahn SR, Kassis J, Rodger M, Hambleton J, Gent M (2003) Extended Low-Intensity Anticoagulation for Thrombo-Embolism Investigators. Comparison of low-intensity warfarin therapy with conventional-intensity warfarin therapy for long-term prevention of recurrent venous thromboembolism. N Engl J Med 349: 631–639

Landefeld CS, Beyth RJ (1993). Anticoagulant-related bleeding: clinical epidemiology, prediction, and prevention. Am J Med 95: 315–328

Le Gal G, Carrier M, Kovacs MJ, Betancourt MT, Kahn SR, Wells PS, Anderson DA, Chagnon I, Solymoss S, Crowther M, Righini M, Delluc A, White RH, Vickars L, Rodger M (2011) Residual vein obstruction as a predictor for recurrent thromboembolic events after a first unprovoked episode: data from the REVERSE cohort study. J Thromb Haemost 9: 1126–1132

Lijfering WM, Brouwer JL, Veeger NJ, Bank I, Coppens M, Middeldorp S, Hamulyák K, Prins MH, Büller HR, van der Meer J (2009) Selective testing for thrombophilia in patients with first venous thrombosis: results from a retrospective family cohort study on absolute thrombotic risk for currently known thrombophilic defects in 2479 relatives. Blood 113: 5314–5322

McRae S, Tran H, Schulman S, Ginsberg J, Kearon C (2006) Effect of patient's sex on risk of recurrent venous thromboembolism: a meta-analysis. Lancet 68: 371–378

Prandoni P, Lensing AW, Prins MH, Bernardi E, Marchiori A, Bagatella P, Frulla M, Mosena L, Tormene D, Piccioli A, Simioni P, Girolami A. (2002) Residual venous thrombosis as a predictive factor of recurrent venous thromboembolism. Ann Intern Med 137: 955–960

Prandoni P, Noventa F, Ghirarduzzi A, Pengo V, Bernardi E, Pesavento R, Iotti M, Tormene D, Simioni P, Pagnan A. (2007) The risk of recurrent venous thromboembolism after discontinuing anticoagulation in patients with acute proximal deep vein thrombosis or pulmonary embolism. A prospective cohort study in 1,626 patients. Haematologica 92: 199–205

Prandoni P, Prins MH, Lensing AW, Ghirarduzzi A, Ageno W, Imberti D, Scannapieco G, Ambrosio GB, Pesavento R, Cuppini S, Quintavalla R, Agnelli G (2009) AESOPUS Investigators. Residual thrombosis on ultrasonography to guide the duration of anticoagulation in patients with deep venous thrombosis: a randomised trial. Ann Intern Med 150: 577–585

Ridker PM, Goldhaber SZ, Danielson E, Rosenberg Y, Eby CS, Deitcher SR, Cushman M, Moll S, Kessler CM, Elliott CG, Paulson R, Wong T, Bauer KA, Schwartz BA, Miletich JP, Bounameaux H, Glynn RJ (2003) PREVENT Investigators. Long-term, low-intensity warfarin therapy for the prevention of recurrent venous thromboembolism. N Engl J Med 348: 1425–1434

Rodger M, Carrier M, Gandara E, Le Gal G (2010) Unprovoked venous thromboembolism: Short term or indefinite anticoagulation? Balancing long-term risk and benefit. Blood Rev 24: 171–178

Ruíz-Giménez N, Suárez C, González R, Nieto JA, Todolí JA, Samperiz AL, Monreal M; RIETE Investigators (2008) Predictive variables for major bleeding events in Patients presenting with documented acute venous thromboembolism. Findings from the RIETE Registry. Thromb Haemost 100: 26–31

Scarvelis D, Wells PS (2006) Diagnosis and treatment of deep-vein thrombosis. CMAJ 175: 1087–1092

Siragusa S, Malato A, Anastasio R, Cigna V, Milio G, Amato C, Bellisi M, Attanzio MT, Cormaci O, Pellegrino M, Dolce A, Casuccio A, Bajardi G, Mariani G (2008) Residual vein thrombosis to establish duration of anticoagulation after a first episode of deep vein thrombosis: the duration of anticoagulation based on compression ultrasonography (DACUS) study. Blood 112: 511–515

Tan M, Mos IC, Klok FA, Huisman MV (2011) Residual venous thrombosis as predictive factor for recurrent venous thromboembolim in patients with proximal deep vein thrombosis: a sytematic review. Br J Haematol 153: 168–178

van der Meer FJ, Rosendaal FR, Vandenbroucke JP, Briët E (1993) Bleeding complications in oral anticoagulant therapy. An analysis of risk factors. Arch Intern Med 153: 1557–1562

Vítovec M, Golán L, Roztocil K, Linhart A (2009)The development of persistent thrombotic masses in patients with deep venous thrombosis randomized to long-term anticoagulation treatment. Vasa 38: 238–244

Zu 10.2.6

Ahrens I, Lip GY, Peter K. (2010) New oral anticoagulant drugs in cardiovascular disease. Thromb Haemost 104: 49–60

AWMF-Leitlinien-Register Nr. 003/001 (finale Version vom 18. März 2009) Prophylaxe der venösen Thromboembolie (VTE). www.uni-duesseldorf.de/AWMF/ll/003-001.htm

Harenberg J, et al. (2010) Anticoagulation in the elderly. Internist (Berl) 51: 1446–1455

Harenberg J, et al. (2012) New anticoagulants - promising and failed developments. Br J Pharmacol 165: 363–372

Harenberg J, Marx S, Giese C (2012) Determination of the anticoagulant effects of new oral anticoagulants – an unmet need. Expert Review Haematology 5: 107–113

Ogilvie IM, et al. (2010) Underuse of oral anticoagulants in atrial fibrillation: A systematic review. Am J Med. 123: 638–645 e634

Zu 10.2.7

Bates Sm, Greer Ia, Pabinger I, Sofaer S, Hirsh J (2008) Venous thromboembolism, thrombophilia, antithrombotic therapy, and pregnancy: American College of Chest Physicians Evidence-Based Clinical Practice Guidelines, 8th ed. Chest 133: 844S–886S

Casele H, Haney Ei, James A, Rosene-Montella K, Carson M (2006) Bone density changes in women who receive thromboprophylaxis in pregnancy. Am J Obstet Gynecol 195: 1109–1113

Clark P, Bates SM (2009) North American and British guidelines for anti-thrombotic therapy: are we reaching consensus? Thromb Res 123 (Suppl 2): S111–123

Encke A, Haas S, Sauerland S, Abholz HH, Beckmann MW et al. (2009) Prophylaxe der venösen Thromboembolie (VTE). VASA 38, Suppl 76 (S3-Leitlinie)

Gogarten W, van Aken H (2007) The use of antithrombotic drugs during various surgical procedures. Chirurg 78: 119–120

Greer IA, Nelson-Piercy C (2005) Low-molecular-weight heparins for thromboprophylaxis and treatment of venous thromboembolism in pregnancy: a systematic review of safety and efficacy. Blood 106: 401–407

Guideline (2005) AWMF-S2-Leitlinie 065/002: Diagnostik und Therapie der Bein- und Beckenvenenthrombose und Lungenembolie. http://leitlinien.net/ 1-31

Guideline (2007) Royal College of Obstetcians and Gynaecologists: Gree-top- guideline no. 28: Thromboembolic disease in pregnancy and puerperium: Acute management.1–17

Guideline (2009) AWMF-S3-Leitlinie 003/001: Prophylaxe der venösen Thromboembolie (VTE). www.arztbibliothek.de/mdb/downloads/dgch/prophylaxe-vte-lang.pdf

Guideline (2009) Royal College of Obstetricians and Gynaecologists: Green-top Guideline no. 37: Reducing the risk of thromboembolism during pregnancy, birth and the puerperium. www.rcog.org.uk/files/rcog-corp/GT37ReducingRisk:1-17

Hovens MM, Snoep JD, Tamsma JT, Huisman MV (2006) Aspirin in the prevention and treatment of venous thromboembolism. J Thromb Haemost 4: 1470–1475

James A (2007) Prevention and management of venous thromboembolism in pregnancy. Am J Med 120: S26–34

Kher A, Bauersachs R, Nielsen JD (2007) The management of thrombosis in pregnancy: role of low-molecular-weight heparin. Thromb Haemost 97: 505–513

Kuipers S, Schreijer Aj, Cannegieter Sc, Buller Hr, Rosendaal Fr, Middeldorp S (2007) Travel and venous thrombosis: a systematic review. J Intern Med 262: 615–634

Pettila V, Kaaja R, Leinonen P, Ekblad U, Kataja M, Ikkala E (1999) Thromboprophylaxis with low molecular weight heparin (dalteparin) in pregnancy. Thromb Res 96: 275–282

Scharf RE (2009) Management of bleeding in patients using anti-thrombotic agents Prediction, prevention, protection and problem-oriented intervention. Hamostaseologie 29: 388

Schobersberger W, Toff Wd, Eklof B, Faedrich G, Gunga Hc, Haas S, Landgraf H, Lapostolle F, Partsch H, Perschler F, Schnapka J, Schobersberger B, Scurr Jh, Watzke H (2008) Traveller's thrombosis: international consensus statement. Vasa 37: 311–317

Zu 10.3

Brandjes DP, Buller HR, Heijboer H, Huisman MV, de Rijk M, Jagt H, et al. (1997) Randomised trial of effect of compression stockings in patients with symptomatic proximal-vein thrombosis. Lancet 349(9054): 759–762

Földi M, Kubik S (1999) Lehrbuch der Lymphologie. Fischer, Stuttgart

Genzel I, Wienert V (1991) Kompressionskniestrumpf oder Kompressionsstrumpfhose verordnen? Phlebol 20: 157–160

Ginsberg JS, Hirsh J, Julian J, Vander Laan de Vries M, Magier D, MacKinnon B, et al. (2001) Prevention and treatment of postphlebitic syndrome: results of a 3-part study. Arch Int Med 161: 2105–2109

Guyatt GH, Akl EA, Crowther M, Gutterman DD, Schünemann HJ, for the American College of Chest Physicians Antithrombotic Therapy and Prevention of Thrombosis Panel (2012) Executive Summary: Antithrombotic Therapy and Prevention of Thrombosis, 9thed: American College of Chest Physicians Evidence-Based Clinical Practice Guidelines. Chest 141: 7S-47S

Hach-Wunderle V, Blättler W, Gerlach H, Konstantinides S, et al. (2010) Diagnostik und Therapie der Venenthrombose und Lungenembolie. Interdisziplinäre S2-Leitlinie. VASA 39 (Suppl 78): 1S–31S

Kolbach DN, Sandbrink MWC, Hamulyak K, Prins MH, Neumann MHAM (2008) Non-pharmaceutical measures for prevention of post-thrombotic syndrome. Cochrane Database Syst Rev, Issue 3. Art. No.: CD004174. DOI: 10.1002/14651858.CD004174.pub2.

Mosti G, Partsch H (2010) Inelastic bandages maintain their hemodynamic effectivness over time despite significant pressure loss. J Vasc Surg 52: 925–931

Nüllen H, Noppeney T (2010) Kompressionstherapie. In: Noppeney T, Nüllen H (Hrsg) Varikose. Springer, Heidelberg, S 230ff

Nüllen H, Noppeney T (2011) Kompressionstherapie – Theoretische Grundlagen. Phlebologie 40: 3–8

Partsch H (1984) Do we need firm compression stockings exerting high pressure. VASA 13: 52–57

Partsch H (2011) Kompression – wie viel Druck ist genug? Vasomed 23: 22

Partsch H, Blättler W (2000) Compression and walking versus bedrest in the treatment of proximal deep venous thrombosis with low molecular weight heparin. J Vasc Surg 32: 861–869

Partsch H, Menzinger G, Mostbeck A (1999) Inelastic leg compression is more effektiv ti reduce deep venous refluxes than elastic bandages. Dermatol. Surg 25: 695–700

Partsch H, Rabe E, Stemmer R (1999) Kompressionstherapie der Extremitäten. Editions Phlebologiques Francaises, Paris

Prandoni P, Lensing AW, Prins MH, Frulla M, Marchiori A, Bernardi E, et al. (2004) Below-knee elastic compression stockings to prevent the post-thrombotic syndrome: a randomized, controlled trial. Annals of Internal Medicine 141: 249–256

Weidinger P (1989) Kompressionsstrumpf – Hilfe oder Trauma – Patientenstatistik. In: Denk, van Dongen: Therapie der Venenerkrankungen. TM Verlag, Hameln, S 131–134

Zu 10.4

Arneson H (1983) The late results of treatment with streptokinase or heparin in patients with acute deep vein thrombosis. Thromb Haemost 50: Abstract No. 1039

Arneson H, Heilo A, Jakobsen E, et al. (1978) A prospective study of streptokinase and heparin in the treatment of deep vein thrombosis. Acta Med Scand 203: 457–463

Browse NL, Burnand KG, Lea TM (1999) Deep vein thrombosis: pathology, diagnosis and treatment. In: Browse NL (ed) Diseases of the veins, 2nd ed. Edward Arnold, London, pp 443–474

Enden T, Klow NE, Sandvik L, et al. (2009) Catheter-directed thrombolysis vs. anticoagulant therapy alone in deep vein thrombosis: results of an open randomized, controlled trial reporting on short-term patency. J Thromb Haemost 7: 1268–1275

Enden T, Haig Y, Klow NE, et al. (2012) Long-term outcome after additional catheter-directed thrombolysis versus standard treatment for acute iliofemoral deep vein thrombosis (the CaVenT study): a randomized controlled trial. Lancet 379: 31–38

Guyatt GH, et al. for the American College of Chest Physicians Antithrombotic Therapy and Prevention of Thrombosis Panel (2012) American College of Chest Physicians Evidenced-based Clinical Practice Guidelines, 9th ed. Chest 141 (Suppl): 7S-47S

Hach-Wunderle V, et al. (2010) Interdisziplinäre S2-Leitlinie: Diagnostik und Therapie der Bein- und Beckenvenenthrombose und der Lungenembolie. VASA 39: 3–24

Hach-Wunderle V, Bauersachs R, Gerlach HE, et al. (2013) Postthrombotic Syndrome Three Years after Deep Venous Thrombosis in the TULIPA PLUS Registry. J Vasc Surg 57: 5–12

Haig Y, Enden T, Slagsvold CE, et al. (2013) Determinants of Early and Long-term Efficacy of Catheter-directed thrombolysis in Proximal Deep Vein Thrombosis. J Vasc Interv Radiol 24: 17–24

Johnson BF, Manzo RA, Bergelin RO, et al. (1995) Relationship between changes in the deep venous system and the development of the postthrombotic syndrome after an acute episode of lower limb deep vein thrombosis: a one to six-year follow-up. J Vasc Surg 21: 307–312

Kim BJ, Chung HH, Lee SH, et al. (2010) Single-session endovascular treatment for lower symptomatic extremity deep vein thrombosis: a feasibility study. Acta Radiol 51: 248–253

Parikh S, Mortarjeme A, McNamara T, et al. (2008) Ultrasound-accelerated thrombolysis for the treatment of deep vein thrombosis: initial clinical experience. J Vasc Interv Radiol 19: 521–528

Patterson BO, Hinchliffe R, Loftus IM, et al. (2010) DVT: A New Era in Anticoagulant Therapy. Indications for Catheter-Directed Thrombolysis in the Management of Acute Proximal Deep Venous Thrombosis. Arterioscler Thromb Vasc Biol 30: 669–674

Sharifi M, Mehdipour M, Bay C, et al. (2010) Endovenous therapy for deep venous thrombosis: the TORPEDO trial. Cath Cardiovasc Int 76: 316–325

Torbicki A, Perrrier A, Konstantinidis S, et al. (2008) Guidelines on the diagnosis and management of acute pulmonary embolism. The Task Force for the Diagnosis and Management of Acute Pulmonary Embolism of the European Society of Cardiology (ESC). Eur Heart J 29: 2276–2315

Watson L, Armon MP (2010) Thrombolysis for acute deep venous thrombosis. Cochrane Database Syst Rev 2010, Issue 1, CD 002783

Operative Therapie

W. Lang, J. Largiadèr, M. W. Beckmann, A. Comerota, A. Meyer, L. Qu, Z. Qian, Z. Ying, H. Nüllen, T. Noppeney,

11.1 Stellenwert der operativen Therapie – 286

11.2 Thrombektomie – 286
11.2.1 Durchführung der Thrombektomie – 286
11.2.2 Thrombektomie und lokoregionale Lyse – 290
11.2.3 Thrombektomie in der Schwangerschaft – 297
11.2.4 Pharmakomechanische Lyse bei Lungenembolie und tiefer Venenthrombose – 299

11.3 Vena-cava-Filter – 306

11.4 Rekonstruktive Maßnahmen bei chronischer Obstruktion im iefen Venensystem – 309
11.4.1 Operative Rekonstruktionen – 309
11.4.2 Endovaskuläre Verfahren – 315

Literatur – 323

11.1 Stellenwert der operativen Therapie

H. Nüllen, T. Noppeney

Das Konzept der konservativen Therapie der tiefen Beinvenenthrombose (TVT) mit Antikoagulation und Kompression ist fokussiert auf die akute Phase mit dem Ziel, die Progression der Thrombose und die Lungenembolie zu verhindern bzw. zu begrenzen.

Die Therapie der tiefen Beinvenenthrombose hat insbesondere im Hinblick auf die operative Therapie in den letzten Jahrzehnten einen bedeutenden Wandel durchgemacht. Dachte man in den 70er und 80er Jahre des vergangenen Jahrhunderts noch, mit der operativen Entfernung des möglichst frischen Thrombus die Probleme der TVT weitgehend gelöst zu haben, so holte in den Folgejahren die konservative Therapie mächtig auf, nicht zuletzt, weil die Langzeitergebnisse nach operativer Thrombektomie doch erheblich hinter den Erwartungen zurückblieben (Pillny 2005). Heute kommen die Publikationen zur Therapie der TVT nur vereinzelt aus dem operativen Bereich. Ist also die operative Therapie überholt oder gar ad acta zu legen, oder gibt es bei kritischer Betrachtung der Verhältnisse nicht doch Indikationen, wo die operative Therapie ihren Platz und ihre Bedeutung behalten hat? Wenn das so sein sollte, werden dann die Indikationen vom erstbehandelnden Arzt erkannt und dann auch gestellt?

Die deutsche interdisziplinäre S2-Leitlinie (Hach-Wunderle et al. 2010) enthält dazu ganze 33 Zeilen bei dreispaltiger Darstellung unter der irritierenden Überschrift »Thrombus-beseitigende Maßnahmen«, ohne zu Details der Thematik Stellung zu nehmen.

11.2 Thrombektomie

11.2.1 Durchführung der Thrombektomie

W. Lang

Eine wesentliche Voraussetzung zur operativen Thrombektomie ist eine akute proximale Venenthrombose. Die besten Ergebnisse werden bei deszendierenden frischen Beckenvenenthrombosen erzielt. Kathetertechniken (z. B. Thrombektomie mit einem Fogarty-Katheter) sollten nur im Bereich der Iliakalvenen eingesetzt werden. Die Thrombektomie der femoropoplitealen Venen von der Leiste aus führt zur Zerstörung der Venenklappen und damit zu einer schweren venösen Insuffizienz trotz erfolgreicher Rekanalisation.

Indikation zum Eingriff

Die Indikation zur operativen Thrombektomie erfährt in letzter Zeit auch in den Leitlinien wieder eine Renaissance. Das Problem ist die immer noch niedrige Qualität der Studien, die eine frühzeitige operative Entfernung der Thrombose propagieren. Mängel bei der Randomisierung, die fehlende Vergleichbarkeit der Gruppen, kleine Fallzahlen, fehlende Nachbeobachtungen und sehr inhomogene Patientenkollektive haben u. a. dazu geführt, dass der Evidenzgrad der Studien meist gering ist. Die klinischen Verläufe nach erfolgreicher Wiederherstellung der Strombahn sind erfolgversprechend. Deshalb gibt es einen klaren Support für die chirurgische Therapie iliofemoraler Thrombosen unter der Einschränkung, dass das Evidenzniveau meist die Stufe 2C (nach GRADE) nicht übersteigt. Die Indikation zur venösen Thrombektomie ist aber anerkannt bei frischen (<14 Tage) iliofemoralen (deszendierenden) Thrombosen jüngerer Patienten, vor allem dann, wenn thrombolytische Verfahren nicht in Frage kommen.

Nach wie vor ist die sehr seltene Phlegmasia coerulea dolens als gesicherte Indikation für eine venöse Thrombektomie anzusehen (Grad-1A-Empfehlung), (Arbeitsgemeinschaft 2010, Meissner et al. 2012).

Lagerung und Vorbereitung des Patienten

Die Thrombektomie wird in Rückenlagerung durchgeführt. Bei der Lagerung des Patienten ist auf eine ausreichende Möglichkeit zur Röntgenuntersuchung der abdominellen und iliakalen Venen zu achten (z. B. Vermeidung von Metallartefakten durch Tischsockel etc.). Die Anlage eines Harnblasenkatheters wird empfohlen (Flüssigkeitsbilanzierung und Vermeidung von Bildüberlagerungen durch eine gefüllte Harnblase nach Kontrastmittelgabe). Da die Thrombektomie der distalen Venenabschnitte durch eine manuelle Expression erfolgt, wird das Bein frei und steril gelagert. Dadurch werden auch die Voraussetzungen für eine intraoperative Kontrollsonografie (z. B. Kompressionssonographie der femoralen und poplitealen Venen) geschaffen. Aufgrund des höheren Blutverlustes bei manueller Thrombektomie und bei Flushing-Manövern wird zur Anwendung eines Retransfusionssystems geraten.

Inzision und Freilegung der Femoralvenen in der Leiste

Der Hautschnitt kann in Längs- oder Querrichtung in der Leiste erfolgen. Als Leitstrukturen dienen die Spina iliaca anterior superior, das Tuberculum pubis sowie die tastbare Arteria femoralis. Bei einer Längsinzision kann die Schnittführung einfacher erweitert werden. Eine quere Inzision ergibt bessere kosmetische Ergebnisse und bietet ebenfalls einen übersichtlichen Zugang zum Konfluenz in der Leiste. Die Präparation der Venen soll eine Kontrolle über die Vena femoralis communis, die Vena femoralis superficialis, die Vena profunda femoris und die Vena saphena magna ermöglichen. Bei einer geplanten arterio-

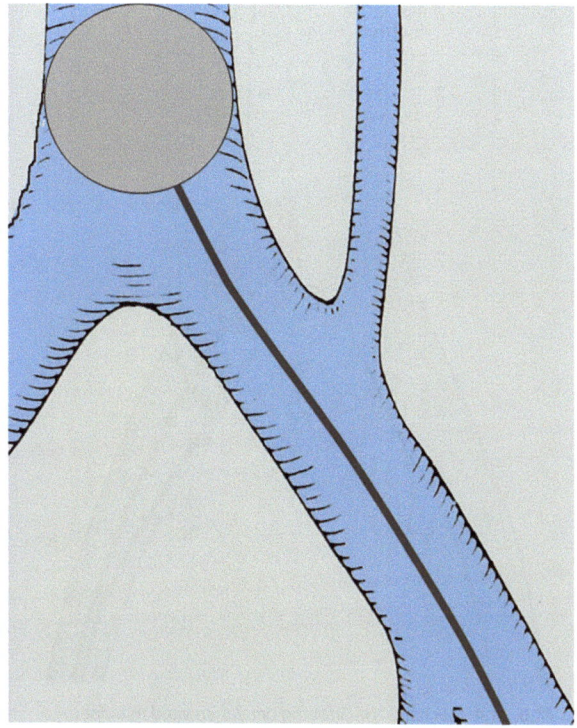

Abb. 11.1 Intraluminale Blockade der kaudalen Vena cava inferior über einen ipsilateral eingeführten Ballonkatheter. Durch die Blockade des Abstroms wird die Kontrastdarstellung des Konfluenz verbessert (siehe auch **Abb. 11.3**)

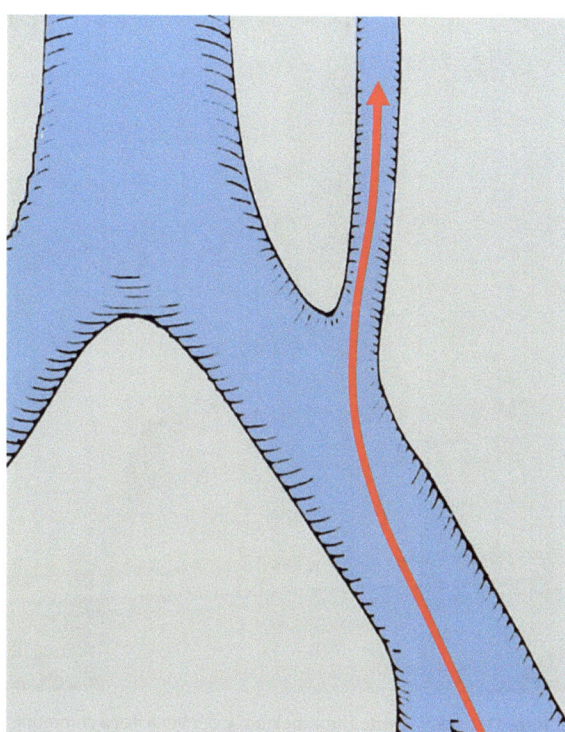

Abb. 11.2 Gefahr der Via falsa bei unkontrolliertem Vorschieben des Thrombektomiekatheters

venösen Fistel werden zusätzlich die Arteria femoralis communis, Arteria femoralis superficialis und Arteria profunda femoris freigelegt. Wichtig ist die Schonung der Lymphbahnen. Auf keinen Fall sollte durch die Lymphknoten und -bahnen präpariert werden. Bei der Präparation werden nach lateral abgehende Venenäste der Saphenamündung lang gestielt abgesetzt, damit sie ggf. für die Anlage einer arteriovenösen Fistel zur Verfügung stehen. Die Venotomie erfolgt in der Vena femoralis communis proximal der Mündung der Vena saphena magna. Dadurch erhält man Zugang zu allen einmündenden Venen im Konfluenz. Alle Venenstämme sollten atraumatisch präpariert werden.

Es ist nicht gesichert, dass sich durch die alleinige Präparation der Vorderwände und die damit belassene »Aufhängung« der Venen eine Reduktion der Rethromboserate ergibt. Im eigenen Vorgehen werden wegen der besseren Übersicht und Blutungskontrolle während der Thrombektomiemanöver alle Abgänge zirkulär präpariert und mit Haltebändern angeschlungen, um im weiteren Operationsverlauf stets eine optimale Blutungskontrolle zu erzielen.

Thrombektomie

Eine generelle Blockade mit Hilfe eines Okklusionskatheters von der kontralateralen Seite aus, wie sie in alten Publikationen zur Prophylaxe einer intraoperativen Lungenembolie angegeben wurde, ist nicht erforderlich. Die temporäre Blockade der Vena cava inferior kranial des iliakalen Konfluenz über einen ipsilateral eingebrachten Ballonkatheter kann aber sinnvoll sein. Dadurch kommt es zu einer Strömungsumkehr während der Thrombektomie nach distal über den Kollateralfluss der Gegenseite. Zusätzlich wird die Qualität der intraoperativen Kontrollphlebographie verbessert, da das Kontrastmittel nicht zu rasch über die Vena cava inferior abströmt. Das ist gerade im Bereich des häufig mit Luft überlagerten Venenkonfluenz von Bedeutung (**Abb. 11.1**, siehe auch **Abb. 11.3**).

Vor der Venotomie wird eine Antikoagulation mit unfraktioniertem Heparin als Bolusgabe durchgeführt, sofern nicht bereits eine suffiziente Hemmung der Gerinnung erreicht wurde. Die Venotomie erfolgt zur Vermeidung einer Taillierung durch die Naht in querer Richtung zum Lumen proximal der Einmündung der Vena saphena magna. Nach Venotomie der Vorderwand verhindern Ecknähte das unkontrollierte Einreißen der Venenwand nach dorsal während der weiteren operativen Manipulationen.

Die Thrombektomie der Beckenvenen wird mit einem Fogarty-Katheter durchgeführt. Beim Platzieren des Katheters muss strikt darauf geachtet werden, dass er nicht akzidentell in die Vena lumbalis ascendens abweicht

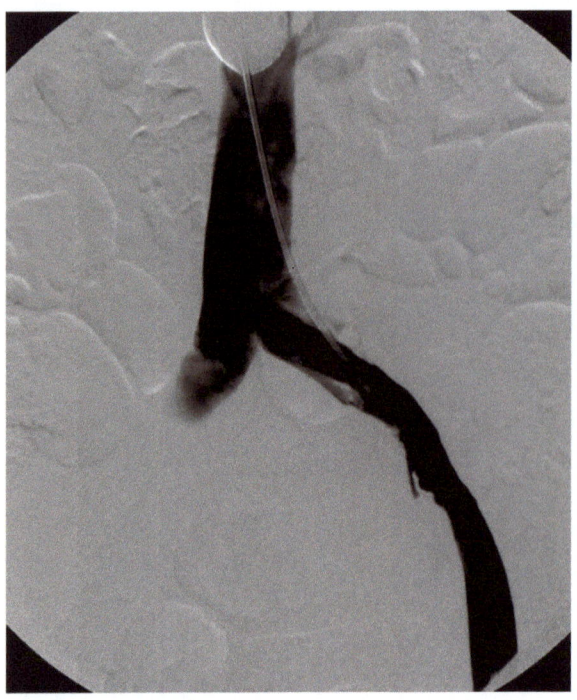

Abb. 11.3 Inkomplette Thrombektomie der Vena iliaca communis sinistra mit einem wandständigen Thrombus (Pfeil)

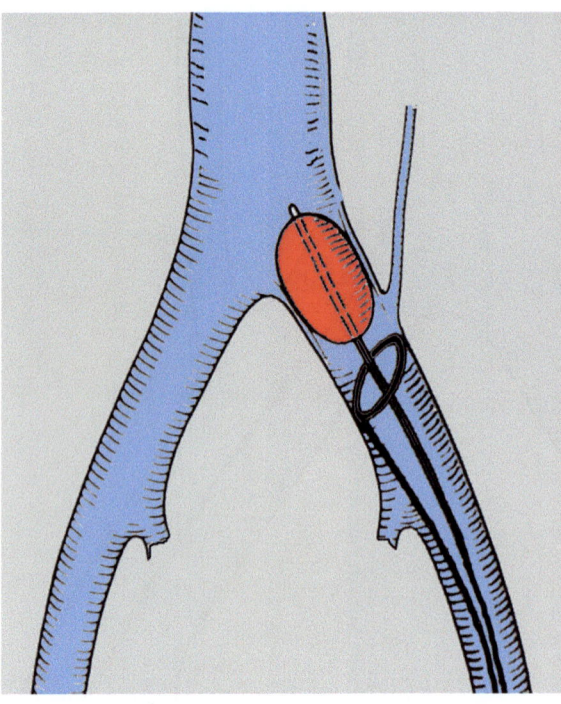

Abb. 11.4 Mechanische Glättung der Venenwand mit einem Ringstripper bei wandadhärenten Thromben, die nicht mit einem Ballonkatheter abgelöst werden können. Abgelöste Thromben werden mit dem weiter proximal platzierten Ballonkatheter nach distal zur Venotomie geschoben

(◘ Abb. 11.2). Ein Thrombektomiemanöver in dieser Vene könnte zu einer Überdehnung und Ruptur führen. Die Platzierung des Katheters in der kaudalen Vena cava kann in schwierigen Fällen über einen Führungsdraht erfolgen, der sich leicht durch einen frischen Thrombus in die Vena cava inferior dirigieren lässt. Im eigenen Vorgehen wird der Rückzug des Fogarty-Katheters unter Röntgenkontrolle durchgeführt. Dazu wird der Ballon mit verdünntem Kontrastmittel inflatiert. Bei gleichzeitiger Blockade der Vena cava inferior über einen zusätzlichen Ballonkatheter kommt es zur Strömungsumkehr in der thrombektomierten Iiakalvene und damit zum Ausspülen von abgelösten Thromben in Richtung Venotomie. Im eigenen Vorgehen wird das als wichtiges Instrument zur kompletten Thrombektomie und zur Vermeidung intraoperativer Lungenembolien gesehen.

Eine intraoperative Kontrolle des Ergebnisses ist obligat. Das geeignete Verfahren zur Darstellung der Beckenvenen ist die intraoperative Phlebographie in digitaler Subtraktionstechnik (DSA). Werden bei der Kontrollvenographie Restthromben erkannt (◘ Abb. 11.3), wird zunächst die Thrombektomie wiederholt. Wandadhärente Thromben, die sich nicht mit dieser Technik ablösen lassen, können entweder mit einem Ringstripper (◘ Abb. 11.4) oder mit Hilfe spezieller Spiralkatheter (◘ Abb. 11.5) entfernt werden. Dazu wird der Fogarty-Katheter proximal platziert und nach dem Ablösen der Thromben zurückgezogen. Alle Operationsschritte werden unter Röntgendurchleuchtung kontrolliert.

Thromben, die in der Vena femoralis superficialis und weiter distal liegen, dürfen nicht mit einem Fogarty-Katheter entfernt werden, da das Einführen des Katheters einen Schaden an den Venenklappen mit persistierender Insuffizienz hervorrufen würde. Distale Thromben werden deshalb manuell durch Ausstreichen entlang der Venen nach proximal ausgepresst (Lindow et al. 2010). Die dabei an der Venotomie entstehende Blutung durch den Rückstrom des Blutes wird durch die intermittierende Zügelung der Haltebänder kontrolliert. Da es häufiger zu einem höheren Blutverlust kommen kann, wird dazu die Anwendung eines Retransfusionssystems empfohlen. Ein meist komplettes Entfernen der distalen Thromben wird durch das Auswickeln des Beines von distal nach proximal mit einer elastischen Gummibinde (Esmarch-Binde) erreicht.

Intraoperative Kontrollmethoden

Die Venensegmente proximal der Venotomie werden am besten mit einer **Phlebographie in DSA-Technik** kontrolliert (s. oben). Dadurch werden intraluminale Wandunregelmäßigkeiten erkannt. Gegebenenfalls können wiederholte Versuche der Thrombektomie das Ergebnis verbessern. Wichtig für den Erfolg der Operation ist die kom-

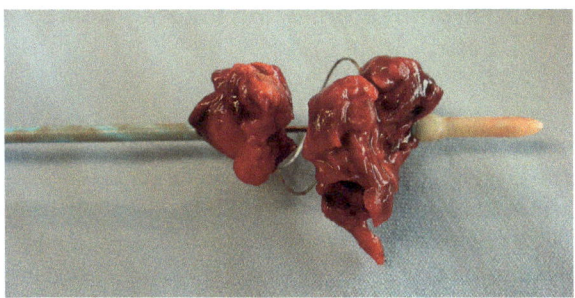

Abb. 11.5 Thrombektomiekatheter mit Spiralstruktur. Entfernung eines älteren, wandständigen Thrombus

plette Entfernung der Thromben. Im Bereich der linken Vena iliaca communis zeigen sich bei einem Venensporn Wandunregelmäßigkeiten, die eventuell weitere Maßnahmen (z. B. intraoperative Dilatation, ggf. Stentimplantation) erforderlich machen.

Die Darstellung des Venenlumens mit einem **Angioskop** ist praktisch verlassen. Die Bildqualität des Verfahrens ist relativ schlecht und die Anschaffung, Instandhaltung und Sterilisation der Geräte teuer und kompliziert. Zusätzlich entsteht durch die kontinuierliche Infusion der Spülflüssigkeit eine erhebliche Volumenbelastung. Ebenso kann das Verfahren nicht mit additiven Maßnahmen (z. B. Dilatation etc.) kombiniert werden, wie das bei einer Röntgenuntersuchung möglich wird. Eine intraoperative Möglichkeit zur DSA in entsprechender Qualität ist grundsätzlich Standard in gefäßchirurgischen Operationssälen.

Eine zuverlässige Methode zur Überprüfung der Rekanalisation ist der **intravasale Ultraschall (IVUS)**. Damit können intraluminale Veränderungen sehr gut von extraluminalen Kompressionen differenziert werden (z. B. die Kompression der linken Vena iliaca communis durch die kreuzende Arterie). Da das Verfahren vor allem durch die Kosten der Geräte und der Katheter aber nur limitiert eingesetzt wird, sind Erfahrungen in größerer Fallzahl nicht vorhanden.

Distale Venenabschnitte können mit einer intraoperativen Sonografie im B-mode durch **Kompressionssonographie** sehr zuverlässig dargestellt werden. Damit werden Restthromben in der Vena poplitea und der Vena femoralis superficialis sowie des Hauptstammes der Vena profunda femoris mit ausreichender Zuverlässigkeit erkannt. Wesentlich komplizierter, aber eine technische Alternative ist dagegen die intraoperative **aszendierende Phlebographie** über die Punktion einer Fußrückenvene.

Adjuvante Maßnahmen

Im Bereich der linken Vena iliaca communis kann es durch einen sog. Venensporn zu einer partiellen Verlegung des Venenlumens kommen, die durch die hohe Compliance des Katheters nicht mit einem Fogarty-Manöver beseitigt werden kann. Eine Residualstenose sollte dann zunächst mit einem Angioplastiekatheter aufgedehnt werden. Wenn durch die Dilatationen das Lumen nicht ausreichend rekanalisiert wird, ist die intraoperative Einlage eines Stents eine wichtige Behandlungsoption. Allerdings sollte die Einlage eines Stents sehr kritisch indiziert werden und ausschließlich Fällen vorbehalten bleiben, in denen das Lumen unzureichend hergestellt wird. Zum Einsatz kommen nur selbstexpandierbare Stents die sich zur Anwendung im Venensystem eignen. Unter diesen Voraussetzungen zeigt sich ein Trend, dass die Ergebnisse der venösen Thrombektomie noch weiter optimierbar sind, da Rethrombosen durch persistierende intraluminale Veränderungen seltener auftreten (Hartung et al. 2008).

Nach erfolgreicher Thrombektomie der Beckenstrombahn ist eine temporäre arteriovenöse Fistel sinnvoll, um Sofort- oder Frühverschlüsse zu vermeiden. Die Anlage erfolgt am besten zwischen der Arteria femoralis communis und einem Seitenast der Vena saphena magna. Der Hauptstamm der Vena saphena magna sollte wegen des hohen Blutflusses und der Einschränkung des venösen Ausstroms nicht verwendet werden. Als potenzielle Alternative kommt eine arteriovenöse Fistel aus Kunststoff nur in Ausnahmefällen in Betracht. Um das Auffinden der Fistel beim elektiven Verschluss zu erleichtern, wird eine Schlinge aus einem nichtresorbierbaren Faden gelegt. Durch die Markierung mit metallischen Clips werden die subkutan versenkten Enden der Fadenschlinge gegebenenfalls unter Röntgendurchleuchtung leicht aufgefunden.

Die arteriovenöse Fistel wird in der Regel 3 Monate belassen und dann durch einen kleinen operativen Eingriff verschlossen. Wichtig ist die Aufklärung des Patienten über die Anlage der Fistel und der Hinweis auf den erforderlichen Fistelverschluss, damit sich nicht im Laufe der Zeit durch eine belassene Fistel mit hohem Shuntvolumen Komplikationen ergeben.

Eine arteriovenöse Fistel darf nicht angelegt werden, wenn die intraoperative Kontrolluntersuchung einen eingeschränkten Ausstrom oder eine frustrane Thrombektomie ergibt. Die Fistel würde in diesen Fällen die venöse Stase zusätzlich erhöhen (Davenport u. Xenos 2011, Lindow et al. 2010).

Verband und medikamentöse Nachbehandlung

Zum Abschluss der Operation wird ein elastokompressiver Verband vom Fuß bis zur Leiste angelegt. Als Alternative kann ein vorkonfektionierter Kompressionsstrumpf verwendet werden. Allerdings sind diese Strümpfe wegen der abgestuften Einheitsgrößen bei schon vorbestehenden (thrombotisch bedingten) Schwellungen nicht immer geeignet. Wichtige postoperative klinische Kontrollen schließen ein Kompartmentsyndrom sowie den Pulsstatus (v. a. nach Anlage einer arteriovenösen Fistel) ein.

Die intraoperative Heparinisierung wird kontinuierlich fortgesetzt. Auf eine Antagonisierung sollte zur Vermeidung einer sofortigen Rethrombose möglichst verzichtet werden. Nur bei diffusen Blutungen im Operationsgebiet besteht dazu eine Veranlassung. Auf jeden Fall muss sich eine suffiziente postoperative Antikoagulation anschließen. Die medikamentöse Nachbehandlung entspricht der konservativen Therapie der Venenthrombose.

Auch nach einer kompletten Rekanalisation sollte sich eine postoperative Kompressionsbehandlung anschließen. Einheitliche, evidenzbasierte Daten über die Dauer dieser Kompressionsbehandlung finden sich in der Literatur nicht. Die Empfehlungen der Society for Vascular Surgery und des American Venous Forum gehen bis zu einer Tragedauer von Kniestrümpfen mit einem Anpressdruck von 30-40 mmHg von 2 Jahren (Meissner et al. 2012).

Ergebnisse der venösen Thrombektomie

Die Ergebnisse der venösen Thrombektomie sind in vielen Studien dargestellt. Dabei handelt es sich um meist nicht-randomisierte Studien mit erheblichen Einschränkungen. Zusätzlich wird die Bewertung durch eine unterschiedliche Technik der Eingriffe erschwert. In früheren Jahren war eine intraoperative Kontrolle nicht obligat und additive Maßnahmen wie Thrombolyse, Hybridverfahren, intraoperative Angioplastie etc. wurden nicht durchgeführt. In einer ausführlichen Zusammenschau aus verschiedenen Literaturdatenbanken hat E. T. Casey 2012 eine Metaanalyse zusammengestellt, die trotz der dünnen Datenlage die venöse Thrombektomie stützt. Es konnten 15 Studien gefunden werden, die zur Frage der Effektivität der konservativen, chirurgischen und katheterstützten Therapie eine Antwort geben konnten. Im Vergleich zur systemischen Antikoagulation zeigte die venöse Thrombektomie eine statistisch signifikante Reduktion des Risikos venöser Komplikationen. Im Vergleich zur konservativen Therapie traten in der Gruppe der venösen Thrombektomie ein postthrombotisches Syndrom und ein venöser Reflux signifikant seltener auf. Zudem war ein Trend zu erkennen, dass eine chronische venöse Obstruktion weniger auftritt (Casey et al. 2012).

Zusammenfassung

Die gegenwärtige Datenlage stützt die venöse Thrombektomie bei frischeren iliofemoralen Thrombosen junger Patienten. Das Spektrum der operativen Therapie wird durch die Kombination mit interventionellen und konservativen Behandlungsmaßnahmen, aber auch mit lokoregionaler Lyse deutlich erweitert (Eklof 2011). Das Therapieziel der sofortigen Wiedereröffnung des Lumens wird schnell erreicht. In Metaanalysen ist eine signifikante Reduktion des postthrombotischen Syndroms und des venösen Refluxes sowie ein Trend zu einer geringeren chronischen Obstruktion zu erkennen.

11.2.2 Thrombektomie und lokoregionale Lyse

J. Largiadèr

Die breiteste Akzeptanz in der Therapie der tiefen Beinvenenthrombose (TVT) hat heute die konservative Therapie; sie beginnt mit niedermolekularen Heparinen, überlappend wird dann eine 6- bis 12-monatige Dauerantikoagulation mit Vitamin-K-Antagonisten angeschlossen.

Unter bestmöglicher konservativer Therapie mit Antikoagulation und Kompressionstherapie können tödliche Lungenembolien zwar weitgehend verhindert werden, doch entwickeln nahezu die Hälfte dieser Patienten ein postthrombotisches Syndrom, 10 % davon ein behandlungsbedürftiges. Auch ein weitgehend rekanalisiertes Venensystem ist als Locus minoris resistentiae ein Leben lang für ein erhöhtes Thromboserisiko dieser Patienten verantwortlich. Jedes weitere Thromboserezidiv führt zu einer zusätzlichen Verschlechterung der venösen Drainagekapazität. Ein postthrombotisches Syndrom und Ulcus cruris entwickeln sich bei 50 % der proximalen Thrombosen bzw. bei 5 % aller Thrombosefälle.

Die Anforderung an eine kurative Therapie der Venenthrombose beinhaltet demnach eine zeitgerechte Entfernung **aller** Thromben mit Erhalt oder Wiederherstellung der Klappenfunktion. Bei der Behandlung der tiefen Bein-/Beckenvenenthrombose werden verschiedene Strategien angewendet. Die wesentlichen Elemente in der Behandlung der Venenthrombose sind:
- Antikoagulation
- Kompressionstherapie
- Lysetherapie
    - systemische Lyse
    - lokoregionale Lyse
    - kathetergeführte Thrombolyse
- Chirurgische Desobliteration.

Bei den verschiedenen Behandlungsstrategien werden diese Elemente in unterschiedlicher Weise miteinander kombiniert.

Die **systemische Lyse** mit Urokinase, Streptokinase oder rt-PA ist ein potenziell kurativer Ansatz. Trotzdem lassen sich bei ausgedehntem Befall nur selten alle Thromben zeitgerecht und vollständig auflösen, sodass eine valvuläre Dysfunktion wie auch Rezidivthrombosen nicht in genügendem Maße verhindert werden können. Zudem wurden bei dieser Methode immer wieder schwere Lungenembolien und – aufgrund der thrombolytischen Systemwirkung – auch tödliche Blutungen beschrieben. Diese Methode wurde zwischenzeitlich wegen der Schwere dieser Komplikationen fast vollständig aufgegeben (Grimm et al. 1990, Mavor u. Galloway 1969, Theiss 1995).

Tab. 11.1 Blutbefund bei einer Patientin während der Kombinationstherapie

	Vor Operation	Kurz vor Entfernen des Tourniquets	1 min nach Entfernen des Tourniquets	Vor Freigabe der Zirkulation	Operationsschluss
Systemblut					
Fibrinogen [mg/l FEU]	3,1	2,7	2,1	–	2,1
D-Dimer [mg/l FEU]	9.270	9.245	9.920	–	10.308
Beinblut					
Fibrinogen [mg/l FEU]	3,1	<0,1	1,5	1,9	2,1
D-Dimer [mg/l FEU]	9.270	92.175	39.600	25.805	10.308

Der massive Anstieg der D-Dimere im ausgeschalteten Beinblut ist Ausdruck der starken thrombolytischen Aktivität, während der Fibrinogenabfall den Verbrauch dokumentiert. Im Systemblut bleiben D-Dimere und Fibrinogen nahezu konstant. Somit ist eine massive thrombolytische Aktivität im ausgeschalteten Bein bei fehlender Systemwirkung dokumentiert.

Bei der **kathetergestützten Thrombolyse** handelt es sich konzeptionell um eine **lokale** Thrombolyse, doch lassen sich **systemische** Wirkungen meistens nicht verhindern. Die Methode eignet sich zur Entfernung von Thromben aus den großen Stammvenen, ist jedoch am Unterschenkel kaum wirksam.

Die unvollständige Desobliteration und die potenzielle Schädigung der Klappen durch die Kathetermanipulation (z. B.. Ultraschall- und rotierende Devices) sowie schwere Blutungskomplikationen stehen einer weiten Verbreitung dieser Technik bisher im Wege.

Mit der klassischen, **chirurgischen Desobliteration** ist eine effiziente und zeitgerechte Desobliteration der Becken- und proximalen Oberschenkelachse oft möglich. Das Langzeitresultat ist aber wegen Schädigung des Klappenapparates im femoropoplitealen Bereich durch das Fogarty-Manöver sowie durch unvollständige Desobliteration im kruralen Abschnitt kompromittiert. Diese Methode hat sich vor allem bei proximalen Thrombosen, insbesondere bei isolierten Beckenvenenthrombosen, bewährt (Eklof et al. 1994).

Alle interventionellen Methoden und auch die klassisch-chirurgische Therapie werden mit einer Antikoagulation und Kompressionstherapie kombiniert. Die Langzeitresultate dieser Methoden unterscheiden sich nicht wesentlich voneinander und liegen bei maximal 30 % Restitutio ad integrum.

Mit der Kombination der chirurgischen Desobliteration im meist klappenlosen Beckenbereich und einer hoch dosierten, lokoregionalen Thrombolyse der klappentragenden krurofemoralen Anteile können die Vorteile beider Methoden genutzt und ihre Nachteile eliminiert werden (Largiadèr u. Blättler 2009, Largiadèr et al. 2002).

Mit dem Fogarty-Katheter können die Thromben aus der klappenlosen Beckenachse effizient und rasch entfernt werden. Die Gefahr einer Lungenembolie besteht nicht, da einerseits die Vis a tergo durch die angelegte, pneumatische Blutsperre wegfällt und zusätzlich durch die positive endexspiratorische Überdruckbeatmung (Peep) eine solche verhindert wird.

In dem durch die pneumatische Blutsperre vom übrigen Kreislauf ausgeschalteten Bein findet eine hoch effiziente Thrombolyse statt, die auch laborchemisch nachgewiesen werden kann. Eine systemische Wirkung mit entsprechender Gefährdung ist nicht gegeben. (Tab. 11.1)

Nicht vollständig aufgelöste und größere anlysierte Thromben werden nach Lösen der pneumatischen Blutsperre durch die reaktive Hyperämie ins inguinale Operationsfeld ausgeschwemmt und können hier entfernt werden (Abb. 11.6). Die Erythrozyten werden mit dem Cell Saver aufgefangen, von der Urokinase gewaschen und können so risikolos retransfundiert werden.

Technik der Kombinationstherapie

Die Operation erfolgt in Intubationsnarkose. Lokoregionale Anästhesien sind wegen der intraoperativ applizierten Liquemintherapie sowie wegen der potenziellen Gefahr einer Systemwirkung durch das Thrombolytikum bei einem allfälligen Zwischenfall mit der pneumatischen Blutsperre kontraindiziert. Die Intubationsnarkose ermöglicht zudem eine temporäre Peep-Beatmung während den kritischen Phasen.

1. **Schritt:** Kanülierung einer Fußrückenvene. Fakultativ kann ein präoperatives Phlebogramm in tabula angefertigt werden, um die aktuelle Ausdehnung der Thrombose zu dokumentieren und die Operation entsprechend zu planen.
2. **Schritt:** Anlegen einer pneumatischen Blutsperre (Abb. 11.7a) am proximalen Oberschenkel mit 380 mmHg.

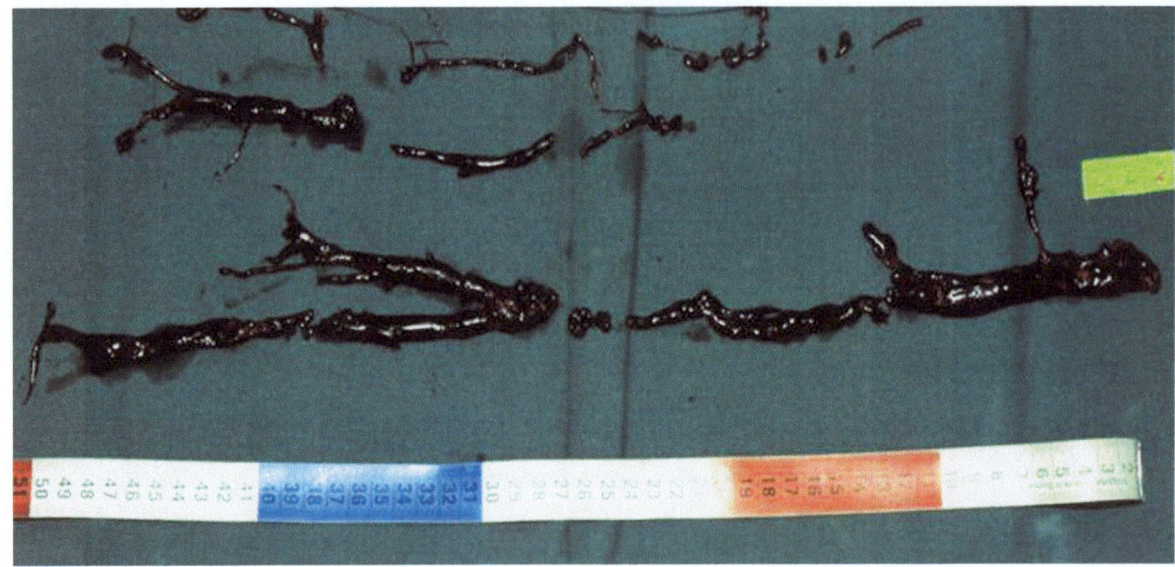

Abb. 11.6 Über 50 cm langer Thrombus (Ausguss des Venensystems). Dieser wurde durch die Lyse von der Wand abgelöst und spontan ins inguinale Operationsfeld ausgespült

Instillation von 2–3 Mio. IE Urokinase in das ausgeschaltete Bein.
Um die Urokinase vorwiegend in das tiefe Venensystem zu kanülieren, wird zusätzlich das oberflächliche Venensystem am Unterschenkel mit einem Gummiband ausgeklemmt (◘ Abb. 11.7b)

3. **Schritt:** Anlegen einer Infusion mit 500–1000 ml Ringer-Lösung zusammen mit 5000 IE unfraktioniertem Heparin. Der Infusionsdruck muss mindestens 150 cm Wassersäule oder 150 mmHg betragen. Eine zusätzliche Gabe von Plasminogen in Form von frischgefrorenem Plasma kann den thrombolytischen Effekt verbessern. Durch kräftige Massage des Unter- und Oberschenkels können die Thromben von der Wand abgelöst werden, wodurch eine größere Angriffsfläche für das Thrombolytikum entsteht. Durch die mit Überdruck infundierte Infusionslösung wird das Thrombolytikum zusätzlich in das perivaskuläre Gewebe infiltriert (Effekt der Bierschen Sperre) (◘ Abb. 11.7c).

4. **Schritt:** Über einen suprainguinalen Zugang wird die Vena femoralis communis freigelegt und durch Längsvenotomie eröffnet. Die klappenlose Beckenachse wird nun mit dem Fogarty-Katheter desobliteriert. Mit einer intraoperativen Phlebographie über einen Katheter in der Vena iliaca externa (◘ Abb. 11.7d) kann die freie Durchgängigkeit dokumentiert und ein eventuell zugrundeliegendes Abflusshindernis diagnostiziert werden (Beckensporn: s. ◘ Abb. 11.8b), Kava-Agenesie: s. ◘ Abb. 11.11b, Tumorkompression ect.).

Die desobliterierte Beckenachse wird liqueminisiert und die Vena femoralis communis nach zentral mit einer Gefäßklemme verschlossen (◘ Abb. 11.7e).

5. **Schritt:** Nach einer minimalen Thrombolysezeit von 30 min kann die pneumatische Blutsperre aufgehoben werden. Die analysierten Thromben im krurofemoralen Bereich werden durch die postischämische Hyperämie unter Druck ins Operationsfeld ausgespült (◘ Abb. 11.6). Eine kräftige Massage des Unterschenkels fördert zusätzlich die Loslösung von wandadhärenten Thromben.
Das im inguinalen Operationsfeld austretende Blut wird zusammen mit der unverbrauchten Urokinase mit einem Cell-Saver-System aufgefangen, die Erythrozyten werden gewaschen. Durch dieses Prozedere wird die überflüssige Urokinase eliminiert und die Erythrozyten können retransfundiert werden. Wenn keine frischen Thromben mehr gefördert werden, wird die Venotomie mit einer fortlaufenden 6/0-Naht verschlossen und die Zirkulation freigegeben. Ein relevanter Abfall des Fibrinogens im Systemblut wurde bei dieser Methode nie registriert. Bei gezielten Untersuchungen des Systemblutes konnten nie thrombolytisch wirksame Mengen von Urokinase nachgewiesen werden. (◘ Abb. 11.7f).

6. **Schritt:** Abschließend wird in tabula über die noch liegende Kanüle am Fußrücken ein Kontrollvenogramm durchgeführt. Größere, an Schlüsselstellen (z. B. Vena poplitea) zurückgebliebene Thromben müssen identifiziert und gezielt entfernt werden. Kleinere Thrombenreste in Muskelästen oder auch in

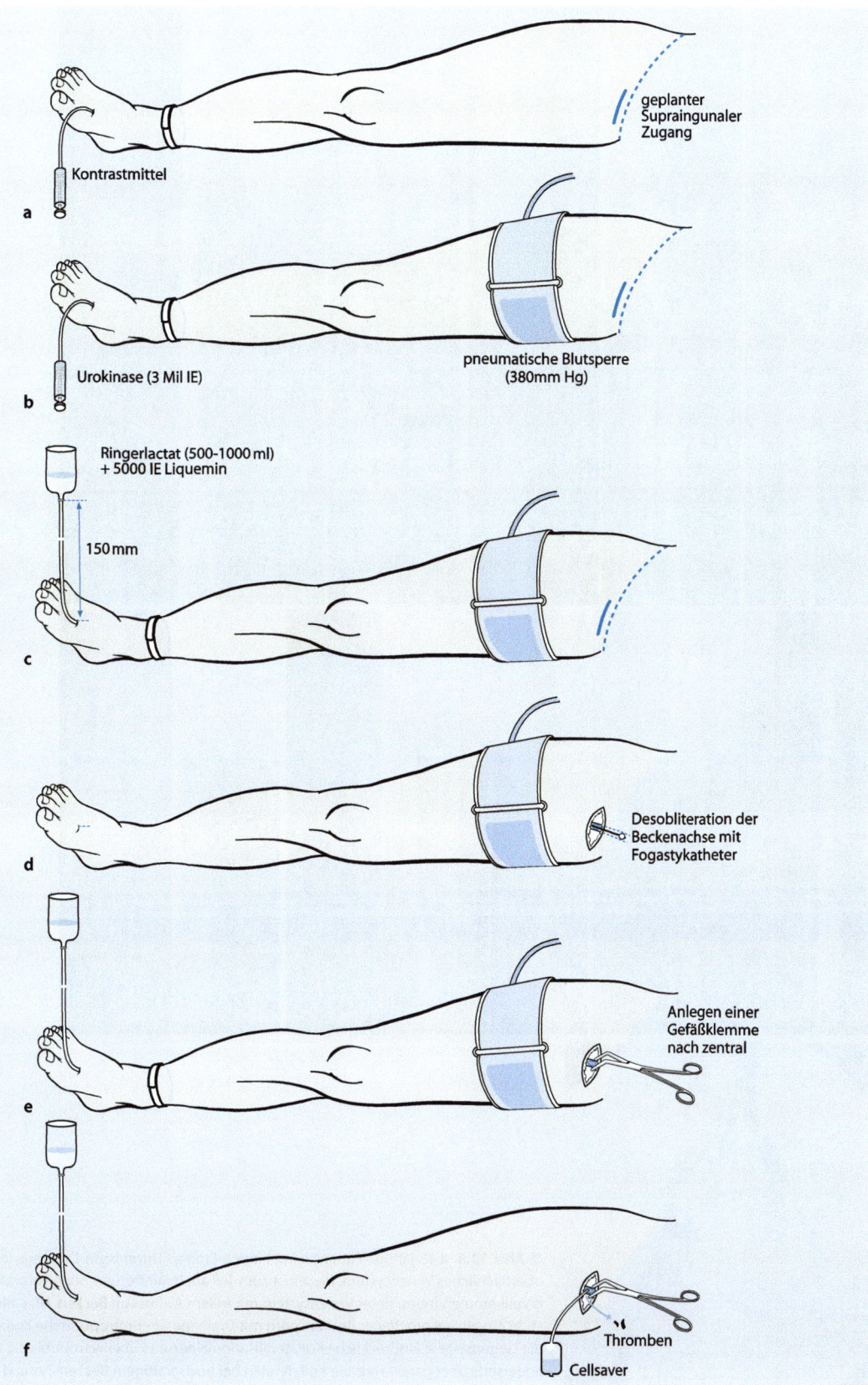

Abb. 11.7 a–f Technik der Kombinationstherapie. Erklärungen siehe Text

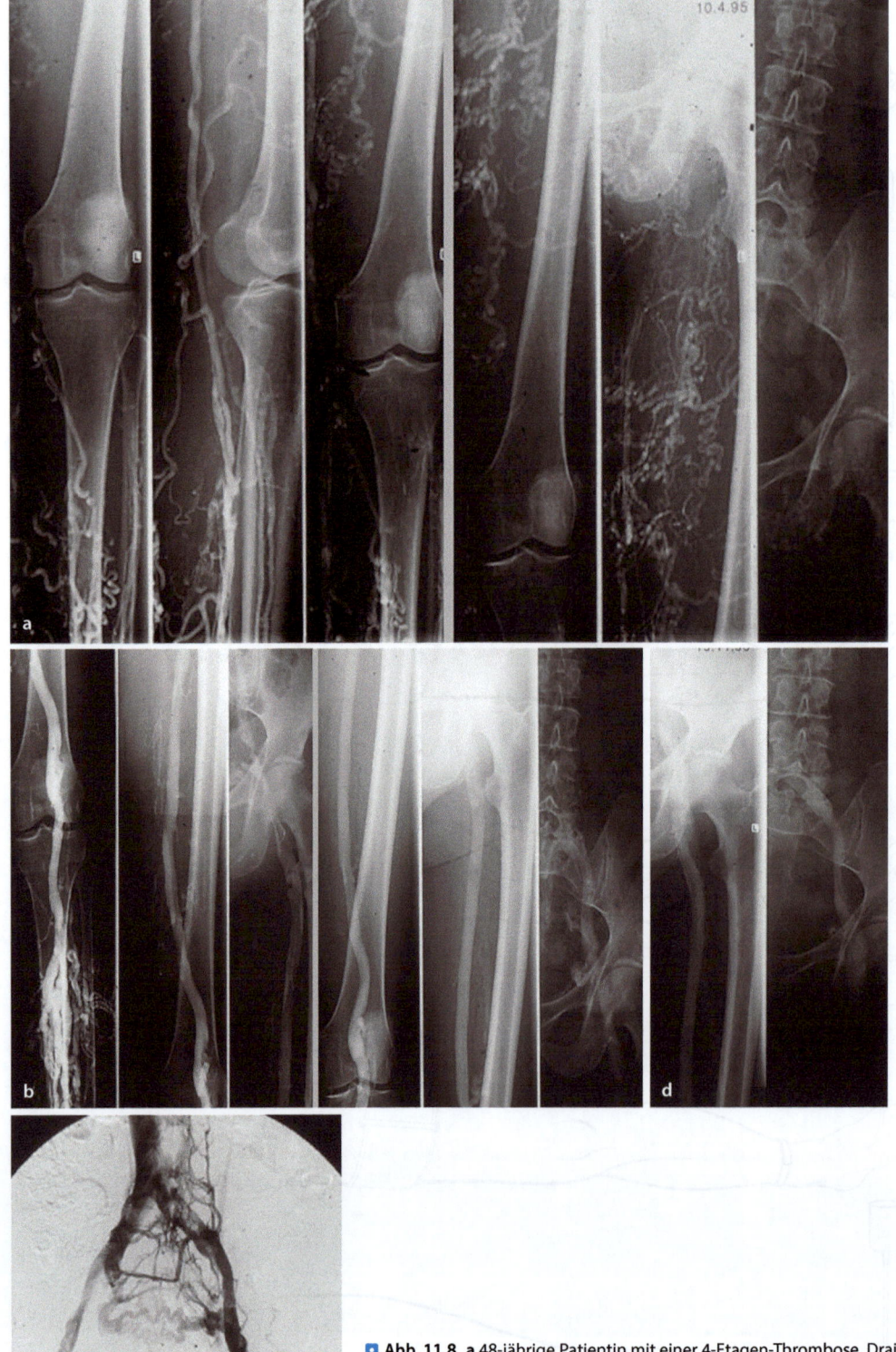

Abb. 11.8 a 48-jährige Patientin mit einer 4-Etagen-Thrombose. Drainage lediglich über oberflächliches Venensystem, dieses ist zum Teil auch mit flottierenden Thromben aufgefüllt. **b** Vollkommen freies, tiefes Venensystem mit freiem Abfluss im Becken. Hier allerdings besteht ein ausgesprochener Beckensporn mit Drainage über retropubische Kollateralen auf die Gegenseite. **c** Eindrückliche Kollateralisation einerseits über retropubische Kollateralen, anderseits über paravertebrale Kollateralen bei hochgradigem Beckensporn. **d** Nach Einbringen eines Stents in den Beckensporn verschwinden sowohl die paravertebralen wie auch die retropubischen Kollateralen. Drainage rasch und direkt in die Vena cava

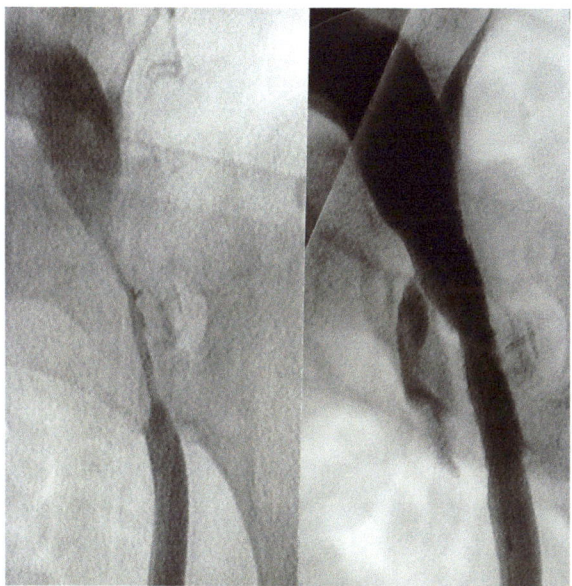

Abb. 11.9 36-jährige Patientin mit deszendierender Venenthrombose. Nach der venösen Thrombektomie findet man eine hypoplastische proximale Vena iliaca externa (links). Nach Aufdilatation und Stenting freier Abfluss in die breite Vena iliaca communis und Vena cava (rechts)

Unterschenkelvenen werden durch die Nachlyse in der Regel vollständig aufgelöst: Durch die Überdruckinfusion in das ausgeschaltete Bein mit 500 oder 1000 ml Ringer-Lösung wurde die Urokinase – wie bei der Bierschen Sperre – in das Unterschenkelgewebe gepresst und führt nun hier zu einer längerdauernden Nachlyse. Entsprechend werden im zirkulierenden Blut postoperativ über längere Zeit Spuren der infundierten Urokinase gefunden.

7. **Schritt:** Der Patient wird peri- und postoperativ vollliqueminisiert, überlappend wird eine Dauerantikoagulation mit Vitamin-K-Antagonisten für 3 Monate begonnen.
8. **Schritt:** Am ersten postoperativen Tag wird der Patient mit einem Unterschenkelkompressionsstrumpf mobilisiert.
9. **Schritt:** Nach Absetzen der Dauerantikoagulation wird eine angiomorphologische Kontrolle durchgeführt (Venogramm oder Duplexsonographie). Findet man als morphologische Ursache der Thrombose einen Beckensporn oder eine andere Obstruktion, wird diese elektiv, meist perkutan dilatiert und gestentet, in seltenen Fällen auf chirurgischem Weg entfernt (Abb. 11.8). Alternativ können diese Zusatzeingriffe bereits perioperativ durchgeführt werden (Abb. 11.9).
10. **Schritt:** Nach Absetzen der Dauerantikoagulation wird ein Gerinnungsstatus durchgeführt. Ist dieser normal, so ist die Behandlung abgeschlossen. Findet man eine Thrombophilie, wird der Patient über thrombogene Stresssituationen aufgeklärt und aufgefordert, in solchen Fällen eine entsprechende Thromboseprophylaxe durchzuführen.

Ergebnisse und Schlussfolgerungen

> Ziel der chirurgischen und interventionellen Behandlung der tiefen Bein-/Beckenvenenthrombose muss die Restitutio ad integrum sein (Abb. 11.8, Abb. 11.10, Abb. 11.11).

Mit dieser Kombinationstherapie gelingt dies in über 80 % der Fälle, wenn die Operation innerhalb einer Wochenfrist erfolgt. Die Studienergebnisse (Largiadèr, Blättler, Gloor) haben gezeigt, dass dem Zeitfaktor mit Abstand die größte Bedeutung zukommt (Largiadèr u. Blättler 2009, Largiadèr et al. 2002).

Dagegen spielen Ausdehnung und Lokalisation der Thrombose eine untergeordnete Rolle. Das gesamte Kollektiv der ersten Studie mit 56 Patienten zeigte dabei eine Restitutio ad integrum in 80 % der Fälle, während die 37 Patienten, die in den ersten 5 Tagen operiert werden konnten, eine Restitutio ad integrum in über 95 % der Fälle aufwiesen (Largiadèr et al. 2002).

Was die Ausdehnung der Thrombose betrifft, ist der Autor der Ansicht, dass auch Ein-Etagen-Thrombosen operiert werden sollten, vor allem dann, wenn es sich um proximale Thrombosen handelt oder wenn vaskuläre Schlüsselstellungen, wie z. B. die Vena poplitea oder die Femoralisgabel, betroffen sind. Die zeitgerechte Entfernung einer Thrombose ist die effizienteste Thromboseprophylaxe für die Zukunft, da zurückgebliebene Thromben und postthrombotische Narben als Kristallisationspunkte neuer Thrombosen ein deutlich erhöhtes Rezidivrisiko bedeuten.

Auffallend ist, dass bei 20 % der Patienten nach erfolgreicher Therapie ein proximales Abflusshindernis (Beckensporn, Kava-Agenesie, Tumorkompression) vorliegt (Abb. 11.8, Abb. 11.9, Abb. 11.11). Dieses sollte vor Absetzen der Antikoagulation eliminiert werden. In der Regel erfolgt das auf endovaskulärem Weg mit Stenting, gelegentlich aber auch auf chirurgischem Weg mit einem Bypass.

Die auslösende Thromboseursache sollte nach erfolgreicher Desobliteration auch in Fällen gesucht werden, bei denen kein mechanisches Abflusshindernis vorliegt. Die Ursache der Thrombose – etwa eine Thrombophilie oder ein paraneoplastisches Syndrom ect. – kann wichtige Informationen für die gezielte Adaptation der Sekundärprophylaxe geben. Die beste Sekundärprophylaxe ist eine Restitutio ad integrum mit erhaltenem Klappenapparat und freiem Abfluss ohne Abflusshindernis.

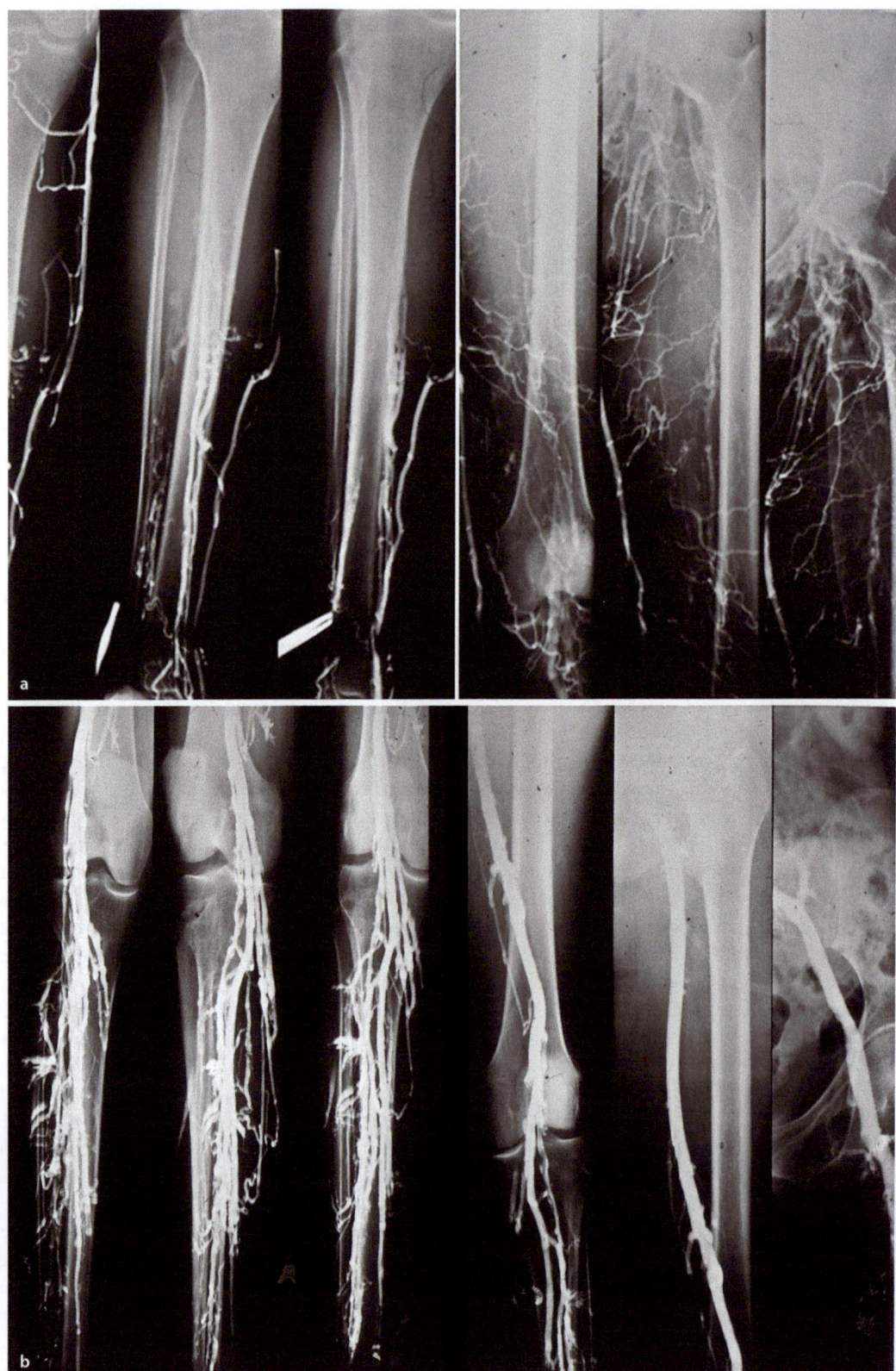

Abb. 11.10 **a** 82-jährige Patientin mit Phlegmasia coerulea dolens. Beachte: 4-Etagen-Thrombose mit Drainage lediglich über das oberflächliche Venensystem, das zum Teil auch thrombosiert ist. **b** Dieselbe Patientin 3 Monate postoperativ mit freier Durchgängigkeit und erhaltenem Klappensatz. Patientin klinisch beschwerdefrei

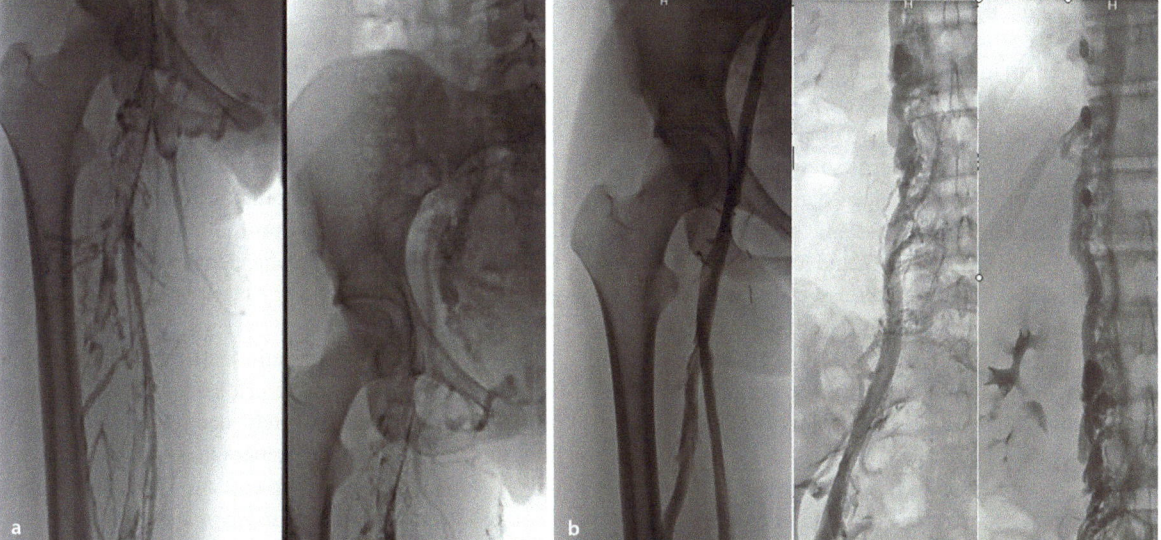

Abb. 11.11 **a** 16-jährige Patientin mit akuter (7 Tage alter) Bein-/Beckenvenenthrombose rechts. Beachte auch eine vollständige Thrombose des oberflächlichen Venensystems (massiv aufgetriebene Mündung der Vena saphena magna). **b** Freier Abfluss im Bereich des Oberschenkel- und Beckenbereiches. Im Abdominalbereich besteht eine Agenesie der Vena cava bis zur Pars hepatica, deswegen wurde bei dieser jungen Patientin auf eine Rekonstruktion verzichtet und eine entsprechende Thromboseprophylaxe in thrombogenen Situationen besprochen

Vor- und Nachteile der Kombinationstherapie
Vorteile
- Die rasche und vollständige Desobliteration der klappenlosen Beckenachse durch mechanische Thrombektomie mit dem Forgarty-Katheter. Keine Gefahr von Lungenembolien dank fehlender Vis a tergo und positiv endexspiratorischer Überdruckbeatmung.
- Eine hocheffiziente Thrombolyseaktivität im klappentragenden krurofemoralen Bereich sorgt für eine weitgehende, klappenschonende Auflösung der Thromben ohne Systemwirkung (◘ Tab. 11.1).
- Das Ausschwemmen der von der Wand abgelösten Restthromben ins inguinale Operationsfeld verhindert Lungenembolien und sorgt für eine vollständige Säuberung des Venenbettes (keine verbleibenden »Kristallisationspunkte« für Rezidivthrombosen) (◘ Abb. 11.6).
- Dank Cell Saver können die gewaschenen Erythrozyten ohne Urokinase retransfundiert werden und es entsteht keine fibrinolytische Systembelastung. Geringer Blutverlust.
- Kleine Restthromben werden dank Effekt der Bierschen Sperre lokal nachlysiert.

Nachteil
- Eine Limitierung ist das kurze Zeitfenster, das für deszendierende Thrombosen knapp 2 Wochen, für aszendierende 1 Woche beträgt. Während dieser Zeit liegt die Rate einer Restitutio ad integrum über 80 %.

11.2.3 Thrombektomie in der Schwangerschaft

W. Lang, M. W. Beckmann

Die medikamentöse Therapie der tiefen Beinvenenthrombose hat die Indikation zur venösen Thrombektomie generell zurückgedrängt. So wird auch bei Schwangeren der operative Eingriff zur Entfernung der Thrombose sehr selten indiziert (Hach-Wunderle et al. 2008). Vergleichsstudien zwischen der operativen und der konservativen Behandlung existieren nicht. Schwangere Patientinnen sind bei den meisten Studien zur Therapie der Venenthrombose und der Lungenembolie exkludiert.

Venöse Thrombektomie nur bei einer Beckenvenenthrombose

Die Ergebnisse einer venösen Thrombektomie sind unbefriedigend bei aszendierenden Thrombosen der Beinvenen, insbesondere bei einer länger zurückliegenden Krankheitsgeschichte. Vielfach wird die schwere Symptomatik mit massiver Beinschwellung und einer Zunahme der Schmerzen erst dann manifest, wenn die Thrombose die Leiste mit der Vena femoralis communis und dann weiter proximal die Vena iliaca externa erreicht. Zu diesem Zeitpunkt ist das Thrombosealter distal häufig schon weit fortgeschritten, eine vollständige Rekanalisation ohne Restthromben und ohne Gefahr der Rethrombose kann dann kaum mehr erreicht werden. Liegt eine deszendierende Thrombose vor, kommt es früher zu einer schweren

Akutsymptomatik, häufig sind die distalen Venenabschnitte (distale Vena femoralis, Vena poplitea und die Unterschenkelvenen) in diesen Fällen nicht thrombosiert. Klappenschäden an den distalen Venen kommen dann nicht vor und eine Restitutio ad integrum ist möglich, wenn das proximale Strombahnhindernis beseitigt und der große Gefäßquerschnitt wieder freigegeben wird. Die akute isolierte Beckenvenenthrombose mit geringer Deszension nach distal stellt damit eine Grundvoraussetzung für eine erfolgreiche operative Therapie dar. Die operative Behandlung der tiefen Venenthrombose ist bei Schwangeren nur sinnvoll, wenn eine Beckenvenenthrombose vorliegt. Distal des femoralen Konfluenz gelegene Thrombosen werden – abgesehen von einer Phlegmasia coerulea dolens – generell konservativ behandelt.

Über 80 % der Thrombosen in diesem hoch selektionierten Krankengut treten im 3. Trimenon oder später auf (Pillny et al. 2003), sodass die Größe des Uterus relevant ist. Aus diesem Grund sollte eine venöse Thrombektomie nur nach abgeschlossener 34. Schwangerschaftswoche in Zusammenhang mit einer Sectio caesarea indiziert werden. Der Eingriff wird elektiv durchgeführt, vorbereitende Maßnahmen (zur Lungenreifung, zur Abgrenzung der Thrombose etc.) müssen vor dem Eingriff komplettiert sein. Eine venöse Thrombektomie bei bestehender Schwangerschaft ist wegen der persistierenden Kompression der Beckenvenen durch den großen Uterus nicht sinnvoll.

Spezielle Diagnostik

Die Ausdehnung der Thrombose nach proximal ist die wichtigste Information für die Technik der venösen Thrombektomie von der Leiste aus. Ein Fortschreiten der Thrombose über den Konfluenz der Beckenvenen in die Vena cava inferior muss erkannt werden, da beim Zurückziehen des Ballonkatheters nach distal flottierende Anteile abscheren und zu einer intraoperativen Lungenembolie führen könnten.

Die Standarduntersuchung zur Darstellung der Ausdehnung bleibt die Farbdopplersonographie. Als alleinige Methode darf sie jedoch nur verwendet werden, wenn die Befunde eindeutig und ohne Einschränkungen (Luftüberlagerung etc.) beurteilbar sind. Im Zweifelsfall muss eine weitere Schnittbilduntersuchung durchgeführt werden. Eine Phlebographie ist wegen der Strahlenbelastung und vor allem wegen der eingeschränkten Beurteilbarkeit durch Kontrastmitteldilution und Gewebeüberlagerung ungeeignet. Eine Computertomographie sollte wegen der Strahlenbelastung ebenfalls nur im Ausnahmefall eingesetzt werden. Die Kernspinangiographie mit spezieller venöser Phase kann die erforderlichen Informationen im Zweifelsfall ergänzen.

Operationsschritte

Zuerst wird die Sectio caesarea in üblicher Technik durchgeführt. Die Patientin verbleibt in Rückenlagerung, das betroffene Bein wird frei beweglich gelagert, sodass eine Expression eventueller distaler Thromben erfolgen kann. Über einen Leistenschnitt werden die Vena saphena magna, die Vena femoralis communis, die Vena femoralis superficialis und die Vena profunda femoris freigelegt. Kreuzende Äste der Vena saphena magna werden lang abgesetzt und können später zur Anlage einer arteriovenösen Fistel verwendet werden.

Die venöse Thrombektomie sollte immer unter intraoperativer Röntgenkontrolle erfolgen, dazu werden die üblichen Techniken wie Durchleuchtung, Roadmapping und digitale Subtraktionsangiographie (DSA) eingesetzt. Die DSA ermöglicht eine wesentliche Qualitätskontrolle des operativen Eingriffs. Nur wenn die teilweise schon wandadhärenten Thromben komplett entfernt sind, ist ein sehr gutes morphologisches und funktionelles Ergebnis zu erwarten. Eine generelle Ballonblockade des Blutstromes ist nicht erforderlich, aber die temporäre Okklusion der Vena cava inferior oder der proximalen Vena iliaca communis mit einem Ballonkatheter verhindert eine Embolisation des thrombotischen Materials während der Manipulationen mit dem Fogarty-Katheter. Distale Thromben werden durch manuelle Kompression exprimiert, Manipulationen mit dem Fogarty-Katheter nach distal sollten unterbleiben, damit keine Schäden an den Venenklappen entstehen.

Nach Abschluss der Thrombektomie wird die (meist quere) Venotomie der Vena femoralis communis verschlossen. Idealerweise liegt die Venotomie proximal der Einmündung der Vena saphena magna. Eine temporäre arteriovenöse Fistel, die durch die Verbindung eines Astes der Vena saphena magna und der Arteria femoralis communis oder Arteria profunda femoris angelegt wird, verbessert postoperativ den Blutfluss und senkt damit die Gefahr einer Rethrombose.

Ergebnisse

Systematische Untersuchungen zu Ergebnissen der venösen Thrombektomie in der Schwangerschaft liegen nicht vor. Publikationen vor dem Jahr 2000 sind kaum verwertbar, weil die Operationstechnik alleine durch die intraoperativen Kontrollmöglichkeiten erheblich verbessert wurde. Die Wahrscheinlichkeit einer Rethrombose wird durch die kontrollierte vollständige Entfernung des thrombotischen Materials reduziert. Pillny (2003) hat in einer Zusammenstellung von 97 Patientinnen eines Zeitraums von 20 Jahren gezeigt, dass der Eingriff sicher durchgeführt werden kann. Die Letalität für die Mutter war Null, ein Kind starb postoperativ aus unbekannten Gründen. Die Rethromboserate betrug 16,5 %. Im Langzeitverlauf nach einem mittleren Beobachtungszeitraum von 6 Jahren zeigten 49 (56,3 %) der Patientinnen kein postthrombotisches Syndrom, ein leichtes PTS war in 31 Fällen nachweisbar (35,6 %)

Schlussfolgerungen
Die venöse Thrombektomie bei Schwangeren stellt eine optionale Behandlungsmöglichkeit dar. Offensichtliche Vorteile sind die sofortige Revaskularisation der venösen Strombahn. Die jungen Patientinnen profitieren langfristig von einer Rekanalisation der venösen Strombahn. Falls keine Thrombophilie vorliegt, ist die thrombogene Phase nach wenigen Wochen normalisiert. Die Vorbereitung zum Eingriff, der Eingriff selbst und die postoperative Nachbehandlung erfordern eine interdisziplinäre Behandlung.
Die operative Behandlung der akuten Beckenvenenthrombose bei der schwangeren Patientin sollte nur in spezialisierten Kliniken durchgeführt werden. Eine sichere nichtinvasive präoperative Diagnostik speziell der Beckenvenen mit Darstellung der Ausdehnung der Thrombose nach proximal ist eine wesentliche Voraussetzung für die Indikationsstellung.

11.2.4 Pharmakomechanische Lyse bei Lungenembolie und tiefer Venenthrombose

A. Comerota[1]

Die Mehrheit der Patienten mit tiefer Venenthrombose (TVT) und/oder Lungenembolie wird mit systemischer Antikoagulation alleine behandelt. Diese Therapieform belässt den Thrombus oder Embolus und reduziert das Risiko der Thrombusextension bzw. der Rezidivthrombose. Bei Patienten mit geringer oder mittelgradig ausgeprägter TVT bzw. Lungenembolie ist die Antikoagulation als Therapieoption alleine ausreichend. Ist die TVT hingegen ausgedehnt oder liegt eine Lungenembolie mit Beeinträchtigung der kardialen Funktion vor, erscheint die Antikoagulation alleine oft unzureichend, besonders wenn man die Langzeitergebnisse betrachtet.

In der Vergangenheit wurden venöse Thrombektomien oder Pulmonalarterienembolektomien mit unterschiedlichen Ergebnissen durchgeführt. Wird die Pulmonalarterienembolektomie dringlich durchgeführt bei zwar beeinträchtigten, aber kreislaufstabilen Patienten – und nicht notfallmäßig bei Patienten im Schockzustand –, konnten gute Ergebnisse erreicht werden. In einer randomisierten Studie bei iliofemoraler TVT, in der die venöse Thrombektomie vs. alleinige Antikoagulation untersucht wurde, konnte gezeigt werden, dass die operative Thrombektomie in Kombination mit Antikoagulation bessere Ergebnisse bringt als die Antikoagulation alleine.

Während der letzten 10 Jahre haben katheterbasierte Techniken die venöse Thrombektomie verdrängt. Kombinierte pharmakomechanische Techniken haben mittlerweile einfache katheterbasierte Infusionstherapien mit thrombolytischen Agenzien ersetzt. Sie verbessern die Erfolgsraten, verringern die Behandlungszeit und reduzieren oft die Dosis der Lysemedikation.

Lungenarterienembolie

Bei den meisten Patienten, die eine Lungenembolie überleben, besteht das Therapieziel in der Vermeidung der chronischen pulmonalen Hypertonie. Pengo et al. (2004) konnten zeigen, dass sich nach einer ersten Episode der Lungenembolie in etwa 4 % der Fälle eine chronische pulmonale Hypertonie nach 2 Jahren entwickelte. Bei Patienten, die eine ausgedehnte Lungenembolie aufwiesen, die jung waren oder rezidivierende Lungenembolien hatten, war die Anzahl derer, die eine chronische Lungenarterienhypertonie entwickelten, wesentlich größer.

25 % der Patienten, die eine akute Lungenembolie überleben, sterben innerhalb eines Jahres. Bei 10 % davon ist eine rezidivierende Lungenembolie die Ursache. Besonders hoch – bis zu 6-fach erhöht – ist die Todesrate der Patienten, bei denen die Rechtsherzfunktion beeinträchtigt ist. Wenn Patienten mit rechtsventrikulärer Dysfunktion die initiale Phase überleben, ist ihre Sterblichkeit in den nächsten 12 Monaten 2,4-fach höher als die der Patienten ohne rechtsventrikuläre Dysfunktion (Ribeiro et al. 1997). Aus diesem Grund ist es gerechtfertigt, eine Pulmonalarterienembolie zu beseitigen, die den Rechtsherzausflusstrakt verlegt.

Eine große Studie des National Institut of Health (NIH) konnte nachweisen, dass die Thrombolyse im Vergleich zur Antikoagulation sowohl angiographisch als auch in der Computertomographie zu einer raschen Auflösung der Pulmonalarterienembolie führte ($p<0,05$; Urokinase Pulmonary Embolism Trial 1973, Urokinase-Streptokinase Embolism Trial 1974). Die Thrombolyse zeigte eine Reduktion des Pulmonalarteriendruckes und des rechten Vorhofdruckes im Vergleich zu Patienten unter Antikoagulation alleine ($p<0,05$). Allerdings war die Thrombolyse mit einer deutlichen Erhöhung der Blutungskomplikationen vergesellschaftet (46 %). Auch in der Patientengruppe, die zur Antikoagulation alleine randomisiert wurde, traten Blutungskomplikationen in 27 % der Fälle auf. Ursache dafür waren die vielfachen invasiven Prozeduren, die durch das Studienprotokoll vorgeschrieben waren.

Die Patienten der NIH-Studie wurden ein Jahr nach Studienteilnahme von Sharma-Sarsahara nachuntersucht (Sharma et al. 1980). Das Blutvolumen in den pulmonalen Kapillaren und die Sauerstoffkapazität waren in der

---
[1] Aus dem Englischen übersetzt von T. Noppeney.

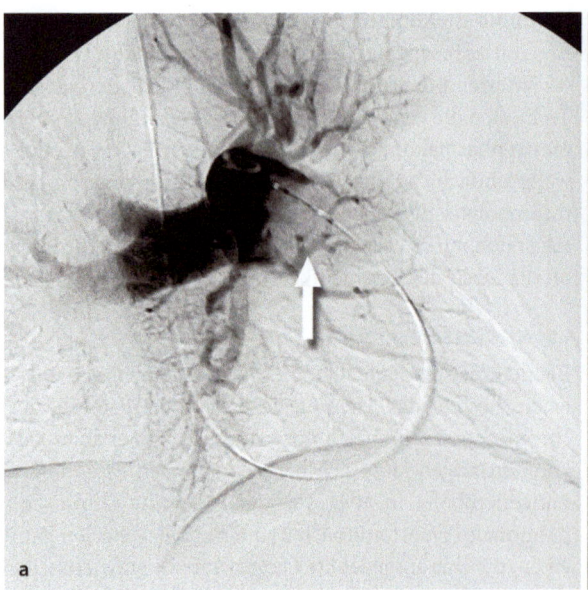 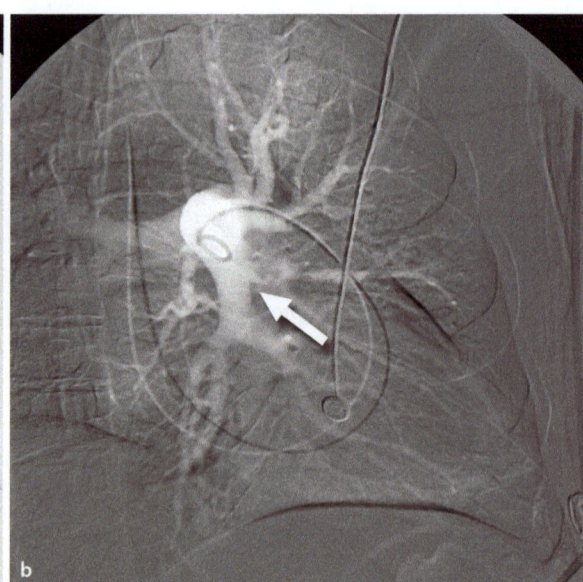

Abb. 11.12 **a** Massive Lungenembolie links. **b** Nach Pulsspraylyse

Gruppe der Thrombolysepatienten signifikant besser im Vergleich zu den antikoagulierten Patienten ohne Lyse.

Sharma et al. (2000) haben 7 Jahre nach Studienbeginn die Überlebenden der NIH-Studie nachuntersucht. Die Patienten, die sich einer Lyse unterzogen hatten, wiesen einen signifikant geringeren Pulmonalarteriendruck in Ruhe und nach Belastung auf und einen signifikant niedrigeren Pulmonalarterienwiderstand in Ruhe und nach Belastung. In der Patientengruppe mit Antikoagulation alleine entwickelten wesentlich mehr Patienten eine Herzinsuffizienz im Vergleich zu den Patienten nach Lyse (p<0,05).

Die Ergebnisse NIH-Studie und einer anderen prospektiven, randomisierten Studie, die von Goldhaber und Kollegen (Goldhaber et al. 1993) durchgeführt wurde – in der Patienten rekombinanten Gewebeplasminogenaktivator (rt-PA) erhielten – zeigten, dass Patienten nach Lyse ein besseres hämodynamisches und klinisches Outcome aufweisen im Vergleich zu Patienten mit Antikoagulation alleine. Dies führte zur Empfehlung des amerikanischen College of Chest Physicians (ACCP),

- dass alle Patienten mit einer Lungenembolie einer schnellen Risikostratifizierung unterzogen werden (Evidenzgrad 1c),
- dass Patienten mit hämodynamischer Beeinträchtigung und ohne Kontraindikation für eine Lyse eine systemische Lyse erhalten sollen (Evidenzgrad 1B),
- dass ausgewählte Patienten ohne Hypertonie und mit einem geringen Blutungsrisiko ebenfalls eine systemische Thrombolyse erhalten sollen (Evidenzgrad 2B; Kearon et al. 2008),
- dass bei ausgewählten, hämodynamisch beeinträchtigten Patienten, die für eine Lysetherapie nicht geeignet sind, interventionelle Kathetertechniken zur Beseitigung der Lungenarterienembolie angewendet werden sollen (Evidenzgrad 2C).

Ein Beispiel für eine solche Situation zeigt ◘ Abb. 11.12. Dieser Patient wurde mit einer massiven Lungenembolie aufgenommen. Er war tachykard und hypotensiv. Der D-Dimer-Wert war auf 5762 erhöht, ebenso bestand eine Troponinerhöhung und eine Erhöhung des »pro-brain natriuretic peptide« (pro-BNP). Die Echokardiographie zeigte einen vergrößerten rechten Vorhof und rechten Ventrikel mit Trikuspidalklappeninsuffizienz. Der rechte Ventrikel war in seiner Beweglichkeit eingeschränkt. Bei diesem Patienten bestand eine Kontraindikation für eine systemische Lyse, da zusätzlich eine akute gastrointestinale Blutung vorhanden war. Aus diesem Grund wurde die Indikation einer katheterbasierten Technik zur Beseitigung der Lungenarterienembolie gestellt.

Die initiale Pulmonalarterienangiographie zeigt ◘ Abb. 11.12a, nach Pulssprayinfusion mit rt-PA und katheterbasierter Thrombusfragmentation ist im Pulmonalarterienangiogramm eine verbesserte Pulmonalarterienperfusion zu sehen (◘ Abb. 11.12b). Noch während des Aufenthalts in der interventionellen Radiologie verbesserten sich die hämodynamischen Parameter, die Sauerstoffsättigung und die klinischen Symptome des Patienten.

Für die katheterbasierten Interventionen bei massiver Lungenarterienembolie liegen keine prospektiven, randomisierten Studien vor, die diese Techniken bewerten. Allerdings gibt es eine ganze Anzahl von Observationsstudien, die zeigen, dass Patienten mit massiver Lungen-

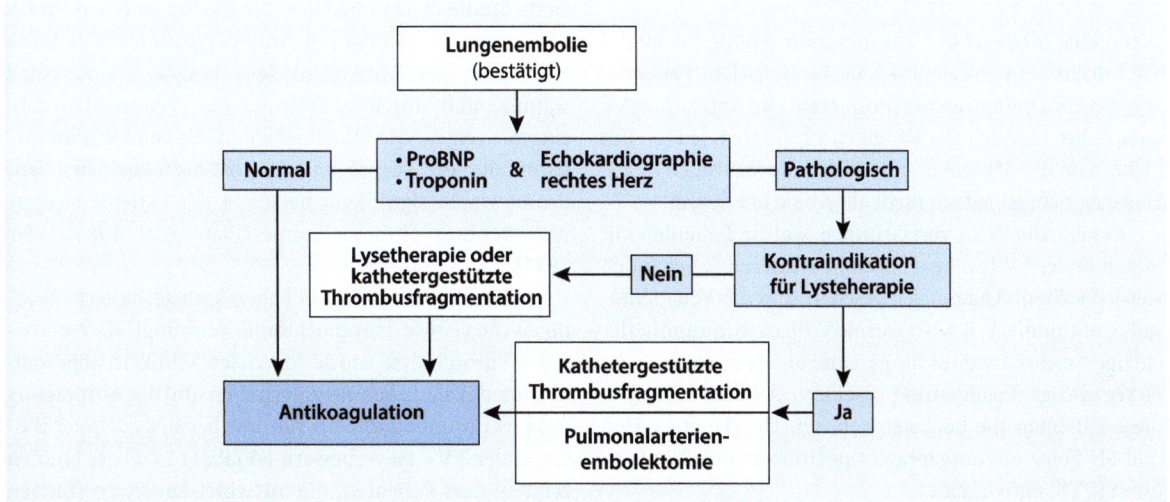

 Abb. 11.13 Behandlungspfad zur Therapie der Lungenembolie

embolie von katheterbasierten Techniken zur Beseitigung dieser Embolien profitieren.

Eid-Lidt et al. (2008) behandelten 18 Patienten mit massiver Lungenembolie. In dieser Studie wurde eine massive Lungenembolie definiert als Thrombus in der Hauptlungenarterie oder in 2 oder mehr Lungenlappenarterien, kombiniert mit rechtsventrikulärer Dysfunktion. Die Patienten in dieser Studie wurden mit Thrombusaspiration und/oder Thrombusfragmentation mit einem Pigtail-Katheter therapiert. In dieser Hochrisikopatientengruppe trat nur 1 Todesfall wegen eines nicht behandelbaren Schocks auf. Ein Patient erlitt eine intrazerebrale Blutung mit geringfügigen neurologischen Ausfällen; diese Blutung war Folge der Antikoagulation. Bei allen Patienten zeigte sich eine signifikante Besserung des systolischen Blutdrucks, des Pulmonalarteriendrucks, des Schockindex und der rechtsventrikulären Funktion.

Chauhan und Kawamura (2007) behandelten 14 Patienten mit massiver oder ausgedehnter Lungenembolie mit katheterbasierter Pulsspraylyse. Alle Patienten in dieser Studie waren als Hochrisikopatienten klassifiziert oder wiesen eine absolute Kontraindikation für eine systemische Lyse auf. Es konnte gezeigt werden, dass der systolische Blutdruck, die Pulsfrequenz, der Pulmonalarteriendruck, der Pulmonalartierenwiderstand, die Sauerstoffsättigung und der Miller-Score sich nach Pulsspraylyse signifikant verbessert hatten. Diese Studie konnte nachweisen, dass entgegen der methodischen Bedenken eine schnelle Besserung des klinischen Bildes erreicht werden kann.

Ultraschallbeschleunigte Thrombolyse ist eine andere neue Technik, die akut verschlosse Gefäße wieder eröffnen kann. Chamsuddin (2008) therapierte 10 Patienten mit 17 verschlossenen Lungenarterien bei massiver oder ausgedehnter Lungenembolie und systolischem Blutdruck von 100 mmHg oder mehr. Alle diese Patienten wiesen eine Dyspnoe, eine Hypoxie, einen dilatierten rechten Ventrikel und eine Rechtsherzbelastung im EKG auf. Zur Therapie wurde der Endowave-Ultraschall-Lysekatheter (Fa. EKOS, Bothell, WA, USA) in den verschließenden Embolus platziert und dann 0,8 mg/h rt-PA infundiert. Die durchschnittliche Infusionszeit betrug 24,7 h mit einer durchschnittlichen rt-PA-Dosis von 21,7 mg. Von den 17 Verschlüssen großer Lungenarterien konnten 13 komplett wiedereröffnet werden, 3 wiesen eine fast komplette Wiedereröffnung auf und in 1 Fall konnte eine partielle Wiedereröffnung erreicht werden. An Komplikationen waren ein Leistenhämatom und eine nichtletale Hämoptyse zu verzeichnen.

Zusammenfassend lässt sich festhalten, dass alle Patienten mit einer nachgewiesenen Lungenembolie einer sofortigen Risikostratifizierung unterzogen werden sollten. In die Risikostratifizierung fließt ein Echokardiogramm mit Beurteilung der Rechtsherzfunktion und die Laboranalyse mit Troponin und Pro-BNP ein. Zeigt die Echokardiographie keine Rechtsherzbeeinträchtigung und sind die Laborwerte normal, dann ist eine alleinige Antikoagulation zur Behandlung der Lungenembolie ausreichend. Besteht eine Rechtsherzbelastung oder ein Myokardschaden, dann sollte dem Patienten eine Behandlungsstrategie angeboten werden, die die Beseitigung des Pulmonalarterienembolus einschließt (Abb. 11.13). Bei Vorliegen einer Kontraindikation für eine systemische Lyse sollten kathetergestützte Thrombusfragmentation, kathetergestützte Pulsspraylyse oder ultraschallbeschleunigte Lysetherapie durchgeführt werden. Wenn keine Expertise in diesen Techniken vorhanden ist, kann eine Pulmonalarterienembolektomie in Erwägung gezogen werden. Besteht keine Kontraindikation für eine systemische Lyse, dann sollte diese durchgeführt werden.

Akute tiefe Venenthrombose

Wenn eine Strategie der Thrombusentfernung bei akuter TVT diskutiert wird, stellt sich die Frage, welche Patienten von diesem Therapieansatz profitieren. Die Antwort lautet, dass wahrscheinlich alle Patienten profitieren, jedoch mit Sicherheit die Patienten mit einer iliofemoralen TVT. Diese Ansicht ist jedoch nicht allgemein anerkannt.

Es gibt eine Reihe von Gründen, warum Patienten mit iliofemoraler TVT mittels Thrombusentfernung behandelt werden sollten. Anatomisch gesehen sind die Vena femoralis communis/V. iliaca externa/V. iliaca communis der einzige Ausflusstrakt für die gesamte untere Extremität. Ist dieser einzige Ausflusstrakt blockiert, dann ist klar, dass diese Patienten die höchsten venösen Drücke aufweisen und als Folge ein ausgeprägtes postthrombotisches Syndrom (PTS) entwickeln.

Labropoulos et al. (1997) untersuchten die Arm-/Fußdruck-Unterschiede in Ruhe und nach reaktiver Hyperämie bei Patienten nach TVT, die in der Phase der akuten TVT mit alleiniger Antikoagulation behandelt worden waren. In dieser Studie konnte gezeigt werden, dass Patienten mit einer iliofemoralen TVT die höchsten Ruhedrücke und die höchsten Drücke nach reaktiver Hyperämie aufwiesen. Da die ambulatorische venöse Hypertonie der wesentliche pathophysiologische Faktor für die Schwere eines PTS ist, erklären die Studienergebnisse von Labropoulos auch die klinischen Beobachtungen bei Patienten mit iliofemoraler TVT.

Beobachtungsstudien von Delis et al. (2004) und Akesson et al. (1990) zeigten, dass die Morbidität von Patienten mit iliofemoraler TVT, die mit alleiniger Antikoagulation behandelt wurden, hoch ist. Nach 5 Jahren wiesen 95 % eine chronische venöse Insuffizienz auf, 15 % hatten ein Ulcus cruris entwickelt und über 40 % der Patienten berichteten über eine venöse Claudicatio. Alle Patienten wiesen eine deutlich reduzierte Lebensqualität auf.

Qvarfordt und Eklof (1983) untersuchten den Kompartmentdruck, ein Ersatzparameter für den venösen Druck, bei Patienten mit akuter iliofemoraler TVT vor und nach venöser Thrombektomie. Sie konnten zeigen, dass bei TVT ein hoher Kompartmentdruck besteht, der sich postoperativ normalisierte.

Ein anderer wichtiger Faktor, der generell unterschätzt wird, ist die höhere Rezidivrate bei Patienten mit iliofemoraler TVT im Vergleich zu Patienten mit infrainguinaler TVT. Douketis et al. (2001) wiesen nach, dass Patienten nach iliofemoraler TVT ein signifikant erhöhtes Risiko für eine Rezidivthrombose hatten im Vergleich zu Patienten nach infrainguinaler TVT. Viele Studien zeigten, dass die Rezidivthrombose die Häufigkeit und Schwere des postthrombotischen Syndroms signifikant erhöht.

Die initiale Therapieoption zur Thrombusbeseitigung war die operative venöse Thrombektomie. Eine randomisierte Studie in Skandinavien, die die Ergebnisse nach venöser Thrombektomie mit Antikoagulation verglich mit einer alleinigen Antikoagulationstherapie, konnte einen signifikanten Vorteil für Patienten nach venöser Thrombektomie zeigen. Die Offenheitsraten, die venöse Hämodynamik und die Ausprägung des postthrombotischen Syndroms waren signifikant besser in der Patientengruppe nach venöser Thrombektomie (Plate et al. 1984, 1990, 1997).

In den letzten 15 Jahren haben katheterbasierte Techniken die venöse Thrombektomie verdrängt. Katheterbasierte Thrombolyse wurde von vielen Klinikern angewendet, um das akute Schmerzgeschehen und die Ausprägung des postthrombotischen Syndroms bei ausgedehnter iliofemoraler TVT zu verbessern (Tab. 11.2). Diese Studien zeigten, dass Patienten, die mit einer kathetergestützten Lyse in den Thrombus hinein behandelt wurden, von einer 80- bis 90%igen Erfolgsrate profitieren. Zusätzlich konnte in einer Kohorten-kontrollierten Beobachtungsstudie gezeigt werden, dass die Lebensqualität nach iliofemoraler TVT bei Patienten, die mit kathetergestützter Lyse behandelt wurden, sich signifikant verbesserte im Vergleich zu Patienten, die mit Antikoagulation alleine behandelt wurden (Comerota et al. 2000).

Die Behandlungsdauer bei kathetergestützter Thrombolyse kann 2–5 Tage betragen, bis eine komplette Auflösung des Thrombus erreicht ist (Sillesen et al. 2005). In den letzten Jahren wurden zur rein pharmakologischen Lyse mechanische Techniken entwickelt, um die Behandlungszeit und die Dosis des Lysemedikaments zu reduzieren.

Die ACCP hat den potenziellen Vorteil der pharmakomechanischen Thrombolyse bei ausgedehnter TVT erkannt und empfiehlt, dass bei diesen Patienten eine pharmakomechanische Thrombolyse durchgeführt werden soll (Kearon et al. 2008). Bevor die Ergebnisse der pharmamakomechanischen Lyse dargestellt werden, ist es wichtig, sich die Resultate einer aktuellen Studie zur kathetergestützten Thrombolyse mit Infusion des Lytikums in den Thrombus anzusehen. Sillesen et al. (2005) berichten über die Ergebnisse einer kathetergestützten Thrombolyse bei 45 Patienten mit iliofemoraler TVT. Die Studienpopulation war relativ jung mit einem Durchschnittsalter von 31 Jahren und einer Symptomdauer von nur 6 Tagen. 1 mg/h rt-PA wurde kathetergestützt in den Thrombus infundiert und, wenn notwendig, zusätzlich eine Dilatation und ein Stenting durchgeführt. Die initiale technische Erfolgsrate war mit 93 % sehr gut. Es trat nur eine schwere Komplikation in Form eines Kompartmentsyndroms auf. Nach einem Jahr wiesen 93 % der Patienten nach wie vor offene Venen mit einer normalen Klappenfunktion auf. Trotz alledem betrug die durchschnittliche Behandlungszeit allerdings 71 h.

Tab. 11.2 Wirksamkeit und Komplikationen der kathetergestützten Thrombolyse in 3 Studien

	Bjarnason et al. 1997 (n=77)	Mewissen et al. 1999 (n=287)	Comerota et al. 2000 (n=58)
Wirksamkeit			
Initiale Erfolgsrate	79%	83%	84%
– Iliakal	63%	64%	78%
– Femoral	40%	47%	–
Primäre Durchgängigkeitsrate nach 1 Jahr			
– Iliakal	63%	64%	78%
– Femoral	40%	47%	–
Iliakaler Stent: Durchgängigkeitsrate nach 1 Jahr			
– Mit Stent	54%	74%	89%
– Ohne Stent	75%	53%	71%
Komplikationen			
Majorblutung	5%	11%	9%
Intrakraniale Blutung	0%	<1%	0%
Lungenembolie	1%	1%	0%
Tödliche Lungenembolie	0%	0,2%	0%
Tod durch Thrombolyse	0%	0,4%	0% (? 2%)[a]

[a] Tod durch Multiorganversagen 30 Tage nach Thrombolyse, wahrscheinlich nicht durch die Thrombolysetherapie verursacht.

Vorteile der pharmakomechanischen Thrombolyse

Die Vorteile der pharmakomechanischen Lyse werden in ◘ Abb. 11.14 anschaulich dargestellt. Bei diesem Patienten handelt es sich um einen 65 Jahre alten, männlichen Kaukasier, der sich am Tag vor der Zuweisung einer explorativen Laparotomie unterzogen hatte. Am folgenden Tag entwickelte der Patient ein schmerzhaftes, geschwollenes linkes Bein mit einer lividen Verfärbung, typisch für eine Phlegmasia coerulea dolens (◘ Abb. 11.14a). Die farbkodierte Duplexuntersuchung zeigte eine Thrombose der V. tibialis posterior, der V. poplitea der Vv. femoralis superficialis und communis bis hinein in die V. iliaca externa. Eine Computertomographie des Gehirns, der Brust, des Bauchraums und des Beckens zeigte eine asymptomatische Lungenembolie (◘ Abb. 11.14b), große mediastinale Lymphknoten (◘ Abb. 11.14c), große retroperitoneale Lymphknoten und große Lymphknoten im Beckenbereich, die die Iliakalvenen komprimierten (◘ Abb. 11.14d). Wir empfehlen in solchen Fällen bei Patienten mit ausgedehnter iliofemoraler TVT die routinemäßige Durchführung eines Kontrastmittel-CT von Kopf, Brust, Bauch und Becken. Bei über 50% dieser Patienten fanden sich dabei pathologische Befunde, wie z. B. eine asymptomatische Lungenembolie, Malignome, gutartige Tumoren, Aneurysmata, Atresie der Vena carva und anderes.

Vor allem die Darstellung der Vena cava ist wichtig, bevor eine Behandlung begonnen wird. Findet sich ein Thrombus in der Vena cava inferior, dann sollte ein Vena-cava-Filter vor Beginn der kathetergestützten oder der pharmakomechanischen Thrombolyse implantiert werden, da ein hohes Risiko für eine Lungenembolie besteht. Bei Patienten, bei denen sich die Thrombusausdehnung auf die Iliakalvenen beschränkt, wird kein Vena-cava-Filter platziert. Da bei dem geschilderten Patienten eine ausgedehnte 4-Etagen-Thrombose bis in die V. iliaca externa bestand, wurde ultraschallgesteuert ein Zugang in die V. tibialis posterior in Knöchelhöhe und in die V. poplitea gelegt. Die Phlebographie bestätigte den Ultraschallbefund (◘ Abb. 11.14e). Bei diesem Patienten wurde eine Kombination pharmakomechanischer Techniken angewandt. Der Doppelballon-Trellis-Katheter (Fa. Covidien, Mensfield, MA, USA) wurde durch die Schleuse in der V. poplitea eingeführt. Die Anwendung des Katheters ermöglichte eine schnelle Thrombusbeseitigung der proximalen Thrombose (◘ Abb. 11.14f). Segmentale Restthromben wurden mittels kathetergestützter Lyse mit dem AngioJet-Katheter (Fa. Medrad, Warrendale, PA, USA) behandelt.

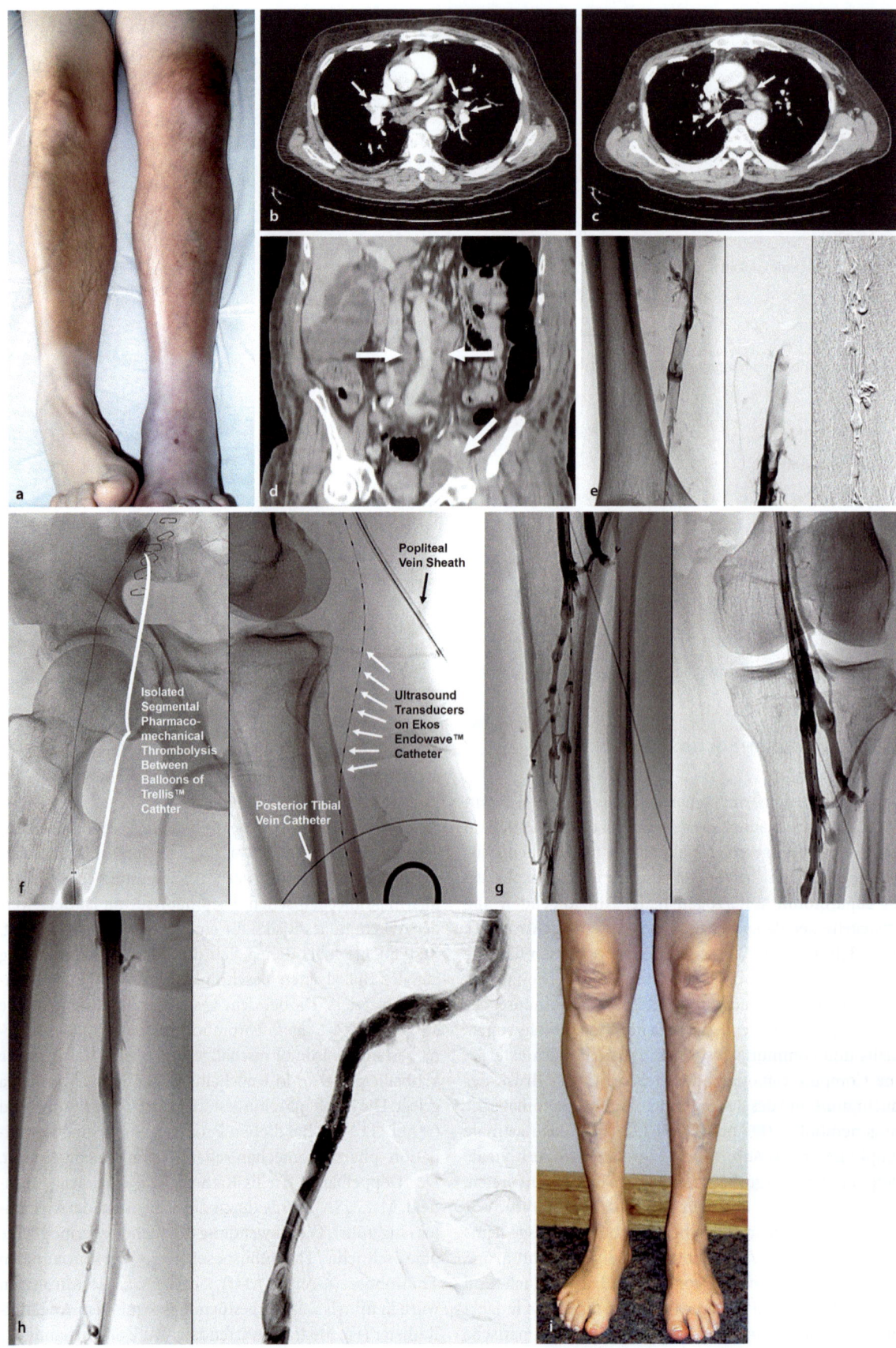

Ein ultraschallbeschleunigter Lysekatheter wurde über die Schleuse am Knöchel bis in die distale V. femoralis superficialis eingeführt. Über diesen Katheter wurde rt-PA mit 1 mg/h infundiert. Nach 20 h war die ausgedehnte Thrombose beseitigt. Die durch Tumormassen komprimierte V. ilica externa wurde dilatiert und gestentet. Im abschließenden Phlebogramm wurde der Erfolg der kombinierten kathetergestützten Therapie bestätigt (Abb. 11.14g, h). 16 Monate nach Therapie zeigte der Patient einen normalen klinischen Befund (Abb. 11.14i), bei der nichtinvasiven venösen Diagnostik erwies sich die Klappenfunktion als normal. Der Tumor, ein Lymphom, wurde erfolgreich mittels Chemotherapie behandelt.

Mechanische vs. pharmakomechanische Thrombektomie bzw. Thrombolyse

Vedantham et al. (2002) untersuchten die unterschiedliche Effektivität von mechanischer Thrombektomie alleine im Vergleich zu pharmakomechanischer Thrombolyse bei Patienten mit TVT. Sie verwendeten verschiedene Kathetersysteme und objektivierten die Befunde mittels eines Phlebographie-Scores bei jedem Behandlungsschritt. Die mechanische Thrombektomie alleine war mit einer Erfolgsrate von 26 % verbunden, während die pharmakomechanische Thrombolyse eine Erfolgsrate von 62 % aufwies (p=0,006). Thromben, die sich während der Behandlung gebildet hatten, konnten mittels Katheterlyse alleine in 94 % der Fälle erfolgreich behandelt werden. Frischer Thrombus, der noch nicht Faktor-XIII-vernetzt ist, scheint gut auf eine mechanische Thrombektomie anzusprechen.

Lin et al. (2006) verglich innerhalb eines 8-Jahres-Zeitraums die Ergebnisse der kathetergestützten Thrombolyse alleine mit der pharmakomechanischen Thrombolyse. Die Arbeitsgruppe berichtet über 89 Katheterinterventionen bei akuter TVT. 46 Patienten unterzogen sich einer alleinigen kathetergestützten Thrombolyse, 52 Patienten erhielten eine pharmakomechanische Lyse mit anschließender lytischer Thrombektomie mit dem Angio-Jet-Katheter. Zwischen beiden Behandlungsgruppen bestand kein Unterschied hinsichtlich Alter, Geschlecht, Erfolgsrate und der Anzahl durchgeführter Dilatationen und Stentimplantationen. Die Studie zeigte, dass Patienten, die sich einer pharmakomechanischen Thrombolyse unterzogen hatten, signifikant kürzer auf der Intensivstation und im Krankenhaus verblieben. Sie wiesen außerdem eine geringere Rate an Bluttransfusionen und eine signifikant reduzierte Rate an Phlebographien auf. Auch Kasirayan et al. (2001), die dieselbe Technik wie Lin et al. anwendeten, konnten zeigen, dass pharmakomechanische Lyse allein nicht so effektiv ist wie pharmakomechanische Lyse mit anschließender zusätzlicher Lyse mit Angio-Jet-Katheter

Parikh et al. (2008) untersuchten die Ergebnisse der ultraschallbeschleunigten Thrombolyse. In einer Datenbank wurden über 18 Monate 53 Fälle mit akuter TVT gesammelt. Die TVT betraf in 60 % die unteren Extremitäten. Die angewendeten lytischen Medikamente waren Urokinase, rt-PA und Tenecteplase. Bei 91 % der Patienten war die Lyse erfolgreich, der Thrombus wurde komplett oder partiell beseitigt. Bei 4 % der Patienten traten schwere Komplikationen auf, die mediane Infusionszeit betrug 22 h. Im Vergleich zu historischen Kontrollgruppen zeigte die ultraschallbeschleunigte Lyse signifikante Vorteile hinsichtlich der reduzierten Dosierung des Lytikums und der Behandlungszeiten. Dies galt für alle angewendeten lytischen Agenzien.

Eine isolierte segmentale pharmakomechanische Thrombolyse (ISPMT) wird mit einem Doppelballonkatheter (Trellis-Katheter) durchgeführt. Die beiden Ballons schließen ein Venensegment aus der venösen Zirkulation aus, in das rt-PA infundiert wird. In den Katheter wird ein Draht eingeführt, der den Katheter zwischen den beiden Ballons für 20 min auf eine Rotation von 3500 Umdrehungen/min beschleunigt. Der Katheter wird zurückgezogen und eine Phlebographie durchgeführt, um das Ergebnis der pharmakomechanischen Lyse zu begutachten. Falls die Thrombolyse nicht ausreichend ist, kann der Katheter noch einmal in dem betroffenen Segment platziert werden. In manchen Kliniken wird pro Sitzung 10 mg rt-PA appliziert, in anderen lediglich 2–3 mg rt-PA. Nach Ansicht des Autors ist diese Dosierung ausreichend und verringert das Risiko eines systemischen lytischen Effektes, vor allem wenn mehrere Venensegmente behandelt werden.

Martinez et al. (2008) analysierte die Ergebnisse von 43 behandelten Patienten am Jobst-Vascular-Institut. 21 Patienten wurden mit kathetergestützter Lyse alleine und 22 Patienten mit ISPMT und, wo notwendig, mit zusätzlicher kathetergestützter Lyse behandelt. Die Thromboslast vor und nach Behandlung wurde untersucht. Alle Patienten wurden dilatiert und gestentet, wenn eine Stenose als Ursache der Thrombose zu sehen war. Ebenso wurden alle Patienten anschließend therapeutisch antikoaguliert. Die Patienten, die sich einer ISPMT unterzogen hatten, wiesen insgesamt ein besseres Lyseergebnis auf als die Patienten mit alleiniger kathetergestützter Lyse. Signifikant mehr

Abb. 11.14 **a** Phlegmasia coerulea dolens links nach Probelaparotomie. **b** Lungenarterienembolie links im Thorax-CT. **c** Mediastinale Lymphknoten im Thorax-CT. **d** Lymphknoten mit Kompression der Iliakalvenen links im Abdomen-CT. **e** Phlebographie über Schleuse in der V. poplitea mit ausgedehnter TVT. **f** Platzierung des Trellis- und des EKOS-Katheters in der V. femoralis superficialis und V. femoralis communis. **g, h** Erfolgreiche kombinierte pharmakomechanische Lyse bei 4-Etagen-Thrombose und Phlegmasia coerulea dolens. **i** Klinisches Bild nach erfolgreicher pharmakomechanischer Lyse 16 Monate postinterventionell

Patienten zeigten nach ISPMT eine komplette (>95 %) Thrombolyse. Die Behandlungszeit war nach ISPMT signifikant kürzer (23,4 vs. 54,4 h, p=0,001) und die Gesamtdosis an rt-PA war geringer (33,4 vs. 59,3 mg, p=0,007). Es bestand kein Unterschied bei den Blutungskomplikationen oder im Transfusionsbedarf.

Zusammenfassend
kann man feststellen, dass eine perkutane Thrombektomie alleine zu keinen guten Ergebnissen führt. Wird keine zusätzliche Lyse durchgeführt, ist die Thrombusbeseitigung minimal und die Inzidenz einer Rezidivthrombose hoch. Die pharmakomechanische Lyse beschleunigt die Behandlungszeit und die Thrombusauflösung und reduziert die Dosis der lytischen Agenzien. Darüber hinaus führt dies in vielen Fällen zur Reduzierung des Aufenthaltes auf der Intensivstation und im Krankenhaus.

Die Kosteneffektivität der pharmakomechanischen Lyse im Vergleich zur kathetergestützten Lyse allein wurde von Hillemann und Razavi (2008) untersucht. Sie fanden heraus, dass die Erfolgsrate der pharmakomechanischen Lyse im Vergleich zur kathetergestützten Lyse alleine höher war und die Rate von Blutungskomplikationen niedriger. Auch konnte eine bessere Kosteneffektivität für die pharmakomechanische Lyse nachgewiesen werden.

In randomisierten, prospektiven Studien und prospektiven Observationsstudien konnte ein Benefit der pharmakomechanischen Lyse im Vergleich zur alleinigen kathetergestützten Lyse nachgewiesen werden. Mit verbesserter Technik werden sich auch die Erfolgsraten weiter verbessern und die Behandlungszeiten verkürzen.

11.3 Vena-cava-Filter

A. Meyer

Einleitung

Vena-cava-Filter (VCF) dienen dazu, im Sinne eines mechanischen Hindernisses venöse Thromboembolien (VTE) aus den tiefen Beinvenen (TVT) in die Lungenarterien zu verhindern. Während die therapeutische Antikoagulation bei diesem Krankheitsbild weiterhin die Standardtherapie darstellt, können in einem selektierten Patientengut mit Kontraindikation zur Antikoagulation Vena-cava-Filter zum Einsatz kommen. Über die letzten Jahre ist es in den USA trotz dieser Tatsache zu einem deutlichen Anstieg der Filterimplantationen gekommen (Duszak et al. 2011), dieser Trend ist unter anderem dem stark vereinfachten Implantationsprozess sowie den immer kleiner werdenden Einführbestecken geschuldet.

> Generell ist jedoch die Datenanlage zur Effektivität und zum Nutzen von Vena-cava-Filtern äußerst kritisch zu sehen, ein Großteil der Daten beruht auf heterogenen, nichtrandomisierten Fallserien (Rajasekhar u. Streiff 2013).

Lediglich eine einzige multizentrische und randomisierte Studie aus dem Jahr 1998 (PREPIC-Studie: 400 Patienten mit tiefer Beinvenenthrombose) vergleicht die Rate von Lungenembolien mit und ohne VCF-Implantation nach 12 Tagen, wobei beide Gruppen eine therapeutische Antikoagulation erhielten. Hier konnte in der Gruppe mit VCF-Filtern eine signifikante Reduktion der Lungenembolierate gezeigt werden (1,1 % vs. 4,8 %; p=0,03), allerdings ohne Unterschiede in Mortalität und Überleben zwischen den Gruppen im 8-Jahres-Follow-up. Wenn nur die symptomatischen Lungenembolien betrachtet werden, gab es keinen signifikanten Unterschied mehr zwischen den beiden Gruppen. Im weiteren Verlauf zeigt sich die Rate an Rezidiv-TVTs in der Filtergruppe signifikant erhöht (36 % vs. 27 %; p=0,042) (PREPIC Study group 2005). Vor diesem Hintergrund ist die Therapie einer VTE mit Vena-cava-Filtern auch angesichts der Komplikationsmöglichkeiten (s. unten) als Reserveoption für ein selektioniertes Patientengut mit harten Kontraindikationen zur Antikoagulation zu sehen.

Indikationen für VCF

Für die überwältigende Mehrheit venöser Thromboembolien ist eine konservative, antikoagulatorische Therapie ausreichend.

> Übereinstimmung aller publizierten Leitlinien (American College of Chest Physicians ACCP, Society of Interventional Radiology SIR) für eine mögliche VCF-Implantation besteht im Falle einer akut aufgetretenen VTE, wenn eine Kontraindikation zur Antikoagulation gegeben ist, oder bei Versagen einer adäquat durchgeführten Antikoagulation.

Dies kann beispielsweise der Fall sein bei rezent durchgeführten neurochirurgischen Eingriffen, aktiver gastrointestinaler Blutung oder schwerem Schädel-Hirn-Trauma. Übliche Praxis ist auch eine präoperative prophylaktische Implantation von VCFs in einer kleinen Patientensubgruppe mit chronischer thromboembolischer pulmonalarterieller Hypertonie vor einer geplanten pulmonalen Thrombendarteriektomie.

Kontrovers diskutiert wird eine primärprophylaktische Implantation von entfernbaren VCFs bei Polytraumapatienten, bei denen aus verschiedenen Gründen keine Thromboseprophylaxe möglich ist, da venöse Thromboembolien in diesen Fällen eine gängige und häufig schwerwiegende Komplikation darstellen (Geerts et al. 1994,

Tab. 11.3 Übersicht der aktuell verfügbaren optionalen Vena-cava-Filter. (Mod. nach Rajasekhar u. Streiff 2013)

Name	Firma	Kavadurchmesser [mm]	Schleuse [F]	Zugangsweg	FDA-Zulassung
Günther Tulip	Cook Medical	30	7–8,5	Jugulär/femoral	2003
OptEase	Cordis Endovascular	30	6	Jugulär/femoral/kubital	2002
Recovery	Bard peripheral vascular	28	7	Femoral	2003
G2	Bard peripheral vascular	28	7	Jugulär/femoral	2005
ALN	ALN Implants Chirurgicaux	32	7	Jugulär/femoral/brachial	2008
Celect	Cook Medical	30	7–8,5	Jugulär/femoral	2008
Option	Argon Medical	32	6	Jugulär/femoral	2009
Crux	Crux Biomedical	22–28	6	Jugulär/femoral	2012

Mahnken 2013). Auch hier sind zum aktuellen Zeitpunkt keine randomisierten Studien verfügbar, und die Empfehlungen sind uneinheitlich. Während die ACCP eine prophylaktische Filterinsertion generell nicht empfiehlt, ist dies nach den SIR-Kriterien für Polytraumapatienten v. a. mit Wirbelsäulen- oder Kopfverletzungen möglich, sodass auch hier im konkreten Einzelfall individuell entschieden werden muss. Für eine prophylaktische VCF-Implantation bei onkologischen Patienten, interventionelle Thrombolyse einer TVT, Nachweis von flottierenden Thromben im Bereich der Iliakalvenen oder der Vena cava selbst sowie im Gebiet der bariatrischen Chirurgie gibt es keine ausreichende Evidenz.

■ Filtertypen

Die erste perkutane VCF-Implantation wurde 1984 mit Hilfe einer 24-F-Schleuse durchgeführt. Mittlerweile ist durch verkleinerte Einführsysteme bis auf 6 F eine deutliche Vereinfachung der Freisetzung und damit vor allem in den USA auch eine deutliche Zunahme der Filterimplantationen generell zu beobachten (Friedell et al. 2012). Prinzipiell stehen momentan permanente und optionale, d. h. rückholbare Filter zur Verfügung (◘ Tab. 11.3), wobei aktuell immer häufiger rückholbare Filtertypen verwendet werden. Der Vorteil dieser Filter besteht darin, dass beispielsweise nach Ablauf der Akutsituation mit dem höchsten VTE-Risiko eine Entfernung der Systeme möglich ist. Dies ist umso wichtiger, da ein nicht unerhebliches Risiko von potenziellen Langzeitkomplikationen besteht – insbesondere eine deutlich erhöhte Rate an tiefen Venenthrombosen post implantationem –, welches durch frühzeitige Entfernung der Filter reduziert werden kann. Die Verwendung von permanenten Filtertypen gilt mittlerweile als überholt und sollte begründeten Einzelfällen vorbehalten bleiben. Die meisten Filtersysteme weisen eine konische, körbchenförmige Struktur auf und sind in der Regel MR-gängig.

Ein Vergleich zwischen permanenten und optionalen Filtertypen hinsichtlich der Ergebnisse gestaltet sich schwierig, da es sich um jeweils heterogene Gruppen handelt und darüber hinaus beachtet werden muss, dass optionale Filter zu einem hohen Anteil (50–70 %) prophylaktisch implantiert werden (Rajasekhar u. Streiff 2013). Eine retrospektive Studie zwischen permanenten und rückholbaren Filtern fand jedoch vergleichbare Ergebnisse bezüglich Lungenembolie- (4,7 % vs. 4,0 %) und Kavathromboserate (0,5 % gegenüber 1,1 %) (Kim et al. 2008, Weinberg et al. 2013).

■ Implantation

Abhängig vom Filtertyp wird als Zugangsweg entweder die rechte Vena jugularis interna bzw. die rechte Vena femoralis gewählt. Nach Setzen einer Lokalanästhesie wird die entsprechende Vene punktiert und zunächst ein Führungsdraht bis an die Iliakalvenenbifurkation bzw. von kaudal kommend über die Höhe der Nierenvenen vorgeschoben. Als nächster Schritt erfolgt über einen Pigtailkatheter zunächst eine Kavographie, um Durchmesser sowie Lage der Nierenvenen oder anatomische Lagevarianten/Pathologien (gedoppelte Vena cava, Linksseitenlage, Kavathrombus) vor der Freisetzung des Filters zu identifizieren. Nach Auswahl des Filters wird das Einführungssystem über eine Schleuse eingebracht und der Filter unter Durchleuchtungskontrolle in der infrarenalen Vena cava freigesetzt. Idealerweise soll die Filterspitze direkt an der untersten Nierenvene zu liegen kommen (◘ Abb. 11.15), damit im Falle einer Kavathrombose der Totraum zwischen Filter und Nierenvene verkleinert wird (Molvar 2012). Eine suprarenale Platzierung des VCF sollte möglichst unterbleiben, obwohl mehrere Fallserien hierzu existieren.

Die Entfernung der Filter bei optionalen Systemen wird analog jugulär oder transfemoral durchgeführt. Auch hier ist präinterventionell eine Kavographie zum Aus-

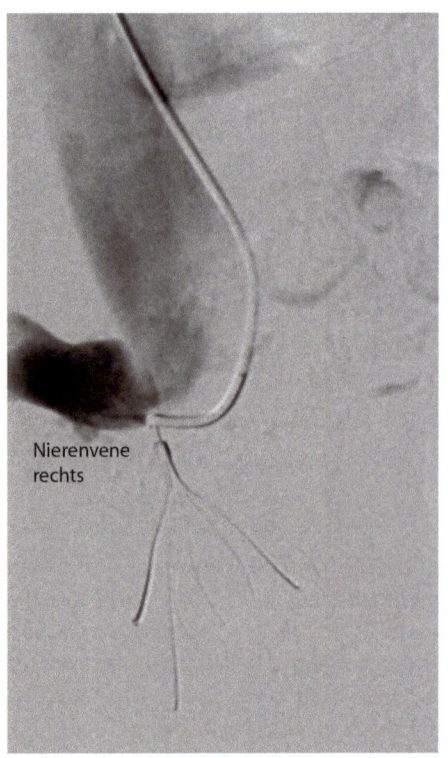

Abb. 11.15 Kavographie nach VCF-Implantation. Korrekte Lage unterhalb der Einmündung der Nierenvenen

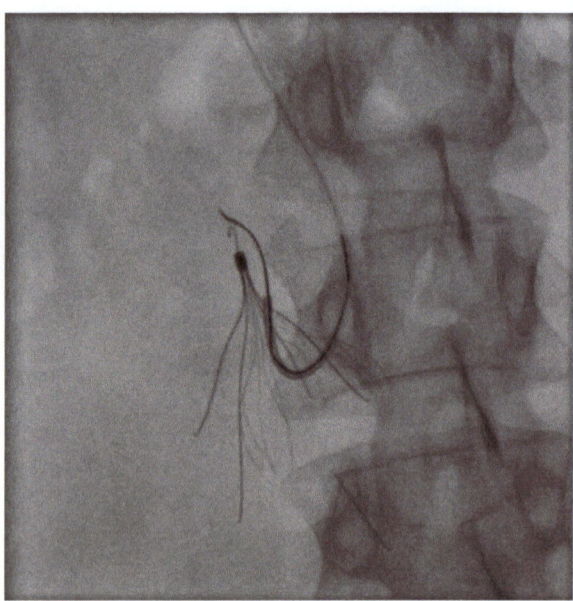

Abb. 11.16 Entfernung des liegenden Filtersystems über Fassen des Hakens an der Filterspitze

schluss gefangener Thromben im Filter notwendig; bei Thromben, die mehr als 25 % der Körbchenvolumens einnehmen, sollte die Entfernung aufgrund des Risikos einer periinterventionellen Lungenembolie vorerst unterbleiben und zunächst die Antikoagulationstherapie für mindestens 4 Wochen erneut begonnen werden. Im Verlauf kann dann der Filter nach Kontrolle der Thrombuslyse/Verkleinerung in einem zweiten Schritt entfernt werden (Binkert et al. 2007). Üblicherweise wird, abhängig vom Filtertyp, das Häkchen an der Körbchenspitze unter Fluoroskopie mit einer Snare bzw. einer Schlinge gefasst und der Filter in eine Schleuse eingezogen, wobei er sich zusammenfaltet und so entfernt werden kann (Abb. 11.16). Bei verbogenen, dislozierten oder perforierten VCFs gestaltet sich die Entfernung oftmals schwierig, hier sind verschiedene Rescue-Verfahren unterschiedlicher Komplexität vorhanden, im Extremfall kann eine offen chirurgische Entfernung des Filters notwendig werden (Meyer et al. 2013).

> Nach erfolgter Filterentfernung sollte wiederum eine abschließende Kavographie erfolgen, um Perforationen der Kavawand nicht zu übersehen.

- Komplikationen

Komplikationen gliedern sich in Akut- und Langzeitkomplikationen. Periprozedurale Komplikationen sind insgesamt selten und im Allgemeinen mit dem Zugangsweg assoziiert. Sie umfassen Hämatome (0,6 %), Pneumothorax (0,02 %), Thrombosen der Zugangsvenen (3–10 %), Embolisierung und Fehlpositionierung des VCF (1 %). Komplikationen mit Todesfolge sind extrem selten und belaufen sich auf etwa 0,1–0,3 % (Angel et al. 2011, Rajasekhar u. Streiff 2013).

Komplikationen im Langzeitverlauf sind ebenfalls eher selten, aber insgesamt schwerwiegender. Als häufigste gilt die TVT, welche auch nach Implantation von optionalen VCFs noch mit einer Häufigkeit von etwa 5,4 % auftritt. Eine komplette Kavathrombose wird in etwa 3 % der Fälle berichtet. Die Implantation eines VCF stellt, wie bereits erwähnt, keinen hundertprozentigen Schutz vor einer Lungenembolie dar, die Raten diesbezüglich liegen im unteren Prozentbereich. Des Weiteren sind Filtermigrationen bis ins Herz bzw. nach intrapulmonal beschrieben, wo lebensbedrohliche Arrhythmien und Infarkte möglich sind (0,3 %). Zusätzlich kommt es zu Frakturen der Filterstreben (2,7 %). Perforationen von VCFs bzw. deren Filterstreben durch die Kavawand sind ein radiologisch häufig zu beobachtendes Phänomen und zu einem gewissen Grad auch für die Verankerung des Filters in der Gefäßwand notwendig. Symptomatische Perforationen in das Retroperitoneum bis in die Nachbarorgane (Gastrointestinaltrakt, Aorta) belaufen sich auf etwa 0,3 % und sind mit einer immensen Morbidität und Mortalität vergesellschaftet, da in diesen Fällen kaum mehr eine endovaskuläre Entfernung der Systeme möglich ist und eine offen chirurgische Entfernung notwendig wird (Meyer et al. 2013, Molvar 2012). Abdominelle Beschwerden nach VCF-Insertion sollten daher frühzeitig beachtet und in allen Fällen weiter abgeklärt werden.

> Da die Rate von Langzeitkomplikationen mit der bestehenden Implantationsdauer ansteigt, sollten optionale Systeme so bald wie möglich wieder entfernt werden (Mismetti et al. 2007, PREPIC Study group 2005).

Ein weiteres Problem stellt hier die geringe Rückholquote von entfernbaren Filtersystemen dar; laut Literatur wird lediglich ein Drittel der optionalen VCFs wieder entfernt. Die Gründe hierfür liegen unter anderem in der unzureichenden Information und Anbindung der Patienten nach VCF-Insertion (Angel et al. 2011).

Management nach VCF-Implantation

Patienten mit stattgehabter VTE und nachfolgender Kavafilterimplantation sollten so schnell wie möglich, d. h. sobald die Kontraindikation zur Antikoagulation nicht mehr besteht, mit einer therapeutischen Antikoagulation beginnen, da der Filter an sich lediglich als mechanisches Hindernis dient und somit keinerlei Auswirkungen auf ein Thrombuswachstum bzw. eine Thrombolyse hat.

> Eine VCF-Implantation beeinflusst somit in keiner Weise die Indikation oder Therapiedauer mit Antikoagulanzien (Molvar 2012).

Einer Filterentfernung bei symptomatischen Patienten mit manifester VTE sollte eine mehrwöchige (2–3 Wochen), suffiziente Antikoagulation vorausgehen (Molvar 2012).

Im Falle einer prophylaktischen VCF-Implantation, z. B. nach Polytrauma, wird analog empfohlen, baldmöglichst eine Therapie zur Thromboseprophylaxe entsprechend den Leitlinien durchzuführen. Wie bereits erwähnt, sollte nach begonnener Thromboseprophylaxe und vertretbar geringem Risiko einer VTE zeitnah die Filterentfernung erwogen werden, um Komplikationen vorzubeugen.

Aufgrund der schlechten Datenlage existieren unterschiedliche Angaben zur Antikoagulation im Follow-up bei Patienten mit implantierten permanenten Filtersystemen. Nach Abschluss der VTE-bedingten Antikoagulationsdauer stellt ein VCF per se keine Indikation zur lebenslangen Antikoagulationsbehandlung dar. Demgegenüber steht jedoch das beschrieben erhöhte Risiko von tiefen Beinvenenthrombosen und Kavathrombose nach Filterimplantation. Antikoagulation kann das filterbedingte Risiko im Langzeitverlauf reduzieren, allerdings wird dadurch das Blutungsrisiko erhöht (Hajduk et al. 2010). Im Endeffekt muss auch hier die Entscheidung im Einzelfall in Abhängigkeit von Alter, Klinik und Begleiterkrankungen getroffen werden.

Fazit

- Die überwiegende Mehrheit an VTEs kann konservativ ohne VCF beherrscht werden.
- VCFs können bei Patienten mit stattgehabter VTE und Kontraindikation zur Antikoagulation eingesetzt werden, um das Risiko für Lungenembolien zu vermindern.
- Das Risiko von tiefen Beinvenenthrombosen und Lungenembolien ist nach VCF-Implantation erhöht.
- Es sollten nur noch optionale/rückholbare Filter verwendet werden.
- Schwerwiegende Komplikationen durch die Filtersysteme sind – wenn auch selten – möglich.
- Ein Filter hat keinen Einfluss auf Indikation und Dauer der Antikoagulation.
- Optionale VCFs sollten entfernt werden, sobald keine Indikation mehr besteht bzw. eine Antikoagulation begonnen werden kann. Eine Aufklärung der Patienten diesbezüglich ist essenziell, um die Rückholquote zu verbessern.

11.4 Rekonstruktive Maßnahmen bei chronischer Obstruktion im tiefen Venensystem

11.4.1 Operative Rekonstruktionen

W. Lang

Chronische Stenosen oder Verschlüsse der iliofemoralen Venen mit oder ohne Beteiligung der Vena cava inferior können zu schweren klinischen Symptomen führen, wenn keine ausreichende Kollateralisation eintritt oder wenn zusätzliche Venenabschnitte eine Insuffizienz aufweisen. Die Beschwerden reichen von schweren Schwellungszuständen über eine erheblich limitierende venöse Claudicatio hin zu nicht heilenden Ulzerationen. Die Lebensqualität der Patienten ist stark eingeschränkt, sodass eine operative Wiederherstellung der Strombahn naheliegt. Die tatsächliche Rate an Eingriffen ist aber vergleichsweise sehr gering. Für die femorofemorale Crossover-Rekonstruktion liegen die Patientenzahlen auch in tabellarischen Zusammenfassungen insgesamt nur bei ca. 480 Fällen (siehe ◘ Tab. 11.4; Alimi u. Hartung 2010) Spezialisierte Kliniken wie die Mayo-Klinik berichten über 64 Prozeduren (offen und hybrid) über einen Zeitraum von knapp 24 Jahren (Garg et al. 2011). Seit dem Jahr 2000 wird seltener über operative Rekonstruktionen (meist Case Reports) berichtet. Wesentliche Ursachen sind wohl der Rückgang operativer Eingriffe und die simultane Zunahme endovaskulärer Verfahren.

Problem der Indikationsstellung

Eine venöse Obstruktion lässt sich mithilfe nichtinvasiver und invasiver Diagnostik **morphologisch** zuverlässig darstellen. Historische Arbeiten haben als Grundlage nur die klassische Phlebographie, inzwischen dominieren bei Obstruktionen im Bereich der iliakalen Venen die Schnittbildverfahren MRT und CT, die extra- und intraluminale Veränderungen erfassen. Leider gibt es bislang keinen einzigen **funktionellen** Venentest, der die Indikationsstellung untermauern könnte, venöse Druckmessungen etc. sind unzureichend in der Aussage. Eine der Ursachen könnte ein bislang mangelhaftes Verständnis des zugrundeliegenden pathophysiologischen Prozesses sein. Es gibt im Falle einer Venenstenose/eines Verschlusses tatsächlich keinen kritischen »Grenzwert«, der eine Indikation zum Eingriff mit der erforderlichen Sicherheit stützen würde (Meissner et al. 2007, Neglén u. Raju 2010, Neglén et al. 2003).

Ein weiteres Problem besteht in dem heterogenen Krankengut. Nicht alle Fälle, die unter chronisch-venöser Obstruktion eingeordnet sind, können verglichen werden. Die demografischen, klinischen und hämodynamischen Parameter der Patienten mit Obstruktion alleine oder in Kombination mit Reflux differieren. Das zeigt sich z. B. an einer vergleichsweise geringeren Rate an Ulzerationen von 5 % bei Patienten mit alleiniger Obstruktion im Gegensatz zu 24 % bei Patienten mit der Kombination Obstruktion/Reflux (Neglén et al. 2003). Bei symptomatischen Patienten tritt die Obstruktion in Kombination mit einem Reflux in 55 % der Fälle auf (Meissner et al. 2007).

Bei Patienten mit der Kombination proximale Obstruktion und distaler Verschluss könnte angenommen werden, dass sich bei einer proximalen Rekanalisation oder Umgehung der distale Reflux verstärkt. Das würde zumindest eine relative Kontraindikation zur Operation darstellen, da im ungünstigen Fall der distale Reflux verstärkt werden würde. Neglén konnte das aber in seinem Krankengut nach interventioneller Therapie anhand von Messungen des venösen Druckes und der venösen Füllung widerlegen (Neglén et al. 2003).

Präoperative Untersuchungen
- ### Diagnose der morphologischen Veränderungen

Die präoperative Bildgebung muss die intra- und extraluminalen Veränderungen einschließen. Eine Obstruktion ist meistens Folge einer unzureichenden Rekanalisation einer Venenthrombose. Wichtige Differenzialdiagnosen müssen berücksichtigt werden, z. B. May-Thurner-Syndrom, Kompressionssyndrome, Tumoren, retroperitoneale Fibrose und viele andere Ätiologien. Letztlich kann auch eine Kombination vorliegen, z. B. eine postthrombotische Veränderung bei Kompression als primäre Ursache der TVT. Die zuverlässige morphologische Darstellung des venösen Abstromes muss auch die Differenzialdiagnosen einer venösen Gefäßmalformation oder einer arteriovenösen Fistel ausschließen können.

Für die Indikationsstellung ist der Ausschluss bzw. die Kenntnis extraluminaler Pathologien Conditio sine qua non, sodass eine alleinige Phlebographie sicher unzureichend ist. Die Duplexsonographie als Schnittbildverfahren ist im Bereich der Iliakalvenen aufgrund der schwierigeren Untersuchungsbedingungen (Luft u. a. Artefakte) unzureichend, sodass ergänzend eine CT oder ein MRT erforderlich werden. Mit beiden Methoden ist auch eine intraluminale Darstellung als CT-Phlebographie oder MR-Phlebographie möglich (Alimi u. Hartung 2010, Meissner et al. 2007).

Die intraluminale Sonographie (intravasaler Ultraschall – IVUS) ist zur Beurteilung der Beschaffenheit des Lumens (Venensporn, intimale fibröse Fäden etc.) einschließlich einer Quantifizierung einer Stenose eine sehr vielversprechende Methode (Meissner et al. 2007, Neglén u. Raju 2010). Allerdings liegt über deren Stellenwert keine ausreichende Datenlage vor. Man kann davon ausgehen, dass die Bedeutung des IVUS für die Planung einer Intervention und während deren Durchführung (z. B. Platzierung eines Stents) höher eingeschätzt wird als für die Operation (Khanna u. Singh 2012).

- ### Diagnose der funktionellen Veränderungen

Für die Indikationsstellung gibt es keine funktionelle Untersuchung mit ausreichender Zuverlässigkeit und validen Grenzwerten. Dennoch sollten eine Venenverschlussplethysmographie zur Darstellung des venösen Ausstroms und eine Messung des venösen Druckgradienten erfolgen, um einen Vergleich für postoperative Kontrollen zu erhalten.

Operationstechniken
- ### Endophlebektomie

Die Technik einer Endophlebektomie ist nicht mit der einer Endarteriektomie vergleichbar. Es handelt sich um ein operatives Verfahren, bei dem eine postthrombotisch intraluminal veränderte Vene längs eröffnet wird. Dann werden die überwiegend fadenförmigen Verwachsungen vorsichtig scharf abgetragen. Entfernt werden dabei synechiale Strikturen, nicht Anteile der Gefäßwand wie bei der Endarteriektomie. Bei der Endophlebektomie wird darauf geachtet, die tiefer liegenden thrombogenen Wandschichten nicht freizulegen. Der Verschluss der Venotomie kann direkt oder über eine Patchplastik (vorzugsweise: Venenpatch) erfolgen. Die Technik wird nur sporadisch beschrieben, mit geringen Fallzahlen. Eine komplett obliterierte Vene mit schnurförmiger Sklerose ist für dieses Verfahren nicht geeignet.

Puggioni berichtete 2004 eine Serie von 13 Patienten in einem Zeitraum von knapp 7 Jahren mit chirurgischer

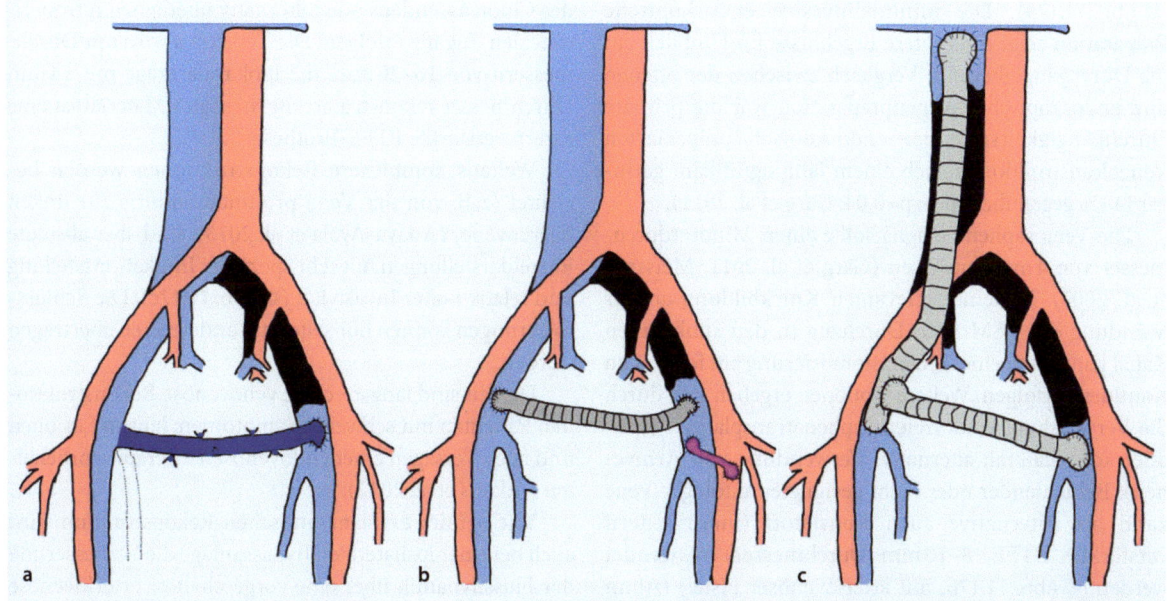

Abb. 11.17 a Venöser femorofemoraler Bypass (Palma-Operation). Die kontralaterale Vena saphena magna wird gestielt nach links suprapubisch und subkutan tunelliert. End-/Seit-Anastomose mit der linken Vena femoralis communis bei linksseitigem Beckenvenenverschluss. Darstellung ohne Anlage einer arteriovenösen Fistel. **b** Identischer linksseitiger Beckenvenenverschluss wie in **a**. Crossover-Bypass mit extern verstärkter PTFE-Prothese von der linken zur rechten Vena femoralis communis. Zusätzliche Anlage einer arteriovenösen Fistel zwischen der Arteria femoralis superficialis und der Vena femoralis communis mit einem kurzen Venensegment. Alternativ kann zur Fistelanlage auch ein Seitenast der Vena saphena magna in der Mündungsregion verwendet werden. **c** Beidseitiger Beckenvenenverschluss, zusätzliche Beteiligung der infrarenalen Vena cava. Rekonstruktion durch einen femorokavalen Bypass (extern verstärkte PTFE-Prothese) von der rechten Vena femoralis communis zur infrarenalen Vena cava. Die venöse Drainage der linken Seite wird durch einen zusätzlichen Crossover-Bypass hergestellt. Abbildung ohne AV-Fistel

Endophlebektomie. Postoperativ kam es in 3 Fällen (23 %) zu einem frühen thrombotischen Verschluss nach 2, 5 bzw. 12 Tagen.

Es liegen nur limitierte Erfahrungen mit der Methode vor, sie wird aktuell mehr als eine adjuvante Maßnahme angesehen. Die beste Lokalisation für diese Technik ist die Vena femoralis communis, hier z. B. in Kombination mit Hybrideingriffen im Beckenbereich (Khanna und Singh 2012, Puggioni et al. 2004). Für die Entfernung intravasaler Lefzen in Beckenvenen (z. B. May-Turner-Venensporn etc.) kommt die Methode aufgrund der erheblich höheren Invasivität gegenüber endovaskulären Techniken heute sicher nicht mehr in Frage.

- **Bypassverfahren**

Die chirurgischen Rekonstruktionsverfahren werden inzwischen nahezu ausschließlich bei proximalen Verschlüssen, d. h. bei iliakalem Abstromhindernis eingesetzt. Aus diesem Grund wird hier die **saphenopopliteale Bypassrekonstruktion** nur am Rande angeführt. Die ipsilaterale distale Anastomosierung der Vena poplitea und der Vena saphena magna zur Überbrückung von Verschlüssen der Vena femoralis superficialis und der proximalen Vena poplitea ist historisch und wurde von Warren 1954 beschrieben und von Husni und May in den 1970er Jahren wieder als May-Husni-Operation eingeführt. Als Modifikation kann eine Interposition mit der ipsi- oder kontralateralen Vena saphena magna dienen. Ergebnisberichte über diese Eingriffe sind nur in 9 Serien mit insgesamt 218 Patienten vorhanden, mehrheitlich liegen keine kumulativen Durchgängigkeitsraten vor, das Follow-up entspricht nicht dem jetzigen Standard (Alimi u. Hartung 2010).

Für die operativen Verfahren ist es von Bedeutung, ob eine ein- oder beidseitige Obstruktion der Beckenvenen und ggf. auch eine Beteiligung der Vena cava inferior vorliegt. Die präoperativen Untersuchungen schließen deshalb grundsätzlich beide Seiten ein.

- - **Crossover-Bypass – femorofemoral; extraanatomischer Verlauf (Palma-Operation)**

Grundvoraussetzung ist eine normale femoroiliokavale Strombahn auf der kontralateralen Seite, da hierhin die venöse Drainage der betroffenen Extremität erfolgt. Die Vena saphena magna der nicht betroffenen Seite wird gestielt (in offener oder endoskopischer Technik), in ausreichender Länge präpariert und dann suprapubisch subkutan tunneliert zur Gegenseite verlagert und dort mittels einer End-/Seit-Anastomose an die Vena femoralis genäht

(◐ Abb. 11.17a). Die minimalinvasive endoskopische Präparation zeigt schlechtere Ergebnisse im Hinblick auf die Durchgängigkeit. Im Vergleich zwischen der offenen und endoskopischen Venenpräparation war die primäre Durchgängigkeitsrate der endoskopisch präparierten Venenkonstruktionen nach einem Jahr signifikant geringer (44% gegenüber 86%; p=0,04; Garg et al. 2011).

Die Vena saphena magna sollte einen Mindestdurchmesser von 4 mm aufweisen (Garg et al. 2011, Meissner et al. 2007). Bei einer relevanten Knickbildung an der Mündung der VSM nach Durchzug in den subkutanen Kanal kann auch eine Neuanastomosierung am femoralen Konfluenz erfolgen. Weitere Optionen ergeben sich durch die Verwendung eines freien Saphenatransplantats (ipsi- oder kontralateral; alternativ: Verwendung von Armvenen). Bei fehlender oder nicht geeigneter autologer Vene kann als Alternative auch Kunststoff (meist extern verstärktes PTFE, 8–10 mm Durchmesser) verwendet werden (◐ Abb. 11.17b, mit arteriovenöser Fistel) (Alimi u. Hartung 2010, Meissner et al. 2007).

Die Anlage einer **arteriovenösen Fistel** ist nicht ganz unumstritten, denn gibt es keine prospektiv-randomisierte Studie, die einen evidenten Nachweis dafür bringt. Allerdings zeigt die Durchsicht der Literatur, dass zumindest eine temporäre Anlage positiv gesehen wird. Bei autologer Rekonstruktion (z. B. venovenöse Palma-Operation) wird empfohlen, eine arteriovenöse Fistel für 2–3 Monate vorzuschalten. Die geplante Laufzeit der Fistel verlängert sich nach einem PTFE-Graft deutlich (6–9 Monate, eventuell auch persistierend) (Alimi u. Hartung 2010, Garg et al. 2011, Jost et al. 2001). Garg et al. (2011) führen überhaupt keine Primäranlage einer AV-Fistel durch, nur im Falle einer Revision bei Frühverschluss.

▪▪ Ipsilateraler Bypass – femoroiliakal, iliokaval, femorokaval; anatomischer Verlauf

Die ipsilateralen Bypassverfahren unterscheiden sich grundsätzlich in der Länge des Bypassverlaufs. Als kurze Rekonstruktion – »short bypass« – wird ein femoroiliakaler oder iliokavaler Bypass zur Überbrückung einer Obstruktion der Vena iliaca externa oder Vena iliaca communis bezeichnet. Als Bypassmaterial wird meist extern verstärktes PTFE mit einem Durchmesser von 10–14 mm verwendet. Alternativ können auch autologe Bypasses als Panel- oder Spiralgraft verwendet werden. Die Indikation für diese Rekonstruktionen sind eine fehlende oder nicht geeignete Vena saphena magna für eine Palma-Operation, eine kurzstreckige Läsion der Vena iliaca externa mit weiter Vena iliaca communis oder eine bilaterale Erkrankung. Langstreckige Rekonstruktionen sind nur bei einem zusätzlichen Verschluss der (infrarenalen) Vena cava inferior indiziert. Die Exposition der Vena cava inferior kann dabei über eine mediane Laparotomie mit Medialverlagerung des Colon ascendens oder alternativ über einen retroperitonealen Zugang erfolgen. Die Vena cava wird mit Durchmessern von 16–20 mm, die iliokavale Etage mit 14 mm Durchmesser rekonstruiert. Bevorzugtes Material ist eine extern verstärkte PTFE-Prothese.

Weitaus komplexere Rekonstruktionen werden berichtet (z. B. von der Vena profunda femoris zur linken Nierenvene) (Anaya-Ayala et al. 2013), sind aber absolute Einzeldarstellungen mit sehr spezieller Indikationsstellung und relativ hoher Invasivität (◐ Abb. 11.17c). Die Schlussfolgerungen können nur selten auf andere Fälle übertragen werden.

Derzeit sind langstreckige venovenöse Rekonstruktionen Patienten mit schweren Symptomen, langen Läsionen und nach Versagen einer endovenösen Therapie vorbehalten (Adams et al. 2012).

Wie bei der extraanatomischen Rekonstruktion wird auch bei einer ipsilateralen Bypassanlage die Verbesserung der Flussdynamik über eine vorgeschaltete arteriovenöse Fistel empfohlen, ohne dass sich dafür ein hohes Evidenzniveau ergibt. Aus der Erfahrung der einzelnen Studien lässt sich aber eine verbesserte Durchgängigkeitsrate ableiten.

▪▪ Hybridverfahren

Die Kombination operativer und endovaskulärer Techniken (Hybridverfahren) erweitert das Spektrum der Behandlungsmöglichkeiten vor allem bei Mehretagenläsionen. Als Beispiel kann eine partielle Obstruktion der Vena femoralis communis mit proximalen Stenosen oder Verschlüssen der iliakalen Strombahn genannt werden. In diesen Fällen kann z. B. durch eine Endophlebektomie mit oder ohne Patchplastik in Kombination mit einer endovaskulären Rekanalisation der Beckenvenen das Behandlungsspektrum erweitert werden (Garg et al. 2011). Die Hybridtechnik klingt vielversprechend und zeigt auf, dass die Interventionsmöglichkeiten in Zukunft zunehmen werden.

Die Berichte über diese Kombinationsverfahren haben kleinste Fallserien oder Fallberichte noch nicht überschritten, sodass die Ergebnisse bislang noch sehr kritisch zu betrachten sind. Langzeitergebnisse liegen nicht vor (Alimi u. Hartung 2010). In der jüngsten Publikation von Vogel werden die Ergebnisse einer Hybridoperation mit Endophlebektomie der Vena femoralis communis in Kombination mit iliakaler Intervention bei (nur!) 10 Patienten dargestellt. Nur die Hälfte der Patienten wurden mehr als 6 Monate nachbeobachtet. Die Autoren schließen aus ihrer Fallserie trotz der geringen Zahl und der kurzen Nachbeobachtungszeit, dass die »pessimistischen Ergebnisse« von Garg in Widerspruch zu ihren eigenen Ergebnissen stehen (Garg et al. 2011, Vogel et al. 2012).

Soweit sich anhand der aktuellen Datenlage überhaupt eine Schlussfolgerung ziehen lässt, scheinen Hybridverfah-

Tab. 11.4 Ergebnisse des femorofemoralen Crossover-Bypasses nach Palma (nur Venenmaterial) bei chronischer iliakaler Obstruktion. Zusammenstellung der Tabelle nach Jost und Alimi (Alimi u. Hartung 2010, Jost et al. 2001), ergänzt durch eine aktuellere Arbeit von Garg (Garg et al. 2011). Berücksichtigt wurden nur Rekonstruktionen mit autologer Vene, außer n=2 PTFEs von Husni (1983)

Autor	Jahr	Anzahl Beine	Follow-up [Jahre]	Postoperative Bildgebung [%]	Durchgängigkeit [%]	Klinische Besserung [%]
Palma u. Esperon	1960	8	Bis 3	13	k. A.	88
Dale u. Harris	1969	56	k. A.	k. A.	k. A.	80
Dale	1979	48	bis 12	k. A.	k. A.	77
May	1981	66	k. A.	k. A.	73	k. A.
Dale	1983	56	k. A.	k. A.	k. A.	80
Husni	1983	85	0,5–15	k. A.	70	74
Halliday	1985	47	Bis 18	72	75 (5 Jahre)	89
Danza	1991	27	k. A.	k. A.	k. A.	81
AbuRahma	1991	24	5,5	100	75 (7 Jahre)	63
Gruss	1997	19	k. A.	k. A.	71	82
Jost	2000	18	0,1–9,1	100	82 (4 Jahre)	67
Garg et al.	2011	25	3,5 (mittleres Follow-up)	Ultraschall, CT-Phlebographie oder MR-Phlebographie	70 % primär, 78 % sekundär (5 Jahre)	61

k. A. keine Angaben: keine Differenzierung der Durchgängigkeitsraten in primäre, sekundäre oder assistierte Form.

ren die besten Ergebnisse bei einer intraluminalen strukturellen Veränderung der Vena femoralis communis zu zeigen. Die wichtigsten Argumente dafür sind die Vermeidung einer nach distal verlängerten Stentanlage bis in die Vena femoralis communis und die mögliche Öffnung einer ganz oder teilweise verlegten venösen Kollateralstrecke über die Vena profunda femoris.

Ergebnisse der operativen Rekonstruktionsverfahren

Die Qualität der Daten über die Ergebnisse der chirurgischen Therapie beim postthrombotischen Syndrom ist generell als mangelhaft anzusehen. In ein aktuelles systematisches Review von Bond et al. (2012) konnten 303 Literaturstellen seit dem Jahre 1980 einbezogen werden. Nach Bereinigung der Erhebung verblieben 12 Artikel mit einer Berichterstattung über insgesamt 349 Patienten.

Wohl auch wegen der Zunahme endovenöser Eingriffe (Dilatation mit/ohne Stent) ergeben sich im letzten Jahrzehnt keine entscheidenden neuen Erkenntnisse über die Erfolgsraten operativer Rekonstruktionen, sodass in dieser Arbeit wiederum auf die Zusammenstellung von Alimi verwiesen werden muss.

Die besten Langzeitergebnisse erreicht nach bisherigen Erkenntnissen der femorofemorale Crossover-Bypass nach Palma. Tab. 11.4 zeigt eine Übersicht von 12 Studien mit insgesamt 479 Eingriffen. Zu beachten ist die geringe Rate an Nachbeobachtungen sowie postoperativer objektivierender Bildgebung der Ergebnisse. Letztlich gibt es keine validen Zahlen; die Berichte sind anekdotisch, zeigen verschiedene Endpunkte, erhebliche Schwächen in der Nachbeobachtung und keine standardisierte Life-table-Analyse zur Durchgängigkeit der Verfahren.

Bei der Palma-Operation kann man unter günstigen Voraussetzungen von einer Verbesserung der klinischen Symptomatik zwischen 66 und 89 % der Fälle ausgehen (Tab. 11.4), die Durchgängigkeitsraten betrugen zwischen 70 und knapp über 80 % (ohne Differenzierung von primärer und sekundärer Durchgängigkeit) (Adams et al. 2012, Jost et al. 2001).

Die differenzierteste Auswertung nach heutigen Standards der wissenschaftlichen Berichterstattung (u. a. auch unter Angabe der kumulativen Durchgängigkeitsraten) stammt von Garg et al. (2011). Die 25 Palma-Rekonstruktionen mit autologer Vene wiesen eine primäre Durchgängigkeit von 70 % und eine sekundäre von 78 % nach 12 Monaten auf. Die 12 Hybrideingriffe ergaben miserable Ergebnisse mit einer primären Durchgängigkeitsrate von 8 % und einer sekundären von 30 % nach 12 Monaten (Tab. 11.5) bzw. von 26 % und 74 % nach 6 Monaten.

Über die Ergebnisse femorokavaler oder iliokavaler Rekonstruktionen wird in geringerem Umfang berichtet.

Tab. 11.5 Durchgängigkeitsraten der Rekonstruktionen bei chronischer venöser Obstruktion im Krankengut von Garg et al. (2011). Angaben der Durchgängigkeit nach 12 Monaten, wenn angegeben, aufgeteilt in primäre und sekundäre Rate

	Primäre Durchgängigkeit [%]	Sekundäre Durchgängigkeit [%]
Alle Rekonstruktionen	54 %	73 %
Palma (Venengraft)	70 %	78 %
Femorokaval (PTFE)	k. A.	76 %
Femoroiliokaval	k. A.	86 %
Hybrid	8 %	30 %

Tab. 11.6 Inzidenz des postthrombotischen Syndroms nach tiefer Venenthrombose

Autor	Jahr	Inzidenz [%]
Johnson	1995	41 %
Pradoni	1996	22,8–29,1 %
Bergqvist	1997	35 %
McColl	2000	74 %
Gabriel	2004	56,3 %
Roumen-Klappe	2005	49–56 %
Kahn	2006	20–50 %
Stain	2005	43,3 %
Ashrani	2009	23–60 %

Nach 2 Jahren zeigte sich bei 13 iliokavalen oder femorokavalen Bypasses (mit »expanded« PTFE) eine Patency von 54 % gegenüber 83 % bei 18 femorofemoralen Palma-Rekonstruktionen (p=0,3; nicht signifikant). Man beachte aber für die Interpretation die geringe Fallzahl (Jost et al. 2001). Andere Arbeiten (verwendet wurde jeweils PTFE als Bypassmaterial) weisen zum Teil noch geringere Fallzahlen auf (beispielsweise: Husfeldt 1981: n=4; Dale 1984: n=3; Gloviczki 1992: n=12 und Alimi 1997: n=8) (Alimi u. Hartung 2010).

Nachbehandlung

Intraoperativ wird immer die Gabe von Standardheparin in therapeutischer Dosis empfohlen. In der postoperativen Phase wird die Heparingabe fortgesetzt und auf eine orale Antikoagulation umgestellt (Alimi u. Hartung 2010, Bond et al. 2012, Garg et al. 2011, Jost et al. 2001). Nur ganz wenige Studien verzichten im Einzelfall auf eine dauerhafte Antikoagulation.

Zusammenfassung

Die offene chirurgische Rekonstruktion bei Obstruktionen in der iliofemoralen Strombahn ist machbar, die Fallzahlen der einzelnen Serien sind aber jeweils relativ gering, viele Arbeiten sind als historisch anzusehen. Eine verbesserte präoperative Bildgebung, aber auch eine effektivere Nachbehandlung könnten die Ergebnisse in Zukunft noch verbessern. Die Palma-Operation (venovenöser Crossover-Bypass) zeigt immer noch die besten Langzeitergebnisse. Die zusätzliche Anlage einer arteriovenösen Fistel zur Erhöhung des Blutflusses wird kontrovers diskutiert. Die endoskopische Entnahme der Vena saphena magna für den Palma-Bypass scheint ebenso wie Kunststoffmaterial die Ergebnisse negativ zu beeinflussen.

Interventionelle Techniken haben die operativen Verfahren in vielen Bereichen abgelöst.

Chirurgische Eingriffe bei chronischer venöser Obstruktion sollten erwogen werden,
- wenn ein chronischer Verschluss endovaskulär nicht mit einem Draht passiert werden kann,
- wenn die iliakale oder iliokavale Obstruktion das Ergebnis eines früheren Traumas oder einer iatrogenen Verletzung ist, die mit einer Ligatur oder einem Clipping iliakaler Venen einherging,
- wenn eine iliakale oder iliokavale Thrombose mit einem venösen Aneurysma einhergeht,
- wenn eine endovaskuläre Behandlung fehlschlug,
- bei Patienten mit einer Hypoplasie oder Aplasie der Beckenvenen,
- bei Patienten mit einer Tumorinfiltration der Venenwand und
- wenn eine endovaskuläre Behandlung beim Trauma oder einer iatrogenen Venenverletzung nicht möglich ist (Gloviczki et al. 2012).

Chirurgische Eingriffe bei chronischer venöser Obstruktion sollten nicht erwogen werden,
- wenn bei ausgeprägter distaler Obstruktion der Einstrom in die Rekonstruktion schlecht sein wird,
- wenn ein schlechter Ausstrom aus der Rekonstruktion zu erwarten sein wird,
- bei Kontraindikationen zur postoperativen Antikoagulation,
- bei einem Durchmesser der Vena saphena magna unter 4 mm (für Palma-Operation),
- wenn ein Kunststoffbypass an die Vena femoralis angeschlossen werden muss und wegen einer
▼

zusätzlichen peripheren arteriellen Verschlusskrankheit eine arteriovenöse Fistel nicht angelegt werden sollte,
— wenn eine akute thrombotische Obstruktion vorliegt und
— bei allgemein hohem Operationsrisiko (sog. »poor surgical candidates«) (Gloviczki et al. 2012).

11.4.2 Endovaskuläre Verfahren

L. Qu, Z. Qian, Z. Ying[2]

Tiefe Venenthrombose als eine chronische Erkrankung

Das postthrombotische Syndrom (PTS) ist eine der Hauptkomplikationen nach tiefer Venenthrombose (TVT) und stellt für den Patienten eine Langzeitbelastung dar.

Während durch die schnelle Antikoagulation mit niedermolekularen Heparinen in der Akutbehandlung der TVT und der Vermeidung einer Lungenembolie große Fortschritte gemacht wurden (Barritt u. Jordan 1960, Clagett und Reisch 1988, Collins et al. 1988, Halkin et al. 1982, Kakkar et al. 1975), konnten diese Fortschritte in der Prävention des postthrombotischen Syndroms nicht erreicht werden. ◘ Tab. 11.6 zeigt die Inzidenz des postthrombotischen Syndroms nach TVT aus Studien in den letzten zwei Jahren. Trotz adäquater Antikoagulation ist die Inzidenz eines PTS mit 20–50 % hoch (Kahn 2006), in anderen Studien wird sie noch höher angegeben (Ashrani u. Heit 2009, McColl et al. 2000, Roumen-Klappe et al. 2005). Das PTS entwickelt sich in der Regel 1–2 Jahre nach dem Akutereignis und zeigt eine Zunahme im weiteren klinischen Verlauf (Roumen-Klappe et al. 2005). Da es sich um keine lebensbedrohliche Erkrankung handelt, wurde die Bedeutung des PTS lange Zeit unterschätzt (Kahn 2006). Die Lebensqualität der Patienten ist jedoch schwer beeinträchtigt (Kahn et al. 2002, 2004, 2008), und die Kosten für das sozioökonomische System sind hoch (Bergqvist et al. 1997, Caprini et al. 2003, Ashrani und Heit 2009).

Chronische thrombotische Obstruktion der iliofemoralen Venen und ihre Bedeutung beim PTS

Die exakte Ursache und der Mechanismus der Entstehung des PTS sind nach wie vor nicht eindeutig geklärt. Ältere Studien haben sich auf den venösen Reflux durch die Klappeninsuffizienz als Ursache fokussiert (Markel et al. 1994). In letzter Zeit wurde die Aufmerksamkeit mehr auf die Obstruktion des venösen Ausflusses infolge einer Stenose oder eines Verschlusses des Venensegmentes gerichtet (Chung et al. 2004). Die Antikoagulation kann zwar das Thromboswachstum und eine Lungenembolie verhindern, sie ist jedoch nicht in der Lage, den Thrombus komplett aufzulösen.

Comerota (1995) stellte fest, dass nur 18 % der Patienten unter Antikoagulation eine komplette oder partielle Auflösung des Thrombus erlebten, während bei 63 % nach Thrombolyse der Thrombus komplett oder partiell aufgelöst war. Dieser frühe Vorteil bedeutet letztendlich weniger Langzeitmorbidität. Zwei Studien (2–6 Jahre Follow-up) zeigten, dass 31 von 39 Patienten, die mit Antikoagulation alleine behandelt wurden, ein moderates bis schweres PTS entwickelten im Vergleich zu 34 von 39 Patienten nach Lysetherapie. Abu-Rahma et al. (2001) ordneten in einer Studie 51 Patienten mit einer ausgedehnten iliofemoralen Venenthrombose entweder einer Gruppe mit konventioneller Therapie zu (Heparin und orale Antikoagulanzien) oder einer komplexen Therapie mit Lyse und Stentimplantation (entsprechend den Wünschen der Patienten). Die Studie zeigte ein signifikantes besseres Endergebnis für die Patientengruppe mit der invasiven Therapie hinsichtlich der venösen Offenheitsrate und der Symptomfreiheit (◘ Tab. 11.7).

Nach der akuten Phase der TVT verändert sich der Thrombus. Es kommt zu einer Kontraktion, Organisation und teilweisen Rekanalisation. Gleichzeitig entwickeln sich Kollateralkreisläufe, die helfen, das Blut aus dem betroffenen Bein abzutransportieren. Kommt es zu einer Rekanalisation oder Entwicklung von Kollateralen, dann kann der Blutausstrom aus dem betroffenen Bein aufrechterhalten werden, und ein neues Gleichgewicht stellt sich ein. In dieser Situation werden die Symptome wie Schwellung und Schmerzen in der Regel deutlich gebessert.

Diese vorteilhafte Konstellation kann sich leicht verschlechtern, wenn es zu einer Rethrombose kommt.

Im weiteren Verlauf bilden sich die Thromben zu Narbengewebe um, und es entwickeln sich Stenosen oder Verschlüsse der Venen. Eine persistierende Ausflussobstruktion

◘ **Tab. 11.7** Venöse Öffnungsrate nach Antikoagulation mit oder ohne kathetergesteuerte Thrombolyse. (Abu-Rahma et al. 2001)

	Durchgängigkeitsrate [%]			Auflösungsrate [%]
	1 Jahr	2 Jahre	3 Jahre	
Antikoagulation	24	18	18	33
Kathetergesteuerte Thrombolyse	83	69	69	78

---
2 Aus dem Englischen übersetzt von T. Noppeney.

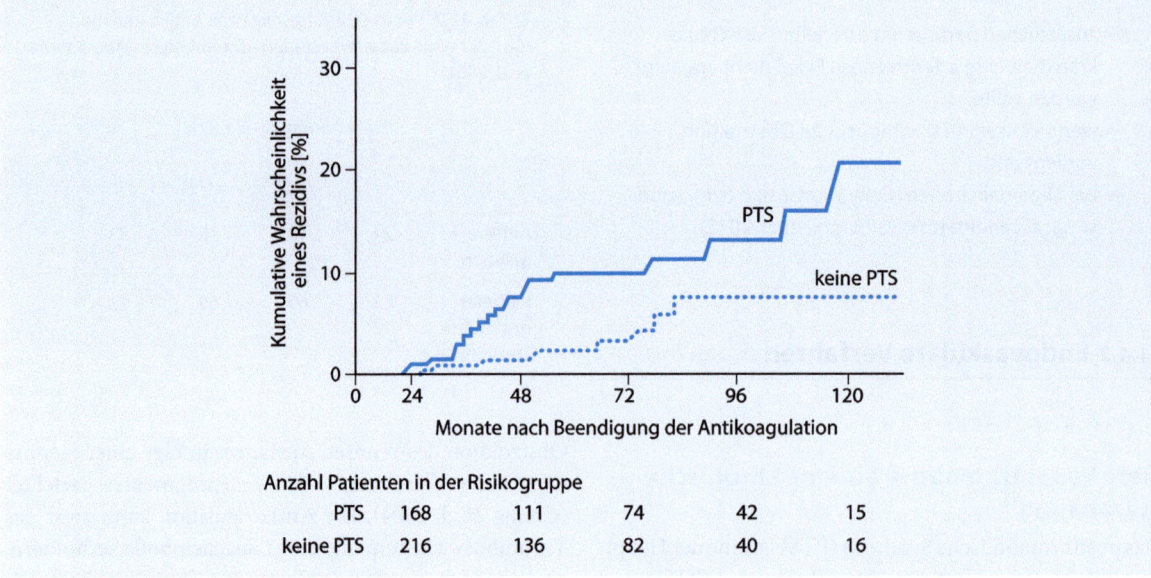

■ **Abb. 11.18** Kaplan-Meier-Kurve zur Abschätzung des Risikos einer Rezidivthromboembolie im Zusammenhang mit einem PTS; die Wahrscheinlichkeit einer Rezidivthrombose ist bei Patienten mit PTS größer als bei Patienten ohne PTS (p<0,02)

in Kombination mit pathologischem Reflux (Martel et al. 1994) und verlängerter inflammatorischer Reaktion (Roumen-Klappe et al. 2009) führt zur Entwicklung des PTS. Die Ausbildung des PTS ist in der Regel schwerer bei Thrombosen der iliofemoralen Achse mit größerer Thrombuslast, schlechter Kollateralvenenentwicklung und geringer Rekanalisation im Vergleich zu mehr distalen Thrombosen.

Neben der Rethrombose als Ursache des PTS (■ Abb. 11.18) konnten Stein et al. (2005) in einer prospektiven Kohortenstudie zeigen, dass eine proximale TVT der größte Risikofaktor für das Entstehen eines PTS ist (Odds Ratio 2,1, 95-%-Konfidenzintervall 1,3±3,7).

Einige jüngere Studien zeigten, dass eine thrombusbedingte venöse Obstruktion – alleine oder in Kombination mit einem positiven D-Dimer-Test – als Prädiktor für eine Rezidivthrombose gelten kann (Cosmi et al. 2010, Galli et al. 2005).

Unter diesen Gesichtspunkten hat sich die Aufmerksamkeit auf Interventionen zur Entfernung des Thrombus gerichtet, um einem PTS vorzubeugen. Daten aus vielen Studien konnten zeigen, dass die frühzeitige Thrombusentfernung die Inzidenz des PTS reduzierte. Es fehlen jedoch weitere große prospektive, randomisierte Studien, die die Effektivität einer kathetergestützten Thrombolyse (CDT) zur Prävention des PTS zeigen. Daher ist die Empfehlung zur Anwendung einer kathetergestützten Thrombolyse in den derzeit vorliegenden Leitlinien (Geerts et al. 2008, Leitlinie zur Therapie der TVT 2010) auf Einzelfälle beschränkt.

Angesichts der oben geschilderten Situation kann man davon ausgehen, dass bei vielen Patienten Thrombusreste vorhanden sind und sich daher ein PTS entwickelt.

Chronische Obstruktion des tiefen Venensystems und die Therapie mittels endovenöser Rekanalisation

Das May-Thurner-Syndrom ist die erste beschriebene klinische Manifestation einer chronischen venösen Obstruktion des tiefen Venensystems. Das May-Thurner-Syndrom entsteht durch dauernde pulsatile Kompression der linken Beckenvenen durch die rechte A. iliaca communis. May und Thurner beschrieben dies nach einer Untersuchung an 430 Leichen erstmalig im Jahr 1956 als Beckenvenensporn. Sie fanden, dass diese Läsion in 22 % der Fälle vorhanden war (Zusammenfassung nach Hach et al. 2007). Diese intraluminale venöse Läsion wurde lange Zeit als relativ häufig, jedoch mit wenig klinischer Bedeutung betrachtet.

Venenverschlüsse nach TVT wurden später als die häufigste Ursache einer chronischen venösen Obstruktion angesehen. Nur ca. 20 % der thrombosierten Beckenvenen rekanalisieren komplett nach alleiniger Antikoagulation (Abu-Rahma et al. 2001). Die typische postthrombotische iliofemorale Läsion betrifft in der Regel sowohl die V. iliaca communis als auch die V. iliaca externa mit unregelmäßigen Stenosen, Verschlüssen und axialen, transpelvinen oder lumbalen Kollateralvenen. Sehr selten findet sich ein langes stenotisches Segment der Beckenvene ohne Kollateralvenen. Infolge der inflammatorischen Reaktion in der Gefäßwand bildet sich ein fibrotischer Gefäßzylinder, der vor allem im Durchmesser nicht mehr expandieren kann. Zusätzlich wird durch den Prozess die Kollateralvenenbildung behindert, Folge ist eine Ausflussbehinderung.

Mit Hilfe der modernen Diagnostik – Magnetresonanzvenographie oder Spiral-CT-Venographie – konnte der Zusammenhang zwischen linksseitigem Beckenvenensporn und der Entstehung einer tiefen Venthrombose aufgedeckt werden. In einer Studie wurde beschrieben, dass bei 80 % der Fälle mit iliofemoraler Venthrombose ein Beckenvenensporn bzw. eine externe Kompression der linken Beckenvene nachweisbar war (Chung et al. 2004, Kölbel et al. 2008).

Am häufigsten werden bei chronischer venöser Obstruktion Symptome wie Beinschwellung, Schmerz und Schweregefühl der betroffenen Extremität gesehen. Diese Symptome verstärken sich im Laufe der Zeit. Schwere postthrombotische Manifestationen wie Hautverfärbungen, Dermatoliposklerose oder auch Ulzera können vorkommen. Das Auftreten der Symptome ist individuell sehr verschieden, daher ist es sehr schwierig, auf dem Boden der klinischen Symptomatik eine einheitliche Indikationsstellung für die Rekanalisation der chronischen Obstruktion zu entwickeln. Häufiges Wiederkehren der Symptome zeigt nach unseren eigenen Erfahrungen eine Instabilität des venösen Ausflusses an. Eine plötzliche Verschlechterung der Symptome ist oft ein Hinweis für eine Rethrombose.

Endovaskuläre Techniken zur Revaskularisation einer venösen Obstruktion wurden erstmalig in den neunziger Jahren angewendet. Mit steigender Zuverlässigkeit und angesichts der geringen Invasivität ist diese Technik offenen chirurgischen Verfahren überlegen und stellt heute die Haupttherapieform der Rekanalisation einer chronischen venösen Obstruktion im Bereich der iliofemoralen Venen und der V. cava dar.

Nach unseren eigenen Erfahrungen sind die folgenden Aspekte essenziell bei der Durchführung endovenöser Prozeduren bei chronischer obstruktiver Läsion des tiefen Venensystems.

Phlebographie

Vor jeder endovenösen Rekanalisation muss eine Phlebographie durchgeführt werden, um die Läsion darzustellen und zu klären, inwieweit Thromben, Stenosen bzw. ein Verschluss sowie eine Kollateralzirkulation vorhanden sind. In unserem Zentrum wird normalerweise die V. saphena magna im Knöchelbereich oder in der Leiste für die Phlebographie punktiert.

Kavafilter

Ob ein Kavafilter zur Prävention einer Lungenembolie bei endovenösen Prozeduren implantiert werden soll, wird in der Literatur sehr kontrovers diskutiert. Eine randomisierte Studie von Decousus et al. (1998) zeigt eine signifikante Reduktion der Inzidenz einer Lungenembolie im Vergleich zu einer Gruppe mit alleiniger Antikoagulation. Der signifikante Unterschied zwischen beiden Gruppen war allerdings nur bei der 8- und 12-Tages-Kontrolle nachweisbar, bei der 2-Jahres-Kontrolle bestand kein signifikanter Unterschied mehr. In einer kürzlich veröffentlichten, prospektiven Kohortenstudie empfahlen die Autoren, soweit möglich, eine Langzeitantikoagulation sowie die regelmäßige Kontrolle des Kavafilters nach Implantation (Hajduk et al. 2010). Generell besteht keine einheitliche Meinung zur Indikation des Kavafilters.

In unserer Institution ist die Kavafilterimplantation den Patienten mit ausgedehnter, frischer Rethrombose vorbehalten, die ein hohes Risiko für eine massive Lungenembolie – verursacht durch Thrombusdislokation während der Thrombolyse – aufweisen. In dieser Situation werden entfernbare Kavafilter implantiert.

Antikoagulation

Antikoagulation während und nach endovenöser Rekanalisation und Stentimplantation bei chronischer venöser Obstruktion ist die wichtigste periprozedurale Maßnahme. Der Patient wird nach Platzierung der Schleuse mit einem Bolus von 5000 Einheiten unfraktioniertem Heparin intravenös antikoaguliert. Der Zielbereich der Activated Clotting Time (ACT) ist 200–300 s. Die Gabe von Heparin kann, wenn erforderlich, während der Prozedur wiederholt werden. Nach der endovenösen Intervention wird die Antikoagulation mit unfraktioniertem Heparin für 2–3 Tage fortgeführt, danach erfolgt die therapeutische Gabe von niedermolekularem Heparin und der Übergang zu oralen Antikoagulanzien, z. B. Phenprocoumon, mit einem lebenslangen INR-Level zwischen 2 und 3.

Thrombolyse

Die kathetergestützte Thrombolyse ist als Begleitbehandlung bei ileofemoraler Obstruktion nicht allgemein akzeptiert. In unserem Zentrum wird sie in den folgenden Fällen angewandt:
- bei frischen Thromben auf den Boden einer chronischen obstruktiven Läsion,
- bei den Patienten mit einer plötzlichen Verschlechterung der Symptome unter Annahme einer frischen Rezidivthrombose,
- bei jungen Patienten mit einer langen Lebenserwartung und ohne zusätzliche Blutungsrisiken.

In unserem Zentrum wird bei Vorhandensein eines frischen Thrombus – nachgewiesen durch die Phlebographie – die kathetergestützte Lysetherapie zusätzlich durchgeführt. Nach Einbringen eines Katheters mit vielen Seitenlöchern wird der Katheter im Thrombus platziert und ein initialer Bolus rt-PA mit 10 mg appliziert, danach wird rt-PA mit einer Infusionspumpe kontinuierlich abgegeben. Die Patienten werden engmaschig überwacht, die Lyse

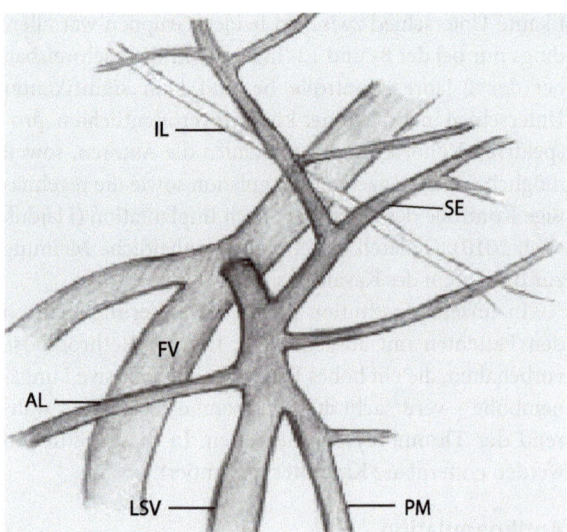

Abb. 11.19 Die Vena saphena magna an der Mündungsstelle in die Vena femoralis communis mit den 5 Hauptseitenästen in diesem Bereich. (*AL* V. acc. anterior, *FV* V. fem. comm., *IL* Leistenband, *LSV* V. saph. magna, *PM* V. acc. posterior, *SE* V. epigastrica superficialis)

dauert gewöhnlich 1–2 Tage bis zur erneuten Phlebographie. Bei Patienten mit einer großen Thrombuslast kann die Lyse für weitere 1–2 Tage durchgeführt werden, bis ein Auflösen der frischen Thromben erreicht ist.

Zugang

Die Auswahl des Zugangs ist immer der erste Schritt für eine endovaskuläre Prozedur. Die Lokalisation des Zugangs wird von den einzelnen Ärzten sehr unterschiedlich gewählt, sie variiert ebenso von Patient zu Patient wie auch von einem behandelnden Zentrum zum nächsten (Abb. 11.19, Abb. 11.20, Abb. 11.21).

Neben den konventionellen Zugangsorten der ipsilateralen oder kontralateralen Vena femoralis communis und der Vena poplitea ist bei uns der Zugang durch Punktion der Vena saphena magna in der Knöchelregion oder in der Leiste ebenfalls üblich. Der Zugang über die Vena saphena magna ist effektiv und minimalinvasiv und reduziert intra- und postprozedurale Komplikationen wie Blutung oder Lymphleckage. Nahezu die Hälfte unserer Fälle wurde mit einem Zugang über die Vena saphena magna behandelt. Bei Zugang über die Vena saphena magna im Knöchelbereich muss der Führungsdraht über die Perforansvenen zur Zielvene im ileofemoralen oder ileokavalen Bereich vorgeschoben werden. Die Darstellung dieser Perforansvenen in der präprozeduralen Phlebographie ist hier essenziell (Abb. 11.22). Generell sollte der Zugang immer entfernt von Läsion erfolgen. Ist die Läsion zu nahe an der Schleuse, können technische Probleme bei der Ballonangioplastie und Stentimplantation entstehen.

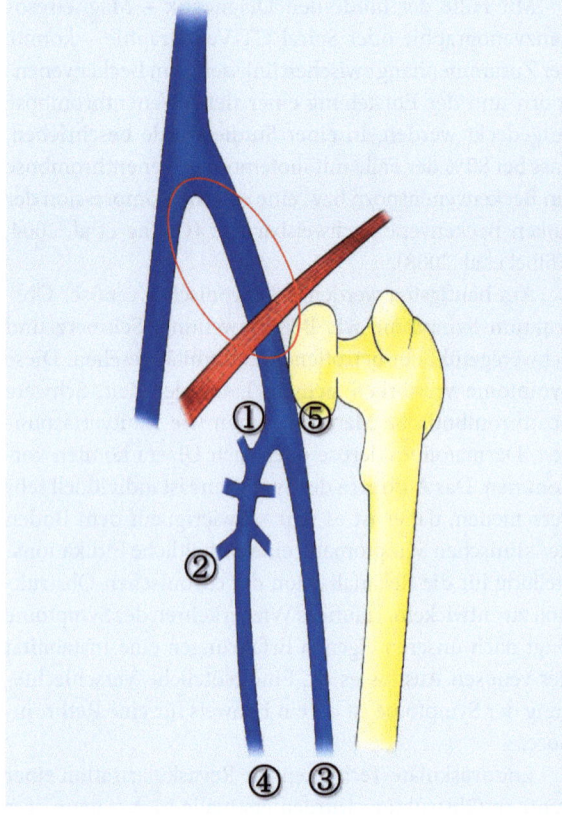

Abb. 11.20 Mögliche Zugangsorte für eine endovaskuläre Rekanalisation der chronischen Obstruktion: *1* Vena femoralis communis oberhalb des Leistenbandes, *2* Vena saphena magna in der Leiste, *3* Vena poplitea, *4* Vena saphena magna in der Knöchelregion, *5* Vena femoralis communis unterhalb des Leistenbandes

Die Punktion der Vene für den Zugang erfolgt immer ultraschallgesteuert, um punktionsbedingte Komplikationen, z. B. akzidentelle arterielle Punktion, zu vermeiden (Abb. 11.23).

Perkutane Angioplastie (PTA) und Stentimplantation

Um den Zugang in eine chronisch verschlossene Beckenvene zu erleichtern, verwenden wir einen 5-French-Gleitschicht-Katheter und einen gewinkelten, hydrophilen, steifen Führungsdraht. Das langsame Vorführen des Drahtes unter Rotation ist eine sichere Methode der Führungsdrahtplatzierung. Nach Passage der Obstruktion wird Kontrastmittel injiziert, um die Position des Führungsdrahtes zu verifizieren und die einmündenden Venen wie auch die venöse Obstruktion darzustellen (Abb. 11.24). Das verschlossene Venensegment wird dann zunächst vordilatiert bis auf den geplanten Stentdurchmesser. Um eine gute Langzeitöffnungsrate zu erreichen, bevorzugen wir Stents mit einem relativ großen Durchmesser, in der Regel 12 mm für die Vena femoralis communis und Vena iliaca

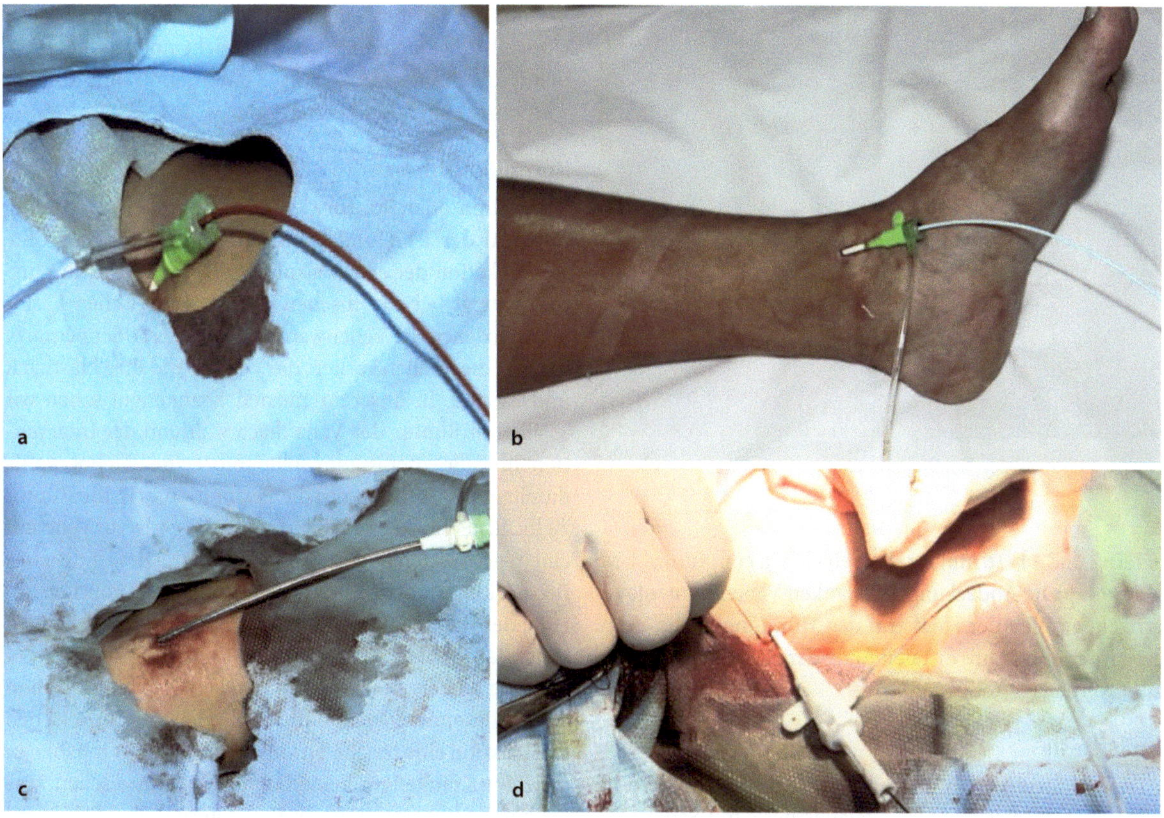

11.4 · Rekonstruktive Maßnahmen bei chronischer Obstruktion im tiefen Venensystem

Abb. 11.21 Darstellung verschiedener Zugangsorte für kathetergesteuerte Thrombolyse und perkutane Angioplastie und Stenting bei chronisch-venöser Obstruktion: **a** Vena femoralis communis, **b** Vena poplitea, **c** Vena saphena magna in der Leiste distal, **d** Vena saphena magna in der Leiste proximal

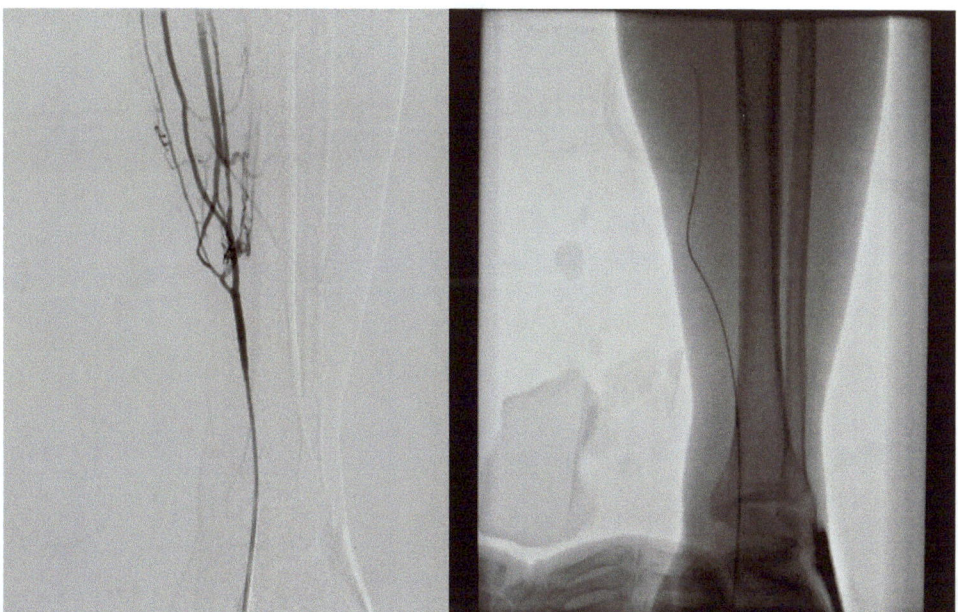

Abb. 11.22 Katheterplatzierung über eine Perforansvene von der Vena saphena magna ins tiefe Venensystem nach Punktion in der Knöchelregion

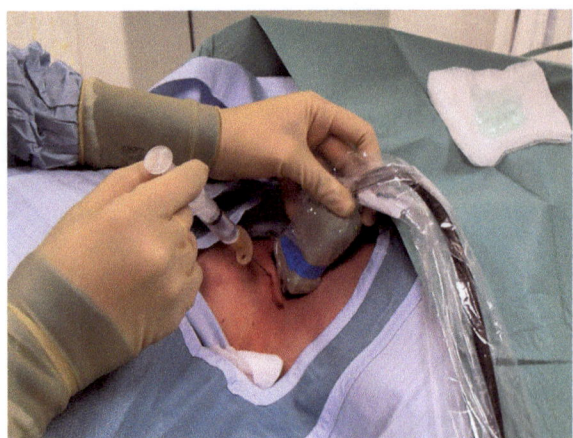

Abb. 11.23 Ultraschallgesteuerte Punktion

externa und 14–16 mm für die Vena iliaca communis. Um eine komplette Abdeckung des kranken Venensegments zu erreichen, sollte der Stent von der Mündung in die Vena cava inferior bis zum distalen Ende der Beckenvenen platziert werden (Abb. 11.25).

Anästhesie

PTA und Stenting bei chronischer venöser Obstruktion können in der Regel unter Lokalanästhesie mit Sedierung des Patienten durchgeführt werden. Die Angioplastie einer chronisch verschlossenen Vene ist häufig schmerzhaft, daher ist zusätzlich zur Lokalanästhesie eine Schmerzbetäubung, z. B. mit Fentanyl, in Kombination mit Sedativa sinnvoll. Allgemeinanästhesie ist nicht notwendig, es sei denn, der Eingriff wird in Kombination mit offener Thrombektomie durchgeführt.

Komplikationen

Perforation oder **Ruptur** der Vene mit massiver Blutung während der PTA und Stentimplantation ist die größte Komplikation der endovaskulären Prozedur. Das Rupturrisiko steigt bei chronischen postthrombotischen Läsionen, bei denen die Venenwand reorganisiert oder vernarbt ist. In diesen Fällen verliert die Venenwand ihre Elastizität und ist steif. In unserem eigenen Krankengut sahen wir 3 Fälle mit Ruptur der Vena iliaca während der Intervention. Im Falle einer Ruptur sollte sofort eine Phlebographie durchgeführt werden, um die Perforation bzw. die Ruptur zu lokalisieren. Anschließend sollte die verletzte Vene mit einem gecoverten Stent repariert werden. Dies ist die erste Behandlungsoption. Alle unsere 3 Rupturfälle konnten mit Hilfe der Implantation eines gecoverten Stents erfolgreich behandelt werden.

Eine weitere Komplikation stellen **Lungenembolien** dar, insbesondere wenn auf dem Boden der chronischen Obstruktion eine frische Thrombose besteht. Wir haben in unserem Krankengut keine Lungenembolie gesehen, was wir auf die Implantation von Kavafiltern in den Fällen mit frischer Thrombose zurückführen.

Harmlosere Komplikationen stellen **Lymphfisteln**, **Infektionen** oder **Hämatome** an der Punktionsstelle dar.

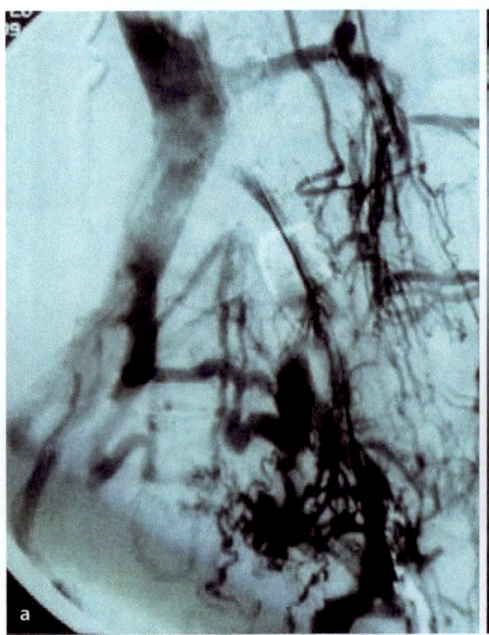
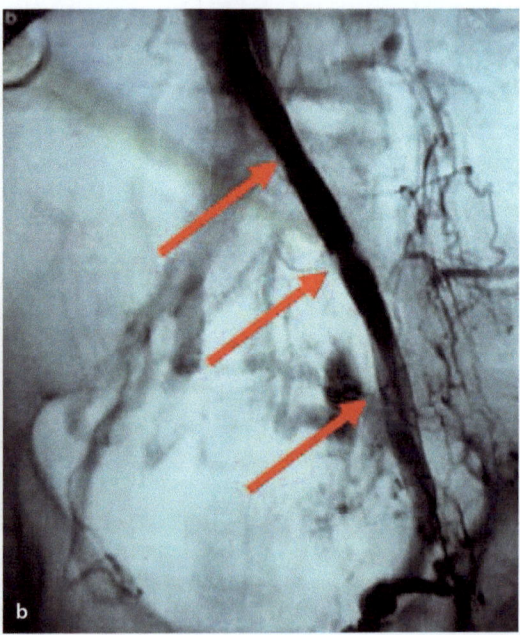

Abb. 11.24 Phlebographie der Beckenvene mit multiplen postthrombotischen Stenosen und einem Verschluss vor und nach Intervention. a Die Phlebographie zeigt die linke Vena iliaca verschlossen mit zahlreichen Kollateralvenen. b Postprozedurale Phlebographie mit offener linker Beckenvene und deutlich verminderter Anzahl durchströmter Kollateralvenen

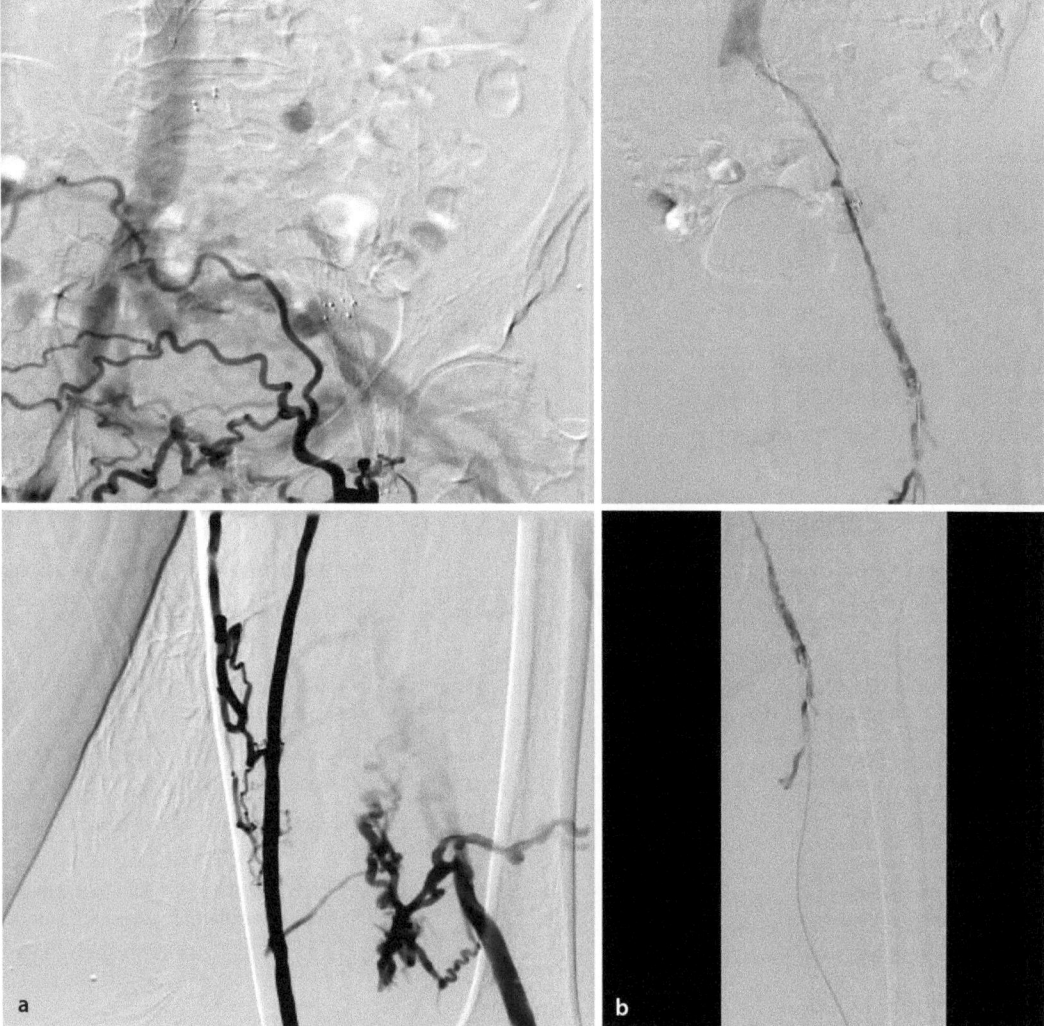

Abb. 11.25 Phlebographie der linken Beckenvenen nach PTA und Stentimplantation vor 8 Jahren. **a** Instentrestenose infolge iliofemoraler Rethrombose, **b** Rekanalisation nach kathetergestützter Thrombolyse

Wenn dies auch geringere Komplikationen sind, so sind sie doch eine Belastung für den Patienten.

Weitere periprozedurale Maßnahmen

Wir führen die Prozedur immer unter Antibiotikaprophylaxe durch; die erste Gabe erfolgt 30 min vor Beginn der Behandlung, die Dauer der Antibiotikagabe beträgt 3 Tage.

Alle Patienten erhalten eine intermittierende apparative Kompression, um den venösen Ausfluss aus dem Bein zu verbessern (Ogawa et al. 2005). Nach Entlassung aus dem Krankenhaus muss diese Behandlung fortgeführt werden.

Orale Antikoagulation ist essenziell für die Patienten nach PTA und Stentimplantation im venösen System, sie sollte dauerhaft fortgeführt werden mit einer INR zwischen 2 und 3. Alle Patienten werden mit Kompressionsstrümpfen versorgt, um zum einen den venösen Ausfluss aus dem Bein zu verbessern und zum anderen die Symptome des PTS zu mindern (Prandoni 2004).

Nachuntersuchungen klinisch und mittels Duplexsonographie sollten im ersten Jahr nach der Intervention alle 3 Monate erfolgen, anschließend ist eine Nachuntersuchung einmal im Jahr sinnvoll.

Ergebnisse

Die Erfolgsrate dieser Technik beträgt zwischen 80 und 100 %. In unserem eigenen Krankengut haben wir eine Erfolgsrate von 93,5 % und eine Offenheitsrate von 81,4 % erreicht.

Der intraprozedurale freie Kontrastmittelabfluss ist ein gutes Zeichen für eine erfolgreiche Rekanalisation, ebenso das Verschwinden von Kollateralvenen. Die Hauptursache für eine erfolglose Intervention besteht darin, dass die Läsion nicht mit dem Führungsdraht passiert werden kann.

Tab. 11.8 Ergebnisse nach PTA und Stenting bei chronisch-venöser Obstruktion

Autor	n	Ursache	Thrombolyse	Thrombektomie	Stentimplantation	Primäre Offenheitsrate	Sekundäre Offenheitsrate
Nazarian 1996	56	Stenose	–	–	Iliokaval Femoral	50 % nach 1 und 4 Jahren	81 % nach 1 Jahr 75 % nach 4 Jahren
Binkert 1998	8	Sporn	–	4	Linksseitige Iliaka	100 % nach 3 Jahren	
Blättler 1999	14	PTS	–	–	Iliaka	79 % nach 15 Monaten	
O'Sullivan 2000	39	May-Thurner-Syndrom	31	–	Linksseitige Iliaka	87 % nach 30 Tagen	79 % nach 1 Jahr
Patel 2000	10	May-Thurner-Syndrom	10	–	Linksseitige Iliaka	90 % nach 1 Monat 60 % nach 18 Monaten	100 % nach 1 Monat 100 % nach 18 Monaten
Neglén 2000	59	May-Thurner-Syndrom	–	–	Linksseitige Iliaka	60 % nach 2 Jahren	100 % nach 2 Jahren
	48	PTS	2	–	Iliokaval	52 % nach 2 Jahren	90 % nach 2 Jahren
AbuRahma 2001	18	PTS	18	–	Iliakal	83 % nach 1 Jahr 69 % nach 5 Jahren	
Hurst 2001	18	May-Thurner-Syndrom	6	–	Iliokaval	89 % nach 6 Monaten 79 % nach 12 Monaten	
Lamont 2002	15	May-Thurner-Syndrom	6	3	Linksseitige Iliaka	93 % nach 6 Monaten 87 % nach 16 Monaten	100 % nach 6 Monaten
Neglén 2004	455	PTS	–	–	Iliakal, iliofemoral	75 % nach 3 Jahren	93 % nach 3 Jahren
Paulsen 2004	41	PTS	13	7	Iliokaval	61 % nach 3 Monaten 58 % nach 6 Monaten	83 % nach 3 Monaten 76 % nach 6 Monaten
Qu 2006	46	PTS	46		Iliofemoral	93,5 % nach 1 Monat	81,4 % nach 3 Jahren

Reverschlüsse werden hauptsächlich durch Rethrombosen verursacht. Je früher diese aufgedeckt werden, desto besser ist die Erfolgsrate. Alle Reverschlüsse in unserem Krankengut wurden mittels kathetergestützter Thrombolyse ohne erneute Stentimplantation behandelt.

Im Gegensatz zu arteriellen Patienten sind Patienten mit chronisch-venöser Obstruktion in der Regel jünger und haben eine deutlich längere Lebenserwartung. Das Durchschnittsalter in unserer Serie betrug 56,7 Jahre. Der Haupterfolgsfaktor nach Rekanalisation einer chronisch-venösen Obstruktion besteht in der Verbesserung der Symptome des PTS. Unmittelbar nach erfolgreicher Rekanalisation verschwinden die Schmerzen und das Ödem, der Beinumfang normalisiert sich in der Regel innerhalb von 3 Tagen.

Ähnliche Erfolgsraten werden auch von anderen Autoren berichtet. Einige Autoren haben gute Mittel- und Langzeitraten publiziert (Tab. 11.8). Hurst et al. (2001) konnten bei 72 % der Extremitäten eine Verbesserung erreichen.

Es wird auch über eine signifikante Verbesserung des Venous Clinical Severity Scores (VCSS) und des Venous Disability Scores (VDS) berichtet. Neglén et al. erreichten in ihrem Krankengut eine Ulkusabheilungsrate von 68 % bei 982 behandelten Extremitäten; die kumulierte Ulkusfreiheitsrate nach 5 Jahren betrug 58 %. Aufgrund dieser Daten schlussfolgerte Neglén, dass ein Rezidivulkus eher selten ist, wenn primär eine Ulkusabheilung erreicht wird.

Bis heute gibt es nur eine Studie mit Langzeitdaten nach Rekanalisation einer chronisch-venösen Obstruktion. Sie stammt von Neglén (2007) und zeigt, dass die Offenheitsrate und die Symptomverbesserung gut war, auch wenn weiterhin ein Reflux im tiefen Venensystem vorhanden war.

Literatur

Zu 11.1

Eklof BO, McLafferty RB (2009) Surgical thrombectomy an percutaneous mechanical thrombectomy for treatment of acute iliofemoral venous thrombosis. In: Gloviczki P (ed) Handbook of venous disorders. Edward Arnold, London

Hach-Wunderle V, Blättler W, Gerlach H, Konstantinides St., Noppeney T, Pillny M, Riess H, Schellong S, Stiegler H, Wildberger JE (2010) Diagnostik und Therapie der Venenthrombose und der Lungenembolie. Interdisziplinäre S2 Leitlinie. VASA (Suppl): S78/2010

Pillny M, Sandmann W (2005) Chirurgische Therapie der Beinvenenthrombose. Gefäßchirurgie 10: 367–375

Zu 11.2.1

Arbeitsgemeinschaft der Wissenschaftlichen Medizinischen Fachgesellschaften. Diagnostik und Therapie der Venenthrombose und der Lungenembolie (2010) www.awmf.org/uploads/tx_szleitlinien/065-002_S2_Diagnostik_und_Therapie_der_Venenthrombose_und_der_Lungenembolie_06-2010_2_.pdf.

Casey ET, Murad MH, Zumaeta-Garcia M, Elamin MB, Shi Q, Erwin PJ, et al. (2012) Treatment of acute iliofemoral deep vein thrombosis. J Vasc Surg 55: 1463–1473

Davenport DL, Xenos ES (2011) Early outcomes and risk factors in venous thrombectomy: an analysis of the American College of Surgeons NSQIP dataset. Vasc Endovasc Surg 45: 325–328

Eklof B (2011) Surgical thrombectomy for iliofemoral venous thrombosis revisited. J Vasc Surg 54: 897–900

Hartung O, Benmiloud F, Barthelemy P, Dubuc M, Boufi M, Alimi YS (2008) Late results of surgical venous thrombectomy with iliocaval stenting. J Vasc Surg 47: 381–387

Lindow C, Mumme A, Asciutto G, Strohmann B, Hummel T, Geier B (2010) Long-term results after transfemoral venous thrombectomy for iliofemoral deep venous thrombosis. Eur J Vasc Endovasc Surg 40: 134–138

Meissner MH, Gloviczki P, Comerota AJ, Dalsing MC, Eklof BG, Gillespie DL, et al. (2012) Early thrombus removal strategies for acute deep venous thrombosis: Clinical Practice Guidelines of the Society for Vascular Surgery and the American Venous Forum. J Vasc Surg 55: 1449–1462

Zu 11.2.2

Alpert JS, Dalen JE (1994) Epidemiology and natural history of venous thromboembolism. Prog Cardovasc Dis 36: 417–422

Blättler W (1997) Traitement à domicile des thromboses veineuses profondes. STV 9: 315–319

Carson JL, et al. (1992) The clinical course of pulmonary embolism. N Engl J Med 326: 1240–1245

Eklof B, et al. (1994) The development of surgery for venous thromboembolism. Cardiovasc Surg 2: 18

Largiadèr J, Blättler W (2009) Tiefe Bein-Beckenvenenthrombose, Technik der kombinierten Thrombolyse und Katheterthrombektomie. Gefäßchirurgie 14: 55–60

Largiadèr J, Blättler W, Gloor B (2002) Therapeutic Concept for Acute Leg and Pelvic Venous Thrombosis. Acta Chirur Belg 102: 356–361

Grimm W, et al. (1990) Tödliche Lungenembolie bei Bein-Beckenvenenthrombose unter Lysetherapie. Dtsch Med Wochenschr 115: 1183

Hirsh J (1991a) Heparin. N Engl J Med 324: 1565–1574

Hirsh J (1991b) Oral anticoagulant drugs. N Engl J Med 324: 1865–1875

Mavor GE, Galloway JMD (1969) Iliofemoral venous thrombosis. Pathological considerations and surgical management. Br J Surg 56: 45

Theiss W (1995) Therapie der venösen Thrombose: Systemlyse. VASA (Suppl) 45: 91

Weimann EE, Salzmann EW (1994) Deep vein thrombosis. N Engl J Med 331: 1630–1641

Zu 11.2.3

Hach-Wunderle V, Prave F, Dux M, Hoffmann A, Zegelman M, Hach W (2008) Diagnostik und Therapie der Venenthrombose in der Schwangerschaft. Dtsch Med Wochenschr 133: 521–526

Pillny M, Sandmann W, Luther B, Muller BT, Tutschek B, Gerhardt A, et al. (2003) Deep venous thrombosis during pregnancy and after delivery: indications for and results of thrombectomy. J Vasc Surg 37: 528–532

Zu 11.2.4

Akesson H, Brudin L, Dahlstrom JA, Eklof B, Ohlin P, Plate G (1990) Venous function assessed during a 5 year period after acute ilio-femoral venous thrombosis treated with anticoagulation. Eur J Vasc Surg 4: 43–48

Bjarnason H, Kruse JR, Asinger DA, Nazarian GK, Dietz CA Jr., Caldwell MD, et al. (1997) Iliofemoral deep venous thrombosis: safety and efficacy outcome during 5 years of catheter-directed thrombolytic therapy. J Vasc Interv Radiol 8: 405–418

Chamsuddin A, Nazzal L, Kang B, Best I, Peters G, Panah S, et al. (2008) Catheter-directed thrombolysis with the endowave system in the treatment of acute massive pulmonary embolism: a retrospective multicenter case series. J Vasc Interv Radiol 19: 372–376

Chauhan MS, Kawamura A (2007) Percutaneous rheolytic thrombectomy for large pulmonary embolism: a promising treatment option. Catheter Cardiovasc Interv 70: 121–128

Comerota AJ, Kagan SA (2000) Catheter-directed thrombolysis for the treatment of acute iliofemoral deep venous thrombosis. Phlebology 15: 149–155

Comerota AJ, Throm RC, Mathias SD, Haughton S, Mewissen M (2000) Catheter-directed thrombolysis for iliofemoral deep venous thrombosis improves health-related quality of life. J Vasc Surg 32: 130–137

Delis KT, Bountouroglou D, Mansfield AO (2004) Venous claudication in iliofemoral thrombosis: long-term effects on venous hemodynamics, clinical status, and quality of life. Ann Surg 239: 118–126

Douketis JD, Crowther MA, Foster GA, Ginsberg JS (2001) Does the location of thrombosis determine the risk of disease recurrence in patients with proximal deep vein thrombosis? Am J Med 110: 515–519

Eid-Lidt G, Gaspar J, Sandoval J, de los Santos FD, Pulido T, Gonzalez PH, et al. (2008) Combined clot fragmentation and aspiration in patients with acute pulmonary embolism. Chest 134: 54–60

Goldhaber SZ, Haire WD, Feldstein ML, Miller M, Toltzis R, Smith JL, et al. (1993) Alteplase versus heparin in acute pulmonary embolism: randomised trial assessing right-ventricular function and pulmonary perfusion. Lancet 341(8844): 507–511

Hilleman DE, Razavi MK (2008) Clinical and economic evaluation of the Trellis-8 infusion catheter for deep vein thrombosis. J Vasc Interv Radiol 19: 377–383

Kasirajan K, Gray B, Ouriel K (2001) Percutaneous AngioJet thrombectomy in the management of extensive deep venous thrombosis. J Vasc Interv Radiol 12: 179–185

Kearon C, Kahn SR, Agnelli G, Goldhaber SZ, Raskob G, Comerota AJ (2008) Antithrombotic therapy for venous thromboembolic disease: ACCP evidence-based clinical practice guidelines, 8th ed. Chest 133: 454S–545S

Labropoulos N, Volteas N, Leon M, Sowade O, Rulo A, Giannoukas AD, et al. (1997) The role of venous outflow obstruction in patients with chronic venous dysfunction. Arch Surg 132: 46–51

Lin PH, Zhou W, Dardik A, Mussa F, Kougias P, Hedayati N, et al.(2006) Catheter-direct thrombolysis versus pharmacomechanical thrombectomy for treatment of symptomatic lower extremity deep venous thrombosis. Am J Surg 192: 782–788

Martinez J, Comerota AJ, Kazanjian S, DiSalle RS, Sepanski DM, Assi Z (2008) The quantitative benefit of isolated, segmental, pharmacomechanical thrombolysis for iliofemoral DVT. J Vasc Surg 48: 1532–1537

Mewissen MW, Seabrook GR, Meissner MH, Cynamon J, Labropoulos N, Haughton SH (1999) Catheter-directed thrombolysis for lower extremity deep venous thrombosis: report of a national multicenter registry. Radiology 211: 39–49

Parikh S, Motarjeme A, McNamara T, Raabe R, Hagspiel K, Benenati JF, et al. (2008) Ultrasound-accelerated thrombolysis for the treatment of deep vein thrombosis: initial clinical experience. J Vasc Interv Radiol 19: 521–528

Pengo V, Lensing AW, Prins MH, Marchiori A, Davidson BL, Tiozzo F, et al. (2004) Incidence of chronic thromboembolic pulmonary hypertension after pulmonary embolism. N Engl J Med 350: 2257–2264

Plate G, Einarsson E, Ohlin P, Jensen R, Qvarfordt P, Eklof B (1984) Thrombectomy with temporary arteriovenous fistula: the treatment of choice in acute iliofemoral venous thrombosis. J Vasc Surg 1: 867–876

Plate G, Akesson H, Einarsson E, Ohlin P, Eklof B (1990) Long-term results of venous thrombectomy combined with a temporary arterio-venous fistula. Eur J Vasc Surg 4: 483–489

Plate G, Eklof B, Norgren L, Ohlin P, Dahlstrom JA (1997) Venous thrombectomy for iliofemoral vein thrombosis – 10-year results of a prospective randomised study. Eur J Vasc Endovasc Surg 14: 367–374

Qvarfordt P, Eklof B, Ohlin P (1983) Intramuscular pressure in the lower leg in deep vein thrombosis and phlegmasia cerulae dolens. Ann Surg 197: 450–453

Ribeiro A, Lindmarker P, Juhlin-Dannfelt A, Johnsson H, Jorfeldt L (1997) Echocardiography Doppler in pulmonary embolism: right ventricular dysfunction as a predictor of mortality rate. Am Heart J 134: 479–487

Sharma GV, Burleson VA, Sasahara AA (1980) Effect of thrombolytic therapy on pulmonary-capillary blood volume in patients with pulmonary embolism. N Engl J Med 303: 842–845

Sharma GV, Folland ED, McIntyre KM, Sasahara AA (2000) Long-term benefit of thrombolytic therapy in patients with pulmonary embolism. Vasc Med 5: 91–95

Sillesen H, Just S, Jorgensen M, Baekgaard N (2005) Catheter-directed thrombolysis for treatment of ilio-femoral deep venous thrombosis is durable, preserves venous valve function and may prevent chronic venous insufficiency. Eur J Vasc Endovasc Surg 30: 556–562

Urokinase Pulmonary Embolism Trial (1973) A national cooperative study. Circulation 47 (2 Suppl): II 1–108

Urokinase-streptokinase embolism trial (1974) Phase 2 results. A cooperative study. JAMA 229: 1606–1613

Vedantham S, Vesely TM, Parti N, Darcy M, Hovsepian DM, Picus D (2002) Lower extremity venous thrombolysis with adjunctive mechanical thrombectomy. J Vasc Interv Radiol 13: 1001–1008

Zu 11.3

Duszak R Jr, Parker L, Levin DC, Rao VM (2011) Placement and removal of inferior vena cava filters: national trends in the Medicare population. J Am Coll Radiol 8: 483–489

Rajasekhar A, Streiff MB (2013) Vena Cava filters for managment of venous thromboembolism: a clinical review. Blood Reviews 27: 225–241

PREPIC Study group (2005) Eight year follow up of patients with permanent vena cava filters in prevention of pulmonary embolism: the PREPIC randomized study. Circulation 112: 416–422

Mahnken AH (2013) Vena-Cava-Filter. Welche Indikationen verbleiben in Zeiten differenzierter Antikoagulation? Radiologe 53: 209–215

Geerts WH, Code KI, Jay RM, Chen E, Szalai JP (1994) A prospective study of venous thromboembolism after major trauma. N Engl J Med 331: 1601–1606

Friedell M, Nelson PR, Cheatham ML (2012) Vena Cava Filter Practices of a Regional Vascular Surgery Society. Ann Vasc Surg 26: 630–635

Weinberg I, Kaufman J, Jaff MR (2013) Inferior Vena Cava Filters. Cardiovasc Interv 6: 539–547

Kim HS, Young MJ, Narayan AK, Hong K, Lidell RP, Streiff MB (2008) A Comparison of clinical outcomes with retrievable and permanent inferior vena cava filters. J Vasc Interv Radiol 19: 393–399

Molvar C (2012) Inferior Vena Cava Filtration in the Management of Venous Thrombembolism: Filtering the data. Semin Interven Radiol 29: 204–217

Binkert CA, Morash MC, Gates JD (2007) Venographic findings at retrieval of inferior vena cava filters. Am J Roentgenol 188: 1039–1043.

Meyer A, Schönleben F, Heinz M, Lang W (2013) Perforated inferior vena cava filter as the cause of unclear abdominal pain. Ann Vasc Surg 27: 354e9–354e12

Mismetti P, Rivron-Guillot K, Quenet S, Décousus H, Laporte S, Epinat M, Barral FG (2007) A prospective long term study of 220 patients with retrievable vena cava filter for secondary prevention of venous thromboembolism. Chest 137: 223–229

Angel LF, Tapson V, Galgon RE, Restrepo MI, Kaufman J (2011) Systematic review of the use of retrievable inferior vena cava filter. J Vasc Interv Radiol 22: 1522–1530

Hajduk B, Tomkowski WZ, Malek G, Davidson BL (2010) Vena cava filter occlusion and venous thromboembolism risk in persistently anticoagulated patients: a prospective, observational cohort study. Chest 137: 877–882

Zu 11.4.1

Adams MK, Anaya-Ayala JE, Ismail N, Peden EK (2012) Surgical femorocaval bypass for recalcitrant iliofemoral venous occlusion to endovascular treatment. Vascular and endovascular surgery 46: 578–581. doi:10.1177/1538574412454584

Alimi YS, Hartung O (2010) Iliocaval venous obstruction: surgical treatment. In: Cronenwett JL, Johnston KW (eds) Rutherford's Vascular Surgery, 7th ed. Saunders Elsevier, Philadelphia, pp 919–945

Anaya-Ayala JE, Adams MK, Telich-Tarriba JE, Dresser KL, Ismail N, Peden EK (2013) Complex left profunda femoris vein to renal vein bypass for the management of progressive chronic iliofemoral occlusion. Ann Vasc Surg 27: 112.e5–8. doi:10.1016/j.avsg.2012.05.018

Bond RT, Cohen JM, Comerota A, Kahn SR (2013) Surgical Treatment of Moderate-to-Severe Post-Thrombotic Syndrome. Ann Vasc Surg 27: 242–258. doi:10.1016/j.avsg.2012.04.004

Garg N, Gloviczki P, Karimi KM, Duncan AA, Bjarnason H, Kalra M, Oderich GS, Bower TC (2011) Factors affecting outcome of open and hybrid reconstructions for nonmalignant obstruction of iliofemoral veins and inferior vena cava. J Vasc Surg 53: 383–393. doi:10.1016/j.jvs.2010.08.086

Gloviczki P, Kalra M, Duncan AA, Oderich GS, Vrtiska TJ, Bower TC (2012) Open and hybrid deep vein reconstructions: to do or not to do? Phlebology/Venous Forum of the Royal Society of Medicine 27 (Suppl 1): 103–106. doi: 10.1258/phleb.2012.012S29

Jost CJ, Gloviczki P, Cherry KJ Jr., McKusick MA, Harmsen WS, Jenkins GD, Bower TC (2001) Surgical reconstruction of iliofemoral veins and the inferior vena cava for nonmalignant occlusive disease. J Vasc Surg 33: 320–327; discussion 327–328. doi: 10.1067/mva.2001.112805

Khanna AK, Singh S (2012) Postthrombotic syndrome: surgical possibilities. Thrombosis 2012: 520604. doi: 10.1155/2012/520604

Meissner MH, Eklof B, Smith PC, Dalsing MC, DePalma RG, Gloviczki P, Moneta G, Neglén P, T OD, Partsch H, Raju S (2007) Secondary chronic venous disorders. J Vasc Surg 46 (Suppl S): 68S–83S. doi: 10.1016/j.jvs.2007.08.048

Neglén P, Raju S (2010) Iliocaval venous obstruction: endovascular treatment. In: Cronenwett JL, Johnston KW (eds) Rutherford's Vascular Surgery, 7th ed. Saunders Elsevier, Philadelphia, pp 947–961

Neglén P, Thrasher TL, Raju S (2003) Venous outflow obstruction: An underestimated contributor to chronic venous disease. J Vasc Surg 38: 879–885. doi: 10.1016/S0741

Puggioni A, Kistner RL, Eklof B, Lurie F (2004) Surgical disobliteration of postthrombotic deep veins – endophlebectomy – is feasible. J Vasc Surg 39: 1048–1052; discussion 1052. doi: 10.1016/j.jvs.2003.12.036

Vogel D, Comerota AJ, Al-Jabouri M, Assi ZI (2012) Common femoral endovenectomy with iliocaval endoluminal recanalization improves symptoms and quality of life in patients with postthrombotic iliofemoral obstruction. J Vasc Surg 55: 129–135. doi: 10.1016/j.jvs.2011.05.017

Zu 11.4.2

AbuRahma AF, Perkins SE, Wulu JT, Ng HK (2001) Iliofemoral deep vein thrombosis: conventional therapy versus lysis and percutaneous transluminal angioplasty and stenting. Ann Surg 233: 752–760

Ashrani AA, Heit JA (2009) Incidence and cost burden of post-thrombotic syndrome. J Thromb Thrombolysis 28: 465–476

Barritt DW, Jordan SC (1960) Anticoagulant drugs in the treatment of pulmonary embolism: a controlled trial. Lancet 1: 1309–1131

Bergqvist D, Jendteg S, Johansen L, Persson U, Odegaard K (1997) Cost of long-term complications of deep venous thrombosis of the lower extremities: an analysis of a defined patient population in Sweden. Ann Intern Med 126: 454–457

Binkert CA, Schoch E, Stuckmann G, Largiader J, Wigger P, Schoepke W, Zollikofer CL (1998) Treatment of pelvic venous spur (May-Thurner syndrome) with self-expanding metallic endoprostheses. Cardiovasc Intervent Radiol 21: 22–26

Blättler W, Blättler IK (1999) Relief of obstructive pelvic venous symptoms with endoluminal stenting. J Vasc Surg 29: 484–488

Caprini JA, Botteman MF, Stephens JM, Nadipelli V, Ewing MM, Brandt S, et al. (2003) Economic burden of long-term complications of deep vein thrombosis after total hip replacement surgery in the United States. Value Health 6: 59–74

Chung JW, Yoon CJ, Jung SI, Kim HC, Lee W, Kim YI, Jae HJ, Park JH (2004) Acute iliofemoral deep vein thrombosis: evaluation of underlying anatomic abnormalities by spiral CT venography. J Vasc Interv Radiol 15: 249–256

Clagett GP, Reisch JS (1988) Prevention of venous thromboembolism in general surgical patients. Results of meta-analysis. Ann Surg 208: 227–240

Collins R, Scrimgeour A, Yusuf S, Peto R (1988) Reduction in fatal pulmonary embolism and venous thrombosis by perioperative administration of subcutaneous heparin. N Engl J Med 318: 1162–1173

Comerota AJ (1995) Thrombolytic therapy for acute deep vein thrombosis. In: Comerota AJ (ed) Thrombolytic therapy for peripheral vascular disease. J.B. Lippincott, Philadelphia, pp 175–195

Cosmi B, Legnani C, Iorio A, Pengo V, Ghirarduzzi A, Testa S, Poli D, Tripodi A, Palareti G; PROLONG Investigators (on behalf of FCSA, Italian Federation of Anticoagulation Clinics) (2010) Residual Venous Obstruction, alone and in Combination with D-Dimer, as a Risk Factor for Recurrence after Anticoagulation Withdrawal following a First Idiopathic Deep Vein Thrombosis in the Prolong Study. Eur J Vasc Endovasc Surg 39: 356–365

Deutsche Gesellschaft für Angiologie (2010) Diagnostik und Therapie der Venenthrombose und der Lungenembolie

Gabriel F, Labiós M, Portolés O, Guillén M, Corella D, Francés F, Martínes M, Gil J, Saiz C (2004) Incidence of post-thrombotic syndrome and its association with various risk factors in a cohort of Spanish patients after one year of follow-up following acute deep venous thrombosis. Thromb Haemost 92: 328–336

Galli M, Ageno W, Squizzato A, Dentali F, Manfredi E, Steidl L, Venco A (2005) Residual venous obstruction in patients with a single episode of deep vein thrombosis and in patients with recurrent deep vein thrombosis. Thromb Haemost 94: 93–95

Hach W, Gruß JD, Hach-Wunderle V, Jünger M (2007) Verschiedene Krankheiten des Venensystems: VenenChirurgie – Leitfaden für Gefäßchirurgen, Angiologen, Dermatologen und Phlebologen, 2. Aufl. Schattauer, Berlin, S 317–319

Halkin H, Goldberg J, Modan M, Modan B (1982) Reduction of mortality in general medical in-patients by low-dose heparin prophylaxis. Ann Intern Med 96: 561–565

Hurst DR, Forauer AR, Bloom JR, Greenfield LJ, Wakefield TW, Williams DM (2001) Diagnosis and endovascular treatment of iliocaval compression syndrome. J Vasc Surg 34: 106–113

Johnson BF, Manzo RA, Bergelin RO, Strandness DE Jr. (1995) Relationship between changes in the deep venous system and the development of the postthrombotic syndrome after an acute episode of lower limb deep vein thrombosis: a one- to six-year follow-up. J Vasc Surg 21: 307–312

Kahn SR (2006) The Post-thrombotic Syndrome: The Forgotten Morbidity of Deep Venous Thrombosis. J Thromb Thrombolysis 21: 41–48

Kahn SR, Hirsch A, Shrier I (2002) Effect of postthrombotic syndrome on health-related quality of life after deep venous thrombosis. Arch Intern Med 162: 1144–1148

Kahn SR, M'Lan CE, Lamping DL, Kurz X, Berard A, Abenhaim L (2004) The influence of venous thromboembolism on quality of life and severity of chronic venous disease. J Thromb Haemost 2: 2146–2151

Kahn SR, Shbaklo H, Lamping DL, Holcroft CA, Shrier I, Miron MJ, et al. (2008) Determinants of health-related quality of life during the 2 years following deep vein thrombosis. J Thromb Haemost 6: 1105–1112

Kakkar VV, et al. (1975) Prevention of fatal postoperative pulmonary embolism by low doses of heparin. Lancet 1975: 45–51

Kearon C, Kahn SR, Agnelli G, Goldhaber S, Raskob GE, Comerota AJ (2008) Antithrombotic therapy for venous thromboembolic disease: American College of Chest Physicians Evidence-Based Clinical Practice Guidelines (8th Edition). Chest 133: 454–545

Kölbel T, Gottsäter A, Kühme T, Lindh M, Ivancev K (2008) Endovascular treatment of venous occlusive disease. Ann Vasc Surg 1: 91–101

Labropoulos N, Jen J, Jen H, Gasparis AP, Tassiopoulos AK (2010) Recurrent deep vein thrombosis: long-term incidence and natural history. Ann Surg 251: 749–753

Lamont JP, Pearl GJ, Patetsios P, Warner MT, Gable DR, Garrett W, Grimsley B, Smith BL, Shutze WP (2002) Prospective evaluation of endoluminal venous stents in the treatment of the May-Thurner syndrome. Ann Vasc Surg 16: 61–64

Markel A, Manzo RA, Bergelin RO, Strandness DE Jr. (1994) Incidence and time of occurrence of valvular incompetence following deep vein thrombosis. Wien Med Wochenschr 144: 216–220

McColl MD, Ellison J, Greer IA, Tait RC, Walker ID (2000) Prevalence of the post-thrombotic syndrome in young women with previous venous thromboembolism. Br J Haematol 108: 272–274

Nazarian GK, Bjarnason H, Dietz CA Jr, Bernadas CA, Hunter DW (1996) Iliofemoral venous stenoses: effectiveness of treatment with metallic endovascular stents. Radiology 200: 193–199

Neglén P (2001) Stenting of chronic obstruction, indications, techniques, and outcomes. In: Davies MG, Lumsden AB (eds) Chronic Venous Insufficiency: Contemporary Endovascular Management, vol 1. Cardiotext Publishing, Minneapolis pp 103–121

Neglén P, Raju S (2004) In-stent recurrent stenosis in stents placed in the lower extremity venous outflow tract. J Vasc Surg 39: 181–187

Neglén P, Berry MA, Raju S (2000) Endovascular surgery in the treatment of chronic primary and post-thrombotic iliac vein obstruction. Eur J Vasc Endovasc Surg 20: 560–571

Neglén P, Thrasher TL, Raju S (2003) Venous outflow obstruction: An underestimated contributor to chronic venous disease. J Vasc Surg 38: 879–885

Neglén P, Hollis KC, Olivier J, Raju S (2007) Stenting of the venous outflow in chronic venous disease: long-term stent-related outcome, clinical, and hemodynamic result. J Vasc Surg 46: 979–990

Ogawa T, Hoshino S, Midorikawa H, Sato K (2005) Intermittent pneumatic compression of the foot and calf improves the outcome of catheter-directed thrombolysis using low-dose urokinase in patients with acute proximal venous thrombosis of the leg. J Vasc Surg 42: 940–944

O'Sullivan GJ, Semba CP, Bittner CA, Kee ST, Razavi MK, Sze DY, Dake MD (2000) Endovascular management of iliac vein compression (May-Thurner) syndrome. J Vasc Interv Radiol 11: 823–836

Patel NH, Stookey KR, Ketcham DB, Cragg AH (2000) Endovascular management of acute extensive iliofemoral deep venous thrombosis caused by May-Thurner syndrome. J Vasc Interv Radiol 11: 1297–1302

Paulsen SR, Misra S, Sabater EA, et al. (2004) Iliac-vein and inferior vena cava obstruction: outcome of treatment with endovascular stents. Presented at the 17th Annual Meeting of the American Venous Forum, Kissimmee, FL, February 26–29, 2004

Prandoni P, Lensing AW, Cogo A, Cuppini S, Villalta S, Carta M, Cattelan AM, Polistena P, Bernardi E, Prins MH (1996) The long-term clinical course of acute deep venous thrombosis. Ann Intern Med 125: 1–7

Prandoni P, Lensing AW, Prins MH, Frulla M, Marchiori A, Bernardi E, Tormene D, Mosena L, Pagnan A, Girolami A (2004) Below knee elastic compression stockings to prevent the post-thrombotic syndrome: a randomized, controlled trial. Ann Intern Med 141: 249–256

Qu L, Jing Z, Raithel D (2004) Endovascular therapy for chronic, central type, deep vein thrombosis. Gefäßchirurgie 39: 36–39

Roumen-Klappe EM, den Heijer M, Janssen MC, van der Vleuten C, Thien T, Wollersheim H (2005) The post-thrombotic syndrome: incidence and prognostic value of non-invasive venous examinations in a six-year follow-up study. Thromb Haemost 94: 825–830

Roumen-Klappe EM, Janssen MC, Van Rossum J, Holewijn S, Van Bokhoven MM, Kaasjager K, et al. (2009) Inflammation in deep vein thrombosis and the development of post-thrombotic syndrome: a prospective study. J Thromb Haemost 7: 582–587

Stain M, Schönauer V, Minar E, Bialonczyk C, Hirschl M, Weltermann A, Kyrle PA, Eichinger S (2005) The post-thrombotic syndrome: risk factors and impact on the course of thrombotic disease. J Thromb Haemost 3: 2671–2676

Notfallmanagement bei venösen Thromboembolien

M. Spannagl, C. Hart, C. Dellas, S. V. Konstantinides

12.1 Notfallmanagement bei HIT II – 328

12.2 Notfallmanagement bei Lungenembolie – 328
12.2.1 Diagnostischer Algorithmus bei hämodynamisch instabilen Patienten – 329
12.2.2 Therapie bei hämodynamisch instabilen Patienten – 329

Literatur – 332

H. Nüllen et al. (Hrsg.), *VTE – Venöse Thromboembolien*,
DOI 10.1007/978-3-642-21496-7_12, © Springer-Verlag Berlin Heidelberg 2014

12.1 Notfallmanagement bei HIT II

M. Spannagl, C. Hart

- **Ermittlung der klinischen Wahrscheinlichkeit anhand des 4T-Scores**

Bei Verdacht auf Vorliegen einer HIT II ist vor Durchführung von weiteren diagnostischen oder therapeutischen Maßnahmen die Festlegung der klinischen Wahrscheinlichkeit anhand des 4T-Scores wichtig. Dieser Test ist mehrfach validiert und setzt sich aus folgenden Kriterien zusammen (s. auch ▶ Kap. 5.3, Tab. 5.5):

- Ausmaß der Thrombozytopenie,
- Tag des Auftretens des Thrombozytenabfalls,
- Nachweis von arteriellen oder venösen thromboembolischen Ereignissen oder anderer Komplikationen und
- Vorliegen von anderen Ursachen für den Thrombozytenabfall.

Basierend auf der Gesamtpunktzahl wird die HIT-Wahrscheinlichkeit in niedrig (0–3), mittel (4–6) und hoch (7–8) eingeteilt. Bei Vorliegen eines niedrigen Scores kann aufgrund des hohen negativ prädiktiven Wertes eine aktuelle Diagnostik unterbleiben. Diese Einschätzung muss aber bei akut kranken Patienten in kurzen Abständen wiederholt werden. Bei mittlerem und hohem Score sollten die folgenden weiteren diagnostischen und therapeutischen Schritte unternommen werden.

- **Diagnostik**
- Testung auf Vorliegen von PF4/Heparin-Antikörpern mittels Immunoassay
- Bei positivem Immunoassay zur Bestätigung der Diagnose Durchführung eines funktionellen Tests (z. B. HIPA, SRA)
- Bei negativem Immunoassay und hoher klinischer Wahrscheinlichkeit Durchführung eines funktionellen Tests (z. B. HIPA, SRA)

- **Therapie**

Bei begründetem Verdacht auf das Vorliegen einer HIT II muss noch vor Erhalt der Labordiagnostik jede Exposition mit unfraktioniertem oder niedermolekularem Heparin sofort beendet werden. Aufgrund des vermuteten Pathomechanismus muss eine therapeutische Antikoagulation eingeleitet werden, auch wenn bislang kein thromboembolisches Ereignis aufgetreten ist. Für die Therapie der HIT sind in Deutschland Argatroban und Danaparoid zugelassen (◘ Tab. 12.1).

Der direkte Thrombininhibitor Bivalirudin (Handelsname Angiox) kann Mittel der Reserve sein für Patienten mit HIT II, die sich einer perkutanen Koronarintervention oder herz- und gefäßchirurgischen Eingriffen unterziehen.

Die Einleitung einer oralen Antikoagulation darf erst nach Erreichen einer stabilen Thrombozytenzahl (>150/nl) begonnen werden. Bis zum Erreichen einer stabilen INR muss das alternative Antikoagulans fortgeführt werden. Bei HIT II ohne thromboembolisches Ereignis beträgt die Antikoagulationsdauer 4–6 Wochen, bei HIT II mit thromboembolischem Ereignis 3–6 Monate. Dem Patienten sollte unbedingt ein entsprechender HIT-Ausweis ausgestellt werden, aus dem hervorgeht, welche Laborbefunde und klinischen Ereignisse bei ihm zur Diagnose HIT II führten.

- **Prophylaxe**

Im Rahmen einer künftigen medikamentösen Prophylaxe können bei Z. n. HIT Fondaparinux in einer Dosierung von 2,5 mg 1× tgl. s. c., Danaparoid in einer Dosierung von 2×750 IE tgl. s. c. sowie in den zugelassenen Indikationen direkte orale Antikoagulanzien eingesetzt werden.

> **Notfallmanagement bei V. a. HIT II**
> - Alle Heparine (inklusive Pentasaccharid) stoppen.
> - Antikoagulation mit direkten Inhibitoren oder Danaparoid.
> - Dokumentation des Heparinrisikos (Patientenbett/-akte).
> - Dokumentation von Sicherung bzw. Ausschluss von HIT II in der Patientenakte.
> - Thrombozytensubstitution nur bei schwerer Thrombozytopenie und Vorliegen einer Blutungssituation erwägen.

12.2 Notfallmanagement bei Lungenembolie

C. Dellas, S. V. Konstantinides

Bei ca. 5–10% der Patienten mit einer Lungenembolie (LE) finden sich Zeichen einer hämodynamischen Instabilität, d. h. Schock oder Hypotonie. In einer Autopsiestudie war bei 70 % der Patienten, bei denen eine Lungenembolie als Todesursache festgestellt wurde, diese Diagnose ante mortem gar nicht in Betracht gezogen worden (Stein u. Henry, 1995). Insofern ist eine frühzeitige Diagnostik notwendig. Da über 90 % der Todesfälle bei unbehandelten Patienten auftreten (Torbicki et al. 2008), ist außerdem eine umgehende Therapie notwendig.

> Bei hämodynamisch instabilen Patienten muss immer auch an eine Lungenembolie gedacht werden.

Die Differenzialdiagnose bei hämodynamisch instabilen Patienten, die in einer Notaufnahme aufgenommen werden, umfasst die folgenden Akuterkrankungen:

Tab. 12.1 Alternative Antikoagulanzien

	Initiale Dosierung	Monitoring	Halbwertszeit	Elimination
Argatroban (Handelsname Argatra)	2 µg/kg/min i. v. **Cave**: bei Patienten mit Leberfunktionsstörung, Intensivpatienten oder Patienten mit Z. n. kardiochirurgischen Eingriff deutlich reduzierte Dosis von 0,5–1,0 µg/kg/min i. v	aPTT Erste Messung 2 h nach Infusionsbeginn Ziel-PTT:1,5- bis 3-fach über dem Normwert	45 min	Hepatisch Keine Anpassung bei Niereninsuffizienz
Danaparoid (Handelsname Orgaran)	i.v.-Bolus von 1500 IE (<50 kg) 2250 IE (55–90 kg) 3750 IE (>90 kg) gefolgt von 400 IE über 4 h, 300 IE über 4 h, anschließend Erhaltungsinfusion von 150–200 IE/h	AntiXa Ziel-Anti-Xa-Spiegel im Steady State: 0,4–0,8 U/ml	18–24 h	Renal

- Myokardinfarkt,
- Lungenembolie,
- akutes Vitium,
- Aortendissektion,
- Perikardtamponade.

Hämodynamisch instabile Patienten mit einer Lungenembolie werden der Hochrisiko-LE-Gruppe zugeordnet; die Akutmortalität liegt bei über 15 %. Wie im ▶ Kapitel 14.1 beschrieben, ist die hämodynamische Instabilität definiert durch das Vorliegen von Schock oder Hypotonus (systolischer Blutdruck <90 mmHg oder ein Abfall um ≥40 mmHg, über einen Zeitraum von >15 min, ohne Vorliegen neu aufgetretener Arrhythmien, Hypovolämie oder Sepsis).

12.2.1 Diagnostischer Algorithmus bei hämodynamisch instabilen Patienten

Für eine schnelle differenzialdiagnostische Abklärung stellt die Echokardiographie die ideale Methode dar. Hämodynamisch instabile Patienten weisen im Rahmen einer Lungenembolie Zeichen einer akuten Rechtsherzbelastung auf (▶ Kap. 14.1). Um die Diagnose einer Lungenembolie definitiv zu sichern, wird empfohlen, eine CT-Pulmonalisangiographie durchzuführen, wenn diese sofort verfügbar ist und der Patient für den Transport ausreichend stabilisiert werden kann. Ansonsten darf die Diagnose einer Lungenembolie anhand des Nachweises einer Rechtsherzbelastung mittels Echokardiographie gestellt werden (◘ Abb. 12.1). Im Gegensatz zu hämodynamisch stabilen Patienten (▶ Kap. 14.1) spielen D-Dimere in dieser Notfallsituation keine Rolle.

12.2.2 Therapie bei hämodynamisch instabilen Patienten

Thrombolyse

Bei hämodynamisch instabilen Patienten ist das vordringlichste Therapieziel, eine schnelle Entlastung des rechten Ventrikels zu erreichen. Thrombolytika verbessern schnell und sehr effektiv die pulmonale Durchblutung bei Patienten mit einer Lungenembolie. So bewirkten 100 mg Alteplase nach 2-stündiger Infusion in der PAIM-Studie-2 eine 30%ige Absenkung des pulmonalarteriellen Druckes, während Heparin alleine keine signifikante Wirkung erzielte (Dalla-Volta et al. 1992). Auch echokardiographische Zeichen der Rechtsherzbelastung waren in der TIPES-Studie mit hämodynamisch stabilen Patienten bereits 24 h nach einmaliger Gabe von Tenekteplase deutlich rückläufig (Becattini et al. 2010). Zwar sind bei den Überlebenden die hämodynamischen Parameter und das Ausmaß der Rechtsherzbelastung 7 Tage nach thrombolytischer Behandlung ähnlich wie unter alleiniger Heparintherapie, allerdings besteht angesichts der hohen Akutmortalität einer Hochrisikolungenembolie – mit 65 % der Todesfälle innerhalb der ersten Stunde und 80 % nach 2,5 h (Stein u. Henry 1995) – eine dringliche Indikation zur sofortigen Rekanalisation der Pulmonalarterie und Entlastung des rechten Ventrikels. Bei einem Vergleich von Streptokinase mit Heparin wurde die Studie nach Einschluss von nur 8 Patienten vorzeitig abgebrochen, da alle Patienten der Thrombolysegruppe überlebten, während alle Patienten der Heparingruppe innerhalb von 72 h verstarben (Jerjes-Sanchez et al. 1995). In einer Metaanalyse hämodynamisch instabiler Patienten betrug die Mortalitäts- und Rezidivrate in der Thrombolysegruppe 9,4 % im Vergleich zu 19,4 % in der Heparingruppe (Wan et al. 2004).

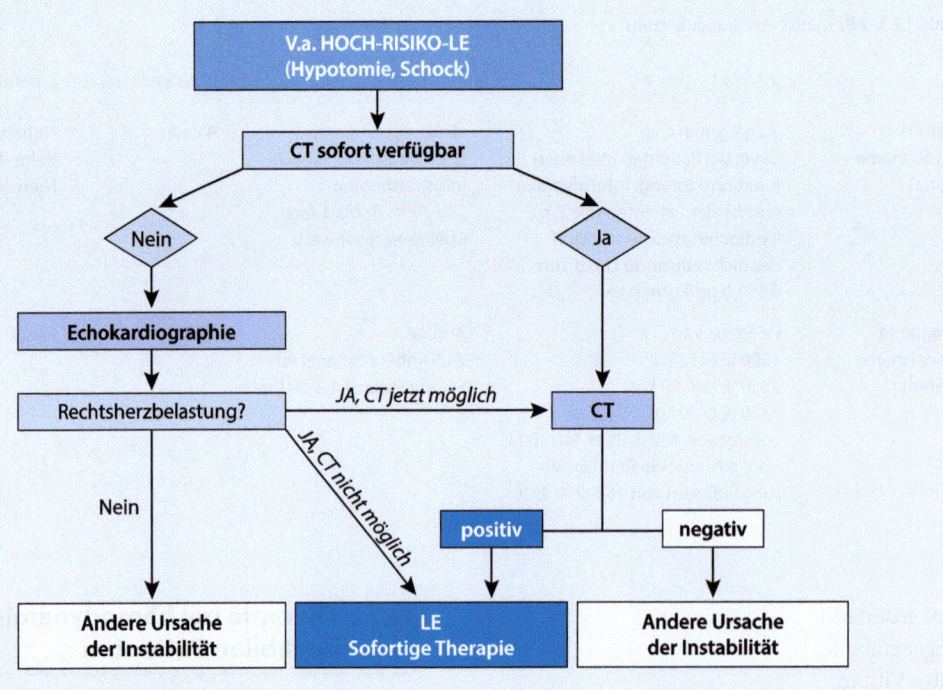

◘ **Abb. 12.1** Diagnostischer Algorithmus bei Patienten mit Verdacht auf Hochrisikolungenembolie, d. h. Vorliegen von Schock oder Hypotonie (systolischer RR <90 mmHg, Abfall der Blutdrucks um >40 mmHg für >15 min, der sich nicht durch eine neu aufgetretene Arrhythmie, Hypovolämie oder Sepsis erklären lässt). (Adaptiert nach Torbicki et al. 2008)

Der größte Nutzen einer thrombolytischen Therapie ergibt sich innerhalb der ersten 48 h nach Beginn der Symptomatik. Im Gegensatz zur thrombolytischen Therapie beim Schlaganfall oder Herzinfarkt gibt es jedoch kein strenges Zeitfenster für die Therapie, da auch noch nach 6–14 Tagen andauernder Symptomatik eine Wirkung erzielt werden kann (Torbicki et al. 2008). Bei 92 % der Patienten tritt innerhalb von 36 h nach einer Thrombolyse eine Verbesserung der hämodynamischen und echokardiographischen Parameter auf (Meneveau et al. 2006). Bei den übrigen 8 % sollte keine erneute Thrombolyse erfolgen, da dann bei 70 % ein komplizierter Verlauf folgt. Bei ihnen besteht die Indikation zur chirurgischen Embolektomie oder, wenn diese nicht verfügbar ist, zur kathetergesteuerten Embolektomie bzw. Thrombusfragmentation (Torbicki et al. 2008).

Aufgrund der einfacheren Handhabung und der fibrinspezifischen Wirkung stellt Alteplase für den Klinikalltag im Gegensatz zu Streptokinase und Urokinase das bevorzugte Thrombolytikum dar. Reteplase und Tenekteplase haben noch keine Zulassung zur Behandlung der Lungenembolie. In zwei randomisierten Studien wurden sie in gleicher Dosierung wie beim Herzinfarkt erfolgreich eingesetzt (◘ Tab. 12.2).

Neben einer thrombolytischen Therapie besteht bei jedem Patienten die Indikation zur therapeutischen Antikoagulation mit unfraktioniertem Heparin. Ein entsprechendes Dosierungsschema wird in ◘ Tab. 12.3 angegeben. Die Heparin-Infusion kann parallel zu einer thrombolytischen Therapie mit Alteplase oder Tenekteplase, nicht jedoch gleichzeitig mit Streptokinase oder Urokinase erfolgen. Niedermolekulare Heparine sollten bei hämodynamisch instabilen Patienten nicht angewandt werden.

Nicht zu vernachlässigen ist das Risiko signifikanter Blutungen unter einer thrombolytischen Therapie, das bis zu 13 % betragen kann. Unter Vermeidung invasiver diagnostischer Verfahren (CT anstelle konventioneller Pulmonalisangiographie) treten bedeutsame Blutungen heutzutage allerdings seltener auf. Es verbleibt jedoch eine 1,8%ige Inzidenz intrakranieller Blutungen (Torbicki et al. 2008). Aus diesem Grund sind die Kontraindikationen bei der Anwendung von Thrombolytika streng zu beachten (◘ Tab. 12.4).

Alternative Therapieoptionen

Die chirurgische Embolektomie wurde bereits eingesetzt, bevor es überhaupt Medikamente zur Therapie der Lungenembolie gab, und auch heute noch ist sie in bestimmten Situationen eine Alternative oder Ergänzung der medikamentösen Behandlung. In erfahrenen Zentren beträgt die perioperative Mortalität bei Patienten mit einer Rechtsherzbelastung ohne Kreislaufkollaps 6–8 % (Torbicki et al.

Tab. 12.2 Thrombolytika zur Therapie der Lungenembolie. (Konstantinides et al. 2009)

Thrombolytikum	Anwendung
Streptokinase	250.000 E über 30 min, gefolgt von 100.000 E/h über 12–24 h Akzeleriert: 1,5 Mio. E über 2 h
Urokinase	4.400 E/kg über 10 min, gefolgt von 4.400 E/kg/h über 12–24 h Akzeleriert: 3 Mio. E über 2 h
Alteplase	100 mg über 2 h Akzeleriert: 0,6 mg/kg über 15 min
Reteplase	2 Bolusinjektionen à 10 mg im Intervall von 30 min (Off Label)
Tenekteplase	Einmalige gewichtsadaptierte Bolusinjektion von 30–50 mg (Off Label)

Tab. 12.3 Dosierungsschema zur therapeutischen Antikoagulation mit unfraktioniertem Heparin. (Raschke et al. 1996)

Beginn	Bolus 80 E/kgKG, Beginn der Infusion mit 18 E/kg/h
Dosisanpassung nach aPTT	Änderung der Infusionsrate
<35 s (<1,2-fach erhöht)	80 E/kgKG Bolus, Rate erhöhen um 4,0 E/kg/h
35–45 s (1,2–1,5-fach)	40 E/kgKG Bolus, Rate erhöhen um 2,0 E/kg/h
46–70 s (1,5–2,3-fach)	Keine Änderung
71–90 s (2,3–3,0-fach)	Infusionsrate reduzieren um 2,0 E/kg/h
>90 s (>3,0-fach)	Unterbrechung der Infusion für 1 h, danach Infusionsrate reduzieren um 3,0 E/kg/h

2008). Obwohl das Blutungsrisiko bei Patienten mit vorangegangener Thrombolyse deutlich höher ist, stellt die Anwendung von Thrombolytika keine Kontraindikation zum chirurgischen Eingriff dar. Im Gegenteil, die chirurgische Embolektomie ist die Methode der Wahl bei »Versagen« der Thrombolyse. Bei diesen Patienten betrug die Mortalität nach chirurgischer Intervention Untersuchungen zufolge 7 % im Vergleich zu 38 % bei Durchführung einer erneuten Thrombolyse (Meneveau et al. 2006).

Eine weitere Indikation für die chirurgische Embolektomie ist das Vorliegen einer absoluten Kontraindikation gegen eine Thrombolyse (Tab. 12.4). Darüber hinaus ist die chirurgische Embolektomie beim Nachweis großer flottierender Thromben und/oder eines offenen Foramen ovale indiziert (Deutsche Gesellschaft für Angiologie 2010). Perkutane Techniken zur Rekanalisation obstruierter Pulmonalgefäße durch kathetergesteuerte Embolektomie oder Fragmentation stellen in spezialisierten Zentren eine Alternative zur chirurgischen Embolektomie dar.

Tab. 12.4 Kontraindikationen einer thrombolytischen Therapie (Torbicki et al. 2008). Bei Vorliegen einer akut lebensbedrohlichen Hochrisikolungenembolie sind die meisten »absoluten« Kontraindikationen allerdings »relativ«

Kontraindikationen	
Absolut	Früherer hämorrhagischer Schlaganfall Ischämischer Schlaganfall ≤6 Monate ZNS-Neoplasie oder -Metastasen Größere Verletzungen/Operationen ≤3 Wochen Gastrointestinale Blutung ≤1 Monat Aktive innere Blutung
Relativ	Transitorische ischämische Attacke (TIA) ≤6 Monate Laufende Therapie mit oralen Antikoagulanzien Nicht komprimierbare arterielle Punktion Schwangerschaft oder postpartale Zeit ≤1 Woche Fortgeschrittene Lebererkrankung Bakterielle Endokarditis Aktives Magenulkus Unkontrollierter Hypertonus >180 mmHg systolisch Traumatische kardiopulmonale Reanimation

Empfehlungen zur Akutbehandlung der Hochrisikolungenembolie (mit Angabe des Empfehlungs- und Evidenzgrades)
- Sofortiger Beginn der therapeutischen Antikoagulation mit unfraktioniertem Heparin (IA)
- Thrombolytische Therapie für Patienten im kardiogenen Schock oder mit anhaltender Hypotonie (IA)
- Chirurgische Embolektomie bei Patienten mit Kontraindikation für eine Thrombolyse oder bei Versagen der initialen Thrombolyse (IC)
- Kathetergesteuerte Embolektomie oder Fragmentierung als Alternative zu chirurgischen Maßnahmen (IIbC)

Supportive Maßnahmen

Im Gegensatz zu anderen Schockformen ist bei einer akuten Rechtsherzinsuffizienz eine übermäßige Volumengabe schädlich. Unter moderater Flüssigkeitsgabe kann jedoch eine Steigerung von Herzminutenvolumen und Herzindex erreicht werden. Dobutamin steigert ebenfalls das Herzminutenvolumen und kann genauso wie Dopamin bei Patienten mit erhaltenem arteriellen Blutdruck und Zeichen einer Hypoxämie angewandt werden. Bei hypotensiven Patienten werden Vasopressoren wie Adrenalin und Noradrenalin empfohlen. Keine ausreichenden Daten und Empfehlungen bestehen für die Anwendung von Vasodilatatoren (inhalatives NO oder Prostazyklin), Levosimendan, Phosphodiesterase-5-Hemmer und Endothelinrezeptorantagonisten.

Bei einer Hypoxämie wird Sauerstoff nasal verabreicht, eine mechanische Ventilation ist selten notwendig. Letztere kann aufgrund des positiven Atemwegsdruckes den venösen Rückstrom und die Rechtsherzinsuffizienz weiter verschlechtern. Eine anhaltende Hypoxämie trotz Sauerstoffgabe sollte an ein offenes Foramen ovale denken lassen, über das bei erhöhtem rechtsatrialen Druck ein Rechts-Links-Shunt entsteht. Es besteht ein mehr als 10-fach erhöhtes Mortalitätsrisiko für die Akutphase, insbesondere aufgrund paradoxer Embolien mit Schlaganfällen. Eine prompte Thrombolyse oder operative Embolektomie zur Senkung des Druckes im rechten Ventrikel und Atrium ist bei diesen Patienten zur Minimierung paradoxer Embolien indiziert (Konstantinides 2007).

Literatur

Zu 12.2

Becattini C, Agnelli G, Salvi A, Grifoni S, Pancaldi L.G, Enea I, Balsemin F, Campanini M, Ghirarduzzi A, and Casazza F (2010) Bolus tenecteplase for right ventricle dysfunction in hemodynamically stable patients with pulmonary embolism. Thromb Res 125: e82–e86

Dalla-Volta S, Palla A, Santolicandro A, Giuntini C, Pengo V, Visioli O, Zonzin P, Zanuttini D, Barbaresi F, Agnelli G (1992) PAIMS 2: alteplase combined with heparin versus heparin in the treatment of acute pulmonary embolism, Plasminogen activator Italian multicenter study 2. J Am Coll Cardiol 20: 520–526

Deutsche Gesellschaft für Angiologie G. f. G. (2010) Diagnostik und Therapie der Venenthrombose und der Lungenembolie. AWMF Online AWMF-Leitlinien-Register Nr. 065/002:

Jerjes-Sanchez C, Ramírez-Rivera A, de Lourdes G, Arriaga-Nava R, Valencia S, Rosado-Buzzo A, Pierzo JA, Rosas E (1995) Streptokinase and Heparin versus Heparin Alone in Massive Pulmonary Embolism: A Randomized Controlled Trial. J Thromb Thrombolysis 2: 227–229

Konstantinides S (2007) Akute Lungenembolie – Prophylaxe Diagnose und Therapie. Uni-Med, Bremen, S 10–17

Konstantinides S, Janssens U, Mayer E (2009) Diagnose und Therapie der akuten Lungenembolie. Pocket Leitlinie. Herausgegeben von der Deutschen Gesellschaft für Kardiologie, Herz- und Kreislaufforschung e. V.

Meneveau N, Seronde MF, Blonde MC, Legalery P, Didier-Petit K, Briand F, Caulfield F, Schiele F, Bernard Y, Bassand JP (2006) Management of unsuccessful thrombolysis in acute massive pulmonary embolism. Chest 129: 1043–1050

Raschke RA, Gollihare B, Peirce JC (1996) The effectiveness of implementing the weight-based heparin nomogram as a practice guideline. Arch Intern Med 156: 1645–1649

Stein PD, Henry JW (1995) Prevalence of acute pulmonary embolism among patients in a general hospital and at autopsy. Chest 108: 978–981

Torbicki A, Perrier A, Konstantinides S, et al. (2008) Guidelines on the diagnosis and management of acute pulmonary embolism: the Task Force for the Diagnosis and Management of Acute Pulmonary Embolism of the European Society of Cardiology (ESC). Eur Heart J 29: 2276–2315

Wan S, Quinlan DJ, Agnelli G, Eikelboom JW (2004) Thrombolysis compared with heparin for the initial treatment of pulmonary embolism: a meta-analysis of the randomized controlled trials. Circulation 110: 744–749

Spezielle Thromboseformen

Kapitel 13 Thrombosen unter besonderen Bedingungen – 335
M. W. Beckmann, T. W. Goecke, V. Limperger, V. Henker,
D. Manner, U. Nowak-Göttl, H. Nüllen, T. Noppeney,
F. Schönleben, U. Kamphausen, J. Noppeney, C. Diehm, C. Nüllen

Kapitel 14 Komplikationen und Spätfolgen von Thrombosen – 375
C. Dellas, S. V. Konstantinidis, W. Blättler, H. E. Gerlach,
G. Salzmann

Kapitel 15 Thrombosen anderer Lokalisation – 397
F. Wiese, A. J. Augustin, T. Noppeney, H. Nüllen, D. Böckler,
M. S. Bischoff, D. Schwab, B. Luther

Kapitel 16 Spezielle Krankheitsentitäten und Syndrome – 439
C. Diehm, M. Okada, H. Landgraf

Thrombosen unter besonderen Bedingungen

M. W. Beckmann, T. W. Goecke, V. Limperger, V. Henker, D. Manner,
U. Nowak-Göttl, H. Nüllen, T. Noppeney, F. Schönleben, U. Kamphausen,
J. Noppeney, C. Diehm, C. Nüllen

13.1 Thrombose in der Schwangerschaft – 336

13.2 Thrombose im Kindes- und Jugendalter – 338

13.3 Postoperative Thrombose – 344

13.4 Thrombose bei mechanischen Hindernissen – 345
13.4.1 Intrinsische venöse Kompression – 345
13.4.2 Extrinsische venöse Kompressionssyndrome – 347

13.5 Thrombose bei Malignomen – 349

13.6 Septische Thrombose – 352

13.7 Reisevenenthrombose – 354

13.8 Thrombophlebitis – 357

13.9 Phlebitis migrans sive saltans – 360

13.10 Phlegmasia coerulea dolens – 362

Literatur – 368

H. Nüllen et al. (Hrsg.), *VTE – Venöse Thromboembolien*,
DOI 10.1007/978-3-642-21496-7_13, © Springer-Verlag Berlin Heidelberg 2014

13.1 Thrombose in der Schwangerschaft

M. W. Beckmann, T. W. Goecke

Die tiefe Beinvenenthrombose (TVT) mit Lungenembolie zählt zu den führenden Todesursachen in Schwangerschaft und Wochenbett; jeder Verdacht muss deshalb sofort und definitiv abgeklärt werden. Ihre Inzidenz wird auf 0,76–1,72 pro 1000 Schwangerschaften geschätzt und ist damit 4-mal so hoch wie außerhalb der Schwangerschaft (Marik u. Plante 2008).

Das Risiko einer Thrombose ist in allen Trimina in etwa gleich hoch und steigt in den ersten 4 Wochen des Wochenbetts an (Jacobsen et al. 2008, Knight 2008, Pomp et al. 2008). In den letzten 20 Jahren hat sich vor allem wegen des zunehmend höheren Alters der Schwangeren und einer steigenden Sectiorate die Thrombosehäufigkeit in der Schwangerschaft und im Wochenbett verdoppelt (Stein et al. 2004) (Tab. 13.1).

Die Gesamtinzidenz der thromboembolisch bedingten maternalen Letalität wird mit 2/100.000 Schwangerschaften (0,002 %) angegeben (Gerhardt et al. 2000, James et al. 2006).

Die Diagnostik birgt Probleme für Mutter und Kind und ist wesentlich komplexer als außerhalb der Schwangerschaft. Die klinischen Thrombosezeichen sind unspezifisch und unzuverlässig (Tutschek et al. 2002).

Da in der Schwangerschaft kein Diagnosealgorithmus getestet wurde, ist eine individuelle Vorgehensweise erforderlich. Die klinische Wahrscheinlichkeit (KW) ist allein durch die vorliegende Schwangerschaft höher als bei Nicht-Schwangeren (AWMF 2010). Abb. 13.1 und Abb. 13.2 stellen mögliche Algorithmen für einen strukturierten Ausschluss einer Thrombose/Lungenembolie dar.

Wenngleich ein negativer D-Dimer-Test nach ersten Ergebnissen eine venöse Thrombose in der Schwangerschaft mit hoher Wahrscheinlichkeit ausschließt (Chan et al. 2007), gilt nach wie vor die Sonographie der Bein- und Beckenvenen als Untersuchungsmethode der Wahl. Die MR-Phlebographie stellt in der Schwangerschaft eine vielversprechende Alternative dar (Ginsberg u. Bates 2003), insbesondere im proximalen Oberschenkel- und Beckenbereich. Die Phlebographie wird hingegen wegen der Strahlenbelastung des Föten nur ausnahmsweise eingesetzt (AWMF 2010).

> Die Abklärung einer Venenthrombose in der Schwangerschaft sollte interdisziplinär erfolgen. Ein Algorithmus ist hierfür nicht getestet. Dennoch soll jeder Verdacht soweit abgeklärt werden, dass eine therapeutische Entscheidung erfolgen kann.

Die Sonographie der Beinvenen kann bei hämodynamisch stabilen Patienten ein sinnvoller Schritt bei der Abklärung eines Verdachts auf Lungenembolie sein.

> Bei akuter Dyspnoe und Tachykardie sowie dem Nachweis einer Beinvenenthrombose kann eine Lungenembolie als gesichert gelten (AWMF 2010).

Bei nicht unmittelbarer Verfügbarkeit ausreichender diagnostischer Maßnahmen sollte auch bei niedriger Thrombosewahrscheinlichkeit bis zum Ausschluss oder der Bestätigung einer VTE eine Antikoagulation mit niedermolekularem Heparin durchgeführt werden.

Der D-Dimer-Test ist wegen des physiologischen Anstiegs der D-Dimere in der Schwangerschaft nur eingeschränkt verwertbar; allerdings existieren dem Schwangerschaftsalter adaptierte Referenzwerte, die die Interpretation erleichtern (Tab. 13.2; Morse 2004).

Mit einer Strahlenexposition einhergehende Verfahren sind in den ersten beiden Dritteln der Schwangerschaft besonders kritisch zu prüfen. Deren Einsatz ist aber unter Würdigung des klinischen Zustandes gerechtfertigt, um eine Lungenembolie definitiv auszuschließen bzw. nachzuweisen (AWMF 2010). Hierbei bleibt die Mehrschicht-Spiral-CT-Angiographie die Methode der Wahl (Schaefer et al. 2008), da die damit verbundene Ganzkörper- und insbesondere die Uterusstrahlendosis relativ gering ist (Tab. 13.3). Die MR-Angiographie stellt möglicherweise in Zukunft eine Alternative dar. Der Einsatz der einzelnen Untersuchungsmethoden muss im Einzelfall das embryonale/fötale Schädigungspotenzial gegenüber der Gefährdung der Mutter (und damit auch des Kindes) bestmöglich abwägen (AWMF 2010).

Die Diagnose einer Lungenembolie kann heute mittels radiologischer Verfahren mit weniger als 0,05 mSV (5000 µGy) erfolgen. Erst bei Strahlungsintensitäten über 10 mSV (100.000 mGy) müssen fetale Schäden angenommen werden, die in Einzelfällen einen Schwangerschaftsabbruch rechtfertigen.

> In der Schwangerschaft soll jeder Verdacht auf Lungenembolie einer definitiven Klärung zugeführt werden; dies schließt auch strahlendiagnostische Methoden ein (AWMF 2010).

Die Echokardiographie (transthorakal/transösophageal) eignet sich primär zur Diagnose einer rechtsventrikulären Dysfunktion infolge einer Lungenembolie. Ihr Stellenwert hängt von der hämodynamischen Situation der Patientin ab. Bei instabilen Patientinnen mit Verdacht auf Lungenembolie sollte die Echokardiographie frühzeitig durchgeführt werden. Bei stabilen Patientinnen mit nachgewiesener Lungenembolie kann mit Hilfe der Echokardiographie eine Risikostratifizierung erfolgen (AWMF 2010). Bei entsprechender Indikation kann auch in der Schwangerschaft, ggf. unter sedierenden Maßnahmen, eine transösophagiale Echokardiographie durchgeführt werden (Abb. 13.1 u. Abb. 13.2).

Tab. 13.1 Adjustierte relative Risiken für VTE in der Schwangerschaft aus mehreren Metaanalysen (Royal College of Obstetricians and Gynaecologists 2009) und nach Pomp et al. 2008

Risikofaktoren	Adjustiertes relatives Risiko	95-%-CI
Faktor-V-Leiden-Mutation (homozygot)[a]	52,2	12,4–219,5
Prothrombin-Mutation 20210A (homozygot)[a]	30,7	4,6–203,6
Vorausgegangene VTE[b]	24,8	17,1–36
Postpartale Blutung und OP[c]	12,0	3,9–36,9
Immobilisierung postpartal[c]	10,8	4,0–28,8
Geburtshilfliche Blutung[d]	9,0	1,1–71,0
Systemischer Lupus erythematodes[b]	8,7	5,8–13,0
Immobilisation präpartal[c]	7,7	3,2–19,0
Transfusionen[b]	7,6	6,2–9,4
Thrombophlebitis[d,f]	7,0	
Sichelzellanämie[b,g]	6,7	4,4–10,1
Sectio und postpartale Infektion[c]	6,2	2,4–16,2
Präeklampsie + IUGR[c]	5,8	2,1–16,0
Herzerkrankung[g,h]	5,4	2,6–11,3
Body-Mass-Index >30[b]	4,4	3,4–5,7
Gewicht >120 kg[i]	4,3	1,3–14,8
Reproduktionsmedizin[c]	4,3	2,0–9,4
Höhergradige Mehrlinge[h]	4,2	1,8–9,7
Postpartale Blutung >1l[c]	4,1	2,3–7,3
Postpartale Infektion[b]	4,1	2,9–5,7
Parität (1 Kind)[j]	4,0	1,6–9,8
Sekundäre Sectio[b,h,k]	3,6	3,0–4,3
Positive Familienanamnese[l,m]	3,0	
Präeklampsie[c,k]	2,9	2,1–3,9
Notfall-Sectio[c]	2,7	1,8–2,4
Nikotinabusus in der Schwangerschaft[n]	2,7	1,5–4,9
Adipositas (gesamt)[j]	2,6	1,0–6,4
Anämie[b]	2,6	2,2–2,9
Zwillingsschwangerschaft[c,k]	2,6	1,1–6,2
Hyperemesis gravidarum[b]	2,5	2,0–3,2
Vorz. Entbindung <36 SSW[h]	2,4	1,6–3,5
Varizen[d]	2,4	1,0–5,4
Parität (≥3 Kinder)[k]	2,4	1,8–3,1
Body-Mass-Index >25 (postpartal)[c]	2,4	1,7–3,3
Blutungen während der Schwangerschaft[b]	2,3	1,8–2,3

Tab. 13.1 (Fortsetzung)

Risikofaktoren	Adjustiertes relatives Risiko	95-%-CI
Rauchen (gesamt)[n]	2,1	1,3–3,4
Gewicht 90–120 kg[i]	1,9	1,1–3,4
Body-Mass-Index >25 (antepartal)[c]	1,8	1,3–2,4
Gewichtszunahme >21 kg in der SS[c]	1,6	1,1–2,6
Parität (2 Kinder)[k]	1,5	1,1–2,6
Alter >35 Jahre[k]	1,3	1,0–1,7

[a] Pomp et al. 2008, [b] James et al. 2006, [c] Jacobsen et al. 2008, [d] Danilenko-Dixon et al. 2001, [e] Heit et al. 2001, [f] Schonauer et al. 2003, [g] Villers et al. 2008, [h] Simpson et al. 2001, [i] Robinson et al. 2005, [j] Knight 2008, [k] Lindqvist et al. 1999, [l] Briet et al. 1994, [m] Heijboer et al. 1990, [n] Larsen et al. 2007.

Tab. 13.2 Normalwerte der D-Dimere. (Adaptiert nach Morse 2004)

Kontrollpatientinnen	140±58 ng/ml
16. SSW	191±25 ng/ml
26. SSW	393±72 ng/ml
34. SSW	544±96 ng/ml

SSW Schwangerschaftswoche.

Tab. 13.3 Strahlenbelastung bei verschiedenen diagnostischen Methoden zur Diagnosesicherung von tiefer Venenthrombose und Lungenembolie während der Schwangerschaft. (Nijkeuter et al. 2004, 2006)

Diagnostische Methode	Strahlenbelastung [mSv]
Einseitige Phlebographie ohne Beckenabschirmung	3,14
Einseitige Phlebographie mit Beckenabschirmung	<0,5
Pulmonalisangiographie via V. femoralis	2,21–3,74
Pulmonalisangiographie via V. brachialis	<0,5
Perfusionsszintigraphie (^{99m}Tc-MAA, 200 MBq)	0,2–0,6
Perfusionsszintigraphie (^{99m}Tc-MAA, 40 MBq)	0,11–0,20
Ventilationsszintigraphie (^{99m}Tc-Aerosol)	0,1–0,3
Ventilationsszintigraphie (^{81m}Kr, 600 MBq)	0,0001
Einzeilenspiral-CT	0,026
Mehrzeilenspiral-CT	0,013
Röntgenthoraxaufnahme	0,001

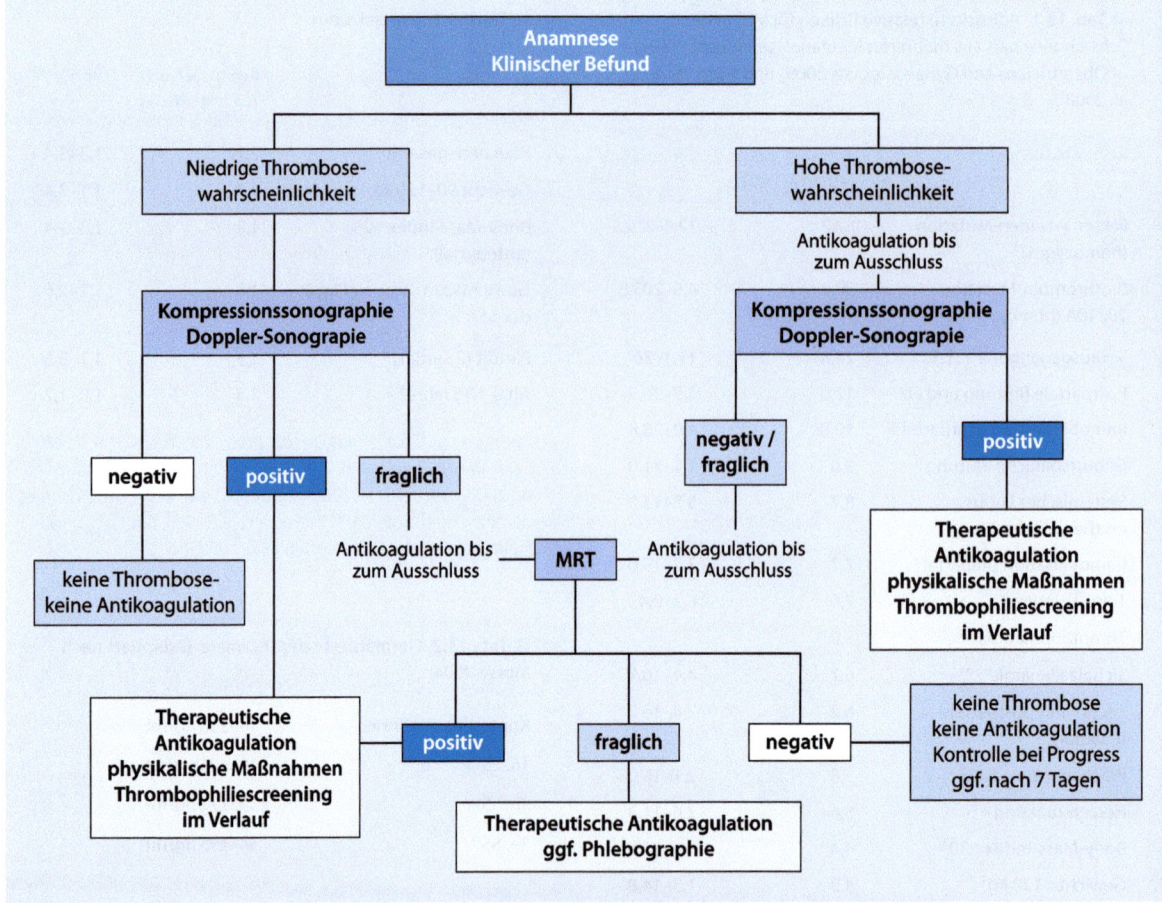

Abb. 13.1 Möglicher Algorithmus zur Diagnose einer Thrombose in der Schwangerschaft

13.2 Thrombose im Kindes- und Jugendalter

V. Limperger, V. Henker, D. Manner, U. Nowak-Göttl

- **Ätiologie und Inzidenz**

Bei Kindern und Jugendlichen sind venöse Thrombosen seltene und in der Regel schwere Erkrankungen, die vor allem innerhalb der letzten 2 Jahrzehnte besser diagnostiziert wurden. Sie treten überwiegend als sekundäre Komplikationen im Rahmen einer Grunderkrankung auf, z. B. Sepsis, Tumorerkrankung, kongenitale Herzfehler, endogene Testosteronerhöhungen, oder nach therapeutischen Interventionen wie z. B. einem zentralvenösen Katheter (Tab. 13.4).

Verlaufskontrollen bei Kindern und Jugendlichen mit stattgehabter Thrombose des tiefen Venensystems haben gezeigt, dass es in etwa der Hälfte der Fälle zu keiner vollständigen Auflösung des Thrombosematerials kommt (Ausnahme: Thrombosen, welche mit einem Zentralvenenkatheter bei Kindern mit Malignomen assoziiert sind), und mehr als ein Drittel der betroffenen Kinder leiden unter einem postthrombotischen Syndrom.

Thrombosen bei pädiatrischen Patienten haben zwei Häufigkeitsgipfel. Der erste Gipfel liegt bei Neugeborenen und Säuglingen in den ersten 12 Lebensmonaten und der zweite Gipfel in der Pubertät. Entsprechend den großen nordamerikanischen und europäischen Registern treten Thrombosen mit einer jährlichen Inzidenz von 0,07–0,14 pro 10.000 Kinder auf bzw. bei 5,3 pro 10.000 hospitalisierten Kindern. Die jährliche Inzidenz von Thrombosen in der Neugeborenenperiode wurde in Deutschland auf 5,1 pro 100.000 Lebendgeburten geschätzt und auf 24 pro 10.000 bei hospitalisierten Neugeborenen auf Intensivstationen.

Die Resultate einzelner Fallserien und Studien in Bezug auf das Risiko der Entstehung und des erneuten Auftretens einer Thrombose im Rahmen einer hereditären Thromboseneigung sind, meist aufgrund der kleinen Fallzahlen, widersprüchlich und isoliert betrachtet nicht beweisend. Ein Antithrombin-, Protein-C- und Protein-S-Mangel sowie die Faktor-V-Mutation (G1691A) und die

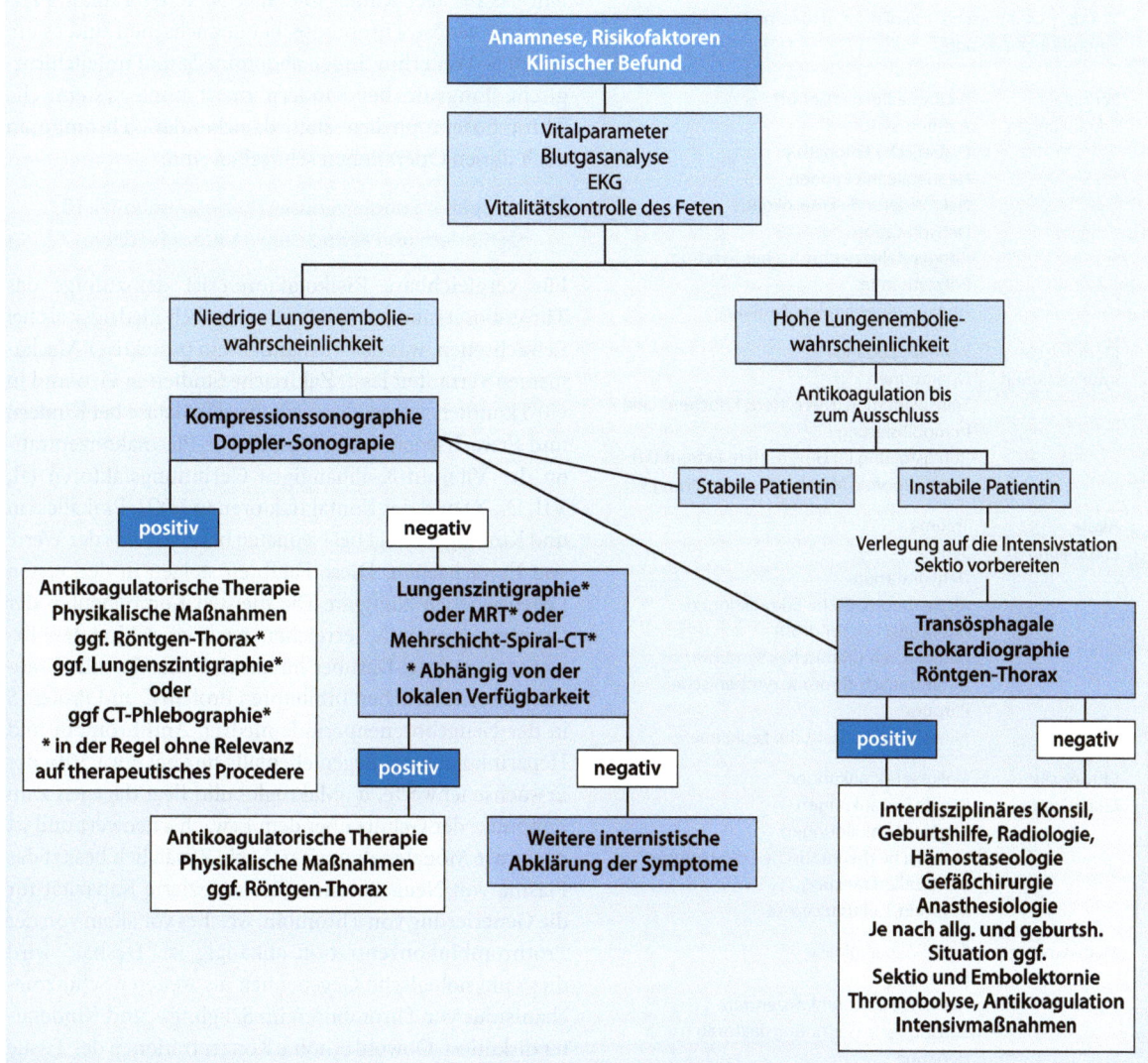

● **Abb. 13.2** Möglicher Algorithmus zur Diagnose einer Thrombose in der Schwangerschaft unter Berücksichtigung der Stabilität der Patientin

Prothrombinmutation (G20210A) sind neben den erworbenen Risikofaktoren wie u. a. dem Lupusantikoagulans und dem Antiphospholipidsyndrom etablierte Risikofaktoren für thromboembolische Ereignisse im Erwachsenenalter. Die angeborene Thromboseneigung wurde im Kindesalter sowohl für idiopathische venöse Thrombosen als auch für Thrombosen im Rahmen von systemischen Begleiterkrankungen beschrieben.

Follow-up-Daten für das erneute Auftreten von venösen Thrombosen im Kindesalter liegen nur aus einigen wenigen Studien vor. Das Wiedererkrankungsrisiko liegt bei Neugeborenen bei ca. 3 % und bei Kindern mit einer idiopathischen venösen Thrombose bei 21 %.

- **Entwicklungsbedingte Besonderheiten der Hämostase und venöse Thrombosen**

Das Gerinnungssystem reift mit zunehmendem Alter. Dieser Prozess spiegelt sich in unterschiedlichen Konzentrationen der meisten Gerinnungsfaktoren wieder und wird in der englischsprachigen Literatur als »developmental hemostasis« bezeichnet. Diese altersabhängigen Veränderungen sind nicht nur auf das Gerinnungssystem beschränkt, sie finden sich auch in multiplen Proteinsystemen innerhalb des Plasmaproteoms wieder. Zahlreiche Proteine verändern ihre Konzentration mit zunehmendem Lebensalter, und diese Veränderungen sind nicht nur auf das Kindes- und Jugendalter beschränkt. Studien mit Hundertjährigen konnten belegen, dass sich diese altersabhängigen Veränderungen bis ins hohe Lebensalter fortsetzen.

Tab. 13.4 Klinische Risikofaktoren für eine Thromboembolie im Kindesalter

Perinatale Erkrankungen	Asphyxie bei der Geburt Atemnotsyndrom Diabetische Fetopathie Neonatale Infektionen Nekrotisierende Enterokolitis Dehydratation Kongenitales nephrotisches Syndrom Polyzythämie Abgang eines fetalen Zwillings
Medizinische Interventionen	Zentrale Zugänge Operationen Transplantation (Niere, Herz, Knochenmark) Immobilisierung Ruhigstellung im Gips (untere Extremität) Extrakorporale Membranoxygenierung
Akute Erkrankungen	Trauma Sepsis Dehydratation Akute rheumatische Erkrankungen Nephrotisches Syndrom Hämolytisch-urämisches Syndrom/thrombotisch-thrombozytopenische Purpura Akute lymphoblastische Leukämie
Chronische Erkrankungen	Maligne Erkrankungen Renale Erkrankungen Kardiale Fehlbildungen Chronische rheumatische Erkrankungen Sichelzellerkrankung M. Crohn, Colitis ulcerosa
Medikamente	E.-coli-Asparaginase Prednison Aktivierte Faktorenkonzentrate Substituierte Gerinnungsfaktoren Heparine Antifibrinolytische Substanzen Orale Kontrazeptiva

> **Die plasmatischen Gerinnungsfaktoren zeigen altersabhängige Referenzwerte.**

Trotz niedriger Gerinnungsfaktoren im Plasma und einer verlängerten partiellen Thromboplastinzeit ist das Gerinnungssystem bei Neugeborenen ein ausgeglichenes System. Es gibt Indizien dafür, dass Kinder – abgesehen von den o. g. Risikozeiträumen – vor der Entstehung von Thrombosen geschützt sind. Patienten mit z. B. einem kongenitalen Antithrombin-, Protein-C- oder Protein-S-Mangel oder mit einer Resistenz gegen aktiviertes Protein C erleiden in der Regel bis zum Beginn der Pubertät keine thromboembolischen Ereignisse. Venöse Thrombosen treten zudem bei Kindern sekundär nach erworbenen Risikofaktoren weniger häufiger als bei Erwachsenen auf.

Nur ca. 2 % aller Kinder mit einer Nierenerkrankung zeigen eine venöse Thrombose, bei Erwachsenen sind es um die 20 %. Weiterhin finden abdominelle und unfallchirurgische Eingriffe bei Kindern meist ohne systemische Thromboseprophylaxe statt, da sekundäre Thrombosen nach diesen Operationen sehr selten sind.

> **Die Epidemiologie venöser Thromboembolien ist bei Kindern und Erwachsenen unterschiedlich.**

Für vergleichbare Risikofaktoren ist demzufolge das Thromboserisiko bei Kindern wesentlich niedriger als bei Erwachsenen, was das Vorhandensein protektiver Mechanismen vermuten lässt. Zahlreiche Studien in vivo und in vitro konnten zeigen, dass sich die Hämostase bei Kindern und Erwachsenen unterscheidet. Die Plasmakonzentration der Vitamin-K-abhängigen Gerinnungsfaktoren (II, VII, IX, X) und der Kontaktfaktoren (XI, XII, Präkallikrein und Kininogen) liegt bei Neonaten bei etwa 50 % der Werte von Erwachsenen. Diese Faktoren steigen in den ersten Lebenswochen zügig an. Die meisten Komponenten der Gerinnungsproteine erreichen nach ca. 6 Monaten Erwachsenenwerte. Darüber hinaus sind die Vitamin-K-abhängigen, natürlichen Inhibitoren Protein C und Protein S in der Neugeborenenperiode niedrig. Antithrombin und Heparinkofaktor II liegen ebenfalls nur bei etwa 50 % der Erwachsenenwerte, α_2-Makroglobulin liegt dagegen zum Zeitpunkt der Geburt über dem Erwachsenenwert und ist nach ca. 6 Monaten doppelt so hoch. Zusätzlich besitzt das Plasma von Neugeborenen eine reduzierte Kapazität für die Generierung von Thrombin, welches vor allem von der Prothrombinkonzentration abhängig ist. Deshalb wird diese physiologische Gegebenheit als weiterer Schutzmechanismus vor Thrombosen im Säuglings- und Kindesalter diskutiert. Obwohl erhöhte Konzentrationen des Tissue Type Plasminogen Activators (t-PA) in der Neonatalperiode vorliegen, sind erniedrigte Plasmakonzentrationen und eine geringere Aktivität von Plasminogen sowie die erhöhte Konzentration des Tissue Type Plasminogen Activator Inhibitors (PAI) für den hypofibrinolystischen Status verantwortlich.

■ **Lokalisation von thromboembolischen Ereignissen in der Pädiatrie**

In der Neugeborenenperiode sind die häufigsten Thrombosen paradoxe Embolien durch ein offenes Foramen ovale (Manifestation z. B. als thromboembolischer Schlaganfall, Aortenthrombose, Thrombosen der arteriellen Extremitätengefäße) sowie der thrombotische Verschluss der Vena cava, der Sinusvenen und der Nierenvenen beim reifen Neugeborenen. Weiterhin wurden Thrombosen in Zusammenhang mit zentralen Venenkathetern beschrieben, außerdem Portal- und Mesenterialvenenthrombosen. Die Purpura fulminans ist ein lebensbedrohliches Ereignis, welches durch eine Mikrothrombosierung der Endstrombahn mit nachfolgenden Einblutungen aufgrund einer Verbrauchskoagulopathie gekennzeichnet ist; sie tritt z. B. im Rahmen einer Meningokokkensepsis auf. Bei Neugeborenen kann bei einem angeborenen Protein-C- oder -S-Mangel oder bei einer homozygoten Faktor-V-Mutation (Genotyp 1691AA) ein ähnliches Krankheitsbild beobachtet werden.

- Diagnostik

Die Indikationen zur bildgebenden Diagnostik der venösen Thromboembolien (VTE) und die Prinzipien der Verfahrenswahl unterscheiden sich im Kindesalter im Prinzip nicht von der Indikation bei Erwachsenen; jedoch sind insbesondere die Strahlenbelastung und das Ausmaß der Invasivität der Methode im Kindes- und Jugendalter zu berücksichtigen.

Prospektive Studien sollten Goldstandardmethoden für die Bildgebung bei Neugeborenen, Säuglingen und Kindern festlegen.

- Die Rolle der angeborenen Risikofaktoren

Abhängig von der ethnischen Herkunft und der Anzahl der untersuchten Patienten und Kontrollpersonen variiert die Prävalenz angeborener Risikofaktoren.

Wenigstens einen der klinischen Risikofaktoren hatten mehr als 70 % der pädiatrischen Patienten mit tiefer Beinvenenthrombose und zerebralen Verschlüssen (zerebralvenöse Thrombosen und Schlaganfälle) in drei systematischen Reviews und Metaanalysen inklusive Beobachtungsstudien. Die zusammengefassten Risikoabschätzungen – dargestellt als Odds Ratios (OR) oder Hazard Ratios (HR) – zeigten einen statistischen Zusammenhang zwischen der Faktor-V-G1691A-Mutation, Prothrombin G20210A, Antithrombin-, Protein-S- und -C-Mangel sowie erhöhten Lipoprotein-(a)- Werten, kombinierten angeborenen Risikofaktoren und dem Vorhandensein von Lupusantikoagulanzien, Antiphospholipidantikörpern und der Entstehung von venösen Thromboembolien (Tab. 13.5).

- - Rolle der angeborenen Risikofaktoren für Rezidivthrombosen

Eine statistisch signifikante Assoziation konnte bei Rezidiven venöser Thromboembolien zwischen Protein-C-, Protein-S-, Antithrombinmangel, Faktor-II-Varianten und kombinierten angeborenen Risikofaktoren gezeigt werden. Für die Entstehung von venösen Thromboembolien bewegte sich die zusammengefasste Odds Ratio (1 angeborener Risikofaktor) zwischen 2,4 bei der heterozygoten Prothrombin-G20210A-Mutation (zerebrovaskuläre Verschlüsse) und 9,4 bei Kindern mit Antithrombinmangel (venöse Thromboembolien, Tab. 13.6). Für persistierende Antiphospholipidantikörper/Lupusantikoagulanzien

Tab. 13.5 Angeborene prothrombotische Risikofaktoren

	Prothrombotische Risikofaktoren
Häufig	Faktor-V-G1691A-Genmutation Faktor-II-G20210A-Genmutation Erhöhte Konzentration von Apolipoprotein (a) Moderate Hyperhomozysteinämie
Selten	Antithrombinmangel Protein-C-Mangel Protein-S-Mangel
Sehr selten	Dysfibrinogenämie Dys-/Hypoplasminogenämie Homozygote Homozystinurie
Genetische Prädisposition mit möglichem erhöhtem Risiko für Thrombose	Erhöhte Konzentration der Faktoren VIIIC, IX oder Fibrinogen

lag die zusammengefasste Odds-Ratio (OR) bei 6,6 bei Kindern mit zerebrovaskulären Verschlüssen und bei 4,9 für tiefe Venenthrombosen. Die heterozygote Prothrombin-G20210A-Mutation (Odds- Ratio 2,1), Protein-C-Mangel (OR 2,4), Protein-S-Mangel (OR 3,1) und Antithrombinmangel (OR 3,0) spielten ebenfalls eine signifikante Rolle für das Rezidivrisiko venöser Gefäßverschlüsse (Tab. 13.6). Aufschlussreich ist, dass in allen drei pädiatrischen Metaanalysen (Beobachtungsstudien) weder das Alter beim Ersterignis der Thrombose noch Publikationsjahr oder Studienort einen signifikanten Einfluss auf die erzielten ORs zeigten: Demnach gelten diese Daten für die gesamte pädiatrische Population, vom reifen Neugeborenen bis zum vollendeten 18. Lebensjahr.

- - Rolle der angeborenen Risikofaktoren bei asymptomatischen Familienangehörigen

In einer aktuellen deutschen Kohortenstudie wurden 533 erst- und zweitgradige Familienmitglieder von 206 pädiatrischen Thromboemboliepatienten bezüglich angeborener Risikofaktoren (Antithrombin, Protein C, Protein S, Faktor-V-Leiden-G1691A-Mutation, Prothrombin-G20210A-Mutation) untersucht und die Inzidenz symptomatischer familiärer Zweitereignisse ermittelt. Das Risiko für venöse Thromboembolien war bei Familienmitgliedern mit angeborenen Risikofaktoren im Vergleich zu Angehörigen ohne Thrombophilie bzw. noch nicht nachgewiesenem genetischen Risiko signifikant höher (HR 7,6, 95-%-CI: 4,00–14,45; p>0,001).

Das familiäre Zweitereignis einer venösen Thromboembolie war bei Trägern eines Antithrombin-, Protein-C- und Protein-S-Mangels am höchsten (HR 25,7, 95-%-

Tab. 13.6 Odds Ratio thrombophiler Risikofaktoren für die Ersterkrankung und Rezidiv von Thrombosen und Schlaganfall im Kindesalter

Risikofaktor	Zerebralvenöse Verschlüsse	Sonstige venöse Thrombosen	Venöse Thrombose: Rezidiv
APLA	6,58	4,87	–
Faktor-V-G1691A	3,26	3,55	1,35 (n. s.)
Faktor-II-G20210A	2,43	2,64	2,12
Antithrombin	7,06	9,44	3,01
Protein C	9,31	7,72	2,39
Protein S	3,2	5,77	3,12
Kombinierte Defekte	11,86	9,5	4,46

APLA Antiphospholipidantikörper, *n. s.* nicht signifikant.

CI:12,2–54,2; p<0,001). Die jährliche Inzidenz für venöse familiäre Zweitereignisse lag bei
- 2,82 % (95-%-CI:1,63–4,80) bei Familienmitgliedern, die Träger eines Antithrombin-, Protein-C- oder Protein-S-Mangels waren,
- 0,42 % (95-%-CI: 0,12–0,53) bei Trägern der heterozygoten Prothrombin-G20210A-Mutation,
- 0,25 % (95-%-CI: 0,12–0,53) bei der heterozygoten Faktor-V-Leiden-Mutation und
- 0,10 % (95-%-CI: 0,06–0,17) bei Angehörigen ohne bisher nachweisbare angeborene Risikofaktoren.

Rolle der genomweiten Perspektive pädiatrischer venöser Thromboembolien

In den letzten fünf Jahren hat sich ein bemerkenswerter Wandel der Fähigkeiten zur Trennung der genetischen Basis häufiger Merkmale und komplexen Erkrankungen in der humanen Population gezeigt. Genomweite Assoziationsstudien (GWAS) konnten zahlreiche neue Loci mit mäßigen bis großen Effektgrößen identifizieren, die mit Phänotypen häufiger Erkrankungen assoziiert sind. Im Gegensatz zu Studien mit einem Kandidatengen ist der GWAS-Ansatz unbeeinflusst von bereits beschriebenen Ergebnissen, Interaktionen und möglichen Pathomechanismen. Er baut direkt auf den Ergebnissen des HapMap-Projekts (www.hapmap.org) auf, in dem die häufigsten genetischen Varianten (Single Nucleotide Polymorphismen, SNP) im humanen Genom abgebildet sind. Ein essenzieller Bestandteil dieser häufigen Varianten wird in Blöcken vererbt (Haplotypen). Um den Großteil dieser SNP-Varianten innerhalb der Blöcke zu finden, müssen daher nur einige wenige sogenannte »tagging SNPs« untersucht werden. GWAS kann sowohl in Fall-Kontroll-Studien als auch in familienbasierenden Studien eingesetzt werden, um krankheitsassoziierte genetische Varianten zu entdecken (SNPs).

Gute Beispiele für multifaktorielle Erkrankungen sind venöse Thromboembolien: Zahlreiche, erblich bedingte und erworbene Risikofaktoren beeinflussen das Gesamtrisiko. Angeborene Risikofaktoren können innerhalb von Familien übertragen werden. Einer kleinen Gruppe familiärer Thrombophilieneigungen können seltene, aber höchst penetrante genetische Varianten zugeschrieben werden, wie zum Beispiel ein Protein-C- oder Protein-S-Mangel. Dennoch spielen Lifestyle-Faktoren eine ebenso wichtige Rolle. Die Zuordnung der Interaktion zwischen Lifesyle-Faktoren und genetischen Anlagevarianten wird in naher Zukunft durch diese neuen GWAS-Verfahren möglich sein.

> Pädiatrische Thromboembolien sind multifaktorielle Ereignisse: Beachte die Grunderkrankungen und thromboembolische Risikofaktoren!

Screening auf angeborene Risikofaktoren

Die wenigen Verlaufsdaten über das erneute Auftreten von venösen Thromboembolien bei Kindern berichten über Rezidivraten von 3 % bei Neonaten und 21 % bei Kindern mit idiopathischer VTE. Dennoch gibt es kontroverse Diskussionen darüber, ob Kinder mit Thrombosen und Nachkommen von thrombosegefährdeten Familien von einem Screening auf angeborene Risikofaktoren profitieren.

Basierend auf Daten aktueller Metaanalysen und systematischer Übersichtsarbeiten wird empfohlen, dass symptomatische Indexpatienten von spezialisierten Gerinnungszentren auf Thrombophilierisikofaktoren untersucht werden. Unter anderem sollte ein möglicher Antithrombin-, Protein-C- oder Protein-S-Mangel abgeklärt werden. Weiterhin wird bei pädiatrischen Patienten mit Thromboembolien ein Screening auch auf das Vorhandsein von erworbenen Lupusantikoagulanzien bzw. Antiphospholipidantikörpern empfohlen.

Da das Ausmaß an kombinierten angeborenen Risikofaktoren assoziiert mit dem ersten symptomatischen Auftreten in der pädiatrischen Population nicht vorhersehbar ist – vor allem, wenn die Familienanamnese bezüglich thromboembolischer Ereignisse positiv ist – sollten Faktor-V-G1691A- und Prothrombin-G20210A-Mutation in das Screeningprogramm mitaufgenommen werden, um kombinierte Thrombophilierisikofaktoren nicht zu übersehen und ggf. die Dauer der Thromboembolieprophylaxe anpassen zu können.

Unter Berücksichtigung der Mendelschen Vererbungstheorie haben etwa 50 % der Geschwister eines symptomatischen Probanden mit kombiniertem Gerinnungsdefekt einen einfachen thrombophilen Risikofaktor, 25 % tragen 2 oder mehrere genetische Mutation/Polymorphismen/Anlagevarianten. Für Risikosituationen ist eine effektive Primärprophylaxe mit Antikoagulanzien verfügbar (Risikosituationen sind Immobilisierung länger als 2 Tage, lange Flug-, Zug-, Auto-, Busreisen länger als 2–3 h, Erkrankungen aus dem rheumatischen oder onkologischen Formenkreis, Hormontherapie oder bei weiblichen Jugendlichen Eintritt einer Schwangerschaft). Daher werden Screeningprogramme bei ausgewählten nichtsymptomatischen Geschwistern und anderen erstgradigen Familienmitgliedern aus Hochrisikofamilien (Trägern von Antithrombin-, Protein-C- und Protein-S-Mangel) oder in Fällen kombinierter angeborener Risikofaktoren als »sinnvoll« diskutiert.

> **Praktische Empfehlungen**
> Unter Berücksichtigung des ethnischen Hintergrunds und der Anzahl der untersuchten Patienten-/Kontrollgruppen variiert die Verteilung angeborener Risikofaktoren in verschiedenen Ländern:
> - Untersuche innerhalb der ersten 12 Wochen nach einer venösen Thromboembolie auf das Antiphospholipidsyndrom und auf Lupusantikoagulanzien.
> - Untersuche jenseits des akuten Stadiums einer Thrombose (ca. 3 Monate) auf plasmatische, angeborene Risikofaktoren.
> - Bewerte das venöse Thromboembolierisiko für Auftreten und Wiederauftreten im Vergleich mit alters- und geschlechtsgematchten gesunden Kontrollen aus dem gleichen geographischen Einzugsgebiet.

Behandlungsmöglichkeiten

Es fehlen therapeutische Empfehlungen für Kinder mit dem ersten thromboembolischen Ereignis, die sich auf randomisierte kontrollierte Kinderstudien beziehen können. Die Therapieempfehlungen sind aus der Erwachsenenmedizin übernommen. Wichtiger als bei Erwachsenen ist jedoch, dass ein längeres Behandlungsintervall mit einer antikoagulatorischen Therapie bei physiologisch aktiven Kindern gegenüber dem dadurch erhöhten (verletzungsabhängigen) Blutungsrisiko abgewogen werden muss.

Die Daten der oben genannten Metaanalysen helfen Ärzten zusammen mit den Eltern und Patienten bei der Entscheidung, in welchen Fällen eines längerfristige Antikoagulation indiziert und gerechtfertigt ist oder ob pädiatrische Patienten, die zusätzlich eine genetische Veranlagung tragen, bei chronischen Erkrankungen, die in Assoziation mit venösen Thromboembolien stehen, eine längere sekundäre Thromboseprophylaxe in Risikosituationen benötigen (z. B. nach Operationen, bei Immobilisierung, Dehydratation etc.).

Bis Ergebnisse randomisierter Studien zur Antikoagulanzienbehandlung bei symptomatischen Indexpatienten vorhanden sind, sollten Kinder mit gesicherter venöser Thrombose entsprechend den Empfehlungen kleinerer Kinderstudien und pädiatrischen Leitlinien behandelt werden. Unfraktioniertes Heparin (UFH), niedermolekulares Heparin (NMH) und Vitamin-K-Antagonisten sind die am häufigsten eingesetzten Antikoagulanzien, die neueren Antikoagulanzien, z. B. Argatroban, Bivalirudin oder Fondaparinux werden diskutiert und mehr und mehr in kleinen pädiatrischen klinischen Studien verwendet. Erste internationale Studien mit Dabigatran und Rivaroxaban im Kindesalter sind durch die FDA und EMA genehmigt und wurden bereits begonnen.

Trotz des geringen Evidenzlevels für Therapieoptionen bei pädiatrischen Patienten ist nicht zu vernachlässigen, dass Kinder mit einer frühen venösen Thromboembolie in der Anamnese eine sekundäre Thromboseprophylaxe in Risikosituationen erhalten sollten, z. B. bei Anlage zentraler Venenkatheter, bei Durchfallerkrankungen, akuten und chronischen hämatoonkologischen oder rheumatischen Erkrankungen oder bei länger dauernder Immobilisierung. Da randomisierte Behandlungsstudien zu Dosis und Dauer einer sekundären Thromboseprophylaxe fehlen, müssen auch diese Empfehlungen an das jeweilige Risiko der Patienten angepasst werden.

> **Empfehlungen**
> - Eine Antikoagulation für 3 Monate wird empfohlen, wenn sich der Thrombus aufgelöst hat, der auslösende Faktor beseitigt wurde und wenn keine weiteren Thromboserisiken vorliegen.
> - Eine Antikoagulation für 6–12 (ggf. auch 24) Monate sollte bei Kindern mit fortdauernden Erkrankungen, bei genetischen Risiken, Infektionen oder malignen Erkrankungen durchgeführt werden.
> ▼

- Bei Kindern mit schwerwiegenden oder multiplen genetischen thromboembolischen Varianten (Protein-C-, Protein-S- und Antithrombinmangel), mit einer spontanen Thrombose ohne prothrombotische Triggerfaktoren oder mit einer positiven Familienanamnese in Hinblick auf lebensgefährliche thromboembolische Ereignisse sollte eine Langzeitantikoagulation mit einem Vitamin-K-Antagonisten individuell diskutiert werden. Wir bitten in diesem Punkt um Beachtung der jeweils gültigen, stetig erweiterten und aktualisierten Leitlinienempfehlung der International Society of Thrombosis und Hemostasis (ISTH) und CHEST.
- Eine sekundäre Antikoagulation z. B. mit NMH sollte in Risikosituationen, welche mit einem erhöhten Thromboserisiko einhergehen, verabreicht werden. Risikosituationen sind Immobilisierung >2 Tage, lange Flug-, Zug-, Auto-, Busreisen >2–3 h, Erkrankungen aus dem rheumatischen oder onkologischen Formenkreis, Hormontherapie oder bei weiblichen Jugendlichen Eintritt einer Schwangerschaft.
- Kinder mit vollendetem Pubertätsstatus >Tanner 2 sollen analog den Behandlungsstrategien bei Erwachsenen mit Thrombosen behandelt werden.

13.3 Postoperative Thrombose

H. Nüllen, T. Noppeney

Die wissenschaftliche Betrachtung der tiefen Beinvenenthrombose und insbesondere die Betrachtung der Risiken, unter denen mit einer tiefen Beinvenenthrombose zu rechnen ist, war von jeher fokussiert auf die Zeit um operative bzw. invasive Maßnahmen, Unfälle etc. Diese in den Anfängen der Thromboseforschung wohl eher gefühlte besondere Risikosituation im Zusammenhang mit einer Operation oder einem Trauma wird auch unter den heutigen Bedingungen untermauert: Die Häufigkeitsangaben aus verschiedenen Fachbereichen der Medizin bzw. bezogen auf verschiedene Eingriffsarten mit Thromboseraten liegen zwischen 40 und 60 % bei Knie- und Hüftgelenkersatz bzw. bei bis zu 80 % bei multiplen Traumata (Encke et al. 2009, siehe auch ◘ Tab. 13.7).

Will man die Gründe erfahren, warum ein Patient mit einer »großen« Operation oder einem Mehrfachtrauma ein höheres Risiko für eine TVT aufweist, so werden die Angaben spärlich und verlieren sich in sehr allgemeinen Informationen wie Ruhigstellung, Störung bzw. Ausschaltung von Rückstrommechanismen, Operationstrauma, Gerinnungsaktivierung, Einschwemmung von Gewebsthrombokinase etc. Auch ein sehr umfangreiches und führendes Lehrbuch der Hämosthaseologie nimmt hierzu nicht Stellung, ebensowenig die deutsche Leitlinie TVT und die deutsche Leitlinie Thromboseprophylaxe.

Zwar leuchtet es in Kenntnis des sehr sensiblen Gleichgewichtes des Gerinnungssystems zwischen den Polen – Gerinnung und Lyse – durchaus ein, dass jegliche Störung der Homöosthase auch dieses Gleichgewicht entscheidend stören und verschieben kann; konkrete Angaben zu einem tieferen Verständnis der Zusammenhänge fehlen jedoch. Neben dem Gesichtspunkt, ob und weshalb der operierte Patient eine Thrombose erleidet, stellt sich angesichts der extrem gesunkenen mittleren stationären Verweildauern nach operativen Eingriffen die Frage: Wann erreicht den operierten Patienten das Ereignis TVT? Klassisch ist hier die Ansicht, dass dies unmittelbar perioperativ geschieht. Dies scheint allerdings nicht ganz zuzutreffen, wie einige Untersuchungen aus den letzten Jahren belegen.

Die speziellen Risiken im Zusammenhang mit besonderen klinischen Situationen und speziellen Eingriffen und Interventionen sind in der Literatur gut belegt und werden in der deutschen Leitlinie zur Thromboseprophylaxe (Encke et al. 2009) im Abschnitt 3 ausführlich gewürdigt und beschrieben, ergänzt durch ein Kapitel mit Evidenztabellen mit zahlreichen detaillierten Angaben aus den in der Leitlinie berücksichtigten Studien.

Zahlreiche Studien belegen die erfolgreiche Strategie der medikamentösen Thromboseprophylaxe, deren Erfolge offensichtlich mit den gegenwärtig verfügbaren Konzepten kaum noch verbessert werden können.

Die modernen Konzepte der operativen Medizin, belegt durch Begriffe wie »Fast Track«, »Frühmobilisation« »Frührehabilitation« und dem ungebrochenen Trend zur Verkürzung der klinischen Verweildauer, lassen die Frage aufkommen: Wie groß ist das Thromboserisiko nach der Entlassung aus der Klinik in den unterschiedlichen Klientelen? Hierzu liegen eine Reihe von Studien vor, von denen exemplarisch die sog. »Million Women Study« wegen der beeindruckenden Fallzahlen genannt werden soll.

In einer prospektiven, bevölkerungsbasierten Studie mit Daten von 1,3 Mio. Frauen, die zwischen 1996 und 2001 im Bereich des britischen National Health Service (NHS) selektiert wurden, konnten 240.000 Datensätze von Patientinnen identifiziert werden, die wegen unterschiedlicher invasiver Maßnahmen mindesten 1 Tag stationär behandelt wurden. Eingeschlossen wurden auch Bagatelleingriffe wie Biopsien. Ausgeschlossen wurden Patientinnen, die primär bereits wegen Gerinnungsstörungen oder Thrombosen behandelt wurden. Die Verläufe bei diesen Patientinnen wurden durchschnittlich 1 Jahr verfolgt. Angaben zu der während des initialen stationären Aufenthaltes durchgeführten Thromboseprophylaxe wurden nicht erfasst, was kritisch anzumerken ist.

Tab. 13.7 Relatives Risiko (*RR*) für ein thromboembolisches Ereignis nach diversen operativen Eingriffen unter stationärer Behandlung bei Frauen mittleren Alters (~56 J.), bezogen auf den postoperativen Ereigniszeitpunkt.[a] (Mod. nach Sweetland et al. 2009)

Art des Eingriffes bzw. Indikation zur OP	Ohne Chirurgie	Nach chirurgischem Eingriff unter stationärer Versorgung: Zeitpunkt des postoperativen Ereignisses			
	RR = 1	Bis 6 Wochen	7–12 Wochen	4–7 Monate	≥1 Jahr
OP wg. Karzinom	1,0	91,6	53,4	37,4	6,1
Hüft- bzw. Knieersatz	1,0	220,6	39,7	4,6	2,7
Frakturen	1,0	89,0	39,8	2,9	0,6
Sonstige orthopädische OP	1,0	57,3	5,6	1,4	1,6
Gefäß-OP	1,0	87,0	15,8	3,9	2,2
Gynäkologische OP	1,0	22,7	11,1	1,4	1,7
Gastrointestinale OP	1,0	56,3	18,5	5,1	1,3
Sonstige Allgemeinchirurgie	1,0	36,0	8,4	3,7	1,7

[a] Aus Gründen der besseren Übersichtlichkeit wurde auf die Darstellung der Konfidenzintervalle verzichtet. Das RR wurde nach Angaben von Sweetland et al. adjustiert in Bezug auf Alter, Region, soziökonimischen Status, Body Mass Index und hormonelle Ersatztherapie.

5.689 Frauen aus dieser Studiengruppe (0,6 %) wurden in den ersten 12 Monaten nach dem initialen stationären Aufenthalt wegen einer TVT oder einer Lungenembolie erneut stationär behandelt. 270 Frauen aus dieser Gruppe verstarben an den Folgen dieser VTE.

Verglichen mit den Frauen, die in der Vorgeschichte keinen operativen Eingriff hatten (Kontrollgruppe mit dem relativem Risiko [RR] = 1), wurden die Frauen mit einem vorausgegangenen operativen Eingriff in den ersten 6 Wochen nach dem Eingriff 70-mal häufiger erneut stationär behandelt (RR = 69,1; 95-%-KI 63,1–75,6). Weitere Details finden sich in **Tab. 13.7**.

Erfordert also die Nachbehandlung der Patienten mit mehr oder weniger ausgedehnten Eingriffen, von denen eine hohe TVT-Inzidenz bekannt ist, eine längerdauernde, jedenfalls über den Zeitraum der stationären Versorgung hinausgehende Thromboseprophylaxe?

Nach den vorliegenden Daten muss man davon ausgehen.

13.4 Thrombose bei mechanischen Hindernissen

F. Schönleben

Prinzipiell wird bezüglich der Ursache von Thrombosen mechanischer Genese zwischen »intrinsic compression« und »extrinsic compression« unterschieden, wobei unter »intrinsic« endoluminale Abflusshindernisse, wie in erster Linie umflossene und organisierte Thromben, aber auch angeborene oder erworbene, von der Venenwand ausgehende Veränderungen zu verstehen sind. Diesen entsprechen sowohl angeborene membranöse Lumeneinengungen im iliokavalen Übergang und in der Vena cava inferior, der Beckenvenensporn als erworbene Intimaproliferation der linken Vena iliaca communis, als auch von der Gefäßwand ausgehende Tumoren. Als »extrinsic compression« wird eine Kompression der Venenwand von außen jeglicher Genese definiert, wobei zwischen »physiologischen« und »pathologischen Kompressionsphänomenen« unterschieden werden muss.

13.4.1 Intrinsische venöse Kompression

Einige erworbene oder angeborene Krankheiten behindern den venösen Rückstrom und sind deswegen als Risikofaktoren für deszendierende Thrombosen etabliert.

Das May-Thurner-Syndrom

> **Definition**
> Beim Beckenvenensporn nach May und Thurner handelt es sich um eine intravasale Gewebsstruktur aus lockerem Bindegewebe in der Vena iliaca communis sinistra, die sich durch den pulsierenden Reiz der kreuzenden Arteria iliaca communis dextra entwickelt und den venösen Rückstrom behindert.

Das May-Thurner-Syndrom (MTS) ist Ergebnis einer dauerhaften Kompression der Vena iliaca communis sinstra (VIC) zwischen der rechten Arteria iliaca communis (AIC) und der darunter liegenden Wirbelsäule mit daraus resultierendem Entstehen einer tiefen Beinvenenthrombose der linken unteren Extremität, die im weiteren Verlauf zur chronischen venösen Insuffizienz führen kann (Shebel u. Whalen 2005). Virchow hat dieses Phänomen bereits 1851 als Prädominanz der linksseitigen iliofemoralen Beinvenenthrombose beschrieben. Die Kompression der linken Iliakalvene mit Darlegung der genauen anatomischen Verhältnisse erfolgte dann später durch May und Thurner. Die Prävalenz eines symptomatischen MTS variiert bei Patienten mit tiefer Beinvenenthrombose der linken unteren Extremität zwischen 18 und 49 % (Oguzkurt et al. 2007) und betrifft vorwiegend junge Frauen im Alter von 20–40 Jahren.

Die rechte AIC überkreuzt die linke VIC und liegt im weiteren Verlauf der rechten Vena iliaca communis und externa unmittelbar an. Die linke VIC ist so zwischen der AIC anterior und dem Promontorium oder dem LWK 5 posterior unmittelbar im Bereich des iliokavalen Übergangs komprimiert. Varianten des MTS wie Kompression der rechten VIC durch die rechte AIC (Molloy et al. 2002) oder die Kompression der linken VIC durch die linke AIC wurden beschrieben (Morita et al. 2007). Weiterhin kann die linke VIC auch durch ein Aneurysma der rechten AIC komprimiert werden, wobei diese speziellen Fälle extrem selten sind. Die Iliakalvenenkompression ist eine häufige anatomische Variante und bei wird vielen schnittbildgebenden Verfahren häufig beschrieben. So kann eine Lumenkompression der Iliakalvene von mehr als 50 % bei gut 25 % asymptomatischer Patienten beobachtet werden (Oguzkurt et al. 2008). Die Kompression wird klinisch nur relevant, sobald sie hämodynamische Veränderungen im Sinne von Flussveränderungen oder einen erhöhten venösen Druck verursacht, oder wenn sie eben zu einer akuten oder chronischen tiefen Beinvenenthrombose führt.

Die Kombination aus chronischer mechanischer Kompression sowie dem pulsatil schwingenden Druck der anliegenden Arterie führt zu einem chronischen, repetitiven Mikrotrauma, das eine endotheliale Verletzung der Vene nach sich zieht. Dieser Schaden des Endothels hat Ablagerungen von Elastin und Kollagen zur Folge und somit entstehen im Laufe der Zeit intraluminale Netze, Kanäle und der eigentliche Sporn (◘ Abb. 13.3, ◘ Abb. 13.4).

Das Syndrom wird üblicherweise als akute iliofemorale Beinvenenthrombose mit plötzlich auftretender Schwellung und Schmerzen im linken Bein klinisch auffällig.

Das Therapieregime hängt vom Vorliegen einer tiefen Beinvenenthrombose ab (Wolpert et al. 2002). Besteht eine TVT, beläuft sich die Standardtherapie auf Antikoagulation und Kompressionsstrümpfe. Aktuell wird die endovas-

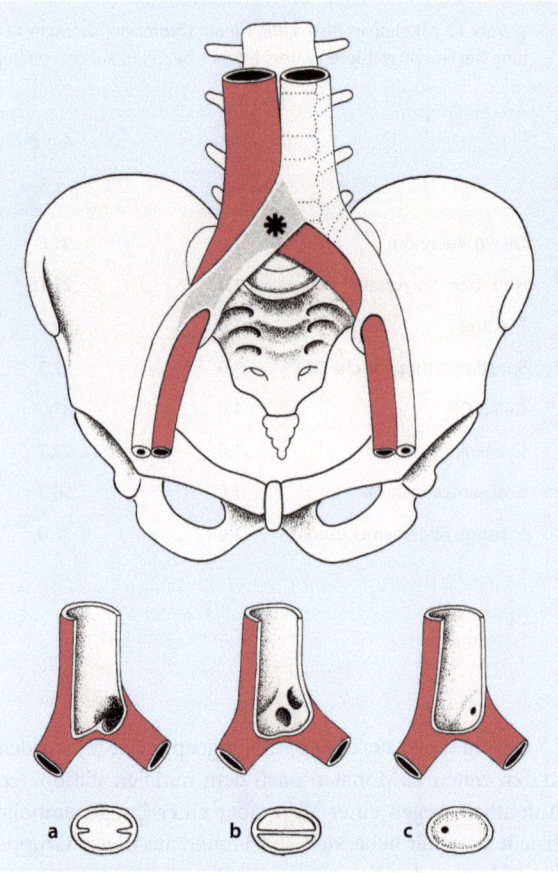

◘ **Abb. 13.3** Beckenvenensporn. Mikrotraumata der rechten A. iliaca comm. gegen die linke V. iliaca comm. führen über Intimaläsionen zur Spornbildung. Diese beginnt zuerst medial und lateral (**a**) und kann über eine Septenbildung (**b**) bis zur subtotalen Obliteration (**c**) wachsen. (Aus Heberer u. van Dongen 1987)

kuläre Lyse in Verbindung mit einer Stentangioplastie propagiert (Ahmed u. Hagspiel 2001, Cil et al. 2004). Die endovaskuläre Therapie beinhaltet kathetergesteuerte Thrombolyse und/oder verschiedenste mechanische Thrombektomie-Devices. Diese erlauben ein schnelles Entfernen von Thromben und so eine zügige Rekanalisierung der Strombahn. Es wird diskutiert, dass dieses Vorgehen einem postthrombotischen Syndrom entgegenwirkt, weil eine frühe Thrombolyse die Klappenfunktion erhält. Danach wird der prädisponierende Faktor für die Thrombose, die venöse Kompression, meist mit einem selbstexpandierendem Stent versorgt. In der Folge sind therapeutische Antikoagulation sowie Kompressionsstrümpfe indiziert, um Rethrombosen sowie einem Stentverschluss vorzubeugen. Nach 1 Jahr wurden 79 % primäre sowie 93 % sekundäre Offenheitsraten beschrieben (Shebel u. Whalen 2005). Ebenso gibt es chirurgische Behandlungsoptionen wie eine Thrombektomie mit Rekonstruktion der Vene (Ahmed u. Hagspiel 2001) oder die Anlage eines femoro-

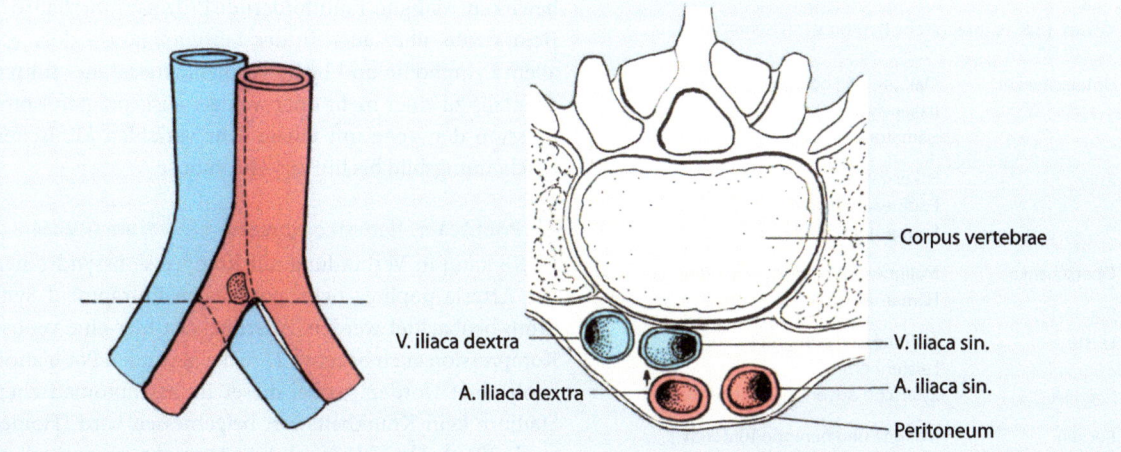

Abb. 13.4 Beckenvenensporn. Durch Pulsation der rechten A. iliaca comm. gegen die linke V. iliaca comm. (diese liegt auf dem vorderen Längsband und kann somit nicht ausweichen) entstehen Intimaläsionen, die in chronischer Form den Sporn bilden. (Aus Heberer u. van Dongen 1987)

femoralen Crossover-Venen-Bypasses (»Palma Procedure«) (Lou et al. 2009).

Die zystische Adventitiadegeneration der Vene

> **Definition**
> Bei der zystischen Adventitiadegeneration handelt es sich um ein Ganglion in der äußeren Wandschicht einer peripheren Arterie oder selten auch Vene, das mit dem benachbarten Gelenk durch einen Stiel in Verbindung steht. Unter einem Ganglion wird die zystische Veränderung der Synovialmembran verstanden.

Die zystische Adventitiadegeneration der Vene ist extrem selten. Im Verhältnis zur arteriellen Erkrankung kommt sie etwa 20-mal seltener vor. Histologisch handelt es sich um echte Ganglien in der Adventitia, die mitunter noch durch einen Stiel mit der Gelenkkapsel des benachbarten Gelenks in Verbindung stehen. Am häufigsten ist die Vena femoralis communis betroffen, mitunter aber auch die Vena poplitea oder oberflächliche Venen.

An den tiefen Leitvenen wird die Erkrankung durch eine belastungsabhängige Schwellung des gesamten Beines und durch ein Stauungsgefühl bemerkbar. Die Patienten klagen über eine belastungsabhängige, über den Tag schnell progrediente Schwellung. In der Regel müssen deshalb sämtliche sportlichen Aktivitäten aufgegeben werden. Über Nacht klingt das Ödem typischerweise ab. Das Auslösen einer deszendierenden Thrombose ist prinzipiell denkbar, jedoch liegen diesbezüglich bis dato keine Publikationen vor, differenzialdiagnostisch sollte die zystische Adventitiadegeneration aber in Erwägung gezogen werden.

> **Typische Symptome der zystischen Adventitiadegeneration der Vene**
> - Beginn im mittleren Lebensalter
> - Immer einseitige Erkrankung
> - Ödem des Beines
> - Belastungsabhängiges Ödem
> - Stauungsgefühl bei körperlicher Aktivität/Sport
> - Über Nacht vollständiges Abklingen der Beschwerden

Die Diagnose ergibt sich aus der B-Bild- und der farbkodierten Duplexsonographie mit dem Nachweis der zystischen Formation in der Venenwand und der dadurch resultierenden Stenosierung der Strombahn. Bei höhergradigen Stenosierungen geht die Atemmodulation der Dopplersignale verloren. Die aszendierende Phlebographie zeigt einen typischen, pelottenartigen, extravasalen Kompressionseffekt.

Die operative Strategie besteht in der Ausschälung der Zyste innerhalb der Adventitia. Bei bestehendem Verdacht auf sklerosierende Veränderungen in den übrigen Wandschichten ist eine Patch-Plastik indiziert.

13.4.2 Extrinsische venöse Kompressionssyndrome

Extrinsische venöse Kompressionssyndrome treten im Bereich angrenzender ligamentärer, muskulärer oder knöcherner Strukturen sowie im Bereich anatomischer Engen auf. Wenn auch relativ selten, werden venöse Kompressionssyndrome hauptsächlich bei sonst gesunden und

Tab. 13.8 Pathologische Kompressionssyndrome

Unterschenkel	Maligne und benigne Tumoren Baker-Zyste Hämatom
Knie	Baker-Zyste Popliteaaneurysma Entrapment-Syndrom
Oberschenkel	Maligne und benigne Tumoren Hämatom
Leiste	Maligne und benigne Tumoren Leistenhernie Zystische Adventitiadegeneration
Becken	Maligne und benigne Tumoren Morbus Ormond Arterielle Aneurysmen Vertebrale Osteophyten

jungen Patienten beobachtet und können signifikante hämodynamische Alterationen verursachen. Diese extravasalen venösen Kompressionssyndrome können in allen Venenabschnitten des retroperitonealen Raums, des Beckens sowie der unteren Extremität auftreten. Je nach Ätiologie muss hier zwischen physiologischen und pathologischen Kompressionssyndromen unterschieden werden. Hier unterscheidet sich der Morbus Ormond wegen seines systemischen Charakters von den regionären Kompressionsphänomenen.

Pathologische Kompressionssyndrome

Die Obstruktion umschriebener Venenabschnitte von außen kann durch verschiedene Pathologien ausgelöst werden (Tab. 13.8). Oft handelt es sich um maligne Erkrankungen. Andere Ursachen sind selten und lassen sich vorwiegend auf Kasuistiken reduzieren. Das pathologische Kompressionssyndrom kann sich schleichend entwickeln und plötzlich durch das Auftreten einer tiefen Beinvenenthrombose in Erscheinung treten.

Die Einteilung pathologischer Kompressionssyndrome erfolgt anhand der anatomischen Lokalisation. So können topographische Veränderungen am besten berücksichtigt werden. Üblicherweise besteht die Therapie des pathologischen Kompressionssyndroms in der Beseitigung der komprimierenden Struktur, sofern möglich. Hierbei handelt es sich meist um anspruchsvolle Operationen mit manchmal fachübergreifendem Charakter.

▪ Ober- und Unterschenkelvenenkompression

Gelegentlich verursachen ausgedehnte Hämatome eine Kompression der Leitvenen mit klinischen Konsequenzen im Sinne einer Folgethrombose. Inguinal kann eine Leistenhernie eine Kompression der V. femoralis communis bewirken. Maligne, raumfordernde Prozesse innerhalb der Beinfaszien, aber auch in der Leistenregion – dort vor allem Lymphome und Lymphknotenmetastasen – führen ebenfalls zu einer mehr oder weniger ausgeprägten Kompression der Vene mit einem sehr variablen klinischen Erscheinungsbild bis hin zur Thrombose.

▪ Popliteales Venenkompressionssyndrom (PVKS)

PVKS kann in Verbindung mit Kompressionssyndromen der Arteria poplitea beim poplitealen Entrapment-Syndrom beobachtet werden. Allerdings ist hier eine venöse Kompression auch bei etwa 27 % der gesunden Population beobachtet worden, wobei dieser im asymptomatischen Stadium kein Krankheitswert beigemessen wird (Holper et al. 2010). Da Vena und Arteria poplitea unmittelbar nebeneinander durch die Fossa poplitea ziehen, kann ein popliteales Entrapment-Syndrom sowohl venöse wie auch arterielle Kompression verursachen. Ursächlich verantwortlich ist hier meist ein aberranter Verlauf des medialen Kopfes des Musculus gastrocnemius (Comerota 2012). Ursache für eine venöse Kompression kann allerdings auch ein Aneurysma der Arteria poplitea, eine Bakerzyste oder selten auch ein aberranter Strang des Muskulus popliteus oder eine unmittelbar benachbartes Band sein. Bezüglich der Inzidenz des venösen poplitealen Entrapments (mit oder ohne gleichzeitig vorliegender arterieller Kompression) ist wenig bekannt, wobei in einer Serie von 35 Patienten mit arteriellem Entrapment 9 Patienten eine gleichzeitig vorliegende venöse Kompression zeigten (12,9 %) (Raju u. Neglen 2000). Bezüglich der arteriellen Kompression sind Männer häufiger betroffen, und die Erkrankung tritt bei 22–67 % bilateral auf (Leon et al. 1992).

Das Kompressionsphänomen ist lageabhängig und tritt üblicherweise bei aktiver Plantarflexion mit gestrecktem Knie auf. Die Patienten können komplett asymptomatisch sein, oder – bei hämodynamisch signifikanter Kompression – mit variösen Veränderungen unterhalb des Kniegelenks oder eben einer tiefen Beinvenenthrombose auffällig werden.

Patienten ohne signifikante Symptome können konservativ mit Kompressionsstrümpfen therapiert werden. Für den Fall, dass eine tiefe Venthrombose das Kompressionssyndrom verkompliziert, ist eine therapeutische Antikoagulation die Therapie der Wahl. Weiterhin ist die Therapie abhängig vom gleichzeitigen Vorliegen einer arteriellen Kompression. Ist dies der Fall, so sollte eine Dekompression angestrebt werden.

▪ Kompression der Beckenvene

Bei der Kompression der Beckenvene spielen maligne, raumfordernde Prozesse im Retroperitoneum eine große Rolle. Ein infiltratives Wachstum von Tumoren der visceralen Organe des kleinen Beckens oder auch Lokalrezidiven kann unmittelbar auf die Gefäßlogen übergreifen und so alle Formen der Kompression bis hin zum Gefäßverschluss mit konsekutiver Thrombose verursachen. Raumforderungen, beispielsweise durch posttraumatische knöcherne Veränderungen am Becken, können ebenfalls zu Verdrängungsbildern in der benachbarten Gefäßloge führen.

- **Retroperitoneale Fibrose (Morbus Ormond)**

Vom Morbus Ormond sind bisher etwa 500 Fälle bekannt geworden, die Dunkelziffer dürfte aber weitaus höher sein. Beim Morbus Ormond handelt es sich um eine fortschreitende Fibrosierung des retroperitonealen Fett- und Bindegewebes.

Hinsichtlich der Genese werden die primär idiopathische Form und sekundäre Formen unterschieden. Zunächst ist die retroperitoneale Fibrosierung regionär im Bereich der Aortenbifurkation ausgeprägt. Von der primär idiopathischen Form sind vorwiegend Männer im mittleren Lebensalter betroffen, allerdings wurde die Erkrankung auch bei Kindern und im Senium beobachtet. Klinisch auffällig werden die Patienten aufgrund uncharakteristischer, teilweise heftiger Rückenschmerzen, die durch eine lumbosakrale Nervenkompression erklärbar sind. In aller Regel ist die urologische Symptomatik mit Hydroureter und Hydronephrose führend. Weiterhin ist ein gestörter venöser Abfluss typisch. Häufig wird die Diagnose erst nach Jahren zufällig gestellt, etwa im Rahmen einer Schnittbilddiagnostik. In den fibrosierenden Prozess werden auch die aortoiliakale Strombahn und vor allem die retroperitonealen Venen mit einbezogen. Phlebographisch zeigen die Leitvenen anfangs ein unregelmäßiges Lumen mit unterschiedlich ausgeprägten Stenosierungen. In letzter Konsequenz kommt es zum Verschluss. Typisch für das Phlebogramm ist eine auffallend gering ausgeprägte Kollateralisation. Es entstehen kräftige Umgehungskreiskreisläufe über die vordere Bauchwand. Eine kausal-chirurgische Therapie gibt es nicht.

13.5 Thrombose bei Malignomen

U. Kamphausen

Zahlreiche Malignome fördern die Entstehung venöser Thromboembolien (VTE). Dazu zählen neben der »herkömmlichen« akuten Venenthrombose mit und ohne Lungenembolie auch die katheterassoziierten Thrombosen und die superfiziellen Varikothrombosen bzw. Thrombophlebitiden (Galanaud 2012).

Häufig sind venöse Thromboembolien bei bisher unauffälligen Patienten ohne erkennbare Risikofaktoren das erste Zeichen einer malignen Grunderkrankung. Seit Jahren wird über die Frage gestritten, ob und in welchem Umfang bei Patienten mit Verdacht auf eine vermutlich unprovozierte VTE ein extensives Screening auf Malignom erfolgen sollte. In den aktuellen Leitlinien wird dieses extensive Screening ausdrücklich verneint. Sinngemäß findet sich in allen Leitlinien die Empfehlung, ein komplettes internistisches Screening durchzuführen mit Labor, kompletter Anamnese, rektaler Untersuchung sowie Röntgenthorax:

> A routine complete medical examination (including history, physical examination [including pelvic, rectal and breast examination], complete blood count, sedimentation rate, renal and liver function tests, urinalysis and chest x-ray) was deemed adequate to detect cancer. (Cornuz 1996)

Sowohl in den deutschen Leitlinien als auch in den zur Zeit geltenden Leitlinien der ASCO 2007, in der 12. Ausgabe der ICSI-Leitlinie 2012 und in der 9. Ausgabe der ACCP Leitlinie 2012 sind ausführliche Literatursammlungen gesichtet und nach Evidenzbasierung gewichtet zusammengefasst worden.

- **Risikofaktoren**

Neben den bekannten Auslösefaktoren der VTE (hier unter anderem thrombophile Diathese, familiäre und eigene Thrombosevorbelastung, internistische Komorbiditäten) treten unter Tumorbedingungen weitere Faktoren auf, die die Inzidenz für VTE 3- bis 7-fach gegenüber einem Altersdurchschnitt heraufsetzen (Agnelli 2011, Lyman 2010). Andererseits wird man bei jedem 5. VTE-Patienten im Verlauf ein Malignom finden. Patienten mit Malignom und VTE haben eine schlechtere Überlebensprognose als Krebspatienten ohne VTE: Im ersten Jahr nach Diagnose erhöht sich die Rate an Todesfällen auf 4,9 %, wenn eine Lungenembolie hinzutritt auf 5,4 %. Bei Patienten mit Kolonkarzinom fand man eine Todesfallrate von 52 %, wenn sich eine VTE in den ersten Monaten nach Malignomdiagnose und in frühen Krebsstadien ereignete (Alcalay 2006). Davon unterschied sich die Todesrate bei den Patienten ohne VTE mit ca. 35 % hochsignifikant. Bei der Betrachtung der unterschiedlichen Risiken ist auch auf die etwaige Beeinflussung durch das Geschlecht des Patienten zu achten (Männer sind stärker belastet bei Bronchialkarzinom als Frauen).

Bei den Tumorentitäten stehen vor allem Pankreas- und gastrointestinale Tumoren an erster Stelle, dicht gefolgt von Tumoren des Gehirns, Ovarialkarzinomen, Lymphomen, Nierenkarzinomen und Lungentumoren. Je intensiver die Metastasierung/der Tumorgrad fortgeschritten ist, umso höher ist das VTE-Risiko.

Die Krebstherapie selbst steigert die Risiken massiv: So ist unter Krebschirurgie ohne VTE-Prophylaxe mit einer VTE bei ca. 80 % der operierten Patienten zu rechnen.

Radiotherapie und vor allem die moderne Chemotherapie unter Verwendung von intravenösen Dauerkathetern sind eigene Risikobelastungen.

Die Risikobewertungen treffen auf hospitalisierte Patienten unumstritten zu. Hinterfragt werden muss der Einfluss der zahlreichen Faktoren auf einen ambulant behandelten Patienten.

> Zusammengefasst kann somit als wesentliche Schlussfolgerung festgehalten werden: Krebschirurgie, intravenöse Verweilkatheter und Chemotherapie stellen die wesentlichen Tumor-assoziierten Risiken dar.

Tab. 13.9 Khorana Score: Vorhersagemodell für VTE unter Chemotherapie

Tumorentität	Score
Sehr hohes Risiko (Pankreas, Magen)	2
Hohes Risiko (Lunge, Lymphom, gynäkol. Tumor, Blase, Hoden)	1
Prätherapeutische Thrombozytose >350.000/µl	1
Hämoglobin <10 g/dl oder Erythropoese-stimulierende Substanzen	1
Prätherapeutische Leukozytose <11.000/µl	1
BMI ≥35 kg/m²	1

Risikofaktoren für VTE bei onkologischen Patienten

Komorbiditäten
- VTE in der Vorgeschichte
- Thrombophilie
- Kardiopulonale Erkrankungen
- Adipositas
- Zeitpunkt der Diagnosestellung des Tumors

Tumorentitäten
- Pankreaskarzinom
- Andere gastrointestinale Tumoren
- Nierentumoren
- Ovarialkarzinome
- Lymphome
- Tumoren des Zentralnervensystems

Tumortherapie
- Chirurgie
- Radiotherapie
- Chemotherapie
  - antihormonell
  - antiangiogenetisch, immunmodulatorisch
    - Thalidomid, Lenalidomid
    - Bevacizumab
- Erythropoese-stimulierende Substanzen
- Zentrale Venenverweilkatheter (Ports)
- Hospitalisation

Laborparameter
- Thrombozytose (>350.000/µl)
- Leukozytose (>11.000/µl)
- Hämoglobin (<10 g/dl)
- Body-Mass-Index (>35 kg/m²)

Weitere Risiken liegen in Patientenfaktoren wie allgemein-internistischen Komorbiditäten – hier besonders kardiopulmonalen Erkrankungen – VTE in der eigenen Vorgeschichte, Thrombophilie oder Adipositas. Hospitalisierte Patienten sind häufiger von VTE betroffen als Patienten im ambulanten Setting.

Aufgrund der bis heute problematischen und schwierigen Beurteilung, welche Patienten im ambulanten Umfeld und unter Chemotherapie besonders gefährdet sind, und andererseits der mindestens ebenso großen Schwierigkeit, Patienten mit einem geringen Risiko zu identifizieren, ist die Verwendung des Khorana Score (Khorana 2008) etabliert worden. Ein geringes VTE-Risiko besteht demnach bei einem Score von 0, ein intermediäres bei einem Score von 1–2 und ein hohes Risiko bei einem Score ≤3 (Tab. 13.9).

Die Identifizierung von VTE-Risiken ist in Anbetracht der hierdurch ausgelösten Morbidität und Mortalität von Bedeutung. Darüber sollte jedoch nicht vergessen werden, dass Tumorpatienten sui generis ein erhebliches Blutungsrisiko tragen.

Die Entscheidung, welche Antikoagulation in welcher Dosierung zum Einsatz kommen soll, muss somit auch die prätherapeutische Festlegung des Blutungsrisikos umfassen. Literaturdaten hierzu sind dürftig und widersprüchlich, weil sowohl Erkrankungsstadium und Tumorentität sowie intraindividuelle Faktoren eine zuverlässige Datengewinnung erschweren, ja unmöglich machen (Kovac 2010).

Es sind mehrere Scoresysteme zur Abschätzung des Blutungsrisikos bei Patienten mit Vorhofflimmern beschrieben, am häufigsten ist der HAS-BLED Score (Tab. 13.10, Pisters 2010) in Gebrauch. Auch wenn dieser Score wie alle anderen nur bei Patienten mit Vorhofflimmern über einen Zeitraum von 1 Jahr validiert ist, erscheint es mangels verfügbarer Alternativen vernünftig, bei den in der Regel vergleichbar vorgeschädigten onkologischen Patienten diesen Score als Annäherung an eine **prätherapeutische** Risikoabschätzung der Blutungsgefahr zu verwenden. Der Score kann ergänzt werden durch Anämie, Plättchenhemmung und jüngst zurückliegende Chirurgie.

Tab. 13.10 HAS-BLED Score (Pisters 2010)

Buchstabe	Klinik	Punkte
H	Hypertonie	1
A	Abnorme Nieren-[a] und Leberfunktion[b] (1 Punkt jeweils)	1 oder 2
S	Schlaganfall	1
B	Blutung	1
L	Labiler INR[c]	1
E	Alter >65 Jahre	1
D	Medikamente[d] und Alkohol (1 Punkt jeweils)	1 oder 2
Max. Punktzahl		9

[a] Renale Dysfunktion: Kreatintin >2,2 mg/dl, Dialyse, Nierentransplantation.
[b] Leberdysfunktion: Zirrhose, Bilirubin >2-fach normal; >3-fach norm. ALAT/ASAT, AP.
[c] Labiler INR <60 % im Zielbereich INR 2–3.
[d] Medikamente: NSAR, ASS/Clopidogrel etc.

- **VTE-Prophylaxe**

Leitliniengerecht sollten alle hospitalisierten Patienten eine adäquate Prophylaxe erhalten. An erster Stelle stehen hierbei die niedermolekularen Heparine, möglich sind auch Fondaparinux und Warfarin. Phenprocoumon als Prophylaxe erscheint in Analogie zu Warfarin gemäß dem kontinentaleuropäischen Usus ebenfalls einsetzbar. Berücksichtigt werden sollte die Tatsache, dass die vorliegenden Studien (z. B Levine 1994) üblicherweise mit Warfarin durchgeführt wurden. Die deutlich verlängerte Halbwertszeit des Phenprocoumon und die damit verknüpfte wesentlich schlechtere Steuerbarkeit im Vergleich zu Warfarin sollten daher eher Warfarin den Vorrang einräumen. Die Prophylaxe wird in der Regel bei den stationären Patienten begonnen. Die in das ambulante Setting wechselnden Patienten sollten die Prophylaxe so lange fortsetzen, wie die Chemotherapie durchgeführt wird. Die Mehrzahl der Patienten wird in Deutschland im **ambulanten** Rahmen chemotherapiert. Bei diesen Patienten ist eine Prophylaxe **nicht** empfohlen, es sei denn, diese Patienten werden immunmodulatorisch und/oder antiangiogen behandelt.

- **Diagnostik und Therapie**

Die Diagnostik folgt den üblichen Regeln. Allerdings muss bedacht werden, dass die Wertigkeit des D-Dimer-Tests hinterfragt wird. Der negative Test behält den negativprädiktiven Aussagewert mit der wichtigen Einschränkung, dass bei Tumorpatienten (die ja oft zum Zeitpunkt des Screenings als solche noch gar nicht identifiziert sind) ein negativer Test eine VTE nicht unbedingt ausschließt (Lee 1999). In Verbindung mit dem bekannten Wells Score scheint sich dieser Nachteil wieder auszugleichen (Carrier 2008, Di Nisio 2006). Möglicherweise ist ein sehr hoher D-Dimer-Level in der Verlaufskontrolle einer durchgemachten onkologischen VTE als Rezidivhinweis aufzufassen (Legnani 2008). Ein hoher Titer kann als eigener Risikofaktor unter Umständen auf ein Malignom deuten, auch wenn eine VTE zum Zeitpunkt des Tests nicht nachweisbar ist (Knowlson 2010).

Leitliniengerecht stehen die niedermolekularen Heparine in der ersten therapeutischen Reihe. Hierbei wird die einmalige der zweimal täglichen Gabe vorgezogen. Andere Substanzen wie unfraktionierte Heparine, Fondaparinux und Warfarin stehen als Alternative zur Verfügung.

Die Dosierung erfolgt wie üblich gewichtsbezogen. Besondere Aufmerksamkeit ist zu richten auf Blutungsrisiken wie Thrombozytopenie und vor allem renale Akkumulation. Die Untergrenze einer GFR >60 ml/min sollte eingehalten und regelmäßig kontrolliert werden. Niedermolekulare Heparine mit größerer therapeutischer Breite bei renaler Insuffizienz sollten besonders beachtet werden (Siguret 2000 u. 2011).

Über die **Therapiedauer** existieren zu wenige Studien mit hohem Evidenzgrad. Die aktuellen internationalen Leitlinien sind sich übereinstimmend einig, dass eine Antikoagulation mit niedermolekularen Heparinen in **therapeutischer Dosis** so lange fortgesetzt werden sollte, wie die Tumortherapie/Chemotherapie und/oder der Tumor selbst aktiv sind. Die Mindestdauer der Antikoagulation wird mit 3 Monaten angegeben. Sie trifft vor allem auf Patienten mit hohen Blutungsrisiken zu. Eine ausgedehntere Therapie mit therapeutischen Dosen über 6 Monate gilt als Regelfall. Langzeittherapien über diesen Zeitraum hinaus werden aufgrund des Fortwirkens des aktiven Tumors und weitere Chemotherapie massiv zunehmen.

Langzeittherapien mit niedermolekularen Heparinen z. B. bei Mammakarzinompatientinnen unter Tamoxifen können somit 4 oder 5 Jahre andauern. Ob und unter welchen Bedingungen eine »halbtherapeutische«, »hochprophylaktische« oder andere herabgesetzte Dosierung der Antikoagulanzien zum Tragen kommt, ist zurzeit unklar.

Der Stellenwert der direkten oralen Antikoagulanzien wie Dabigatran oder Rivaroxaban kann zum jetzigen Zeitpunkt nicht beurteilt werden. Daher finden diese neuen Substanzen in allen internationalen Leitlinien zwar eine ausführliche Erwähnung, aber keine beurteilende Einordnung. Es darf aber davon ausgegangen werden, dass diese Substanzen innerhalb der nächsten 5 ahre die orale Antikoagulation insgesamt dramatisch verändert haben werden, das gilt ebenso für die Anwendung beim Tumorpatienten.

Die **Kompressionstherapie** stellt eine wichtige Säule der Therapie dar und darf beim Tumorpatienten nicht außer Acht gelassen werden. Die bekannten absoluten und relativen Kontraindikationen sind zu berücksichtigen. Anders als beim »Nichtkrebspatienten« findet sich häufig ein bilaterales Ödem, das der Grunderkrankung und/oder den Komorbiditäten zuzuordnen ist. Entgegen den internationalen Leitlinienempfehlungen bietet sich in diesen besonderen Fällen die **bilaterale** Kompressionstherapie nach vorheriger Entstauung mit Kurzzugbinden an. Es muss stringent auf eine an die individuellen Verhältnisse adaptierte Kompression geachtet werden, um Druckläsionen durch die Kurzzugkompression und andere Hautschäden wie Ekzeme, interdigitale Rhagaden etc. zu vermeiden.

- **Verlaufskontrolle**

Die Verlaufskontrolle unterliegt den allgemein üblichen Verfahrensweisen. Neben den durch das Tumorleiden bzw. die Chemotherapie bedingten regelmäßigen Laborkontrollen sind spezielle Tests – bis auf die D-Dimer-Verlaufskontrolle nach 3 Monaten – nicht nötig. Vorteilhaft ist die Durchführung des quantitativen gegenüber dem qualitativen D-Dimer-Test unter Beachtung des testspezifischen Cut-offs-Wertes.

Kompressions(duplex)sonographische Kontrollen werden in der Regel nach 3, 6 und 12 Monaten vorgenommen. Der Verlauf der malignen Grunderkrankung und insbesondere die Risikoabschätzung einer Rezidiv-VTE werden das weitere Prozedere bestimmen.

Die Kompressionstherapie sollte darüber hinaus fortgesetzt werden, sofern der Patient diese toleriert und keine Kontraindikationen dagegensprechen.

Zusammenfassung
In der **Diagnostik** ist der für die VTE allgemein anerkannte Algorithmus zu befolgen. Vor Durchführung einer jeden antikoagulatorischen Therapie steht die Abschätzung des Blutungsrisikos und der Thrombogenität der durchgeführten onkologischen Therapie.
Beim Tumorpatienten ist die **Prophylaxe** mit niedermolekularen Heparinen nur erforderlich, wenn antiangiogenetisch wirksame oder immunmodulatorische Therapien eingesetzt werden. Ob dieses Prozedere Bestand hat, wird in der Zukunft zu verfolgen sein.
An erster Stelle in der **Therapie** stehen die niedermolekularen Heparine. Therapeutische Dosen (in der Regel gewichtsadaptiert und einmal täglich appliziert) werden solange eingesetzt, wie der Tumor aktiv ist und/oder die Chemotherapie fortgesetzt wird.
Die **Kompressionstherapie** stellt einen wichtigen Beitrag in der Therapie dar.

13.6 Septische Thrombose

H. Nüllen

- **Definition**

Die septische Thrombose ist in allen nur denkbaren Lokalisationen möglich. Typische Lokalisationen sind die katheterinduzierte septische Thrombose, die septische Thrombose im Zusammenhang mit entzündlichen Erkrankungen im HNO-Bereich und die postpartale septische Thrombose im Bereich der Ovarialvenen.

Begrifflich voneinander zu trennen sind:
- **Thrombose bei Sepsis:** Bei septischen Krankheitsbildern kann es zu lebensbedrohlichen Gerinnungsstörungen durch eine systemische, intravasale Gerinnungsaktivierung kommen (disseminierte intravasale Gerinnung [»coagulation«], DIC) (▶ Kap. 16.6).
- **Septische Thrombose:** Hierunter versteht man den infizierten Thrombus im tiefen Venensystem. Ob dabei die primäre bakterielle Besiedlung des Gefäßes eine lokale Thrombose auslöst oder ein lokal vorhandener Thrombus sekundär bakteriell besiedelt wird, lässt sich u. U. schwer entscheiden, wahrscheinlich sind beide Entwicklungsformen möglich.
- **Septische Thrombophlebitis:** Hierunter versteht man die bakteriell besiedelte Phlebitis, d. h. die lokale Thrombose in einer oberflächlichen, subkutanen Vene.

- **Ätiologie**

Die septische Thrombose war in der vorantibiotischen Ära eine häufige und gefürchtete Diagnose. Heute ist sie eher selten und tritt am häufigsten im Zusammenhang mit intravenösem Drogenkonsum auf oder iatrogen im Zusammenhang mit Infektion und nachfolgender Thrombose bei zentralvenösen Zugängen. Infektiöse phlegmönöse Prozesse mit und ohne Abszedierung können die Wand von kleineren oder Größeren Venen infiltrieren und lokal eine Thrombose auslösen.

- **Diagnostik**

Der Verdacht auf eine septische Thrombose ist in die differenzialdiagnostischen Überlegungen bei allen akuten entzündlichen Krankheitsbildern einzubeziehen. Gemeint ist ein Zustand, der heute allgemein als Systemic Inflammatory Response Syndrome (SIRS) oder auch entsprechend der deutschen Leitlinie Severe Inflammatory Host Response (Reinfard et al. 2010) bezeichnet wird (▶ Übersicht). Unter SIRS wird die allgemeine somatische Reaktion des menschlichen Organismus auf einen lokalisierten oder auch nichtlokalisierten entzündlichen Prozess verstanden.

> **Severe Inflammatory Host Response (SIRS).**
> **(Adaptiert nach Reinhard et al. 2010)**
> SIRS ist zu unterstellen bei mindestens 2 zutreffenden Kriterien:
> - Fieber (≥38 °C) oder Hypothermie (≤36 °C), bestätigt durch eine rektale, intravasale oder -intravesikale Messung
> - Tachykardie: Herzfrequenz ≥90/min
> - Tachypnoe (Frequenz ≥20/min) oder Hyperventilation (p_aCO_2 ≤4,3 kPa/≤33 mmHg)
> - Leukozytose (≥12.000/mm$_3$) oder Leukopenie (≤4.000/mm$_3$) oder ≥10 % unreife Neutrophile im Differenzialblutbild

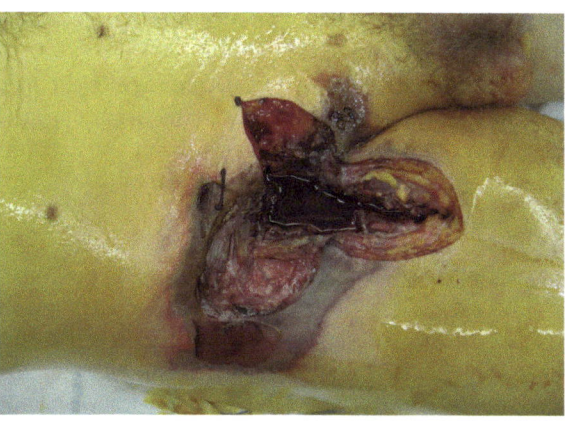

Abb. 13.5 Septische Thrombose bei Drogenkonsum. Z. n. anderenorts erfolgtem Versuch der Abszessinzision. (Mit freundlicher Genehmigung von J. Höscher und J. Kaenders, Städtische Kliniken Mönchengladbach)

Typische anamnestische Angaben (Drogenkonsum, in situ befindlicher oder Z. n. zentralem Zugang, vorausgegangener operativer Eingriff, postpartale Phase etc.) erlauben eine Eingrenzung des Krankheitsbildes bzw. des Krankheitsherdes. Zu bedenken ist, dass die Allgemeinreaktion durch die Embolisation eines septischen Thrombus bedingt sein kann (Endokarditis, Lungenabszess, septischer Kavathrombus etc.).

Mit den heute verfügbaren verschiedenen Modifikationen der Schnittbildtechniken (CT, MRT) ist die diagnostische Eingrenzung meist schnell möglich. Die Radiomorphologie bzw. MR-Morphologie ist gekennzeichnet durch die lokale allgemeine Entzündungsreaktion und den Thrombusnachweis. Häufig können Gaseinschlüsse nachgewiesen werden.

Klinik und Therapie

Therapeutisch ist die möglichst gezielte Antibiose und je nach Krankheitszustand die intensivmedizinische Überwachung sowie je nach Lokalisation und Ausdehnung die Herdsanierung erforderlich (Ang et al. 1986, Kniemeyer et al. 1995).

Unbeschadet der Tatsache, dass eine septische Thrombose überall da auftreten kann, wo Venen anzutreffen sind, gibt es eine Reihe von typischen septischen Thrombosen, die wegen ihrer besonderen Häufung oder der gezielteren Wahrnehmung eine besondere Aufmerksamkeit in der Literatur genießen.

Lemierre-Syndrom

Hierbei handelt es sich um eine septische Thrombose der V. jugularis interna, die im Zusammenhang mit Erkrankungen des Pharynx bzw. der Tonsillen auftritt und erstmals von A. A. Lemierre beschrieben wurde (▶ Kap. 16.4) (Sagowski 2004, Schmidt et al. 2006). Die Diagnostik ist durch die fast ubiquitär verfügbare Duplexsonographie schnell und sicher durchführbar (Boedeker 2004).

Sinus-cavernosus-Thrombose

Die Sinus-cavernosus-Thrombose wird gesondert dargestellt (▶ Kap. 15.1). Hier sei lediglich darauf hingewiesen, dass – wie auch in anderen Regionen – scheinbare Bagatellen, wie z. B. eine Follikulitis, eine septische Thrombose auslösen können (Tuettenberg et al. 2003).

Septische Thrombose der Vena ovarica

Die septische Thrombose der Vena ovarica hat eine lange und grausame Historie. Sie wird als Kernproblem der Puerperalsepsis angesehen (Hach 2007, Ludwig 2004, Winkler et al. 2002). Im Zeitalter der Antisepsis und der Antibiose ist sie zwar selten geworden, aber nicht ausgestorben.

Septische Kava- und Iliakalthrombose

Septische Thrombosen im iliakalen und kavalen Bereich haben ein hohes Embolierisiko. Die Therapieoptionen konservativ vs. Thrombektomie werden kontrovers diskutiert. Im Einzelfall wird man die Entscheidung von den individuellen Gegebenheiten abhängig machen müssen (Ang et al. 1986, Gall 2009, Kniemeyer et al. 1995, 1997).

Septische Thrombose bei Drogenabusus

Die weltweit vorhandene, ständig wachsende Drogenproblematik hat zur Zunahme einer Art von Gefäßinfektionen und septischen Thrombosen geführt, die den früheren Generationen von Gefäßmedizinern völlig fremd waren. Die mit zunehmender Dauer des parenteralen Drogenkonsums (und den damit verbundenen fehlenden hygienischen bzw. aseptischen Bedingungen) fortschreitende Obliteration der peripheren Venen zwingt die Konsumenten dazu, immer weiter zentral liegende Zugangsmöglichkeiten zu suchen (Mackenzie 2000). ◘ Abb. 13.5 zeigt eine septische Thrombose von Arterie und Vene sowie ein großvolumige Infektion des umgebenden Gewebes nach Injektionen in die Leiste.

Die septischen Thrombosen nach Drogeninjektionen in zentrale Venen stellen meist eine vitale Gefährdung der Betroffenen dar und erfordern immer komplexe Rekonstruktionsmaßnahmen mit ungewissem Ausgang.

Septische Thrombose bei zentralem Zugang

Die bei größeren operativen Eingriffen und in der Intensivpflege heute obligatorischen zentralvenösen Katheter sind an sich schon thrombogene Fremdmaterialien, stellen aber auch immer eine Durchbrechung von Barrieren dar und somit Eindringpforten für eine bakterielle Besiedlung.

Die Häufigkeit von Thrombosen und septischen Thrombosen bei zentralen Zugängen zeigen in einer Metaanalyse aus den gepoolten Daten von 2 randomisierten kontrollierten Studien mit 1006 Kathetern und 8 Kohortenstudien mit 16.370 Kathetern (Marik 2012) unabhängig von der Lokalisation eine starken Bezug zum Jahr der Publikation, d. h. die Komplikationen sind in den letzten Jahren anscheinend geringer geworden, was wohl am ehesten auf die Sensibilisierung der Handelnden für dieses Problem zurückzuführen sein wird. Aus einer analysierten Gesamtzahl von 113.652 dokumentierten Kathetertagen ergab sich in eine katheterbedingte Infektionsquote von 2,5 % (0,6–7,2 %). Ein signifikanter Unterschied zwischen den verschiedenen Lokalisationen (Vv. subclavia, jugularis interna, femoralis) ließ sich nicht ermitteln.

Mit den zentralen Kathetern für den Dialysezugang sind in den letzten Jahren septische Thrombosen mit teilweise desolaten Folgen auch in diesem Bereich auffällig geworden. Die hierbei im Vordergrund stehenden Thrombosen des rechten Vorhofs stellen den Therapeuten vor schwerwiegende Probleme (Sontineni 2009).

Septische Thrombophlebitis

Die häufigsten Ursachen für eine periphere infizierte Thrombophlebitis sind kontaminierte venöse Zugänge und periphere Injektionen im Zusammenhang mit Drogenmissbrauch.

Die lokal sichtbaren, klassischen Entzündungszeichen mit Fieber und Schmerzen sowie die anamnestisch bekannten lokalen Vorgänge machen die Diagnose im Vergleich zu septischen Thrombosen einfach. Die Therapie mit Entfernung des Fremdmaterials, systemischer Antibiose und Antikoagulation ist i. d. R. einfach und erfolgreich. Wenn immer möglich, soll versucht werden, eine Keimbestimmung und ein Antibiogramm zu erhalten. Nur bei ausgedehnten Prozessen, Abszedierung oder nichteffektiver Antibiose sind lokalchirurgische Maßnahmen erforderlich (Baker et al. 1979).

13.7 Reisevenenthrombose

T. Noppeney, H. Nüllen

Tiefe Venenthrombosen in Verbindung mit langem, ruhigen Sitzen treten nicht erst mit dem Zunehmen der Reisetätigkeit – insbesondere der Langstreckenflüge – auf. Bereits 1940 wurde im Lancet publiziert, dass Personen, die lange während eines Luftangriffs im Bunker gesessen hatten, eine tiefe Venenthrombose erlitten und an einer darauffolgenden Lungenembolie starben (Simpson 1940).

Bislang bekanntestes Opfer einer Reisevenenthrombose ist der frühere amerikanische Präsident Richard Nixon, bei dem auf einer längeren Europa- und Russlandreise 1974 eine tiefe Venenthrombose auftrat mit rezidivierenden Lungenembolien in der Folge.

Eine Reisevenenthrombose wird definiert als Thrombose, die im Zusammenhang mit einer mehrere Stunden dauernden Reise auftritt, die in sitzender Position absolviert wird. Dabei kann die Reise mittels Flugzeug, Bus, Zug oder Auto unternommen werden (Lapostoll 2004, de Olivera 2006, Partsch 2002). In einer früheren Definition (Consensus Reisethrombose 1995) ist die Zeitdauer der Reise mit 5 oder mehr Stunden eingegrenzt und der zeitliche Zusammenhang mit der Reise auf bis zu 14 Tagen definiert worden. Heute wird die Reisedauer mit mindestens 4 Stunden definiert (Watson 2011).

Die Mindestreisezeit als Risiko für die Entstehung einer tiefen Venenthrombose wird durchaus unterschiedlich gesehen. In einer Metaanalyse von Adi (2004) wurde gezeigt, dass eine Reisezeit im Flugzeug von mehr als 3 Stunden kein spezielles Risiko des Entstehen einer tiefen Venenthrombose darstellt, eine Reisezeit von über 8 Stunden stellt einen zusätzlichen Risikofaktor dar. Auch der Zeitraum nach einer Reise, der ja bislang 14 Tage betrug, wurde mittlerweile auf 8 Wochen erweitert, um eine aufgetretene Thrombose noch als Reisevenenthrombose zu charakterisieren (Watson 2011).

Pathophysiologie

Als ursächlich für die Entstehung einer tiefen Venenthrombose wird nach wie vor die Virchowsche Trias mit endothelialer Läsion, venöser Stase und Hyperkoagulabilität betrachtet.

Die endotheliale Läsion kann durch eine Hypoxie entstehen, die durch den Kabinendruck im Flugzeug getriggert wird. Dieser ist auf eine Höhe von 5000–8000 Fuß während der Reiseflughöhe reguliert, dies entspricht 1524–2438 m über Normalnull. Bereits bei 5000 Fuß steht dem Körper 25 % weniger Sauerstoff zur Verfügung als in Meereshöhe. In Folge der Hypoxie vermindert sich die Fibrinolyse durch Endothelzellen, es bilden sich freie

Radikale. Dadurch kommt es Relaxation der Venenwand und in deren Folge zum Endothelschaden.

Die Verminderung der venösen Flussgeschwindigkeit wird getriggert durch die sitzende Position, durch Druck von außen durch Sitzbestandteile und durch die Flussverminderung im Venensystem aufgrund der Venenwandrelaxation.

In der Theorie wird die Hyperkoagulabilität gefördert durch die verminderte Fibrinolyse infolge der Hypoxie, durch die Austrocknung infolge geringer Luftfeuchtigkeit in der Kabine (8–12 %) und evtl. durch vermehrte Diurese infolge Alkohol- bzw. Kaffeekonsums.

Zu diesen theoretischen Überlegungen für die Entstehung einer Reisevenenthrombose wurden einige experimentelle Untersuchungen durchgeführt.

Studien

So kommt Gupta (2012) in einer Übersichtsarbeit zu dem Schluss, dass große Höhe – egal ob im Flugzeug, beim Bergsteigen oder während sportlicher Aktivitäten – in einem hyperkoagulablen Status resultiert und ein prothrombotisches Milieu fördert. Große Höhe alleine scheint nicht der einzige Faktor zu sein. Es kommt immer zu einem Zusammenwirken von Hypoxie, Dehydratation, Hämokonzentration, einschnürender Kleidung und Stasis des venösen Systems (Gupta 2012). Eine andere experimentelle Studie (Toff 2006) kommt zu dem Ergebnis, dass kein Zusammenhang besteht zwischen der durch die Druckminderung gegenüber Normalnull verursachten Hypoxie und einem prokoagulanten Status. Diese Untersuchung wurde an gesunden Freiwilligen in einer Druckkammer durchgeführt. Eine weitere Überlegung (Keynan 2006) geht davon aus, dass die Thrombose nach hypoxischem Endothelschaden und der dadurch ausgelösten prokoagulatorischen Antwort erst durch die Reoxygenation nach Landung entsteht, die die prokoagulatorischen Mechanismen verstärkt.

In einigen weiteren Studien wurde die Aktivierung der Koagulation geprüft. In einer Crossover-Studie wurde die Aktivierung der Koagulation bei einem Langstreckenflug, bei einem Kinomarathon und während der normalen täglichen Aktivitäten anhand des Antithrombinkomplexes untersucht (Schreijer 2006). Der Antithrombinkomplex erhöhte sich um 30,1 % nach einem Langstreckenflug und verminderte sich um 2,1 % nach dem Kinomarathon und um 7,9 % während der täglichen Aktivitäten. Besonders ausgeprägt waren diese Veränderungen bei Probanden mit Faktor-V-Leiden-Mutation und Probanden, die orale Antikontrazeptiva einnahmen. Langes Sitzen alleine führt nicht zu Änderungen im Gerinnungssystem (Ansari 2006). In einer weiteren Fallstudie konnte gezeigt werden, dass erhöhte Level der Gerinnungsfaktoren II, VII, VIII, IX, sowie von Fibrinogen und v.-Willebrand-Faktor ein erhöhtes Risiko für Reisevenenthrombose darstellen (Kuipers 2009). Die Odds Ratios stiegen mit der steigenden Zahl der erhöhten Gerinnungsfaktoren signifikant an, die höchsten Risiken wiesen Frauen mit einer Kombination von oralen Kontrazeptiva und hohen Faktor-VIII-Leveln auf (Odds Ratio 51,7; 95-%-CI: 5,4–49,8).

Die Rolle der Dehydratation in Relation zur Aktivierung des Koagulationssystems wurde ebenfalls in der Studie von Schreijer (2008) untersucht. In dieser Crossover-Studie wurden 71 gesunde Freiwillige einem 8-Stunden-Flug, 8 Stunden Immobilisation im Kino und 8 Stunden täglichen Aktivitäten ausgesetzt. Bei den Probanden wurde das Hämatokrit, die Serumosmolalität und das Albumin gemessen, ebenso die Aktivierung der Koagulation vor und nach der Testsituation. Im Durchschnitt verminderte sich der Hämatokritwert in allen 3 Testphasen. Bei manchen Probanden stieg der Hämatokritwert während des Fluges deutlicher an (34 %) als bei der täglichen Aktivität (19 %). Allerdings waren keine Unterschiede der Dehydratationsparameter zwischen den Probanden mit und denen ohne Gerinnungsaktivierung festzustellen.

Flusseigenschaften des venösen Systems wurden ebenfalls in einer Studie sowohl in horizontaler sowie in sitzender Position – wie in Economy-Class-Sitzen – als auch in stehender Position mittels Duplexsonographie gemessen (Delis 2004). In sitzender Position verminderten sich alle gemessenen Flussparameter, und der Venendurchmesser in den Vv. femorales und poplitea erweiterte sich. Diese Unterschiede waren in allen Parametern signifikant. Die Autoren kommen zu dem Schluss, dass es in einer gekrümmten, sitzenden Position während langer Flüge zu einer hämodynamischen Stagnation in Verbindung mit Dilatation des Venensystems kommen und diese Kombination die Genese einer tiefen Venenthrombose fördern kann.

Zusammenfassend kann man feststellen, dass die Studienlage zur Theorie der Entstehung einer tiefen Venenthrombose während langer Reisen zu keinem einheitlichen Ergebnis führt. Es spricht sehr viel dafür, dass die Stase und die Dilatation des Venensystems in sitzender Position maßgeblich sind für die Entstehung einer tiefen Venenthrombose, während die anderen Parameter wie Hypoxie und Endothelzellschaden sowie die Aktivierung des Gerinnungssystems infolge Endothelzellschadens und Dehydratation nur eine untergeordnete Rolle spielen bzw. nur dann von Bedeutung sind, wenn schon Gerinnungsstörungen vorhanden sind oder zusätzliche Risikofaktoren bestehen.

Inzidenz

Die wahre Inzidenz der Reisevenenthrombose ist nach wie vor nicht bekannt. Trotz mehrerer Publikationen zur Inzi-

Tab. 13.11 Risikogruppen nach Schobersberger et al. (2008)

Geringes Risiko	Mittleres Risiko	Hohes Risiko
Jede Reise in sitzender Position für mehrere Stunden	Schwangerschaft/post partum Alter >60 Jahre Thrombophilie Positive Familienanamnese für VTE Starke Varikose und/oder CVI Orale Kontrazeption oder Hormonersatz Adipositas (BMI >30) **Cave:** Bestehen zwei oder mehr Risikofaktoren aus dieser Gruppe, so ist das Risiko einer VTE deutlich höher	Frühere VTE Malignom Ruhigstellung einer Extremität (Gips etc.) Vorausgegangener größerer chirurgischer Eingriff oder schwere Allgemeinerkrankung

denz einer tiefen Venenthrombose bzw. einer symptomatischen Lungenembolie nach länger dauernder Reise sind die publizierten Daten nicht unbedingt miteinander vergleichbar, da unterschiedliche Bezugsgrößen bei den Angaben zur Inzidenz berechnet wurden.

In einer älteren Publikation gibt Lord aus Sydney (2001) das Risiko pro Reisenden hinsichtlich der Entstehung einer tiefen Venenthrombose bei der Reise mit 0,0014 % pro internationalen Flug an. Das Risiko für über 40-Jährige hinsichtlich einer klinisch stummen tiefen Venenthrombose wird mit 0,01 % pro Reisenden pro internationalen Flug beziffert.

Eine Leitlinie zur Reisevenenthrombose gibt die Inzidenz mit 0,5 % bei Flügen von mehr als 8 Stunden Dauer bei Reisenden mit geringem oder mittlerem Risikoprofil an.

In einem anderen Review (Gavish 2011) wird das Risiko für die Entstehung einer TVT mit 3–12 % bei einem Langstreckenflug eingeschätzt. Auch in dieser Publikation wird betont, dass individuelle Risikofaktoren – wie Alter über 40 Jahre, die Einnahme oraler Antikontrazeptiva, Varikose, Übergewichtigkeit und bekannte Thrombophilie – das Risiko einer Thrombose deutlich erhöhen.

Die Inzidenz eines symptomatischen Ereignisses, TVT oder Lungenembolie, ist deutlich geringer. Für eine symptomatische TVT bei Flugzeiten von mehr als 4 Stunden wird das Risiko mit 1 pro 4600 Flüge angegeben, das Risiko einer symptomatischen Lungenembolie bei Flügen von mehr als 4 Stunden Dauer beträgt 4,8 pro 1 Million Flüge (Kuipers 2007). In einer Metaanalyse (Philbrick 2007) wird das Risiko einer symptomatischen Lungenembolie mit 27 pro 1 Million Langstreckenflüge angegeben.

Wie in vielen anderen Publikationen beschrieben, steigt das Risiko für Reisende, die zusätzliche Risikofaktoren für eine TVT aufweisen. Ein Review vergleicht die Prozentangaben (Aryal 2006) und gibt das Risiko mit 1,6 % pro Langstreckenflug für Reisende mit niedrigem Risiko im Vergleich zu 5 % pro Flug für Reisende mit hohem Risiko für TVT an.

Eine andere Bezugsgröße ist die Anzahl der Reisenden, auch hierzu wird in einem Review Stellung genommen (Gallus 2002): Das Risiko beträgt 1:200.000 Passagiere bei einer Reisedauer von mehr als 12 Stunden.

In einer weiteren Studie wurde die Odds Ratio für die Reisedauer errechnet (ten Wolde 2003). Sie betrug 2,5 für eine Reisedauer von 10–15 Stunden.

Risikogruppen

Auf dem Boden der vorliegenden Publikationen und der persönlichen Erfahrung der einzelnen Behandlungszentren wurden zunächst 1995 (Konsensus Reisevenenthrombose 1995), aktualisiert 2001 (Partsch 2002), nochmals überarbeitet 2006 (Schobersberger 2008) einzelne Risikogruppen für die Entstehung einer Reisevenenthrombose im deutschsprachigen Raum definiert (Tab. 13.11):

- Ein niedriges Risiko besteht prinzipiell bei jeder Reise in sitzender Position über längere Dauer, wobei zur Dauer in diesen Konsenskonferenzen keine Stellung genommen wurde. Die Definition einer langen Reisedauer ist in den verschiedenen anderen Reviews und Publikationen durchaus unterschiedlich und wird mit mindestens 4 oder 6 Stunden angegeben.
- Ein mittleres Risiko für die Thromboseentstehung besteht bei Schwangerschaft oder postpartal, bei einem Alter über 60 Jahre, bekannter Thrombophilie, positiver Familienanamnese venöser Thromboembolien, ausgedehnter Varikose und/oder chronischer venöser Insuffizienz, Einnahme oraler Kontrazeptiva oder Hormonersatztherapie und Übergewicht mit Body-Mass-Index über 30.
- Ein hohes Risiko wird definiert für Reisende, die bereits eine venöse Thromboembolie erlitten hatten, bei maligner Erkrankung oder anderer schwerer Allgemeinerkrankung, Immobilisation einer Extremität – Gipsverband oder Ruhigstellung – und vorausgegangenem größerem chirurgischen Eingriff.

Die oben genannten Risikofaktoren werden in vielen anderen Publikationen bestätigt. Die Einnahme von Östrogenen (Cannegieter 2006, Martinelli 2003, McQuillan 2003, Tsoran 2010), eine durchgemachte tiefe Venenthrombose (McQuillan 2003, Paganin 2003), bekannte Thrombophilie (Cannegieter 2006, Hosoi 2002, McQuillan 2003, Tsoran 2010) und Übergewicht (Paganin 2003, Schreijer 2009, Schwarz 2003) wurden auch in anderen Publikationen als Risikofaktoren genannt.

Neben diesen Risikofaktoren stellt die Dauer der Reise einen unabhängigen Risikofaktor dar. Bei einer kumulierten Flugzeit über 12 Stunden innerhalb der letzten 4 Wochen bestand ein dreimal erhöhtes Risiko für eine venöse Thromboembolie mit einer Odds Ratio von 2,75 (McCallum 2011).

In einzelnen Publikationen wurden für die differierenden Risikofaktoren auch Odds Ratios berechnet. Bei vorausgegangener VTE betrug die Odds Ratio 63,3, bei vorausgegangenem Trauma 13,6, bei Varizen 10,0 und bei Übergewicht 9,6 (Paganin 2003). Die Odds Ratio für geringe chirurgische Eingriffe betrug 5,35, für mittlere chirurgische Eingriffe 36,57 und für Hochrisikochirurgie 141,71 (McCallum 2011).

- **Prävention**
- Bei niedrigem Risiko für eine VTE sind in der Regel keine prophylaktischen Maßnahmen notwendig. Hier werden in der Literatur allgemeine Maßnahmen wie Betätigung der Wadenmuskelpumpe, ausreichende Flüssigkeitszufuhr und die Vermeidung alkoholischer oder entwässernder Getränke empfohlen.
- Bei mittlerem Risiko sollte zusätzlich zu den allgemeinen Maßnahmen das Tragen eines Unterschenkelkompressionsstrumpfes der Klasse I oder II oder eines speziellen Reisestrumpfes angeraten werden (Schobersberger 2008).
- Bei hohem Risiko oder bei Kombination von 2 Risikofaktoren der mittleren Risikokategorie ist die Gabe eines niedermolekularen Heparins oder von Fondaparinux vor Antritt der Reise empfehlenswert (Schobersberger 2008). Diese sollte mindestens 2 Stunden vor Abreise erfolgen und bei sehr langer Reisedauer während des Reisevorgangs wiederholt werden.

Die präventive Wirkung von Kompressionsstrümpfen ist in der Literatur belegt. So zeigten viele Studien eine Reduktion venöser Thromboembolien. In zwei Übersichtsarbeiten war dieser Unterschied im Vergleich zu Reisenden ohne Kompressionsstrümpfen signifikant (Aryal 2006, Philbrick 2007). In der Leitlinie zur Reisevenenthrombose ist das Tragen von Unterschenkelkompressionsstrümpfen bei Reisen über 3 Stunden Dauer eine GRADE-2b-Empfehlung (Watson 2011). In einer Cochrane-Analyse (Clarke 2006) trat als Nebeneffekt des Tragens von Kompressionsstrümpfen eine signifikante Reduktion des Unterschenkelödems während Langstreckenreisen auf.

Ebenso zeigte sich in den Studien, dass lediglich niedermolekulares Heparin oder Fondaparinux bei Hochrisikopatienten effektiv in der Thromboseprophylaxe ist (Cesarone 2002, Chee 2005, Ferrari 2004, Watson 2005). Die Gabe von Aspirin hat keinen prophylaktischen Effekt auf venöse Thromboembolien während Langstreckenreisen (Chee 2005, Watson 2005).

Die Beratung zur Prävention venöser Thromboembolien muss immer eine individuelle, auf den einzelnen Reisenden zugeschnittene Entscheidung sein. Eine generelle Empfehlung zur Anwendung prophylaktischer Maßnahmen – z. B. Kompressionsstrümpfe oder die Gabe eines niedermolekularen Heparins bzw. von Fondaparinux – kann aufgrund der vorliegenden Daten in der Literatur nicht gegeben werden.

> Bei jedem einzelnen Reisenden muss das individuelle Thromboembolierisiko aufgrund anamnestischer Daten und vorliegender Befunde erhoben und abgeschätzt werden.

Zusammenfassung

Mit zunehmender Reiseaktivität der Bevölkerung – vor allem der Fernreiseaktivität – ist mit einem vermehrten Aufkommen von Reisevenenthrombosen zu rechnen. Die genaue Inzidenz ist trotz vieler Angaben in der Literatur nach wie vor nicht bekannt. Bei vorliegenden Risikofaktoren für eine venöse Thromboembolie steigt das Risiko für den Betreffenden deutlich an, getriggert durch die Dauer der Reise. Aus unserer eigenen Erfahrung behandeln wir pro Jahr durchschnittlich ca. 3–5 Patienten, deren Thrombose in Zusammenhang mit einer Bus- oder Flugreise aufgetreten ist.
Die präventiven Maßnahmen zur Vermeidung einer tiefen Venenthrombose bei Langstreckenreisen sollten sich an der Risikoklassifizierung orientieren.

13.8 Thrombophlebitis

J. Noppeney, T. Noppeney

- **Klinisches Bild**

Das klinische Erscheinungsbild einer akuten Thrombophlebitis kann sehr unterschiedlich sein. Es können isolierte Ereignisse in oberflächlichen Seitenästen mit Thrombosierung und Druckdolenz (Varikophlebitis) bis hin zur Thrombosierung der gesamten Vena saphena magna (VSM) oder Vena saphena parva (VSP) mit mehr oder weniger schwerem Krankheitsgefühl auftreten. Oft wird eine begleitende tiefe Venenthrombose festgestellt, deren Häufigkeit in der Literatur mit bis zu 65 % der Fälle be-

Tab. 13.12 Systematik der Phlebitiden. (Aus Noppeney u. Nüllen 2010, S 172)

	Varikophlebitis	Primäre Thrombophlebitis	Sekundäre Thrombophlebitis
Formen	Phlebitis in varikös vorge-schädigten Venen	Idiopathische Phlebitis in varikös nicht vorgeschädigten, gesunden oder ver-meintlich gesunden Venen	Begleitphlebitis Posttraumatisch Iatrogen
Ätiologie	Bekannt	Nicht bekannt	Bekannt
Pathogenese	Spontan posttraumatisch	Spontan	Paraneoplastisch Autoimmunologisch Posttraumatisch Iatrogen
Ausbreitung	Lokalisiert Aszendierend (migrans) Deszendierend (migrans) Transfaszial proliferierend		Lokalisiert Aszendierend Deszendierend Transfaszial proliferierend Saltierend

schrieben ist (Andreozzi et al. 2000, Ascher et al. 2003, Beatty et al. 2002, Skillmann et al. 1990, Unno et al. 2002, Verlato et al. 1999). Auch das Auftreten einer Lungenembolie bei Thrombophlebitis ist mit einer Häufigkeit bis zu 33 % in der Literatur beschrieben (Andreozzi et al. 2000, Ascher et al. 2003, Beatty et al. 2002, Skillmann et al. 1990, Unno et al. 2002, Verlato et al. 1999).

Pathologisch-anatomisch liegt bei allen Phlebitiden eine lokale Thrombose mit einer fokalen periphlebitischen entzündlichen Reaktion vor. Die nach außen imponierende entzündliche Reaktion mit Rötung, Schwellung, Überwärmung und Schmerz stellt eine uniforme Reaktion auf die lokale Thrombose dar.

Die Entstehung einer Phlebitis ist sowohl in einer vorgeschädigten als auch in einer normalen, gesunden Vene möglich. Tritt die Phlebitis in einer varikös vorgeschädigten Vene auf, spricht man von einer Varikophlebitis, tritt sie in einer gesunden oder vermeintlich gesunden Vene auf, spricht man von einer Thrombophlebitis (◘ Tab. 13.12).

Wir unterscheiden eine primäre bzw. spontane (idiopathische) von einer sekundären Phlebitis. Die sekundäre Phlebitis untergliedert sich weiter:
— sekundäre Phlebitis paraneoplastisch, Buerger-Syndrom, Morbus Behçet, Sarkoidose etc.
— sekundäre posttraumatische bzw. iatrogene Form der Phlebitis, verursacht durch direktes Trauma, Blutentnahme, i.v.-Injektion, Sklerotherapie, Venenverweilkanülen etc.

Daneben gibt es Sonderformen der Phlebitiden wie die Phlebitis saltans oder die strangförmige Phlebitis, auch als Morbus Mondor bezeichnet.

In der Literatur wird als häufigster prädisponierender Faktor für eine Phlebitis die vorbestehende Varikose mit 62 % angegeben. Dies konnten wir in Eigenuntersuchungen bestätigen. In 58,5 % der Fälle bestand eine Varikophlebitis, bei 22,8 % waren eine Varikose und andere prädisponierende Erkrankungen vorhanden, bei 13,2 % fand sich keine Varikose, aber prädisponierende Erkrankungen, in 5,2 % der Fälle blieb die Ursache ungeklärt (Noppeney 2006).

Neben den prädisponierenden Begleiterkrankungen scheint ein entscheidender Faktor für die Entstehung einer TVT die Ausdehnung und Lokalisation der Phlebitis zu sein. Aus den vorliegenden Publikationen lässt sich eine eindeutige Korrelation zur Inzidenz der begleitenden TVT herstellen. Sind nur Seitenäste am Unterschenkel betroffen; ist die Inzidenz mit 5 % begleitender TVT niedrig, sie steigt auf 17 %; wenn Seitenäste am Oberschenkel involviert sind (Skillmann 1990). Noch höher wird die Inzidenz einer begleitenden tiefen Venenthrombose, wenn die oberflächlichen Stammvenen wie Vena saphena parva oder magna in Abschnitten oder in ganzer Länge betroffen sind (◘ Tab. 13.13).

In unserem eigenen Patientenkollektiv (n=109) war bei Patienten mit alleiniger Varikose eine begleitende TVT in 6 % der Fälle festzustellen. Bestanden zusätzlich prädisponierende Erkrankungen, stieg die Inzidenz auf 15,4 %; waren keine Varikose oder prädisponierende Erkrankungen vorhanden, so betrug die Inzidenz einer begleitenden TVT 13,3 % (Noppeney 2006).

■ **Diagnostik**

Es ist nicht ausreichend, die Ausdehnung der Phlebitis alleine klinisch abzuschätzen. Meist ist die Variko- bzw. Thrombophlebitis weit ausgedehnter, als es der klinische Befund zeigt (Denzel 2000).

Neben der Erfassung von Akut- und Basisrisiken für die Entstehung einer Therapie ist die Duplexsonographie in der Diagnostik die Methode der Wahl, da sich hier sowohl die Ausdehnung der Phlebitis lokalisieren lässt als

Tab. 13.13 Inzidenz der TVT und Lokalisation der Varikophlebitis. (Aus Noppeney u. Nüllen 2010, S. 174)

Autor	Stromgebiet	Ereignishäufigkeit
Ascher (1995)	VSP	65 % TVT
Beatty (2002)	VSM	44 % TVT
Unno (2001)	VSM + VSP	21 % TVT
Andreozzi (2000)	VSM	33 % LE
Verlato (1999)	VSM	33 % LE
Skillman (1990)	Seitenäste femoral Seitenäste krural	17 % TVT 5 % TVT
Jörgensen (1993)	Seitenäste Segmente VSM VSM/VSP ganz	23 % TVT
Blumberg (1998)	VSM	8,6 % TVT 0,9 % LE

auch das tiefe Venensystem auf das Vorliegen einer begleitenden TVT beurteilt werden kann.

Eine Phlebographie ist in der Regel nicht notwendig. Sie sollte nur den Fällen vorbehalten sein, in denen die Duplexsonographie keine eindeutigen Aussagen über das Vorliegen einer begleitenden tiefen Venenthrombose zulässt.

- **Therapie**

Die Therapie der Variko- bzw. Thrombophlebitis hat zum Ziel, eine Ausbreitung der Phlebitis zu verhindern, der Entstehung einer tiefen Venenthrombose und/oder Lungenembolie vorzubeugen und die lokale Schmerzsymptomatik zu mindern.

In einer prospektiven randomisierten Studie, der CALISTO-Studie, konnte klar gezeigt werden, dass die Gabe von Fondaparinux die Inzidenz einer begleitenden tiefen Venenthrombose bzw. Lungenembolie signifikant im Vergleich zur Placebogruppe senken konnte (Decousus et al. 2010). Die Gabe von Fondaparinux erfolgte in dieser Studie allerdings für 45 Tage.

Die letzte publizierte Cochran-Analyse zur Therapie der oberflächlichen Phlebitis kommt zu dem Ergebnis, dass die meisten vorliegenden randomisierten prospektiven Studien von der Methodik her ungeeignet waren, um den Vorteil einer Therapie zu beweisen. Lediglich die CALISTO-Studie genügte gemäß der Cochran-Analyse den methodischen Anforderungen; die Autoren haben die prophylaktische Gabe von Fondaparinux für 6 Wochen als Empfehlung zur Therapie der oberflächlichen Phlebitis aus der CALISTO-Studie übernommen (Di Nisio 2012).

In unserer eigenen Untersuchung zur Therapie der oberflächlichen Phlebitis kamen wir zu folgenden Schlussfolgerungen:

- Thromboseprophylaxe mit niedermolekularem Heparin zwischen 10 Tagen und 4 Wochen bei Varikophlebitiden von Seitenästen am Unterschenkel,
- therapeutische Antikoagulation für 4–12 Wochen bei Phlebitiden in Perforansvenen oder Seitenästen am Oberschenkel,
- therapeutische Antikoagulation bis zu 3 Monaten bei Phlebitiden der Stammvenen.

Diese Empfehlungen wurden zusätzlich durch Publikationen abgesichert. In der Literatur wird eine deutliche Abhängigkeit zwischen der Art der Antikoagulation und dem Auftreten einer begleitenden TVT nach Phlebitis angegeben. Die Inzidenz einer TVT betrug bei Marchiori (2002) unter einer Low-dose-Heparinisierung mit unfraktioniertem Heparin (2×5000 Einheiten pro Tag) 20 %, während die Inzidenz bei therapeutischer Antikoagulation mit 2×12.500 Einheiten pro Tag nur bei 3,3 % lag. In einer Studie von Lozano (2003) trat unter therapeutischer Antikoagulation bei Varikophlebitis der VSM keine TVT oder Lungenembolie auf. In der Kontrollgruppe – Patienten mit Ligatur des saphenofemoralen Übergangs ohne Antikoagulation – kam es in 6,7 % der Fälle zur Lungenembolie.

Bei rasch aszendierender Phlebitis der Stammvenen oder bei Erreichen der Phlebitis im Mündungsbereich wird eine Operation mit Ligatur des saphenofemoralen bzw. -poplitealen Übergangs nicht mehr generell empfohlen. Auch im Falle einer operativen Unterbrechung des Mündungsgebietes sollte eine Thromboseprophylaxe oder eine therapeutische Antikoagulation durchgeführt werden.

Neben der Antikoagulation sind lokale Maßnahmen zur Minderung der Schmerzsymptomatik indiziert. Hierzu gehören ein Kompressionsverband, ggfs. die Applikation von Heparinsalbenverbänden und die Mobilisation des Patienten. Zusätzlich sollten bei erheblicher Schmerzsymptomatik nichtsteroidale Antiphlogistika verabreicht werden.

Zusammenfassung

Eine Varikophlebitis bzw. Thrombophlebitis im epifaszialen Venensystem ist eine ernsthafte Erkrankung mit unter Umständen schwerwiegenden Begleiterkrankungen wie TVT und Lungenembolie. Daher sollte nach ausreichender Diagnostik eine konsequente Therapie mit Thromboseprophylaxe eingeleitet werden, die sich über einen ausreichenden Zeitraum – mindestens 4 Wochen – erstrecken muss. Eine therapeutische Antikoagulation kann bei Befall der Stammvenen in Erwägung gezogen werden.
Besteht bereits bei Diagnosestellung eine begleitende tiefe Venenthrombose, ist eine therapeutische Antikoagulation entsprechend der Vorgaben der einschlägigen Leitlinien erforderlich.
Bei einer nichtgetriggerten Thrombophlebitis sollte zusätzlich ein kleines Tumorscreening erfolgen.

13.9 Phlebitis migrans sive saltans

C. Diehm

- **Definition**
▶ Synonym: Phlebitis migrans, engl. »migrating phlebitis«.

> Oberflächliche epifasziale Venenentzündung wechselnder Lokalisation, münzgroß im Bereich nicht varikös veränderter Venen. Diese »springende Form der Thrombophlebitis« wird hervorgerufen durch eine immunologisch hyperergische Venenwandreaktion. Diese Sonderform der Phlebitis kann ohne Kontinuität von einer Extremität auf die andere »überspringen«. Kann zeitgleich an mehreren Stellen auftreten. Meist sind jüngere Patienten betroffen.

Die Namensgebung »migrans« (wandernd, langsame Ausbreitung) findet sich v. a. im angelsächsischen Sprachgebrauch.

- **Ätiologie**

Ätiologisch unterscheiden wir eine primäre von einer sekundären Form. Bei der primären Form ist keine Grunderkrankung bekannt.

Am häufigsten findet sich die sekundäre Thrombophlebitis migrans/saltans bei Patienten mit Thrombangiitis obliterans (TAO; Buerger-Syndrom). TAO-Patienten haben in mehr als 60 % aller Fälle die meist druckdolente Phlebitisform (Kröger et al. 2011). Es muss differenzialdiagnostisch aber immer auch an ein paraneoplastisches Syndrom gedacht werden. Tumorleiden (z. B. Bronchialkarzinome, Pankreaskarzinome) sowie Leukämien und Lymphome müssen ausgeschlossen werden. Die Thrombophlebitis migrans/saltans kann als paraneoplastisches Syndrom imponieren.

Die Thrombophlebitis migrans/saltans findet sich auch bei Vaskulitiden wie Riesenzellarteriitis/Polymyalgia rheumatica, Wegener-Granulomatose, Lupus erythematodes, Morbus Behçet, Panarteritis nodosa oder Cannabinoid-Vaskulitis.

> **Ätiologie bei sekundärer Phlebitis migrans/saltans**
> – Thrombangiitis obliterans (Buerger-Syndrom)
> – Paraneoplastisches Syndrom:
>   Bronchialkarzinom, Pankreaskarzinom, Ösophaguskarzinom, Magenkarzinom, Prostatakarzinom
> – Leukämie, Lymphom

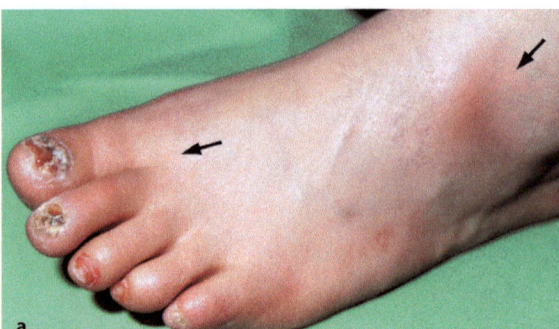
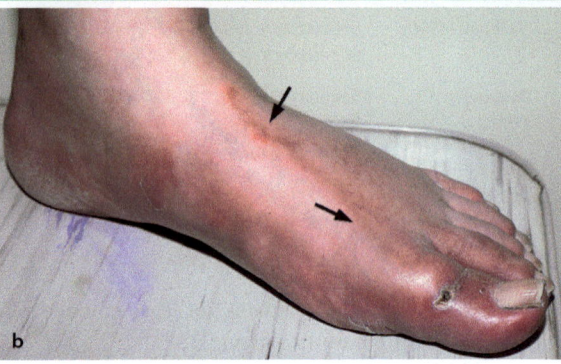

Abb. 13.6 a, b Akute Phlebitis am Fußrücken bei Buerger-Syndrom. Die schwere akrale Ischämie ist im Bereich des Vorfußes deutlich erkennbar (Pfeile). (Aus Diehm et al. 1999)

> – Vaskulitis:
>   Riesenzellarteriitis/Polymyalgia rheumatica, Morbus Behçet, Panarteritis nodosa, Cannabinoid-Vaskulitis
> – Rickettsiose

- **Klinik**

Die Thrombophlebitis migrans/saltans findet sich meist im Bereich der Beine (◘ Abb. 13.6), seltener an den Armen. Das abakteriell entzündete Areal ist meist überwärmt und druckdolent. Allgemeinreaktionen mit Temperaturerhöhung und BKS-Beschleunigung sind eher selten.

Auch diese Thrombophlebitisform kann durch ein Übergreifen über Perforansvenen **tiefe Beinvenenthrombosen** und **Lungenembolien** verursachen.

Häufiger als bisher angenommen, geht jede Form der Thrombophlebitis mit einer tiefen Venenthrombose und einer Lungenembolie einher. Deshalb sollte bereits bei der Diagnose der Thrombophlebitis an eine Beteiligung der tiefen Venen und an das gleichzeitige Vorliegen einer Lungenembolie als Komplikation gedacht werden.

- **Diagnostik**

Bei der Diagnostik jeglicher Thrombophlebitisform sollte **eine bilaterale Duplexsonographie** durchgeführt wer-

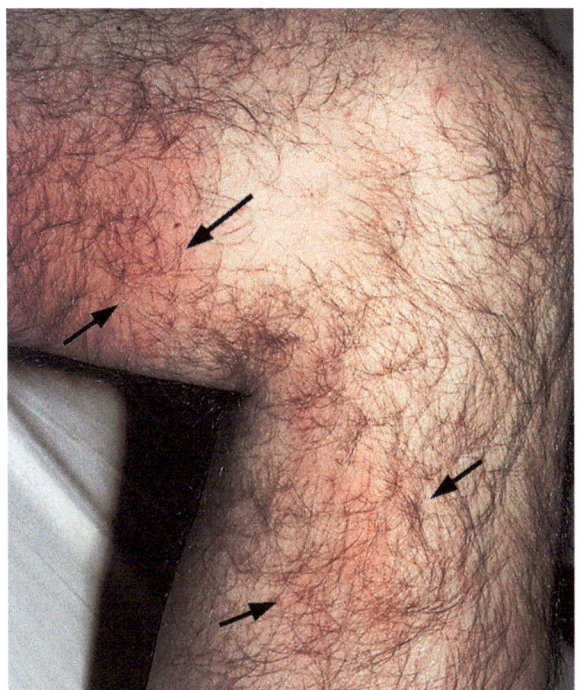

Abb. 13.7 Rezidivierende Phlebitis beim Buerger-Syndrom (Thrombophlebitis saltans). 38-jähriger Mann mit segmentalen Verschlüssen der Unterschenkelarterien beidseits. Der Patient hatte bereits im 21. Lebensjahr eine Thrombophlebitis saltans durchgemacht. Bei fortgesetztem Rauchen trat immer wieder eine Phlebitis auf. Diskrete rötliche Verfärbung an der Innenseite des Beines erkennbar (Pfeile). (Aus Diehm et al. 1999)

den. Dadurch erkennt man die Ausdehnung der entzündlich thrombotischen Veränderungen nach proximal und distal und auch die Beteiligung von Perforansvenen kann abgeklärt werden. Mit der Duplexsonographie kann gleichzeitig das Vorliegen einer eventuell vorhandenen tiefen Beinvenenthrombose untersucht werden.

Prinzipiell kann auch eine Thrombophlebitis migrans/saltans (◘ Abb. 13.7) eine Lungenembolie verursachen.

▪ Therapie

Zur Therapie der Thrombophelbitis migrans/saltans gibt es praktisch keine wissenschaftlichen Erkenntnisse bzw. verlässliche gültige Leitlinien. Die Datenlage ist dünn.

Auch bei einer Thrombophlebitis saltans/migrans sollte der Patient mobilisiert werden.

Die **Lokalbehandlung** mit Heparinoidgel oder -creme bzw. Piroxicam-Gel hat allerdings lediglich eine Placebowirkung. Diclofenacgel/-creme oder Ibuprofengel/-creme können schmerzlindernd wirken. Eine lokale Kühlung wirkt schmerzlindernd und entzündungshemmend. Orale nichtsteroidale Antiphlogistika können Schmerzen und Schwellneigung günstig beeinflussen. Bei hartnäckigen sekundären Formen sind eventuell Corticosteroide angezeigt. Vielfach können nur so akute Schübe zur Abheilung gebracht werden.

Kompressionsstrümpfe können die Ödemneigung bessern und spielen allenfalls zur Thromboseprophylaye eine Rolle. Die Kompressionstherapie hat bei der Thrombophlebitis migrans/saltans nicht die Bedeutung wie bei der Varikophlebitis. Für die Antikoagulation gelten dieselben Richtlinien wie bei der konventionellen Thrombophlebitis.

Bei mündungsnaher Manifestation wird die Gabe von **niedermolekularem Heparin** bis zu 4 Wochen empfohlen. Vielfach ist diese Behandlungsdauer zu kurz. Jede Form der oberflächlichen Venenentzündung muss als Risikofaktor für eine tiefe Venenthrombose angesehen werden. Daher ist in jedem Fall eine effektive **Thromboseprophylaxe** angezeigt. Eine therapeutische Alternative zu niedermolekularem Heparin bietet das Heparinanalogon Fondaparinux, das derzeit einzige in der EU für die Therapie oberflächlicher Venenthrombose zugelassene Antithrombotikum. Die Dauer der Antikoagulation richtet sich nach der individuellen klinischen Situation.

Die **CALISTO-Studie** untersuchte in einer doppelblind, randomisiert und placebokontrolliert die Wirksamkeit und Sicherheit einer 45-tägigen Behandlung mit Fondaparinux bei 3002 Patienten mit isolierter oberflächlicher Venenthrombose (OVT). Als Endpunkte des Studiendesigns wurden thromboembolische Endpunkte gewählt (Kombination von Tod, symptomatischer VTE, symptomatischer Ausdehnung der OVT in die Krosse oder symptomatische Rezidive). Der primäre Endpunkt trat bei 0,9 % unter Fondaparinux und bei 5,9 % unter Placebo auf. Das entspricht einer Risikoreduktion (RRR) von 85 % bzw. 74–92 % (p<0,001). Als Komplikation trat in jeder Behandlungsgruppe eine schwere Blutung auf, und auch die übrigen unerwünschten Nebenwirkungen waren vergleichbar (0,7 versus 1,1). Die einmal tägliche Gabe von 2,5 mg Fondaparinux über 45 Tage war sicher in der Behandlung von Patienten mit akuter symptomatischer oberflächlicher Venenentzündung.

Es muss davon ausgegangen werden, dass Patienten mit Thrombophlebitis migrans/saltans ein mindestens ebenso hohes Thromboserisiko haben wie Patienten mit Varikophlebitis.

Bei einer ausgedehnten Thrombophlebitis migrans/saltans und insbesondere bei Krossennähe ist eine Behandlung mit niedermolekularem Heparin indiziert. Die bisher vorliegenden Daten sprechen für eine 4- bis 6-wöchige Behandlung.

Eine Duplexkontrolle empfiehlt sich alle 3 Wochen. So lässt sich individuell über das weitere therapeutische Prozedere entscheiden.

Im Gegensatz zu einer nahe der Mündungsklappe gelegenen Varikophlebitis sollte eine Phlebitis migrans/saltans **nicht saphenektomiert** werden. Auch eine **Stichinzision** sollte – anders als bei der Varikophlebitis – bei Thrombophlebitis saltans nicht durchgeführt werden.

13.10 Phlegmasia coerulea dolens

C. Nüllen, H. Nüllen, T. Noppeney

Das Krankheitsbild der Phlegmasia coerulea dolens (PCD) ist ein Sonderfall in der Palette der Ausprägungen der venösen Thrombosen (TVT); selten, lebensbedrohlich und von einer kaum zu überbietenden Dramatik. Viele erfahrene und langjährig tätige Gefäßmediziner berichten auf Befragen, dass sie in ihrem Berufsleben nur 1–3 Fälle von PCD selbst erlebt haben. Große Fallserien kommen auch in der Literatur nicht vor, verlässliche Angaben zur Häufigkeit fehlen ebenso. Gesicherte Therapieempfehlungen sind nicht vorhanden. Schaut man die Literatur durch, so fällt auf, dass es durchaus als ungeklärt gelten muss, ob es sich bei PCD um eine eigenständige Entität handelt oder nur um den Spezialfall einer tiefen Venenthrombose.

In Leitlinien wird das Krankheitsbild nicht berücksichtigt, sondern bestenfalls erwähnt (Hach-Wunderle et al. 2010).

Definition
Die Begriffe Phlegmasia, Phlegmasia alba (Milchbein, »milk leg«) und Phlegmasia coerulea dolens (»blue swollen leg«) stammen aus der Zeit der fast ausschließlich klinisch deskriptiven Nosologie (Phlegmasia griech.: Entzündung, Fieber; coerulea bzw. coerulea lat.: blau; dolor lat.: Schmerz). Die erste Beschreibung der PCD geht zurück auf Fabricius Hildanus im 16. Jahrhundert. Der Begriff Phlegmasia coerulea dolens wurde von Grégoire 1938 geprägt (Chinsakchai et al. 2011, Elliot et al. 1979, Perkins et al. 1996).

Die PCD ist eine extreme Sonderform der tiefen Venenthrombose, wenngleich in der älteren Literatur auch Arbeiten zu finden sind, die von einer eigenständigen nosologischen Entität ausgehen (Giles 1958). Es handelt sich bei der PCD mit hoher Wahrscheinlichkeit jedoch nur um eine fulminante Form der Thrombose, die mehr oder weniger schnell bis schlagartig fast den gesamten venösen Querschnitt der betroffenen Extremität erfasst. Hieraus ergeben sich eine Vielzahl an extremen hämodynamischen Folgen sowie dramatische Veränderungen im Bereich der Endstrombahn und der Mikrozirkulation.

Chinsakchai et al. (2011) finden bei ihrer Metaanalyse in der Literatur von 1980 bis 2008 nur 32 verwertbare Arbeiten mit lediglich 62 Patienten. Schaut man die dort tabellarisch erfassten Daten zu den einzelnen Fällen genauer an, so kommen durchaus Zweifel auf, ob es sich in allen Fällen wirklich um eine PCD gehandelt hat. Damit ist ein definitorisches Problem evident. Wirklich pathognomonische, scharfe Trennkriterien zwischen einer PCD und einer massiven TVT gibt es zumindest in der Entstehungsphase nicht. Um unnötige Dramatisierungen zu vermeiden, darf aber die PCD nicht mit der »massiven« TVT verwechselt werden.

Klinik
Grégoire (1938) charakterisiert ist die PCD durch die Trias
1. Schwellung der Extremität(en),
2. akuter Durchblutungsmangelschmerz,
3. Zyanose.

Weitere klinische Zeichen können hinzukommen.

Klinische Zeichen der Phlegmasia coerulea dolens
- Schmerzen (stark)
- Schwellung
- Rot-(bläulich-)livide Verfärbung der Haut
- Ödeme, ggf. Glanzhaut und Blasenbildung
- Abgeschwächte oder fehlende Pulse
- Sensibilitätsstörungen
- Motorische Paresen
- Schock
- Gangrän

Der Verlauf kann fulminant, aber auch schleichend sein (Perkins et al. 1996). Klinisch fallen die Patienten durch eine massive Schwellung und rot-livide Verfärbung der betroffenen Extremität mit gespannter, glänzender Haut auf (Abb. 13.8, Abb. 13.9). Infolge der Flüssigkeitseinlagerung in die Haut kann eine Blasenbildung auftreten. Die Patienten klagen über heftige Schmerzen (Chinsakchai et al. 2011, Elliot et al. 1979, Perkins et al. 1996). Häufig sind keine peripheren Pulse tastbar, was als Zeichen der arteriellen Durchblutungsstörung gewertet werden kann, allerdings können die Pulse auch wegen der massiven Ödembildung nicht palpabel sein (Perkins et al. 1996). Im fortgeschrittenen Stadium wurden Sensibilitätsstörungen und motorische Paresen beschrieben (Chinsakchai et al. 2011) (Kompartmentsyndrom). Bei Befall der Vena cava inferior ist die Symptomatik häufig bilateral ausgeprägt.

Infolge des Blutpoolings und der Flüssigkeitssequestration besteht die Gefahr eines hypovolämischen Schockzustandes mit Hypotension, Tachykardie, Oligo-Anurie bis hin zum Multiorganversagen.

In 12–40 % der Fälle liegt eine begleitende Lungenembolie vor, welche sich durch Tachykardie, Dyspnoe, atemabhängige Schmerzen und Schocksymptomatik äußern kann (Perkins et al. 1996).

13.10 · Phlegmasia coerulea dolens

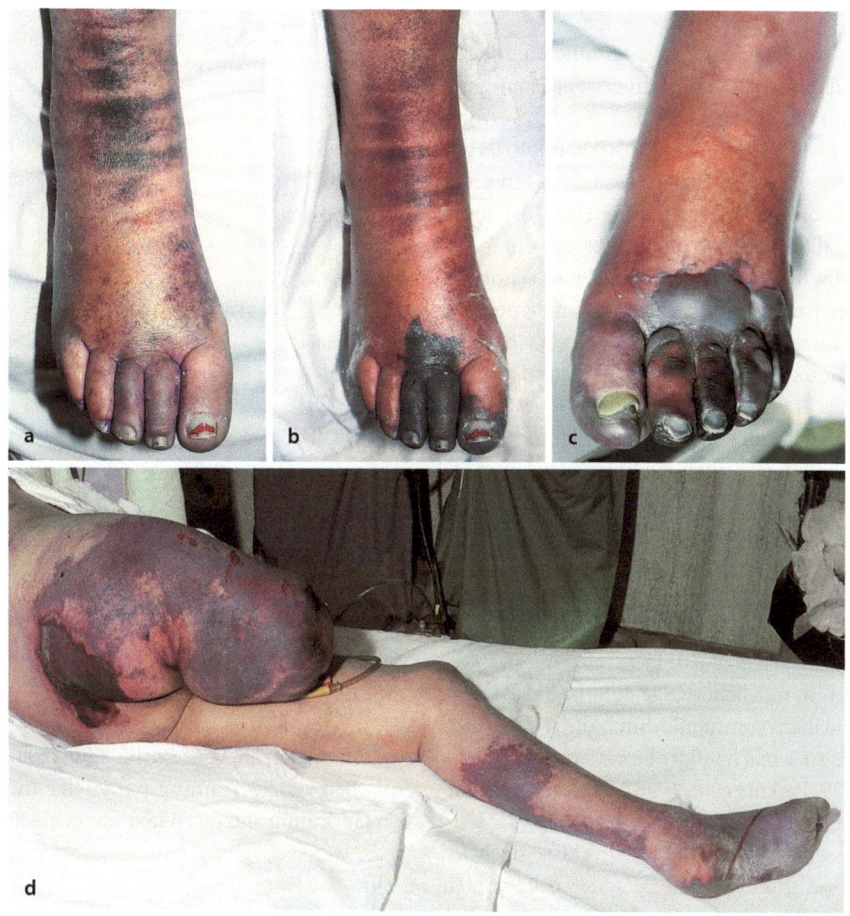

Abb. 13.8 a–d Phlegmasiea coerulea dolens, verschiedene Schweregrade. (Aus Diehm et al. 1999)

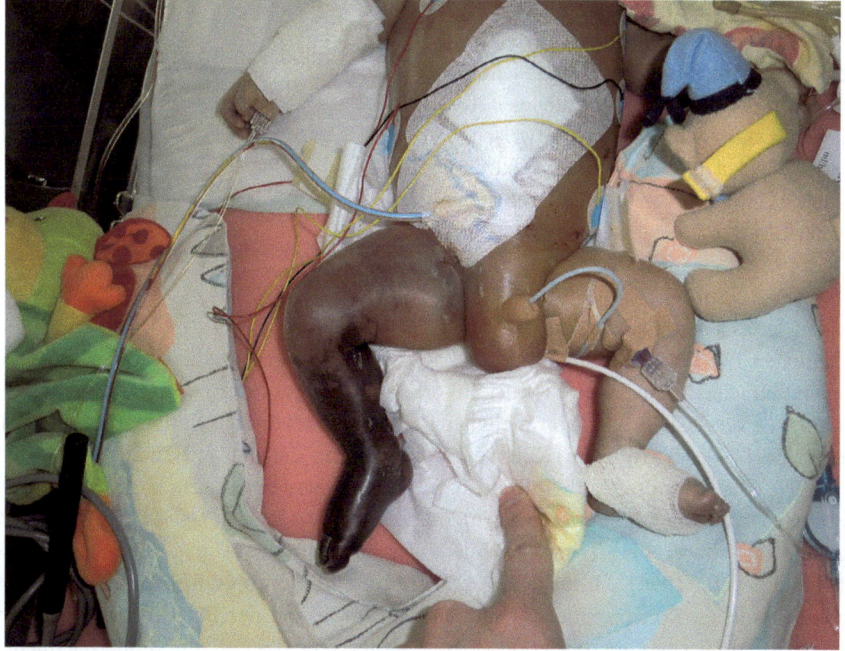

Abb. 13.9 Phlegmasie beim Säugling. (Mit freundlicher Genehmigung von W. Lang, Gefäßchirurgie Uni Erlangen)

Häufigkeit

Die PCD wird in der Literatur einvernehmlich als selten angegeben. Spekulationen über die numerische Häufigkeit – etwa bezogen auf die Zahl aller TVTs – werden vermieden, was angesichts der geringen Zahl der publizierten Fälle und fehlender systematischer Untersuchungen nicht verwundert. Stallworth et al. legten 1959 eine 10-Jahresübersicht mit 55 Fällen aus der Literatur vor, der die Autoren 14 eigene Fälle hinzufügen können. Diese schon als historisch zu bezeichnende Übersicht ergibt im Prinzip die gleichen Erkenntnisse wie die Metaanalyse von Chinsakchai et al. 2011 mit 62 Fällen. Die Daten, die aus den publizierten Fällen – z. T. Einzelfallmitteilungen – gewonnen werden können, sind in jeder Hinsicht sehr heterogen, und entsprechend verhalten sich auch die hieraus zusammengeführten Schlussfolgerungen.

Zur Geschlechtsverteilung liegen widersprüchliche Daten vor. Die Angaben variieren von einer Bevorzugung von Frauen im Verhältnis 4:3 (Bhatt et al. 2007, Perkins et al. 1996) bis zu einer Verteilung von 1,5:1 mit Bevorzugung der Männer (Chinsakchai et al. 2011).

Das linke Bein ist, möglicherweise aufgrund der Überkreuzung der Vena iliaca communis durch die rechte A. iliaca communis, bis zu 3-mal häufiger betroffen als das rechte (Elliot et al. 1979, Perkins et al. 1996). Chinsakchai et al. beschreiben in der Metaanalyse von 2011 die folgende Verteilung: 45 % linksseitiger Befall und 29 % rechtsseitiger Befall, ein bilaterales Auftreten lag in 26 % der Fälle vor. In diesen bilateralen Fällen ist meist die V. cava beteiligt. Die Thromboselokalisation wird zu 35 % in der Vena cava inferior, zu 50 % in der Iliakastrombahn, zu 9 % in der V. femoralis und zu 6 % in der poplitealen Strombahn angegeben (Chinsakchai et al. 2011). Bei der Angabe von Verteilungsmustern muss bedacht werden, dass diese Daten nicht systematisch erfasst wurden, sondern auf einer zufälligen Auswahl beruhen und somit einen Selektionsbias aufweisen.

Eine Phlegmasia coerulea dolens der oberen Extremitäten wird mit einer Häufigkeit von 4–5 % beschrieben (Elliot et al. 1979, Perkins et al. 1996).

Ätiologie

Ursächlich ist die Phlegmasia coerulea dolens Folge einer ausgedehnten proximalen TVT. Ätiologisch kommen hier somit alle Faktoren in Betracht, die auch eine TVT begünstigen. Beschrieben wurde die PCD infolge von malignen Grunderkrankungen (ca. 1/3 der Betroffenen) (Elliot et al. 1979, Perkins et al. 1996), nach venöser Katheterisierung, HIT II, Antiphospholipidsyndrom und anderen Formen der Hyperkoagulabilität sowie bei Thrombophilie, Schwangerschaft (Perkins et al. 1996), Mitralstenose mit Herzinsuffizienz, hormoneller Kontrazeption, Trauma, nach operativen Eingriffen (Perkins et al. 1996), Kavaschirmimplantation (Robinson et al. 1993), Sepsis und abruptem Absetzen von Antikoagulanzien mit schnellem Anheben der Gerinnungsparameter durch Substitution von Gerinnungsfaktoren (Sarwar et al. 2009).

Tab. 13.14 »Risikofaktoren« der Phlegmasia coerulea dolens. (Chinsakchai et al. 2011)

	n	%
Malignom	21	33,9
Hyperkoagulabilität	9	14,5
Venöse Stase	4	6,5
Kontrazeptiva	3	4,8
Kavafilter	2	3,2
May-Thurner-Syndrom	2	3,2
Aneurysma	2	3,2
Vorausgegangene TVT	2	3,2
Trauma	2	3,2
Andere/Sonstige	5	8,1
Unspezifisch	10	16,1
Summe	**62**	**100,0**

Ätiologie der Phlegmasia coerulia dolens
- Malignom
- Kathetereinlagen
- Kavaschirmimplantation
- HIT II
- Antiphospholipidsyndrom
- Sonstige Thrombophiliesyndrome
- Sonstige hyperkoagulative Zustände
- Gravidität
- Herzklappenschäden mit Herzinsuffizienz
- Traumata
- Postoperative Zustände
- Sepsis

Berücksichtigt man die Überlegung, dass die PCD wahrscheinlich der extreme Spezialfall einer TVT ist und somit keine eigenständige Entität darstellt, so bleibt die Frage, was denn darüber entscheidet, dass die TVT zur PCD wird? Hierzu gibt es keine belegbaren Vorstellungen. Nach Ansicht von Rieger (1998) liegen bei der PCD die gleichen pathogenetischen Umstände vor wie bei der banalen TVT. Während allerdings die banale TVT »selbstlimitierend ist, kommt es bei der PCD zu einer exzessiven Thrombose weiter Teile des tiefen und oberflächlichen Venensystems mit venöser Querschnittsblockade«. Aber was heißt

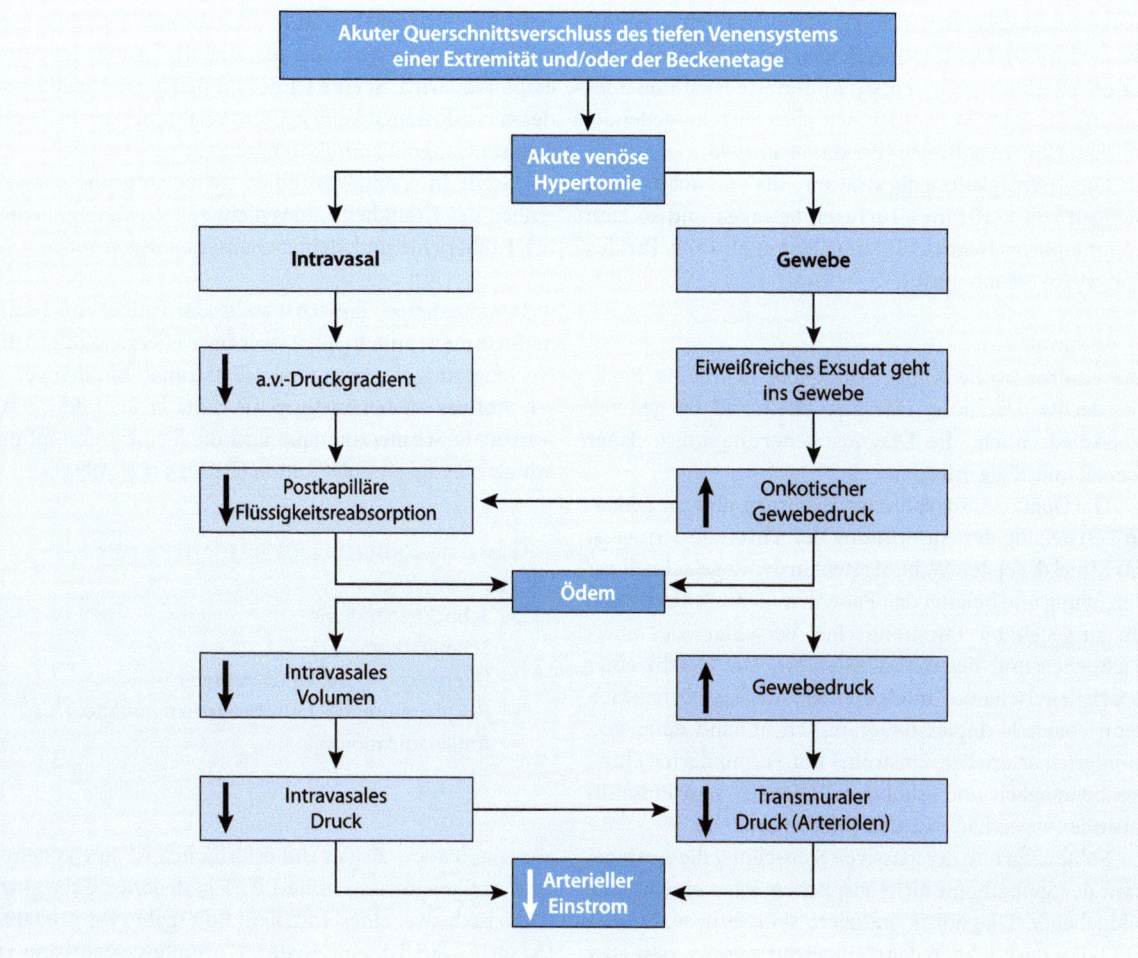

Abb. 13.10 Schematische Darstellung der pathophysiologischen Abläufe bei der PCD. (In Anlehnung an Hoffmann et al. 2006)

»selbstlimitierend«, warum trifft dies beim einen Fall zu und beim anderen nicht?

Chinsakchai et al. (2011) nennen die in ihrer Analyse gefundenen Einflussfaktoren »Risikofaktoren« der PCD (Tab. 13.14). Dies ist sicherlich etwas hoch gegriffen; wie man erkennen kann, decken sich auch diese Faktoren mit den bekannten Triggerfaktoren der banalen TVT und erklären somit das Entstehen einer PCD nicht.

- **Pathogenese**

Pathogentisch kommt es bei der PCD infolge einer Thrombosierung der iliofemoralen und popliteotibialen Venen inklusive ihrer Kollateralen zum Verschluss nahezu des kompletten venösen Querschnitts einer Extremität (Bhatt et al. 2007, Elliot et al. 1979, Perkins et al. 1996). Dadurch entsteht ein massiver Anstieg des intravenösen hydrostatischen Drucks auf das bis zu 17-fache der Norm (Bhatt et al. 2007, Perkins et al. 1996). Der hydrostatische Druck überschreitet den kolloidosmotischen Druck und führt damit zur Flüssigkeitssequestration ins Interstitium. Der dadurch bedingte Anstieg des Gewebedrucks begünstigt die Entwicklung eines Kompartmentsyndroms. Kompartmentdrücke von 47–56 bzw. sogar 80 mmHg wurden beschrieben (Qvafort et al. 1983, Robinson et al. 1993). Durch Überschreiten des kritischen Kompartmentdrucks von 30 mmHg sistiert die mikrovaskuläre Zirkulation. Die arterielle Perfusion kommt bei einer Überschreitung der transmuralen arteriellen Druckdifferenz von 20 mmHg zum Erliegen (Qvafort et al. 1983). Dadurch entsteht das Bild einer Ischämie, welche bei zeitgerechter Behandlung reversibel ist (Perkins et al. 1996) (Abb. 13.10).

Die früher favorisierte Vasospasmustheorie wurde mittlerweile verlassen (Perkins et al. 1996).

Als Folge einer kompletten Verlegung auch der mikrovaskulären Strombahn entwickeln die Patienten in 40–60% der Fälle eine venöse Gangrän (Chinsakchai et al. 2011, Perkins et al. 199). Die Entwicklung gangränöser Veränderungen nach kompletter Blockierung des venösen Abflusses konnte bereits 1937 durch Fontaine und Pereira experimentell nachgewiesen werden (Fontaine 1937, zit. n. Ehringer et al. 1979). Der Gewebeschaden betrifft zunächst nur die oberflächlichen Gewebestrukturen wie Haut und Subkutangewebe, im Verlauf können aber auch ausgedehnte Muskelnekrosen auftreten (Perkins et al. 1996).

Die Flüssigkeitssequestration ins Gewebe kann Mengen von 6–10 l in 5–10 Tagen betragen und so zum Volumenmangelschock führen (Elliot et al. 1979, Perkins et al. 1996) (Abb. 13.10).

- **Diagnostik**

Die eindrucksvolle Klinik ermöglicht i. d. R. die Blick-(Verdachts-)Diagnose. Das Krankheitsbild ist generell lebensbedrohlich; die Diagnosesicherung muss daher schnell und zügig erfolgen.

Die Duplexsonographie zur Sicherung und zur genauen Feststellung der Ausdehnung der Thrombosierung ist das Mittel der ersten Wahl. Sie steht in der Regel schnell zur Verfügung und belastet den Patienten nicht. Es findet sich ein ausgedehnter thrombotischer Verschluss des oberflächlichen und tiefen Venensystems. Die Gefahr einer arteriellen Ischämie infolge einer Ausflussobstruktion kann ebenfalls duplexsonographisch anhand eines verminderten arteriellen Einstroms mit verminderter Flussgeschwindigkeit und erhöhtem Resistenz- und Pulsatilitätsindex abgeschätzt werden (Bhat et al. 2007).

Sollte aufgrund der massiven Schwellung die Aussagekraft der Sonographie nicht ausreichen, kann eine weitere bildgebende Diagnostik indiziert sein. Eine CT- oder MRT-Diagnostik kann dann eingesetzt werden, darf aber keinesfalls zu einer wesentlichen Verzögerung des Therapiestarts führen. Ist eine CT- oder MRT-Untersuchung indiziert, lassen sich ggf. weitere Informationen über ursächliche Zusammenhänge erfahren (Chinsakchai et al. 2011). Besteht der Verdacht auf eine begleitende Lungenembolie oder eine begleitende Kavathrombose, ist die CT-Untersuchung indiziert. Die Phlebographie ist nur in Ausnahmefällen indiziert, kann aber im Rahmen invasiver Therapiemaßnahmen ggf. notwendig werden. Die allgemein üblichen labordiagnostischen Parameter, wie sie in der Notfallmedizin angemessen sind, sollen parallel zu den übrigen diagnostischen und einleitenden therapeutischen Maßnahmen erfasst werden.

- **Therapie**

Die Phlegmasia coerulea dolens ist ein lebensbedrohlicher Notfall, der umgehend einer suffizienten Therapie zugeführt werden muss.

Ein klares bzw. allgemein anerkanntes Therapieschema konnte bislang nicht etabliert werden. Die geringen Zahlen in den einzelnen Institutionen lassen systematische Untersuchungen nicht zu (Chinsakchai et al. 2011).

Während bei isolierter TVT, abgesehen von speziellen Indikationen, von Operation oder thrombolytischer Therapie eher abgeraten und die alleinige Antikoagulation empfohlen wird, ist eine schnellstmögliche Rekanalisation der verschlossenen venösen Strombahn bei der PCD mit venöser Gangrän zum Extremitätenerhalt essenziell.

Große Interventionsstudien stehen aufgrund der Seltenheit des Krankheitsbildes nicht zur Verfügung. Lediglich Fallberichte und kleinere Fallserien liegen vor.

Basismaßnahmen Zunächst sollte der Patient mit Basismaßnahmen anbehandelt werden. Hierzu zählen die Hochlagerung der betroffenen Extremität, um den venösen Abfluss zu begünstigen (Perkins et al. 1996), eine suffiziente Schmerztherapie und die Schockbekämpfung mittels Flüssigkeitssubstitution (Perkins et al. 1996).

> **Basis- und Sofortmaßnahmen bei Phlegmasia coerulea dolens**
> - Schockbehandlung
> - Schmerztherapie
> - Überwachung der Vitalparameter
> - Hochlagerung der betroffenen Extremität(en)
> - Antikoagulation

Antikoagulation Begleitend erforderlich ist eine systemische Antikoagulation mittels PTT-gesteuerter Gabe eines UFH inklusive einer initialen Bolusgabe von 10.000–15.000 IE. Ziel ist, eine weitere Thrombusprogression zu vermeiden, damit die endogene Plasminaktivität eine Thrombolyse herbeiführen kann (Chinsakchai et al. 2011, Perkins et al. 1996, Wells et al. 2001). Zwar hat sich bei der Behandlung der TVT auch die Gabe von NMH (in gewichtsadaptierter Dosierung) und Fondaparinux etabliert, für die PCD liegen aber keine entsprechenden Empfehlungen vor (Chinsakchai et al. 2011). In Zukunft werden u. U. die neuen oralen Faktor-Xa-Inhibitoren bzw. die direkten Thrombininhibitoren zunehmend eine Therapieoption darstellen. Bei bis zu 60 % der Patienten wird unter den genannten Maßnahmen eine signifikante Besserung erzielt (Chinsakchai et al. 2011). Wenn nach 6–12 h keine signifikante klinische Besserung eintritt bzw. der Progress einer unkomplizierten PCD zur venösen Gangrän zu beobachten ist, muss ein aggressiveres therapeutisches Vorgehen gewählt werden (Perkins et al. 1996).

Invasive Therapieoptionen Das therapeutische Arsenal umfasst die systemische intravenöse Fibrinolysetherapie, die lokale kathetergesteuerte Lysetherapie oder Thrombusaspiration mit und ohne Kombination einer perkutanen Rekanalisation sowie die operative Thrombektomie.

Das Maß der Invasivität der Therapie hängt vom Ausmaß der Erkrankung ab. Während bei Fehlen einer venösen Gangrän auch eine systemische Antikoagulation ausreichen kann, um einen weiteren Progress zu verhindern, muss im Fall einer venösen Gangrän eine zeitnahe Rekanalisation angestrebt werden. Die gewählte Methode ist letztendlich auch von der Komorbidität des Patienten und den zur Verfügung stehenden Methoden bzw. der Erfahrung des Zentrums abhängig. Zurzeit kann aufgrund der schlechten Studienlage keine verbindliche Empfehlung für eine bestimmte Therapiestrategie gegeben werden.

Lyse Eine systemische Lysetherapie führt in der Regel nicht zu einer akuten Rekanalisation der venösen Strombahn, wie u. a. eine kleine prospektive Kohortenstudie aus dem Jahr 2006 (Tardy et al. 2006) zeigt. Trotzdem beschreibt die Studie gute klinische Ergebnisse mit Vermeidung von venöser Gangrän und Amputation nach systemischer intravenöser Lysetherapie mit Streptokinase oder rt-PA. Der klinische Erfolg wird in der Wiedereröffnung der Mikrozirkulation gesehen (Sarwar et al. 2009, Tardy et al. 2006). Wesentliche Komplikationen traten in dieser Studie nicht auf. Erwartungsgemäß entwickelte die Mehrzahl der Patienten trotz der Versorgung mit Kompressionsstrümpfen ein PTS (Tardy et al. 2006).

Eine Metaanalyse von Wells und Forster (2001) ergab einen Benefit bezüglich der kurzfristigen Offenheitsrate (relevante Lyse >50 %) bei TVT im Vergleich zu Heparin bei der Verwendung von Streptokinase und rt-PA, nicht jedoch bei Urokinase (11–62 % effektive Lyse bei systemischer Fibrinolyse vs. 4–16 % bei UFH). Die Rate an Majorblutungen beträgt je nach Dosis und verwendetem Fibrinolytikum bei 0–16 % (Wells et al. 2001).

Zunehmend etabliert sich die kathetergesteuerte lokale Lyse in Kombination mit einer perkutanen Rekanalisation mit dem Ziel einer zügigen Wiedereröffnung auch der großen Venen. Als Zugangsweg wird meist die ipsilaterale V. poplitea gewählt, ggf. ist eine ultraschallgesteuerte Punktion erforderlich (Suwanabol et al. 2010).

Durch die direkte Applikation des Fibrinolytikums in den Thrombus kann die Wirkstoffkonzentration im Thrombus erhöht und die Gesamtdosis des Fribrinolytikums reduziert werden, wodurch die systemischen Nebenwirkungen, insbesondere die Blutungskomplikationen, minimiert werden (Suwanabol et al. 2010, Tung et al. 2007).

Ein relevanter Unterschied in der Wirksamkeit der zur Verfügung stehenden Fibrinolytika Streptokinase, Urokinase oder rt-PA besteht nach der gegenwärtigen Studienlage nicht (Tardy et al. 2006, Wells et al. 2001).

Die lokale intravenöse Lyse kann als Pulse-Spray-Lyse (Robinson et al. 1993) und/oder kontinuierlich erfolgen. Da die Aktivierung von fibringebundenem Plasminogen nicht dosisabhängig ist, gibt es Hinweise darauf, dass nicht die Menge des Fibrinolytikums, sondern das applizierte Volumen entscheidend ist, um eine ausreichende Benetzung des Thrombus zu erreichen. Lysezeiten von bis zu 72 h werden beschrieben.

Thrombektomie In den letzten Jahren wurden mehrere neue Kathetersysteme zur mechanischen Thrombusdefragmentation und Aspiration entwickelt und angeboten, wodurch die Erfolgsrate der Rekanalisation gesteigert werden konnte. Es existiert eine Fallstudie, in der auch eine alleinige Thrombusaspiration mit anschließender PTA und Stentimplantation der V. iliaca ohne Lyse erfolgreich war (Oguzkurt et al. 2007). Die Erfolgsraten der lokalen Lysetherapie bei TVT liegen bei 83 % (Teilrekanalisation von >50 %) (Wells et al. 2001).

Bei den Komplikationen handelt es sich überwiegend um Blutungskomplikationen, die meist die Punktionsstelle betreffen.

Darüber hinaus besteht durch die Kathetermanipulation das Risiko einer Lungenembolie (Chinsakchai et al. 2011, Perkins et al. 1996). Eventuell ist die prophylaktische passagere Implantation eines Kavaschirms – insbesondere bei Patienten mit flottierendem Thrombus – zu diskutieren (Perkins et al. 1996).

Sollte im Rahmen phlebographischer Kontrollen eine Stenose in einer großkalibrigen Vene auffallen, empfiehlt es sich, diese mittels PTA und Stentimplantation zu beheben.

Es existieren Angaben zur intraarteriellen Lyse mit guten Ergebnissen; keineswegs klar ist jedoch, ob dieses Verfahren gegenüber dem intravenösen Vorgehen Vorteile bietet (Khan et al. 2011, Perkins et al. 1996, Tardy et al. 2006).

Aufgrund der geringern Invasivität wird die perkutane Therapie zunehmend favorisiert. Bei unzureichendem Erfolg oder Kontraindikation (Perkins et al. 1996) ist die operative Thrombektomie mittels Fogarty-Katheter und Anlage einer passageren AV-Fistel indiziert. Die klassische offene Thrombektomie, ggf. in Kombination mit einer lokoregionalen Lyse, bringt in der Hand des Geübten gute Ergebnisse, sofern sie frühzeitig und im frischen Thrombusstadium durchgeführt wird (▶ Kap. 11.2.2).

Eine intraoperative Erfolgskontrolle wird mittels Phlebographie, Angioskopie oder IVUS durchgeführt. Ein möglicher Nachteil der operativen Methode ist die hohe Rate an Rezidivthrombosen (Perkins et al. 1996), die jedoch je nach Erfahrung des Zentrums große Schwankungen aufweist (Blättler et al. 2004, Largiadèr et al. 2009). Vorteil der operativen Therapie ist die schnelle Rekanalisation des Venensystems mit Verminderung des hydrostatischen Drucks (Blättler et al. 2004, Chinsakchai et al. 2011, Largiadèr et al. 2009).

Beim Vollbild einer venösen Gangrän reicht eine Rekanalisation der großen Venen jedoch nicht aus. In diesem

Fall ist eine Wiedereröffnung der mikrovaskulären Strombahn zum Extremitätenerhalt essenziell (Chinsakchai et al. 2011, Elliot et al. 1979, Perkins et al. 1996). Dies ist nur möglich durch die gleichzeitige Gabe gerinnungshemmender Substanzen und Fibrinolytika.

Bedingt durch die großen Flüssigkeitsverschiebungen in den bei PCD betroffenen Extremitäten ist die Entwicklung eines Kompartmentsyndroms bei einem großen Anteil der Fälle zu erwarten. In diesen Fällen ist eine Fasziotomie zwingend erforderlich.

Wenn es gelingt, die Perfusion frühzeitig wiederherzustellen, sind die ggf. auftretenden ischämischen Nekrosen häufig nicht tiefgreifend, sodass Majoramputationen nicht selten vermieden werden können. Die Indikationsstellung zur Amputation ist daher mit Bedacht und unter Berücksichtigung der Perfusionssituation zu treffen (Perkins et al. 1996).

In der Metaanalyse von Chinsakchai war die Mortalität in der Gruppe der operativ thrombektomierten Patienten am höchsten, die Fasziotomie zog am häufigsten eine Majoramputation nach sich, allerdings handelte es sich bei diesem Kollektiv auch um die Patienten mit den bei weitem schwersten und dramatischsten Verläufen.

Der Zeitpunkt für die Umstellung auf eine orale Antikoagulation ist abhängig vom klinischen Verlauf und ggf. noch notwendigen rekonstruktiven Eingriffen. Die Bemessung der Dauer der oralen Antikoagulation sollte sich nach dem klinischen Verlauf und ggf. vorhandenen Begleiterkrankungen richten und zwischen 6 und 12 Monaten liegen.

Zur Vermeidung bzw. Begrenzung des Schweregrades eines PTS ist die langfristige Kompressionstherapie mit einem medizinischen Kompressionsstrumpf in einer den jeweiligen Verhältnissen angemessenen Strumpflänge und Kompressionsklasse notwendig.

- **Ergebnisse**

Die Prognose einer PCD ist schlecht.

Unbehandelt bilden 40–60 % der Patienten eine venöse Gangrän aus (Chinsakchai et al. 2011, Perkins et al. 1996).

Die Amputationsrate liegt bei 20–50 % (Elliot et al. 1979, Perkins et al. 1996).

Die Mortalität der Patienten beträgt 20–40 % (Perkins et al. 1996), bei Patienten mit maligner Grunderkrankung oder Lungenembolie sogar 50 % (Chinsakchai et al. 2011). Patienten, die sich einer Amputation oberhalb des Knies unterziehen müssen, sterben in bis zu 68 % aller Fälle (Perkins et al. 1996). Die Mortalität bei Entwicklung einer venösen Gangrän ist höher als bei unkomplizierter PCD.

Die Amputationsrate der überlebenden Patienten liegt bei 12–25 % (Bhat et al. 2007), Lungenembolien treten bei 12–67 % auf (Perkins et al. 1996, Tardy et al. 2006).

Die Überlebenden mit Extremitätenerhalt erleiden mit einer hohen Wahrscheinlichkeit ein ausgedehntes postthrombotisches Syndrom. Genaue Daten über die Häufigkeit des postthrombotischen Syndroms liegen nicht vor, jedoch werden Inzidenzraten von 60–80 % beschrieben (Perkins et al. 1996, Suwanabol et al. 2010).

Fazit
— 1/3 der Patienten versterben.
— 1/3 der Patienten erleiden eine Amputation.
— 2/3 der Patienten erleiden ein PTS.

Literatur

Zu 13.1
AWMF (2010) Diagnostik und Therapie der Venenthrombose und der Lungenembolie (S2). AWMF online 2010
Baglin T, et al. (2003) Incidence of recurrent venous thromboembolism in relation to clinical and thrombophilic risk factors: prospective cohort study. Lancet 362(9383): 523–526
Bates SM, et al. (2008) Venous thromboembolism, thrombophilia, antithrombotic therapy, and pregnancy: American College of Chest Physicians Evidence-Based Clinical Practice Guidelines, 8th ed. Chest 133 (6 Suppl): 844S–886S
Briet E, et al. (1994) The family history and inherited thrombophilia. Br J Haematol 87: 348–352
Brill-Edwards P, et al. (2000) Safety of withholding heparin in pregnant women with a history of venous thromboembolism Recurrence of Clot in This Pregnancy Study Group. N Engl J Med 343: 1439–1444
Chan WS, et al. (2007) A red blood cell agglutination D-dimer test to exclude deep venous thrombosis in pregnancy. Ann Intern Med 147: 165–170
Danilenko-Dixon DR, et al. (2001) Risk factors for deep vein thrombosis and pulmonary embolism during pregnancy or post partum: a population-based, case-control study. Am J Obstet Gynecol 184: 104–110
Fruhwirth, J, et al. (1997) Results of surgical treatment of pregnancy-associated pelvic vein thrombosis. Z Geburtshilfe Neonatol 201: 91–94
Gerhardt A, et al. (2000) Prothrombin and factor V mutations in women with a history of thrombosis during pregnancy and the puerperium. N Engl J Med 342: 374–380
Gibson PS, Powrie R (2009) Anticoagulants and pregnancy: when are they safe? Cleve Clin J Med 76: 113–127
Ginsberg JS, Bates SM (2003) Management of venous thromboembolism during pregnancy. J Thromb Haemost 1: 1435–1442
Heit JA, et al. (2001) Incidence of venous thromboembolism in hospitalized patients vs community residents. Mayo Clin Proc 76: 1102–1110
Heijboer H, et al. (1990) Deficiencies of coagulation-inhibiting and fibrinolytic proteins in outpatients with deep-vein thrombosis. N Engl J Med 323: 1512–1516
Hoftman N (2009) Venous thromboembolic disease and pregnancy N Engl J Med 360: 639; author reply 639–640
Jacobsen AF, Skjeldestad FE, Sandset PM (2008) Incidence and risk patterns of venous thromboembolism in pregnancy and puerperium--a register-based case-control study. Am J Obstet Gynecol 198: 233 e1–7
James AH, et al. (2006) Venous thromboembolism during pregnancy and the postpartum period: incidence, risk factors, and mortality. Am J Obstet Gynecol 194: 1311–1315

Kearon C, et al. (2008) Antithrombotic therapy for venous thromboembolic disease: American College of Chest Physicians Evidence-Based Clinical Practice Guidelines, 8th ed. Chest 133 (Suppl): 454S–545S

Knight M (2008) Antenatal pulmonary embolism: risk factors, management and outcomes BJOG 2008 115: 453–461

Larsen TB, et al. (2007) Maternal smoking, obesity, and risk of venous thromboembolism during pregnancy and the puerperium: a population-based nested case-control study. Thromb Res 120: 505–509

Lindqvist P, Dahlback B, Marsal K (1999) Thrombotic risk during pregnancy: a population study Obstet Gynecol 94: 595–599

Lowe GD (2010) Management of deep vein thrombosis to reduce the incidence of post-thrombotic syndrome. Phlebology 25 (Suppl 1): 9–13

Marik PE, Plante LA (2008) Venous thromboembolic disease and pregnancy N Engl J Med 359: 2025–2033

Morse M (2004) Establishing a normal range for D-dimer levels through pregnancy to aid in the diagnosis of pulmonary embolism and deep vein thrombosis. J Thromb Haemost 2: 1202–1204

Nijkeuter M, et al. (2004) Diagnosing pulmonary embolism in pregnancy: rationalizing fetal radiation exposure in radiological procedures. J Thromb Haemost 2: 1857–1858

Nijkeuter M, Ginsberg JS, Huisman MV (2006) Diagnosis of deep vein thrombosis and pulmonary embolism in pregnancy: a systematic review. J Thromb Haemost 4: 496–500

Pomp ER, et al. (2008) Pregnancy, the postpartum period and prothrombotic defects: risk of venous thrombosis in the MEGA study. J Thromb Haemost 6: 632–637

Robinson HE, et al. (2005) Maternal outcomes in pregnancies complicated by obesity. Obstet Gynecol 106: 1357–1364

Royal College of Obstetricians and Gynaecologists (2009) Green-top Guideline no 37: Reducing the risk of thromboembolism during pregnancy, birth and the puerperium. www.rcogorguk/files/rcog-corp/GT37a/ReducingRiskThrombo.pdf 2009: 1–17

Schaefer-Prokop C, Prokop M (2008) CTPA for the diagnosis of acute pulmonary embolism during pregnancy. Eur Radiol 18: 2705–2708

Schonauer V, et al. (2003) Superficial thrombophlebitis and risk for recurrent venous thromboembolism J Vasc Surg 37: 834–838

Simpson EL, et al. (2001) Venous thromboembolism in pregnancy and the puerperium: incidence and additional risk factors from a London perinatal database. BJOG 108: 56–60

Stein PD, et al. (2004) Venous thromboembolism according to age: the impact of an aging population. Arch Intern Med 164: 2260–2265

Strandness DE Jr., et al. (1983) Long-term sequelae of acute venous thrombosis. JAMA 250: 1289–1292

te Raa, GD, et al. Treatment options in massive pulmonary embolism during pregnancy; a case-report and review of literature Thromb Res 2009 124: 1–5

Tutschek B, et al. (2002) Clinical risk factors for deep venous thrombosis in pregnancy and the puerperium. J Perinat Med 30: 367–370

Villers MS, et al. (2008) Morbidity associated with sickle cell disease in pregnancy. Am J Obstet Gynecol 199: 125 e1–5

Zu 13.2 (Literaturauswahl)

Arning A, Hiersche M, Bidlingmaier C, et al. (2011) A Genome Wide Association Study Identifies Novel Susceptibility Genes for Pediatric Venous Thrombosis. Blood (ASH Annual Meeting Abstracts) 118: 3336

Andrew M (1995) Developmental hemostasis: Relevance to thromboembolic complications in pediatric patients. Thromb Haemost 74: 415–425

Andrew M, David M, Adams M, et al. (1994) Venous thromboembolic complications (VTE) in children: first analyses of the Canadian Registry of VTE. Blood 83: 1251–1257

Berkun Y, Padeh S, Barash J, et al. (2006) Antiphospholipid syndrome and recurrent thrombosis in children. Arthritis Rheum 55: 850–855

Bidlingmaier C, Kenet G, Kurnik K, et al. (2011) Safety and efficacy of low molecular weight heparin in children: a systematic review of the literature and meta-analysis of single arm studies. Semin Thromb Hemost 37: 814

De Stefano V, Rossi E, Paciaroni K, Leone G (2002) Screening for inherited thrombophilia: indications and therapeutic implications. Haematologica 87: 1095–1108

Dietrich JE, Hertweck SP, Perlman SE (2007) Efficacy of familial history in determining thrombophilia risk. J Pediatr Adolesc Gynecol 20: 221–224

Ehrenforth S, Junker R, Koch HG, et al. (1999) Multicentre evaluation of combined prothrombotic defects associated with thrombophilia in childhood. Childhood Thrombophilia Study Group. Eur J Pediatr 158: S97–S104

Goldenberg NA (2005) Long-term outcomes of venous thrombosis in children. Cur Opin Hematol 12: 370–376

Goldenberg NA, Donadini MP, Kahn SR, et al. (2010) Post-thrombotic syndrome in children: a systematic review of frequency of occurrence, validity of outcome measures, and prognostic factors. Haematologica 95: 1952–1959

Holzhauer S, Goldenberg NA, Junker R, et al. (2012) Inherited thrombophilia in children with venous thromboembolism and the familial risk of thromboembolism: An observational study. Blood 120 :1510–1515

Ignjatovic V, Lai C, Summerhayes R, et al. (2011) Age-related differences in plasma proteins: how plasma proteins change from neonates to adults. PLoS One 6: e17213

Israels SJ, Seshia SS (1987) Childhood stroke associated with protein C or S deficiency. J Pediatr 111: 562–564

Journeycake JM, Buchanan GR (2003) Thrombotic complications of central venous catheters in children. Cur Opin Hematol 10: 369–374

Kenet G, Kirkham F, Niederstadt T, et al. (2007) Risk factors for recurrent venous thromboembolism in the European collaborative paediatric database on cerebral venous thrombosis: a multicentre cohort study. Lancet Neurol 6: 595–603

Kenet G, Lütkhoff LK, Albisetti M, et al. (2010) Impact of inherited thrombophilia on arterial ischemic stroke and cerebral sinovenous thrombosis in children: a systematic review and meta-analysis of observational studies. Circulation 121: 1838–1847

Kenet G, Aronis S, Berkun Y, et al. (2011) Impact of persistent antiphospholipid antibodies on symptomatic thromboembolism in children: A systematic review & meta-analysis [observational studies]. Semin Thromb Haemost 37: 802–809

Massicotte MP, Dix D, Monagle P, et al. (1998) Central venous catheter related thrombosis in children: analysis of the Canadian Registry of Venous Thromboembolic Complications. J Pediatr 133: 770–776

Monagle P, Chan AK, Goldenberg NA, et al. (2012) American College of Chest Physicians Antithrombotic therapy in neonates and children: Antithrombotic Therapy and Prevention of Thrombosis, 9th ed. American College of Chest Physicians Evidence-Based Clinical Practice Guidelines. Chest 141 (2 Suppl): e737S–801S

Nowak-Göttl U, von Kries R, Göbel U (1997) Neonatal symptomatic thromboembolism in Germany: two year survey. Arch Dis Child Fetal Neonatal Ed 76: F163–F167

Nowak-Göttl U, Langer C, Bergs S, et al. (2008) Genetics of hemostasis: differential effects of heritability and household components influencing lipid concentrations and clotting factor levels in 282 pediatric stroke families. Environ Health Perspect 116: 839–843

Prandoni P, Noventa F, Ghirarduzzi A, et al. (2007) The risk of recurrent venous thromboembolism after discontinuing anticoagulation in patients with acute proximal deep vein thrombosis or pulmonary embolism. A prospective cohort study in 1,626 patients. Haematologica 92: 199–205

Revel-Vilk S (2006) Central venous line-related thrombosis in children. Acta Haematol 115: 201–206

Ruud E, Holmström H, Brosstad F, Wesenberg F (2005) Diagnostic value of family histories of thrombosis to identify children with thrombophilia. Pediatr Hematol Oncol 22: 453–462

Salomon O, Steinberg DM, Zivelin A, et al. (1999) Single and combined prothrombotic factors in patients with idiopathic venous thromboembolism: prevalence and risk assessment. Arterioscler Thromb Vasc Biol 19: 511–518

Schmidt B, Andrew M (1995) Neonatal thrombosis: report of a prospective Canadian and international registry. Pediatrics 96: 939–943

van den Belt AG, Sanson BJ, Simioni P, et al. (1997) Recurrence of venous thromboembolism in patients with familial thrombophilia. Arch Intern Med 157: 2227–2232

van Ommen CH, Heijboer H, Büller HR, et al. (2001)Venous thromboembolism in childhood: a prospective two-year registry in The Netherlands. J Pediatr 139: 676–681

Young G (2011) New anticoagulants in children: A review of recent studies and a look to the future. Thromb Res 127: 70–74

Young G, Albisetti M, Bonduel M, et al. (2008) Impact of inherited thrombophilia on venous thromboembolism in children: A systematic review & meta-analysis of observational studies. Circulation 118: 1373–1382

Zu 13.3

Encke A, Haas S, Sauerland S, Abholz HH, Beckmann MW, et al. (2009) Prophylaxe der venösen Thromboembolie (VTE). VASA 38, Suppl 76 (S3-Leitlinie). www.arztbibliothek.de/mdb/downloads/dgch/prophylaxe-vte-lang.pdf

Hach-Wunderle V, Blättler W, Gerlach G, Konstantinides S, Noppeney T, et al. (2010) Diagnostik und Therapie der Venenthrombose und der Lungenembolie. Interdisziplinäre S2-Leitlinie. VASA 39: Suppl 78

Pötsch B, Madlener K (Hrsg) (2010) Hämostaseologie. Springer, Heidelberg

Sweetland S, Greem J, Liu B, Berrington de González A, Canonico M, Reeves G, Beral V, on behalf of the Million Women Study collaborators (2009) Duration and magnitude of the postoperative risk of venous thromboembolism in middle aged women: prospective cohort study. BMJ 339: b4583. doi:10.1136/bmj.b4583

Zu 13.4

Ahmed HK, Hagspiel KD (2001) Intravascular ultrasonographic findings in May-Thurner syndrome (iliac vein compression syndrome). J Ultrasound Med 20: 251–256

Cil BE, Akpinar E, Karcaaltincaba M, Akinci D (2004) Case 76: May-Thurner syndrome. Radiology 233: 361–365. doi:10.1148/radiol.2332030152

Comerota AJ (2012) The current role of operative venous thrombectomy in deep vein thrombosis. Seminars in vascular surgery 25: 2–12. doi:10.1053/j.semvascsurg.2012.02.004

Heberer G, van Dongen RJAM (Hrsg) (1987) Gefäßchirurgie. Springer, Berlin Heidelberg New York

Holper P, Kotelis D, Attigah N, Hyhlik-Durr A, Bockler D (2010) Long-term results after surgical thrombectomy and simultaneous stenting for symptomatic iliofemoral venous thrombosis. Eur J Vasc Surg 39: b349–355. doi:10.1016/j.ejvs.2009.09.028

Leon M, Volteas N, Labropoulos N, Hajj H, Kalodiki E, Fisher C, Chan P, Belcaro G, Nicolaides AN (1992) Popliteal vein entrapment in the normal population. Eur J Vasc Surg 6: 623–627

Lou WS, Gu JP, He X, Chen L, Su HB, Chen GP, Song JH, Wang T (2009) Endovascular treatment for iliac vein compression syndrome: a comparison between the presence and absence of secondary thrombosis. Korean J Radiol 10:135–143. doi:10.3348/kjr.2009.10.2.135

Molloy S, Jacob S, Buckenham T, Khaw KT, Taylor RS (2002) Arterial compression of the right common iliac vein; an unusual anatomical variant. Cardiovasc Surg 10: 291–292

Morita S, Kimura T, Masukawa A, Saito N, Suzuki K, Mitsuhashi N (2007) Flow direction of ascending lumbar veins on magnetic resonance angiography and venography: would »descending lumbar veins« be a more precise name physiologically? Abdom imaging 32: 749–753. doi:10.1007/s00261-006-9166-0

Oguzkurt L, Ozkan U, Tercan F, Koc Z (2007) Ultrasonographic diagnosis of iliac vein compression (May-Thurner) syndrome. Diagn Interv Radiol 13:152–155

Oguzkurt L, Ozkan U, Ulusan S, Koc Z, Tercan F (2008) Compression of the left common iliac vein in asymptomatic subjects and patients with left iliofemoral deep vein thrombosis. J Vasc Interv Radiol 19: 366–370; quiz 371. doi:10.1016/j.jvir.2007.09.007

Raju S, Neglen P (2000) Popliteal vein entrapment: a benign venographic feature or a pathologic entity? J Vasc Surg 31: 631–641. doi:10.1067/mva.2000.103786

Shebel ND, Whalen CC (2005) Diagnosis and management of iliac vein compression syndrome. J Vasc Nurs 23:10–17; quiz 18–19. doi:10.1016/j.jvn.2004.12.001

Wolpert LM, Rahmani O, Stein B, Gallagher JJ, Drezner AD (2002) Magnetic resonance venography in the diagnosis and management of May-Thurner syndrome. Vasc Endovasc Surg 36: 51–57

Zu 13.5

Agnelli G, Verso M (2011) Management of venous thromboembolism in patients with cancer. J Thromb Haemost 9 (Suppl1): 316–324

Alcalay A, Wun T, Khatri V, Chew HK, Harvey D, Zhou H, White RH (2006) Venous thromboembolism in patients with colorectal cancer: incidence and effect on survival. J Clin Oncol 24: 1112–1118

AWMF Leitlinien online: Diagnostik und Therapie der Venenthrombose und der Lungenembolie. Gemeinsame S2-Leitlinie der Deutschen Gesellschaft für Angiologie und anderen. www.awmf.org/leitlinien/detail/ll/065-002.html

AWMF online: Prophylaxe der venösen Thromboembolie (VTE). S3-Leitlinie der AWMF. www.awmf.org/leitlinien/detail/ll/003-001.html

Borgstrom MD, Dupras D, et al. (2012) Venous Thromboembolism Diagnosis and Treatment. ICSI Guideline, Release jan 2012, 12.ed, www.icsi.org/guidelines_and_more/gl_os_prot/cardiovascular/venous_thromboembolism/venous_thromboembolism_6.html

Carrier M, Lee AY, Bates SM, Anderson DR, Wells PS (2008) Accuracy and usefulness of e clinical prediction rule and D-Dimer testing in excluding deep vein thrombosis in cancer patients. Thromb Res 123: 177–183

Cornuz J, Pearson SD, Creager MA, Cook EF, Goldman L(1996) Importance of findings on the initial evaluation for cancer in patients with symptomatic idiopathic deep venous thrombosis. Ann intern Med 125:785–793

Di Nisio M, Rutjes AW, Büller HR (2006) Combined use of clinical pretest probability and D-Dimer test in cancer patients with clinically suspected deep venous thrombosis. J Thromb Haemost 4: 52–57

Galanaud JP, Bosson JL, Genty C, Presles E, Cucherat M, Sevestre MA, Quere I, Decousus H, Leizorovicz A (2012) Superficial vein thrombosis and recurrent venous thromboembolism: a pooled analysis of two observational studies. J Thromb Haemost 10: 1004–1011

Gordon HG, Elie AK, et al. (2012) Antithrombotic Therapy and Prevention of Thrombosis, 9th ed: American College of Chest Physicians Evidence-Based Clinical Practice Guidelines. Chest 141: 2 (Suppl)

Khoran AA, Kuderer NM, Culakova E, Lyman GH, Francis CW (2008) Development and validation of a predictive model for chemotherapy-associated thrombosis. Blood 111: 4902–4907

Knowlson L, Bacchu S, Paneesha S, McManus A, Randall K, Rose P (2010) Elevated D-Dimers are also a marker of underlying malignancy and increased mortality in the absence of venous thromboembolism. J Clin Pathol 63: 818–822

Kovac Z, Kovac M, Mitic G, Antonijevic N (2010) The oncology treatment of patients who use oral anticoagulants is connected with high risk of bleeding complications. J Thromb Thrombol 30: 210–214

Lee AY, Julian JA, Levine MN, Weitz JI, Kearon C, Wells PS, Ginsberg JS (1999) Clinical utility of a rapid whole-blood D-Dimer assay in patients with cancer who present with suspected acute deep venous thrombosis. Ann Intern Med 131: 417–423

Legnani C, Palareti G, Cosmi B, Cini M, Tosetto A, Tripodi A (2008) PROLONG Investigators (FCSA and Italian Federation of Thrombosis Centers) Different cut-off values of quzantitative D-dimer methods to predict the risk of venous thromboembolism recurrence: a post-hoc analysis of the PROLONG study. Haematologica 93: 900–907

Levine MN, Hirsh J, Gent M, Arnold A, Warr D, Falanga A, Samosh M, Bramwell V, Pritchard K, Steward D, Goodwin P (1994) Double-blind randomized trial of very-low-dose warfarin for prevention of thromboembolism in stage VI breast cancer. Lancet 343: 886–889

Lyman GH (2011) Venous thromboembolism in the patient with cancer. Cancer 117: 1334–1349

Lyman GH, Khorana AA, Falanga A, Clarke-Pearson D, Flowers C, Jahanzeb M, Kakkar A, Kuderer NM, Levine NM, Liebman H, Mendelson D, Raskob G, Somerfield MR, Thodiyil P, Trent D, Francis CW (2007) American Society of Clinical Oncology Guideline: Recommendations for venous thromboembolism prophylaxis and treatment in patients with cancer. J Clin Oncol 25: 5490–5505

Pabinger I, Alt-Epping B, Demarmels Biasutti F, Langer F, Wörmann B, Riess H (2011) Venöse Thrombembolien (VTE) bei Tumorpatienten. www.dgho-onkopedia.de/onkopedia/leitlinien/venoese-thrombembolien-vte-bei-tumorpatienten

Pisters R, Lane DA, Nieuwlaat R, de Vos CB, Crijns HJ, Lip GY (2010) A novel user-friendly score (HAS-BLED) to assess one-year risk of major bleeding in atrial fibrillation patients: the Euro Heart Survey. Chest 138: 1093–1100

Siguret V, Pautas E, Février M, Wipff C, Durand-Gasselin B, Laurent M, Andreux JP, d'Urso M, Gaussem P (2000) Elderly patients treated with tinzaparin (Innohep) administered once daily (175 anti-Xa IU/kg): anti-Xa and anti-IIa activities over 10 days. Thromb Haemost 8: 800–804

Siguret V, Gouin-Thibault I, Pautas E, Leizorovicz A (2011) No accumulation of the peak anti-factor Xa activity of tinzaparin in elderly patients with moderate-to-severe renal impairment: the IRIS substudy. J Thromb Haemost 9: 1966–1972

Zu 13.6

Ang AK, Brown OW (1986) Septic deep vein thrombosis. J Vasc Surg 4: 563–566

Baker CC, Petersen SR, Sheldon GF (1979) Septic phlebitis: a neglected disease. Am J Surg 138: 97–103

Boedeker CC, Ridder GJ, Weerda N, Maier W, Klenzner T, Schipper J (2004) Atiologie und Management von Thrombosen der Vena jugularis interna. Laryngo- rhino-otologie 83: 743–749

Galla CP, Schiemann U, Schmidli J, Sollinger D, Widmer MK (2009) Septische Cavathrombose. Schweiz Med Forum 9: 735

Kniemeyer HW, Grabitz K, Buhl R, Wüst HJ, Sandmann W (1995) Surgical treatment of septic deep venous thrombosis. Surgery 118: 49–53

Kniemeyer, HW, Abbara M, Luther B, Torsello G, Grabitz K, Sandmann W (1997) Chirurgische Behandlung der V.-cava-inferior-Thrombose. Gefäßchirurgie 2: 69–77

Ludwig H (2004) Septische Beckenvenenthrombose nach Sectio. Ther Umsch 6: 712

Mackenzie AR., Laing RBS., Douglas JG, Greaves M, Smith CC (2000) High prevalence of iliofemoral venous thrombosis wih severe groin infection among injecting drug users in North East Scotland: Successful use of low molecular weight heparin with antibiotics. Postgrad Med J 76: 561–565

Marik PE, Flemmer M, Harrison W (2012) The risk of catheter-related bloodstream infection with femoral venous catheters as compared to subclavian and internal jugular venous catheters: A systematic review of the literature and meta-analysis. Critical care medicine 40: 2479–2485

Reinhard K, Brunkhorst FM, et al. (2010) Interdisziplinäre S2-Leitlinie: Prävention, Diagnose, Therapie und Nachsorge der Sepsis. www.awmf.org/leitlinien/detail/ll/079-001.html

Sagowski C, Koch U (2004) Lemierre-Syndrom. Septische Jugularvenenthrombose nach Tonsillektomie. HNO 52: 251–254

Schmidt J, Dogan N, Schäfer M (2006) Septische Thrombose der Vena axillaris mit einseitiger Lungenabszedierung – Variation des Lemierre-Syndroms. DMW 131: 430–433

Sontineni SP, White M, Singh S, Arouni A, Cloutier D, Nair CK, Mohiuddin SM (2009) Thrombectomy reduces the systemic complications in device-related right atrial septic thrombosis. Can J Card 25: 36–41

Tuettenberg A, Tuettenberg J, Knop J, Enk A (2003) Disseminierte Follikulitiden. Ursache einer septischen Sinus-cavernosus-Thrombose. Hautarzt 54: 351

Winkler M, Rath W (1999) Septische Ovarialvenenthrombose. Gynäkologe 32: 557–561

Zu 13.7

Adi Y, Bayliss S, Rouse A, Taylor RS (2004) The association between air travel and deep vein thrombosis: systematic review & meta-analysis. BMC Cardiovasc Disord 19: 4–7

Ansari MT, Mahmood MT, Karlberg JP (2006) The association between seated immobility and local lower-limb venos coagulability in healthy adult volunteer: a simulation of prolonged travel immobility. Blood Coagul Fibrinolysis 17: 335–341

Aryal KR, Al-Khaffaf H (2006) Venous thromboembolic complications follwing air travel: what's the quantitative risk? A literature review. Eur J Vasc Endovasc Surg 31: 187–199

Cannegieter SC, Doggen CJ, van Houwelingen HC, Rosendaal FR (2006) Travel-related venous thrombosis: results from a large population-based case control study (MEGA study). PLoS Med 3: e307

Cesarone MR, Belcar G, Nicolaides AN, Incandela L, De S, Geroulakos G, Lennox A, Myers KA, Moia M, Ippolito E, Winford M (2002) Venous thrombosis from air travel: the LONFLIT3 study – prevention vs. low-molecular-weight heparin (LMWH) in high-risk subjects: a randomized trial. Angiology 53: 1–6

Chee YL, Watson HG (2005) Air travel and thrombosis. Br J Haematol 130: 671–680
Clarke M, Hopewell S, Juszczak E, Eisinga A, Kjeldstrøm M (2006) Compression stockings for preventing deep vein thrombosis in airline passengers. Cochrane Database Syst Rev 2006: CD004002
Delis KT; Knaggs AL, Sonecha TN, Zervas V, Jenkins MP, Wolfe JH (2004) Lower limb venous haemodynamic impairment on dependency: quantification and implications for the »economy class« position. Thromb Haemost 91: 941–950
de Olivera MT Jr, de Faveri M, Farias CM, Mansur AJ, Pereira-Barretto AC (2006) Economy class syndrome after long duration bus travel. Arq Bras Cardiol 86: 388–389
Ferrari E, Morgan G (2004) Travel as a risk factor for venous thromboembolic disease. Eur J Med Res 9: 146–49
Gallus AS, Goghlan DC (2002) Travel and venous thrombosis. Curr Opin Pulm Med 8: 372–378
Gavish I, Brenner B (2011) Air travel and the risk of thromboembolism. Intern Emerg Med 6: 113–116
Gupta N, Ashraf MZ (2012) Exposure to high altitude: a risk factor for venous thromboembolism? Semin Thromb Hemost 38: 156–163
Hosoi Y, Geroulakos G, Belcaro G, Sutton S (2010) Characteristics of deep vein thrombosis associated with prolonged travel. Eur J Vasc Endovasc Surg 24: 235–238
Keynan Y, Bitterman N, Bittman H (2006) Hypoxia-reosygenation contributes to increased frequency of venous thromboembolism in air travelers. Med Hypotheses 66: 165–168
Konsensus Reisevenenthrombose, Expert Meeting May 6th; 1995, Vienna. Ärztewoche Spezial 1995: 3–15
Kuipers S, Schreijer AJ, Cannegieter SC, Büllter HR; Rosendaal FR, Middeldorp S (2007) Travel and venous thrombosis: a systematic review. J Intern Med 262: 615–634
Kuipers S, Cannegieter SC, Doggen CJ, Rosendaal FR (2009) Effect of elevated levels of coagulation factors on the risk of venous thrombosis in long-distance travelers. Blood 113: 2064–2069
Lapostoll F, Boccar A, Lapandry C, Adnet F (2004) Thromboembolic events related to travel, with the train too. Presse Med 33: 453–455
Lord R (2001) Air travel and deep vein thrombosis – Sydney views. Cardiovasc Surg 9 149–150
Martinelli I, Taioli E, Battagloili T, Podda GM, Passmonti SM, PedottiP, Mannucci PM (2003) Risk of venous thromboembolism after air travel: interaction with thrombophilia and oral contraceptives. Arch Intern Med 163: 2771–2774
McCallum PK, Ashby D, Hennessy EM, Letley L, Martin J, Mt-Isa S, Vickers MR, Whyte K (2011) Cumulative flying time and risk of venous thromboembolism. Br J Haematol 155: 613–619. doi: 10.1111/j.1365-2141.2011.0889.x
McQuillan AD, Eikelboom JW, Baker RI (2003) Venous thromboembolism in travellers: can we identify those at risk? Blood Coagul Fibrinolysis 14: 671–675
Paganin F, Bourdé A, Yvin JL, Génin R, Guijarro JL, Bourdon A, Lassalle C (2003) Venous thromboembolism in passengers following a 12-h flight: a case-control study. Aviat Space Environ Med 74: 1277–1280
Partsch H, Niessner H, Bergau L, Blättler W, Cerny J, Gerlach H, Haas P, Hirschl M, Korninger H, Kyrle P, Landgraf H, Mahler F, Minar E, Pabinger I, Prinz A, Rabe E, Radner A, Ramelet AA, Schobersberger W, Schuller-Petrovic S, Stöberl CH, Zinnagl N (2002) Traveller's thrombosis. Vasa 31: 66–67
Philbrick JT, Shumate R, Siadaty MS, Becker DM (2007) Air travel and venous thromboembolism: a systematic review. J Gen Intern Med 22: 107–114
Schobersberger W, Toff WD, Eklöf B, Fraedrich G, Gunga HC, Haas S, Landgraf H, Lapostolle F, Partsch H, Perschler F, Schnapka J, Schobersberger B, Scurr JH, Watzke H, Hall consensus development group (2008) Traveller's thrombosis: international consensus statement. Vasa 37: 311–317
Schreijer AJ, Cannegieter SC, Meijers JC, Middeldorp S, Büller HR, Rosendaal FR (2006) Activation of coagulation system during air travel: a crossover study. Lancet 367: 832–838
Schreijer AJ, Cannegieter SC, Caramella M, Meijers JC, Krediet RT, Simons RM, Rosendaal FR (2008) Fluid loss does not explain coagulation activation during air travel. Thromb Haemost 99: 1053–1059
Schreijer AJ, Cannegieter SC, Doggen CJ, Rosendaal FR (2009) The effect of flight-related behaviour on the risk of venous thrombosis after air travel. Br J Haematol 144: 425–429
Schwarz T, Siegert G, Oettler W, Halbritter K, Beyer J, Frommhold R, Gehrisch S, Lenz F, Kuhlisch E, Schroeder HE, Schellong SM (2003) Venous thrombosis after long-haul flights. Arch Intern Med 163: 2759–2764
Simpson K (1940) Shelter deaths from pulmonary embolism. Lancet 1940; ii: 744
ten Wolde M, Kraaijenhagen RA, Schiereck J, Hagen PJ, Mathijssen JJ, Mac Gillavry MR, Koopman MM, Büller HR (2003) Travel and the risk of symptomatic venous thromboembolism. Thromb Haemost 89: 499–505
Toff WD, Jones Ci, Ford I, Pearse RJ, Watson HG, Watt SJ, Ross JA, Gradwell DP, Batchelor AJ, Abrams KR, Meijers JC, Goodall AH, Greaves M (2006) Effecto hypobaric hypoxia, simulating conditions during long-haul air travel, on coagulation, fibrinolysis, platelet function, and endothelial activation. JAMA 295: 2251–2261
Tsoran I, Saharov G, Brenner B, Barrón M, Valdés V, de la Roca Toda M, Monreal M (2010) Prolonged travel and venous thromboembolism findings from the RIETE registry. Thromb Res 126: 287–291
Watson HG (2005) Travel and thrombosis. Blood Rev 19: 235–241
Watson HG, Baglin TP (2011) Guidelines on travel-related venous thrombosis. Br J Haematol 152: 31–34

Zu 13.8

Andreozzi GM, Verlato F (2000) Superficial thrombophlebitis. Minerva Cardioangiologia 48 (Suppl 1): 9–18
Ascher E, Hanson JN, Salles-Cunha S, Hingorani A (2003) Lesser saphenous vein thrombophlebitis: its natural history and implications for management. Vasc Endovasc Surg 37: 421–427
Beatty J, Fitridge R, Benveniste G, Greenstein D (2002) Acute superficial venous thrombophlebitis: does emergency surgery have a role? Int Angiology 21: 93–95
Decousus H, Prandoni P, Mismetti P, Bauersachs RM, Boda Z, Brenner B, Laporte S, Matyas L, Middeldorp S, Sokurenko G, Leizorovicz A CALISTO Study Group (2010) Fondaparinux for the treatment of superficial-vein thrombosis in the legs. N Engl J Med 363: 1222–1232
Denzel C, Lang W (2000) Die Diagnostik und Therapie der progressive Thrombophlebitis epifaszialer Beinvenen. Zbtl Chir 126: 374–378
Di Nisio M, Wichers IM, Middeldorp S (2012) Treatment for superficial thrombophlebitis of the leg. Cochrane Database Syst Rev
Lozano FS, Almaza A (2003) Low-molecular-weight heparin versus saphenofemoral disconnection for the treatment of above-knee greater saphenous thrombophlebitis: a prospective study. Vasc Endovasc Surg 37: 415–420
Marchiori A, Verlato F, Sabbion P, et al. (2002) High versus low doses of unfractionated heparin for the treatment of superficial thrombophlebitis of the leg. A. prospective, controlled, randomized study. Haematologica 87: 523–527
Noppeney J, Noppeney T, Winkler M, Kurth I (2006) Strategien zur Antikoagulation und Operation bei akuter Thrombophlebitis. Ztbl Chir 131: 51–56

Noppeney T Nüllen H (Hrsg) (2010) Lehrbuch Varikose, Diagnostik Therapie Begutachtung. Springer, Berlin Heidelberg New York

Skillmann JJ, Kent KC, Porter DH, Kim D (1990) Simultaneous occurrence of superficial and deep Thrombophlebitis in the lower extremity. J Vasc Surg 11: 818–823

Unno N, Mitsuoka H, Uchiyma T, Yamamoto N, Saito T, Ishimaru K, Kaneko H, Nakamura S (2002) Superficial thrombophlebitis of the lower limbs in patients with varicose veins. Jap J Surg 32: 397–401

Verlato F, Zuccetta P, Prandoni P, Camporese G, Marzola MC, Salmistraro G, Bui F, Martini R, Rosso F, Andreozzi GM (1999) An unexpectedly high rate of pulmonary embolism in patients with superficial thrombophlebitis of the thigh. J Vasc Surg 30: 1113–1115

Zu 13.9

Diehm C, Allenberg J, Nimura-Eckert K (1999) Farbatlas der Gefäßkrankheiten. Springer, Heidelberg

Jeanneret C, Baldi T, Jenelten R (2006) Die oberflächliche Thrombophlebitis: Ein Überblick. Schweiz Med Forum 6: 190–195

Kröger K, Kreuzfelder E, Moser C, Santosa F, Buss C, Grosse-Wilde H (2011) Thrombangiitis obliterans: Leucocyte Zapupilation and Circulating immuncomplexis. VASA 30:189–194

Zu 13.10

Bhatt S, Wehbe C, Dogra VS (2007) Phlegmasia caerulea dolens. J Clin Ultrasound 35: 401–404

Blättler W, Heller G, Largiadèr J, et al. (2004) Combined regional thrombolysis and surgical thrombectomy for treadment of iliofemoral vein thrombosis. J Vasc Surg 40: 620–625

Chinsakchai K, Ten Duis K, Moll FL, de Borst GJ (2011) Trends in management of phlegmasia caerulea dolens. Vasc Endovasc Surg 45: 5–14

Diehm C, Allenberg J, Nimura-Eckert K (1999) Farbatlas der Gefäßkrankheiten. Springer, Heidelberg

Ehringer H, Fischer H, Netzer CO, Schmutzler R, Zeitler E (1979) Venöse Abflussstörungen. Enke, Stuttgart

Elliot MS, Immellmann EL, Jeffery P, Benatar SR, Funston MR, Smith JA, Jacobs P, Shepstone BJ, Ferguson AD, Louw JH (1979) The role of thrombolytic therapy in the management of phlegmasia caerulea dolens. Br J Surg 66: 422–424

Fontaine R, Pereira S (1937) Oblitération et résections veineuses expérimentales, contribution à L'étude de la circulation collaterale veineuse. Rev Chir (Paris) 75:161

Giles EJ (1958) Phlegmasia Cerulea Dolens. Am J Surg 95: 429–433

Hach-Wunderle V, Blättler W, Gerlach G, Konstantinides S, Noppeney T, et al. (2010) Diagnostik und Therapie der Venenthrombose und der Lungenembolie. Interdisziplinäre S2-Leitlinie. VASA 39: Suppl 78

Hoffmann U, Tatò F (2006) Periphere Zirkulation. In: Siegenthaler, Blum (Hrsg) Klinische Pathophysiologie, 9. Aufl. Thieme, Stuttgart

Khan IR, Reeves JG, Riesenmann PJ, Kasirajan K (2011) Simulaneous arterial and venous ultrasound-assisted thrombolysis for phlegmasia cerulea dolens. Ann Vasc Surg 23: 696.e7–e10

Largiadèr J, Blättler W (2009) Tiefe Bein-Beckenvenenthrombose. Technik der kombinierten Thrombolyse und Katheterthrombektomie. Gefäßchirurgie 14: 55–60

Oguzkurt L, Tercan F, Ozkan U (2007) Manual aspiration thrombectomy with stent placement: rapid and effective treatment for phlegmasia caerulea dolens with impending venous gangrene. Cardiovasc Intervent Radiol 31: 205–208

Perkins JM, Magee TR, Galland RB (1996) Phlegmasia caerulea dolens and venous gangrene. Br J Surg 83: 19–23

Qvarfort P, Eklöf B, Ohlin P (1983) Intramuscular pressure in the lower leg in deep vein thrombosis an phlegmasia cerulae dolens. Ann Surg 197: 450–453

Rieger H, Theiss W (1998) Tiefe Bein- und Beckenvenenthrombose (S 1061) In: Rieger, Schoop (Hrsg) Klinische Angiologie. Springer, Heidelberg

Robinson DL, Teitelbaum GP (1993) Phlegmasia cerulea dolens: treatment by puls-spry and infusion thrombolysis. Am J Roentgenol 160: 1288–1290

Sarwar S, Narra S, Munir A (2009) Phlegmasia cerulea dolens. Tex Heart Inst J 36: 76–77

Stallworth JM, Bradham GB, Kletke RR, Price RG (1965) Phlegmasia Cerulea Dolens. A 10 Year Review. Ann Surg 161: 802–811

Suwanabol PA, Tefera G, Schwarze ML (2010) Syndroms associated with the deep veins: Phlegmasia cerulea dolens, May-Thurner-Syndrom and Nutcracker Syndrom. Vasc Surg Endovasc Ther 22: 223–230

Tardy B, Moulin N, Mismetti P, Decousus H, Laporte S (2006) Intravenous thrombolytic therapy in patients with phlegmasia caerulea dolens. Haematologica 91: 281–282

Tung CS, Soliman PT, Wallace ML, Wolf JK, Bodudrka DC (2007) Successful catheter-directed venous thrombolysis in phlegmasia cerulea dolens. Gynaecol Onkol 107: 140–142

Wells PS, Forster AJ (2001) Thrombolysis in deep vein thrombosis: is there still an indication? Thromb Haemost 86: 499–508

Komplikationen und Spätfolgen von Thrombosen

C. Dellas, S. V. Konstantinidis, W. Blättler, H. E. Gerlach, G. Salzmann

14.1 Lungenembolie – 376
14.1.1 Verdachtsdiagnose akute Lungenembolie – 376
14.1.2 Risikostratifizierung – 377
14.1.3 Klinische Wahrscheinlichkeit für das Vorliegen einer Lungenembolie bei hämodynamisch stabilen Patienten – 378
14.1.4 Diagnostischer Algorithmus bei hämodynamisch stabilen Patienten – 378
14.1.5 Therapie bei hämodynamisch stabilen Patienten – 382
14.1.6 Weitergehende Risikostratifzierung bei hämodynamisch stabilen Patienten – 383

14.2 Rezidivthrombose – 385
14.2.1 Problemstellung – 385
14.2.2 Beurteilung des individuellen Rezidivrisikos – 386
14.2.3 Diagnostik bei Verdacht auf Rezidivthrombose – 387
14.2.4 Vorschlag für ein Vorgehen in der Praxis – 388
14.2.5 Therapie der Rezidiv-TVT – 389
14.2.6 Schlussfolgerung – 389

14.3 Postthrombotisches Syndrom – 389

Literatur – 394

14.1 Lungenembolie

C. Dellas, S. V. Konstantinidis

Bei einer Lungenembolie tritt ein partieller oder vollständiger Verschluss der Lungenarterien zumeist als direkte Folge einer Venenthrombose auf. Bei etwa 1/3 aller venösen thromboembolischen Ereignisse handelt es sich um eine Lungenembolie. Nach einem epidemiologischen Modell wurde für das Jahr 2004 in sechs europäischen Ländern (Deutschland, Frankreich, Großbritannien, Italien, Schweden und Spanien) mit insgesamt 310,4 Mio. Einwohnern eine Ereignisrate von 98 Lungenembolien pro 100.000 Personenjahre angegeben. Die geschätzte Anzahl an VTE-assoziierten Todesfällen betrug 370.000, was 12 % aller Todesfälle pro Jahr in diesen Ländern entspricht (Cohen et al. 2007).

Patienten mit einer Lungenembolie haben ein 18-fach höheres Risiko im Vergleich zu Patienten mit einer tiefen Venenthrombose, an dem Ereignis zu versterben (Heit 2008). Je nach Register wird eine ca. 10- bis 30 %ige Mortalitätsrate für die ersten 3 Monate nach einer Lungenembolie angegeben (Heit et al. 1999, Laporte et al. 2008). Hervorzuheben und für das therapeutische Management wichtig ist die hohe Akutmortalität. Fast 80 % aller Todesfälle im Krankenhaus treten innerhalb der ersten 2,5 h nach Einweisung auf (Stein u. Henry 1995). Aus diesem Grund wird auf das Notfallmanagement der Lungenembolie in einem separaten Kapitel gesondert eingegangen (▶ Kap. 12.2). Bei den Überlebenden ist die Prognose ohne gerinnungshemmende Therapie infolge von Rezidivembolien und – in bestimmten Fällen – der zunehmenden rechtsventrikulären Dysfunktion ungünstig (Hach-Wunderle et al. 2010). Andererseits lässt sich die Mortalität durch eine adäquate Antikoagulation von 30 % auf 2–8 % senken. Daraus ergibt sich die Notwendigkeit zur frühzeitigen Prognoseabschätzung, um das optimale diagnostische und therapeutische Vorgehen festzulegen.

14.1.1 Verdachtsdiagnose akute Lungenembolie

Die Verdachtsdiagnose einer akuten Lungenembolie ergibt sich aus der Anamnese des Patienten über aktuelle Symptome, dem Vorliegen von Risikofaktoren für eine venöse Thromboembolie (▶ Kap. 6.1) und der klinischen bzw. apparativen Basisuntersuchung.

- **Symptome**

Ein typisches pathognomonisches Symptom der Lungenembolie gibt es nicht, aber am häufigsten klagen Patienten über Luftnot, oft mit plötzlichem Beginn (◘ Tab. 14.1).

◘ Tab. 14.1 Symptome und klinische Zeichen bei Patienten mit diagnostizierter Lungenembolie. (Torbicki et al. 2008)

	Häufigkeit
Symptome	
Dyspnoe	80 %
Pleuritische Brustschmerzen	52 %
Substernale Brustschmerzen	12 %
Husten	20 %
Synkope	19 %
Hämoptyse	11 %
Klinische Zeichen	
Tachypnoe (≥20/min)	70 %
Tachykardie (≥100/min)	26 %
Zeichen einer TVT	15 %
Zyanose	11 %
Fieber (>38,5 °C)	7 %

Pleuritische Beschwerden entstehen durch pleurale Mitbeteiligung im Rahmen einer Infarktpneumonie bei distalen Embolien und können von Hämoptysen begleitet sein. Retrosternale Schmerzen können infolge einer rechtsventrikulären Ischämie auftreten. Eine Synkope ist zwar seltener, kann aber auf eine stärkere hämodynamische Kompromittierung hindeuten.

- **Risikofaktoren**

Die Kenntnis von präexistierenden Risikofaktoren für das Auftreten einer venösen Thromboembolie (▶ Kap. 6.1) ist wichtig, um die klinische Wahrscheinlichkeit für das Vorhandensein einer Lungenembolie abschätzen zu können. Patienten mit einer venösen Thromboembolie weisen oft Risikofaktoren auf, wie aus einer Studie von Anderson Jr. und Wheeler (1992) hervorgeht. Bei 96 % der Patienten, die mit einer venösen Thromboembolie behandelt wurden, konnte mindestens ein Risikofaktor nachgewiesen werden wie z. B. höheres Alter (≥40 Jahre bei 89 % der Patienten), Adipositas (39 %), ein thromboembolisches Ereignis in der Vorgeschichte (26 %), eine maligne Erkrankung (22 %), Immobilisation (12) oder eine größere Operation (11 %).

- **Klinische und apparative Basisdiagnostik**

Klinische Untersuchungsbefunde sind leider wenig sensitiv und sehr unspezifisch. Dennoch soll nach Zeichen einer tiefen Beinvenenthrombose untersucht werden, da bis zu 90 % aller venösen Thromboembolien ihren Ur-

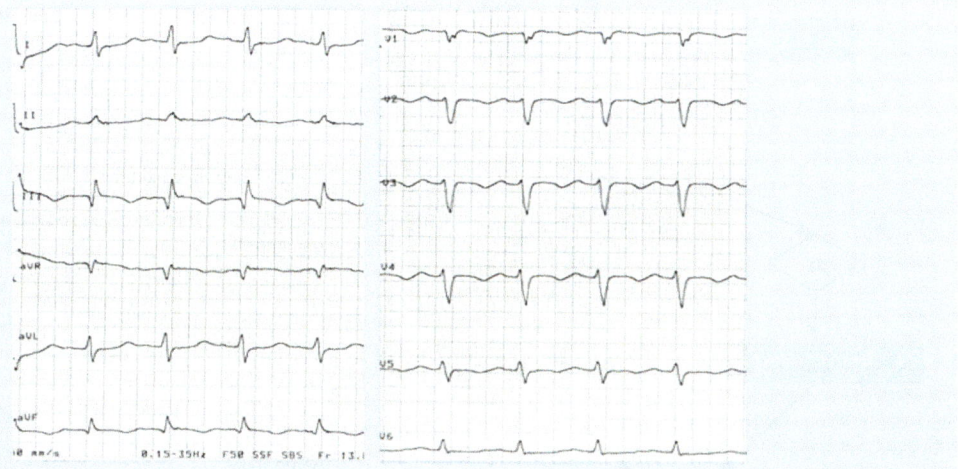

Abb. 14.1 EKG-Veränderungen bei einem Patienten mit einer akuten Lungenembolie. Es liegen eine Sinustachykardie, ein SI-QIII-Typ und T-Negativierungen in den Brustwandableitungen vor

sprung in den unteren Extremitäten haben (▶ Kap. 6.3). Der klinische Untersuchungsbefund der Lunge ist meist unauffällig.

Die klinische und apparative Basisdiagnostik umfasst:
- das Erfassen von Vitalparametern: Bewusstsein, Atmung, Herzfrequenz, Blutdruck,
- ein EKG,
- ggf. eine Röntgenthoraxaufnahme,
- ggf. eine arterielle Blutgasanalyse.

Die Befunde aus diesen Untersuchungen können eine Lungenembolie weder definitiv bestätigen noch ausschließen. Sie helfen aber, Differenzialdiagnosen abzuklären und einen Gesamteindruck von der Situation zu vermitteln.

Zu den EKG-Veränderungen, die im Rahmen einer Lungenembolie auftreten können, zählen
- eine Sinustachykardie,
- ein SI-QIII-Typ (sog. McGinn-White-Syndrom; ◨ Abb. 14.1),
- ein kompletter oder inkompletter Rechtsschenkelblock,
- T-Negativierungen in den Brustwandableitungen,
- periphere Niedervoltage.

Die genannten EKG-Veränderungen zeigen Zeichen einer Rechtsherzbelastung an und sind somit nicht spezifisch für eine Lungenembolie.

Das Röntgenbild spielt eine wichtige Rolle bei der Abklärung anderer Ursachen einer Luftnot, ist aber bei einer akuten Lungenembolie oft normal. Gelegentlich können subsegmentale Atelektasen oder ein kleiner Pleuraerguss festgestellt werden. Lungeninfarkte werden selten dargestellt. Bei einer zentralen Lungenembolie können regionale Hypoperfusionen eine erhöhte Transparenz bewirken (Westermark-Zeichen).

Patienten mit einer Lungenembolie weisen oft eine Hypoxämie und infolge einer Hyperventilation eine Hypokapnie auf, allerdings sind die Blutgaswerte bei 38 % der Patienten mit akuter Lungenembolie und ohne kardiopulmonale Vorerkrankung normal (Stein et al. 1996).

Aus den Ausführungen ergibt sich, dass bei hohem Verdacht auf das Vorliegen einer Lungenembolie aufgrund der Anamnese und der klinischen Befunde auf einzelne Schritte der Basisdiagnostik, z. B. eine Röntgenaufnahme der Lunge oder eine Blutgasanalyse, verzichtet werden kann zugunsten einer zügigen definitiven Diagnostik.

14.1.2 Risikostratifizierung

Die Risikostratifizierung beginnt, nachdem der Verdacht auf eine Lungenembolie gestellt wurde. Sie ist der erste Schritt im Rahmen des diagnostischen Managements (◨ Abb. 14.2). Es handelt sich dabei um eine einfache klinische Erfassung der hämodynamischen Stabilität des Patienten.

> **Hämodynamische Instabilität ist definiert durch:**
> - Schock oder
> - Hypotonus
>   - systolischer Blutdruck <90 mmHg oder
>   - ein Blutdruckabfall um >40 mmHg
>   - über einen Zeitraum von >15 min
>   - ohne Vorliegen von neu aufgetretenen Arrhythmien, Hypovolämie oder Sepsis

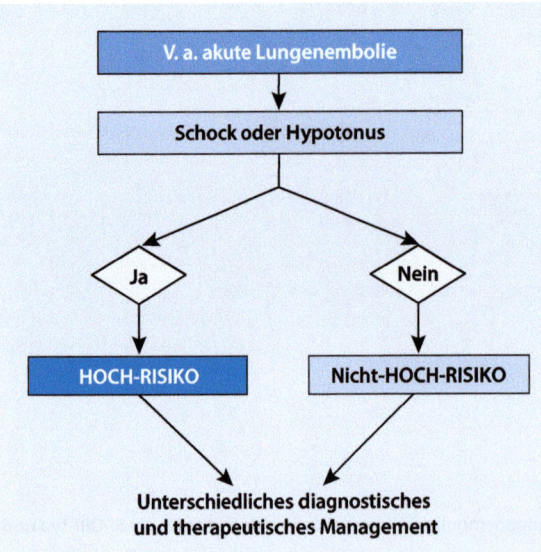

◧ **Abb. 14.2** Initiale Risikostratifizierung. (Mod. nach Konstantinides et al. 2009)

> Bei Verdacht auf eine Lungenembolie soll eine initiale Risikostratifizierung erfolgen, um zwischen hämodynamisch stabilen und instabilen Patienten zu unterscheiden, die ein unterschiedliches diagnostisches und therapeutisches Vorgehen erfordern.

Im Folgenden wird auf das Management von hämodynamisch stabilen Patienten, also der Nicht-Hochrisikogruppe, eingegangen. Die Diagnostik und Therapie der Hochrisikopatienten wird im ▶ Kapitel 12.2 beschrieben.

14.1.3 Klinische Wahrscheinlichkeit für das Vorliegen einer Lungenembolie bei hämodynamisch stabilen Patienten

Aus einer Kombination von anamnestischen Angaben, klinischen und apparativen Befunden soll der diagnostische Prozess durch die Einschätzung der klinischen Wahrscheinlichkeit eingeleitet werden. Hierzu eignen sich explizite Scores zur Bestimmung der Prätestwahrscheinlichkeit. Am besten untersucht und validiert ist der Lungenembolie-Score nach Wells (◧ Tab. 14.2). Er ist einfach zu erfassen, hat jedoch als Nachteil die klinische Beurteilung darüber, ob die Diagnose der Lungenembolie wahrscheinlicher ist als eine andere Diagnose. Diese Einschätzung ist sehr von der Erfahrung und Beurteilung des Untersuchers abhängig. Es wundert daher nicht, dass der Score bei unterschiedlichen Anwendern sehr variiert. Für den klinischen Alltag scheint dies jedoch keine relevante Einschränkung darzustellen. Der revidierte Genfer Score (◧ Tab. 14.3) ist zwar nicht so umfangreich validiert wie der Wells Score, er

◧ **Tab. 14.2** Wells Score zur Bestimmung der klinischen Wahrscheinlichkeit der Lungenembolie. (Wells et al. 2000)

Anamnese/Befund	Score (Punkte)
Prädisponierende Faktoren	
Frühere tiefe Venenthrombose oder Lungenembolie	1,5
Immobilisation (OP, Trauma, Schlaganfall) in den letzten 4 Wochen	1,5
Maligner Tumor (aktiv oder in den vergangenen 6 Monaten)	1,0
Symptome	
Hämoptyse	1,0
Klinische Zeichen	
Herzfrequenz >100/min	1,5
Symptome und Zeichen einer tiefen Venenthrombose	3,0
Klinische Beurteilung	
LE »wahrscheinlicher als andere Diagnose«	3,0

Score:
<2: niedrige Wahrscheinlichkeit
2–6: mittlere Wahrscheinlichkeit
>6: hohe Wahrscheinlichkeit.
Dichotomisiert:
≤4: LE unwahrscheinlich
>4: LE wahrscheinlich.

ist aber ebenfalls einfach erfassbar, gut standardisiert und kommt ohne klinische Beurteilung aus. Bei beiden Scores beträgt der Anteil der Patienten, bei denen tatsächlich eine Lungenembolie nachgewiesen wird, ca. 10 % in der niedrigen, 30 % in der mittleren und 65 % in der hohen Risikogruppe (◧ Abb. 14.3).

> Die Dokumentation der klinischen Wahrscheinlichkeit ist der erste diagnostische Schritt bei hämodynamisch stabilen Patienten mit der Verdachtsdiagnose Lungenembolie. Sowohl der Wells Score als auch der Genfer Score sind praktikabel und gut validiert.

14.1.4 Diagnostischer Algorithmus bei hämodynamisch stabilen Patienten

Um die diagnostische Sicherheit zum Nachweis oder Ausschluss einer Lungenembolie zu erhöhen, erfolgt analog dem Vorgehen bei der tiefen Venenthrombose eine Kombination mit laborchemischen und/oder bildgebenden Maßnahmen (◧ Abb. 14.4).

● **Tab. 14.3** Revidierter Genfer Score zur Bestimmung der klinischen Wahrscheinlichkeit der Lungenembolie. (Le Gal et al. 2006)

Anamnese/Befund	Score (Punkte)
Prädisponierende Faktoren	
Alter >65 Jahre	1
Frühere tiefe Venenthrombose oder Lungenembolie	3
OP oder Fraktur in den letzten 4 Wochen	2
Maligner Tumor	2
Symptome	
Einseitige Schmerzen im Unterschenkel	3
Hämoptyse	2
Klinische Zeichen	
Herzfrequenz 75–94/min	3
Herzfrequenz ≥95/min	5
Schmerzen bei der Palpation der tiefen Beinvenen im Unterschenkel und einseitiges Ödem	4

Score:
0–3: niedrige Wahrscheinlichkeit
4–10: mittlere Wahrscheinlichkeit
≥11: hohe Wahrscheinlichkeit.

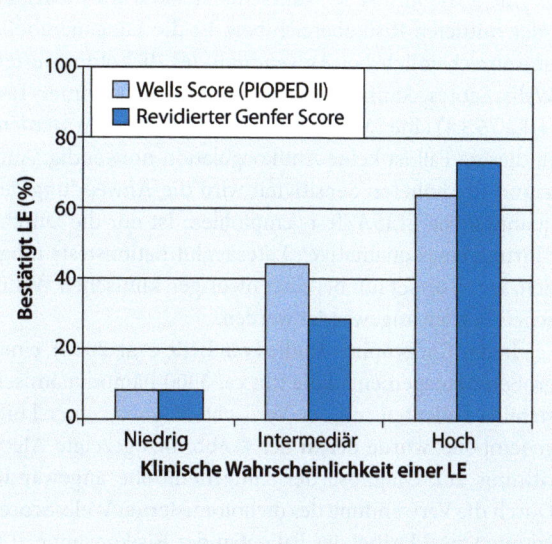

● **Abb. 14.3** Validierung klinischer Vorhersagemodelle für die Lungenembolie. (Mod. nach Konstantinides 2007)

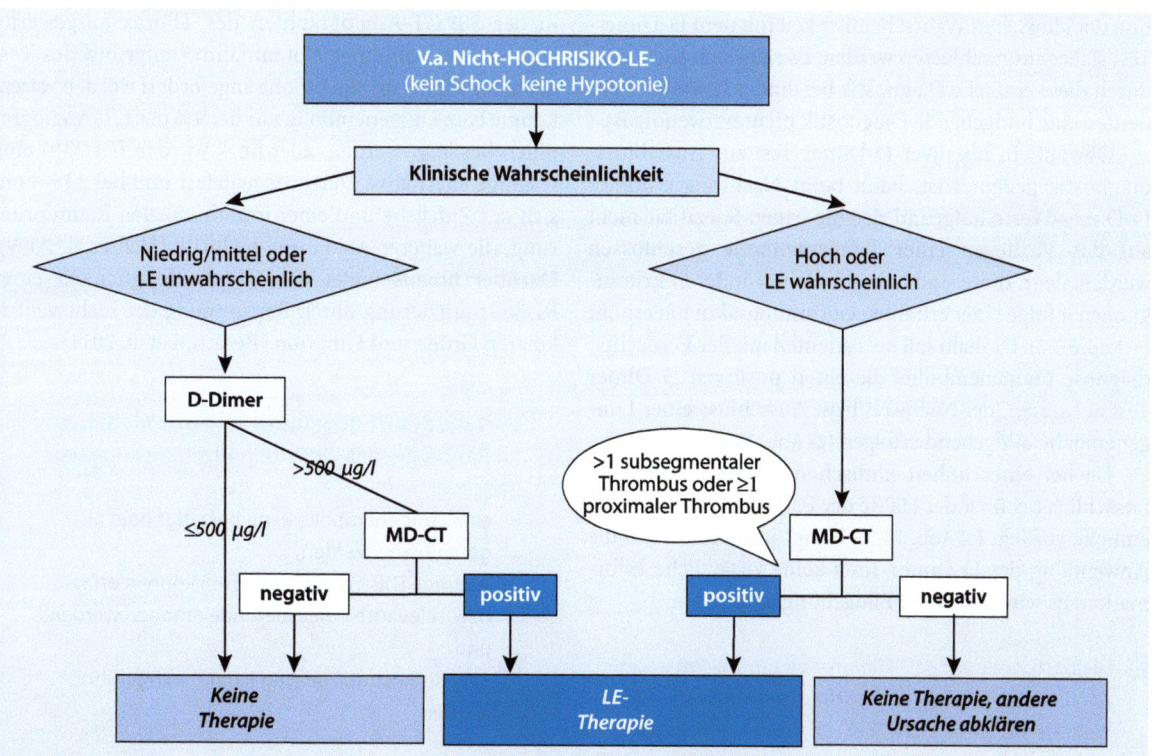

● **Abb. 14.4** Diagnostischer Algorithmus bei V. a. Lungenembolie der Nicht-Hochrisikogruppe (d. h. kein Schock, kein Hypotonus) (*MD-CT* Multidetektor-CT, Mehrzeilen-CT). (Mod. nach Torbicki et al. 2008)

Liegt die klinische Wahrscheinlichkeit im niedrigen oder mittleren Risikobereich bzw. ist die Lungenembolie unwahrscheinlich bei Anwendung des dichotomisierten Wells Scores, kann bei einem negativen D-Dimer-Test (▶ Kap 6.3.4) eine Lungenembolie ausgeschlossen werden. In diesem Fall ist keine Antikoagulation notwendig. Aufgrund der höheren Sensitivität wird die Anwendung der quantitativen ELISA-Tests empfohlen. Ist nur die Durchführung eines qualitativen Latexagglutinationstests möglich, so soll dieser nur bei einer niedrigen klinischen Wahrscheinlichkeit angewendet werden.

In der Christopher-Studie (van Belle et al. 2006), einer großen Managementstudie mit ca. 3300 hämodynamisch stabilen Patienten mit der Verdachtsdiagnose einer Lungenembolie, wurde der in der ◘ Abb. 14.4 gezeigte Algorithmus zur Diagnose der Lungenembolie angewandt. Durch die Verwendung des dichotomisierten Wells Scores konnten zwei Drittel der Patienten der Risikogruppe »LE unwahrscheinlich« zugeordnet werden. Davon hatte etwa die Hälfte einen negativen D-Dimer-Test und wurde nicht weiterbehandelt. In den nachfolgenden 3 Monaten traten in dieser Gruppe 0,5 % nichttödliche venöse Thromboembolien auf. Zum Vergleich sei die Ereignisrate innerhalb der ersten 3 Monate nach Ausschluss einer Lungenembolie mittels des einstigen Goldstandards, der Pulmonalisangiographie, erwähnt, die bei 1,6 % liegt (PIOPED Investigators 1990). Eine Lungenembolie kann daher bei der Kombination der klinischen Wahrscheinlichkeit mit dem D-Dimer-Test sicher ausgeschlossen werden. Es zeigt sich auch, dass durch diese einfache Diagnostik bei einem Drittel der Patienten eine bildgebende Diagnostik nicht notwendig ist.

Obwohl ein negativer D-Dimer-Test zur Ausschlussdiagnostik geeignet ist, kann beim Nachweis erhöhter D-Dimer-Werte aufgrund der niedrigen Spezifität nicht auf das Vorliegen einer Lungenembolie geschlossen werden, denn diese sind bei zahlreichen anderen Erkrankungen infolge einer erhöhten Gerinnungsaktivität erhöht (▶ Kap. 6.3.2). Deshalb soll bei Patienten mit der Verdachtsdiagnose Lungenembolie, die einen positiven D-Dimer Test aufweisen, der Nachweis bzw. Ausschluss einer Lungenembolie bildgebend erfolgen (◘ Abb. 14.4).

Da bei einer hohen klinischen Wahrscheinlichkeit tatsächlich bei über der Hälfte der Patienten eine Lungenembolie vorliegt (◘ Abb. 14.3), bringt in diesem Falle die Anwendung des D-Dimer-Tests keine zusätzliche Information. Es wird direkt die Bildgebung empfohlen.

> Die Bestimmung der D-Dimere soll nur bei Patienten mit einer niedrigen oder mittleren klinischen Wahrscheinlichkeit bzw. bei »LE unwahrscheinlich« erfolgen. Ein negativer Test dient dabei dem Ausschluss der Lungenembolie. Bei allen anderen Patienten erfolgt direkt eine Bildgebung.

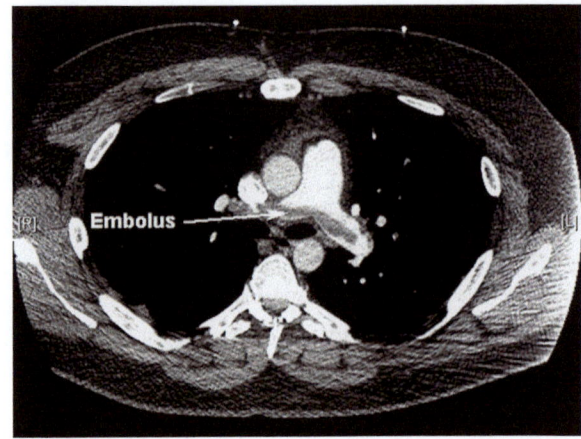

◘ **Abb. 14.5** Embolus, erkennbar an der Kontrastmittelaussparung, im Bereich der Bifurkation der Pulmonalarterie

Der heutige Goldstandard in der Bildgebung der Lungenembolie ist das Mehrzeilen-CT (◘ Abb. 14.5). Es hat aufgrund der mittlerweile hohen zeitlichen Auflösung und Darstellung von Thromben im Submillimeterbereich, aufgrund der großen Verfügbarkeit und einfachen Durchführbarkeit die konventionelle Pulmonalisangiographie quasi abgelöst. Außerdem können im Rahmen der CT-Diagnostik wichtige Differenzialdiagnosen erfasst oder relevante Zufallsbefunde erhoben werden. In einer Studie, in der 589 CT-Angiographien des Thorax ausgewertet wurden, die von einer Notaufnahme aufgrund des Verdachts auf eine Lungenembolie angefordert worden waren, konnte eine Lungenembolie nur bei 9 % der CT-Angiographien bestätigt werden, allerdings wurden bei 33 % eine wichtige alternative Diagnose geliefert und bei 22 % fand sich der Zufallsbefund einer intrathorakalen Raumforderung, die weiterer Abklärung bedurfte (Hall et al. 2009). Darüber hinaus bietet das CT die Möglichkeit einer Risikostratifzierung durch Bestimmung der rechtsventrikulären Größe und Funktion (Becattini et al. 2011).

> **Vorteile des CT gegenüber anderen Methoden im Rahmen eines einzelnen Untersuchungsvorgangs:**
> - eine Lungenembolie kann bestätigt oder ausgeschlossen werden,
> - wichtige Differenzialdiagnosen können erfasst bzw. relevante Zufallsbefunde erhoben werden und
> - eine Risikostratifizierung kann durchgeführt werden.

> Ein Befund im Mehrzeiler-CT gilt als positiv und erfordert eine therapeutische Antikoagulation, wenn mehr als ein subsegmentaler Thrombus oder mindestens ein proximal liegender Thrombus nachgewiesen wurde.

Die Ventilations-/Perfusionsszintigraphie (▶ Kap. 7.2.6) wird zur Diagnostik einer Lungenembolie immer seltener eingesetzt. Dies ist einerseits dadurch bedingt, dass die Szintigraphie nicht überall und nicht jederzeit verfügbar ist. Andererseits liegen bei bis zu 50% der Scans nichtdiagnostische Befunde vor, weshalb weitere diagnostische Schritte notwendig werden. Dennoch kann mit einem normalen Scan (keine Perfusionsstörung) eine Lungenembolie sicher ausgeschlossen werden; die Post-Test-Wahrscheinlichkeit, mit der Referenzmethode doch eine Lungenembolie festzustellen, lag unter 2% (PIOPED Investigators 1990). Andererseits liegt bei einem Scan, der die Kriterien für eine hohe Wahrscheinlichkeit erfüllt, bei über 85% der Patienten tatsächlich eine Lungenembolie vor, sodass diese Patienten eine therapeutische Antikoagulation benötigen. Die Anwendung der Szintigraphie hat sich in den letzten Jahren zunehmend auf jene Patienten beschränkt, bei denen Kontraindikationen für eine CT-Diagnostik vorliegen, z. B. aufgrund einer Niereninsuffizienz oder Kontrastmittelallergie. Bei Verwendung der Szintigraphie wird heutzutage häufig auf die Ventilationsszintigraphie verzichtet. Das ist aber nur sinnvoll, wenn ein zuvor angefertigtes Röntgenbild der Lunge einen unauffälligen Befund aufweist. In diesem Fall werden Defekte in der Perfusionsszintigraphie als Mismatch infolge einer Embolie gewertet.

Erwähnenswert ist die etwas niedrigere Strahlenbelastung im Rahmen einer Szintigraphie (ca. 1,4 mSv) im Vergleich zur CT-Pulmonalisangiographie (bis zu 7 mSv) (Hunsaker et al. 2010). Wird die CT-Angiographie zur Diagnostik der Lungenembolie verwendet, soll im Sinne des Strahlenschutzes auf eine gleichzeitig durchgeführte CT-Venographie verzichtet werden, da diese die Strahlenbelastung etwa verdoppelt, ohne einen relevanten Gewinn an Informationen zu liefern. Um das Vorliegen einer tiefen Beinvenenthrombose zu prüfen, sollten symptomatische Patienten deshalb mittels Kompressionsultrasonographie (▶ Kap. 7.2.2) untersucht werden.

Auch wenn die Kompressionsultrasonographie (KUS) im dargestellten diagnostischen Algorithmus der Lungenembolie (◘ Abb. 14.4) keine Rolle mehr spielt, kann sie weiterhin Anwendung finden. Wird bei einem Patienten mit der Verdachtsdiagnose einer Lungenembolie in der KUS eine proximale TVT festgestellt, so ist keine nachfolgende CT-Diagnostik notwendig; die Indikation zur Antikoagulation besteht. Wird in der Bildgebung ein heute nur noch selten verwendetes Einzeiler-CT eingesetzt, ist die diagnostische Sicherheit nicht ausreichend, sodass bei einem negativen CT-Befund zum Ausschluss einer Lungenembolie eine negative Kompressionsultrasonographie gefordert wird.

Zwei Szenarien bleiben im Zeitalter der hochauflösenden CT noch ungeklärt:
1. **Therapie bei Nachweis eines isolierten, subsegmentalen Thrombus?** Immerhin ist das ein Befund bei 1–5% aller Patienten, die eine CT-Untersuchung bei Verdacht auf eine Lungenembolie erhalten. Aktuelle Daten deuten darauf hin, dass ein isolierter subsegmentaler Embolus »bedeutungslos« ist, sodass keine Antikoagulation notwendig ist (Hunsaker et al. 2010, Konstantinides 2011). Von 32 Patienten mit eben diesem Befund und ohne Behandlung erlitt keiner in den nachfolgenden 3 Monaten eine Lungenembolie (Eyer et al. 2005).
2. **Umgang mit negativem CT bei hoher klinischer Wahrscheinlichkeit?** Immerhin sind 2% aller negativen CT-Befunde in der Gruppe der hohen klinischen Wahrscheinlichkeit zu finden. Davon sind 40% als falsch-negativ zu bewerten, da in der Referenzmethode eine Lungenembolie nachgewiesen wurde (Stein et al. 2006). Es ist unklar, ob eine weitergehende Diagnostik notwendig ist, um die diagnostische Sicherheit zu erhöhen. Nach dem derzeitigen Stand sollen bei einem negativen CT andere Ursachen für die vorliegenden Beschwerden bedacht und abgeklärt werden. Eine Antikoagulation ist nicht notwendig.

In der bereits erwähnten Christopher-Studie (van Belle et al. 2006) wurden zur Diagnostik überwiegend Mehrzeiler-CTs verwendet (Einzeiler-CTs nur bei 10% der Patienten). Eine Bildgebung wurde bei insgesamt 2249 Patienten durchgeführt. Es handelte sich dabei um Patienten, bei denen eine Lungenembolie nach dem dichotomisierten Wells Score als »wahrscheinlich« eingestuft wurde und um jene, bei denen eine Lungenembolie »unwahrscheinlich« war, allerdings erhöhte D-Dimer-Werte vorlagen. Das CT war negativ bei 2/3 dieser Patienten, und sie erhielten keine Antikoagulation. Die übrigen Patienten mit einem positiven CT-Befund (lediglich 20% der gesamten Studienpopulation) wurden therapeutisch antikoaguliert. Die Inzidenz eines venösen Thromboembolieereignisses in den nachfolgenden 3 Monaten lag bei den Patienten mit einem negativen CT-Befund bei 1,3% und bei den behandelten LE-Patienten bei 3%. Damit erwies sich dieser Algorithmus im Hinblick auf das Management der akuten Lungenembolie als sicher.

○ **Tab. 14.4** Für die Therapie der akuten Lungenembolie zugelassene niedermolekulare Heparine und Fondaparinux. (Konstantinides et al. 2009)

Wirkstoff	Dosierung (s. c.)	Intervall
Dalteparin [a]	200 E/kg	1 × tgl.
Enoxaparin	1,0 mg/kg	2 × tgl.
Tinzaparin	175 E/kg	1 × tgl.
Fondaparinux	7,5 mg (KG <50 kg: 5 mg, KG >100 kg: 10 mg)	1 × tgl.

[a] Dalteprain ist zur verlängerten (über 3–6 Monate) Behandlung einer TVT und/oder LE bei Patienten mit Krebserkrankung zugelassen.

14.1.5 Therapie bei hämodynamisch stabilen Patienten

> Die Therapie der Lungenembolie bei hämodynamisch stabilen Patienten ist die Antikoagulation.

Bereits vor Diagnosesicherung sollte bei Verdacht auf eine Lungenembolie bei mittlerer bis hoher klinischer Wahrscheinlichkeit mit einer therapeutischen Antikoagulation begonnen werden. Bei niedriger klinischer Wahrscheinlichkeit kann die definitive Diagnose (bzw. der Ausschluss der Lungenembolie) abgewartet werden, bevor eine Therapieentscheidung getroffen wird. Wegen der einfachen Handhabung und dem geringen Potenzial von Nebenwirkungen ist die Anwendung von niedermolekularen Heparinen oder Fondaparinux der Standard. Die in Deutschland zur Therapie der Lungenembolie zugelassenen niedermolekularen Heparine und Fondaparinux sind in ○ Tab. 14.4 zusammengefasst. Es sei betont, dass für die verschiedenen niedermolekularen Heparine unterschiedliche Dosierungen für die therapeutische Antikoagulation gelten (○ Tab. 14.4). Nur bei einer schweren Niereninsuffizienz und bei hohem Blutungsrisiko sollte eine therapeutische Antikoagulation mit unfraktioniertem Heparin erfolgen; Ziel ist hier eine Verlängerung der aPTT um das 1,5- bis 2,5-fache. Ein Dosierungsschema für unfraktioniertes Heparin ist im ► Kap. 12 angegeben.

Die initiale Therapie mit einem niedermolekularen Heparin, mit Fondaparinux oder mit unfraktioniertem Heparin erfolgt nach dem »klassischen Prinzip« (vor dem Zeitalter der direkten oralen Antikoagulanzien) für mindestens 5 Tage und wird dann von einem Vitamin-K-Antagonisten abgelöst. Die Einstellung erfolgt überlappend mit den Heparinen, da unter einer initialen Monotherapie mit einem Vitamin-K-Antagonisten das Risiko für eine venöse Thromboembolie dreifach erhöht ist (Brandjes et al. 1992). Wird unter dem Vitamin-K-Antagonisten an 2 aufeinanderfolgenden Tagen ein therapeutischer INR-Wert erreicht, wird das Heparin bzw. Fondaparinux abgesetzt. Prinzipiell kann die Einstellung auf den Vitamin-K-Antagonisten im ambulanten Bereich erfolgen.

Empfehlungen zur Behandlung der Nicht-Hochrisiko-LE (mit Angabe des Empfehlungs- und Evidenzgrades): aktueller Standard
- Bei Verdacht auf eine Lungenembolie erhält der Patient eine therapeutische Antikoagulation mit einem subkutan verabreichten niedermolekularen Heparin oder Fondaparinux für mindestens 5 Tage (Evidenzgrad IA).
- Nur bei schwerer Niereninsuffizienz oder erhöhtem Blutungsrisiko wird intravenös unfraktioniertes Heparin gegeben (Evidenzgrad IC).
- Nach Diagnosebestätigung wird am gleichen oder nächsten Tag mit der Gabe eines Vitamin-K-Antagonisten begonnen. Wenn der INR an 2 aufeinanderfolgenden Tagen im therapeutischen Bereich von 2,0–3,0 liegt, wird das Heparin/Fondaparinux beendet (Evidenzgrad IC).
- Der routinemäßige Einsatz von Thrombolytika wird nicht empfohlen (Evidenzgrad IIbB). Gleiches gilt für den Einsatz von Kavafiltern (Evidenzgrad III; ► Kap. 11.3.3). Letzteres kann bei absoluten Kontraindikationen gegen eine Antikoagulation und hohem Rezidivrisiko erwogen werden (Evidenzgrad IIbB).

Die Dauer der Antikoagulation entspricht den Empfehlungen der Therapie der TVT (► Kap. 10.2), d. h. sie beträgt bei allen Patienten mindestens 3 Monate (○ Tab. 14.5). Handelte es sich um eine provozierte Lungenembolie, d. h. lag ein reversibler Risikofaktor wie z. B. eine passagere Immobilisation vor, so kann nach 3 Monaten die Antikoagulation beendet werden. Bei idiopathischen Ereignissen wird eine langfristige Antikoagulation empfohlen, insbesondere wenn die Einstellung auf den Vitamin-K-Antagonisten unproblematisch ist. Wie lange der Nutzen das Risiko überwiegt, sollte in regelmäßigen Abständen evaluiert werden. Allgemein besteht ein Rezidivrisiko für eine VTE unter einer therapeutischen Antikoagulation von unter 1 %/Jahr und nach Beendigung der Antikoagulation von 3–4 %/Jahr (Agnelli et al. 2003). Demgegenüber steht ein Blutungsrisiko von ca. 2,7 %/Jahr während einer therapeutischen Antikoagulation (Linkins et al. 2003). Unumstritten ist die Notwendigkeit zur langfristigen Antikoagulation bei einem Rezidiv einer unprovozierten Lungenembolie. Zur therapeutischen Antikoagulation bei Tumorerkrankungen

Tab. 14.5 Empfohlene Therapiedauer der oralen Antikoagulation zur Sekundärprophylaxe nach einer Lungenembolie. (Konstantinides et al. 2009)

Lungenembolie	Dauer der Antikoagulation
Proviziertes Ereignis (transienter Risikofaktor, z. B. Trauma, OP)	3 Monate
Idiopathisches Ereignis	Mindestens 3 Monate Langfristige Antikoagulation erwägen bei guter Einstellung ohne Blutungskomplikationen
Rezidiv eines unprovozierten Ereignisses	Langfristige Antikoagulation

und bei Thrombophilien wird auf die ▶ Kap. 13.5 und ▶ Kap. 10.2.5 verwiesen.

Ein Wandel der »klassischen« Therapie mittels Vitamin-K-Antagonisten wurde durch die Zulassung von Rivaroxaban im November 2012 zur Behandlung der Lungenembolie eingeläutet. Rivaroxaban ist wie Apixaban und Edoxaban ein oraler direkter Faktor-Xa-Inhibitor, der zusammen mit dem oralen direkten Thrombininhibitor Dabigatran zu den sog. DOAK (direkte orale Antikoagulanzien) gezählt wird. Für alle genannten Wirkstoffe wurde ein umfangreiches Studienprogramm aufgelegt. In RE-COVER, der ersten publizierten Studie mit DOAK bei ca. 2500 Patienten mit bestätigter VTE, war der orale direkte Thrombininhibitor Dabigatran in der fixen Dosierung von 150 mg 2-mal täglich genauso effektiv wie der Vitamin-K-Antagonist Warfarin hinsichtlich des Auftretens symptomatischer oder tödlicher venöser Thromboembolien innerhalb von 6 Monaten; das Sicherheitsprofil war vergleichbar (Schulman et al. 2009). In der längerfristigen Anwendung von Dabigatran – d. h. über 6–36 Monate nach einer initialen Antikoagulationsphase von mindestens 3 Monaten – war Dabigatran genauso effektiv in der Sekundärprävention wie Warfarin bei geringerem Blutungsrisiko (5,6 % vs. 10,2 %, Hazard-Ratio 0,54 mit 95-%-Konfidenzintervall 0,41–0,71, p<0,001; Re-Medy-Studie; Schulman et al. 2013) bzw. gegenüber Placebo in der Effektivität überlegen, jedoch dann auf Kosten vermehrter Blutungen (5,3 % vs. 1,8 %, Hazard-Ratio 3,92 mit 95-%-Konfidenzintervall 1,52–5,60, p=0,001; Re-Sonate-Studie; Schulman et al. 2013). Während bei Dabigatran (und auch bei dem hier nicht weiter aufgeführten Edoxaban) die Akuttherapie mit einem parenteralen Antikoagulans (meist Enoxaparin als niedermolekulares Heparin) eingeleitet wurde, wurde für Rivaroxaban die Effektivität und Sicherheit in der Monotherapie – ohne initiale parenterale Antikoagulation – in der EINSTEIN-PE-Studie nachgewiesen (Büller et a. 2012). Rezidivierende bzw. tödliche venöse Thromboembolien traten innerhalb von 6 Monaten unter Rivaroxaban bei 2,1 % der Patienten und unter Warfarin bei 1,8 % der Patienten auf (p=0,003 für Nichtunterlegenheit). Die Blutungskomplikationen waren dabei vergleichbar (10,3 % vs. 11,4 %, p=0,023 für Nichtunterlegenheit), schwere Blutungen kamen unter Rivaroxaban allerdings seltener vor (1,1 % vs. 2,2 %, p=0,003 für Überlegenheit). In der Extension-Studie, in der VTE-Patienten für weitere 6–12 Monate mit Rivaroxaban vs. Placebo behandelt wurden, traten VTE-Rezidive signifikant seltener unter Rivaroxaban auf (1,3 % bei Rivaroxaban vs. 7,1 % bei Placebo, Hazard Ratio 0,18 mit 95-%-Konfidenzintervall 0,09–0,039; p<0,001) ohne signifikante Zunahme an Blutungskomplikationen (Bauersachs et al. 2010). Während in der Einstein-PE-Studie die Patienten »open-label« randomisiert wurden, erfolgte in der AMPLIFY-Studie eine doppelblinde Randomisierung von über 5000 Patienten mit einer venösen Thromboembolie zu Apixaban oder zur konventionellen Therapie mit Enoxaparin, initial gefolgt von Warfarin (Agnelli 2013a). Wie Rivaroxaban wurde Apixaban in der Monotherapie ohne initiale parenterale Antikoagulation angewandt und erwies sich über einen Zeitraum von 6 Monaten genauso effektiv wie Warfarin bei bemerkenswert niedrigen Blutungskomplikationen von 0,6 % unter Apixaban vs. 1,8 % unter Warfarin (relatives Risiko 0,31, p<0,001 für Überlegenheit). Ebenfalls niedrig war die Blutungsrate in der Amplify-Extension-Studie (Agnelli 2013b), in der fast 2500 Patienten über weitere 12 Monate mit Apixaban vs. Placebo behandelt wurden. Schwere Blutungen traten mit 0,2 % bei 2,5 mg (2× tgl.) und mit 0,1 % bei 5 mg (2× tgl.) Apixaban vs. 0,5 % bei Placebo auf, während die Rate an rezidivierenden oder tödlichen venösen Thromboembolien unter Apixaban signifikant niedriger war (1,7 % für beide Apixabandosen vs. 8,8 % in der Placebogruppe, p jeweils <0,001).

Bislang ist von den DOAK allerdings nur Rivaroxaban zur Behandlung der Lungenembolie zugelassen und wird zur Monotherapie (ohne überlappendes parenterales Antikoagulans) mit einer Dosierung von 15 mg 2× tgl. in den ersten 3 Wochen gefolgt von 20 mg 1× tgl. danach eingesetzt.

14.1.6 Weitergehende Risikostratifzierung bei hämodynamisch stabilen Patienten

Abgesehen von der beschriebenen Unterteilung der Lungenemboliepatienten in Abhängigkeit von der Hämodynamik in die Hochrisikogruppe und die Nicht-Hochrisikogruppe gibt es in der letztgenannten Gruppe durchaus relevante Unterschiede hinsichtlich der Prognose.

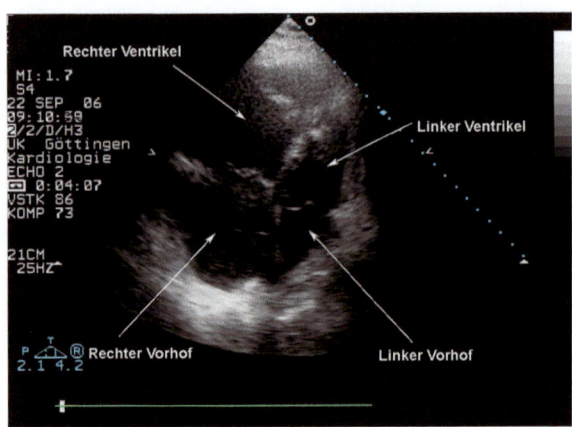
Abb. 14.6 Echokardiographischer Befund einer ausgeprägten rechtsventrikulären und rechtsatrialen Dilatation bei einem Patienten mit akuter Lungenembolie

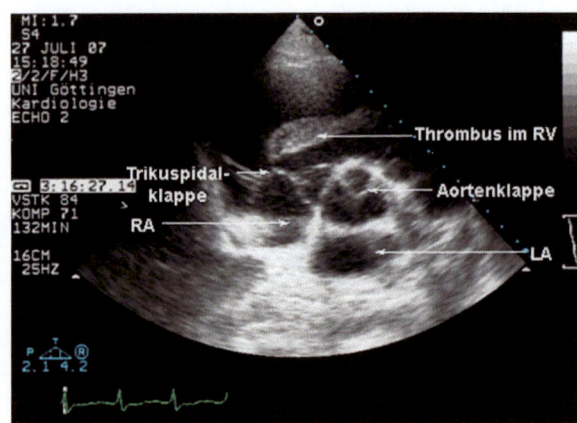
Abb. 14.7 Thrombus im rechten Ventrikel (*RV*) dargestellt in der kurzen parasternalen Achse bei einem Patienten, der aufgrund einer Synkope in der Notaufnahme aufgenommen wurde. (*LA* linkes Atrium, *RA* rechtes Atrium, *RV* rechter Ventrikel)

Anhand von Zeichen einer rechtsventrikulären Dysfunktion und/oder einer myokardialen Ischämie kann die Nicht-Hochrisikogruppe in eine Gruppe mit mittlerem und eine mit niedrigem Risiko unterteilt werden mit einem LE-assoziiertem Mortalitätsrisiko bei 3–15 % (mittleres Risiko) bzw. unter 1 % (niedriges Risiko). Welche Parameter sich am besten zur Beurteilung der rechtsventrikulären Funktionsstörung und der Ischämie eignen, war in den letzten Jahren Gegenstand zahlreicher Studien. Mit folgenden Methoden/Parametern kann eine rechtsventrikuläre Dysfunktion festgestellt werden:
- Bildgebung: Echokardiogramm, CT,
- laborchemisch: natriuretische Peptide.

Bezüglich der Echokardiographie gibt es leider keine standardisierten Kriterien und Grenzwerte zur Definition einer Rechtsherzbelastung. In verschiedenen Studien wurden jedoch folgende Parameter für den Nachweis einer rechtsventrikulären Dysfunktion zugrunde gelegt:
- diastolischer RV-Durchmesser (parasternal) >30 mm (Abb. 14.6),
- RV/LV-Verhältnis >1,
- paradoxe Septumbewegung,
- verminderte Kontraktilität der freien RV-Wand der nichtapikalen Anteile bei erhaltener oder gesteigerter Kontraktilität apikal,
- pulmonale Hypertonie; allerdings übersteigt bei einer akuten Lungenembolie ohne präexistierende kardiopulmonale Erkrankung der mittlere pulmonalarterielle Druck selten 40 mmHg.

Erschwert wird die Beurteilung durch mögliche andere Erkrankungen wie eine COPD, die zur Rechtsherzbelastung führen können. Somit ist das Echokardiogramm bei hämodynamisch stabilen Patienten weder zur Diagnosesicherung noch zum Diagnoseausschluss geeignet, sondern nur zur Erfassung der mittleren Risikogruppe. Einzige Ausnahme ist der echokardiographische Nachweis eines rechtskardialen Thrombus, bei dem die Verdachtsdiagnose Lungenembolie als bestätigt gilt (Abb. 14.7).

Steht eine Echokardiographie nicht zur Verfügung, kann auch im CT der rechtsventrikuläre Diameter im Vergleich zum linken Ventrikel bestimmt werden (Abb. 14.8), wobei auch beim CT die Studienlage nicht eindeutig ist. Ein Verhältnis der Durchmesser von rechtem und linkem Ventrikel von ≥0,9 war mit einem ungünstigen Verlauf in einer prospektiven Studie mit 457 Patienten einschließlich 46 Patienten mit hämodynamischer Instabilität assoziiert und wurde daher als Grenzwert für das Vorliegen einer Rechtsherzbelastung vorgeschlagen (Becattini et al. 2011), was sich jedoch in der aktuellen PROTECT-Studie, die nur normotensive Patienten rekrutierte (n=848), nicht bestätigen ließ (Jiménez et al. 2013). Sowohl dem CT als auch dem Echokardiogramm gemeinsam ist allerdings die hohe Rate an positiven Befunden, also einer Rechtsherzbelastung bei immerhin ca. 50 % der stabilen Lungenemboliepatienten. Gleiches gilt übrigens auch für den biochemischen Nachweis einer Rechtsherzbelastung. Deshalb wird in laufenden Studien eine Kombination verschiedener Parameter getestet, um Patienten mit einem erhöhten Komplikationsrisiko besser identifizieren zu können.

Vergleichbar mit der Linksherzinsuffizienz kommt es infolge der Rechtsherzbelastung bei einer Lungenembolie zu einer gesteigerten Freisetzung natriuretischer Peptide. Auch wenn es keine einheitlichen Referenzwerte für eine BNP- oder NT-proBNP-Erhöhung gibt, so fand sich in einer Metaanalyse mit allerdings hämodynamisch stabilen und instabilen Patienten ein 6- bis 9-fach erhöhtes Morta-

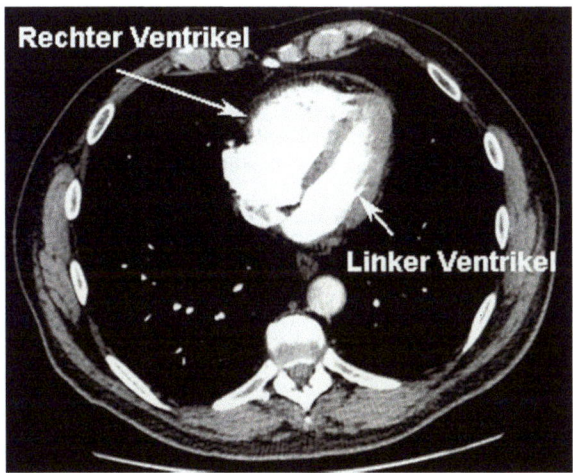

◘ Abb. 14.8 CT-Angiographischer Nachweis einer RV-Dilatation bei einem Patienten mit einer akuten Lungenembolie

litätsrisiko während des Krankenausaufenthaltes bei erhöhten Biomarkerwerten (Klok et al. 2008).

Infolge der erhöhten rechtsventrikulären Wandspannung, des verminderten HZV und des erhöhten Sauerstoffbedarfs kann im Rahmen einer Lungenembolie eine myokardiale Ischämie auftreten. Und ähnlich wie beim akuten Koronarsyndrom kommt es zum Anstieg der kardialen Troponine. Eine Erhöhung von Troponin T oder I ist bei stabilen LE-Patienten mit einer 4-fach erhöhten Akutmortalität verbunden (Becattini et al. 2007). Der neue hoch sensitive Troponin-T-Assay bietet zudem die Möglichkeit, bei Patienten mit normalen Werten (also <14 pg/ml) quasi einen komplikationsfreien Verlauf vorherzusagen (Lankeit et al. 2010, 2011). Ein weiterer Ischämiemarker, der aufgrund seiner kleinen Molekülgröße sehr schnell freigesetzt wird, ist das Heart-type Fatty Acid Binding Protein. Eine Erhöhung dieses Parameters war bei stabilen Patienten mit einem 37-fach erhöhten 30-Tages-Risiko für Komplikationen und Tod verbunden (Dellas et al. 2010). Dieser Marker ist allerdings bisher in den meisten Kliniken nicht in die Routinediagnostik integriert und bedarf noch der Validierung in weiteren Studien.

Allen genannten Risikomarkern zur Erkennung der mittleren Risikogruppe ist gemeinsam, dass sie zum derzeitigen Stand keine andere Therapie als die Antikoagulation rechtfertigen. Denn in einer bereits mehr als 10 Jahre zurückliegenden randomisierten Thrombolysestudie bei hämodynamisch stabilen Patienten ergab sich aus der Thrombolyse kein Vorteil, bei allerdings insgesamt sehr niedriger Ereignisrate (Konstantinides et al. 2002). Eine niedrig dosierte thrombolytische Therapie mit einer halbierten Alteplase-Standarddosis erwies sich in einer aktuellen kleinen randomisierten Studie mit 121 Patienten mit moderater Lungenembolie als sicher bezüglich Blutungskomplikationen und als effektiv hinsichtlich der Reduktion von Rezidiven und der Entwicklung einer pulmonalen Hypertonie (Sharifi et al. 2013). Inwiefern sich aber in den für 2014 erwarteten neuen europäischen Leitlinien hinsichtlich der Thrombolyse bei Patienten mit intermediärem Risiko Neuerungen ergeben, hängt insbesondere auch von den Ergebnissen der weltweit durchgeführten, doppelblind randomisierten PEITHO-Studie ab (Pulmonary Embolism Thrombolysis Study), in der der Nutzen einer frühzeitigen thrombolytischen Therapie (Tenecteplase vs. Placebo) bei hämodynamisch stabilen Patienten mit Zeichen der Rechtsherzbelastung im Echokardiogramm oder CT und erhöhtem Troponinwert untersucht wird (Konstantinides et al. 2012). Nach Einschluss von 1006 Patienten wurde die Rekrutierung 2012 beendet; die Publikation der Ergebnisse wird mit Spannung noch für Ende 2013 erwartet.

Bleibt die Frage, wofür man dann derzeit überhaupt eine Risikostratifizierung der Nicht-Hochrisikogruppe durchführen soll. Aus pragmatischer Sicht ist es vertretbar, einen Patienten ohne Zeichen einer Rechtsherzbelastung und ohne Ischämie mit einer Antikoagulation auf eine Normalstation zu verlegen oder bei guten lokalen ärztlichen Gegebenheiten und häuslicher Überwachung sogar eine ambulante Therapie durchzuführen (Hach-Wunderle et al. 2010). Für einen Patienten mit Zeichen der Rechtsherzbelastung oder myokardialer Ischämie hingegen ist eine Überwachung der Vitalparameter auf einer Intermediate Care Unit für 24–48 h gerechtfertigt, um eine Verschlechterung der Hämodynamik frühzeitig erkennen zu können.

14.2 Rezidivthrombose

W. Blättler, H. E. Gerlach

14.2.1 Problemstellung

Die venöse Thromboembolie (VTE) stellt sich als rezidivierende und chronische Erkrankung dar, welche in vielen Fällen eine lange, oft lebenslange Präventionsstrategie erfordert (Büller 2005). Diese Darstellung des Problems Rezidivthrombose basiert auf überarbeiteten Übersichten von Goldhaber (2004) und Blättler (2005) und den Deutschen Leitlinien zur Thrombose (Hach-Wunderle 2010).

Rezidive von Beinvenenthrombosen verursachen oder verschlimmern ein schon vorhandenes postthrombotisches Syndrom, und rezidivierende Lungenembolien sind oft tödlich (Labropoulos 2010). Die orale Antikoagulation verhindert zwar Rezidive weitestgehend, aber nur so lange, als sie im therapeutischen Bereich aufrechterhalten wird. Eine Antikoagulation im subtherapeutischen Bereich (INR 1,5–1,9) ist zwar besser als keine, aber schlechter als die bisher übliche (INR 2–3) bei gleichzeitig aber gleich häufigen Blutungskomplikationen. Die Antikoagulation verhindert etwa 4 Rezidivthrombosen pro 100 Patientenjahre, verursacht aber etwa 2 größere Blutungen. Während der ersten 3 Monate der Antikoagulation von Patienten, welche einen größeren transienten Risikofaktor aufwiesen, beträgt das Risiko einer größeren Blutung und dasjenige einer Rezidivthrombose je etwa 3 %. Das mit einer Rezidiv-VTE assoziierte Todesfallrisiko beträgt 5 %, das mit einer größeren Blutung assoziierte 10 %. Nach 3 Monaten beträgt das Risiko eines tödlichen Rezidivs ohne Behandlung 0,15 pro 100 Patienten und Jahr. Das Risiko einer tödlichen Blutung bei mit Vitamin-K-Antagonisten antikoagulierten Patienten beträgt 0,3 pro 100 Patientenjahre.

Die orale Antikoagulation kann gelegentlich durch andere Medikamente ersetzt werden. Die niedermolekularen Heparine verursachen möglicherweise weniger Blutungen (van den Heijden 2004); sie werden bei VTE in der Schwangerschaft und bei malignen Erkrankungen eingesetzt. Die neueren direkten oralen Antikoagulanzien, der direkte Thrombininhibitor Dabigatran (Schulman 2009) und der Faktor-Xa-Inhibitor Rivaroxaban (The EINSTEIN Investigators 2010) haben sich in der Akuttherapie der TVT und der Langzeitprophylaxe des Hirnschlags bei Vorhofflimmern (Mega 2011) bewährt; es ist abzusehen, dass sie ihre Rolle auch bei der Langzeitprophylaxe der Rezidiv-VTE spielen werden.

> Fasst man zusammen, wird man wegen der nicht zu umgehenden Blutungsproblematik bemüht sein müssen, eine länger dauernde Antikoagulation auf jene Patienten zu beschränken, welche ohne sie ein Rezidiv erleiden würden (Prandoni 2002, Linkins 2003).

Die Rezidivrate nach Absetzen der Antikoagulation beträgt in den ersten 2 Jahren zwischen 0 und etwa 30 %. Die großen Unterschiede hängen mit der Ursache der VTE zusammen (Baglin 2003) (◻ Tab. 14.6). Bei sekundären Thrombosen sind Rezidive selten, bei einem andauernd vorhandenen Risikofaktor am höchsten. Neben dem Risiko eines relativ früh auftretenden VTE-Rezidivs besteht auch ein erhebliches andauerndes Rezidivrisiko; es beträgt kumulativ 18 % nach 2 Jahren, 25 % nach 5 Jahren (22 % nach einer ersten, 28 % nach einer zweiten Episode) und 30 % nach 8 Jahren.

14.2.2 Beurteilung des individuellen Rezidivrisikos

Die Abschätzung des individuellen Risikos einer Rezidiv-TVT kann mit Hilfe einer Liste der negativen und positiven prädiktiven Faktoren erfolgen (◻ Tab. 14.7; Blättler 2005, Eichinger 2010, Heit 2000).

◻ **Tab. 14.6** Bedingungen des Auftretens der ersten Thrombose als Prädiktor des Rezidivrisikos. Gewisse nichtchirurgische Risikofaktoren können definiert werden (Trauma, Gipsverband, Hormoneinnahme etc.), andere können nicht klar als Risikofaktoren identifiziert werden (internistische Krankheiten, Immobilisation, lange Reise etc.)

Auftreten der primären VTE	Rezidivrisiko
Bis 6 Wochen nach chirurgischer Intervention	Gering
Assoziation mit nichtchirurgischen Risikofaktoren	10 % (95-%-CI 5–13)
Kein Risikofaktor identifiziert (idiopathische VTE)	19 % (95-%-CI 13–26)
Bei floridem Krebsleiden	27 % (95-%-CI 16–26)

> Bei der periodisch durchzuführenden oder aus aktuellem Anlass notwendigen Abklärung der Absetzung der Antikoagulation es angezeigt, die Anamnese, Befunde und früher gefasste Entscheide noch einmal Revue passieren zu lassen.

- Die Familienanamnese bezüglich VTE hat weder einen brauchbaren negativen noch positiven Voraussagewert. Die persönliche Anamnese wird möglichst viele Details früherer Thrombosen berücksichtigen.
- Die Indikation zur Behandlung eventuell vorhandener großer Varizen mit durchgemachten Phlebitiden sollte geklärt sein (Schongauer 2003).
- Des Weiteren wird überlegt, ob bei einer sekundären TVT die Risikofaktoren wirklich eliminiert sind (ist der Patient wieder mobil?).
- Das gleiche gilt für eine Thrombose, welche mit einem nichtchirurgischen auslösenden Faktor assoziiert war (Östrogene, Psychopharmaka, Chemotherapeutika etc. abgesetzt?).
- Bei Patienten mit einer idiopathischen Thrombose sollte zum Zeitpunkt der Frage der Beendigung der Antikoagulation ein bekanntes oder neu entdecktes Malignom behandelt sein. Die Frage nach der Opportunität der Suche nach einem eventuellen okkulten Malignom oder einer Systemkrankheit (Lupus antikoagulans, Antikardiolipinantikörper, etc.) wurde beantwortet.
- Bei einer durchgemachten iliofemoralen Thrombose sollte eine Abklärung bezüglich einer persistierenden Abflussbehinderung durchgeführt worden sein, da deren Beseitigung durch einen transluminalen Eingriff oft möglich ist und sowohl die Rezidivrate reduziert als auch den Schweregrad des postthrombotischen Syndroms vermindert.

☐ **Tab. 14.7** Faktoren, welche mit einem niedrigen bzw. höheren Rezidivrisiko assoziiert sind. (Nach Heit et al. 2000)

Rezidivrisiko	Hazard Ratio
Niedrig	
Sekundäre TVT: – Trauma, Fraktur, Allg. Chirurgie – Gravidität/Entbindung	0,96–1,22 0,22 (!)
Schnelle, gute Antikoagulation	–
Normale D-Dimere	NPV 93–96 % [a]
Hoch	
Männliches Geschlecht	2,07
Alter (Zunahme pro Dekade)	1,36
BMI 24–30	1,24
Malignom ohne Chemotherapie	3,16
Malignom mit Chemotherapie	7,53
Herzinsuffizienz	1,54
Entzündliche Darmerkrankung	2,57
COPD	1,88
Chronische Nierenerkrankung	2,83
Beinparese	2,02
Zentralnervöse Katheter/Schrittmacherdrähte	2,14
Lupus-/Antikardiolipin-Antikoagulans	–
Proximale TVT, gleichzeitig klin. TVT	–
Persistierende Restthromben	2,4
Proximale Obstruktion	–
PTS, sekundäre Varikose, Phlebitis	–
D-Dimere, Faktor VIII, Fibrinogen ↑	–

[a] NPV »negative predictive value«.

– Die Qualität der Antikoagulation soll über einen großen Zeitraum retrospektiv beurteilt werden. War sie schlecht (<30 % der INR-Werte im therapeutischen Bereich) oder bereitete sie dem Patienten große Mühe, wird man sie eher weglassen oder eine Umstellung auf direkte orale Antikoagulanzien erwägen. Befanden sich die Werte in >70 % der durchgeführten Kontrollen im optimalen Bereich und war der Patient mit der Maßnahme zufrieden, so werden Patient und Arzt geneigt sein, die Antikoagulation fortzusetzen.

Die Praxis der individualisierten Beurteilung und das Ergreifen gezielter Maßnahmen zur Reduktion des Rezidivrisikos erscheint sinnvoll, doch muss eingeräumt werden, dass nicht für alle aufgeführten Kriterien beweisbasierte Daten vorliegen.

14.2.3 Diagnostik bei Verdacht auf Rezidivthrombose

■ **Risikokonstellationen**

Die meisten Rezidiv-VTEs treten unter den gleichen Umständen auf wie die frühere VTE. Das Fehlen einer auslösenden Ursache ist bei der Rezidiv-VTE nicht seltener als bei der Erstthrombose. Sekundäre Thrombosen zeigen seltener Rezidive. Patienten mit einer TVT werden überwiegend wieder eine TVT bekommen, jene mit einer Lungenembolie wieder eine Lungenembolie. Patienten mit einer heterozygoten Faktor-V-Leiden-Mutation erleben nicht häufiger eine Rezidiv-VTE als Patienten ohne diese Mutation, und sie zeigen oft einen unerwartet günstigen Verlauf.

■ **Symptome**

Viele Patienten mit einer durchgemachten VTE sind stigmatisiert durch das Erlebte und neigen daher dazu, Missempfindungen als eventuellen Ausdruck einer neuerlichen VTE zu sehen. Dies betrifft Patienten ohne Residuen früherer TVT ebenso sehr wie Patienten mit einer primären oder postthrombotischen Veneninsuffizienz. Umgekehrt sind viele Patienten trotz erlebter Erfahrungen wenig aufmerksam. In einem von uns untersuchten Kollektiv war die mittlere Symptomdauer bis zur Konsultation bei einer Rezidivthrombose gleich lang wie bei der ersten Thrombose.

Die Art der Symptome unterscheidet sich von jenen der ersten VTE nicht. Wir fragen die Patienten deswegen gezielt, ob die Beschwerden die gleichen seien »wie damals« oder doch anders.

■ **Klinische Befunde**

Klinisch steht bei einer Rezidiv-TVT das schnelle Wiederauftreten oder die Verschlimmerung einer Beinschwellung im Vordergrund und nicht so sehr der Wadenschmerz wie bei einer ersten TVT. Beim Vorliegen eines PTS können die klinischen Zeichen maskiert sein (z. B. weil eine gewisse Schwellneigung dauernd vorhanden ist) oder verwirrend (z. B. wenn eine Phlebitis superficialis oder Dermohypodermitis vorliegt). Viele Patienten mit einem Zustand nach TVT tragen regelmäßig einen medizinischen Kompressionsstrumpf. Wieder andere ziehen einen solchen dann wieder an, wenn sie irgendwelche Missempfindungen verspüren. In beiden Fällen werden die klinischen Zeichen vermindert sein, oder sie können gar nicht mehr objektiviert werden. Uns scheinen das Hinken und der Wadenschmerz auch unter solchen Umständen ein frühes und sensitives Zeichen zu sein.

Die klinische Untersuchung soll auch auf mögliche Differenzialdiagnosen achten. Andere Ursachen für das zu klärende Problem sind nicht seltener zu finden, als wenn es um die Klärung eines Verdachts auf eine erste TVT geht.

- **Klinische Vortestwahrscheinlichkeit**

Beweisbasierte Algorithmen zum Management des Verdachts auf Rezidiv-TVT sind uns nicht bekannt. Die expliziten Modelle zur Bestimmung der TVT-Wahrscheinlichkeit werden selten niedrige Scores ergeben, weil eine früher durchgemachte VTE allein schon hoch bewertet wird. Implizite Modelle sind unseres Wissens auch nicht getestet worden. Nach Ansicht der Autoren sollten Patient und Arzt kritisch aufmerksam sein, wobei aber nicht auf das klinische Bild allein abgestellt werden darf.

- **Laboruntersuchungen**

Die Bestimmung der Konzentration der D-Dimere im Blut steht im Vordergrund. Diesem biologischen Parameter der VTE kommt auch deswegen große Bedeutung zu, weil die morphologischen und funktionellen diagnostischen Tests bei Verdacht auf Rezidiv-TVT nur eingeschränkt aussagekräftig sind. Darüber hinaus gibt es keinen Grund anzunehmen, dass der negative Voraussagewert normaler Befunde kleiner wäre als bei Verdacht auf Erst-TVT. Bei normalen D-Dimer-Werten erscheint die Diagnose einer Rezidiv-TVT sehr fraglich.

- **Sonographie**

Die Ultraschalluntersuchung mit der größtmöglichen Aussagekraft ist die Kompressionssonographie. Die abschnittsweise oder über eine längere Strecke unvollständige Kompressibilität der Venen bedeutet das Vorhandensein einer TVT, vollständige Kompressibilität schließt eine TVT im untersuchten Abschnitt aus. Sind Thromben nachgewiesen, so stellt sich die Frage, ob diese alt oder frisch sind. Als Kriterien für eine sichere Diagnose einer Rezidiv-TVT wird ein appositionelles Wachstum von 5 oder gar 9 cm gefordert. Als weiteres Kriterium wird eine Zunahme des Venendurchmessers unter Kompression um 2 mm angegeben (Gibbs 2007).

> Frische Thrombosen weisen gegenüber alten eine geringere Echodichte auf. Oft findet man frische Thrombusanteile zirkulär oder appositionell im Bereich eines alten Restthrombus (◘ Abb. 14.9).

- **Phlebographie**

Die aszendierende Phlebographie besitzt nicht grundsätzlich eine höhere Aussagekraft als die Kompressionssonographie. Frische Thrombosen zeigen ein flammenartig ausgezogenes, ältere ein rundes Ende und eine unregelmäßige Kontur als Ausdruck der Retraktion. Sinnvoll ist eine

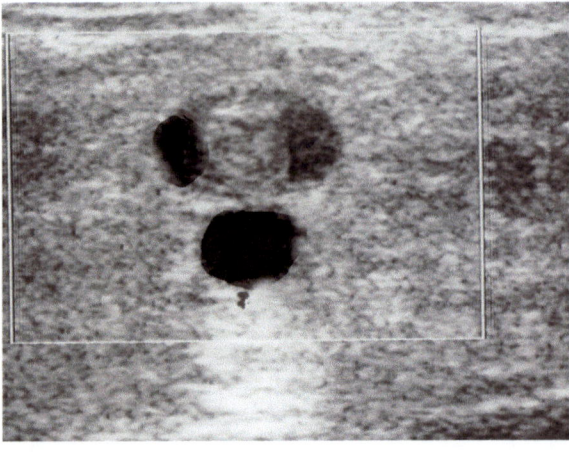

◘ **Abb. 14.9** Ultraschallbild einer Rezidivthrombose. Das noch bestehende Restlumen der Vene (1) zeigt die gleiche Echodichte wie die Arterie (4). Der alte Thrombusanteil (2) ist etwa so echodicht wie das umgebende Gewebe, rund im Querschnitt und zeigt Kanäle. Der neue Thrombusanteil (3) und die thrombosierten Kanäle zeigen eine dazwischenliegende Echodichte

Phlebographie, wenn Bilder einer Nachkontrolle nach abgeschlossener Behandlung der ersten TVT vorliegen.

- **MR-Phlebographie**

Die MR-Phlebographie wurde in dieser Fragestellung nicht systematisch untersucht. Sie ist sinnvoll, wenn Daten einer Voruntersuchung vorliegen. Die Aussagekraft der MR-Phlebographie ist möglicherweise höher, wenn das Kontrastmittel Gadofosveset verwendet wird (Partovi 2011). Typisch für eine floride TVT ist das Enhancement der Venenwand im Bereich der Thrombose (Froehlicher 1997). Der Nachweis einer Ballonierung als Zeichen einer Druckerhöhung im Unterschenkelkompartment ist für eine akute TVT ebenfalls kennzeichnend, kommt aber auch beim postthrombotischen Syndrom vor (Christensen 2007, Keo 2011).

14.2.4 Vorschlag für ein Vorgehen in der Praxis

Vorgehen in der Praxis

Bei Abschluss der Behandlung jeder TVT: Standortbestimmung mit klinischem Befund, Messung der D-Dimere und ausführliche Sonographie.

Bei jedem neuen Verdacht: Bestimmung der D-Dimere.

- Ist der Wert normal und die implizit erhobene klinische Wahrscheinlichkeit gering, wird man sich differenzialdiagnostischen Möglichkeiten zuwenden.

▼

– Bei erhöhten D-Dimeren: ausführliche Kompressionssonographie.
– Bei sonographisch nicht zu klärendem Verdacht, erhöhten D-Dimeren und fehlender alternativer Diagnose: therapeutisch dosierte Antikoagulation mit zeitlicher Limitierung und biologische und sonographische Kontrolle.

14.2.5 Therapie der Rezidiv-TVT

Die Therapie der Rezidiv-TVT unterscheidet sich nicht von derjenigen der ersten TVT. Eine Thrombolyse oder Thrombektomie wird nur in ausgesuchten Fällen durchzuführen sein. Eine frühe Thrombose nach Stentimplantation oder Thrombektomie einer Beckenvenenthrombose wird durch Thrombolyse (kathetergeführt oder offen) und Anlage einer temporären a.v.-Fistel gelegentlich nochmals angegangen. Die meisten Patienten werden mit einem niedermolekularen Heparin behandelt. Üblicherweise wird überlappend ein Vitamin-K-Antagonist gegeben. Liegt dem Rezidiv ein Tumorleiden zugrunde, wird ein NMH auf Dauer eingesetzt. Wird ursächlich eine ungenügende Einstellung mit Vitamin-K-Antagonisten vermutet, so kann sich die Anwendung eines Faktor-Xa-Antagonisten anbieten.

Die Dauer der Antikoagulation wird nach unserer Meinung wieder genauso veranschlagt wie bei der ersten Episode, es sei denn, es bestünden spezifische Gründe für eine längere oder auch kürzere Dauer. Grundsätzlich richtet sich die Dauer danach, ob es sich um ein Rezidiv bei transientem Risiko handelt oder um ein »idiopathisches« Rezidiv. Das Auftreten einer zweiten TVT rechtfertigt somit nicht per se eine zeitlich unbegrenzte Antikoagulation.

> Die Empfehlungen der ACCP von 2004 lauten hierzu »temporary indefinitely« – also zeitlich unbestimmt, aber nicht unbegrenzt; und sie sehen regelmäßige Kontrollen der weiteren Notwendigkeit für die Antikoagulation vor.

Bei Patienten mit einer nachgewiesenen molekularen Thrombophilie kann diese erwogen werden, weil solche Patienten unter Antikoagulanzien weniger Blutungskomplikationen erleben als Antikoagulierte ohne molekulare Thrombophilie (Brouwer 2005). Die Kompressionstherapie wird weitergeführt bzw. wieder aufgenommen.

14.2.6 Schlussfolgerung

Patienten mit einer idiopathischen oder nichtchirurgischen TVT droht ein Rezidiv nach Absetzen der Antikoagulation. Eine detaillierte Bestandsaufnahme vor Absetzen hilft das Risiko abzuschätzen und kann den TVT-Nachweis oder -Ausschluss bei wiederauftretenden Symptomen erleichtern. Die zu beachtenden Faktoren sind als Checkliste festgehalten.

14.3 Postthrombotisches Syndrom

G. Salzmann

■ Definition

Das postthrombotische Syndrom (PTS) ist kein einheitliches Krankheitsbild, sondern bezeichnet alle Folgezustände, die kausal nach einer tiefen Venenthrombose auftreten können. Klinisch reicht das Spektrum von einer diskreten Schwellungsneigung ohne wesentliche Beschwerden bis zum zirkulären Ulcus cruris mit schwersten Krankheitssymptomen und gravierenden persönlichen und sozialen Problemen. Entsprechend der Häufigkeit akuter Thrombosen sind in erster Linie die Bein- und Beckenvenen betroffen.

Der Übergang von der akuten Phase der Thrombose zum postthrombotischen Syndrom beginnt nach 4–6 Wochen und wird bis Ende des ersten Jahres als **postthrombotisches Frühsyndrom** bezeichnet (Hach 2006). Die möglichen Reparations- und Kompensationsprozesse sind danach endgültig abgeschlossen. Das jetzt stabile **postthrombotische Syndrom** besteht dann lebenslang weiter und ist nicht heilbar. Die Gefahr einer Rethrombose ist beim Postthrombotiker immer deutlich erhöht, wodurch dann der gesamte Krankheitsverlauf erheblich verschlechtert sein kann.

> Die größte Gefahr nach einer Thrombose ist die Rethrombose.

Der Übergang in ein **postthrombotisches Spätsyndrom** kann auch nach sehr langer Latenzzeit eintreten und ist durch die Dekompensation der Kollateralkreisläufe gekennzeichnet. Dadurch verschlechtert sich die Hämodynamik zusätzlich, und die Krankheitssymptome und Beschwerden nehmen zu (Salzmann 2010).

Das postthrombotische Syndrom ist die wichtigste und schwerwiegendste venöse Durchblutungsstörung, die ca. 1 % der Bevölkerung betrifft (Rabe et al. 2003). Es ergeben sich häufig einschneidende berufliche und soziale Probleme. Wenn es zum Ulcus cruris kommt (6–8 % der Patienten), werden die Betroffenen durchschnittlich 8 Jahre früher berentet und sind durchschnittlich 2 Monate im Jahr arbeitsunfähig (Blauschun 2004; ► Kap. 4.3).

■ Ätiologie und Pathogenese

Bei der akuten Thrombose werden – je nach Schweregrad – mehr oder weniger lange Venenabschnitte mit Thromben verschlossen. Durch körpereigene Lyse, unterstützt durch entsprechende Therapiemaßnahmen, können diese Gerinnsel wieder aufgelöst werden. Im günstigsten, aber seltenen Fall kommt es zu einer Restitutio ad integrum. Bei 20–50 % der Thrombosepatienten entwickelt sich ein klinisch erkennbares postthrombotisches Syndrom, bei 5–10 % in schwerer Form (Kahn 2009, Prandoni 2009).

Kahn et al. (2008) rekrutierten in einer Multicenter-Studie zwischen 2001 und 2004 aus 8 Zentren insgesamt 387 Patienten mit einer frischen TVT und verfolgten diese über mehr als 2 Jahre. Zentrales Instrument im Follow-up im Sinne eines Posthrombotic Severity Score war der Villalta-Score. Die Hälfte der Patienten entwickelten in den 2 Jahren ein PTS, 3 % davon ein schweres PTS. Im ersten Beobachtungsjahr entwickelten 6,3 % (CI: 3,7–9,0 %) der Patienten eine Rezidivthrombose, bis zum Ende des 2. Jahres waren es insgesamt 9,9 % (CI: 3,7–9,0 %). Am häufigsten von einem Rezidiv betroffen waren Patienten mit einem Karzinom und solche mit einer proximalen Thrombose. Je ausgedehnter die Thrombose, umso schlechter war das Ergebnis nach 2 Jahren.

Die wichtigsten Prognosefaktoren für einen schlechten Ausgang nach 2 Jahren waren:
- proximale Thrombose (V. iliaca oder femoralis),
- vorausgegangene ipsilaterale TVT,
- hoher BMI,
- höheres Lebensalter,
- weibliches Geschlecht.

Zahlreiche Studien kommen zu unterschiedlichen Ergebnissen bezüglich anderer ggf. bedeutsamer Risikofaktoren wie Alter und Geschlecht, primäre oder sekundäre Thrombose, proximale oder distale Lokalisation, Dauer der Antikoagulation, genetische Risikofaktoren etc. (Kahn 2006, 2008, 2009, Tick et al. 2008). Eine konsequente Kompressionstherapie nach der akuten Thrombose kann bei 50 % der Patienten die Ausbildung eines postthrombotischen Syndroms verhindern (Prandoni et al. 2004, Prandoni u. Kahn 2009). In den Leitlinien der American College of Chest Physicians wird deshalb für 2 Jahre ein Unterschenkelkompressionsstrumpf mit einem Andruck von 30–40 mmHg empfohlen (Kearon 2008).

Auch wenn es zu einer mehr oder weniger vollständigen Rekanalisation kommt, verbleiben narbige Veränderungen an den Venenwänden, die deren Elastizität vermindern. Oft ziehen Narbenstränge durch das Lumen und stören den Blutfluss (◘ Abb. 14.10).

Wenn eine Gefäßstrecke völlig verschlossen bleibt, wird der Blutabfluss durch Ausbildung eines Kollateralsystems wieder ermöglicht.

Am stärksten sind die zarten Venenklappen von der Narbenbildung betroffen. Sie schrumpfen und verlieren damit ihre Funktion. Das führt zum Reflux. Damit ist der zentrale Mechanismus gestört, der im Zusammenspiel mit

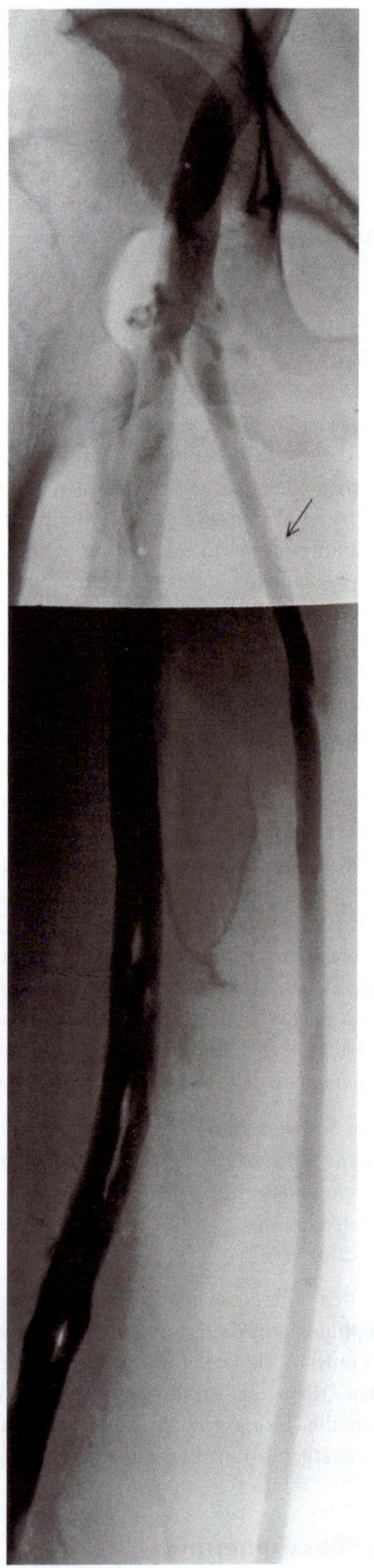

◘ **Abb. 14.10** Partiell rekanalisierte V. femoralis superficialis mit ungleichmäßiger Randkontur und Narbenzügen. Kollateralfluss über die erweiterte V. saphena magna

den Muskelpumpen den Rücktransport des Blutes gegen die Schwerkraft ermöglicht. Ein komplett rekanalisiertes Gefäßrohr mit Zerstörung der Klappen ist der hämodynamisch ungünstigste »Ausheilungszustand« einer Thrombose (Hach 2006). Beim Gehen kommt es nicht mehr zu einem Druck- und Volumenabfall und es resultiert so eine ambulatorische venöse Hypertonie. Es entwickelt sich eine chronische venöse Insuffizienz (CVI), die somit das Krankheitssubstrat des postthrombotischen Syndroms darstellt.

> **Morphologie des postthrombotischen Syndroms**
> – Klappendestruktion
> – Obstruktion
> – Kollateralbildung
> – Venenwandveränderungen
> – Narbenstränge

Tab. 14.8 Klinisches Erscheinungsbild des postthrombotischen Syndroms. (In Anlehnung an Kahn et al. 2004)

Symptome am betroffenen Bein[a]	Klinischer Befund
Schweregefühl	Ödeme
Schmerzen	Teleangiektasien/
Schwellneigung/Ödeme	Corona phlebectatica
Spannungsschmerz	Venektasien
Parästhesien/Dysästhesien	Varizen
	Hyperpigmantation
	Stauungsdermatitis
	Zyanose
	Atrophie blanche
	Hypodermitis
	Dermatoliposklerose
	Ulkusnarben
	Florides Ulkus

[a] Symptomenkomplex: verstärkt bei körperlicher Belastung, Entlastung durch Ruhephasen und Hochlagerung.

■ **Klassifikation**

Für eine Klassifikation können alle verfügbaren Einteilungsprinzipien der CVI genutzt werden (▶ Kap. 4.4), da die CVI als übergreifendes pathophysiologisches Prinzip auch das postthrombotische Syndrom abbildet. Im Jahre 2009 hat die Arbeitsgruppe SSC der »International Society on Thrombosis and Haemostasis« (ISTH) alle publizierten Klassifikationssysteme, die für das PTS geeignet erschienen, gesammelt und bewertet (Kahn et al. 2009). Unter den analysierten 6 Score-Systemen wurde der Villalta Score (1994) als das am besten geeignete Instrument für die Klassifikation des PTS angesehen und empfohlen (▶ Kap. 4.4.7)

■ **Klinik**

Eine Thrombose ist als akutes bedrohliches Ereignis allgemein gefürchtet, an das resultierende postthrombotische Syndrom denkt zunächst niemand. Dabei kann bei schwerer Verlaufsform das ganze folgende Leben entscheidend beeinflusst sein. Es ist deshalb ein Ziel jeder primären Thrombosebehandlung, ein postthrombotisches Syndrom zu vermeiden oder zumindest die Schwere der Folgezustände so gering wie möglich zu halten.

Auch die klinischen Symptome des postthrombotischen Syndroms (◘ Tab. 14.8) sind durch das chronische venöse Stauungssyndrom verursacht und damit definiert. Subjektiv steht die **Schwellung** im Vordergrund. In ihrer leichtesten Form betrifft sie nur die Bisgardsche Kullisse, kann aber in allen Schweregraden auftreten. Genauso breit ist die Palette der **Schmerzen** vom diskreten orthostatisch verursachten Spannungsgefühl bis zu anhaltenden schwersten Schmerzzuständen bei ausgedehnten Ulzerationen. Durch chronische Venenstauung können sich typische Hautveränderungen ausbilden: Corona phlebectatica, Hautatrophie, Pigmentierungen, Stauungsekzeme, Induration der Haut, des Subkutangewebes und der Faszie, Atrophie blanche, Ulzerationen.

Ein **arthrogenes Stauungssyndrom** entsteht durch Narbenbildung, Faszienklerose und Schonhaltung. Die Beweglichkeit im oberen Sprunggelenk wird eingeschränkt – bis zur fixierten Spitzfußstellung. Durch den Ausfall der Muskel- und Gelenkpumpen verschlechtert sich die venöse Hämodynamik weiter, es entsteht ein Teufelskreis.

Eine **Claudicatio venosum** wird relativ selten beobachtet. Unter Muskelbelastung wird der arterielle Einstrom in das Bein gesteigert, aber es fehlt den postthrombotisch geschädigten Venensystemen die Kapazität, dieses vermehrte Blutvolumen zu transportieren. Es tritt ein zunehmendes Schweregefühl ein, das sich bis zu einem Schmerz im ganzen Bein entwickeln kann, der zum Stehenbleiben zwingt. Das entspricht der Symptomatik der arteriell verursachten Claudicatio intermittens, bei der ein Belastungsschmerz einzelner Muskelgruppen die schmerzfreie Gehleistung begrenzt.

Rein optisch fällt an den Beinen ein **Kollateralkreislauf** häufig nur durch stärker gefüllte Oberflächenvenen auf. Bei postthrombotischen Beckenvenenverschlüssen können häufiger suprapubische Varizen oder Bauchwandvarizen auffällig sichtbar sein.

> **Belastende Faktoren beim postthrombotischen Syndrom**
> – Rezidivierende Thrombosen
> – Mehretagenthrombosen
> – Nichtoptimale Therapie der Erstthrombose
> – Unzureichende Kompressionstherapie
> – Zunehmendes Lebensalter

Diagnostik

In der **Anamnese** wird in den meisten Fällen eine akute Thrombose als schwerwiegendes Krankheitereignis angegeben. Nicht ganz selten sind aber auch stumme Verläufe, bei denen ein akutes Thromboseereignis nicht bekannt ist oder nicht diagnostiziert wurde. Das kann bei einer durch schwere Krankheit notwendigen Bettlägerigkeit passiert sein oder im Zusammenhang mit einem Trauma der unteren Extremitäten, bei der eine thrombosebedingte Schwellung als Traumafolge fehlgedeutet wurde. Dies ist in versicherungsrelevanten Fällen oft Gegenstand einer Begutachtung.

Die **klinische Untersuchung** sollte immer im Stehen und im Liegen erfolgen. Im Stehen sind auffällige Venenzeichnungen und variköse Veränderungen am besten festzustellen. Auf Ödeme auch kleineren Ausmaßes ist zu achten. Besser im Liegen zu beurteilen und bezüglich ihrer Schweregrade einzuordnen sind die stauungsbedingten Haut- und Gewebsveränderungen. Der intrafasziale Turgor in der Wadenmuskulatur kann so überprüft und eine Seitendifferenz festgestellt werden. Bei Ulzerationen ist die Lokalisation, die Ulkustiefe, die Randbeschaffenheit, der Belag, die Schmerzhaftigkeit und der Zustand der umgebenden Haut zu beachten.

Im Rahmen der klinischen Untersuchung ist obligat ein arterieller Status zu erheben. Die Überprüfung der Gelenkbeweglichkeit ist vor allem beim oberen Sprunggelenk wichtig, um eine arthrogene Ursache oder Komplikation eines Stauungssyndroms nicht zu übersehen.

Die verschiedenen apparativen Methoden der Venendiagnostik geben eine Vorstellung und Dokumentation von der hämodynamische Situation.

Konservative Therapie

Das postthrombotische Syndrom führt zu einer Progredienz der funktionellen Störungen. Jede Therapie hat das Ziel, irreparable Schäden in den Geweben mit venöser Hypertonie zu verhindern oder zu verbessern. Abgestufte Therapiekonzepte sind deshalb auch unter dem Gesichtspunkt der Prophylaxe indiziert.

Die **Kompressionstherapie** ist die Basis der Behandlung einer chronischen venösen Stauung jeder Genese und hat beim postthrombotischen Syndrom eine überragende Bedeutung (Gallenkemper et al. 2008, Kahle et al. 2011, Robson et al. 2008). Sie führt zu einer Reduktion der Ödeme, zur Abnahme des venösen Blutvolumens, zur Verminderung venöser Reflux, zur Zunahme der Blutstromgeschwindigkeit und damit zu einer Prophylaxe einer Rezidivthrombose (Jünger et al. 2009). Eine Kompression verbessert dadurch auch die Mikrozirkulation und die Lymphdrainage. Zur Entstauung eignen sich Kompressionsverbände mit textil-elastischen Kurzzugbinden, weil diese einen hohen Arbeits- und einen geringen Ruhedruck aufweisen.

Bewegungstherapie unterstützt die Kompressionstherapie entscheidend, denn dadurch werden die peripheren Venenpumpen aktiviert und optimiert (Robson et al. 2008). Dazu ist keine spezielle Entstauungsgymnastik, sondern im Prinzip jede Bewegungssportart geeignet. Schwimmen und Wassertreten (Kneipp) sind unter physikalischen Gesichtspunkten sehr effektive Therapiemaßnahmen (Hartmann et al. 2010). Andere physikalische Therapiemaßnahmen dienen der passiven Entstauung durch manuelle Lymphdrainage oder intermittierende pneumatische Kompression. Durch gezielte Krankengymnastik sollten die Muskel- und Gelenkfunktionen erhalten oder verbessert werden.

Wichtig ist vor allem eine angepasste Verhaltensweise der Patienten mit Vermeiden von langem Stehen, Hochlagern der Beine, Beinbewegungen zur Aktivierung des Blutstromes, Vermeiden einschneidender Kleidungstücke und Überwärmung.

Die **medikamentöse Therapie** ist immer nur adjuvant und kein Ersatz für die Kompressionstherapie oder andere kausale Therapiemaßnahmen. Eingesetzt werden Ödemprotektiva, venentonisierende Pharmaka, durchblutungsfördernde Mittel, Thrombozytenaggregationshemmer, Fibrinolytika und viele andere mehr. Insbesondere Diuretika sollten nur kurzfristig im Rahmen einer Entstauungsbehandlung eingesetzt werden. Indiziert und wichtig ist eine adäquate Schmerztherapie.

Hormonelle Kontrazeptiva erhöhen das Risiko für eine Rezidivthrombose.

Durch eine **Sklerosierung** können epifasziale Venen ausgeschaltet werden, zum Beispiel sogenannte Nährvenen bei einem Ulcus cruris (Gallenkemper et al. 2008). Aufgeschäumte Sklerosierungsmittel verbessern die Effektivität. Auf jeden Fall ist eine Kombination mit der Kompressionstherapie notwendig.

Chirurgische Therapie

Chirurgische Therapiemaßnamen haben das Ziel, über eine Verbesserung der Makrozirkulation auch die Mikrozirkulation zu verbessern. Derartige Eingriffe sollten nur bei strenger Indikation durchgeführt werden. Beim postthrombotischen Spätsyndrom kann es zu einer Dekompensation der Kollateralkreisläufe über epifasziale Venensysteme kommen.

Durch zunächst kompensatorische, später auch degenerative Dilatation verlieren die Venenklappen ihre Schlussfähigkeit. So entstehen auch oberflächliche Refluxphänomene, und es bildet sich eine **sekundäre Varikose** aus (Salzmann 2007). Diese kann dann – analog zur primären Stammvarikose – operativ entfernt oder durch endoluminale Verfahren obliteriert werden. Die Indikation zu derartigen Eingriffen besteht aber nur, wenn dadurch nachweisbar eine Verbesserung der venösen Hämodynamik erreicht werden kann. Eine duplexsonographische Beurteilung der Blutstromrichtung als alleiniges diagnostisches Kriterium ist dafür nicht ausreichend. Das Zusammenspiel der tiefen und oberflächlichen Venen und deren Kollateralisation ist ein komplexes System, das in seiner Gesamtfunktion nicht mit Ultraschall erfasst werden kann. Die sicherste Voraussage über den Erfolg eines Eingriffs bei einer sekundären Varikose ist mit der Phlebodynamometrie möglich. Durch digitale gezielte Kompression der sekundären Varize wird der oberflächliche Fluss unterbrochen. Bei den Zehenstandsübungen bedeutet der stärkere Druckabfall und die Verlängerung der Ausgleichszeit eine Verbesserung der Hämodynamik. Nur in diesem Fall ist eine operative oder endoluminale Ausschaltung indiziert (Salzmann 2007). Die digitale Kompression der betroffenen Kollateralvene hat gegenüber der Verwendung von Tourniquets den Vorteil, dass nicht der gesamte Querschnitt des Beines komprimiert wird, also u. U. auch tiefe Venen oder intrafasziale Kollateralsysteme.

Insuffiziente Perforansvenen Cockett hat 1953 grundlegende Untersuchungen über die Bedeutung der Perforansvenen an der Medialseite des distalen Unterschenkels publiziert. Er hat nachgewiesen, dass bei Insuffizienz der Perforansvenen Druckspitzen aus den tiefen Venen auf die epifazialen Venen und Gewebe übertragen werden. So entsteht die »ambulatorische Hypertonie« dieser Region. Nach der Gradiententheorie führt die Verminderung der arteriovenösen Druckdifferenz zu Reduktion des lokalen Blutflusses.

$$LBF = \frac{pA - pV}{R}$$

Dabei gilt: LBF = lokaler Blutfluss, pA = lokaler arterieller Druck, pV = lokaler venöser Druck, R = lokaler vaskulärer Widerstand (Echtermeyer 1985).

Die Verminderung des lokalen Blutflusses führt zu einer schlechteren Versorgung der betroffenen Gewebe mit Sauerstoff und Nährstoffen, und es entstehen die typischen Haut- und Gewebsveränderungen der chronischen venösen Insuffizienz, bis hin zum Ulcus cruris. Diesen Pathomechanismus zu durchbrechen ist oft die einzig mögliche chirurgische Maßnahme beim postthrombotischen Syndrom, weil die Refluxe und Obstruktionen der tiefen Venen nicht korrigiert werden können. Sie sollte deshalb frühzeitig genutzt werden, bevor die lokalen Schäden manifest sind. Therapeutischer Nihilismus ist nicht angebracht. Bei noch intakten Hautverhältnissen können die betroffenen Perforansvenen – am häufigsten Cockett II, seltener Cockett III – durch eine selektive subfasziale Ligatur ausgeschaltet werden. Die möglichst genaue präoperative Lokalisation erfolgt durch Palpation am entspannten Bein oder durch Ultraschall. Je weniger im Subkutangewebe präpariert werden muss, desto besser sind die Chancen einer komplikationslosen Wundheilung. Wenn intraoperativ eine Suche nötig ist, sollte sie nur unmittelbar auf der Faszie erfolgen. Insuffiziente Perforansvenen sind nicht immer bei den schematisch angegebenen Zentimetern lokalisiert. Auf eine Subkutannaht sollte wegen der Traumatisierung verzichtet werden. Ein postoperativ zu tragender Kompressionsverband mit textil-elastischer Kurzzugbinde, gegebenenfalls auch zusätzlich über einem Kompressionsstrumpf, lindert die Beschwerden und fördert die Heilung.

Bei fortgeschrittenen Gewebssklerosierungen am distalen Unterschenkel sollte jedes zusätzliche Trauma in dieser Region vermieden werden. Die Hautinzision kann dann oberhalb der Hautveränderungen in gesundem Gewebe erfolgen. Analog zu anderen endoskopischen Operationen hat Hauer 1985 das Verfahren der **endoskopischen Perforansdissektion** angegeben.

Grundsätzlich wird die Perforanschirurgie heute kontrovers diskutiert (Gallenkemper et al. 2008, Kahle et al. 2011, Lang 2010, Robson et al. 2008), weil keine evidenzbasierten Daten vorliegen. Bei den meisten publizierten Studien werden sehr gemischte Kollektive aus dem großen Topf der Venenchirurgie mit einer Kombination verschiedener Therapiemaßnahmen behandelt. Die Wirksamkeit der einzelnen Teileingriffe ist dann nicht zu differenzieren.

Bei den schwersten Formen der chronischen venösen Insuffizienz kann im Stehen in den oberflächlichen und tiefen dorsalen Muskelkompartimenten ein erhöhter Druck nachgewiesen werden, der auf die fehlende Elastizität der Faszie zurückzuführen ist. Im Zusammenhang mit der endoskopischen Perforansdissektion kann dann ggf. eine paratibiale Fasziotomie durchgeführt werden (Hach u. Vanderpuye 1985, Sigala et al. 2007).

Dabei werden auch eventuell an der Faszienumschlagsfalte der Tibiakante verdeckt verlaufende Perforansvenen mit durchtrennt. Die Druckentlastung durch die Faszienspaltung ist messbar. Da der Gewebedruck dem lokalen venösen Druck entspricht, wird der arteriovenöse Druckgradient vergrößert und nach der Gradiententheorie der lokale Blutfluss und damit die Mikrozirkulation verbessert. Wie lange dieser Effekt anhält, ist bisher nicht systematisch untersucht worden. Insgesamt sind in diesem Bereich alle Angaben nicht evidenzbasiert und damit in erster Linie durch Erfahrung gestützte Expertenmeinung.

Rekonstruktive Operationen Die postthrombotischen Verschlüsse tiefer Venen haben zahlenmäßig nie eine große Rolle gespielt. Der von Husni 1970 und May 1972 angegebene Femoralis-Bypass mit der ipsilateralen Vena saphena magna wurde wegen schlechter Langzeitergebnisse von den Autoren selbst nicht mehr befürwortet. Zur Umgehung eines Beckenvenenverschlusses haben Palma und Esperon 1960 einen Crossover-Bypass mit der Vena saphena magna der gesunden Extremität angelegt (▶ Kap. 11.4.1).

Auch durch transkutane **Kathetertechniken** können Dilatationen und gegebenenfalls Stentimplantationen bei Obstruktionen im Beckenvenenbereich durchgeführt werden (▶ Kap. 11.4.2).

Eine **Rekonstruktion von Venenklappen** wurde von zahlreichen Autoren in den verschiedensten Modifikationen vorgeschlagen. Eine direkte Venenklappenplastik setzt eine rekonstruierbare Klappe voraus – und die ist bei einem postthrombotischen Syndrom in der Regel nicht vorhanden.

- **Prognose**

Ein postthrombotisches Syndrom ist grundsätzlich nicht heilbar. Die Pathologie an den tiefen Venen kann nicht kausal beseitigt werden. Alle therapeutischen Bemühungen haben das Ziel, die daraus resultierende chronische venöse Insuffizienz zu verhindern oder zu bessern. Die Rezidivquote venöser Ulzerationen liegt bei 60–75 %, wenn sie auf dem Boden eines postthrombotischen Syndroms entstanden sind. Deswegen ist eine kontinuierliche Betreuung mit regelmäßigen Kontrollen erforderlich. Eine dauerhafte, konsequente Kompressionstherapie spielt dabei die größte Rolle. Ohne eine hohe Compliance ist kein dauerhafter Erfolg zu erzielen. Zusätzlich ist besonderer Wert auf eine kontinuierliche Mobilität zu legen. Auch eine Hautpflege mit nichtallergisierenden Substanzen ist wichtig. Prognostisch bedeutsam ist es auch, ob eine bereits bestehende sekundäre Einsteifung des oberen Sprunggelenkes (arthrogenes Stauungssyndrom) durch gezielte physikalische Therapie gebessert werden kann.

Ein postthrombotisches Syndrom ist immer ein relativer Risikofaktor für erneute Thrombose. Diese zerstört dann die bisher gut funktionierenden Kollateralkreisläufe und wirkt sich damit katastrophal auf die venöse Hämodynamik aus. In Risikosituationen, z. B. Immobilisation, muss deshalb frühzeitig und hoch dosiert eine medikamentöse Prophylaxe durchgeführt werden.

Literatur

Zu 14.1

Agnelli G, Prandoni P, Becattini C, Silingardi M, Taliani MR, Miccio M, Imberti D, Poggio R, Ageno W, Pogliani E, Porro F, Zonzin P (2003) Extended oral anticoagulant therapy after a first episode of pulmonary embolism. Ann Intern Med 139: 19–25

Agnelli G, Buller HR, Cohen A, Curto M, Gallus AS, Johnson M, Masiukiewicz U, Pak R, Thompson J, Raskob GE, Weitz JI, for the AMPLIFY Investigators (2013a) Oral Apixaban for the Treatment of Acute Venous Thromboembolism. N Eng J Med 369: 799–808

Agnelli G, Buller HR, Cohen A, Curto M, Gallus AS, Johnson M, Porcari A, Raskob GE, Weitz JE, for the AMPLIFY-EXT Investigators (2013b) Apixaban for Extended Treatment of Venous Thromboembolism. N Eng J Med 368: 699–708

Anderson FA, Jr Wheeler HB (1992) Physician practices in the management of venous thromboembolism: a community-wide survey. J Vasc Surg 16: 707–714

Bauersachs R, Berkowitz SD, Brenner B, Buller HR, Decousus H, Gallus AS, Lensing AW, Misselwitz F, Prins MH, Raskob GE, Segers A, Verhamme P, Wells P, Agnelli G, Bounameaux H, Cohen A, Davidson BL, Piovella F, Schellong S (2010) Oral rivaroxaban for symptomatic venous thromboembolism. N Engl J Med 363: 2499–2510

Becattini C, Vedovati MC, Agnelli G (2007) Prognostic value of troponins in acute pulmonary embolism: a meta-analysis. Circulation 116: 427–433

Becattini C, Agnelli G, Vedovati MC, Pruszczyk P, Casazza F, Grifoni S, Salvi A, Bianchi M, Douma R, Konstantinides S, Lankeit M, Duranti M (2011) Multidetector computed tomography for acute pulmonary embolism: diagnosis and risk stratification in a single test. Eur Heart J 32: 1657–1663

Brandjes DP, Heijboer H, Buller HR, de Rijk M, Jagt H, ten Cate JW (1992) Acenocoumarol and heparin compared with acenocoumarol alone in the initial treatment of proximal-vein thrombosis. N Engl J Med 327: 1485–1489

Büller HR, Prins MH, Lensin AW, Decousus H, Jacobson BF, Minar E, Chlumsky J, Verhamme P, Wells P, Agnelli G, Cohen A, Berkowitz SD, Bounameaux H, Davidson BL, Misselwitz F, Gallus AS, Raskob GE, Schellong S, Segers A, for the EINSTEIN–PE Investigators (2012) Oral rivaroxaban for the treatment of symptomatic pulmonary embolism. N Eng J Med 366: 1287–1297

Cohen AT, Agnelli G, Anderson FA, Arcelus JI, Bergqvist D, Brecht JG, Greer IA, Heit JA, Hutchinson JL, Kakkar AK, Mottier D, Oger E, Samama MM, Spannagl M (2007) Venous thromboembolism (VTE) in Europe. The number of VTE events and associated morbidity and mortality. Thromb Haemost 98: 756–764

Dellas C, Puls M, Lankeit M, Schafer K, Cuny M, Berner M, Hasenfuss G, Konstantinides S (2010) Elevated heart-type fatty acid-binding protein levels on admission predict an adverse outcome in normotensive patients with acute pulmonary embolism. J Am Coll Cardiol 55: 2150–2157

Eyer BA, Goodman LR, Washington L (2005) Clinicians' response to radiologists' reports of isolated subsegmental pulmonary embolism or inconclusive interpretation of pulmonary embolism using MDCT. AJR Am J Roentgenol 184: 623–628

Hach-Wunderle V, Blättler W, Gerlach H, Konstantinides St, Noppeney T, Pillny M, Riess H, Schellong S, Stiegler H, Wildberger JE (2010) Diagnostik und Therapie der Venenthrombose und der Lungenembolie. Interdisziplinäre S2-Leitlinie. VASA (Suppl) S78/2010

Hall WB, Truitt SG, Scheunemann LP, Shah SA, Rivera MP, Parker LA, Carson SS (2009) The prevalence of clinically relevant incidental findings on chest computed tomographic angiograms ordered to diagnose pulmonary embolism. Arch Intern Med 169: 1961–1965

Heit JA (2008) The Epidemiology of Venous Thromboembolism in the Community. Arterioscler Thromb Vasc Biol 28: 370–372

Heit JA, Silverstein MD, Mohr DN, Petterson TM, O'Fallon WM, Melton LJ, III (1999) Predictors of survival after deep vein thrombosis and pulmonary embolism: a population-based cohort study. Arch Intern Med 159: 445–453

Hunsaker AR, Lu MT, Goldhaber SZ, Rybicki FJ (2010) Imaging in acute pulmonary embolism with special clinical scenarios. Circ Cardiovasc Imaging 3: 491–500

Jiménez D, Lobo JL, Monreal M, Moores L, Oribe M, Barrón M, Otero R, Nauffal D, Rabuñal R, Valle R, Navarro C, Rodríguez-Matute C, Alvarez C, Conget F, Uresandi F, Aujesky DA, Yusen RD; on behalf of the PROTECT investigators (2013) Prognostic significance of multidetector CT in normotensive patients with pulmonary embolism: results of the protect study. Thorax, epub ahead of print

Klok FA, Mos IC, Huisman MV (2008) Brain-type natriuretic peptide levels in the prediction of adverse outcome in patients with pulmonary embolism: a systematic review and meta-analysis. Am J Respir Crit Care Med 178: 425–430

Konstantinides S (2007) Akute Lungenembolie – Prophylaxe, Diagnose und Therapie. Uni-Med, Bremen, S 10–17

Konstantinides S (2011) A New Method to Diagnose Pulmonary Embolism: David against Goliath(s). Am J Respir Crit Care Med 184: 626–627

Konstantinides S, Geibel A, Heusel G, Heinrich F, Kasper W (2002) Heparin plus alteplase compared with heparin alone in patients with submassive pulmonary embolism. N Engl J Med 347: 1143–1150

Konstantinides S, Janssens U, Mayer E (2009) Diagnose und Therapie der akuten Lungenembolie, Pocket Leitlinie. Herausgegeben von der Deutschen Gesellschaft für Kardiologie, Herz- und Kreislaufforschung e. V.

Konstantinides SV, Meyer G, Lang I, Verschuren F, Meyer G, Meneveau N, Charbonnier B, Bouvaist H, Geibel A, Beyer-Westendorf J, Dellas C, Empen K, Kupatt C, Galiè N, Giancarlo, Becattini C, Salvi A, Pruszczyk P, Torbicki A, Franca O, Lohmann C, Kozak M, Jiménez D, Kucher N, Goldhaber SZ, Danays T, Bluhmki E, Gallula P (2012) Single-bolus tenecteplase plus heparin compared with heparin alone for normotensive patients with acute pulmonary embolism who have evidence of right ventricular dysfunction and myocardial injury: rationale and design of the Pulmonary Embolism Thrombolysis (PEITHO) trial. Am Heart J 163: 33–38

Lankeit M, Friesen D, Aschoff J, Dellas C, Hasenfuss G, Katus H, Konstantinides S, Giannitsis E (2010) Highly sensitive troponin T assay in normotensive patients with acute pulmonary embolism. Eur Heart J 31: 1836–1844

Lankeit M, Jiménez D, Kostrubiec M, Dellas C, Hasenfuss G, Pruszczyk P, Konstantinides S (2011) Predictive value of the high-sensitivity troponin T assay and the simplified Pulmonary Embolism Severity Index in hemodynamically stable patients with acute pulmonary embolism: a prospective validation study. Circulation 124: 2716–2724

Laporte S, Mismetti P, Decousus H, Uresandi F, Otero R, Lobo JL, Monreal M (2008) Clinical predictors for fatal pulmonary embolism in 15 520 patients with venous thromboembolism: findings from the Registro Informatizado de la Enfermedad TromboEmbolica venosa (RIETE) Registry. Circulation 117: 1711–1716

Le Gal G, Righini M, Roy PM, Sanchez O, Aujesky D, Bounameaux H, Perrier A (2006) Prediction of pulmonary embolism in the emergency department: the revised Geneva score. Ann Intern Med 144: 165–171

Linkins LA, Choi PT, Douketis JD (2003) Clinical impact of bleeding in patients taking oral anticoagulant therapy for venous thromboembolism: a meta-analysis. Ann Intern Med 139: 893–900

PIOPED Investigators (1990) Value of the ventilation/perfusion scan in acute pulmonary embolism. Results of the prospective investigation of pulmonary embolism diagnosis (PIOPED). JAMA 263: 2753–2759

Schulman S, Kearon C, Kakkar AK, Mismetti P, Schellong S, Eriksson H, Baanstra D, Schnee J, Goldhaber SZ (2009) Dabigatran versus warfarin in the treatment of acute venous thromboembolism. N Engl J Med 361: 2342–2352

Schulman S, Kearon C, Kakkar AK, Schellong S, Eriksson H, Baanstra D, Kvamme AM, Friedman J, Mismetti P, Goldhaber SZ, for the RE-MEDY and the RE-SONATE Trials Investigators (2013) Extended Use of Dabigatran, Warfarin, or Placebo in Venous Thromboembolism. N Eng J Med 368: 709–718

Stein PD Henry JW (1995) Prevalence of acute pulmonary embolism among patients in a general hospital and at autopsy. Chest 108: 978–981

Stein PD, Goldhaber SZ, Henry JW, Miller AC (1996) Arterial blood gas analysis in the assessment of suspected acute pulmonary embolism [see comments]. Chest 109: 78–81

Stein PD, Fowler SE, Goodman LR, Gottschalk A, Hales CA, Hull RD, Leeper KV Jr., Popovich J Jr., Quinn DA, Sos TA, Sostman HD, Tapson VF, Wakefield TW, Weg JG, Woodard PK (2006) Multidetector computed tomography for acute pulmonary embolism. N Engl J Med 354: 2317–2327

Torbicki A, Perrier A, Konstantinides S, Agnelli G, Galie N, Pruszczyk P, Bengel F, Brady AJ, Ferreira D, Janssens U, Klepetko W, Mayer E, Remy-Jardin M, Bassand JP, Vahanian A, Camm J, De Caterina R, Dean V, Dickstein K, Filippatos G, Funck-Brentano C, Hellemans I, Kristensen SD, McGregor K, Sechtem U, Silber S, Tendera M, Widimsky P, Zamorano JL, Zamorano JL, Andreotti F, Ascherman M, Athanassopoulos G, De Sutter J, Fitzmaurice D, Forster T, Heras M, Jondeau G, Kjeldsen K, Knuuti J, Lang I, Lenzen M, Lopez-Sendon J, Nihoyannopoulos P, Perez IL, Schwehr U, Torraca L, Vachiery JL (2008) Guidelines on the diagnosis and management of acute pulmonary embolism: the Task Force for the Diagnosis and Management of Acute Pulmonary Embolism of the European Society of Cardiology (ESC). Eur Heart J 29: 2276–2315

van Belle A, Buller HR, Huisman MV, Huisman PM, Kaasjager K, Kamphuisen PW, Kramer MH, Kruip MJ, Kwakkel-van Erp JM, Leebeek FW, Nijkeuter M, Prins MH, Sohne M, Tick LW (2006) Effectiveness of managing suspected pulmonary embolism using an algorithm combining clinical probability, D-dimer testing, and computed tomography. JAMA 295: 172–179

Wells PS, Anderson DR, Rodger M, Ginsberg JS, Kearon C, Gent M, Turpie AG, Bormanis J, Weitz J, Chamberlain M, Bowie D, Barnes D, Hirsh J (2000) Derivation of a simple clinical model to categorize patients probability of pulmonary embolism: increasing the models utility with the SimpliRED D-dimer. Thromb Haemost 83: 416–420

Zu 14.2

Baglin T, Luddington R, Browen K, Baglin C (2003) Incidence of recurrent venous thromboembolism in relation to clinical and thrombophilic risk factors: prospective cohort study. Lancet 362: 523–526

Blättler W, Gerlach HE (2006) Diagnostik und Therapie der Rezidivthrombose, Gefäßchirurgie 11: 28–32

Brouwer JLP, Veeger NJGM, Ten Kate MK, Van der Schaaf W, et al. (2005) Hereditary deficiencies of protein C, protein S and antithrombin protect against bleeding during anticoagulant treatment. Results from a family cohort study. Abstract P1857 ISTH 2005 Sydney. J Thromb Haemost 3, Suppl 1

Büller HR, Sohne M, Middeldorp S (2005) Treatment of venous thromboembolism. J Thromb Haemost 3: 1554–60

Christenson JT (2007) Postthrombotic or non postthrombotic severe venous insufficiency: Impact of removal of superficial venous reflux with or without subcutaneous fasciotomy. J Vasc Surg 46: 316–321

Eichinger S, Heinze G, Jandeck LM, Kyrle PA (2010) Risk assessment of recurrence in patients with unprovoked deep vein thrombosis and pulmonary embolism: the Vienna prediction model. Circulation 121: 1630–1636

Froehlicher JB, Prince MR, Greenfield LJ, Downing LJ, Shah NL, Wakefield TW (1997) »Bull's-eye" sign on gadolinium-enhanced magnetic resonance venography determines thrombus presence and age: a preliminary study. J Vasc Surg 26: 809–816

Gibbs H (2007) The diagnosis of recurrent deep venous thrombosis. Aust Prescr 30: 38–40

Goldhaber SZ (2004) Prevention of recurrent idiopathic venous thromboembolism. Circulation 110: IV-20–IV-24

Hach-Wunderle V, Blättler W, Gerlach H, Konstantinides S, et al. (2010) Diagnostik und Therapie der Venenthrombose und Lungenembolie. Interdisziplinäre S2-Leitlinie. VASA 39 (Suppl 78): 1S–31S

Heit JA, Mohr DN, Silverstein MD, Petterson TM, et al. (2000) Predictors of recurrence after deep vein thrombosis and pulmonary embolism. Arch Intern Med 160: 761–768

Keo HH, Amsler F, Rohr M, Blättler W (2011) Calf compartment syndrome in acute deep venous thrombosis assessed with magnetic resonance tomography. J Thromb Haemost 2011 (9), Supplement 2, Abstr P-WE-293

Labropoulos N, Jen J, Jen H, Gasparis AP, Tassiopoulos AK (2010) Recurrent deep vein thrombosis: Long-term incidence and natural history. Ann Surg 25: 749–753

Linkins LA, Choi PT, Douketis JD (2003) Clinical impact of bleeding in patients taking oral anticoagulant therapy for venous thromboembolism: a meta-analysis. Ann Intern Med 139: 893–900

Mega JL (2011) A new era for anticoagulation in atrial fibrillation. N Eng J Med 364: 806–817

Partovi S, Aschwanden M, Staub D, Rasmus M, et al. (2011) Gadofosveset enhanced MR phlebography for detecting pelvic and deep vein leg thrombosis. VASA 40: 315–319

Prandoni P, Lensing AW, Piccioli A, et al. (2002) Recurrent venous thromboembolism and bleeding complications during anticoagulant treatment in patients with cancer and venous thrombosis. Blood 100: 3484–3488

Schonauer V, Kyrle PA, Weltermann A, Minar E, et al. (2003) Superficial thrombophlebitis and risk for recurrent venous thromboembolism. J Vasc Surg 37: 834–838

Schulman S, Kearon C, Kakkar A, Mismetti P, et al. (2009) Dabigatran versus warfarin in the treatment of acute venous thromboembolism. N Engl J Med 361: 3242–3252

The Einstein Investigator (2010) Oral rivaroxaban für symptomatic venous thromboembolism N Engl J Med 363: 2499–510

van der Heijden JF, Hutten BA, Buller HR, Prins MH (2004) Vitamin K antagonists or low-molecular weight heparin for venous thromboembolism. Cochrane Database Syst Rev: CD002001. In: The Cochrane Library [database online], Issue 2. Update Software; 2004

Zu 14.3

Blauschun U (2004) Aktuelle ökonomische Aspekte in der Therapie des Ulcus cruris – eine Übersicht. Vasomed 16: 61–64

Echtermeyer V (1985) Das Kompartmentsyndrom. Hefte zur Unfallheilkunde 169. Springer, Berlin Heidelberg New York Tokyo

Gallenkämper G, et al. (2008) Leitlinie zur Diagnostik und Therapie des Ulcus cruris venosum (Version 8-2008) Leitlinien der Dt. Ges. für Phlebologie. Phlebologie 37: 308–329

Hach W (2006) Venenchirurgie. Schattauer, Stuttgart

Hach W, Hach-Wunderle V (1997) Phlebography and Sonography of the Veins. Springer, Berlin Heidelberg New York

Hartmann B, Strass D (2010) Balneotherapie. In: Noppeney T, Nüllen H (Hrsg) Varikose. Springer, Heidelberg, S 246–251

Jünger M, Partsch H, Kahle B, Rabe E, Stenger D, Stücker M, Waldermann F, Wienert V (2009) Phlebologischer Kompressionsverband (PKV). Leitlinie der Dt.Ges. für Phlebologie. Phlebologie 38: 168–171

Kahle B, Hermanns H-J, Gallenkemper G (2011) Evidenzbasierte Therapie chronischer Beinulzera. Dtsch.Ärztebl 108,14: 231–237

Kahn SR, Ginsberg JS (2004) Relationship Between Deep Venous Thrombosis and the Postthrombotic Syndrome. Arch Intern Med 164: 17–26

Kahn SR (2006) The post-thrombotic syndrome:progress and pitfalls. Br J Haematol 134: 357–365

Kahn SR (2009) How I treat postthrombotic syndrome. Blood 114: 4624–4631

Kahn SR, Shrier I, Julian JA, Ducruet T, Arsenault L, Miron MJ, Roussin A, Desmarais S, Joyal F, Kassis J, Solymoss S, Desjardins L, Lamping DL, Johri M, Ginsberg JS (2008) Determinants and Time Course of the Postthrombotic Syndrome after Acute Deep Venous Thrombosis. Ann Intern Med 149: 698–707

Kahn SR, Partsch H, Vedantham S, Prandoni P, Kearon C (2009) On behalf of the subcommittee on control of anticoagulation of the scientific an standardization committee of the international society on thrombosis and haemostasis. Definition of postthrombotic syndrome of the leg for use in clinical investigations: a recommendation for Standardization. J Thromb Haemost 7: 879–883

Kearon C, Kahn SR, Agnelli G, Goldhaber S, Raskob GE, Comerota AJ (2008) Antithrombotic therapy for venous thromboembolic disease: American College of Chest Physicians. Evidence-Based Clinical Practice Guidelines, 8th ed. Chest 133 (6 Suppl): 454S–545S

Lang W (2010) Endoskopische Perforansdissektion. In: Noppeney T, Nüllen H (Hrsg) Varikose. Springer, Heidelberg, S 338

Pradoni P, Kahn SR (2009) Post.thrombotic syndrome: prevalence, prognostication and need for progress. Br J Haematl 145: 286–295

Pradoni P, Leusing AWA, Prins HH, et al. (2004) Below-knee elastic comression stockings to prevent the post-thrombotic syndrome: a randomized, cotrolled trial. Ann Intern Med 141: 249–256

Rabe E, Pannier-Fischer F, Schuldt K, Stang A, Poncar C, Wittenhorst H, Bock E, Weber S, Jöckel KH (2003) Bonner Venenstudie der Deutschen Gesellschaft für Phlebologie zur Frage der Häufigkeit und Ausprägung von chronischen Venenkrankheiten in der städtischen und ländlichen Wohnbevölkerung. Phlebologie 32: 1–14

Robson MC, Cooper DM, Aslam R, Gould LJ, Harding KG, Margolis DJ, Ochs,DE, Serena TE, Snyder Rj, Steed DL, Thomas DR, Wiersema-Bryant L (2008) Guidelines for the Prevention of venous ulcers. Wound Rep Reg 16: 147–150

Salzmann G (2007) Primäre und sekundäre Varikose. In: Hepp W, Kogel H (Hrsg) Gefäßchirurgie, 2. Aufl. Urban & Fischer, München Jena, S 611–628

Salzmann G (2010) Diagnostik und Therapie des postthrombotischen Syndroms (einschließlich Ulcus cruris). In: Deutsche Gesellschaft für Gefäßchirurgie (Hrsg) Leitlinien zur Diagnostik und Therapie in der Gefäßchirurgie. Springer, Heidelberg, S 141–146

Sigala F, Hepp W, Menenakos C, Mommertz G, Sigalas P, Koeppel TA, Giannopoulos A, Jacobs M, Langer S (2007) Paratibiale Fasziotomie mit Perforansdissektion.Ein Behandlungsverfahren bei therapieresistenten Ulcus cruris venosum. Phlebologie 36: 260–264

Tick LW, Kramer MHH, Rosendaal FR, Faber R, Doggen CJM (2008) Risk factors for post-thrombotic syndrome in patients with a first deep venous thrombosis. J Thromb Haemost 6: 2075–2081

Thrombosen anderer Lokalisation

F. Wiese, A. J. Augustin, T. Noppeney, H. Nüllen, D. Böckler, M. S. Bischoff, D. Schwab, B. Luther

15.1 Hirnvenen- und Sinusthrombose – 398

15.2 Augenvenenthrombose – 399
15.2.1 Zentralvenenverschluss – 400
15.2.2 Venenastverschluss – 403
15.2.3 Zusammenfassung – 407

15.3 Schulter-/Armvenenthrombose – 407

15.4 Kavathrombose – 411
15.4.1 Vena cava inferior – 411
15.4.2 Vena cava superior – 415

15.5 Pfortaderthrombose – 418

15.6 Mesenterialvenenthrombose – 422

15.7 Nierenvenenthrombose – 429

Literatur – 433

15.1 Hirnvenen- und Sinusthrombose

F. Wiese

Epidemiologie

Die Hirnvenen- und Sinusthrombosen werden meist als Sinusvenenthrombosen (SVT) bezeichnet. In den Statistiken findet man sie häufig als Untergruppe der Schlaganfälle, obwohl sie in Mitteleuropa nur weniger als 1 % der Schlaganfälle verursachen. Die betroffenen Patienten sind im Durchschnitt deutlich jünger als die übrige Population der Schlaganfallpatienten.

Ca. 75 % der betroffenen Patienten sind weiblich. Die Inzidenz wird mit ca. 0,003 ‰ angegeben. Bei Kindern liegt sie ca. doppelt so hoch. Prä- und postpartal ist die Inzidenz um den Faktor 4 erhöht (Stam 2005).

Wenn die Diagnose rechtzeitig gestellt und die Therapie zügig eingeleitet wird, ist die Prognose insgesamt sehr günstig: 80 % der Patienten erholen sich dann wieder vollständig (Ferro et al. 2004, Girot et al. 2007).

Pathophysiologie

In Abhängigkeit von der Ätiologie werden septische SVTs von blanden SVTs unterschieden. Die septischen SVTs sind 10- bis 20-mal häufiger als blande SVTs.

Bei der SVT kommt es immer zu einem thrombotischen Verschluss der ableitenden venösen Gefäße des Gehirns. Wegen der erheblichen Variabilität der venösen Drainage und der ausgeprägten Ausbildung von Kollateralen findet man selbst bei Verschlüssen größerer Venen oft nur geringe klinische Symptome.

Besonders häufig finden sich klinische Symptome, wenn sich der Thrombus auf die Brückenvenen und die oberflächlichen kortikalen Venen ausbreitet. Wegen dieser Abflussbehinderung kommt es dann zu einer Erhöhung des zerebralen Blutvolumens und einem Anstieg des intrakraniellen Drucks. Dies reduziert den zerebralen Blutfluss, und es entwickelt sich ein zytotoxisches Ödem, welches über eine Störung der Blut-Hirn-Schranke zur Entwicklung eines vasogenen Ödems führt. All diese Vorgänge führen letztlich dann zu einem venösen Hirninfarkt und zu Stauungsblutungen (Stam 2005).

Ursachen

Blande Sinusvenenthrombosen:
- Hormonelle Veränderungen (orale Kontrazeptiva, prä- und postpartale Phase)
- Gerinnungsstörungen
- Paraneoplastische Ursachen
- Hämatologische Erkrankungen
- Kollagenosen
- Vaskulitiden (z. B. M. Winiwarter-Buerger)
- Idiopathisch (ein Drittel der Fälle)
- Seltene Ursachen (Liquorunterdrucksyndrom, Schädel-Hirn-Trauma, neurochirurgische Eingriffe, mechanische Ursachen, metabolische Störungen, sonstige Störungen des zerebralen Blutflusses)

Septische Sinusvenenthrombosen:
- Alle bakteriellen Infekte im Bereich des Schädels
- Alle generalisierten Infekte (bakteriell, viral oder parasitär)

Klinische Symptome

Die Entwicklung der Symptome ist nur bei zwei Dritteln der Patienten akut. Bei einem Drittel entwickeln sich die Beschwerden allmählich über Wochen und Monate.

Erstes und häufigstes Symptom sind Kopfschmerzen (ca. 80 % der Patienten). Meist ist die Entwicklung dieser Kopfschmerzen subakut, oft sind diese mit weiteren Zeichen der intrakraniellen Drucksteigerung verbunden (Übelkeit, Erbrechen, Sehstörung). Fast die Hälfte der Patienten hat bereits in der Frühphase der Erkrankung eine Stauungspapille oder ein Papillenödem. Eine Nackensteifigkeit ist ebenfalls nicht selten.

Ein Drittel der Patienten zeigt epileptische Anfälle als Frühsymptom. Oft finden sich auch Störungen der Vigilanz und des Bewusstseins. Sogar psychotische Störungen werden berichtet.

Etwaige fokale neurologische Störungen sind sehr variabel und abhängig von der Lokalisation der zerebralen Thrombose (Masuhr et al. 2004).

Insgesamt ist festzuhalten, dass es keine pathognomonischen klinischen Symptome für eine SVT gibt. Nur die bildgebende Diagnostik kann den klinischen Verdacht bestätigen oder entkräften.

Diagnostik

Die Grundlage für die Diagnostik der SVT stellen die Schnittbildverfahren dar.

Die CT-Venographie (Schichtdicke 1–1,5 mm) ist der venösen MR-Angiographie meist überlegen, insbesondere weil bei dieser Untersuchung Flussartefakte keine Rolle spielen und die Untersuchungszeit deutlich verkürzt ist (Abb. 15.1).

Wenn diese Verfahren nicht zur Verfügung stehen, ist die digitale Subtraktionsangiographie eine weitere Option.

Ultraschallverfahren weisen nicht die ausreichende Sensitivität und Spezifität für eine zuverlässige Diagnose der SVT auf und können allenfalls Hinweise auf die Diagnose liefern.

Im Rahmen der Labordiagnostik findet sich bei einer akuten SVT mit fokalen neurologischen Symptomen in 96 % eine Erhöhung der D-Dimerwerte (>500 ng/ml). Eine fehlende Erhöhung der D-Dimere schließt jedoch eine SVT nicht sicher aus (Crassard et al. 2005).

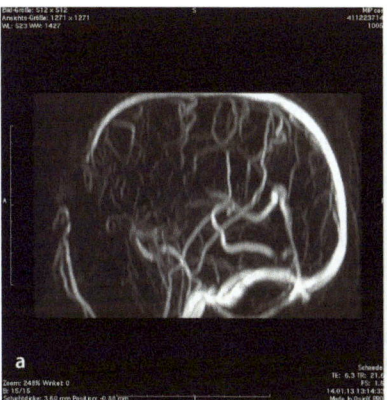 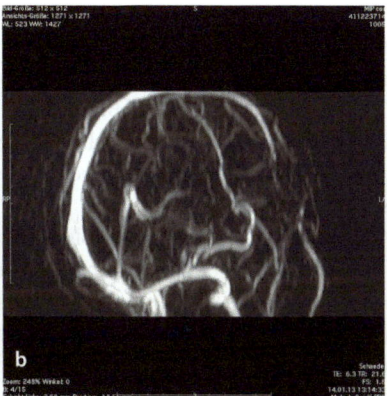 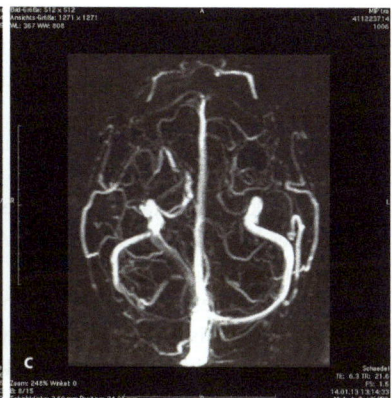

Abb. 15.1 a–c MRV der Sinus cavernosus. Nebenbefund: Aplasie oder (vielmehr) Hypoplasie des Sinus transversus rechts. (Mit freundlicher Genehmigung von P. W. Esser, Radiologische Gemeinschaftspraxis Erkelenz)

Sobald die Diagnose bestätigt ist, ist der Ausschluss einer infektiösen Ursache für die SVT vordringlich, um möglichst rasch entsprechende Maßnahmen einleiten zu können. Ansonsten ist zur weiteren Abklärung der Ätiologie einer blanden SVT eine umfassende Thrombophiliediagnostik erforderlich und auch eine weitere Abklärung der übrigen möglichen Ursachen (s. oben).

- **Therapie**

Die Akutbehandlung geschieht am besten auf einer neurologischen Intensivstation oder einer Stroke-Unit. Nur selten sind neurochirurgische Maßnahmen (Entlastungstrepanation, Ventrikeldrainage) erforderlich.

In der Akutphase erfolgt in den ersten 10–14 Tagen zunächst eine intravenöse Heparinisierung mit unfraktioniertem Heparin. Die PTT sollte bei 60–80 s liegen. Dies gilt auch bei nachgewiesenen intrazerebralen Stauungsblutungen (Einhäupl et al. 1991). Die Evidenzen für die Nutzung niedermolekularer Heparine oder gar einer lokalen Thrombolysetherapie sind schlechter als für eine PTT-gesteuerte intravenöse Heparinisierung (Ferro et al. 2004, Girot et al. 2007, Stam et al. 2004).

Anschließend sollte eine orale Antikoagulation (INR 2–3) für 3–6 Monate erfolgen. Nur bei nachgewiesener Thrombophilie oder einem Rezidiv ist eine dauerhafte orale Antikoagulation erforderlich.

Epileptische Anfälle erfordern oft eine Therapie mit Antiepileptika (rasche intravenöse Aufsättigung mit Phenytoin oder Valproat). Nach Erreichen der Anfallsfreiheit kann die Therapie meist nach 3–6 Monaten ausschleichend beendet werden.

Bei der Behandlung des Hirndrucks steht die effektive Antikoagulation im Vordergrund. Steroide sind wegen ihrer thrombosefördernden Wirkung zu vermeiden. Osmotisch wirksame Substanzen (Mannitol, Glyzerol) sind nur bei akuter Hirndrucksteigerung indiziert.

Persistierende neurologische Ausfälle sind die Indikation für eine neurologische Rehabilitationsbehandlung.

15.2 Augenvenenthrombose

A. J. Augustin

- **Definition**

Retinale Venenverschlüsse (RVV) beschreiben eine Störung des efferenten Perfusionsabschnittes der Netzhaut zwischen Kapillarbett und der Zentralvene im Optikuskanal mit der Folge eines relativen Funktionsverlustes im betroffenen venösen Versorgungsbereich. Wir unterscheiden zwischen dem Zentralvenenverschluss (ZVV) und dem Venenastverschluss (VAV).

- **Epidemiologie**

Weltweit leiden ca. 16 Mio. Menschen an einem retinalen Venenverschluss. Der Verschluss eines Venenastes ist dabei häufiger als der einer Zentralvene. Die Prävalenz beträgt zwischen 0,3 und 3,7 % und nimmt mit dem Alter zu. Beispielsweise betrug die Prävalenz in der Blue-Mountain-Eye-Studie vor dem 60. Lebensjahr lediglich 0,7 %, jenseits des 80. Lebensjahres jedoch 4,6 %. Die 5-Jahresinzidenz liegt bei 0,8 %, im Zeitraum von 10 Jahren bei 1,7–2,1 %.

Beide Augen sind gleich häufig betroffen. Die Diagnose »retinaler Venenverschluss« wird am häufigsten zwischen dem 60. und 70. Lebensjahr gestellt. In diesem Alter sind Männer und Frauen gleichermaßen betroffen, während es sich bei den 10 % aller Patienten, die vor dem 50. Lebensjahr einen retinalen Venenverschluss zeigen, häufiger um Männer handelt. Das Risiko, auch am 2. Auge einen RVV zu erleiden, beträgt innerhalb der ersten 5 Jahre immerhin 5–12 % und liegt damit höher als das 2%ige Risiko für einen weiteren Verschluss am primär betroffenen Auge.

- **Risikofaktoren**

Begleiterkrankungen sind bei Patienten mit Zentralvenenverschluss häufiger zu finden als bei Patienten mit Venenastverschluss. Zusammengefasst zählen zu den derzeit bekannten Risikofaktoren für die Entstehung eines zentralen Venenverschlusses

- kardiovaskuläre Erkrankungen (arterielle Hypertonie, Diabetes mellitus, Hyperlipidämie, Adipositas, Nikotinabusus),
- rheologische Besonderheiten (erhöhter Hämatokritwert, erhöhte Viskosität, erhöhte Erythrozytenaggregation, verminderte Verformbarkeit der Erythrozyten),
- Blutgerinnungsstörungen (Hyperhomozysteinämie, Antiphospholipidantikörpersyndrom, erhöhte aPC-Resistenz/Faktor-V-Leiden-Mutation, Faktor-XII-Mangel, Einnahme oraler Kontrazeptiva),
- Hyperviskositätssyndrom (Polycythaemia vera, Makroglobulinämie, Myelom, Leukämie) und
- lokale Risikofaktoren (Glaukom, Trauma, retinale Vaskulitis, Drusenpapille, Papillenödem, arteriovenöse Malformation).

- **Pathophysiologie und anatomische Besonderheiten**

Die Entstehung retinaler Venenverschlüsse ist noch immer nicht genau geklärt. Unbestritten ist, dass es im Verlauf eines retinalen Venenverschlusses zu thrombotischen Veränderungen im Gefäßsystem kommt. Es existieren allerdings nur wenige histologische Daten von Augen mit frischem Verschluss. Daher ist es nahezu unmöglich, die pathophysiologischen Abläufe und die Bedeutung primärer thrombotischer Veränderungen exakt zu ermessen. Letztere können sowohl den Beginn als auch das Ende der Erkrankung darstellen. Fluoreszeinangiographische Befunde legen allerdings nahe, dass ein kompletter venöser Verschluss im frühen Stadium der Erkrankung nicht die Regel darstellt.

Nach einem retinalen Venenverschluss sind mehrere Entzündungsmediatoren im Glaskörperraum erhöht; dazu gehören unter anderem der Gefäßwachstumsfaktor VEGF, die Interleukine 1, 6 und 8 sowie das Monozyten-chemotaktische Protein 1 (MCP-1). Auch auf zellulärer Ebene kommt es im Thromboseareal zu einer Entzündungsreaktion.

Beim Venenastverschluss zeigen sich folgende weitere Besonderheiten: Anatomisch findet dieses Ereignis am häufigsten an einer Kreuzungsstelle zwischen Arterie und Vene statt. Das legt den Gedanken nahe, dass eine arterielle Gefäßerkrankung Grundlage dieses pathologischen Geschehens sein könnte. Histopathologisch teilen sich die Arterie und Vene die Adventitia. Diese Besonderheit begünstigt eine Kompression des Venenlumens und ermöglicht somit einen Venenverschluss. Auch der Glaskörper kann bei diesem Mechanismus beitragen. Insbesondere bei kurzen (weitsichtigen) Augen findet sich dieses mit einer erhöhten Adhäsion einhergehende Phänomen. Darüber hinaus soll der turbulente Blutfluss in diesem Bereich zu einer punktuellen Schwellung des Endothels und der tiefen Gefäßwandstrukturen führen; dies kann ebenfalls eine venöse Obstruktion nach sich ziehen.

Als Folge des Verschlusses lassen sich in der neurosensorischen Netzhaut verschiedene Phänomene nachweisen. Der erhöhte venöse Druck überlastet die kollateralen Abflussmöglichkeiten. Durch diesen Stau können venöse Gefäße rupturieren, die dann ophthalmoskopisch als intraretinale Blutungen imponieren. Im Zuge dieser Prozesse bilden sich sowohl ein Makulaödem als auch ischämische Areale im Drainagebereich.

- **Diagnose und Untersuchung**

Patienten mit einem Venenverschluss durchlaufen einen klar definierten Untersuchungspfad. Dazu gehören Sehschärfenbestimmung mit und ohne Korrektur, Inspektion der vorderen Augenabschnitte, Messung des Augeninnendruckes und die Funduskopie in medikamentöser Mydriasis. Eine wesentliche spezialdiagnostische Maßnahme ist die Fluoreszeinangiographie, mit deren Hilfe die Verschlüsse nach Lokalisation, Ausdehnung und Ischämiegrad (»ischämisch« und »nichtischämisch«) eingeteilt werden. Heute wird außerdem die Makulasituation mittels optischer Kohärenztomographie (OCT) beurteilt und quantifiziert (Abb. 15.2).

15.2.1 Zentralvenenverschluss

- **Klinik**

Der Zentralvenenverschluss führt in der Regel zu einem plötzlichen, schmerzlosen Verlust der Sehkraft, kann sich aber auch durch eine graduelle Abnahme des Sehvermögens äußern.

Die klinische Manifestation weist eine erhebliche Variabilität auf.

Typischerweise zeigt ein Zentralvenenverschluss retinale Hämorrhagien (sowohl oberflächliche, flammenartige als auch tiefere, fleckige Blutungen) in allen vier Quadranten des Augenhintergrundes. Diese sind vergesellschaftet mit dilatierten, geschlängelten retinalen venösen Gefäßen. Zudem sieht man funduskopisch oft eine Papillenschwellung, Cotton Wool Spots, Splitterblutungen und ein Makulaödem in unterschiedlich schwerer Ausprägung (Abb. 15.2, Abb. 15.3). Mit der Zeit können sich die intraretinalen Blutungen zurückbilden oder auch vollständig auflösen, hinterlassen dann aber meistens Veränderungen des retinalen Pigmentepithels. Trotz der Rückbildung der retinalen Blutungen persistiert oft ein

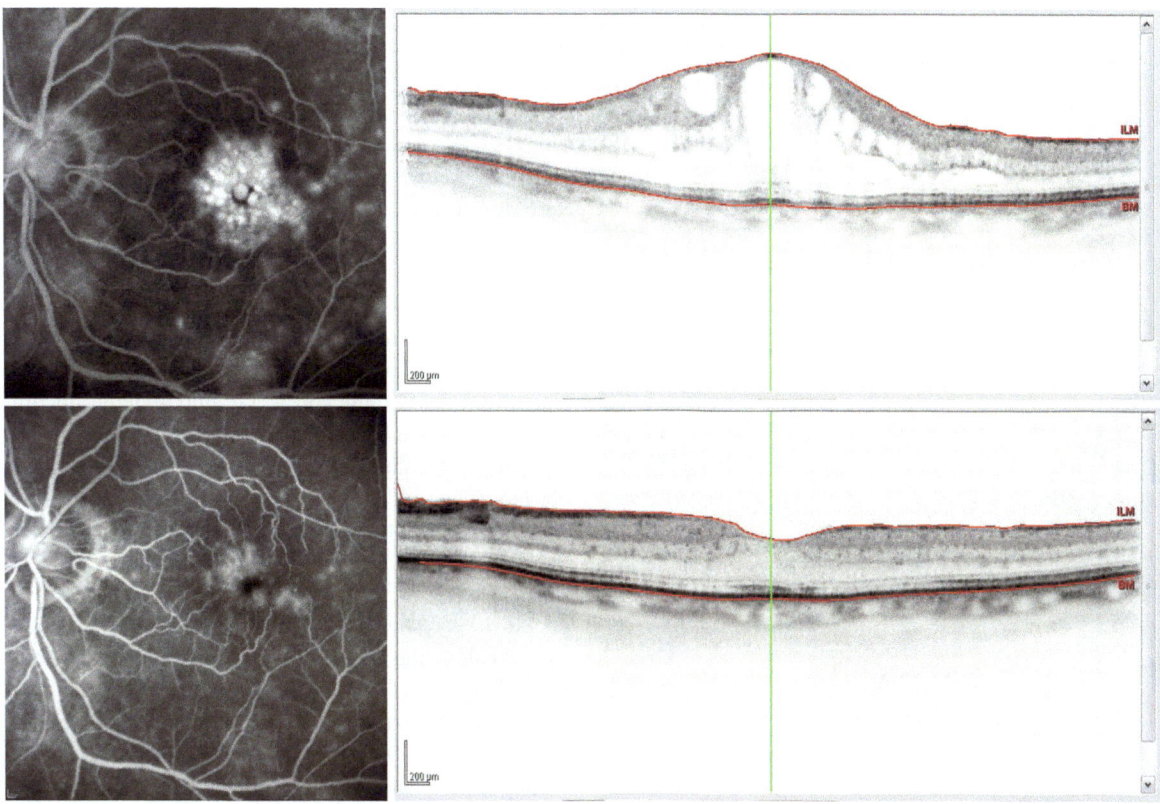

Abb. 15.2 Angiographie und optische Kohärenztomographie eines Patienten nach Zentralvenenthrombose. Oben: vor Behandlung mit Ranibizumab; unten: nach Behandlung mit Ranibizumab. Sehr schön zu erkennen ist die Resolution des Ödems

Makulaödem und zeigt sich zuweilen auch in Form einer serösen Netzhautabhebung. Auch epiretinale Membranen können sich dabei bilden. Neovaskularisationen der Papille können als Folge einer retinalen Ischämie entstehen. Das Sehvermögen zum Zeitpunkt der Erstvorstellung ist sehr unterschiedlich, es ist jedoch ein sehr wichtiger prognostischer Faktor für das letztlich zu erwartende Endergebnis der Sehschärfe. Weitere Veränderungen im Rahmen des Verschlussgeschehens sind Iris- und Kammerwinkelneovaskularisationen mit der Folge der Ausbildung des gefürchteten Neovakularisationsglaukoms.

Bereits oben wurde erwähnt, dass retinale Venenverschlüsse nach Ausdehnung und Ischämiegrad unterschieden werden. Die Ausdehnung (gesamtes Gebiet; Ast) ist meist einfach festzustellen. Die Unterscheidung in die verschiedenen Schweregrade dagegen ist wesentlich komplexer. Die anerkannteste Unterteilung berücksichtigt den Ischämiegrad. Demzufolge werden die Verschlüsse in ischämisch und nichtischämisch eingeteilt. Eine Unterscheidung dieser beiden Schweregrade ist durch alleinige Funduskopie meistens nicht möglich. Neben dem Visus, der Inspektion des vorderen Augenabschnittes, sowie der Funduskopie hat die Fluoreszeinangiographie die größte Aussagekraft. Ein Gefäßverschluss mit einem ischämischen Areal von mehr als 10 Papillendurchmessern gilt als »ischämischer Verschluss«. Wichtig ist, dass eine einmalige Einschätzung des Schweregrades nicht ausreicht, weil ein zunächst nichtischämischer Verschluss auch ischämisch werden kann. Die Konversionsrate beträgt beim Zentralvenenverschluss innerhalb der ersten 6 Monate nach Verschluss 9,4 % und innerhalb der ersten 18 Monate 12,6 %. Bei Erstvorstellung sind zwischen 25 und 35 % aller retinalen Zentralvenenverschlüsse ischämisch. Insgesamt liegt der Anteil der Patienten mit Neovaskularisationen bei 16 % (nichtischämische Verschlüsse: 10 %, ischämische Verschlüsse: 40 %).

Die Visusprognose beim Zentralvenenverschluss ist abhängig vom Ausgangsvisus und vom Ischämiegrad (Central Vein Occlusion Study, CVOS). Allerdings hat in den letzten Jahren bezüglich der Einschätzung und der Vorgehensweise ein vollständiger Paradigmenwechsel stattgefunden. Heutzutage stehen v. a. zur Therapie der Makulopathie medikamentöse Verfahren zur Verfügung. Die Ergebnisse der CVOS wie auch der BVOS (Branch Vein Occlusion Study) gelten als veraltet.

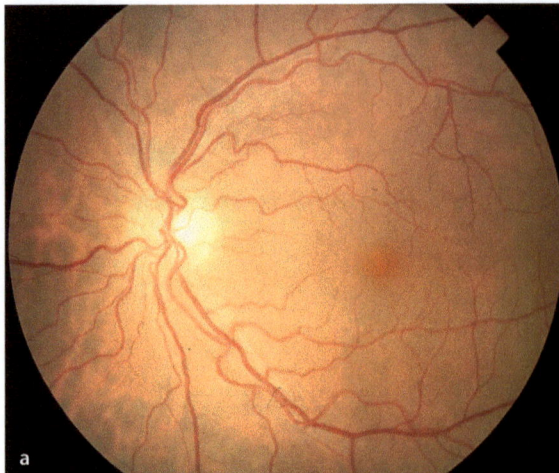
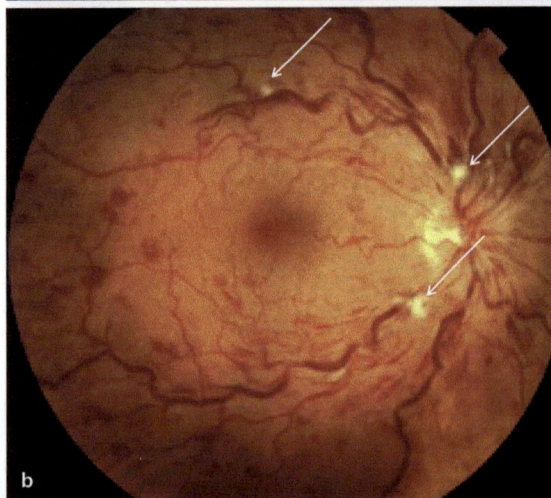
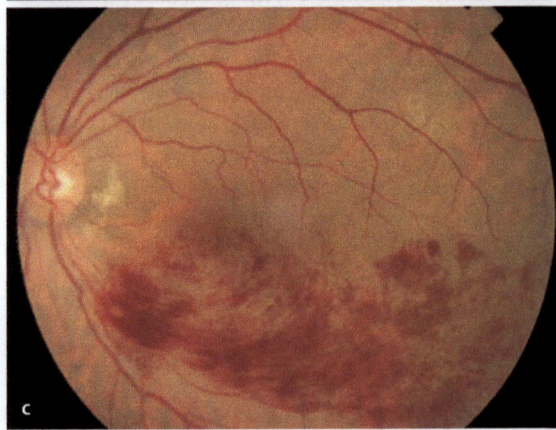

Abb. 15.3 **a** Normaler Augenhintergrund. **b** Zentralvenenverschluss. Punkt- und Fleckblutungen am gesamten hinteren Pol. Die Pfeile zeigen auf die Cotton Wool Spots (Nervenfaserschichtinfarkte). **c** Venenastverschluss. Sehr gut erkennbar sind die sektorförmig begrenzten intraretinalen Blutungen

Therapie

Antikoagulation und systemische Corticosteroide

Eine antithrombotische Therapie kann die eingetretene Thrombose nicht auflösen, sie könnte aber das Wachstum eines bereits vorhandenen Thrombus hemmen und damit möglicherweise die Verschlechterung des Verschlussbildes verhindern. Die vorhandenen Interventionsstudien für unfraktioniertes und niedermolekulares Heparin, Kumarin und auch Acetylsalizylsäure kamen zu inkonsistenten Ergebnissen, sodass hieraus keine Empfehlungen abgeleitet werden können.

Da Corticosteroide die Blut-Retina-Schranke stabilisieren und die Bildung von VEGF und anderen Entzündungsmediatoren hemmen, scheint ihr Einsatz bei retinalen Venenverschlüssen sinnvoll. Allerdings fehlen Daten aus kontrollierten Studien, sodass auch für diese medikamentöse Intervention keine Empfehlung abgegeben werden kann.

Isovolämische Hämodilution

Eine rheologische Behandlung beseitigt nicht den Thrombus, führt aber zu einer verbesserten Fließeigenschaft des Blutes und steigert dadurch den Sauerstoffgehalt des retinalen Gewebes. Da die Blutviskosität eine Rolle bei der Pathogenese spielt, scheint ihre Senkung sinnvoll. Oft wird sie über einen Zeitraum von 6 Wochen durchgeführt.

Vergleicht man den Spontanverlauf beim ZVV mit den Ergebnissen der Hämodilution, so lässt sich die Prognose innerhalb des ersten Jahres verbessern. Statt eines mittleren Verlustes um 1 Zeile ohne Therapie kommt es zu einem durchschnittlichen Anstieg von 2 Zeilen. 37–39 % statt 0–11 % der Augen konnten einen Visusanstieg ≥3 Zeilen nach 1 Jahr erreichen.

Daten für eine prophylaktische Behandlung oder eine weiterführende Therapie über 6 Wochen hinaus liegen nicht vor.

Ob die pathophysiologisch sinnvolle Maßnahme, während der Ruhezeiten mit leicht erhöhtem Kopf zu liegen, um so den zentralvenösen Druck zu senken, wirklich hilfreich ist, ist nicht bewiesen. Allerdings wurde vor Kurzem noch einmal auf die tageszeitlichen Schwankungen des Makulaödems und den Faktor des zentralvenösen Drucks im Verlauf hingewiesen.

GRID-Laserkoagulation und Laserflächenbehandlung

Zentrale Netzhaut Der positive Effekt der zentralen, gitterförmigen Laserbehandlung (GRID) auf die Sehschärfe ist nur beim Venenastverschluss (BVOS), nicht aber beim Zentralvenenverschluss nachgewiesen (COVS). Daher ist die GRID-Laserkoagulation beim Zentralvenenverschluss aufgrund dieser Studienergebnisse nicht empfehlenswert. Grundsätzlich muss an dieser Stelle erwähnt werden, dass der Fokus oft nur auf dem Zentrum (Makula) liegt und die Peripherie etwas vernachlässigt wird. Eine nicht adäquate oder überhaupt keine Behandlung der Peripherie kann jedoch dramatische Konsequenzen nach sich ziehen. Deshalb muss bei solchen Erkrankungen immer die Makulopathie auch unter dem Aspekt des Zustandes der Netzhautperipherie gesehen werden.

Periphere Netzhaut Eine Laserflächenbehandlung wird nach diesen Studienergebnissen erst nach der Entwicklung von Neovaskularisationen empfohlen – eine Empfehlung, die ebenfalls heutzutage mit den Möglichkeiten der medikamentösen Behandlung des Makulaödems nicht mehr sinnhaft erscheint: Es wird daher trotz der Empfehlungen der CVOS eine panretinale Laserkoagulation nicht erst bei neovaskulären Komplikationen, sondern bereits bei einem ischämischen Verschluss ab einer Ischämiefläche von 10 Papillendurchmessern oder aber auch bei ausgedehnten nichtperfundierten Arealen der peripheren Retina als sinnvoll erachtet. Bei ausgeprägten retinalen Blutungen kann eine solche Lasertherapie aufgrund der behandelbaren Areale oft nur schrittweise erfolgen. Auch sollte die Iris hinsichtlich einer Neovaskularisation sorgfältig und regelmäßig untersucht werden, um nicht die Entstehung eines Neovaskularisationsglaukoms zu verpassen. Diese Gefahr ist besonders in ersten 3 Monaten nach Zentralvenenverschluss am größten (sog. 100-Tage-Glaukom). Wenn eine Rubeosis iridis bzw. ein neovaskuläres Glaukom vorliegt, kann die Gabe von Bevacizumab zusätzlich zur drucksenkenden Behandlung und zur Netzhautflächendestruktion (Laser- oder Kryokoagulation) sinnvoll sein. Als alleinige Maßnahme reicht sie nicht aus.

Chirurgische Verfahren
Zu diesen Verfahren gehören die Vitrektomie mit und ohne ILM-Peeling, die radiäre Optikoneurotomie und die retinale endovasale Lyse.

Obwohl sich die chirurgischen Verfahren zum Ziel gesetzt hatten, die Ursache der Thrombose zu beseitigen und dabei entweder den Thrombus direkt aufzulösen oder die Engstelle zu dekomprimieren, haben sie in den vergangenen Jahren im Vergleich zur medikamentösen Therapie des Makulaödems an Bedeutung verloren.

Bei allen chirurgischen Verfahren ist die Rolle der physiologischen oder chirurgischen hinteren Glaskörperabhebung und des Peelings der Membrana limitans interna noch nicht ausreichend geklärt. Es gibt allerdings kleinere Untersuchungen, in denen sich nach alleiniger Vitrektomie sowohl die retinale Sauerstoffversorgung als auch die anatomischen und funktionellen Ergebnisse verbessern.

Die Idee der Sehnervendekompression (radiäre Optikotomie, RON) geht auf Vasco-Posada zurück, der 1972 noch einen extraokularen Zugang wählte. Die intraokulare radiäre Optikotomie wurde erstmals 2001 beschrieben. Daten aus prospektiven randomisierten Studien existieren bislang nicht. Ein großer Nachteil der Methode ist die hohe Rate an postoperativen Gesichtsfelddefekten. Es bestehen weiterhin Zweifel an der zugrundeliegenden Theorie der Sehnerventlastung und an der methodischen Reproduzierbarkeit. In einer bereits etablierten Computersimulation wurde ein vernachlässigbarer Effekt der radiären Optikotomie errechnet: Die Dekompression der Zentralvene betrug maximal 4 %.

Die Weiterentwicklung der Idee, das Fibrinolytikum über einen Katheter zu applizieren, ist die retinale endovasale Lysetherapie (REVL) nach Weiss. Bei dieser Methode wird r-tPA durch eine Glaskanüle direkt in die gestaute retinale Vene gespritzt. Die guten Ergebnisse der Erstbeschreiber konnten von anderen Gruppen nicht nachvollzogen werden.

15.2.2 Venenastverschluss

Klinik

Der Venenastverschluss ist ein schmerzloses, plötzlich einsetzendes Geschehen. Die Patienten erleben eine Sehverschlechterung im Sinne von Verschwommensehen oder einem Gesichtsfelddefekt. Bei peripheren Verschlüssen kann das Geschehen sogar ohne Sehverschlechterung ablaufen. Das Ausmaß der Sehverschlechterung hängt von der Lage des Verschlusses und der Beteiligung der Makula ab.

Die Lage des venösen Blockes entscheidet über die Ausbreitung der intraretinalen Blutungen. Wenn die Obstruktion sich im Bereich des Sehnervs befindet, können 2 Quadranten involviert sein. Bei weiter peripherem Verschlussgeschehen ist meist nur 1 Quadrant oder ein Teil davon betroffen.

Klinisch imponiert der Venenastverschluss mit unterschiedlich stark ausgeprägten intraretinalen Blutungen im Bereich des betroffenen Areals, einer ausgeprägten Tortuositas venorum und Gefäßerweiterung (Abb. 15.3c). Als Ischämiezeichen und somit Risikofaktoren für ein neovaskuläres Geschehen können sich auch sogenannte Cotton Wool Spots (Nervenfaserschichtinfarkte) darstellen.

Ungefähr 50 % der nichtbehandelten Augen entwickeln eine Sehschärfe von 0,5 oder besser, wohingegen 25 % einen Sehschärfenverlust auf 0,1 oder schlechter erleiden. Die häufigste Ursache für einen Sehschärfenverlust ist das Makulaödem. Wie beim Zentralvenenverschluss ist natürlich eine ischämische Makulasituation und eine deutliche Sehschärfenreduktion infolge einer Glaskörperblutung bei Neovaskularisationen möglich.

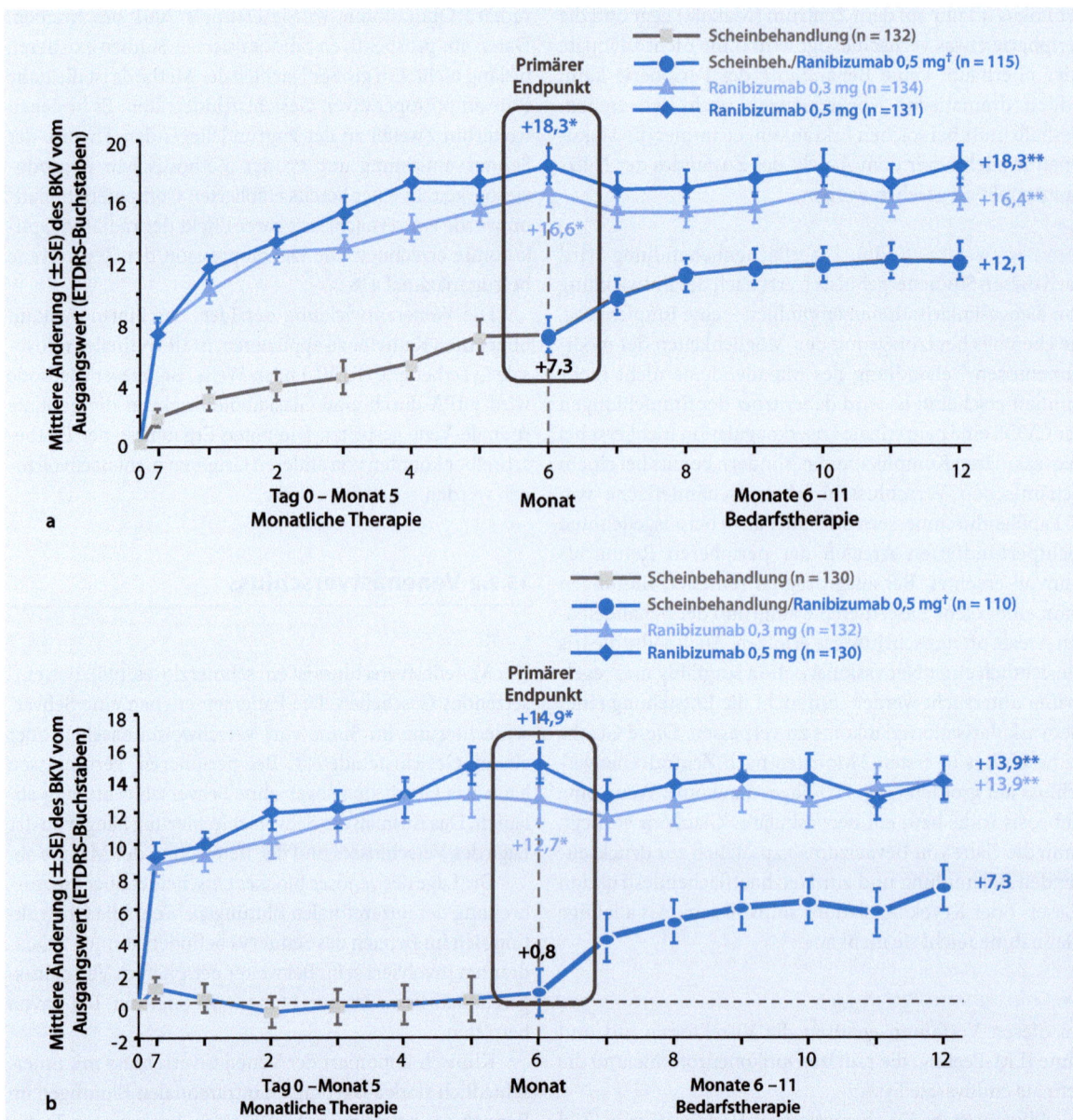

Abb. 15.4 Sehschärfenverläufe bei der Therapie des Makulaödems infolge einer Venenthrombose mit unterschiedlichen Dosierungen von Ranibizumab (**a** Venenastverschluss, **b** Zentralvenenverschluss). Auffällig ist der schnelle Anstieg der Sehschärfe in den Therapiegruppen. Nach 6 Monaten (Studienende) erhielten auch die Kontrollen Verum. Der sich dann einstellende Sehschärfenanstieg ist nicht so ausgeprägt. (*BKV* bestkorrigierter Visus)

- **Therapie**
- **Systemische Therapie**

Auf die Möglichkeit der Antikoagulation und der Gabe systemischer Corticosteroide und Hämodilution wurde bereits bei der Besprechung des Zentralvenenverschlusses eingegangen.

- **GRID-Laserkoagulation und Laserflächenbehandlung**

Siehe die obigen Ausführungen beim Zentralvenenverschluss.

Der 1986 veröffentliche Bericht der Branch Vein Occlusion Study (BVOS) galt bis zur Einführung der intravitrealen Injektionen als Behandlungsstandard. Die Branch Vein Occlusion Study zeigte auf, dass sich die Visussituation bei Makulaödem durch eine fokale (»grid-pattern«) Laserkoagulation bei Vorliegen von klar defi-

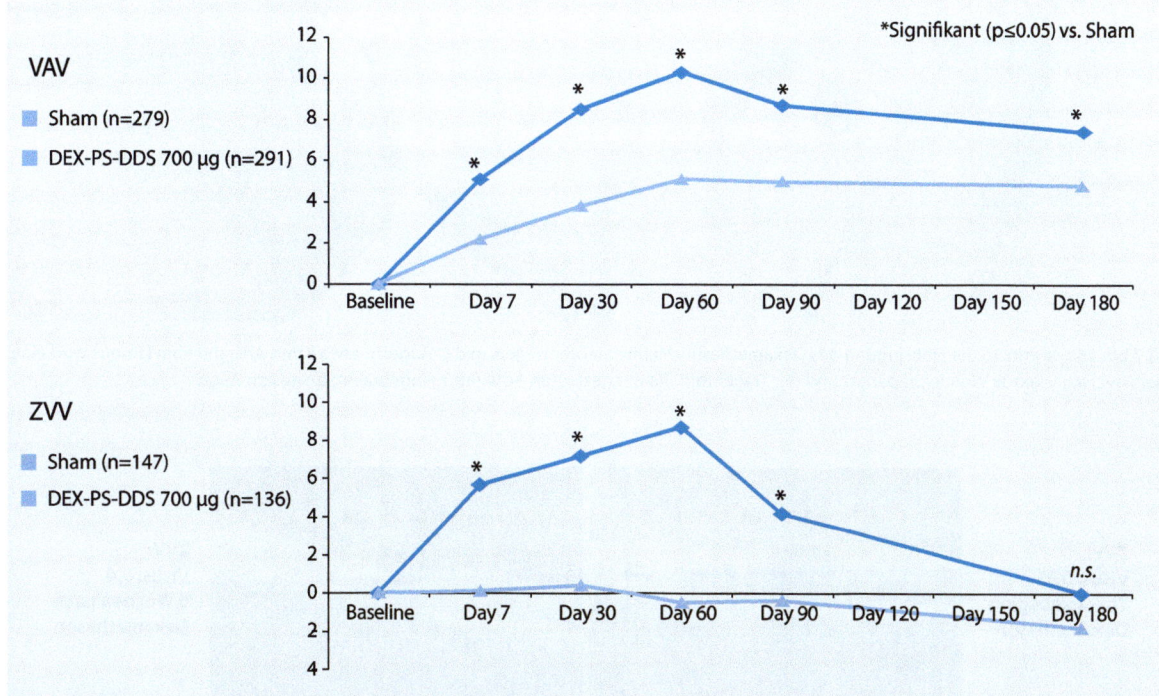

Abb. 15.5 Therapie des Makulaödems infolge einer Venenthrombose mit dem Dexamethasonimplantat Ozurdex. Auch hier sind die Ergebnisse bei Venenastverschluss (oben) wesentlich besser und auch länger anhaltend sind als bei Zentralvenenverschluss (unten). Eine monatliche Behandlung kann in jedem Fall umgangen werden. (*VAV* Venenastverschluss, *ZVV* Zentralvenenverschluss)

nierten Kriterien verbessern kann. Es wurde außerdem empfohlen, nur bei Vorliegen von Neovaskularisationen eine Läserflächenkoagulation durchzuführen.

Chirurgische Verfahren

Beim Venenastverschluss sollen sklerotische Gefäßwandveränderungen der kreuzenden Arterie sekundär die Strömung der Vene behindern. Deshalb erscheint es sinnvoll, die beiden Gefäße an dieser Kreuzungsstelle zu trennen, ein Verfahren, das man arteriovenöse Dissektion oder Sheathotomy nennt.

Die arteriovenöse Dissektion oder Sheathotomie wurde erstmals im Jahre 1988 von M. Osterloh beschrieben. Bei dieser Methode wird nach einer Vitrektomie eine mechanische Trennung von Arterie und Vene an deren Kreuzungsstelle durchgeführt. Hintergrund dieses Verfahrens war die Annahme, dass die meist unterkreuzende Vene von der darüberliegenden Arterie innerhalb der gemeinsamen Gefäßhülle (Adventitia) komprimiert wird. Mittlerweile weiß man, dass es nicht zu einer direkten Kompression kommt, sondern dass die arteriosklerotisch veränderte Arterienwand durch ihre verminderte Elastizität die Strömung in der kreuzenden Vene behindert.

Zu dieser Methode gibt es in der Literatur deutlich mehr Daten als zur radiären Optikotomie (s. Zentralvenenverschluss). Osterloh beobachtete bei seiner Patientin einen Visusanstieg von 0,1 auf 0,8 nach 8 Monaten. Bisher sind die Daten von 140 Patienten publiziert worden, bei denen eine solche Operation durchgeführt wurde.

Medikamentöse (intravitreale) Therapie

Diese Therapieform bezieht sich derzeit nur auf die Behandlung des Makulaödems und ersetzt nicht die Laserflächenkoagulation im Falle einer ischämischen Netzhaut.

Derzeit sind in Deutschland zur Behandlung des Makulaödems infolge eines Venenastverschlusses (und Zentralvenenverschlusses) zwei medikamentöse Therapieverfahren zugelassen: die (monatliche) Behandlung mit einen VEGF-Hemmer (Ranibizumab z. B. Lucentis; Abb. 15.4) und die Behandlung mit einem Dexamethasonimplantat (z. B. Ozurdex; Abb. 15.5, Abb. 15.6), das ebenfalls in den meisten Fällen wiederholt (im Abstand von einigen Monaten) appliziert werden muss (Abb. 15.7), dies jedoch in größeren Abständen als Ranibizumab.

Erste Ergebnisse gibt es nun auch für die Behandlung des Makulaödems infolge eines Zentralvenenverschlusses mit VEGF Trap-Eye (Wirkstoff: Aflibercept, Handelsname: Eylea), das aber in Europa noch nicht zugelassen ist. Eine Zulassung dieses Medikamentes ist in den USA erfolgt (Injektion alle 4 Wochen, Indikation: Makulaödem infolge Zentralvenenverschluss). Studien zur Therapie des Makulaödems bei Venenastverschluss werden ebenfalls durchgeführt.

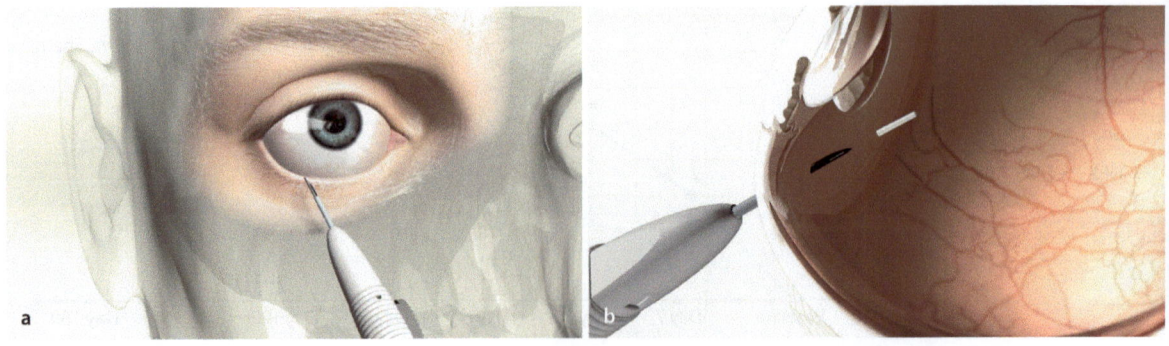

◘ **Abb. 15.6 a** Prinzip der Einbringung des Dexamethason-Medikamententrägers in das Auge. In etwa 3 mm Abstand vom Limbus wird eine selbstverschließende Wunde präpariert und der Träger mithilfe der gezeigten Apparatur eingebracht. **b** Situs im Auge

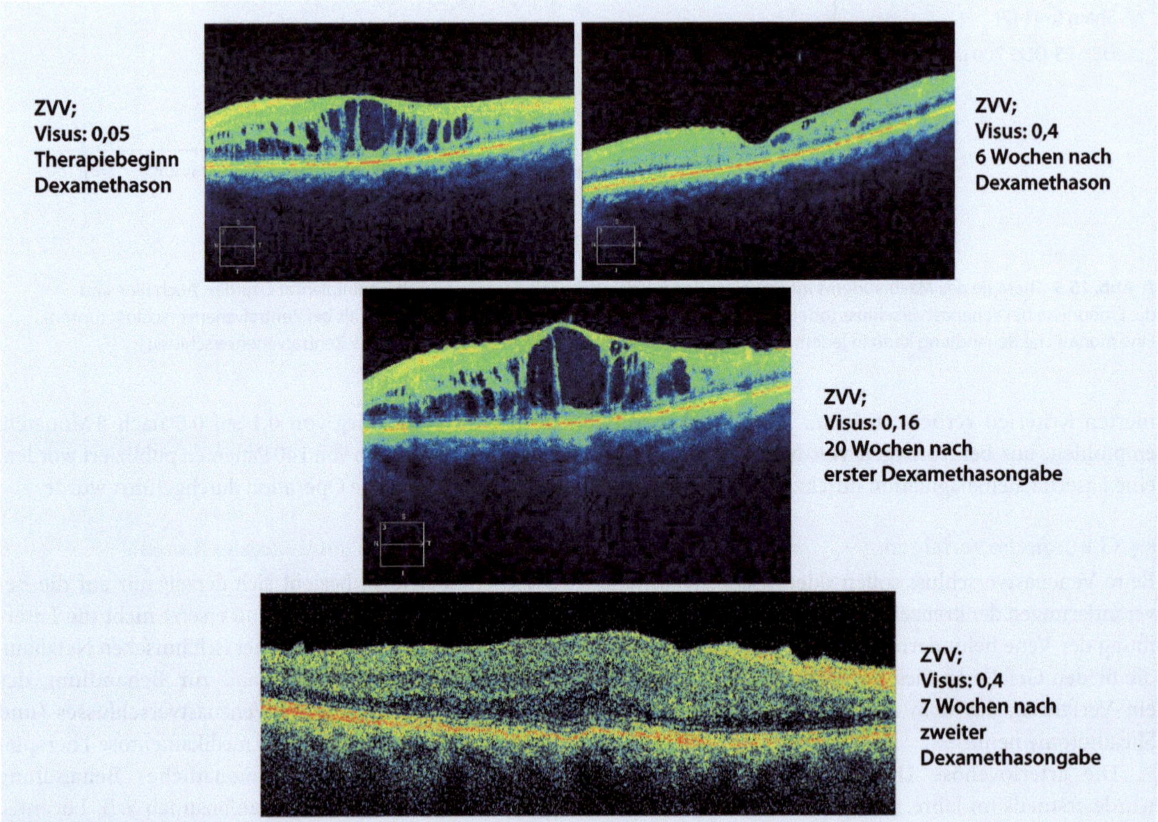

ZVV;
Visus: 0,05
Therapiebeginn
Dexamethason

ZVV;
Visus: 0,4
6 Wochen nach
Dexamethason

ZVV;
Visus: 0,16
20 Wochen nach
erster Dexamethasongabe

ZVV;
Visus: 0,4
7 Wochen nach
zweiter
Dexamethasongabe

◘ **Abb. 15.7** Optische Kohärenztherapie eines Makulaödems infolge einer Zentralvenenthrombose, das mit Dexamethason behandelt wurde. Der Effekt ist zwar nachhaltiger als bei Anti-VEGF-Präparaten, aber auch hier kommt es zu Rezidiven, die wiederholte Behandlungen erforderlich machen (◘ Abb. 15.5). (*ZVV* Zentralvenenverschluss)

Bereits oben wurde kurz angesprochen, dass die Ergebnisse der medikamentösen Behandlung des Makulaödems nach Venenthrombosen zu einem Paradigmenwechsel geführt haben. Zum ersten Mal ist es möglich, deutliche Verbesserungen der Sehschärfe bei dieser schweren Erkrankung herbeizuführen. Hier muss allerdings angemerkt werden, dass die monatliche Therapie langfristig sicherlich nicht praktikabel ist. Zukünftige Projekte fokussieren nun auf nachhaltige Therapieverfahren und eine Heilung des Krankheitsbildes »Makulaödem infolge von Netzhautvenenthrombosen«. Gleichzeitig ist es sehr wichtig, dass wir immer die gesamte Netzhaut betrachten, da v. a. ischämische Bezirke mit fatalen Konsequenzen für das Sehorgan einhergehen können, wenn diese nicht rechtzeitig einer Laserbehandlung unterzogen werden.

15.2.3 Zusammenfassung

Die Therapie des frischen retinalen Venenverschlusses ist multimodal. Zu den Werkzeugen gehören vor allem die intravitrealen Injektionen verschiedener Medikamentengruppen (Makulaödem), aber auch die Lasertherapie und die Hämodilution.

Mit Hilfe der intravitrealen Injektionen von Anti-VEGF-Präparaten oder Dexamethason kann die Visusprognose in relevantem Ausmaß verbessert werden.

Nach der derzeitigen Datenlage sind die intravitreale Medikamenteneingabe des VEGF-Inhibitors Ranibizumab sowie des in Form eines Medikamententrägers verfügbaren Dexamethasons die Therapien der ersten Wahl. Der Einsatz des Dexamethasonimplantats ist besonders auch bei chronisch-rezidivierendem Verlauf zu erwägen, da weniger Injektionen erforderlich sind.

Falls eine Hämodilution durchgeführt wird, kann diese in enger Zusammenarbeit mit einem Internisten ambulant oder auch stationär erfolgen.

15.3 Schulter-/Armvenenthrombose

T. Noppeney, H. Nüllen

- **Einführung**

Die Schulter-/Armvenenthrombose, der thrombotische Verschluss der Vena subclavia und/oder der Vena axillaris (»upper extremity deep venous thrombosis«, UEDVT), auch nach den beiden Erstbeschreibern als Paget-von-Schrötter-Syndrom (Paget 1875, von Schroetter 1884) bezeichnet, gehört zu den selteneren Lokalisationen der tiefen Venenthrombose. Die Häufigkeit wird in der Literatur mit 1–4 % der Gesamtzahl der tiefen Venenthrombosen sehr unterschiedlich angegeben, wobei meist die Angaben darüber fehlen, wie diese Einschätzungen zustande gekommen sind (Bollinger 1979, Hach-Wunderle 2010, Illig et al. 2010, Swinton et al. 1968, Theiss et al. 1998). Die Häufigkeit der Lungenembolien (LE) nach Schulter-/Armvenenthrombose wird allgemein als selten berichtet; jedoch gibt es auch hier starke Schwankungen: Angegeben werden bis zu ein Drittel der Fälle (Hach-Wunderle et al. 2010), 10 % (Bollinger 1979) oder auch 5–8 % (Marschall et al. 2006). Zwei Drittel der primären Schulter-/Armvenenthrombose sollen die Seite der dominanten Hand betreffen (Bollinger 1979, Swinton 1968).

- **Ätiologie**

Die Ätiologie der UEDVT ist bunt. Man unterscheidet die primären (spontanen, idiopathischen) Thrombosen von den sekundären (vermittelten) Thrombosen. Die Nomenklatur wird in der Literatur nicht einheitlich angewendet (ausführliche Diskussion bei Theiss et al. 1998). Hierbei ist zu beachten, dass die Thrombose bei starker Belastung des Schultergürtels (»thrombose par effort«) und die Thrombosen bei neuromuskulärem Kompressionssyndrom häufig zu den primären Thrombosen gerechnet werden (Theiss et al. 1998). Ob dies trotz der bekannten externen Ursache für die Thrombose noch zulässig ist, sei dahingestellt.

> **Ätiologie der Schulter-/Armvenenthrombose (»upper extremity deep venous thrombosis«, UEDVT).**
> **(In Anlehnung an Swinton et al. 1968)**
> - Primäre (spontane, idiopathische) Thrombose
> - Sekundäre (vermittelte) Thrombose
>   - Venöses Thoracic Outlet Syndrome (neuromuskuläres Kompressionssyndrom)
>   - »Thrombose par effort« (Tragen schwerer Lasten, Gewichtheben, Über-Kopf-arbeiten, Tragegeschirre etc.
>   - Trauma (direkt: Kontusion, Ruptur, Dehnung; indirekt: Hämatom, Knochenfragmente etc.)
>   - Externe Kompression (Tumor, Lymphome, Struma, Aortenbogenaneurysma etc.)
>   - Iatrogene Thrombose
>   - Zentralvenöser Zugang
>   - Port
>   - Schrittmachersonde
>   - Sonstige
>   - Intrathorakale Infekte
>   - Polycytaemia vera
>   - Dehydratation
>   - Herzinsuffizienz etc.

Mit der Entwicklung der Chirurgie, der Anästhesie und der Intensivmedizin sowohl in den invasiven wie auch in den konservativen Fächern hat die Zahl der zentralvenösen Zugänge enorm zugenommen. Die Entwicklung der Onkologie und der hierdurch entstandene Bedarf an permanenten zentralen Zugängen führte zur Entwicklung der Ports. Nimmt man die seit den 60er Jahren des vergangenen Jahrhunderts ständig zunehmende Zahl der Herzschrittmacherimplantationen hinzu, so ist es nicht verwunderlich, dass die Zahl der katheterinduzierten Thrombosen der V. subclavia stark gestiegen ist und dass diese Form der UEDVT bereits mit bis zu 70 % an der Gesamtzahl der UEDVT veranschlagt wird (Elman et al. 2005).

- **Anatomie**

Die Venen im Oberarm und im Schulterbereich weisen zahlreiche Vernetzungen auf, die eine Vielzahl von Kollateralisationsmöglichkeiten bei Verschlüssen im Bereich

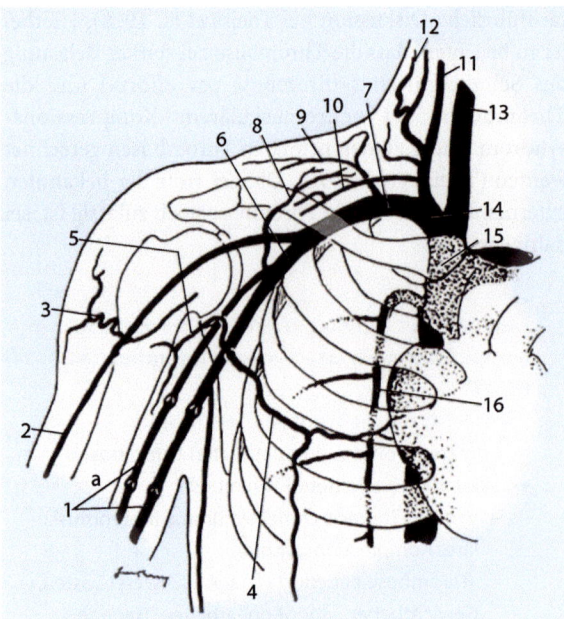

Abb. 15.8 Schematische Darstellung der Schultergürtel- und Oberarmvenen einschließlich ihrer Kollateralen (*1* V. vasilica, *1a* V. brachialis, *2* V. cephalica, *3* V. circumflexa humeri, *4* V. throacalis ventralis, *5* V. circumflexa scapulae, *6* V. axillaris, *7* V. subclavia, *8* V. transversa scapulae, *9* V. transversa coli, *10* V. suprascapularis, *11* V. jugularis externa, *12* V. cervicalis superficialis, *13* V. jugularis interna, *14* V. brachiocephalica dextra, *15* V. cava superior, *16* V. azygos). (Aus Theiss u. Rieger 1998)

der trunkulären Venenstämme eröffnen (Illig et al. 2010). Topographisch geht die tiefe Oberarmvene (V. brachialis) in Projektion auf den kaudalen Rand des M. teres major über in die V. axillaris. Die V. axillaris ist im weiteren Verlauf an die Fascia clavipectoralis gefesselt und wird dadurch in jeder Armhaltung offen gehalten. Ab dem Kontakt mit der 1. Rippe heißt die Vene dann V. subclavia bis hin zur nahe des sog. Venenwinkels von kranial her einmündenden V. jugularis externa (◘ Abb. 15.8).

Die einzige »knöcherne« Verbindung der oberen Extremitäten mit dem Thorax entsteht durch die Vermittlung der Klavikula. Bedingt durch diese Art der muskulären Aufhängung der Schulter und der Arme an der Wirbelsäule und der Thoraxwand entstehen eine Reihe von kritischen Durchtrittsstellen und Fixationspunkten für das den Arm ver- und entsorgende Gefäßnervenbündel, an welchen es zu kompressionsbedingten Störungen kommen kann:
- Humeruskopf bei Hyperextension bzw. Hyperabduktion,
- zwischen Processus coracoides und dem Sehnenansatz des M. pectoralis minor,
- im kostoklavikulären Zwischenraum,
- in der vorderen Skalenuslücke unter Mitbeteiligung des M. subclavius und des Ligamentum costocoracoideus (◘ Abb. 15.9) (Theiss et al. 1998).

Klinik

Die Klinik der UEDVT ist meist eindeutig charakterisiert durch die Trias
- akut auftretende Beschwerden (Schweregefühl, Schmerzen),
- Armschwellung sowie
- bläulich livider Verfärbung

des betroffenen Armes. Häufig findet sich frühzeitig eine Vermehrung der kutanen Venenzeichnung als Ausdruck der Kollateralisation.

Diagnostik

Anamnese, Symptomatologie und Klinik geben schon entscheidende Hinweise zur Diagnosestellung. Die technische Diagnose sollte zunächst nichtinvasiv mittels Duplexsonographie versucht werden. Sie Sensitivität und Spezifität werden mit 78–100 % bzw. 82–100 % angegeben (Illig et al. 2010, Marschall et al. 2006, Prandoni 1997). Die technische Ausführung der Untersuchung kann je nach anatomischen Gegebenheiten (Adipositas, kurzer kräftiger Hals etc.) schwierig sein, die Gefäßanatomie mit dem Verlauf hinter und unter dem Schlüsselbein kann eine längerstreckige freie Projektion der interessierenden Gefäßregion erschweren oder sogar verhindern, darüber hinaus kann die Orientierung im Stadium der Kollateralisation durch die verwirrende Vielzahl der erkennbaren Gefäße schwierig sein.

Die Armphlebographie erlaubt es, die genaue Lokalisation und Ausdehnung der Thrombose zu bestimmen. Auch Angio-CT und venöses MRT stellen eine diagnostische Option dar, deren Einsatz jedoch wegen der Kostenintensität genau überlegt sein will.

Dabei stellt sich die Frage, ob bei ausreichend klarer Anamnese sowie eindeutiger Klinik die zwingende Notwendigkeit einer bildgestützten beweisenden Diagnose noch erforderlich ist, wenn keine weiteren invasiven Maßnahmen geplant sind.

Fehlen direkte Hinweise auf eine getriggerte Thrombose, so sollte bei geplanter konservativer Therapie in der akuten Phase zumindest eine Halsrippe und durch Untersuchung der nicht erkrankten Seite ein Kompressionssyndrom durch klinische Prüfung ausgeschlossen werden. Nach Überwindung der akuten Phase sollte auch die symptomatische Seite einer weiteren klinischen Diagnostik zum Ausschluss eines Kompressionssyndroms zugeführt werden.

Wird die Option einer invasiven Therapie erwogen, so ist eine invasive Diagnostik zum Nachweis bzw. Ausschluss eines Kompressionssyndroms zwingend erforderlich.

Hämodynamik

Obwohl es sich hier um eine proximale Thrombose handelt, ist die hämodynamische Situation bei der Axillar-

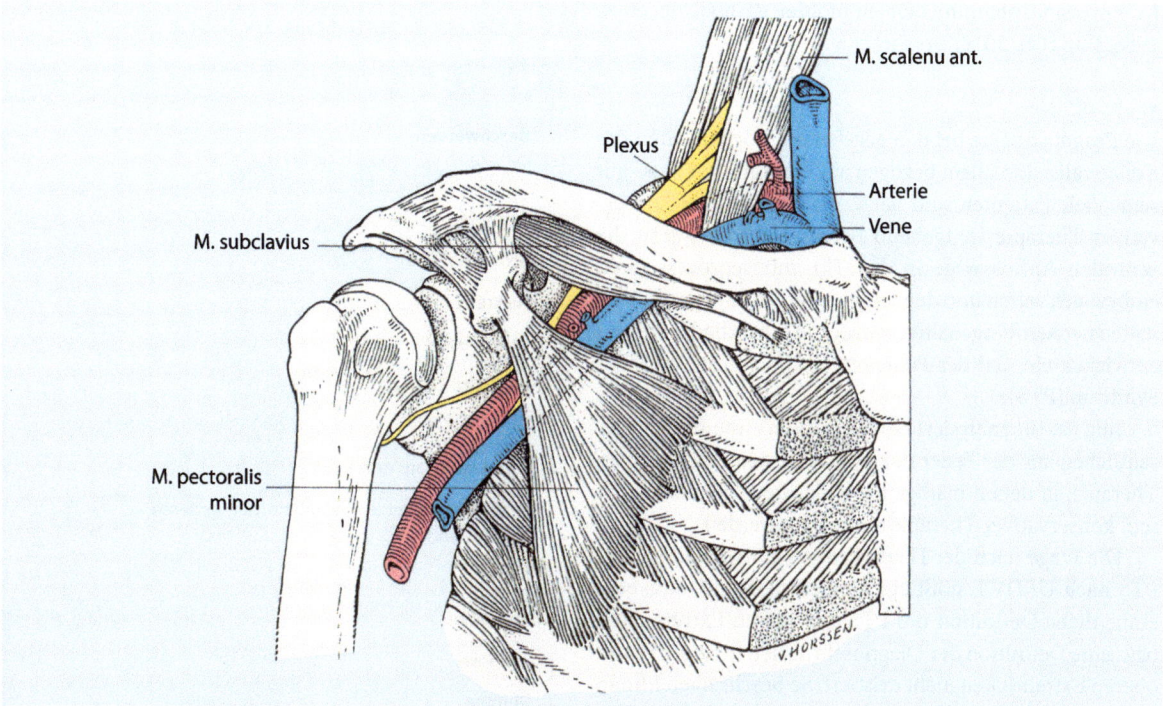

■ **Abb. 15.9** Schematische Darstellung der Topographie des Gefäßnervenbündels im Schulter-Arm-Bereich, Aufsicht von frontal. (Aus Heberer u. van Dongen 1987)

bzw. Subklaviathrombose durch die Vielzahl der Kollateralisationsmöglichkeiten (Illig et al. 2010) und die ohnehin andere hämodynamische Situation bei der Drainage der Arme im Vergleich zu den Beinen deutlich günstiger.

Die Unterschiede zur hämodynamischen Situation in den Beinvenen sind im Wesentlichen dadurch bedingt, dass die zentralen Abflüsse für die Arme (V. brachiocephalica) in aufrechter Körperposition oberhalb des venösen Indifferenzpunktes liegen. Zusammen mit der Pumpfunktion des rechten Vorhofs und dem dadurch entstehenden Sog zwischen −3 und −5 mmHG sowie den Druckveränderungen in der V. cava superior unter In- und Exspiration entsteht ein Druckgefälle, das bereits bei leichter Elevation des Armes zu einer schnellen Entleerung der Armvenen führt, erkennbar am Kollaps der Handvenen.

■ **Therapie**

Die Ätiologie der UEDVT ist bunt, das Beschwerdebild in der akuten ebenso wie in der chronischen Phase nach der Thrombose ist sehr unterschiedlich und die Häufigkeit schwerer Verläufe mit Lungenembolie und/oder postthrombotischem Syndrom sind strittig. An dieser Ausgangssituation muss sich die Therapieentscheidung zu orientieren.

Die Therapieprinzipien sind nicht viel anders als bei der Therapie der TVT im Becken-Bein-Bereich. Unstrittig ist,

- dass zum Zeitpunkt der Diagnosestellung eine sofortige Antikoagulation in therapeutischer Dosis – bevorzugt mit NMH – erfolgen soll,
- dass zentralvenöse Katheter (ZVK), Ports und SM-Sonden nicht entfernt werden sollen, sofern sie nicht infiziert und funktionstüchtig sind und weiterhin ein Bedarf besteht,
- die Antikoagulation mindestens 3 Monate durchgeführt werden soll. In der chronischen Phase werden hier in Abhängigkeit von den individuellen Gegebenheiten OAKs oder NMHs gegeben.

Hier enden die Übereinstimmung und die Klarheit der Empfehlungen. Sind therapeutische Maßnahmen darüber hinaus notwendig, oder ist die ausschließlich konservative Therapie ausreichend? Die Situation ist bei den Armvenenthrombose nicht anders als bei den Beinvenenthrombosen. Die Vielfalt der Meinungen zum Für und Wider invasiver Therapiekonzepte ändert nichts an der Tatsache, dass prospektive randomisierte Vergleichsstudien bislang fehlen (Gloviczki et al. 1986, Illig et al. 2010, Urschel et al. 1991, 2000). So werden insbesondere bei der Gruppe von Patienten mit einer »thrombose par effort« oder einem venösen neurovaskulären Kompressionssyndrom bzw. Thoracic-inlet-Syndrom die Thrombektomie oder lokoregionale Lyse mit konsekutiver Resektion der 1. Rippe und ggf. weiteren Maßnahmen zur Behebung von

Kompressionsphänomenen empfohlen (Gloviczki et al. 1986, Illig et al. 2010, Urschel et al. 1991, 2000).

- **Prognose**

Die Prognose sollte bei den gegebenen Möglichkeiten der Kollateralisation allein bezogen auf den venösen Fluss gut sein. Viele Patienten sind nach Ausheilung unter konservativer Therapie weitgehend beschwerdefrei, sofern die zentralen Anflusswege in den Thromboseprozess nicht einbezogen waren und den Gegebenheiten angepasste Verhaltensweisen eingehalten wurden. Unbeschadet dessen entwickelt ein Teil der Patienten ein postthrombotisches Syndrom (PTS).

Illig (2010) analysiert eine Reihe von Arbeiten im Wesentlichen aus der Feder von Protagonisten der invasiven Therapie, in denen mäßige bis schlechte Ergebnisse nach rein konservativer Therapie angegeben werden.

Die Frage nach der Häufigkeit der Entwicklung eines PTS nach UEDVT stößt auf die Schwierigkeit, dass eine einheitliche Definition des PTS der oberen Extremitäten bzw. eine Definition der Diagnosekriterien für ein PTS der oberen Extremitäten nicht existiert. So beschreiben Elman und Kahn (2006) in einer Literaturübersicht die Tatsache, dass die Beurteilungskriterien in allen analysierten Arbeiten stark variieren. Entsprechend findet sich eine erhebliche Streubreite für das PTS nach UEDVT von 7–46 % mit einem gewichteten Mittel von 15 %. Kahn et al. (2005) versuchten in einer kleinen Pilotstudie mit Patienten nach konservativer Therapie (n=24) mit einer Adaptation des Villalta Scores zur Verifizierung des PTS an den unteren Extremitäten (▶ Kap. 4.4.7) das Problem zu lösen (◨ Tab. 15.1). Nach einer mittleren Krankheitsdauer von 13 Monaten hatten nach diesen Kriterien 44 % (13 von 24) ein PTS, darunter war 1 schweres PTS. Prandoni et al. (2004) fanden in ihrer (prospektiven) Serie von 54 Patienten eine Rate an PTS von 21 % nach 6 Monaten und 27 % nach 2 Jahren. Die Unterschiede in der PTS-Rate sehen Kahn et al. in der unterschiedlichen Bewertungsskala der beiden Studien und der möglicherweise unterschiedlichen Ätiologie der beiden Gruppen begründet. Die Lebensqualität war in der Studie von Kahn et al. bei allen mit PTS belasteten Patienten eingeschränkt, es fanden sich keine Unterschiede zwischen den Gruppen, in welchen der dominante bzw. der nichtdominante Arm betroffen war.

Bleibt festzuhalten, dass die verwendete Methodik in beiden Studien nicht validiert ist, dass die unterschiedlichen Ätiologien nicht berücksichtigt wurden und beide Studien so klein sind, dass Subgruppenanalysen nicht möglich sind.

Als Konsequenz für die ärztliche Betreuung ergibt sich daraus die Verpflichtung für den Therapeuten, auf die Möglichkeit der Entwicklung eines PTS hinzuweisen und je nach den individuellen Gegebenheiten und insbesondere den beruflichen Belastungen Vorsorgemaßnahmen (Belastungsbegrenzungen, Kompressionstherapie) zu empfehlen bzw. zu verabreden.

Die Frage »rein konservativ« oder besser »invasiv« ist bislang mangels kontrollierter Studien und einheitlicher Bewertungskriterien ungeklärt.

- **Leitlinien**

Die Deutsche interdisziplinäre S2-Leitlinie »Diagnostik und Therapie der Venenthrombose und der Lungenembolie« (Hach-Wunderle et al 2010) geht nur kurz auf die UEDVT ein und kommt über die Aussage, dass sich die Therapie am Vorgehen bei der TVT der Bein- und Beckenvenen orientieren soll, nicht hinaus.

Die ACCP-Guidelines 9.ED (Kearon 2012) geben immerhin 11 Empfehlungen (▶ Kap. 9.1.1 bis 9.5.2), u. a.:
- Patienten mit akuter proximaler UEDVT sollen sofort für mindestens 3 Monate antikoaguliert werden, bevorzugt mit NMH.
- Statt Lyse soll bevorzugt Antikoagulation alleine angewendet werden.
- Bei UEDVT muss ein funktionstüchtiger ZVK nicht entfernt werden, sofern ein Bedarf weiterhin gegeben ist. In diesem Fall soll die Antikoagulation zumindest so lange fortgeführt werden, wie der Katheter in situ verbleibt.

◨ **Tab. 15.1** PTS-UEDVT-Score n. Kahn et al. 2005.

	Score
Beschwerden	
Schmerzen	
Krämpfe	
Schweregefühl	
Juckreiz	
Parästhesien	
Klinische Zeichen	
Ödem	
Venektasien am Arm	
Venektasien über der Schulter o. der vorderen Thoraxwand	
Rötung	
Induration	
Zyanose	
Summe	

Scoring: 0 = kein(e), 1 = leicht, 2 = moderat, 3 = schwer. Summe 5 oder höher gilt als gesichertes PTS, >15 = schweres PTS.

15.4 Kavathrombose

D. Böckler, M. S. Bischoff

Bei der Kavathrombose handelt es sich um einen vollständigen oder partiellem Verschluss der oberen und unteren Hohlvene. Die Obstruktion erfolgt entweder intraluminal oder durch extraluminale Kompression. Das Krankheitsbild wird insgesamt selten beschrieben, sodass verlässliche epidemiologische Daten fehlen. Die zentrale, herznahe Lokalisation der venösen Thrombose ist zwar seltener als die der tiefen Bein- und Beckenvenenthrombose, sie stellt jedoch infolge der hohen Thromboslast und der herznahen Lokalisation eine besondere thromboembolische Risikosituation für Patienten dar. Hinzu kommen relevante hämodynamische Flussbeeinträchtigungen im größten venösen Gefäß des Menschen mit entsprechendem venösen Hypertonus im oberen bzw. unteren Einstromgebiet.

Im Folgenden wird getrennt auf die Thrombose bzw. den Verschluss der oberen und unteren Vena cava eingegangen. Primäre Venentumoren wie z. B. das Leiomyosarkom der Vena cava sind eine Rarität und werden in diesem Kapitel nicht behandelt.

15.4.1 Vena cava inferior

- **Epidemiologie**

Der thrombotische Verschluss der Vena cava inferior scheint selten zu sein. Die Inzidenz der Thrombose der unteren Hohlvene (inferiore Vena-cava-Thrombose, IVCT) ist aufgrund des klinisch variablen Auftretens schwer erfassbar. Sie kann jedoch näherungsweise aus Daten zur tiefen Venenthrombose (TVT) bestimmt werden. Die Prävalenz der Phlebothrombose in der Bevölkerung beträgt altersabhängig zwischen 40 und 180 auf 100.000 Menschen. Die jährliche Neuerkrankungsrate der TVT liegt in Deutschland bei 130.000 Patienten. Eine Beteiligung der Vena cava inferior liegt in ungefähr 4–22 % der Fälle vor (Kröger et al. 2009, Nordstrom et al. 1992, Pillny u. Sandmann 2006).

- **Ätiologie und Pathogenese**

Pathogenetisch lässt sich eine Thrombose der Vena cava inferior auf die in der Virchowschen Trias abgebildeten Faktoren – Hyperkoagulopathie, Stase und Wandalteration – zurückführen. Als häufige Ursachen kommen Malignome, Traumata, lokale Kompression sowie die iatrogen verursachte IVCT in Betracht. Die idiopathische IVCT ist selten (Chikaraishi et al. 1997).

▪▪ Malignome

Allgemein gehen sowohl solide Malignome als auch bösartige hämatologische Prozesse mit einem erhöhten systemischen Risiko für ein thrombotisches Geschehen einher (Heit 2005, Langer et al. 2002). Lokal können maligne Prozesse sowohl durch extrinsische Kompression als auch durch direkte Infiltration zu einer IVCT führen. Insbesondere das Nierenzellkarzinom ist bei 4–10 % intrakavalem Wachstum oftmals mit einem thrombotischen Geschehen im Bereich der Vena cava inferior vergesellschaftet (Wotkowicz et al. 2008). Weitere mit einer IVCT assoziierte genitouterine Tumore sind u. a. Seminome und Teratome (O'Brien et al. 1986). Darüber hinaus wurden Thrombosen der unteren Hohlvene im Zusammenhang mit dem retroperitonealen Leiomyosarkom, dem renalen Angiomyolipom und dem hepatozellulären Karzinom beschrieben (Mittal et al. 2011).

▪▪ Kompression

Nichtmalignombedingte Kompression kann durch Veränderung der Situstopographie via Stase und Flussturbulenz das Auftreten einer IVCT begünstigen. Das Spektrum der potenziellen Ursachen leitet sich dabei von den benachbarten anatomischen Strukturen ab. Im Rahmen eines Iliakavenensyndroms (May-Thurner-Syndrom) kann es zu Thrombusformation im Bereich der unteren Hohlvene kommen. Palmer et al. (1990) beschrieben die Entstehung einer IVCT in Zusammenhang mit einem abdominalen Aortenaneurysma. Hepatische Raumforderungen wie Leberhämangiome, Echinokokkuszysten oder Amöbenabszesse können eine Thrombusentstehung auslösen (Paolillo 1993). Die krankhafte Veränderung retroperitonealer Organsysteme, wie Pankreas und rechte Niere, kann zur Entstehung einer IVCT führen. Fallberichte beschreiben das Auftreten einer IVCT bei polyzystischer Nierendegeneration sowie als Komplikation bei Pankreaspseudozysten (Harris 1976).

Eine im Rahmen einer Pankreatitis durch ödematös-inflammatorische Mitreaktion der benachbarten Kavawand ausgelöste IVCT ist selten, kann jedoch einer akuten klinischen Verschlechterung zugrundeliegen (Antony et al. 1994). Des Weiteren kann es im Rahmen einer entzündlichen Retroperitonalfibrose (Morbus Ormond) zu einer IVCT kommen (Paetzold et al. 2010).

▪▪ Trauma

Während die tiefe Beinvenenthrombose eine häufig beobachtete Komplikation nach einem Trauma der unteren Extremität darstellt, ist die IVCT durch eine direkte Schädigung selten. Als Auslöser kommen grundsätzlich sowohl stumpfe als auch penetrierende Traumata in Frage. Pathophysiologisch werden in Abwesenheit einer unmittelbaren Wandlazeration Endothelverletzungen aufgrund von Scherkräften und Kompression diskutiert (Campbell et al. 1981). Daneben sind lokal komprimierende Psoas- und Retroperitonealhämatome als Ursache bekannt. Das Auftreten einer IVCT im Rahmen von Bagatelltraumen durch Fahrradfahren und Treppensteigen wurde in Einzelfällen beschrieben (Simpson u. Kilby 1988).

Dysfunktion des Gerinnungssystems

Als klassisches Beispiel für eine durch Dysfunktion des Gerinnungssystems ausgelöste IVCT gilt das nephrotische Syndrom. Insbesondere bei Patienten mit niedrigen Serumalbumin- und Antithrombin-III-Werten sowie hohen Fibrinogenspiegeln besteht ein hohes Risiko für thromboembolische Ereignisse (Suto u. Aviles 2004). Ferner wird ein gehäuftes Auftreten von IVCT im Rahmen eines Antiphospholipid-Syndroms beschrieben (Kaushik et al. 2001, Permanyer et al. 2011).

Iatrogen bedingte Thrombosen

Nach Gefäßinterventionen kann es zu einem Auftreten einer iatrogenen IVCT kommen. Hierzu zählen insbesondere die durch Schrittmacherkabel, femorale Venenkatheter und Kavafilter bedingten Thrombosen (Arcelus u. Caprini 2010). Darüber hinaus finden sich in der Literatur Fälle von IVCT nach Lebertransplantation oder perihepatischem Packing (Schroeter et al. 2010).

Andere Ursachen

Septische Kavathrombosen wurden bei i.v.-Drogenabusus beschrieben. Mikrobiologisch gelingt häufig der Nachweis von Staphylococcus aureus, Streptokokken, Enterobakterien oder Sprosspilzen (Kniemeyer et al. 1995). Auch kavaduodenale Fisteln kommen als ungewöhnliche, aber mit hoher Letalität assoziierte Ursache in Frage (Guo et al. 2010).

Klinik

Die Klinik der IVCT ist heterogen und im Schweregrad abhängig vom Ausmaß des thrombotischen Geschehens. Typischerweise präsentiert sich der Patient mit IVCT mit bilateralem Ödem der unteren Extremität sowie dilatiertem oberflächlichem Venensystem. Allerdings ist diese Symptomatik lediglich in etwa 50 % der Fälle gegeben. Ist der Thrombus allein auf die Vena cava inferior beschränkt und bezieht die venöse Beckenachse nicht mit ein, kann es zu einer deutlichen Venenzeichnung im Bereich der posterioren Bauchwand kommen. Bei juxtarenaler thrombotischer Okklusion können aufgrund einer pathologisch veränderten renalen Durchblutung Nierenfunktionseinschränkungen auftreten. Als unspezifische Symptome werden Rückenschmerzen und zunehmende Zeichen der Herzinsuffizienz beschrieben. Eine Vielzahl der Patienten bleibt jedoch aufgrund der oftmals verzögerten Genese der auslösenden Prozesse asymptomatisch (Birt 1972, McAree et al. 2009, Tsuji et al. 2001).

Anhand des Wells Scores kann in der Praxis die Wahrscheinlichkeit für das Vorliegen einer Thrombose in hoch, mittel und gering eingeteilt werden. Die angewandte Merkmalliste umfasst dabei die Punkte

- aktives Malignom,
- Immobilisation,
- Beinschwellungen,
- familiäre Belastung,
- Traumata,
- dilatierte oberflächliche Vene und
- kürzliche Hospitalisation (<6 Monate) (Wilson et al. 2007).

Diagnostische Maßnahmen

Bei etwa 10 % aller Thrombosepatienten wird innerhalb eines Jahres nach stattgehabter Thrombose die Diagnose eines malignen Prozesses gestellt. Insbesondere bei Patienten, bei denen signifikante Verdachtsmomente für das Vorliegen eines Malignoms bestehen, ist eine sorgfältige Umfelddiagnostik zum Ausschluss eines paraneoplastischen Geschehens angezeigt (Piccioli u. Prandoni 2011, Sorensen et al. 1998).

Wie bei der TVT-Diagnostik kann eine Untersuchung des Gerinnungs- und Fibrinolysesystems hilfreich sein. Es konnte jedoch gezeigt werden, dass eine Thrombophiliediagnostik im Akutfall aufgrund fehlenden unmittelbaren Einflusses auf die therapeutischen Entscheidungen zumeist nicht indiziert ist. Ausnahmen bestehen bei begründetem Verdacht auf ein Antiphospholipidantikörper-Syndrom oder bei einer eindeutigen Häufung der Erkrankung unter erstgradigen Verwandten (AWMF 2010).

Die Sonographie ist das Verfahren der Wahl zur primär orientierenden Diagnostik Bei der Detektion der proximalen TVT besitzt die Duplexsonographie eine 95%ige Sensitivität. Durch Anwendung der Kompressionssonographie wird hierbei eine Spezifität von 94 % erreicht. Für die Darstellung der Beckenstrombahn und der Vena cava inferior ist ein Abdomenschallkopf (Sendefrequenz 3,5 MHz) erforderlich. Die Aussagekraft des Verfahrens kann jedoch bei schlechten Schallbedingungen (Adipositas/Darmgasüberlagerung) limitiert sein (Arcelus u. Caprini 2010).

Die Phlebographie besitzt als weiterführendes invasives Verfahren den Vorteil der Diagnostik in Interventionsbereitschaft. Im Idealfall erlaubt sie, eine Thrombose objektivierbar und mit niedriger falsch-positiver Rate auszuschließen. Als Nachteile gelten Invasivität, Strahlenexposition und mögliche allergische Reaktionen sowie das Auftreten einer postinterventionellen TVT mit einer Inzidenz von 2–10 % (Giordano et al. 2006).

Mit Hilfe der Computertomographie-(CT-)Phlebographie können Beckenstrombahn, Vena cava inferior und Retroperitonealraum zweifelsfrei abgebildet werden (◘ Abb. 15.10). Die entsprechende Wahl des Untersuchungsprotokolls erlaubt die Darstellung der Bein- und

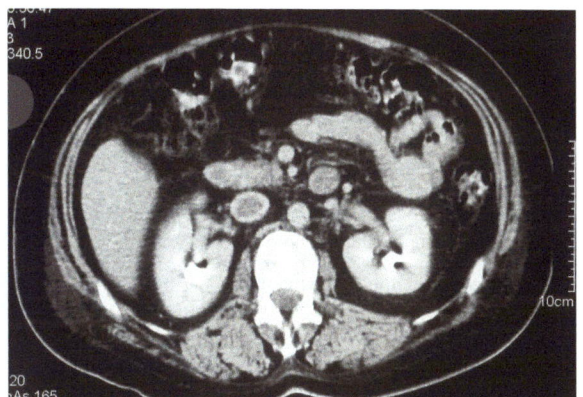

Abb. 15.10 Die kontrastmittelunterstützte CT-Angiographie zeigt den kompletten thrombotischen Verschluss der V. cava inferior

Beckenvenen in Kombination mit der pulmonalarteriellen Strombahn und damit des gesamten Krankheitsgeschehens der venösen Thromboembolie. Des Weiteren erlaubt die CT die Darstellung eventueller pelviner, abdominaler oder thorakaler Anomalien (Tumor, VCI-Agenesie/-Hypoplasie) sowie deren Verbindungen in das umgebende Weichteilgewebe (Goodman et al. 2009).

Bis vor Kurzem noch galt die Magnetresonanz-(MR-)Phlebographie aufgrund ihrer verhältnismäßig hohen Kosten und logistischer Beschränkungen als Second-line-Verfahren. Zunehmende Verfügbarkeit und neue Untersuchungsprotokolle erlauben mittlerweile jedoch eine der CT vergleichbare Abbildung des thrombotischen Geschehens. Aufgrund des Fehlens ionisierender Strahlung sowie der Möglichkeit, Änderungen in der Thrombusmorphologie zu detektieren, eignet sich die MR-Phlebographie neben der Akutdiagnostik auch zum Follow-up von Patienten mit IVCT (Kanne u. Lalani 2004) (Abb. 15.11).

- **Differenzialdiagnose**

Aufgrund der variablen Ursachen und Symptome kann die Diagnosestellung der IVCT schwierig sein. Mit der Duplexsonographie lassen sich Bein- und Beckenvenen zuverlässig beurteilen, um eine Mehretagenthrombose zu evaluieren. Eine wichtige Differenzialdiagnose stellt die Nierenvenenthrombose dar, welche zumeist malignombedingt ist oder im Rahmen des nephrotischen Syndroms vorkommt. In 43 % der Fälle erstreckt sich der Thrombus dabei bis in die Vena cava inferior. Zudem muss differenzialdiagnostisch eine obliterative Hepatokavopathie im Sinne eines Budd-Chiari-Syndroms erwogen werden. Letzteres präsentiert sich klinisch typischerweise mit Aszites, Hepatomegalie und Oberbauchschmerz (Menon et al. 2004).

- **Therapiemöglichkeiten und Prognose**

Als Optionen zur Behandlung einer Thrombose der infrarenalen Vena cava stehen die Antikoagulation, Kava-

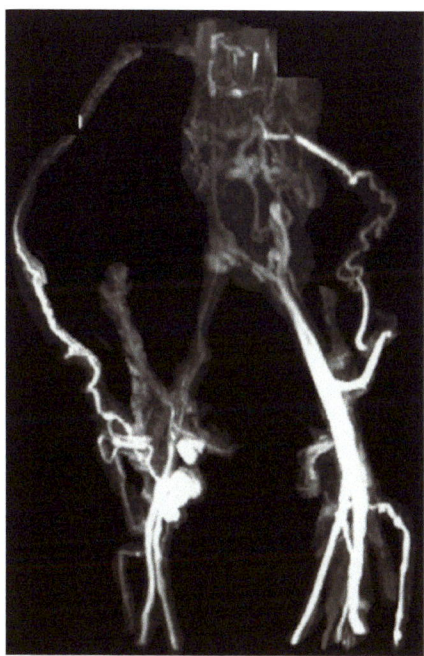

Abb. 15.11 MIP-Rekonstruktion einer MR-Phlebographie mit Kavaverschluss und venösen Kollateralen. (Mit freundlicher Genehmigung der Abt. Radiologie, DKFZ Heidelberg)

sperrmaßnahmen (Filter), Lyse und die chirurgische Thrombektomie zur Verfügung. Die Fibrinolyse als eine Alternative mit kausalem Therapieansatz birgt das Risiko, Thrombenmaterial abzulösen und eine fulminante Lungenembolie auszulösen. Über den Spontanverlauf der Erkrankung (Lungenembolierate, Rekanalisation, postthrombotisches Syndrom) liegen keine Informationen vor. Ein Vergleich der Methoden im Rahmen prospektiver Studien existiert in der internationalen Therapie nicht. Angaben zur besten und effektivsten Therapieform liegen somit nicht vor. Nur wenige Publikationen befassen sich mit der Behandlung des Kavaverschlusses. Die Spätergebnisse nach konservativer Therapie sind unbefriedigend: Jackson und Thompson berichten über 67 % Schwellneigung, 50 % Varicosis und 42 % venöse Ulzera nach einem mittleren Follow-up von 8 Jahren (Antony et al. 1994). Insgesamt liegen zum Spontanverlauf nach konservativer Therapie von Kavathrombosen nur alte und keine evidenzbasierten Daten in der Literatur vor.

- - **Konservative Therapie**

Die konservative Behandlung beinhaltet entsprechend den allgemeinen Maßnahmen bei der Behandlung der TVT eine symptomatische Kompressionstherapie (meist Strumpfhose), die Antikoagulation und im Anschluss an die Akutphase die Mobilisation. Intensive sportliche Betätigung unterstützt die Kollateralbildung und lindert das Beschwerdebild der venösen Hypertonie.

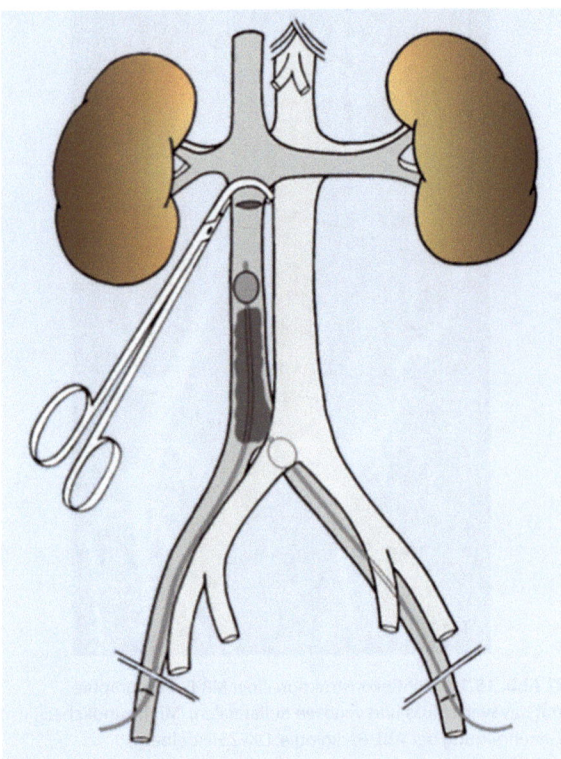

Abb. 15.12 Skizze einer Kavathrombektomie im Sinne einer Hybridoperation, d. h. Kombination aus endovaskulärer Therapie und offener Chirurgie

Tab. 15.2 Ätiologie des Kavaverschlusses im Heidelberger Krankengut 1986–2004 (n=41)

Aszendierende Thrombose	15
Gerinnungsstörung	1
Kava- und Beckenvenensporn	12
Hypoplasie, kongenitale Stenose	1
Nierenvenenthrombose, postpartal	1
Tumoren	10
Primäre Kavatumoren	2
Tumorzapfen bei Nierenzellkarzinom	7
Pankreaskarzinom	1
Kompression von außen	11
Retroperitoneale Tumoren	7
Abdominelles Aortenaneurysma	3
Pankreaspseudozyste	1
Begleitend bei Entzündungen	3
Pankreatitis, Hepatitis, Leberzirrhose	
Unklar	2

Chirurgische Therapie

Therapieziel der chirurgischen Therapie ist die Beseitigung der Emboliequelle und die Wiederherstelluung der zentralvenösen Strombahn (Abb. 15.12). Zwei Publikationen berichten hierzu über gute Ergebnisse mit Offenheitsraten bis 79 % nach 4 Jahren (Kniemeyer 1995, Neglen et al. 1992).

Eigene, bisher nicht publizierte Daten können mit Offenheitsraten von 84 % nach 10 Jahren den Langzeiterfolg dieser Therapieform bestätigen. Zwischen 1986 und 2004 wurden 41 Patienten (17 Frauen, Durchschnittsalter 40 Jahre, Spannweite 8 Tage bis 53 Jahre) aufgrund eines Verschlusses der unteren Hohlvene behandelt. Die Operationsindikation wurde in Abhängigkeit von Patienten- und Thrombosealter, Ätiologie (Tab. 15.2) und Risikofaktoren bei 41 Patienten gestellt, bei 19 wegen einer Kavathrombose.

Die Frühergebnisse wurden im Rahmen der retrospektiven Datenauswertung der Krankenakten ermittelt. Die Spätergebnisse wurden bei 24 Patienten prospektiv nach folgendem Nachuntersuchungsprotokoll erfasst: Das klinische Beschwerdebild wurde gemäß dem Venous Clinical Severity Score (VCSS) eingestuft, die Refluxmessung erfolgte mittels Duplexsonographie. Die zentralvenösen Abflussverhältnisse (Beckenvene und V. cava inf.) wurden mittels MR-Phlebographie untersucht. Zielkriterien dieser Studie waren Lebensqualität, Schweregrad des postthrombotischen Syndroms, Durchgängigkeit der Rekonstruktion und Überleben im Langzeitverlauf nach operativer Kavathrombektomie. Ätiologisch lagen dem Kavaverschluss 10 Tumoren (Leiomyosarkom, Nierenzellkarzinom), 15 aszendierende Beckenvenenthrombosen (1 mit nachgewiesener Thrombophilie), 11 kompressionsbedingte Okklusionen (retroperitoneale Tumoren, infrarenales Aortenaneurysma) und 3 Fälle in Begleitung von Entzündungen (Pankreatitis, Hepatitis) zugrunde. 2 Fälle blieben ätiologisch ungeklärt. Bei 19 von 24 nachuntersuchten Patienten wurde eine Kavathrombektomie durchgeführt. Drei Patienten erlitten eine Rethrombose binnen 5 Tagen, bei ihnen wurde eine Thrombophilie nachgewiesen. Die kumulative Offenheitsrate nach einem medianen Followup von 10 Jahren beträgt 84 % . Die Lungenembolierate liegt bei 0 %. Die kumulative Überlebensrate beträgt 95 %. Ein Patient verstarb an einem metastasierendem Nierenzellkarzinom. Postthrombotische Veränderungen fanden sich bei 2 von 19 (Ulkus: 0). Ein Reflux der tiefen Leitvenen konnte bei 6 von 19 Patienten nachgewiesen werden. 17 Patienten beschrieben eine Verbesserung der Lebensqualität.

Zusammenfassend sind die chirurgischen Früh- und Spätergebnisse der Kavathrombektomie gut. Die Opera-

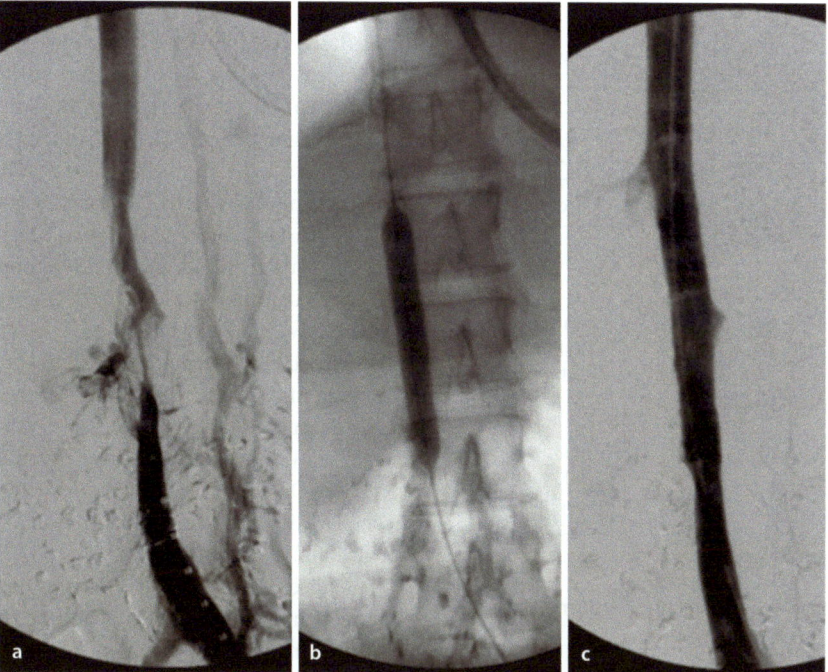

Abb. 15.13 a Die intraoperative Phlebographie eines 14-jährigen Mädchen zeigt nach transfemoraler Thrombektomie (Fogarty-Manöver) eine Kavaatresie, die b angioplastiert und c erfolgreich mit Stent rekanalisiert wird

tion stellt eine kausale Therapie zur Vermeidung von weiteren Lungenembolien und postthrombotischen Langzeitveränderungen bei insgesamt hoher Patientenzufriedenheit dar. Die Indikation muss unter Berücksichtigung von Alter, Komorbidität und Behandlungswunsch des Patienten gestellt werden.

Endovaskuläre Therapie

Nach transfemoraler Punktion erfolgt die Passage des Verschlusses mit einem Führungsdraht und anschließender Angioplastie und Stentimplantation. Die Nierenvenen können, falls notwendig, hierbei ohne Risiko überstentet werden. Situativ wird die simultane Lysetherapie indiziert. Die publizierten 1-Jahresoffenheitsraten betragen 79 %, verbunden mit einer klinischen Verbesserung im Langzeitverlauf von 72 %. Allerdings wird in den meisten publizierten Serien nicht zwischen Beckenvenenthrombosen und Kavathrombosen unterschieden, sodass für die isolierte Kavathrombose keine Daten vorliegen. In Einzelfällen kann von einem sehr guten Langzeitergebnis berichtet werden (◘ Abb. 15.13).

Bei nicht erfolgversprechender oder misslungener Thrombolyse bzw. Thrombektomie oder rezidivierenden Lungenembolien kann in palliativer Situation transjugulär ein Kavafilter implantiert werden. Alternativ kann auch die Kavaligatur bzw. ein Kavaclip erwogen werden.

15.4.2 Vena cava superior

Definition und Epidemiologie

Im vorderen oberen Mediastinum gelegen, drainiert die obere Hohlvene (Vena cava superior, engl. »superior vena cava«, SVC) das Blut von Kopf, Nacken und oberer Extremität in das rechte Atrium. Eine partielle oder komplette thrombotische Obstruktion der oberen Hohlvene geht mit einer venösen Stase des Nackens und der oberen Extremität einher. Das Krankheitsbild wird in Anlehnung an die angloamerikanische Terminologie als »oberes Hohlvenensyndrom« bezeichnet (»SVC syndrome«). Zur Inzidenz gibt es nur wenige Daten. In den USA erkranken ca 15.000 Patienten/Jahr (Antony et al. 1994).

Klassifikation, Ätiologie und Pathogenese

Man unterscheidet beim SVC-Syndrom ätiologisch zwischen den häufigeren malignen (60 %) und den selteneren benignen Ursachen (40 %) (◘ Abb. 15.14).

Das SVC-Syndrom kann durch Kompression oder infiltratives Wachstum oder aber neoplastisch-thrombotisch bedingt sein. Komplizierend kann die Kompression eine sekundäre Thrombose induzieren. Maligne SVC-Syndrome sind meist verursacht durch Bronchialkarzinome mit mediastinaler Lymphknotenmetastasierung (50–65 %) sowie durch primäre Mediastinaltumoren mit Kompression und ggf. Infiltration der Vena cava superior, gefolgt von Lymphomen (12 %).

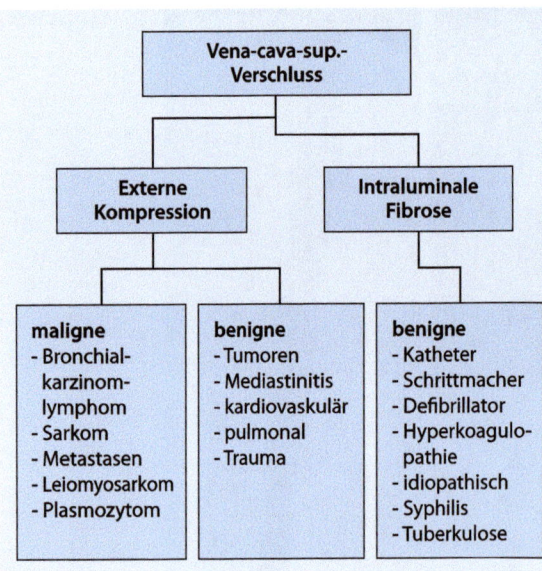

◧ **Abb. 15.14** Ursachen eines Verschlusses der oberen Hohlvene (SVC-Syndrom)

Klinik und Differenzialdiagnose

Das Beschwerdebild ist proportional der Schwere der vorliegenden Obstruktion und deren zeitlicher Entstehung. Weitere entscheidende Faktoren sind die Ausprägung venöser Kollateralen und das Verhältnis des thrombotischen Geschehens in Bezug zur Vena azygos (Kapur et al. 2010). Eine im Rahmen eines SVC-Syndroms ausgelöste, venöse Abflussstörung führt zur oberen Einflussstauung. In einer Arbeit von Rizvi et al. wurden Symptome und klinische Zeichen quantifiziert. Häufig beobachtete Symptome sind dabei Schwellung der Hals- und Gesichtsweichteile (93 %), evtl. mit einem zephalen »Völlegefühl« (87 %), oft in Verbindung mit Zyanose (34 %). Liegt eine Kompression von Mediastinalorganen vor, können Dyspnoe (56 %) oder Husten (14 %) beobachtet werden. Darüber hinaus kann es zu einer Dilatation fazialer, thorakaler und abdominaler Venen (57 %) kommen (Deslauriers u. Mehran 2005, Rizvi et al. 2008).

Venöse Hypertonie wiederum lösten auch Kopfschmerzen, Schwindel, Synkopen und Sehstörungen aus. Bei maligner Ursache können Heiserkeit, Hämoptysen, sog. B-Symptomatik und palpable Lymphknotenvergrößerung am Hals auftreten.

Die häufigste benigne Ursache waren lange Zeit die Mediastinalfibrose und Histoplasmose. Weiterhin kommen Infektionen wie z. B. die granulomatöse Mediastinitis und Tuberkulose differenzialdiagnostisch in Betracht. Mittlerweile haben Thrombosen durch zentrale Venenkatheter bzw. Portsysteme im Rahmen parenteraler Ernährung, Dialyse oder Zytostatikatherapie bzw. Herzschrittmacherimplantationen zugenommen. Verhältnismäßig häufig jedoch wird das SVC-Syndrom bei chronisch kranken oder onkologischen Patienten mit zentralvenösen Dauerverweilkatheter mit und ohne Reservoir beobachtet. In Deutschland werden jährlich etwa 1,9 Mio. zentralvenöse Katheter gelegt (Schummer et al. 2005). Rice et al. (2006) beziffern das Auftreten eines thrombotisch bedingten SVC-Syndroms bei Patienten mit zentralvenösen Kathetern bzw. implantierten Schrittmachern mit 1–3 % bzw. 0,2–3,3 %. Die Inzidenz der durch zentralvenöse Katheter bedingten Thrombose bei Tumorpatienten wird auf bis zu 30 % geschätzt (Hasskarl et al. 2008, Lordick et al. 2003, Madan et al. 2002, Otten et al. 2003, Stockx et al. 1999).

Zu anderen gutartigen Ursachen zählen u. a. Aortenaneurysmen, Pseudoaneurysmen nach offener Aortenchirurgie und Schilddrüsengeschwulste (Baldari et al. 2006, Deslauriers u. Mehran 2005, Schraufnagel et al. 1981, Wilson et al. 2007).

Ein allgemein erhöhtes Thromboserisiko besteht bei Patienten mit Thrombophilien, insbesondere bei der Faktor-V-Leiden-Mutation oder dem Antiphospholipidsyndrom, sowie bei Patienten mit insuffizientem Protein C, S oder Antithrombinmangel (Gloviczki u. Manju 2010).

> **Die häufigsten Symptome und klinischen Zeichen bei V.-cava-superior-Thrombose/-verschluss in der Reihenfolge ihrer Häufigkeit**
> 1. Schwellung von Hals und Gesicht
> 2. Völle- und Stauungsgefühl
> 3. Venöse Hautkollateralen des Thorax
> 4. Ortho- oder Dyspnoe
> 5. Kopfschmerzen
> 6. Schwindel und Synkopen
> 7. Sehstörungen/Sehprobleme
> 8. Husten

Im Rahmen differenzialdiagnostischer Überlegungen müssen primär alle Ursachen einer oberen Einflussstauung in Betracht gezogen werden. Insbesondere ein akutes Auftreten von Symptomen oder aber ein plötzlicher Wechsel der Symptomatik kann für ein thrombotisches Geschehen richtungsweisend sein. Der klinische Verlauf erlaubt zumeist die Komplettierung der entsprechenden Diagnostik. Ein malignes Geschehen sollte immer ausgeschlossen werden. Bei allen onkologischen Patienten, bei denen ein zentraler Venenkatheter gelegt wurde, muss die katheterassoziierte Thrombose ausgeschlossen werden.

Diagnostisches Vorgehen

An erster Stelle stehen Anamnese und körperliche Untersuchung. Ergänzt wird die Verdachtsdiagnose durch nichtinvasive bildgebende Verfahren (Sonographie, Röntgenthorax, CT oder MRT). Die kontrastmittelunterstützte Venographie war lange der sog. Goldstandard; mittlerweile bleibt sie Patienten vorbehalten, die simultan endovaskulär behandelt werden sollen. Ziel der durchgeführten Diagnostik muss es sein, nicht nur Lokalisation und Schweregrad der SVC-Syndromsselbst darzustellen, sondern auch eventuell vorhandene Kollateralkreisläufe und mögliche Ursachen mitzudetektieren.

Die primär weiterführende Diagnostik ist bei Verdacht auf ein thrombotisches Geschehen im Bereich der Vena cava superior die Sonographie. Da der VCS kein eigenes Schallfenster zukommt, müssen zur Abschätzung des Flusses in der oberen Hohlvene Durchmesser und Flussmuster in den Vv. brachiocephalica, axillaris, subclavia und jugularis interna begutachtet werden (Schäberle 2004). Normale atemabhängige Flusskurven im Bereich dieser Gefäße, evtl. provoziert durch das Durchführen eines Valsalva-Manövers, machen das Vorliegen eines SVC-Syndroms unwahrscheinlich. Daneben kann auch mittels transösophagealer Echokardiographie der Einflusstrakt der VCS in den rechten Ventrikel dargestellt werden (Gilon et al. 1998).

Die Rolle der Venographie ist insbesondere im Rahmen einer Diagnostik in Interventionsbereitschaft (Lyse/Thromboembolektomie) zu sehen. Sie erlaubt die präzise Visualisierung des Thrombus sowie die Evaluation venöser Kreisläufe und der darin vorherrschenden Flussrichtung. Im Rahmen operativer Verfahren können mittels Venographie Rekonstruktionskonzepte erarbeitet werden.

Die kontrastverstärkte Computertomographie-(CT-)Phlebographie ist heute das bildgebende Verfahren der Wahl. Sie gibt zuverlässig Auskunft über Diagnose, Höhe und Ausprägung eines thrombotischen Geschehens und erlaubt die Evaluierung venöser Kollateralkreisläufe. Hierzu gehören insbesondere Kollateralen über die V. azygos/hemiazygos, der V.-thoracica-interna-Kreislauf und dessen Lateralverbindungen sowie die Kreisläufe über kleine vertebrale und mediastinale Venen. Darüber hinaus ist die CT-Phlebographie die am besten geeignete Untersuchungsmethode zur Darstellung der thorakalen Strukturen (Cihangiroglu et al. 2001, Kapur et al. 2010). Ein eventuell vorliegendes Tumorgeschehen oder zentralvenöse Katheter sowie Schrittmacherkabel können gut visualisiert werden.

Die Magnetresonanz-(MR-)Phlebographie empfiehlt sich bei Kontraindikationen gegen die Verwendung ionisierender Strahlen oder Kontrastmittelgabe sowie zum Follow-up bei chronischen Verläufen. Allerdings ist sie bei Patienten mit Schrittmachern kontraindiziert.

- Therapiemöglichkeiten und Prognose

Konservative Maßnahmen werden bei jedem Patienten eingeleitet, um die Beschwerden der venösen Einflussstauung zu lindern. Diese beinhalten Schlafen mit erhöhtem Oberkörper, die Gabe von Diuretika und die Antikoagulation mit Heparin, evtl. gefolgt von Coumadin/Phenprocoumon.

Patienten mit mediastinalen Tumoren profitieren in Abhängigkeit von der Tumorhistologie häufig von Bestrahlung, Chemotherapie oder einer Kombination aus beidem. Dadurch kann binnen 4 Wochen bei 80 % der Patienten eine Beschwerdelinderung erreicht werden.

Bei benigner akuter V.-cava-superior-Thrombose ist nach Ausschluss von Kontraindikationen die Lysetherapie oft die Methode der ersten Wahl, während bei maligner Grunderkrankung die endovaskuläre Therapie mit Stents die bevorzugte Behandlungsmethode darstellt. In den letzten beiden Jahrzehnten hat insbesondere die endovaskuläre Therapie große Fortschritte erzielt und die offene konventionelle Chirurgie verdrängt.

Chirurgische Therapie

Die operative Therapie ist indiziert bei symptomatischen Patienten mit benigner Grunderkrankung, guter Prognose quoad vitam >1 Jahr und mit extensiver chronischer Kavathrombose, sofern sie anatomisch/morphologisch nicht für eine endovaskuläre Therapie geeignet sind. Eine Operation ist ebenfalls bei misslungener PTA/Stentimplantation in Erwägung zu ziehen. Es gibt nur kleine Fallserien.

Die anatomische Bypassrekonstruktion wird den extraanatomischen Rekonstruktionen prinzipiell vorgezogen. Da autologe Vene wie z. B. die Vena saphena magna in entsprechendem Kaliber nicht zur Verfügung steht, wird meist auf alloplastisches Material zurückgegriffen. Prinzipiell kann evtl. bei jungen Patienten die Vena femoralis superficialis (sog. »deep vein interposition«) als Konduit verwendet werden. Kryokonservierte Homografts oder bovines Perikard sind weitere Alternativen. Die Operation erfolgt über eine Sternotomie mit simultaner Tumorexstirpation und anschließendem Gefäßersatz ohne Einsatz einer Herz-Lungen-Maschine.

Die chirurgischen Ergebnisse sind gut: Die primären und sekundären 1- und 5-Jahres-Offenheitsraten betragen bei einem mittleren Follow-up von 4,1 Jahren 58/81 % und 45/75 % (Rizvi et al. 2008). In einer Serie von 29 Patienten berichtet die Arbeitsgruppe um Gloviczki et al. sogar von einer 5-Jahres-Offenheitsrate von 90 % für Veneninterponate und 50 % für ePTFE (Kalra 2003). Die Reinterventionsrate nach offener Chirurgie ist geringer als nach endovaskulärer Therapie, für die Langzeitergebnisse fehlen.

Zusammenfassend ist die chirurgische Therapie zwar invasiver, dafür aber sicher, effizient, kurativ im Falle der kompletten Tumorresektion und mit gutem Langzeitergebnis verbunden.

Endovaskuläre Therapie

Die endovaskuläre Therapie von Kavathrombosen bzw. -verschlüssen bietet den Vorteil der geringeren Invasivität und kann zur schnellen Revaskularisation mit entsprechend schneller Symptomlinderung führen. Stents werden bei subtotalen Kompressionen und Lysetherapie bei intraluminaler Kavathrombose eingesetzt.

Obwohl keine Langzeitergebnisse vorliegen, spricht die Datenlage dafür, dass die endovaskuläre Therapie Methode der ersten Wahl bei jungen wie alten Patienten darstellt. Der Patientenwunsch nach einer minimalinvasiven Behandlung verstärkt den vermehrten Einsatz endoluminaler Techniken.

Primäres Zugangsgefäß ist die Vena femoralis communis, in 20 % der Fälle erfolgt ein zusätzlicher brachialer Zugang. Über einen hydrophilen Draht wird die Stenose bzw. der Verschluss passiert. Die Angioplastie mit sekundärer Stentimplantation (selbstexpandierend oder ballonexpandierend) ist der alleinigen Angioplastie aufgrund der geringeren Restenose bzw. Reverschlussrate überlegen. Bei thrombotischem Kavaverschluss ist die Thrombolysetherapie mittlerweile etabliert und kann eine komplette oder partielle Rekanalisation erreichen. Eines der publizierten Lyseprotokolle ist beispielsweise 500.000 IE Urokinase Bolusinektion, gefolgt von 100.000 IE/h über 1–2 Tage. De Gregorio Ariza et al. (2003) berichten über gute Erfolge der kombinierten Therapie aus mechanischer Thrombektomie und pharmakologischer Lyse.

Die 2-Jahres-Offenheitsraten nach endovaskulärer Therapie (PTA/Stent) betragen durchschnittlich primär 64–76 % und sekundär assistiert bis zu 95 %, wobei die Ergebnisse bei benignen besser als bei maligner Grunderkrankung sind. Vor allem Kavathrombosen auf dem Boden einliegender Kathetersysteme sprechen besonders gut auf eine endovaskuläre Therapie an. Dialysepatienten allerdings weisen etwas schlechtere Ergebnisse auf, bei ihnen wurde eine höhere Restenose- und konsekutiv geringere Offenheitsrate beobachtet. Im Falle des Reverschlusses ist eine frühzeitige Reintervention vertretbar und indiziert. Eine lebenslange Antikoagulation oder Antiaggregation wird nach endovaskulärer Rekanalisation (v. a. nach Stentimplantation) von vielen Zentren propagiert.

15.5 Pfortaderthrombose

D. Schwab

- **Definition**

Die Pfortaderthrombose bezeichnet einen partiellen oder kompletten Verschluss der Portalvenen durch einen lumenobstruierenden Thrombus. Obwohl in der Gesamtbevölkerung selten, tritt sie bei 4–15 % aller Patienten mit Leberzirrhose auf und ist für 5–30 % aller Fälle von Pfortaderhochdruck verantwortlich (Amitrano et al. 2004, Ogren et al. 2006). Bei jeder portalen Hypertension – sei sie neu aufgetreten oder im Verlauf deutlich zunehmend (z. B. zunehmender Aszites, Ösophagusvarizenblutung) – muss eine Pfortaderthrombose differenzialdiagnostisch erwogen und ggf. deren Ursache abgeklärt werden; ganz besonders dann, wenn eine Diskrepanz zwischen guter Leberfunktion und erheblicher portaler Hypertension besteht.

Aus klinischer Sicht ist eine akute von einer chronischen Pfortaderthrombose abzugrenzen, wenngleich dies im Einzelfall durchaus schwierig sein kann. Bei chronischer Pfortaderthrombose findet sich oft ein klinisches Ereignis, welches mehr als 2 Monate zurückliegt und/oder eine kavernöse Transformation (Ponziani et al. 2010).

- **Ätiopathogenese und Pathophysiologie**

Eine Reihe sehr unterschiedlicher Ursachen können für die Entwicklung einer Pfortaderthrombose verantwortlich sein, praktisch immer sind jedoch mehrere Faktoren (Virchowsche Trias!) für die Entstehung erforderlich (z. B. akute Pankreatitis: Obstruktion mit Flussreduktion **und** inflammatorische Endothelschädigung).

Lokale Ursachen liegen dem Geschehen in ca. ¾ aller Fälle zugrunde und spielen damit eine größere Rolle als systemische Risikofaktoren. An erster Stelle der lokalen Ursachen steht die Leberzirrhose, die stadienabhängig bei bis zu 15 % mit einer Pfortaderthrombose vergesellschaftet ist und so die zuvor bestehende portale Hypertension noch einmal deutlich verschlechtern kann. Durch die Erhöhung des Gefäßwiderstandes im intrahepatischen Pfortaderanteil kommt es zur Flussreduktion. Ab einem Fluss von weniger als 15 cm/s in der Doppleruntersuchung steigt das Risiko der Pfortaderthrombose signifikant an (Zocco et al. 89). Wenngleich die Koagulopathie bei Leberzirrhose weiterhin unzureichend verstanden ist, geht man heute von einem Überwiegen **pro**koagulatorischer Faktoren aus, welche das Entstehen einer Pfortaderthrombose bei Unterschreitung eines kritischen Flusses begünstigt. Eine rasche Änderung dieses Flusses entsteht z. B. bei der Entwicklung von Malignomen (hepatozelluläres Karzinom [HCC] oder cholangiozelluläres Karzinom [CCC]), insbesondere bei Einbruch in das Pfortadersystem, oder bei einer akuten toxischen Hepatitis auf dem Boden einer vorbestehenden Zirrhose. Bei ca. 25 % aller Pfortaderthrombosen liegen Malignome der Leber und des Pankreas vor. Dabei spielen einerseits die Kompression der Pfortader, andererseits endotheliale Veränderungen bei invasivem Wachstum eine wesentliche pathophysiologische Rolle. Auch entzündliche Herde des Abdomens (Divertikulitis, M. Crohn) können – oft in Verbindung mit Leberabszessen – zu Pfortaderthrombosen führen.

Lokale Risikofaktoren für die Entwicklung einer Pfortaderthrombose. (DeLeve et al. 2009)

Malignom
- Jedes Bauchorgan
- Besonders: HCC, CCC

Fokal entzündliche Veränderungen
- Entzündung oder Katheterisierung der Umbilikalvene
- Entzündliche Erkrankungen des Bauchraumes
    - Divertikulitis
    - Appendizitis
    - Pankreatitis
    - Cholecystitis
- Duodenalulkus
- Chronisch entzündliche Darmerkrankungen
    - M. Crohn,
    - Colitis ulcerosa
- Hepatitis (viral, toxisch)

Operative Eingriffe
- Resektive Eingriffe
    - Splenektomie
    - Kolektomie
    - Gastrektomie
    - Cholezystektomie
- Lebertransplantation
- Portosystemischer Shunt (auch: TIPS)

Leberzirrhose
- Erhaltene Leberfunktion mit auslösenden Faktoren, z. B.
    - Splenektomie
    - TIPS-Komplikation
    - Thrombophilie usw.
- Fortgeschrittene Erkrankung ohne auslösende Faktoren

Tab. 15.3 Prävalenz thrombotischer Risikofaktoren bei nichttumoröser und nichtzirrhotischer Pfortaderthrombose. (DeLeve et al. 2009)

Erworbene Ursachen	
Myeloproliferative Erkrankungen	30–40 %
– Klassisch	17 %
– Atypisch	14 %
Antiphospholipidsyndrom	6–19 %
Schwangerschaft	6–40 %
Orale Kontrazeptiva	12 %
Hyperhomozysteinämie	12–22 %
Paroxysmale nächtliche Hämaturie	0–2 %
M. Behçet	0–31 %
Angeborene Ursachen	
Factor-V-Leiden-Mutation	6–32 %
Faktor-II-Mutation	14–40 %
Antithrombinmangel	0–26 %
Protein-C-Mangel	0–26 %
Protein-S-Mangel	2–30 %
Plasminogenmangel	0–6 %
TT677-MTHFR-Genotyp	11–50 %

Systemische Risikofaktoren (Tab. 15.3) betreffen in erster Linie Patienten mit myeloproliferativen Erkrankungen (oft auch als singuläre Manifestation und damit schwer zu diagnostizieren; Primignani et al. 2006) und – analog zu allen Thrombosen des venösen Systems – solche mit Thrombophilie, hier in erster Linie Faktor-V-Leiden-Mutation (▶ Kap. 4.1.2 u. 4.1.3).

> Unbedingt wichtig ist die Ursachenforschung der Pfortaderthrombose: Leberzirrhose, Malignom, entzündlicher Fokus (Sepsis), myeloprolifertives Syndrom, Thrombophilie?

Obwohl die Leber zu 70 % kalorisch und oxidativ über die Pfortader versorgt wird, kommt es durch eine Pfortaderthrombose erstaunlicherweise praktisch nie zu einem signifikanten Leberfunktionsverlust. Wahrscheinlich erfolgt dann eine Kompensation durch die A. hepatica, z. T. auch durch rasch beginnende, vielleicht auch schon zuvor ausgebildete Umgehungskreisläufe (Valla et al. 2000).

- **Klinik**
- **Akute Pfortaderthrombose**

Meist verläuft die Entstehung einer Pfortaderthrombose inapperent oder ist von Symptomen der zugrundeliegenden Erkrankung überlagert. An eine akute Pfortaderthrombose muss gedacht werden bei Risikokonstellationen (s. oben) und Auftreten von abdominellen Schmerzen, Übelkeit, Erbrechen und Fieber zusammen mit Folgen der portalen Hypertension wie neu aufgetretener Aszites oder Splenomegalie (Sogaard et al. 2007). Die Symptome bestehen dabei oft über mehrere Tage hinweg.

Besonderes Augenmerk muss auf die Miteinbeziehung der V. mesenterica superior mit der Gefahr der intestinalen Infarzierung gelegt werden, vor allem, wenn abdominelle Symptome über 5–7 Tage hinweg andauern (DeLeve et al. 2009). Während die isolierte Pfortaderthrombose prinzipiell reversibel ist – sei es durch Rekanalisation oder durch kavernöse Transformation – hat die kombinierte Portalvenen-Mesenterialvenen-Thrombose eine deutlich schlechtere kurzfristige Prognose.

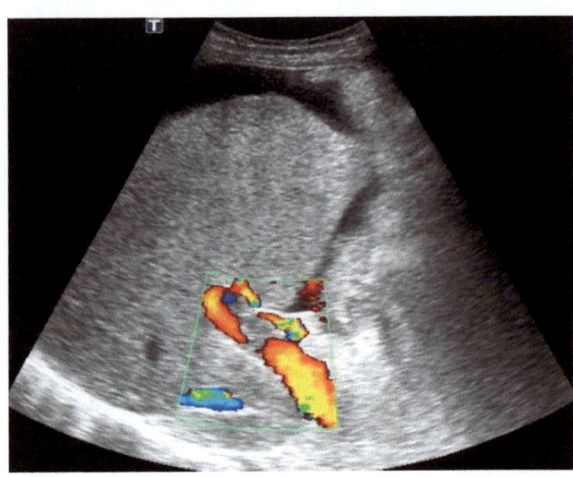

Abb. 15.15 Farbdopplersonographie eines Patienten mit umschriebener, zentraler Pfortaderthrombose. Beachte die perihepatische Aszitesbidlung

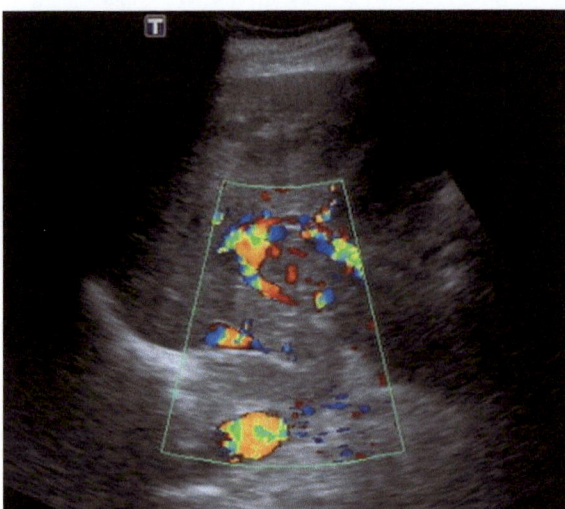

Abb. 15.16 Farbdopplersonographie eines Patienten mit HCC und subtotaler zentraler Pfortaderthrombose. Beachtenswert ist die sichtbare Infiltration des HCC in die Pfortader

> Abdominelle Schmerzen >24 h: an Pfortaderthrombose denken!

> Immer evaluieren: Beteiligung der V. mesenterica superior!

Chronische Pfortaderthrombose

Eine chronische Pfortaderthrombose wird in der Regel aufgrund der sekundären Komplikationen diagnostiziert, meist wegen Splenomegalie oder Ösophagusvarizenblutung (20–40 %; Hoekstra et al. 2009), weniger wegen Aszites. Die sekundären Manifestationen sind nicht so stark ausgeprägt wie bei der akuten Pfortaderthrombose, da das Ausmaß der portalen Hypertension aufgrund von kavernomartigen, teils grotesken Umgehungskreisläufen im Pfortaderstromgebiet deutlich geringer ist.

Die Abgrenzung zwischen akuter und chronischer Pfortaderthrombose ist schwierig, manchmal unmöglich. Bereits 2–3 Tage nach Beginn der akuten Thrombose entwickeln sich Kollateralen. Das Ausmaß derselben und das Ausmaß der portalen Hypertension – abzulesen an den Komplikationen – kann dazu dienen, die Akuität abzuschätzen.

> Bei jeder neu aufgetretenen portalen Hypertension, insbesondere bei Ösophagusvarizenblutung: an chronische Pfortaderthrombose denken!

Diagnose
Bildgebung

Die Diagnose der Pfortaderthrombose wird mittels Farbdopplersonographie (◘ Abb. 15.15 und ◘ Abb. 15.16) gestellt (Sensitivität 60–100 %). Die breite Verfügbarkeit der Methode hat dazu geführt, dass die Pfortaderthrombose

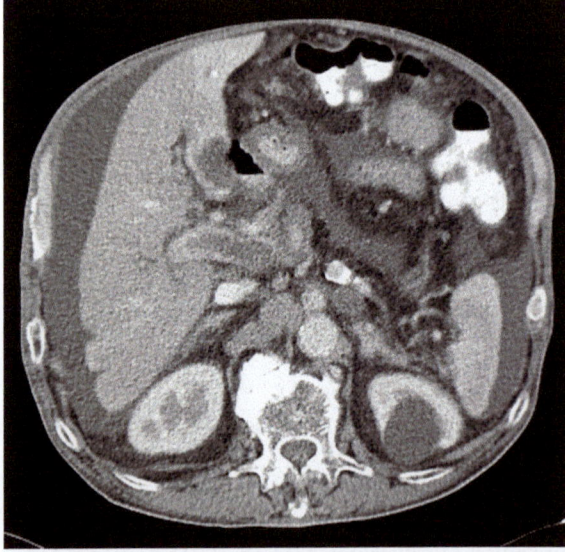

Abb. 15.17 Computertomographie eines Patienten mit Pankreaskarzinom und umflossener langstreckiger Pfortaderthrombose. Nebenbefundlich deutliche Aszitesbildung perihepatisch

häufig in früheren Stadien diagnostiziert wird. Bei weiteren Unklarheiten (Ausdehnung auf die Mesenterialvene, Fokussuche bei septischen Temperaturen), insbesondere bei akuter Pfortaderthrombose, wird die Computertomographie mit Kontrastmittelgabe (◘ Abb. 15.17) eingesetzt. Bei Kontraindikationen stellen Endosonographie und MR-Angiographie Alternativen dar.

Labor

Insbesondere bei chronischer Pfortaderthrombose sind die Leberfunktionsparameter (Zellintegrität: ALT, AST;

Synthese: Albumin, INR; Detoxifikation: Bilirubin) nicht wesentlich verändert, wenngleich die INR gering erhöht sein kann. Der D-Dimer-Wert ist typischerweise erhöht.

Bei sonst fehlenden Ursachen ist an ein monosymptomatisches myeloproliferatives Syndrom zu denken. Hier empfiehlt sich die Bestimmung von V61F-JAK2-Mutationen in Granulozyten, welche eine 100%ige Spezifität dafür aufweisen (Primignani et al. 2006). Die alleinige Untersuchung mittels Differenzialblutbild und Knochenmarkpunktion ist nicht ausreichend für den Ausschluss eines myeloproliferativen Syndroms in Abwesenheit anderer potenzieller Ursachen einer Pfortaderthrombose.

- Kausalität und Komplikationen

Bildgebung und Laboranalytik dienen auch der Ursachenforschung der Pfortaderthrombose, welche einen wichtigen Einfluss auf Management und Prognose hat. Weiterhin wird die Endoskopie essenziell zur Diagnostik und ggf. Therapie wesentlicher prognostischer Komplikationen eingesetzt. Diese sind insbesondere Ösophagus- und Fundusvarizen, deren Blutung mit einer Mortalität von 20 bzw. 50 % einhergeht und manchmal eine Pfortaderthrombose erst erkennen lassen. Aszites im Zusammenhang mit einer Pfortaderthrombose entsteht im akuten Stadium. Bei bestehender Leberzirrhose mit Aszitesbildung wird eine akute Pfortaderthrombose das Aszitesausmaß in der Regel nochmals deutlich verschlechtern.

Aufgrund der portalen Hypertension kann es zu einer Wandverdickung von Gallenwegen und Gallenblase kommen, was die Gefahr der Superinfektion erhöht. Dementsprechend können sich komplizierend Cholecystitis, Cholangitis, Ikterus, Bildung von Gallengangssteinen und biliären Koliken entwickeln. Weiterhin können Umgehungskreisläufe den Gallengang komprimieren und zu Stenosen führen, die sich als posthepatischer Ikterus manifestieren.

> **Wichtig:**
> - Frühzeitiger Einsatz von Dopplersonographie und ggf. CT!
> - Immer Endoskopie zur Diagnostik und ggf. Therapie von Ösophagusvarizen!
> - Pfortaderthrombose: monosymptomatisches myeloproliferatives Syndrom?
> - Cave: portale Cholangiopathie!

- Therapie

Die Indikation zur (antikoagulatorischen) Therapie einer Pfortaderthrombose, vor allem der akuten Form, richtet sich nach der Ursache und der Prognose der Grunderkrankung. Das Ziel z. B. einer Antikoagulation ist die rasche Rekanalisierung und damit Vermeidung von potenziell vital bedrohlichen Komplikationen (s. oben) und der Ausdehnung der Pfortaderthrombose auf das Stromgebiet der V. mesenterica superior. Generell besteht bei Koagulopathien eine Indikation zur Therapie. Bei mechanischer Pathogenese stellen Malignome oder progrediente Leberzirrhose eine fehlende Rationale zur Therapie dar, während potenziell reversible Konstellationen wie Alkoholhepatitis oder Pankreatitis geeignete Indikationen sein können.

■■ Pfortaderthrombose

Da randomisierte kontrollierte Studien fehlen, ist die Empfehlung einer Antikoagulation auf retrospektive Analysen und Risiko-Nutzen-Abwägungen begründet. Die Rekanalisationsrate der akuten Pfortaderthrombose ist vom Beginn der Therapie abhängig und liegt bei Antikoagulation innerhalb der ersten Woche bei 69 %, in der zweiten Woche nur mehr bei 25 %. Komplikationen in dieser klinischen Situation werden selten berichtet (Condat et al. 2001). Bei 1/10 aller Patienten kommt es allerdings trotz Antikoagulation zur Thrombose der V. mesenterica superior mit entsprechend schlechter Prognose.

In 30 % der Fälle von chronischer Pfortaderthrombose wird eine Antikoagulation eingesetzt, wenngleich die Rationale der Komplikationsminimierung hier fehlt. Lediglich bei Thrombophilie bzw. myeloproliferativen Erkrankungen erscheint eine Antikoagulation sinnvoll.

Eine Herausforderung kann das gleichzeitige Bestehen von Ösophagusvarizen und einer Thrombophilie sein. Eine initiale endoskopische Varizenradikation mittels Gummibandligatur (s. unten) noch unter Heparintherapie, gefolgt von einer oralen Antikoagulation ist hier ein gangbarer Weg.

Bei gegebener Indikation erhalten Patienten mit Pfortaderthrombose eine Antikoagulation für ≥3 Monate, bei Thrombopilie oder myeloproliferativem Syndrom eine dauerhafte Antikoagulation. Begonnen wird mit (fraktioniertem) Heparin, nach Stabilisierung der klinischen Situation, Prophylaxe der Ösophagusvarizenblutung (s. unten) oder Durchführung absehbarer operativer Eingriffe erfolgt die Umstellung auf orale Antikoagulation.

■■ Komplikationen

Gastrointestinale Blutung Blutungen aus dem Gastrointestinaltrakt bei Pfortaderthrombsoe rühren meist aus Ösophagusvarizen, Fundusvarizen oder Angiektasien einer portal-hypertensiven Gastropathie. Aber auch mittlere gastrointestinale Blutungen kommen vor. Im Allgemeinen sind die Blutungen bei Pfortaderthrombose weniger schwer als bei anderen Ursachen portaler Hypertension, wahrscheinlich weil die Patienten oft jünger sind und die Leberfunktion erhalten sein kann. Umso problematischer sind derartige Blutungen, wenn eine Leberfunktionsstörung der Pfortader zugrunde liegt und die V. lienalis betroffen ist. Die Primärprophylaxe der Blutung besteht in der Gabe von Propanolol mit einer Zielherzfrequenz von −25% der Ausgangsfrequen, jedoch nicht weniger als >55/min. In den meisten positiven Studien wurde dies mit einer (einschleichenden) Dosis von 3×40 mg erreicht. Bei Kontraindikationen oder Unverträglichkeit wird eine Gummibandligaturtherapie zur Eradikation der Varizen durchgeführt.

Portale Cholangiopathie Cholangitis, Bildung von Gallengangssteinen und biliäre Koliken sowie Kompressionsstenosen des Gallengangs bedürfen einer konventionellen Therapie (d. h. endoskopisch retrograde Cholangiographie). Die dann erforderliche endoskopische Therapie mittels Stentimplantation birgt allerdings die Gefahr der Gangverletzung und Ausbildung einer portobiliären Fistel mit schwer zu beherrschender Hämobilie. Operative Interventionen ohne Pfortaderdekompression sind häufig hochkompliziert. Deren Indikation sollte deshalb sehr kritisch gestellt werden.

Aszites Das Management des Aszites erfolgt nach den Leitlinien (Gerbes et al. 2011). Aszites sollte zunächst diagnostisch punktiert werden. Neben der Differenzialdiagnose des Aszites dient dies insbesondere dem Ausschuss einer spontan bakteriellen Peritonitis (>250 Granulozyten/μl bzw. >500 Leukozyten/μl), welche eine ungünstige Prognose hat (Mortalität ca. 20%) und einer konsequenten Therapie und Verlaufsdiagnostik bedarf.

- **Prognose**

Pfortaderthrombosen, welche nicht auf dem Boden einer Leberzirrhose oder eines Malignoms entstehen, haben in der Regel eine günstige Prognose; ansonsten steht die Prognose der Grunderkrankung im Vordergrund.

In der akuten Situation ist von entscheidender Bedeutung, ob die obere Mesenterialvene miteinbezogen ist. In diesem Fall steigt die Mortalität auf bis zu 50%. Eine portale Hypertension und deren Komplikationen können verhindert werden, wenn der Pfortaderstamm und mindestens einer seiner beiden Äste zumindest partiell rekanalisiert werden kann. Bei Vorliegen einer Leberzirrhose oder eines Malignoms steigt die kurzfristige Mortalität auf 26% (Soogard et al. 2007).

Bei der chronischen Pfortaderthrombose liegt die 5-Jahres-Mortalität bei ca. 10%, wovon die Hälfte auf die (Komplikationen der) Pfortaderthrombose selbst zurückzuführen ist, die andere Hälfte auf die Grunderkrankung (Condat et al. 2001). Schwere Blutungen aus Varizen sind in dieser Konstellation eher ungewöhnlich.

15.6 Mesenterialvenenthrombose

B. Luther

- **Definition und Anatomie**

Unter einer Thrombose der Mesenterialvenen wird insbesondere die Okklusion der V. mesenterica superior durch ein Blutgerinnsel verstanden. Nosologisch mündet sie ein in den Begriff »Thrombosen des Pfortadersystems« oder »venöse Thrombosen des Splanchnikussystems« (▶ Abschn. 15.5).

Die Embryogenese des mesenterialen Venensystems verläuft undifferenzierter als bei den Arterien, sodass ein plexusartiges, variantenreiches Gefäßbett entsteht. Charakteristisch ist das Fehlen von Venenklappen. Beides ermöglicht bei umschriebenen Verschlussprozessen ausgiebige Kollateralwege in beiden Strömungsrichtungen mit teilweise varizenartiger Ausprägung (◘ Abb. 15.18).

Die größeren Leitvenen mit Abfluss in die Pfortader sind:
- V. mesenterica superior,
- V. lienalis,
- V. mesenterica inferior,
- Vv. gastricae dextra et sinistra.

Die V. mesenterica superior ist die hauptsächlich drainierende Vene des Splanchnikusgebietes. Sie verläuft rechts neben der A. mesenterica superior und bildet hinter dem Pankreas mit der V. lienalis den Stamm der V. portae. Bei einem Niederdruck von ca. 3–8 mmHg werden zwei Drittel des venösen Rückstroms via V. portae in die Leber transferiert (1.500 ml/min), womit etwa 60% des hepatischen Sauerstoffbedarfs gesättigt werden (Wolff et al. 2005). Die übrigen Viszeralvenen sind von untergeordneter hämodynamischer Relevanz.

- **Epidemiologie**

Thrombosen der Mesenterialvenen haben seit über 100 Jahren mit 10–15% konstant einen relativ geringen Anteil an der Entstehung eines Mesenterialinfarkts. Dies liegt zum einen daran, dass eine intestinale Venenthrombose nur selten eine manifeste enterale Ischämie auslöst, zum anderen bleibt eine sehr hohe Dunkelziffer zu vermuten. Boley (1992) ermittelte im mittelamerikanischen Raum 2 Fälle pro 100.000 Einwohner und Jahr. In Schweden waren in den Jahren 2000 bis 2006 2,7 von 100.000 Personen pro Jahr betroffen (Acosta et al. 2008). Nur 10% dieser Patienten entwickelten eine mesenteriale Ischämie. Bezogen auf das Bundesgebiet Deutschland wären dies nur 150 Patienten pro Jahr, woran auch im Hinblick auf fehlende epidemiologische Studien berechtigte Zweifel bestehen.

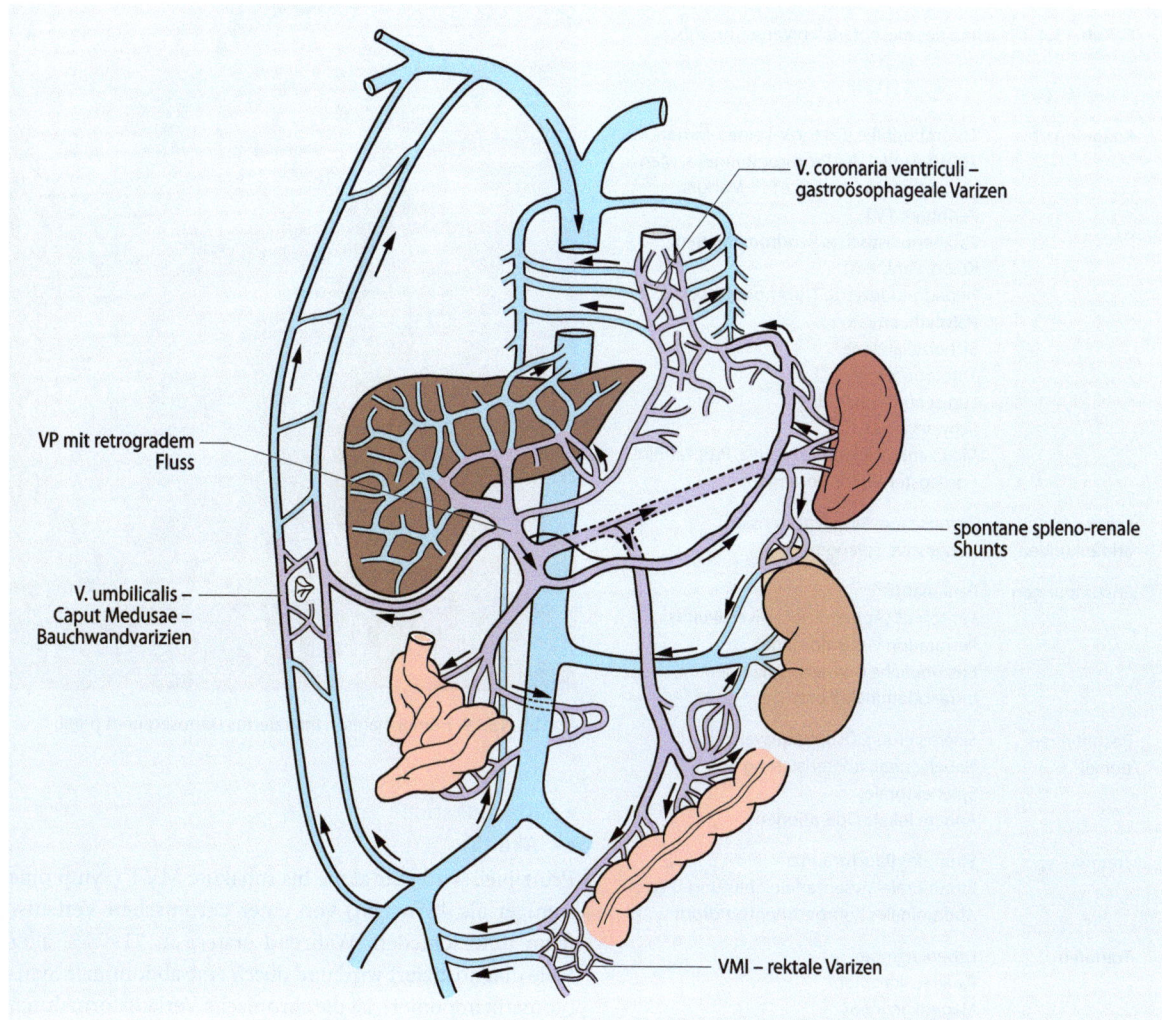

Abb. 15.18 Intestinale venöse Drainage: *VMI* V. mesenterica inferior, *VP* V. portae. (Nach Luther 2001)

Ätiologie

Die Ursachen der Mesenterialvenenthrombose (MVT) sind vielfältig und noch nicht hinreichend aufgeklärt (Tab. 15.4). In über der Hälfte der Fälle bleiben die ätiologischen Faktoren unentdeckt (primäre MVT). Eine häufige sekundäre Genese ist die Entstehung der MVT im Gefolge entzündlicher oder infektiöser intraabdominaler Prozesse, vor allem im Pankreasbereich. Dennoch kann auch eine Appendizitis das Krankheitsbild auslösen (Gaspary et al. 2011). Auch virale Infektionen, wie z. B. die Zytomegalie, sind als Ursachen bekannt.

Bei 42–55 % der Patienten kann eine familiäre Hyperkoagulopathie (genetischer thrombophiler Faktorenmangel oder -überschuss) nachgewiesen werden. Bei 41 % besteht eine JAK2V617F-Mutation, eine latente myeloproliferative Erkrankung der Janus-Kinase 2 (Baxter et al. 2005, Owens 2010). Diese zytoplasmatische Tyrosinkinase ist verantwortlich für die Signaltransduktion bei multiplen hämatopoetischen Wachstumshormonrezeptoren. Träger dieses Merkmals haben ein erhöhtes Risiko für eine thromboembolische Koagulopathie.

Letztlich kann eine MVT auch sekundär nach einem Mesenterialarterienverschluss auftreten.

Pathogenese

Bei Thrombosierung großer mesenterialer Venen kommt es trotz guter Kollateralisierung zur relevanten Abflussbehinderung des Splanchnikusgebietes. Die lokalen Folgen sind Hämostase und Hypoxie mit ischämischer Darmwandnekrose. Eine begleitende spastische Reaktion des arteriellen Schenkels führt zur weiteren Durchblutungsstörung. Dennoch bleibt die arterielle Pulswelle noch eine Zeit lang erhalten, sodass infolge des Drucks und der Nekrose Blut in extravasales Gewebe gepresst wird. Es entsteht eine hämorrhagische Infarzierung mit dunkelroter Aufquellung der betroffenen Darmabschnitte

Tab. 15.4 Ursachen der mesenterialen Venenthrombose

Hauptgruppen	Einzelursachen
Koagulopathie	Thrombophilie (Faktor-V-Leiden-Mutation, 20210-A-Allel des Prothrombingens, Mangel an Protein C und S, AT-III-Mangel) Periphere TVT Paraneoplastisches Syndrom (Magen, Kolon, Pankreas) Heparin-induzierte Thrombozytopenie Polycythaemia vera Sichelzellanämie Thrombozytose Lupus erythematodes Schwangerschaft Medikamente (Kontrazeptiva, Propranolol, Corticosteroide, Ergotamine)
Lebererkrankungen	Zirrhose (portale Hypertension) Kongestive Splenomegalie
Entzündungen	Pankreatitis Peritonitis (Appendizitis, Divertikulitis, Perforation Viszeralorgane) Entzündliche Darmerkrankungen Intraabdominale Abszesse
Postinterventionell	Sklerosierung, Ösophagusvarizen Nabelvenenkatheterisierung Splenektomie Andere lokale Operationen
Trauma	Stumpfes Bauchtrauma Intramurale Mesenterialeinblutung Abdominales Kompartmentsyndrom
Tumoren	Leberkarzinom Pankreaskarzinom Magenkarzinom Nierenkarzinom Lymphknotenmetastasen
Andere	Karzinoide Nephrotisches Syndrom Herzkrankheit Low-flow-Syndrome Morbus Ormond Myointimale Hyperplasie

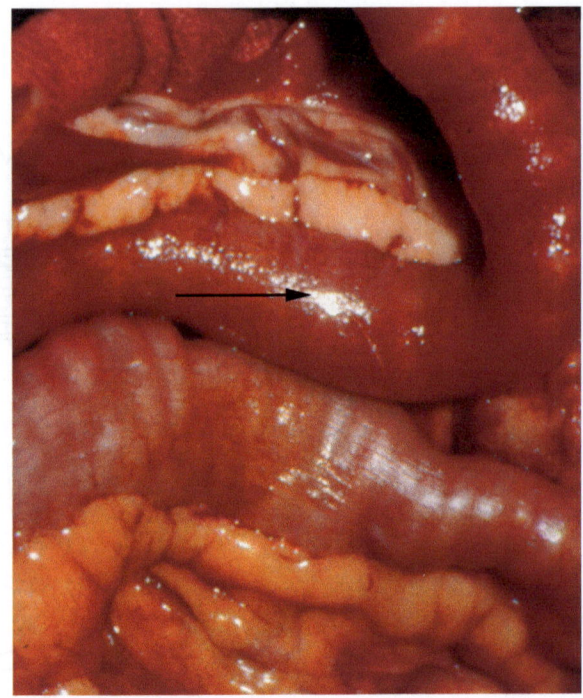

Abb. 15.19 Hämorrhagisch infarziertes Darmsegment (Pfeil)

Klassifikation

Akuität

Prinzipiell wird eine akute bis subakute MVT (Symptome weniger als 4 Wochen) von einer chronischen Verlaufsform unterschieden. Während erstere in 71–74 % aller Fälle diagnostiziert wird und durch eine abdominale Symptomatik imponiert, ist die chronische Verlaufsform durch die Zeichen der portalen Hypertension gekennzeichnet.

Lokalisation

Entscheidend für die prognostische Bewertung einer portosystemischen Thrombose ist die Beteiligung der V. portae. Nach einer Studie von Rhee et al. (1994) tritt die isolierte Pfortaderthrombose bei 32,8 % der Betroffenen auf. Da die übrigen Mesenterialvenen noch durchströmt sind und einen kollateralen Abfluss finden, entwickeln die Patienten häufig nur eine blande Symptomatik oder bleiben beschwerdefrei. Gleiches gilt für die isolierte Milzvenenthrombose (Abb. 15.20).

Die V. mesenterica superior ist analog zur einströmenden A. mesenterica superior das wichtigste Abstromgefäß des Dünn- und Dickdarms. Sie unterliegt der gleichen Isoliertheit im beweglichen Mesenterium und ist nur in ihrem Anfangsteil kollateralisiert. Bei einem Verschluss resultiert immer eine deutliche Symptomatik, sodass ein Anteil der MVT an allen portosystemischen Thrombosen von 70,6 % nicht verwundert. Der Verschluss der V. mesenterica inferior spielt im Ensemble der Splanchnikushämodynamik

(Abb. 15.19). Die Mukosa erscheint sulzig ödematös, die Falten sind verdickt und ergeben ein verstrichenes Relief. Auch in der Submukosa entwickelt sich ein Ödem, welches sich bei chronischem Verlauf organisiert und verfestigt. Die pathologischen Vorgänge ähneln einem hämorrhagischen Infarkt und münden etwas verzögert in den klassischen Mesenterialinfarkt mit all seinen Folgen (Luther 2001). Auch die Versorgung und Syntheseleistung der Leber werden erheblich beeinträchtigt.

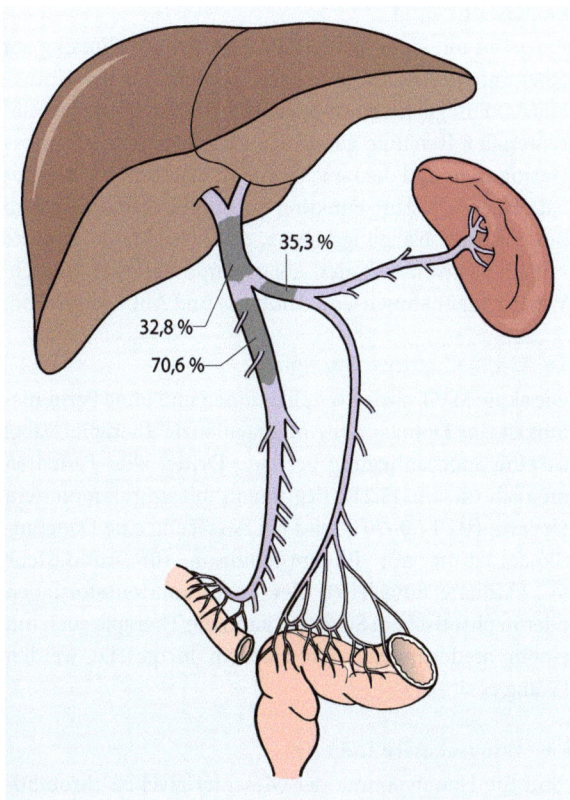

◨ Abb. 15.20 Thrombosen des portosystemischen Kreislaufs

keine entscheidende Rolle und wurde nur selten beschrieben (Öhrlein 2007). Diese Vene kann im Rahmen anderer abdominaler Eingriffe bedenkenlos ligiert oder als Ersatzmaterial genutzt werden.

Entwicklungsrichtung

Ebenfalls prognostisch bedeutsam sind der Ursprung und die Ausbreitung der Mesenterialvenenthrombose. Schreitet die Thrombose von großen zu kleinen Venen fort, so wird eine deszendierende Form definiert. Ursächlich sind hier oft lokale invasive oder traumatische Ereignisse. Aszendierende Verlaufsformen entwickeln sich von den kleinen Mesenterialvenen zur V. portae. Sie haben oft eine hyperkoagulative Ursache und sind gefährlicher, da sie die Darmwand direkt einbeziehen. Das Budd-Chiari-Syndrom, der Verschluss der Lebervenen, stellt eine Sonderform dar.

Befallene Organe

Entsprechend der Ischämiesensibilität des Darms sind vor allem die Abstromgebiete der V. mesenterica superior befallen, so besonders das Dünndarmkonvolut (Jejunum 81,1 %, Ileum 83,3 %). Duodenum (8,1 %) und Colon ascendens (13,5 %) sind ob der guten Kollateralisation deutlich weniger betroffen (Rhee et al. 1997).

Klinik

Abhängig vom Ausmaß der Thrombose, der Größe der betroffenen Gefäße und dem Grad der Darmischämie entwickeln sich unspezifische, nur schwer zu deutende Bauchschmerzen. Kolikartige Schmerzen im mittleren Abdomen, Übelkeit und Erbrechen sowie Obstipation und Diarrhoe wechseln in der Intensität, sodass bei 75 % aller Patienten erst nach 48 h oder später die Diagnose gestellt werden kann (Steffano et al. 2010). In diesem Krankheitsstadium liegt i. d. R. eine relevante Mukosaischämie des abhängigen Darms vor.

Bei Progredienz der Durchblutungsstörung entwickelt sich eine transmurale Darmwandischämie mit Nekrosen, Blutungen, Perforationen und Peritonitis. 15 % der Patienten beklagen jetzt Hämatemesis, Hämatochezie oder Teerstuhl. Bei der Hälfte der Patienten kann okkultes Blut im Stuhl nachgewiesen werden (Paranani et al. 2008). Aufgrund der Besonderheiten der hämorrhagischen Infarzierung kann sich auch ein blutig tingierter Aszites entwickeln.

Das chronische Verlaufsstadium ist durch die Zeichen portomesenterialer Hypertension und postischämischer Darmwandläsionen (Strikturen, Ulzera) geprägt. Es folgen Blutungsepisoden, wechselhafte Stuhlkonsistenz, abdominale Dauerschmerzen und Unwohlsein.

Diagnostik
Klinische Diagnostik

Wegen der unspezifischen Symptome kommt der sorgfältig erhobenen Anamnese und der körperlichen Untersuchung besondere Bedeutung zu. Das Abdomen ist gewöhnlich teigig weich und diffus schmerzempfindlich. Die Darmgeräusche können vermindert sein oder ganz fehlen. Es besteht Inappetenz.

Labor

Wie bei der arteriellen mesenterialen Ischämie fehlen bisher laborchemische Marker, die das Krankheitsbild detektieren. Leukozytose, Laktatämie, Amylaseerhöhung, D-Dimer- und CRP-Anstieg sind zwar hinweisend im diagnostischen Gesamtkontext, bleiben aber im Einzelnen unspezifisch.

Spiral-CT-Angiographie

Zur Darstellung der venösen Thrombose sowie der Darmwandverdickungen und weiterer intraabdominaler Pathologien hat sich das biphasische Kontrastmittel-CT mit MPR-Rekonstruktion in 3 Ebenen ubiquitär durchgesetzt (Aschoff et al. 2009). Es ist mit einer Sensitivität von 93 % und einer Spezifität von 100 % beweisend, sodass die Vorhersagewerte ebenfalls über 90 % betragen. Im akuten Stadium der MVT finden sich eine Dilatation der thrombosierten Venen sowie ein fehlender Flussnachweis. Auch umspülte Thromben werden sichtbar. Um die verschlossenen Venen zeigt sich ein typisches, saumförmiges, perivaskuläres Kontrastmittelenhancement. Darmwandverdickungen – gegebenenfalls mit Lufteinschlüssen – deuten auf den ischämischen Prozess hin. Später zeugen Kollateralen, eine kavernöse Gefäßlumentransformation, Hypersplenie und Aszites von einer chronischen Verlaufsform.

Alle anderen nichtinvasiven Bildgebungen (Abdomenübersicht, Sonographie, Duplexsonographie oder MRA) sind wegen der begrenzten oder erfahrungsabhängigen Aussage sowie aufgrund des Zeitaufwandes heute zurückzustellen (Klasse-III-Empfehlung mit Evidenzniveau C nach ACC/AHA-Leitlinien). Die kontrastmittelsparende Duplexsonographie hat lediglich bei Verlaufsbeobachtungen oder in Einzelfällen noch eine Berechtigung.

Angiographie

Die klassische DSA kann natürlich ebenfalls venöse von arteriellen Verschlussprozessen differenzieren und arterielle Spasmen als indirekte Zeichen einer MVT nachweisen. Sie ist jedoch aufwendig, kontrastmittelbelastet und nicht so aussagefähig wie eine CT, sodass sie nur bei unmittelbarer Therapieplanung Anwendung finden sollte.

Laparoskopie/Laparotomie

Dieses Verfahren wird bei unklarer Peritonitis mit absoluter Operationsindikation empfohlen. Es dient mehr der Therapie als der Diagnostik.

Differenzialdiagnose

Da die MVT oftmals eine sekundäre Komplikation einer nicht vaskulären Grunderkrankung ist, sollten alle in Tab. 15.4 angegebenen Ursachen abgeklärt werden. Rein klinisch wird bei der akuten oder subakuten MVT ein kritisch-symptomatisches Abdomen entwickelt, dessen Ursachenspektrum breit, aber geläufig ist.

Mittels CT-Angiographie können fast alle abdominalen Erkrankungen festgestellt werden. Eine MVT wird durch diese Diagnostik bewiesen. Weiter abzuklären, da sehr gefährlich, bleibt eine mesenteriale Einblutung mit Darmwandverdickung bei Antikoagulanzientherapie und ein Mesenterialinfarkt durch Arterienverschluss. In beiden Fällen kann zusätzlich eine mesenteriale Venenthrombose entstehen.

Therapie

Handelt es sich bei einer MVT um einen Zufallsbefund im Rahmen einer laborchemisch auffälligen Leberzirrhose, so ist therapeutisch Zurückhaltung geboten. Bei günstiger Verschlusslokalisation kann lediglich die endovaskuläre Einlage eines Shunts (TIPS) erwogen werden, um langfristige Folgen der portalen Hypertension zu verhindern (Klar et al. 2011).

Basistherapie

Patienten mit einer akuten MVT sollten notfallmäßig auf einer Intensivstation behandelt werden, um das Krankheitsbild möglichst zu stoppen. Wie bei der arteriellen mesenterialen Ischämie gilt es den Flüssigkeitsverlust in das Darmlumen und die Bauchhöhle zu ersetzen, um die globale Herz-Kreislauf-Funktion zu stabilisieren. Zusätzlich besteht orale Nahrungskarenz, das Darmkonvolut sollte mittels gastrointestinaler Ablasssonde entlastet werden. Weitere Maßnahmen sind Antibiose und Antikoagulation.

Medikamentöse Therapie

Die akute MVT ohne Komplikationen und ohne Peritonismus ist eine Domäne der Antikoagulanzientherapie. Dabei ist eine Spontanheilung bei zwei Drittel aller Patienten möglich (Abb. 15.21). Beginnend mit unfraktioniertem Heparin (PTT 50–70") wird bei Besserung eine Dauerantikoagulation mit Phenprocoumon für mindestens 6–12 Monate eingeleitet. Bei Leberfunktionsstörungen oder nephrotischem Syndrom kann die Therapie auch mit einem niedermolekularen Heparin fortgesetzt werden (Wang et al. 2011).

Endovaskuläre Therapie

Sind die Hauptstämme der Mesenterialvenen thrombotisch verschlossen, so ist eine schlechte Prognose zu erwarten. In diesen Fällen sind Anstrengungen zur Gefäßdesobliteration zu unternehmen. Hierbei haben sich initial fibrinolytische Therapieansätze bewährt (Tab. 15.5). Von den verschiedenen Lysaten werden hauptsächlich rt-PA (Bolus 20 mg, Perfusor 2 mg/h) und Urokinase (Bolus 250.000 IE, Perfusor 2–4 Mio. IE/Tag) genutzt (Henao et al. 2003, Poplausky et al. 1996). Diese Therapie ist nicht durch klinische Studien abgesichert und muss streng überwacht werden.

Die systemische Fibrinolyse hat den Vorteil, dass sie das gesamte Gefäßsystem beeinflusst und somit auch andere thromboembolische Ereignisse minimiert. Dennoch verbleibt ein hohes Blutungsrisiko, sodass das Verfahren nicht mehr eingesetzt wird.

Eine indirekte Thrombolyse über die A. mesenterica superior kann auf transfemoralem Wege schnell eingeleitet werden (Safieddine et al. 2007). Die Vorteile dieser »Rückstromlyse« bestehen in der zusätzlichen Fibrinolyse des arteriellen Strombetts. Versetzt man die Spüllösung mit einem Vasodilatator, etwa PGE_1 (z. B. Prostavasin), so können gleichzeitig Spasmen der Mesenterialarterien gelöst werden. Insgesamt benötigt eine erfolgreiche Behandlung aber zu viel Zeit, sodass die Methode nur noch selten angewandt wird (Abb. 15.22).

Die direkten Lyseverfahren haben eine sehr hohe Effektivität. Ein perkutaner transjugularer intrahepatischer portosystemischer Shunt (TIPS) mit Aspirations-

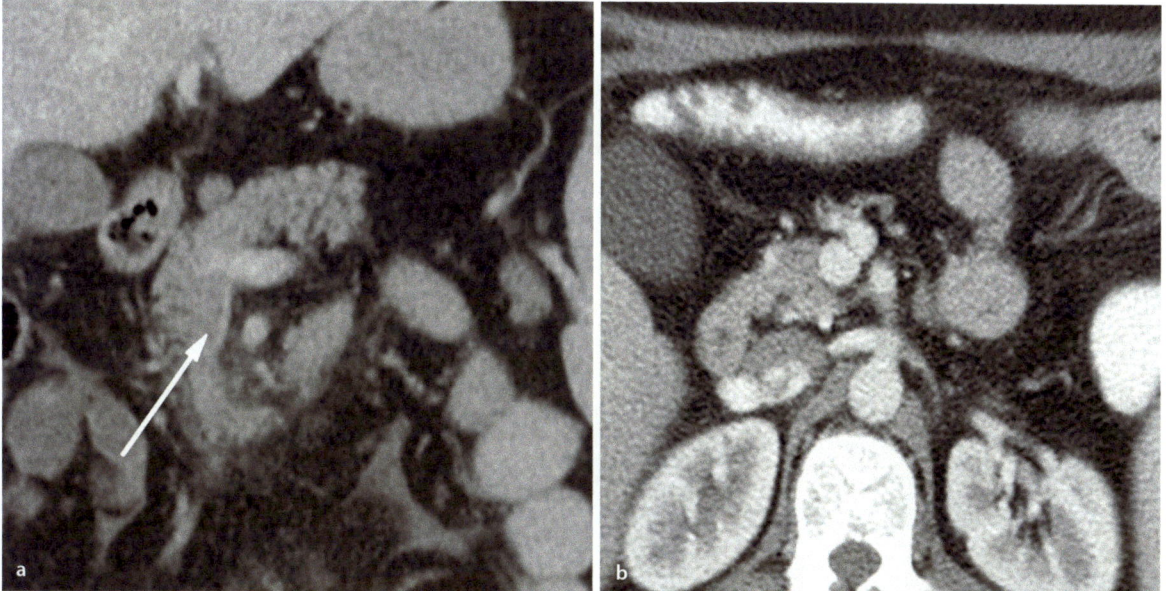

Abb. 15.21 MVT unter Antikoagulantientherapie. **a** Thrombose der V. mesenterica superior bis zum Konfluenz (Pfeil), **b** Kontroll-CT nach 5 Monaten

Tab. 15.5 Fibrinolysezugänge bei MVT

Formen	Vorteil	Nachteil
Systemisch	Globale Thrombolyse	Uneffektiv
Via AMS	Leicht erreichbar, mit arteriellem Schenkel	Weniger effektiv und zeitaufwendiger
Via V. jugularis interna – V. portae	Sehr effektiv Stentstabilisierung möglich	Zeitaufwendiger Zugang
Perkutane transhepatische Thrombolyse	Sehr effektiv	Höheres Blutungsrisiko
Thrombolyse über intraoperativ eingelegten Katheter	Sehr effektiv	Operativer Zugang Blutungsrisiko höher

thrombektomie und direkter Thrombolyse bedeutet allerdings einen zeitaufwendigen, risikoreichen Zugang (Goykhman et al. 2010, Uflacker 2003). Der Vorteil der auch bei chronischen Verschlussprozessen eingesetzten Methode besteht in der Möglichkeit einer Stentapplikation (Mann et al. 1995, Sehgal et al. 2000) zur Stabilisierung einer dauerhaften Splanchnikusdrainage (◘ Abb. 15.23). Die direkte Punktion der Lebervenen und der intraoperativ eingelegte Lysekatheter sind mit einem höheren Blutungsrisiko verknüpft (Kaplan et al. 2004, Kim et al. 2005, Ozdogan et al. 2006). So wurden bei 60 % der Patienten neben Hämaskos perihepatische Hämatome, blutige Pleuraergüsse, gastrointestinale Blutungen, Hämaturie oder Nasenblutungen beobachtet (Hollingshead et al. 2005, Smalberg et al. 2008). Die intraoperative Fibrinolyse wird bevorzugt nach chirurgischer Thrombektomie zur Erhaltung des Therapieergebnisses und einer Thrombolyse der peripheren Mesenterialvenen eingesetzt wird.

Die Offenheitsrate nach Fibrinolysetherapie ist begrenzt. So fanden Hollingshead et al. 2005 in einer kleinen Serie nur bei 12 % der Patienten ein wieder durchgängiges portosystemisches Gefäßbett. Bei 65 % gelang nur eine partielle Wiedereröffnung, und bei 18 % blieb die V. mesenterica superior verschlossen.

Chirurgische Therapie

Besteht ein Mesenterialinfarkt mit Peritonitis, Darmgangrän und Perforation oder kommt es zu schweren Blutungen bzw. zum Ileus (Darmstriktur), sind operative Maßnahmen notfallmäßig angezeigt. Bei einer MVT imponiert das betroffene Darmsegment hämorrhagisch dunkelrot und aufgequollen (◘ Abb. 15.19). Der arterielle Puls ist

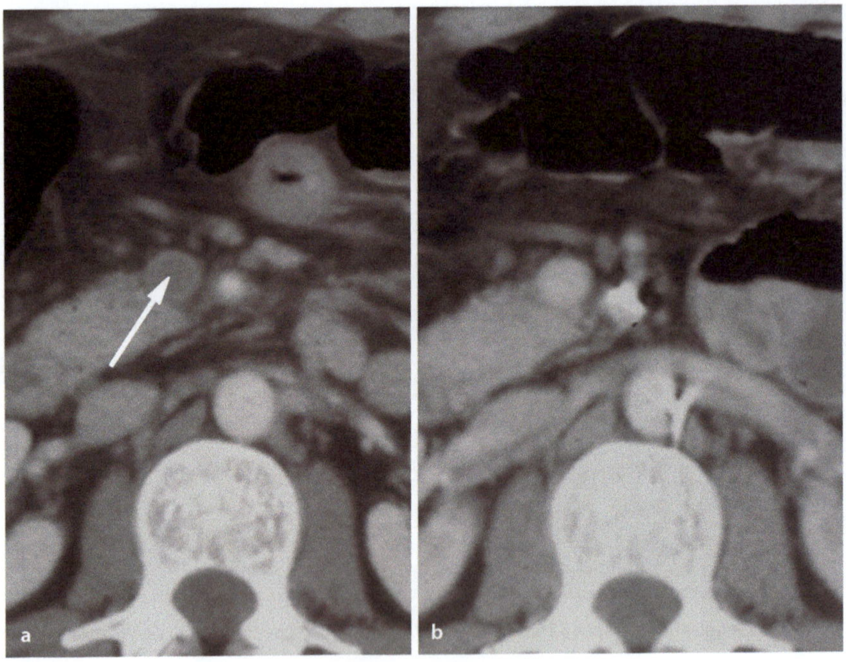

Abb. 15.22 Indirekte Fibrinolyse einer portosystemischen Thrombose via A. mesenterica superior. **a** Mesenterialvenenthrombose (Pfeil), subakutes Abdomen, **b** offene proximale V. mesenterica superior, Beschwerdefreiheit nach 4 Wochen. (Aus Luther 2011)

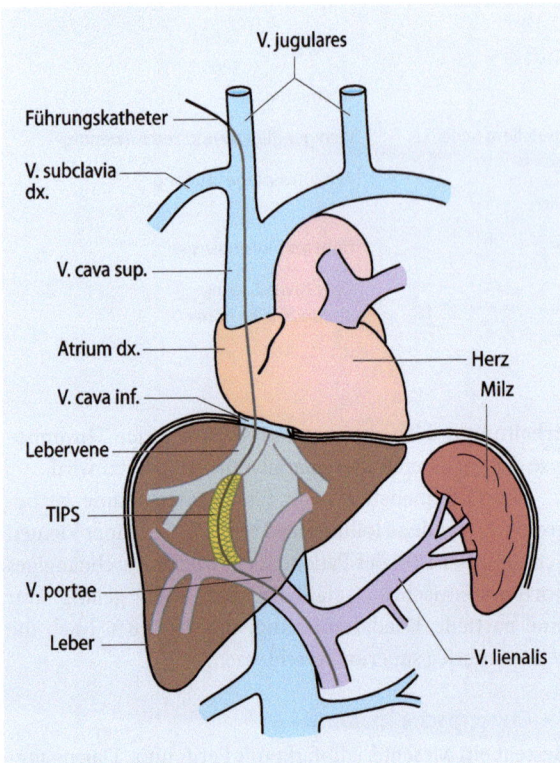

Abb. 15.23 Prinzip der transjugulären intrahepatischen portosystemischen Shuntstentimplantation

palpabel. Es hat in der Vergangenheit nicht an Thrombektomieversuchen gefehlt (Bergqvist et al. 2010, Öhrlein 2007). Leider blieben nur wenige Erfolge dauerhaft. Die Gründe liegen im Kollaps freipräparierter Mesenterialvenen, dem physiologischen Niederdrucksystem, den Intimaläsionen nach mechanischer Thrombektomie, der Nichterreichbarkeit peripher lokalisierter Gerinnsel und der nur selten möglichen Anlage einer effektiven mesenterialen AV-Fistel.

Avitale Darmsegmente müssen reseziert werden. Bezüglich der Kontinuitätsresektion vs. Anus-praeter-Anlage und der Second-look-Operation gelten die gleichen Konditionen wie beim anämischen Mesenterialinfarkt (Klar et al. 2011). Das Komplikationsspektrum ist entsprechend: Pneumonie und Langzeitbeatmung, Wundinfektionen, Nierenversagen, Sepsis, gastrointestinale Blutungen und selten die Entwicklung eines Kurzdarmsyndroms.

Bei isolierter chronischer MVT entwickeln sich nur selten Zeichen der portosystemischen Hypertension. Meist sind dann auch V. lienalis und V. portae in den Verschlussprozess involviert. Auch hier sollten initial endovaskuläre Behandlungsverfahren (TIPS) geprüft werden. Operativ sind nur noch selten portosystemische Umleitverfahren indiziert (► Abschn. 15.5).

Prognose

Die Mortalität der akuten MVT beträgt innerhalb von 30 Tagen 27 % (Acosta 2010). Dies entspricht den Ergebnissen des arteriellen Darminfarkts, wenn man bedenkt,

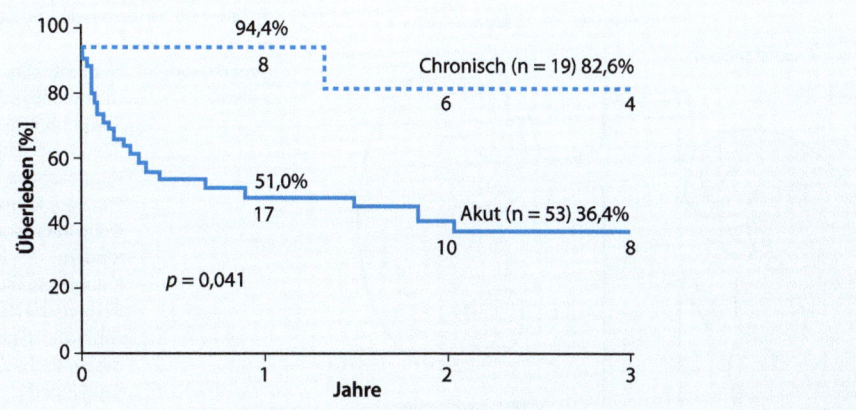

Abb. 15.24 Überlebenskurve nach Kaplan-Meier. (Mod. nach Rhee et al. 1997)

dass viele Patienten eine mesenteriale Venenthrombose ohne relevante Darmischämie symptomarm durchlaufen. Auch bei der kritischen akuten MVT kommt es auf Schnelligkeit und ärztliche Konsequenz an. Hier gelten die Regeln für einen kardiovaskulären Notfall.

Trotz erfolgreicher Primärbehandlung kommt es bei zwei Drittel der Patienten zu einer mesenterialen Rezidivthrombose (Harnik et al. 2010). Deshalb werden Ultraschallkontrollen nach 1, 3 und 6 Monaten empfohlen. CT-Kontrollen sind ebenso möglich, falls eine Kontrastmittelbelastung vertragen wird. Die Therapie der Wahl besteht bei einer Rezidivthrombose in einer wirksamen Antikoagulation.

Nach 5 Jahren wird eine Mortalität von 70 % verzeichnet, die vor allem den zur Thrombose führenden Grunderkrankungen und den Auswirkungen der portalen Hypertonie geschuldet ist. Die schlechtere Prognose der akuten MVT gegenüber der chronischen Verlaufsform ist auf die enteralen Ischämieprozesse als Ursache letaler Multiorganversagen zurückzuführen (Abb. 15.24).

15.7 Nierenvenenthrombose

B. Luther

Definition und Anatomie

Die Nierenvenenthrombose (NVT) bezeichnet eine Abstrombehinderung in einer oder beiden Nierenvenen.

Die Embryogenese des renalen Venensystems ist komplex und eng an die Entwicklung der Nierenanlagen gebunden. Nach Bildung der Vor- und Urniere aus dem intermediären Mesoderm entsteht ab der 7. Embryonalwoche aus kaudalen Somiten die definitive Niere (Metanephros). In der 5. bis 8. Woche kommt es zur Aszension der Nieren, wobei durch Längsrotation der vaskuläre Nierenstiel nach medial verlagert wird (Graumann 2005). Nach der Reifung liegt die linke Niere in Höhe der 11. Rippe bis zum 3. LWK, die rechte etwas tiefer von der 12. Rippe bis zur Unterkante des 3. LWK. Es gibt Varianten – z. B. Senkniere, Hufeisenniere –, die mit dem embryonalen Aszensus in Verbindung stehen.

Die Gefäßversorgung wechselt von anfangs iliakalen zu lumbalen Ästen, sodass sich letztlich in Höhe des 2. LWK die definitiven Nierengefäße ausbilden. Die Venae renales begleiten die Arterien und münden fingerstark in die V. cava inferior (Venenkreuz). Die linke Nierenvene ist mit ca. 7,5 cm deutlich länger als die rechte (ca. 2,5 cm). Sie überkreuzt regelhaft die Aorta und kann im Winkel zur A. mesenterica superior eingeengt werden (Nussknackersyndrom). In wenigen Fällen verläuft sie retroaortal (4 %) oder bildet durch Spaltung einen Ring um die Aorta (bis 6 %). Auch hier sind Kompressionsmechanismen zwischen Aorta und Wirbelsäule möglich. Darüber hinaus gibt es viele variable akzessorische und aberrierende Nierenvenen, die wie bei der Hufeisenniere meist retroaortal verlaufen (Luther et al. 1997).

Während linksseitig die Nierenvene hilusnah die V. suprarenalis von kranial und die V. testicularis/ovarica von kaudal aufnimmt, ist die rechte Nierenvene gewöhnlich bis auf die Uretervenen astlos (Abb. 15.25). Die Nierenvenen sind klappenlos; erst im Hilus und in der Niere selbst wurden Venenklappen beschrieben (v. Kügelgen u. Zuleger 1958).

Die besondere Gefäßanatomie ermöglicht bei umschriebenen Verschlussprozessen einige Kollateralwege. Die wichtigsten sind:
- V. suprarenalis links,
- V. testicularis/ovarica links,
- Uretervenen.

Weitere sind Nierenkapselvenen, Gonadalvenen, Lumbalvenen und phrenische Venen. Bekannt sind auch Verbindungen zur V. hemiazygos und zu den vertebralen Venenplexus.

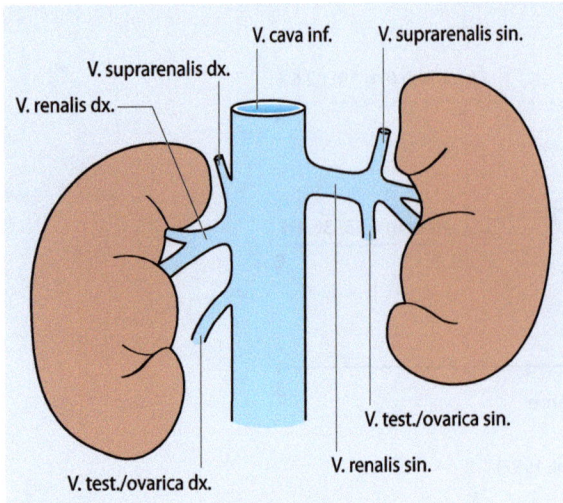

Abb. 15.25 Anatomie der Nierenvenen

Tab. 15.6	Ursachen der renalen Venenthrombose
Hyperkoagu-labilität	Nephrotisches Syndrom (meist membranöse Glomerulonephritis) Thrombophilie Schwangerschaft Kontrazeptiva Paraneoplastisches Syndrom Dehydratation/Eksikkose/Sepsis bes. bei Kindern Kollagenosen, Arteriitiden, Rejektion Diabetische Nephropathie Asphyxie, Hypotonie, zyanotische Vitien, dyspeptische Ernährungsstörungen bei Säuglingen
Abfluss-störung	Nierenzellkarzinom Extrarenale Tumoren Lymphknotenschwellungen Aortenaneurysma, bes. inflammatorisch Kompressionssyndrome Aszendierende Thrombophlebitiden NTx-Venenthrombose (1–4 %) Transfemorale Katheterinterventionen, Kavafilterkomplikationen Traumen

Die Vv. renales sind die hauptsächlich drainierenden Venen der Nieren. Bei einem arteriellen Einstrom von 1,2–1,3 l/min fließt nach Ultrafiltration von 10 % gut 1 l venöses Blut pro Minute in die V. cava inferior zurück.

- **Epidemiologie**

8 % aller tiefen Venenthrombosen sind Nierenvenenthrombosen (AWMF S2-Leitlinie 2010). Entsprechend dem Ursachenspektrum gibt es eine Häufung an NVTs im Kindes- und Jugendalter durch genetische oder septische Kreislauferkrankungen (90 %) und später jenseits des 70. Lebensjahres durch maligne Komplikationen.

Im Obduktionsgut der BRD fanden sich 0,09 % NVTs. Bei Erwachsenen wurde dabei nur eine Inzidenz von 0,04 % ermittelt, bei Neugeborenen dagegen steigt die Rate akuter NVTs auf bis zu 2,7 % (Kuhle et al. 2004). Bei 75 % tritt die Erkrankung im 1. Lebensmonat auf.

Andere Autoren stellten die Malignomerkrankungen in den Vordergrund und ermittelten diese in 66 % der Fälle als Ursache einer NVT (Wysokinski et al. 2008). Weitere 20 % waren einem nephrotischen Syndrom geschuldet und 14 % gingen zu Lasten diverser Ursachen. Das männliche Geschlecht scheint bevorzugt betroffen zu sein. In 30 % der Fälle ist auch die V. cava inferior miteinbezogen (Heller et al. 2000).

- **Ätiologie**

Im Spektrum der Ursachen und Risikofaktoren für eine NVT finden sich 2 große Gruppen: die Hyperkoagulabilität und die Strömungsbehinderung (Tab. 15.6). Während Gerinnungsstörungen die NVT im Säuglings-, Kinder und Jugendalter prägen und eine akute, oftmals hypotone und septische Situation bezeichnen, sind mechanische Blutabstromhindernisse meist chronisch und eine Domäne des Erwachsenenalters.

Als Risikofaktoren gelten auch Adipositas, Diabetes mellitus der Mutter, Unreife des Fetus oder häufige Kontrastmittelanwendungen (AWMF S2-Leitlinie 2010).

- **Pathogenese**

Entsprechend der Virchowschen Trias führen Endothelschäden, Strömungsbehinderungen und Koagulopathien zur NVT. Während Hypoxie, Endotoxine oder Kontrastmittelexpositionen Endothelschäden verursachen, sind Schocksituationen, Sepsis, Dehydratation oder Herzfehler für eine Strömungsverlangsamung verantwortlich. Die lokale Hyperkoagulabilität wird fast regelhaft durch ein nephrotisches Syndrom ausgelöst. Vermutlich kommt es hier zu einem Konzentrationsverlust von AT III, Protein C und Protein S in der Nierenvene (Muirhead 1999).

Bei einer akuten NTV entwickelt sich infolge der intraorganischen Kollateralen und dem spezifischen Gegenstromprinzip wie bei der portosystemischen Thrombose eine hämorrhagische Infarzierung. Lediglich die Papillen bleiben hiervon oft ausgespart. Durch den anfangs noch erhaltenen arteriellen Einstrom entstehen eine Hyperämie der glomerulären und peritubulären Kapillaren und ein Ödem des Intestitiums. Interstitielle Blutungen sind die Folge und führen zur Hämaturie.

Bei chronischen Verlaufsformen verbreitern und verdicken sich die Glomerula, die Mesangiumfelder und die Basalmembranen, sodass ein Nierenfunktionsverlust droht.

15.7 · Nierenvenenthrombose

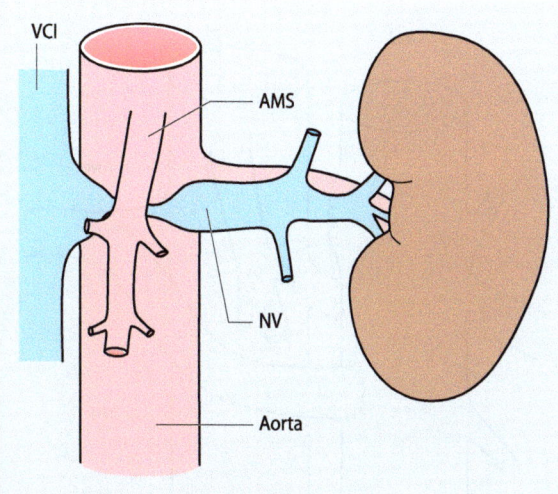

Abb. 15.26 Kompressionsmechanismus der linken Nierenvene. (*VCI* V. cava inferior, *AMS* A. mesenterica superior, *NV* Nierenvene links)

- **Klassifikation**
- **Akuität**

Prinzipiell wird eine akute NVT (meist Säuglings- und Kleinkindalter) von einer chronischen Verlaufsform unterschieden. Während erstere in 75 % aller Fälle diagnostiziert wird und durch eine lumboabdominale Symptomatik imponiert, kann die chronische Verlaufsform asymptomatisch bleiben.

- **Lokalisation**

In 43 % der Fälle ist die linke Nierenvene betroffen. Dies mag trotz der besseren Kollateralisation an ihrer Länge und der anatomischen Enge zwischen Aorta und A. mesenterica superior liegen (Abb. 15.26). Bei 33 % ist die rechte Nierenvene thrombosiert.

Kommt es zum Verschluss beider Nierenvenen (21 %, vor allem Säuglinge), so ist ein akutes oder chronisches Nierenversagen unausweichlich.

- **Entwicklungsrichtung**

In der Mehrzahl der Fälle entwickelt sich die NVT aszendierend aus der Niere über den Nierenhilus zur Nierenvene und darüber hinaus bis in die V. cava inferior (Abb. 15.27). Die deszendierende, von der V. cava inferior ausgehende Form bleibt der Kavathrombose und Sonderfällen vorbehalten.

- **Klinik**

> Die klassische Trias der akuten NVT ist durch Mikro- oder Makrohämaturie, Nierenschwellung und Thrombozytopenie gekennzeichnet.

Durch die Spannung der Nierenkapsel, die manchmal tastbar ist, kommt es bei 73 % der Betroffenen zu Flankenschmerzen, die abdominal ausstrahlen können und in seltenen Fällen zu Schocksituationen führen. In 36 % der Fälle wird der Urin als Zeichen der infarzierten Gewebsuntergänge blutig. Weitere Begleitsymptome sind Inappetenz, Fieber und Übelkeit.

In der Folge entwickelt sich bei 20 % ein nephrotisches Syndrom mit Hämaturie, Proteinurie, Oligurie bis Anurie und generalisierte Ödembildung. Bei akuter NVT linksseitig ist auch eine Schwellung des Hodens (gestaute Gonadalvenen) möglich.

- **Diagnostik**
- **Klinische Diagnostik**

Die klassische Trias Hämaturie, Flankenschmerz/-tumor und Thrombozytopenie weist rasch auf ein ischämisches oder entzündliches Geschehen in der Niere hin. Es kommt zur mangelhaften Diurese und bei beidseitiger NVT sogar zum akuten Nierenversagen.

- **Labor**

Über 50 % der Patienten haben eine eingeschränkte Nierenfunktion und eine vermehrte Eiweißausscheidung. Auffällig sind Proteinurie, Erythrozyturie, Hämaturie, erniedrigter Gesamteiweißspiegel und Hb-Verlust sowie – nicht zu vergessen – die Erhöhung der D-Dimerwerte. Bei 5 % der Betroffenen tritt ein dialysepflichtiges Nierenversagen ein. Weitere Hinweiszeichen sind die Erhöhung der Retentionswerte sowie LDH- und CK-Anstieg.

- **Duplexsonographie**

Der Nachweis des fehlenden Flusses in der Nierenvene gelingt mit einer Sensitivität von 100 %. Auch eine Thrombusprogression in die V. cava inferior lässt sich gut nachweisen. Schwierigkeiten entstehen bei adipösen Patienten mit Gasüberlagerung oder bei nichtkompletter, sog. parietaler NVT.

- **Szintigraphie**

Diese Untersuchung ist insbesondere chronischen Verläufen und Kontrolluntersuchungen zur Einschätzung der Nierenfunktion vorbehalten.

- **CTA/MRA**

Beide Bildgebungen sind ausgesprochen geeignet, eine NVT zu beweisen und gelten heute als Diagnostik der 1. Wahl (Abb. 15.27).

- **Differenzialdiagnose**

Klinische Ausschlussdiagnosen einer NVT umfassen alle Krankheitsbilder im Bereich der Nierengegend. Hierbei geht es ebenso um die Abklärung eines Harnstaus und

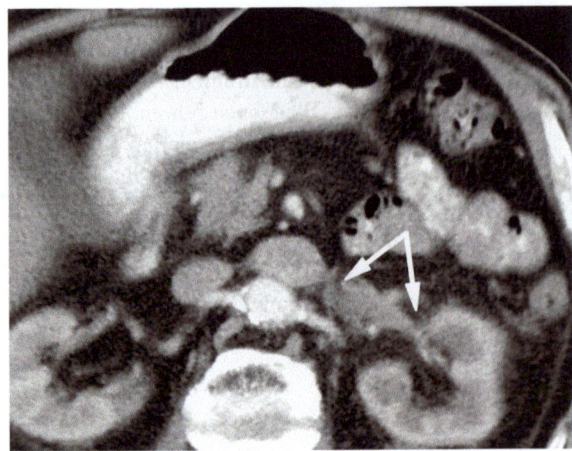

Abb. 15.27 CT-Angiographie des Abdomens bei einem 70-jährigen Patienten, a.-p.: Die linke Nierenvene ist durch ein einwachsendes Nierenzellkarzinom verschlossen und kollateralisiert (Pfeile). (Mit freundlicher Genehmigung von Prof. Dr. M. Friedrich, Urologische Klinik, Helios-Klinikum Krefeld)

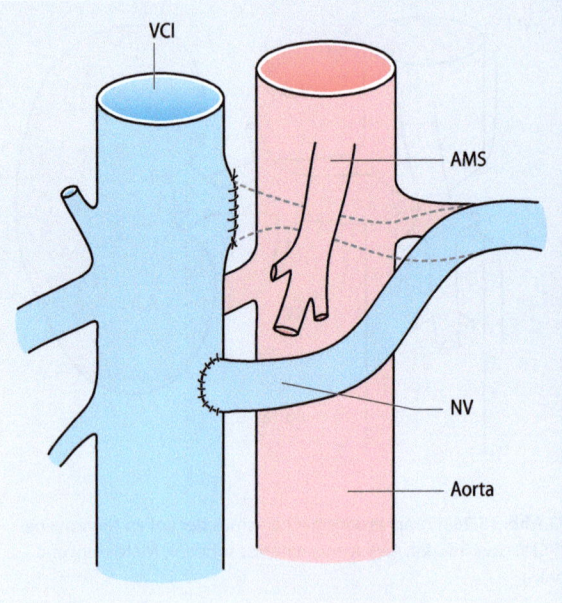

Abb. 15.28 Transposition der linken Nierenvene bei Nussknackersyndrom. (*VCI* V. cava inferior, *AMS* A. mesenterica superior, *NV* Nierenvene links)

einer Nephritis wie einer parenchymatösen Raumforderung. Auch Lungenembolien können Ihre Ursache in einer NVT haben (Janda 2010).

- **Therapie**
- **Konservativ-medikamentöse Therapie**

Bei blanden oder chronischen Verlaufsformen ist eine Antikoagulation mit Heparin, Marcumar oder selten Acetylsalizylsäure ausreichend. Besteht die Gefahr der Lungenembolie, so kann präventiv ein Kavaschirm eingelegt werden.

- **Fibrinolyse**

Diese bevorzugt transfemorale Lokaltherapie ist akuten Stadien der NVT vorbehalten. Die Ergebnisse mit Urokinase 4400 IE/kgKG/h, aber auch mit rt-PA, sind dabei sehr gut (Kennedy et al. 1991, Lam u. Lui 1998). Bei Säuglingen ist diese Therapie nur bei beidseitiger NVT und fehlender Blutungsneigung indiziert (Ellis 1992, Jaako Dardashti et al. 2009). Die Effektivität der Methode steigt bei gleichzeitig mechanischer Thrombektomie sowie bei simultaner Infusion von Nierenarterie und Nierenvene.

- **Thrombektomie**

Dieses Verfahren wird bei akuter bilateraler NVT (meist Säuglinge) empfohlen (Asghar et al. 2007). Bei einer offenen chirurgischen Thrombektomie empfiehlt sich ein rechtsseitiger suprakolischer Zugang über eine Querlaparotomie. Nach der Kocherschen Medialisierung von Duodenum und rechter Kolonflexur wird das Venenkreuz, gebildet aus V. cava inferior und beiden Nierenvenen, gut sichtbar. Die Venen sind möglichst anzuschlingen, um endotheliale Klemmschäden zu vermeiden. Über eine Quer- oder Längskavotomie kann die Thrombektomie unter guter Sicht erfolgen. Bei Erwachsenen mit meist aszendierenden Thromboseformationen sind die Ergebnisse schlecht, da die intraparenchymalen Regionen nicht erreicht werden. Favorisiert werden heute auch perkutane, transfemorale Katheterthrombektomien, allerdings unter Embolieprotektion mittels lokaler Lyse und Kavaschirmimplantation (Janda 2010). Hybridverfahren aus mechanischer Katheterthrombektomie und lokaler Fibrinolyse können auch bei Venenthrombosen von Nierentransplantaten erfolgreich sein (Melamed et al. 2005).

- **Venentransposition**

Dieses Verfahren ist dem Nussknackersyndrom der linken Nierenvene vorbehalten. Es kann sowohl offen als auch endovaskulär durchgeführt werden (Hartung et al. 2005, Kim et al. 2006). Während endovaskulär der Kompressionsmechanismus durch eine Stentformation aufgehoben werden soll, wird bei der chirurgischen Methodik die linke Nierenvene nach distal in die V. cava inferior umgesetzt und damit aus der Kompressionszwinge gelöst (Abb. 15.28). Bei tumorösen Ursachen kann auch ein Kavaersatz notwendig werden (Abb. 15.29). Hierbei wird bevorzugt ringverstärktes alloplastisches Prothesenmaterial (PTFE) verwandt.

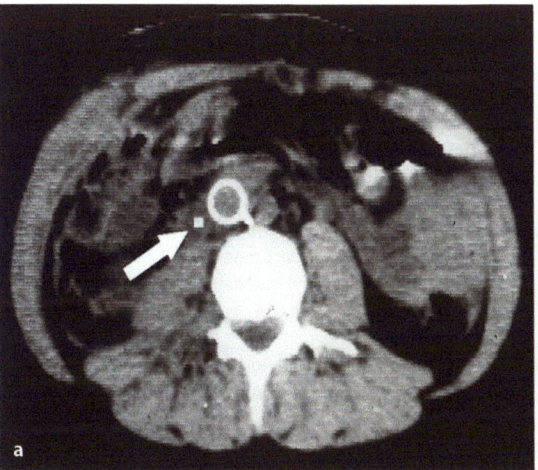 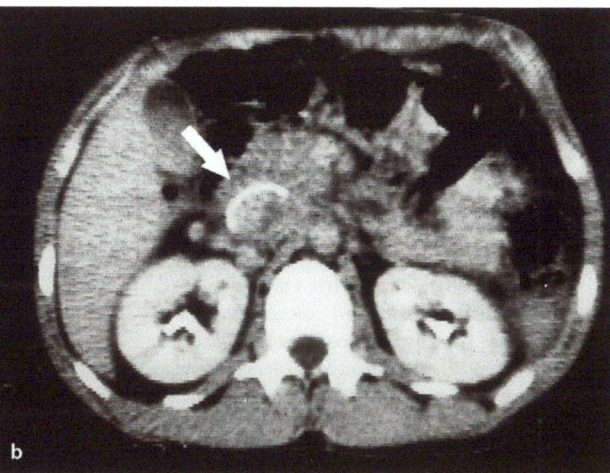

Abb. 15.29 CT-Abdomen: NVT rechts (Pfeil) bei Hypernephrom. **a** Thrombektomie und Ersatz der V. cava inferior mit PTFE-Prothese nach Resektion des Hypernephroms unter Nierenerhalt. **b** Darstellung der proximalen Anastomose mit residualem Hämatom (Pfeil). (Aus Luther 2011)

Nephrektomie

Bei schwer einstellbarem arteriellen Hypertonus oder rezidivierenden Organinfektionen ist eine Nephrektomie gerechtfertigt. Dies gilt auch für Transplantatnieren, wenn V. renalis und V. iliaca thrombosiert sind (Aktas et al. 2011).

Chronische Hämodialyse

Insbesondere bei beidseitiger NVT kann es zum akuten oder chronischen Nierenversagen kommen. Da meist Kinder und Jugendliche betroffen sind, sollten die Möglichkeiten einer Nierentransplantation ausgereizt werden.

Prognose

Der Verlauf einer NVT bezüglich der Nierenfunktion und der Lebenserwartung ist abhängig von:
- der Akuität der NVT,
- der Kollateralzirkulation,
- der ein- oder beidseitigen NVT,
- der Grundkrankheit.

Die Letalität der NVT ist nicht gering und beträgt bei Kleinkindern aufgrund der besonderen komplexen Krankheitssituation über 20 % (Lau et al. 2007). Während sich bei Säuglingen meist eine progressive Nierenatrophie entwickelt, kann bei älteren Patienten sogar eine Restitutio ad integrum eintreten. Diese Entwicklung ist an günstige Verschlussprozesse und eine zumindest partielle Rekanalisation gebunden. Bei chronischer Verlaufsform können Symptome gänzlich fehlen. Manchmal ist eine überraschende Lungenembolie das erste Hinweiszeichen.

Nach einer erfolgreichen Therapie beträgt die Rezidivrate einer NVT 8,5–27 % (Ellis 1992). Deshalb sollten langfristig Antikoagulanzien eingesetzt und Ultraschallkontrollen in 3- bis 6-monatigen Abständen durchgeführt werden. Nach thrombogenen Risikofaktoren muss gefahndet werden, damit eine geeignete Risikoprävention eingeleitet werden kann.

Literatur

Zu 15.1
Crassard I, et al. (2005) A negativ D-dimer assay does not rule out cerebral venous thrombosis. A series of seventy-three patients. Stroke 36: 1716–1719
Einhäupl KM, et al. (1991) Heparin treatment in sius veous thombrosis. Lancet 339: 597–600
Ferro JM, et al. (2004) Prognosis of cerebral vein and dural sinus thrombosis. Stroke 35: 664–670
Girot M, et al. (2007) Predictors of outcome in patients with cerebral venous thrombosis and intrcerebral hemorrhage. Stroke 38: 337–342
Masuhr F, et al. (2004) Cerebral venous and sinus thrombosis. J Neurol 251: 11–23
Stam J (2005) Current concepts: Thombrosis of the cerebral veins and sinuses. N Eng J Med 352: 1791–1798
Stam J, et al. (2004) Anticoagulation for cerebral sinus thrombosis. The Cochran Libary, Issue 3. Wiley, Chichester, UK

Zu 15.2
Boyer D, Heier J, Brown DM, et al. (2012) Vascular Endothelial Growth Factor Trap-Eye for Macular Edema Secondary to Central Retina Vein Occlusion: Six month Results of the Phase 3 COPERNICUS Study. Ophthalmology 119: 1024–1032
Brown DM, et al. (2010) CRUISE, Ranibizumab for macular edema following central retinal vein occlusion: six-month primary end point results of a phase III study. Ophthalmology117: 1124–1133
Campochiaro PA, et al. (2008) Ranibizumab for macular edema due to retinal vein occlusions: implication of VEGF as a critical stimulator. Mol Ther 16: 791–799

Campochiaro PA, et al. (2010) BRAVO, Ranibizumab for macular edema following branch retinal vein occlusion: six-month primary end point results of a phase III study. Ophthalmology 117: 1102–1112

Haller JA, et al. (2010) Randomized, sham-controlled trial of dexamethasone intravitreal implant in patients with macular edema due to retinal vein occlusion. Ophthalmology 117: 1134–1146

Opremcak EM (2001) Radial optic neurotomy for central retinal vein occlusion – A retrospecctive pilot study of 11 consecutive cases. Retina 21: 408–415

Osterloh M (1988) Surgical decompression of branch retinal vein occlusions. Arch Ophthalmol 106: 1469–1471

Scott IU, et al. (2009) A randomized trial comparing the efficacy and safety of intravitreal triamcinolone with standard care to treat vision loss associated with macular Edema secondary to branch retinal vein occlusion: the Standard Care vs. Corticosteroid for Retinal Vein Occlusion (SCORE) study report 6. Arch Ophthalmol 127: 1115–1128

Shah GK, Sharma S, Fineman MS, Federman J, Brown MM, Brown GC (2000) Arteriovenous adventitial sheathotomy cfor the treatment of macular edema associated with branch retinal vein occlusion. Am J Ophthalmol 129: 104–106

Shukla D, et al. (2007) Pegaptanib sodium for ocular vascular disease. Indian J Ophthalmol 55: 427–430

The Central Vein Occlusion Study Group M report (1986) Branch Vein Occlusion Study Group Argon laser scatter photocoagulation for prevention of neovascularization and vitreous hemorrhage in branch vein occlusion. A randomized clinical trial. Arch Ophthalmol 104: 34–41

The Central Vein Occlusion Study Group M report (1995) Evaluation of grid pattern photocoagulation for macular edema in central vein occlusion. Ophthalmology 102: 1425–1433

Zu 15.3

Bollinger A (1979) Funktionelle Angiologie. Thieme, Stuttgart

Elman EE, Kahn SR (2006) The poastthrombotic syndrome after upper extremity deep venous thrombosis in adults: A systematic review. Thromb Res 117: 609–614

Hach-Wunderle V, Blättler W, Gerlach H, Konstantinides St., Noppeney T, Pillny M, Riess H, Schellong S, Stiegler H, Wildberger JE (2010) Diagnostik und Therapie der Venenthrombose und der Lungenembolie. Interdisziplinäre S2 Leitlinie. VASA Suppl S78/2010

Heberer G, van Dongen RJAM (Hrsg) (1987) Gefäßchirurgie. Springer, Berlin Heidelberg New York

Illig KA, Doyle AJ (2010) A comprehensive review of Paget-Schroetter syndrome. J Vasc Surg 51: 1538–1547

Kahn SR, Elman EA, Bornais C, Blostein M, Wells PS (2005) Post-thrombotic syndrome, functional disability and quality of life after upper extremity deep venous thrombosis in adults. Thromb Haemost 93: 499–502

Marshall M, Schwahn-Schreiber Ch (2006) Tiefe Venenthrombose im Arm- und Schultergürtelbereich. Phlebologie 35: 11–15

Prandoni P, Polistena P, Bernardi E, Cogo A, Casara D, verlato F, Angelini F, Simioni P, Signorini GP, Benedetti L, Girolami A (1997) Upper-extremity deep vein thrombosis. Risk factors, diagnosis, and complikations. Arch Intern Med 157: 57–62

Swinton NW; Edgett JW, Hall RJ (1968) Primary Subclavian-Axillary Vein Thrombosis. Circulation 38: 737–745

Theiss W, Rieger H (1998) Tiefe Venenthrombose der oberen Extremitäten. In: Rieger H, Schoop W (Hrsg) Klinische Angiologie. Springer, Heidelberg

Urschel HC, Razzuk MA (1991) Improved Management of the Paget-Schroetter Syndrome Secondaty to Thoracic Outlet Compression 52: 1217–1221

Urschel HC, Razzuk MA (2000) Paget-Schroetter Syndrome: What Is the Best Management? Ann Thorac Surg 69: 1663–1669

Zu 15.4

Antony SJ, Loomis T, Brumble L, Hannis MD (1994) Inferior vena caval thrombosis associated with acute pancreatitis: an unusual vascular complication – its presentation and management. Angiology 45: 1009–1014

Arcelus JI, Caprini JA (2010) Acute Deep Venous Thrombosis: Prevention and Medical Treatment. In: Cronenwett JL, Johnston KW (eds) Rutherford's vascular surgery. Saunders, Philadelphia

AWMF (2010) Diagnostik und Therapie der Venenthrombose und der Lungenembolie

Baldari D, Chiu S, Salciccioli L (2006) Aortic pseudoaneurysm as a rare cause of superior vena cava syndrome – a case report. Angiology 57: 363–366

Birt CA (1972) Inferior vena caval occlusion. Br J Clin Pract 26: 528–530

Campbell DN, Liechty RD, Rutherford RB (1981) Traumatic thrombosis of the inferior vena cava. J Trauma 21: 413–415

Chikaraishi T, Kobayashi S, Harada H, Komaki T, Koyanagi T (1997) Idiopathic and spontaneously regressing thrombus in right renal vein and inferior vena cava. Int J Urol 4: 83–85

Cihangiroglu M, Lin BH, Dachman AH (2001) Collateral pathways in superior vena caval obstruction as seen on CT. J Comput Assist Tomogr 25: 1–8

De Gregorio Ariza MA, Gamboa P, Gimeno MJ, et al. (2003) Percutaneous treatment of superior vena cava syndrome using metallic stents. Eur Radiol 13: 853–862

Deslauriers J, Mehran R (2005) Handbook of perioperative care in general and thoracic surgery. Mosby Elsevier, Philadelphia

Gilon D, Schechter D, Rein AJ, Gimmon Z, Or R, Rozenman Y, Slavin S, Gotsman MS, Nagler A (1998) Right atrial thrombi are related to indwelling central venous catheter position: insights into time course and possible mechanism of formation. Am Heart J 135: 457–462

Giordano P, Weber K, Davis M, Carter E (2006) Acute thrombosis of the inferior vena cava. Am J Emerg Med 24: 640–642

Gloviczki P, Manju K (2010) Superior vena cava occlusion. In: Cronenwett JL, Johnston KW (eds) Rutherford's vascular surgery. Saunders, Philadelphia

Goodacre S, Sampson F, Thomas S, van Beek E, Sutton A (2005) Systematic review and meta-analysis of the diagnostic accuracy of ultrasonography for deep vein thrombosis. BMC Med Imaging 5: 6

Goodman LR, Sostman HD, Stein PD, Woodard PK (2009) CT venography: a necessary adjunct to CT pulmonary angiography or a waste of time, money, and radiation? Radiology 250: 327–330

Guo Y, Zhang YQ, Lin W (2010) Radiological diagnosis of duodenocaval fistula: a case report and literature review. World J Gastroenterol 16: 2314–2316

Harris RD (1976) The etiology of inferior vena caval obstruction and compression. CRC Crit Rev Clin Radiol Nucl Med 8: 57–86

Hasskarl J, Koberich S, Frydrychowicz A, Illerhaus G, Waller CF (2008) Complete caval thrombosis secondary to an implanted venous port – a case study. Dtsch Arztebl Int 105: 18–21

Heit JA (2005) Cancer and venous thromboembolism: scope of the problem. Cancer Control 12 Suppl 1: 5–10

Kalra M, Gloviczki P, Andrews JC, et al. (2003) Open surgical and endovascular treatment of superior vena cava syndrome caused by nonmalignant disease. J Vasc Surg 38: 215–223

Kanne JP, Lalani TA (2004) Role of computed tomography and magnetic resonance imaging for deep venous thrombosis and pulmonary embolism. Circulation 109: I15–21

Kapur S, Paik E, Rezaei A, Vu DN (2010) Where there is blood, there is a way: unusual collateral vessels in superior and inferior vena cava obstruction. Radiographics 30: 67–78

Kaushik S, Federle MP, Schur PH, Krishnan M, Silverman SG, Ros PR (2001) Abdominal thrombotic and ischemic manifestations of the antiphospholipid antibody syndrome: CT findings in 42 patients. Radiology 218: 768–771

Kniemeyer HW, Grabitz K, Buhl R, Wust HJ, Sandmann W (1995) Surgical treatment of septic deep venous thrombosis. Surgery 118: 49–53

Kröger K, Santosa F, Pillny M (2009) Phlebothrombose. ABW Wissenschaftsverlag, Berlin

Langer F, Eifrig B, Marx G, Stork A, Hegewisch-Becker S, Hossfeld DK (2002) Exacerbation of antiphospholipid antibody syndrome after treatment of localized cancer: a report of two cases. Ann Hematol 81: 727–731

Lordick F, Hentrich M, Decker T, Hennig M, Pohlmann H, Hartenstein R, Peschel C (2003) Ultrasound screening for internal jugular vein thrombosis aids the detection of central venous catheter-related infections in patients with haemato-oncological diseases: a prospective observational study. Br J Haematol 120: 1073–1078

Madan AK, Allmon JC, Harding M, Cheng SS, Slakey DP (2002) Dialysis access-induced superior vena cava syndrome. Am Surg 68: 904–906

McAree BJ, O'Donnell ME, Boyd C, Spence RA, Lee B, Soong CV (2009) Inferior vena cava thrombosis in young adults – a review of two cases. Ulster Med J 78: 129–133

Menon KV, Shah V, Kamath PS (2004) The Budd-Chiari syndrome. N Engl J Med 350: 578–585

Mittal V, Aulakh BS, Daga G (2011) Benign renal angiomyolipoma with inferior vena cava thrombosis. Urology 77: 1503–1506

Neglen P, Nazzal MM, Al-Hassan HK, et al. (1992) Surgical removal of an inferior vena cava thrombus. Eur J Vasc Surg 6: 78–82

Nordstrom M, Lindblad B, Bergqvist D, Kjellstrom T (1992) A prospective study of the incidence of deep-vein thrombosis within a defined urban population. J Intern Med 232: 155–160

O'Brien WM, Choyke PL, Lynch JH, Zeman RK (1986) Invasion of the inferior vena cava by testicular seminoma: demonstration by computed tomography and venography. Urol Radiol 8: 108–111

Otten TR, Stein PD, Patel KC, Mustafa S, Silbergleit A (2003) Thromboembolic disease involving the superior vena cava and brachiocephalic veins. Chest 123: 809–812

Paetzold S, Gary T, Hafner F, Brodmann M (2010) Thrombosis of the inferior vena cava related to Ormond's disease. Clin Rheumatol

Palmer MA (1990) Inferior vena cava occlusion secondary to aortic aneurysm. J Cardiovasc Surg (Torino) 31: 372–374

Paolillo V, Sicuro M, Nejrotti A, Rizzetto M, Casaccia M (1993) Pulmonary embolism due to compression of the inferior vena cava by a hepatic hemangioma. Tex Heart Inst J 20: 66–68

Permanyer E, Alegret JM, Munoz-Guijosa C, Padro JM (2011) Inferior vena cava obstruction by a cardiac mass: unusual presentation of primary antiphospholipid syndrome. Thorac Cardiovasc Surg 59: 182–183

Piccioli A, Prandoni P (2011) Approach to venous thromboembolism in the cancer patient. Curr Treat Options Cardiovasc Med 13: 159–168

Pillny M, Sandmann W (2006) Status and indications for surgical therapy of deep vein thrombosis Gefässchirurgie 11: 33–35

Rice TW, Rodriguez RM, Light RW (2006) The superior vena cava syndrome: clinical characteristics and evolving etiology. Medicine (Baltimore) 85: 37–42

Rizvi AZ, Kalra M, Bjarnason H, Bower TC, Schleck C, Gloviczki P (2008) Benign superior vena cava syndrome: stenting is now the first line of treatment. J Vasc Surg 47: 372–380

Schäberle W (2004) Ultraschall in der Gefäßdiagnostik. Springer, Berlin, Heidelberg, New York

Schraufnagel DE, Hill R, Leech JA, Pare JA (1981) Superior vena caval obstruction. Is it a medical emergency? Am J Med 70: 1169–1174

Schroeter T, Dahnert I, Doll N, Mohr FW, Borger MA (2010) Pacemaker-associated thrombotic occlusion of the inferior vena cava causing liver failure. Thorac Cardiovasc Surg 58: 431–433

Schummer W, Schummer C, Schelenz C, Schmidt P, Frober R, Huttemann E (2005) Modified ECG-guidance for optimal central venous catheter tip positioning. A transesophageal echocardiography controlled study. Anaesthesist 54: 983–990

Simpson AH, Kilby JO (1988) Inferior vena cava thrombosis following a cycle ride. J R Soc Med 81: 738–739

Sorensen HT, Mellemkjaer L, Steffensen FH, Olsen JH, Nielsen GL (1998) The risk of a diagnosis of cancer after primary deep venous thrombosis or pulmonary embolism. N Engl J Med 338: 1169–1173

Stockx L, Raat H, Donck J, Wilms G, Marchal G (1999) Repositioning and leaving in situ the central venous catheter during percutaneous treatment of associated superior vena cava syndrome: a report of eight cases. Cardiovasc Intervent Radiol 22: 224–226

Suto M, Aviles DH (2004) Treatment of inferior vena cava and renal vein thrombosis with low-molecular-weight heparin in a child with idiopathic membranous nephropathy. Clin Pediatr (Phila) 43: 851–853

Tsuji Y, Inoue T, Murakami H, Hino Y, Matsuda H, Okita Y (2001) Deep vein thrombosis caused by congenial interruption of the inferior vena cava – a case report. Angiology 52: 721–725

Wells PS, Hirsh J, Anderson DR, Lensing AW, Foster G, Kearon C, Weitz J, D'Ovidio R, Cogo A, Prandoni P (1995) Accuracy of clinical assessment of deep-vein thrombosis. Lancet 345: 1326–1330

Wilson LD, Detterbeck FC, Yahalom J (2007) Clinical practice. Superior vena cava syndrome with malignant causes. N Engl J Med 356: 1862–1869

Wotkowicz C, Wszolek MF, Libertino JA (2008) Resection of renal tumors invading the vena cava. Urol Clin North Am 35: 657–671; viii

Zu 15.5

Amitrano L, Guardascione MA, Brancaccio V, Margaglione M, Manguso F, Iannaccone L, Grandone E, Balzano A (2004) Risk factors and clinical presentation of portal vein thrombosis in patients with liver cirrhosis. J Hepatol 40: 736–741

Condat B, Pessione F, Hillaire S, Denninger MH, Guillin MC, Poliquin M, Hadengue A, Erlinger S, Valla D (2001) Current outcome of portal vein thrombosis in adults: risk and benefit of anticoagulant therapy. Gastroenterology 120: 490–497

DeLeve LD, Valla DC, Garcia-Tsao G (2009) Vascular disorders of the liver. Hepatology 49: 1729–1764

Gerbes AL, Gülberg V, Sauerbruch T, Wiest R, Appenrodt B, Bahr MJ, Dollinger MM, Rössle M, Schepke M (2011) S 3-Leitlinie »Aszites, spontan bakterielle Peritonitis, hepatorenales Syndrom«. Z Gastroenterol 49: 749–779

Hoekstra J, Janssen HL (2009) Vascular liver disorders (II): portal vein thrombosis. Neth J Med 67: 46–53

Ogren M, Bergqvist D, Björck M, Acosta S, Eriksson H, Sternby NH (2006) Portal vein thrombosis: prevalence, patient characteristics and lifetime risk: a population study based on 23,796 consecutive autopsies. World J Gastroenterol 12: 2115–2119

Ponziani FR, Zocco MA, Campanale C, Rinninella E, Tortora A, Di Maurizio L, Bombardieri G, De Cristofaro R, De Gaetano AM, Landolfi R, Gasbarrini A (2010) Portal vein thrombosis: insight into physiopathology, diagnosis, and treatment. World J Gastroenterol 16: 143–155

Primignani M, Barosi G, Bergamaschi G, Gianelli U, Fabris F, Reati R, Dell'Era A, Bucciarelli P, Mannucci PM (2006) Role of the JAK2 mutation in the diagnosis of chronic myeloproliferative disorders in splanchnic vein thrombosis. Hepatology 44: 1528–1534

Sogaard KK, Astrup LB, Vilstrup H, Gronbaek H (2007) Portal vein thrombosis; risk factors, clinical presentation and treatment. BMC Gastroenterol 15: 34

Valla DC, Condat B. (2000) Portal vein thrombosis in adults: pathophysiology, pathogenesis and management. J Hepatol 32: 865–871

Zocco MA, Di Stasio E, De Cristofaro R, Novi M, Ainora ME, Ponziani F, Riccardi L, Lancellotti S, Santoliquido A, Flore R, Pompili M, Rapaccini GL, Tondi P, Gasbarrini GB, Landolfi R, Gasbarrini A (2009) Thrombotic risk factors in patients with liver cirrhosis: correlation with MELD scoring system and portal vein thrombosis development. J Hepatol 51: 682–689

Zu 15.6

Acosta S, Alhadad A, Svensson P et al. (2008) Epidemiology, risk and prognostic factors in mesenteric venous thrombosis. Br J Surg 95: 1245–1251

Acosta S (2010) Epidemiology of mesenteric vascular disease: clinical implications. Semin Vasc Surg 23: 4–8

Aschoff AJ, Stuber G, Becker BW, et al. (2009) Evaluation of acute mesenteric ischemia: accuracy of biphasic mesenteric multidetector CT angiography. Abdom Imaging 34: 345–357

Baxter EJ, Scott LM, Cambell PJ, et al. (2005) Acquired mutation of the tyrosine kinase JAK2 in human myeloproiferative disorders. Lancet 365: 1054–1061

Bergqvist D, Svensson PJ (2010) Treatment of mesenteric vein thrombosis. Semin Vasc Surg 23: 65–68

Boley SJ, Kaleya RN, Brand LJ (1992) Mesenteric venous thrombosis. Surg Clin North Am 72: 183–201

De Stefano V, Martinelli I (2010) Splanchnic vein thrombosis: clinical presentation, risk factors and treatment. Intern Emerg Med 5: 487–494

Gaspary MJ, Auten J, Durkovich D, et al. (2011) Superior mesenteric vein thrombosis mimicking acute appendicitis. West J Emerg Med 12: 262–265

Goykhman Y, Ben-Haim M, Rosen G, et al. (2010) Transjugular intrahepatic portosystemic shunt: Current indications, patient selection and results. Isr Med Assoc J 12: 687–691

Harnik IG, Brandt LJ (2010) Mesenteric venous thrombosis. Vasc Med 15: 407–418

Henao EA, Bohannon WT, Silva MB (2003) Treatment of portal venous thrombosis with selective superior mesenteric artery infusion of recombinant tissue plasminogen activator. J Vasc Surg 38: 1411–1415

Hollingshead M, Burke C, Mauro M, et al. (2005) Transcatheter thrombolytic therapy for acute mesenteric and portal vein thrombosis. J Vasc Interv Radiol 16: 651–661

Kaplan JL, Weintraub SL, Hunt JP, et al. (2004) Treatment of superior mesenteric and portal vein thrombosis with direct thrombolytic infusion via an operatively placed mesenteric catheter. Am Surg 70: 600–604

Kim HS, Patra A, Khan J, et al. (2005) Transhepatic catheter-directed thrombectomy and thrombolysis of acute superior mesenteric venous thrombosis. J Vasc Interv Radiol 16: 1685–1691

Klar E, Wiest R, Rahmanian PB, et al. (2012) Akute mesenteriale Ischämie – ein vaskulärer Notfall. Dt Ärztebl 109: 249–256

Klugewitz K, Rehermann B, Seifert U, et al. (1998) A rare case of bloody diarrhea: Thrombosis of the V. mesenterica inferior following laparoscopic cholecystectomy. Z Gastroenterol 36: 35–39

Luther BLP (2001) Intestinale Durchblutungsstörungen. Mesenterialinfarkt, Angina abdominalis, Therapieoptionen, Prognosen. Steinkopff, Darmstadt

Luther BLP (2011) Viscerale Ischämie. In: Luther B (Hrsg) Kompaktwissen Gefäßchirurgie, 2. Aufl. Springer, Heidelberg

Mann O, Haag K, Hauenstein KH, et al. (1995) Septische Pfortaderthrombose. Erfolgreiche Therapie durch lokale Fibrinolyse und transjugularen portosystemischen Stent-Shunt (TIPS). Dtsch Med Wochenschr 120: 1201–1206

Öhrlein R (2007) Thrombektomie der Vena mesenterica superior bei sekundärer Mesenterialvenenthrombose. Gefässchirurgie 12: 130–133

Ozdogan M, Gurer A, Gokakin AK, et al. (2006) Thrombolysis via an operatively placed mesenteric catheter for portal and superior mesenteric vein thrombosis: report of a case. Surg Today 36: 846–848

Owens CD (2010) JAK2 V617F mutation, mesenteric vein thrombosis, and myeloproliferative disorders. J Vasc Surg 52: 205–207

Pardanani A, Lasho TL, Hussein K, et al. (2008) JAK2V617F mutation screening as part of the hypercoagulable work-up in the absence of splanchnic venous thrombosis or overt myeloproliferative neoplasm: assessment of value in a series of 664 consecutive patients. Mayo Clin Proc 83: 457–459

Poplausky MR, Kaufman JA, Geller SC, et al. (1996) Mesenteric venous thrombosis treated with urokinase via the superior mesenteric artery. Gastroenterology 110: 1633–1635

Rhee RY, Gloviczki P, Mendonca CT, et al. (1994) Mesenteric venous thrombosis: Still a lethal disease in the 1990s. J Vasc Surg 20: 688–697

Rhee RY, Gloviczki P (1997) Mesenteric venous thrombosis. Surg Clin North Am 77: 327–338

Safieddine N, Mamazza J, Common A, et al. (2007) Splenic and superior mesenteric artery thrombolytic infusion therapy for acute portal and mesenteric vein thrombosis. Can J Surg 50: 68–69

Sehgal M, Haskal ZJ (2000) Use of transjugular intrahepatic portosystemic shunts during lytic therapy of extensive portal splenic and mesenteric venous thrombosis: Long-term follow-up. J Vasc Interv Radiol 11: 61–65

Smalberg JH, Spaander MV, Jie KS, et al. (2008) Risks and benefits of transcatheter thrombolytic therapy in patients with splanchnic venous thrombosis. Thromb Haemost 100: 1084–1088

Uflacker R (2003) Applications of percutaneous mechanical thrombectomy in transjugular intrahepatic portosystemic shunt and portal vein thrombosis. Tech Vasc Interv Radiol 6: 59–69

Wang YC, Chuang FR, Lee WC, et al. (2011) Low-molecular-weight heparin successfully used to treat a nephrotic patient complicated by superior mesenteric vein thrombosis and portal vein thrombosis. Med Princ Pract 20: 196–199

abbWolff M, Hirner A (2005) Chirurgische Therapie der portalen Hypertension. Zentralbl Chir 130: 238–245

Zu 15.7

Aktas S, Boyvat F, Sevmis S, et al. (2011) Analysis of vascular complications after renal transplantation. Transplant Proc 43: 557–561

Asghar M, Ahmed K, Shah SS, et al. (2007) Renal vein thrombosis. Eur J Vasc Endovasc Surg 34: 217–223

AWMF (2010) Betreuung von Neugeborenen diabetischer Mütter. AWMF S2-Leitlinie, S 1

Dauger S, Michot C, Garnier A, et al. (2009) Thrombose neonatale des veines renales en 2008. Arch Pediatr 16:132–141

Ellis D (1992) Recurrent renal vein thrombosis and renal failure associated with antithrombin-III deficiency. Pediatr Nephrol 6: 131–134

Graumann W (2005) Compact Lehrbuch Anatomie. 4. Sinnessysteme, Haut, ZNS. Periphere Leitungsbahnen. Schattauer, S 619

Hartung O, Grisoli D, Boufi M, et al. (2005) Endovascular stenting in the treatment of pelvic vein congestion caused by nutcracker syndrome: Lessions learned from the first five cases. J Vasc Surg 42: 275–280

Heller C, Schobess R, Kurnik K, et al. (2000) Abdominal venous thrombosis in neonates and infants: Role of prothrombotic risk factors – a multicentre case-control study. Br J Haematol 111:534–539

Jaako Dardashti V, Békássy ZD, Ljung R, et al. (2009) Successful thrombolysis of neonatal bilateral renal vein thrombosis originating in the IVC. Pediatr Nephrol 24: 2069–2071

Janda SP (2010) Bilateral renal vein thrombosis and pulmonary embolism secondary to membranous glomerulonephritis treated with percutaneous catheter thrombectomy and localized thrombolytic therapy. Indian J Nephrol 20: 152–155

Kennedy JS, Gerety BM, Silverman R, et al. (1991) Simultaneous renal arterial and venous thrombosis associated with idiopathic nephrotic syndrome: treatment with intra-arterial urokinase. Am J Med 90: 124–127

Kim JY, Joh JH, Choi HY, et al. (2006) Transposition of the left renal vein in nucracker syndrome. Eur J Vasc Endovasc Surg 31: 80–82

Kügelgen A v, Zuleger S (1958) Nachweis von Venenklappen in der Niere von Hund, Schwein und Mensch. Z Zellforsch 47: 320–330

Kuhle S, Masicotte P, Chan A, et al. (2004) A case series of 72 neonates with renal vein thrombosis. Thromb Haemost 92: 929–933

Lam KK, Lui CC (1998) Successful treatment of acute inferior vena cava and unilateral renal vein thrombosis by local infusion of recombinant tissue plasminogen activator. Am J Kidney Dis 32: 1075–1079

Lau KK, Stoffman JM, Williams S, et al. (2007) Neonatal renal vein thrombosis: Review of the English-language literature between 1992 and 2006. Pediatrics 120: e1278–1284

Luther B (Hrsg) (2011) Kompaktwissen Gefäßchirurgie, 2. Aufl. Springer, Heidelberg

Luther B, Sandmann W, Reiher L, Lynen P (1997) Aortenaneurysma bei Hufeisenniere – Spezielle Diagnostik und Therapie. Chirurg 68: 403–409

Melamed ML, Kim HS, Jaar BG, et al. (2005) Combined percutaneous mechanical and chemical thrombectomy for renal vein thrombosis in kidney transplant recipients. Am J Transplant 5: 621–626

Muirhead N (1999) Management of idiopathic membranous nephropathy: evidence-based recommendations. Kidney Int Suppl 70: S47–55

Wright JM, Watts RG (2011) Venous thromboembolism in pediatric patients: Epidemiologic data from a pediatric tertiary care center in Alabama. J Pediatr Hematol Oncol 33: 261–264

Wysokinski WE, Gosk-Bierska I, Greene EL, et al. (2008) Clinical characteristics and long-term follow-up of patients with renal vein thrombosis. Am J Kidney Dis 51: 224–232

Spezielle Krankheitsentitäten und Syndrome

C. Diehm, M. Okada, H. Landgraf

16.1 Mondor-Phlebitis – 440

16.2 Behçet-Syndrom (M. Adamantiades-Behçet) – 440

16.3 Budd-Chiari-Syndrom – 442

16.4 Lemierre-Syndrom – 453

16.5 Trousseau-Syndrom – 454

16.6 Disseminierte intravasale Gerinnung (DIC) – 455

Literatur – 456

16.1 Mondor-Phlebitis

C. Diehm

▪ **Definition**

▶ Synonyme: Mondor-Syndrom, frz.: Maladie de Mondor, »Phlebite fil de fer«, Eisendrahtphlebitis
  ▶ Erstbeschreiber 1939: Henri Mondor, 1885–1962, französischer Chirurg

> Strangförmige Phlebitis der V. thoracoepigastrica superficialis oder deren Äste an der vorderen Thoraxseite. Weltweit sind etwa 700 Fälle beschrieben worden. Bei Frauen tritt diese Form der Phlebitis 3- bis 4-mal häufiger auf als bei Männern. In ca. 3 % der Fälle kommt eine bilaterale Manifestation vor.

Eine analoge Erkrankung der dorsalen Vene am Penis wird als »peniler Morbus Mondor« bezeichnet (Otto Braun – Falco 1955).

▪ **Ätiologie**

Die Ätiologie der manchmal spektakulär aussehenden, aber meist gutartigen und selbstlimitierenden Phlebitis, die auch auf den Oberarm übergreifen kann (◘ Abb. 16.1), ist unbekannt. Kasuistisch ist ein gemeinsames Auftreten mit einem Mammakarzinom berichtet worden (Miyazaki 1974). Deshalb wird ggf. eine Mammographie empfohlen.

Auch bei Autoimmunerkrankungen und bei Gerinnungsstörungen sowie bei Hepatitiden (Antiphospholipidantikörpersyndrom, Protein-C-Mangel) trat diese besondere Form der Phlebitis auf. In einzelnen Fällen waren auch Alltagstraumen die Ursache: Rasieren von Achsel- bzw. Brusthaaren, direktes Trauma der Vene, Tragen von enger Kleidung.

> **Mondor-Phlebitis: Differenzialdiagnose/Ätiologie**
> – Maligne Grunderkrankungen (Mammakarzinom)
> – Mastitis
> – Zustand nach Brustoperation
> – Chronische infektiöse Erkrankungen
> – Traumen
> – Parasitose (Wurminfektion)
> – Hepatitiden
> – Polycythaemia vera, Polyglobulie

▪ **Therapie**

Eine symptomatische Therapie mit Analgetika und Antiphlogistika – analog der normalen Thrombophlebitis – wird empfohlen. Die Mondor-Phlebitis ist meist selbstlimitierend. Eine spezielle Behandlung ist bei Schmerzfreiheit eigentlich nicht erforderlich. Auch noch nach Wochen und Monaten kommt es zu spontanen Rückbildungen der Entzündungserscheinungen. Bei Schmerzen und ausgeprägter Entzündungsreaktion sollten nichtsteroidale Antiphlogistika (Diclofenac, Ibuprofen) eingesetzt werden.

16.2 Behçet-Syndrom (M. Adamantiades-Behçet)

C. Diehm

▪ **Definition**

▶ Synonyme: Adamantiades-Behçet-Syndrom, engl. »generalized aphtosis«, kutaneomukouveales Syndrom, Grande Aphtose Touraine
  ▶ Erstbeschreiber:
– Hulusi Behçet, türkischer Hautarzt, 1889–1948
– Benedictos Adamantiades, griechischer Augenarzt, 1875–1962

Es handelt sich um eine schubweise, chronisch-rezidivierend verlaufende Entzündung aller kleinen und großen Gefäße (leukozytoklastische Vaskulitis).

> **Charakteristisch ist die Trias:**
> – Hypopyon-Iritis (meist zur Erblindung führend),
> – Aphten der Mund- und Genitalschleimhaut und Hautknoten an den Unterschenkeln,
> – Thrombophlebitis, Erytheme.

Männer werden etwa doppelt so häufig befallen wie Frauen. Am häufigsten beobachtet wird die Krankheit im östlichen Mittelmeerraum, in Italien, der Türkei, dem Iran und in Japan (»entlang der Seidenstraße«). Bei Mittel- und Nordeuropäern tritt die Erkrankung dagegen sehr selten auf. Die Inzidenz liegt bei <1/100.000, in der Türkei beträgt sie 350/100 000. Die Manifestation der Krankheit ist meist im dritten Lebensjahrzehnt (Erstmanifestation bei 25–35 Jahren).

> **Klassifikation des M. Adamantiades-Behcet**
> Die Diagnose ist wahrscheinlich bei:
> – rezidivierender Aphtose der Mundschleimhaut
> – aphtösen Ulzerationen, die mindestens dreimal innerhalb von 3 Monaten auftreten
> ▼

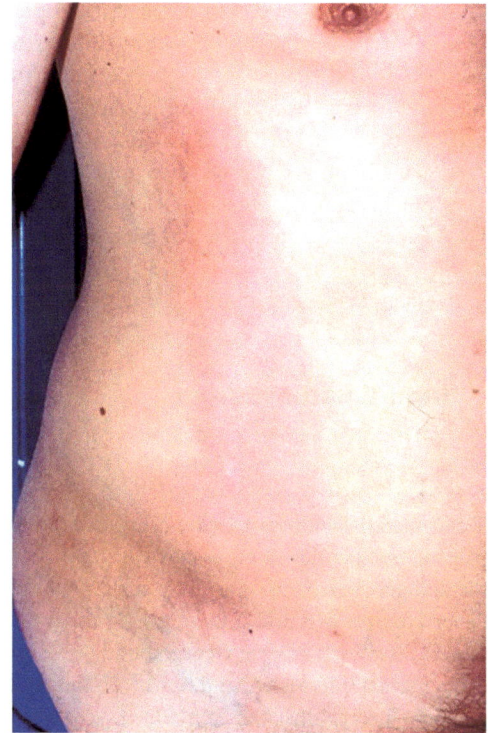

Abb. 16.1 Mondor-Phlebitis

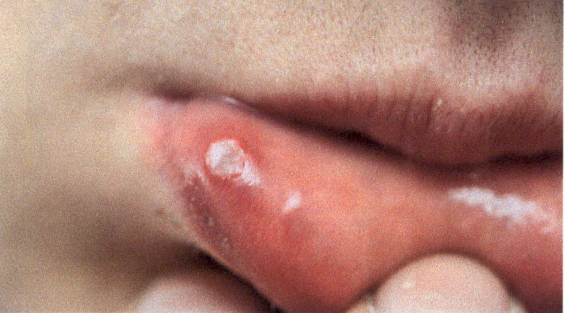

Abb. 16.2 Abgeheilte Aphte in der Mundschleimhaut (Pfeil) bei einem 22-jährigen jungen Mann mit Behçet-Syndrom. (Aus Diehm et al. 1999)

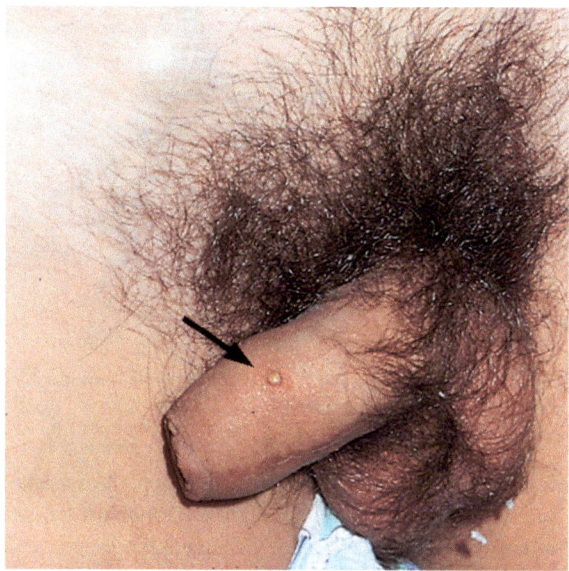

Abb. 16.3 Entzündliche Läsion am Penisrücken (Pfeil). (Aus Diehm et al. 1999)

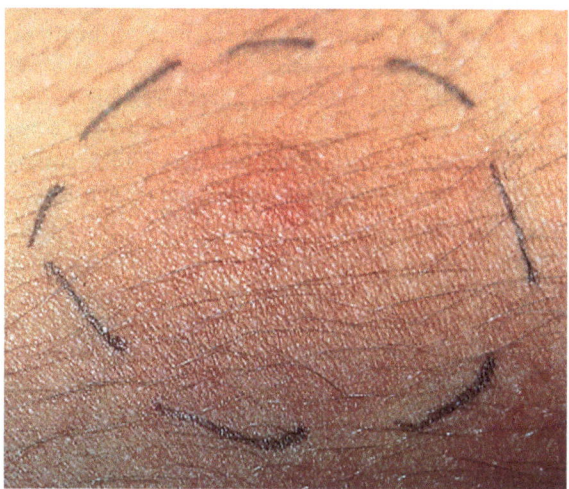

Abb. 16.4 Erythema nodosum. Thrombophlebitis im Unterschenkelbereich. (Aus Diehm et al. 1999)

Und zusätzlich bei:
- rezidivierenden genitalen Läsionen
- Augenläsionen (z.B. Uveitis)
- Hautläsionen wie Erythema nodosum, Papeln, akneartige Veränderungen
- Pathergietest pos. (überschießende Hautreaktion mit Entzündung oder Knotenbildung nach (sterilem) Nadelstich oder Injektion von Kochsalzlösung – z.B. 0,5 ml physiologische NaCl intradermal)

Ätiologie

Zugrunde liegt eine autoimmun vermittelte Vaskulitis. Die Krankheitsursache ist letztlich nicht abschließend geklärt. Eine genetisch determinierte Häufung der Krankheit ist offensichtlich. Diskutiert wurde immer wieder auch eine chronische Virusinfektion.

Klinik

Häufige Symptome sind schubweise auftretende, große, schlecht heilende Aphten in der Mundschleimhaut (Abb. 16.2). Aphten können oral und genital auftreten (Abb. 16.3). Viele Patienten entwickeln Erythema nodosum – Herde im Unterschenkelbereich (Abb. 16.4).

Ferner kann ein Hypopyon (Eiteransammlung in der vorderen Augenkammer) auftreten. Konjunktivitiden,

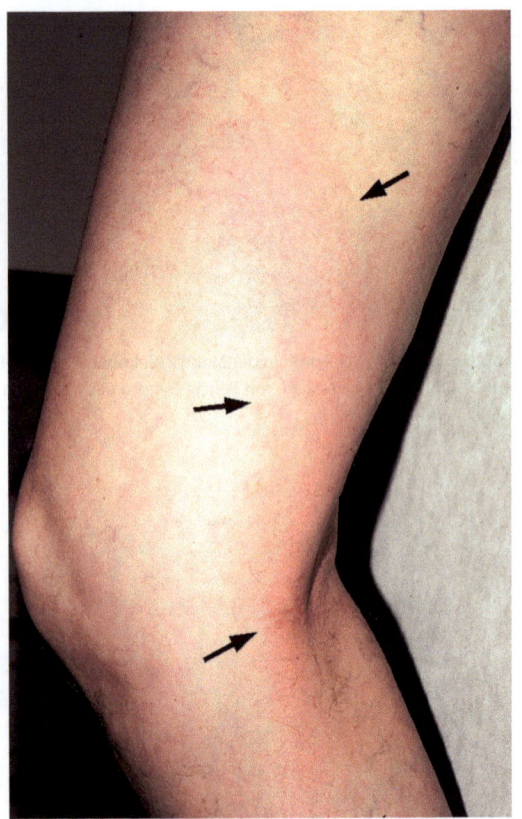

Abb. 16.5 Ausgeprägte, bis in die Leiste reichende Thrombophlebitis (Pfeile). (Aus Diehm et al. 1999)

Keratitiden, Uveititiden sind beschrieben, ferner eine Neuritis nervi optici. Weitere klinische Beschwerden betreffen die Gelenke, es treten Gelenkentzündungen auf. Häufig finden sich ausgedehnte Thrombophlebitiden (Abb. 16.5). Viele Patienten klagen über Gelenkschmerzen z. B. an Knie- und Fußgelenken.

Im Rahmen eines »Neuro-Behçet« können neurologische Symptome wie Kopfschmerzen, Koordinationsstörungen, spastische Paresen und Bewusstseinsstörungen auftreten. Eine gefürchtete Komplikation ist die Meningoenzephalitis.

Diagnostisch kann hilfreich sein, dass die Erkrankung bei 50–70 % der betroffenen Patienten mit HLA-B-35-Antigen assoziiert ist.

Therapie

Eine kausale Therapie gibt es nicht. Die Behandlung ist symptomorientiert und sollte interdisziplinär (Immunologen, Rheumatologen, Dermatologen, Internisten, Neurologen, Angiologen) durchgeführt werden. Kompetenzzentren in Deutschland sind Spezialsprechstunden an der Universitätsklinik in Tübingen und am Städtischen Klinikum in Dessau in Sachsen-Anhalt. Bei entsprechender Organbeteiligung kann eine immunsuppressive Behandlung (Glucocorticoide, Azathioprin, Ciclosporin A; Cyclophosphamid meist bei ZNS-Manifestation) erforderlich werden.

Infliximab hat günstige Effekte gezeigt. In einigen Kasuistiken wurde erfolgreich mit Thalidomid behandelt. Bei Augenentzündungen wurde auch mit Interferon α (Zytokin mit immunregulatorischen Eigenschaften) behandelt. Viele Patienten sprechen sehr gut auf diese Therapie an.

Auch gibt es Erfahrungen mit Colchicinum.

16.3 Budd-Chiari-Syndrom

M. Okada[1]

Das Budd-Chiari-Syndrom ist eine sehr seltene Erkrankung der Leber, bei der es zu einem vollständigen oder unvollständigen Verschluss der abführenden Blutgefäße der Leber kommt. Die Erkrankung erhielt ihren Namen nach ihrem Erstbeschreibern: George Budd (1808–1882), einem englischen Internisten, und Hans von Chiari (1851–1916), einem österreichischen Pathologen.

Ursachen

Die Ursachen des Budd-Chiari-Syndroms sind oftmals nicht genau bekannt. In der Mehrzahl der Fälle (75 %) kommt es zum Verschluss der Lebervene durch eine Thrombose. Kompressionen von außen, z. B. durch einen Tumor, können ebenfalls zu einem Budd-Chiari-Syndrom führen. 25 % dieser Fälle sind auf solche Ursachen zurückzuführen.

> **Ursachen des Budd-Chiari-Syndroms**
> 1. Hämatologische Störung
>   - Polycythaemia rubra vera
>   - Paroxysmale nächtliche Hämoglobinurie
>   - Myeloproliferative Erkrankungen
>   - Antiphospholipidantikörpersyndrom
>   - Essenzielle Thrombozytose
> 2. Erblich bedingte thrombotische Diathese
>   - Protein-C-Mangel
>   - Protein-S-Mangel
>   - Antithrombin-III-Mangel
>   - Faktor-V-Leiden-Mangel
> 3. Schwangerschaft und postpartum
> 4. Membrannetz
> 5. Orale Antikontrazeptiva
> ▼

---

[1] Aus dem Englischen übersetzt von T. Noppeney.

6. Chronische Infektionen
   - Hydatidenzyste
   - Aspergillose
   - Syphilis
   - Tuberkulose
7. Chronische Entzündungskrankheiten
   - Behçet-Krankheit
   - Entzündliche Eingeweideerkrankungen
   - Sarkoidose
   - Systemischer Lupus erythematosus
   - Sjögren-Sndrom
   - Gemischte Bindegewebserkrankungen
8. Tumoren
   - Hepatozelluläres Karzinom
   - Renalzellenkarzinom
   - Leiomyosarkom
   - Adenokarzinom
   - Wilms-Tomor
   - Vorhofmyxom des rechten Herzens
9. Andere
   - α_1-Antitrypsinmangel
   - Trauma
   - Dacarbazine
   - Urethan
10. Idiopatisch

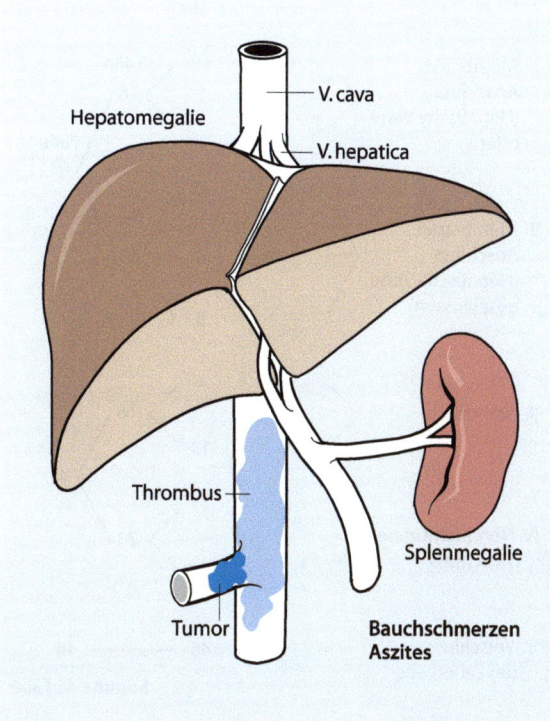

Abb. 16.6 Pathophysiologische Darstellung des Budd-Chiari-Syndroms mit Verschluss der Lebervenen

Weitere Ursachen des Budd-Chiari-Syndroms, vor allem in asiatischen Ländern wie China und Japan, aber auch in Südafrika, sind membranöse Veränderungen der Lebervene (Kimuara 1964, Inokuchi 1985).

Die Thrombophilie stellt einen Risikofaktor für ein thrombotisch bedingtes Budd-Chiari-Syndrom dar. Eine Faktor-V-Leiden-Mutation erhöht das relative Risiko um den Faktor 2, ein Protein-C-Mangel oder eine Mutation des Prothrombingens bedeuten ebenso ein erhöhtes Risiko für ein Budd-Chiari-Syndrom.

- **Häufigkeit**

Das Budd-Chiari-Syndrom ist insgesamt sehr selten. Die Häufigkeit wird auf 2–4 Menschen pro 1 Million geschätzt. Überwiegend sind Männer betroffen, das Verhältnis von Männern zu Frauen ist 1,6:1. Das Durchschnittsalter bei Auftreten der Krankheit liegt bei Männern bei 36 Jahren, bei Frauen bei 47 Jahren (Orloff et al. 2000, Okuda et al. 1995).

- **Pathophysiologie**

Der portale Blutdruck wird durch Körperlage, Respiration und Bauchdruck verändert, er liegt normalerweise unter 150 mmH$_2$O. Beträgt der portale Druck mehr als 150 mmH$_2$O, so spricht man von portaler Hypertonie (Orloff u. Orloff 1999, Fisher et al. 1999).

Das Budd-Chiari-Syndrom mit Verschluss der Lebervenen führt zu einer portalen Hypertension (Abb. 16.6, Abb. 16.7).

- **Symptome**

Das akute Budd-Chiari-Syndrom zeichnet sich durch ein meist innerhalb weniger Stunden einsetzendes Druckgefühl oder durch Schmerzen im rechten Oberbauch aus. Hinzu kommen häufig ein Aszites und Ikterus. Auch eine Enzephalopathie ist beschrieben.

Infolge der portalen Hypertension entstehen Hepatomegalie, Splenomegalie und Beinödeme, darüber hinaus werden Kollateralkreisläufe ausgebildet.

Ausflussstörungen und Erkrankungen
1. Extrahepatischer Präsinusoidalverschluss
   - Angeborene Missbildung der Pfortader
   - Pfortaderthrombose
   - Stenose und Verschluss der Pfortader durch Narben, Tumoren
2. Intrahepatischer Präsinusoidalverschluss
   - Idiopatische portale Hypertension
   - Schistosoma japonicum
▼

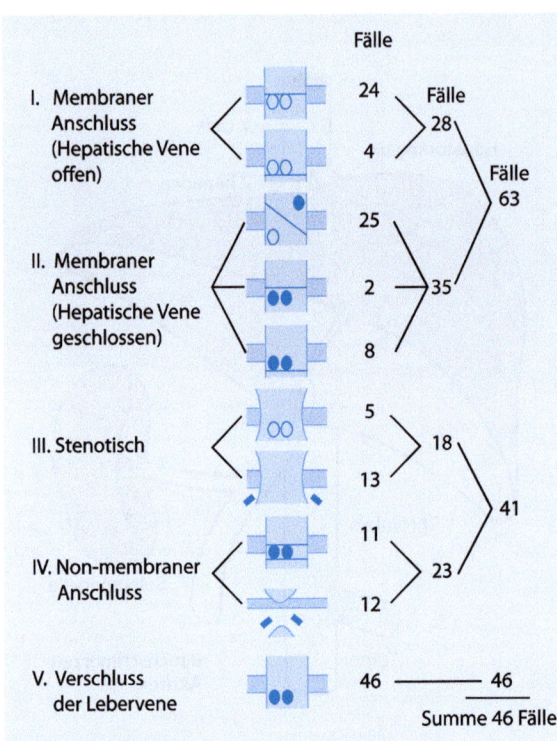

◻ Abb. 16.7 Pathophysiologische Formen des Budd-Chiari-Syndroms

- Venen der Bauchwand einschließlich Wiedereröffnung der Nabelvene (V. umbilicalis), sichtbar als sogenanntes Caput medusae

sowie
- gastrointestinale Blutungen aus Ösophagus- und Fundusvarizen
- Einschränkung der Entgiftungsfunktion der Leber, vor allem Hormon-, Feststoff- und Arzneimittelmetabolisierung durch weitgehenden Verlust der »First-Pass-Elimination«
- Splenomegalie, Hypersplenismus mit leichter Anämie, deutliche Leukopenie und Thrombopenie
- Aszites
- hepatische Enzephalopathie.

■ **Diagnose**

Die Diagnose erfolgt durch Nachweis verschlossener Äste der Lebervenen mittels Duplexsonographie. Das genaue Ausmaß der Gefäßverschlüsse wird durch eine Lebervenographie, sowie CT- und MRT-Untersuchungen bestimmt. Bei unklaren Befunden kann eine Leberbiopsie weitere Hinweise liefern (Plessier u. Valla DC 2008, Sakamoto et al. 2010).

Mittels Gastroskopie kann das Auftreten von Kollateralkreisläufen, Ösophagusvarizen oder Magenfundusvarizen gesichert werden (◻ Tab. 16.1).

Durch Druckmessung in der Pfortader kann das Ausmaß der portalen Hypertension sowie das Blutvolumen in der Pfortader bestimmt werden.

3. Intrahepatischer Postsinusoidalverschluss
   - Leberzirrhose (in Japan gibt es viele postnekrotische Leberzirrhosen nach Hepatitis)
   - Stauungszirrhose, alkoholische Leberzirrhose, Gallensaftzirrhose
4. Extrahepatischer Postsinusoidalverschluss
   - Angeborene Missbildung
   - Thrombophlebitis
   - Verschluss und Kompression der Lebervenen durch Tumoren: Eigentlich wird der Verschluss der Lebervene als Budd-Chiari-Syndrom bezeichnet, in Japan versteht man darunter auch den Verschluss der unteren Hohlvene.

Infolge des Verschlusses der Lebervenen mit oder ohne Einbeziehung der Vena cava inferior kommt es zu einem portosystemischen Shunt und der Ausbildung von Kollateralkreisläufen über folgende Gefäßregionen:
- proximale Magenfundusvarizen
- distale Ösophagusvarizen
- im Bereich der Submukosa des Dickdarms
- Niere (spontaner splenorenaler Shunt)
- Milz
- Retroperitoneum

Operative Methode
1. Perforation und Resektion des Membrannennetzes
   - Manuell
   - Metallbougie
   - Dilatation mit Tubusdilatator
   - Ballonmethode
2. Shunt-Operation
   - Splenorenal
   - Mesokaval
   - Portalvene – rechter Vorhof
   - Portokavaler Shunt (H-Shunt)
   - V. cava – rechter Vorhof
3. Direkte Operation
   - Ösophagusresektion
   - Magenfundektomie
   - Magenresektion
   - Gefäßausräumung von Ösophagus und Magen
4. Andere
   - Splenopulmopexie
   - Abdominale Omentopexie

Tab. 16.1 Diagnostik des Budd-Chiari-Syndroms

Untersuchungsmethode	Untersuchungsziel
Ösophagogastroduodenoskopie	Nachweis von Varizen, ethylische Gastritis, Ulcus ventriculi et duodeni
Sonographie, Duplexsonographie	Tumornachweis, Stauung der Pfortader und Gallengänge, Aszites, Portal- und Lebergefäßfluss
Röntgenuntersuchungen mit Kontrastmittel	Nachweis von Umgehungskreisläufen
– Angiographie	Flussrichtung und Durchgängigkeit der Portalgefäße
– Direkte und indirekte Splenoportographie	Flussrichtung und Durchgängigkeit der Portalgefäße
– DSA (digitale Subtraktionsangiographie)	Größe der V. lienalis und renalis linksseitig
Computer und Kernspintomographie	Nachweis von Tumoren, Kaliber der Pfortader und der Gallengänge, 3D-Rekonstruktion
Leberbiopsie	Stadium der Leberschädigung, Tumorzellklassifikation
Direkte transhepatische Portographie	Bestimmung von Druck, Flussrichtung und Kollateralen
Lebersequenzszintigraphie	Durchblutungsverhältnis, Pfortader und A. hepatica

Behandlung

Unbehandelt führt das Budd-Chiari-Syndrom zu einer schweren Leberschädigung, die in einer Leberzirrhose enden kann. Daneben können Leberzellnekrosen auftreten, an deren Ende ein akutes Leberversagen stehen kann.

Bei thrombotischem Verschluss der Lebervenen kann eine medikamentöse Thrombolyse durchgeführt werden, um einen ausreichenden Blutfluss durch die Lebervenen herzustellen. Weiterhin besteht die Möglichkeit zur Anlage eines transjugulären intrahepatischen portosystemischen Shunts (TIPS). Darüber hinaus existieren verschiedene chirurgische Operationsverfahren zur Wiederherstellung des Blutabflusses (s. oben; Nomura et al. 2010, Soyama et al. 2011, Uskudar et al. 2008).

Beim chronischen Budd-Chiari-Syndrom sollte eine dauerhafte Antikoagulation mit Phenprocoumon erfolgen, um die Bildung neuer Blutgerinnsel zu verhindern.

Gelingt es nicht, eine ausreichende Leberdurchblutung dauerhaft wieder herzustellen, kann in letzter Konsequenz eine Lebertransplantation erforderlich sein.

Zur Behandlung der Komplikationen stehen folgende Methoden zur Verfügung:

1. **Akute Blutung bei Ösophagus- bzw. Fundusvarizen**
   Bei akuter Blutung aus Ösophagus- oder Fundusvarizen kann zunächst eine Sengstaken-Blakemore-Sonde eingelegt werden, um weiteren Blutverlust zu vermeiden. Anschließend erfolgt die endoskopische Sklerotherapie der Ösophagus- bzw. Fundusvarizen (◘ Abb. 16.8).
2. **Nichtoperative Therapie bei Ösophagus- bzw. Fundusvarizen**
   a. Endoskopische Sklerotherapie
   b. Endoskopische Varizenligatur
   c. Perkutane transhepatische oder transiliakale Obliteration
   d. Transarterielle Embolisation über die A. gastrica sinistra bzw. die A. oesophageae
3. **Chirurgische Therapie bei Ösophagus- bzw. Fundusvarizen**
   a. Direkte chirurgische Behandlung
      – Ösophagusdurchtrennung (◘ Abb. 16.9)
      – Kardiotomie (◘ Abb. 16.10)
      – Magentranssektion
   b. Selektive Shunttherapie
      – Distaler splenorenaler Shunt
      – Distaler splenorenaler Shunt mit splenopankreatischer Durchtrennung und Magendurchtrennung (◘ Abb. 16.11)
      – Shunt zwischen V. gastrica sinistra und V. cava inferior (◘ Abb. 16.12)
      – Anastomose zwischen V. cava inferior und rechtem Vorhof
   c. Weitere Eingriffe bei portaler Hypertonie
      – Portokavale End-to-side-Anastomose
      – Anastomose zwischen V. mesenterica superior und V. cava inferior (◘ Abb. 16.13)
4. **Sonstige Eingriffe**
   a. Splenopneumopexie
   b. Abdominalomentopexie
5. **Weitere Therapieverfahren**
   a. Transjugulärer intrahepatischer portosystemischer Stent-Shunt
   b. Endoprothese

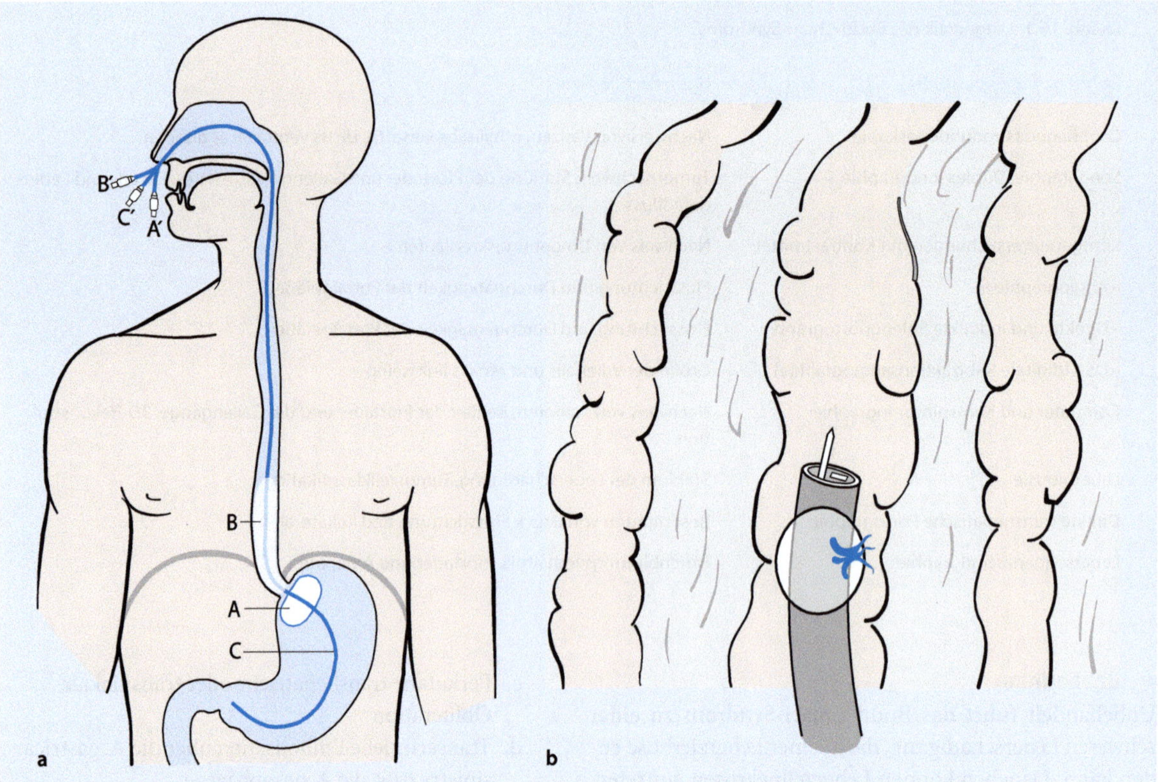

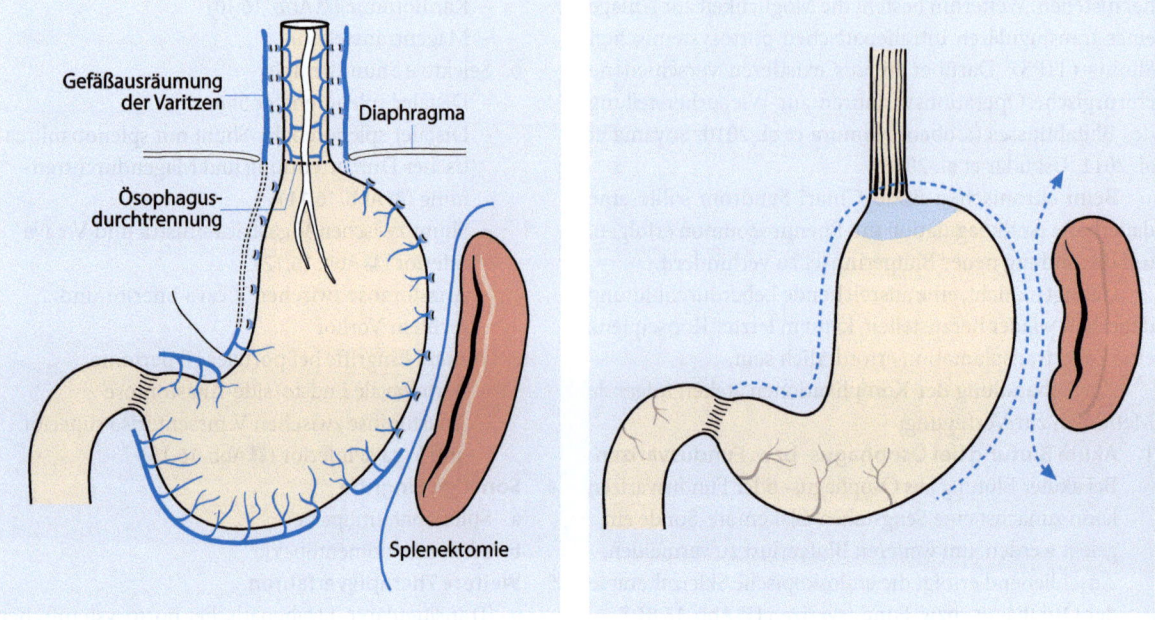

Abb. 16.8 a Kompressionsblutstillung durch Sengstagen-Blakemore-Sonde: Der Ballon wird im Magen platziert, etwas nach oben gezogen und fixiert. Danach Insufflation von Luft in Abschnitt B und Kompression der Ösophagusvarizen. Über C Abpumpen des Mageninhalts und Spülung. **b** Endoskopische Sklerotherapie bei Varizenblutung

Abb. 16.9 Ösophagusvarizenausräumung und Ösophagusdurchtrennung

Abb. 16.10 Kardiotomie

16.3 · Budd-Chiari-Syndrom

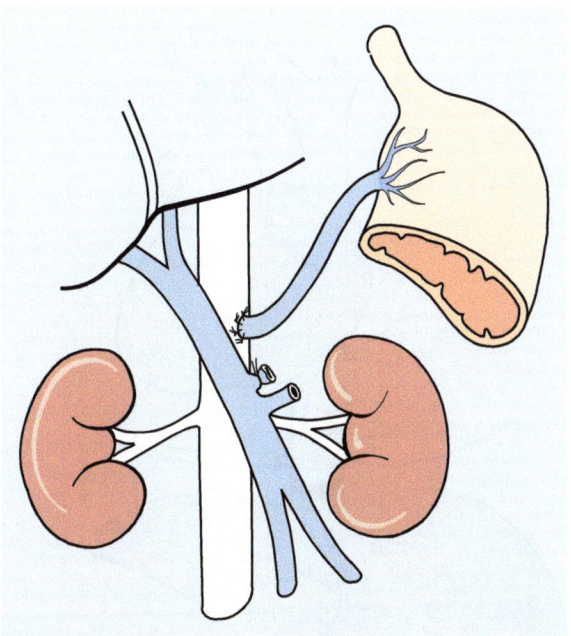

Abb. 16.11 Distale splenorenale Venenanastomose

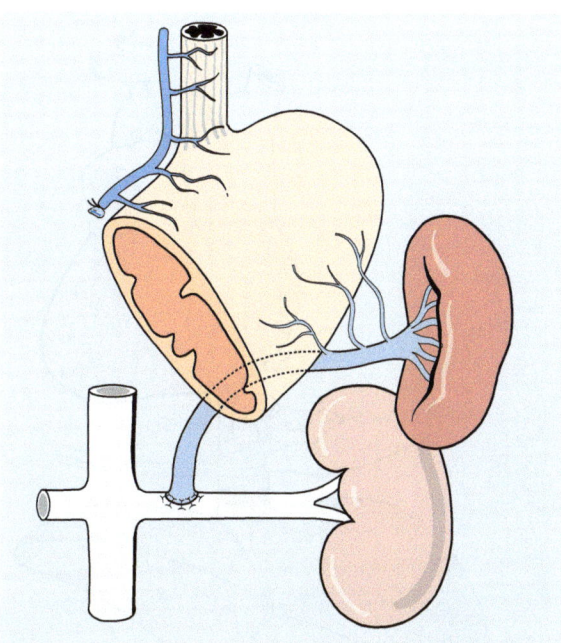

Abb. 16.12 Anastomose zwischen A. gastrica sin. und V. cava inferior

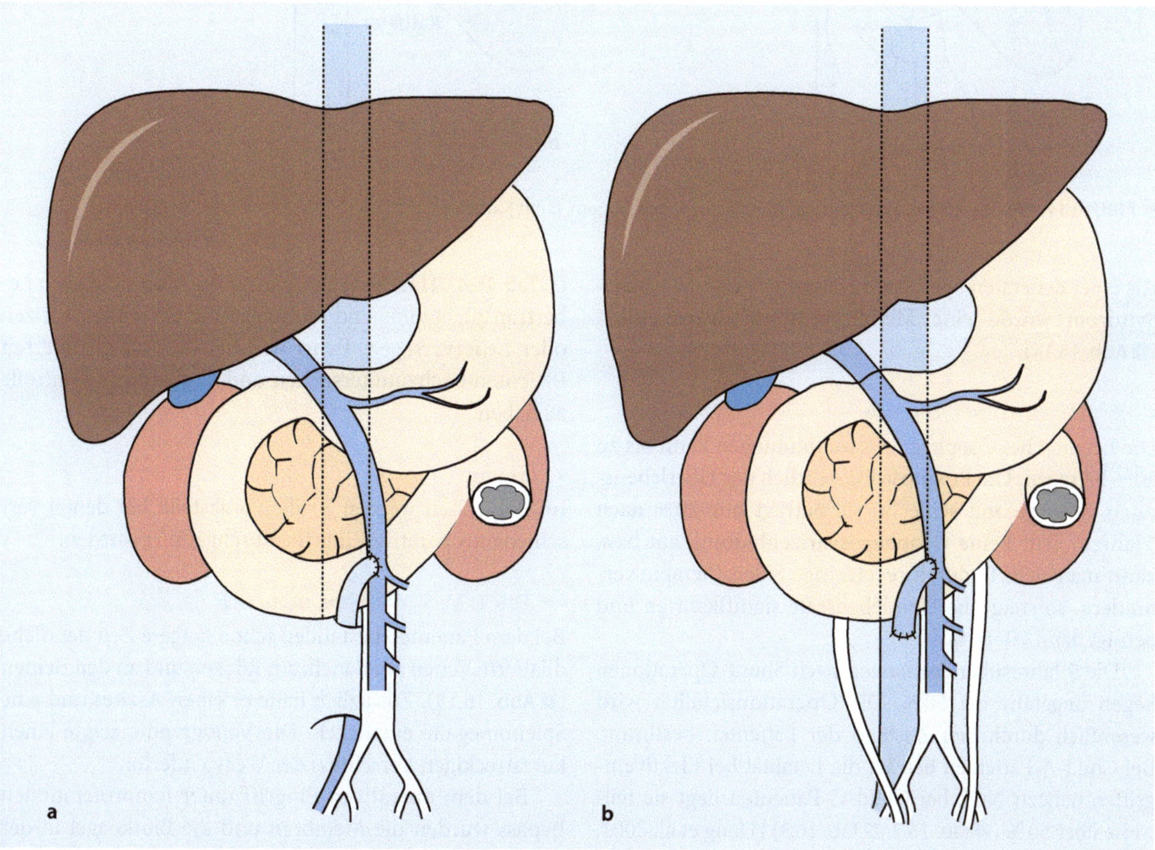

Abb. 16.13 Mesokavale Anastomose: **a** Clatworthy-Methode, **b** Drapanas-Methode

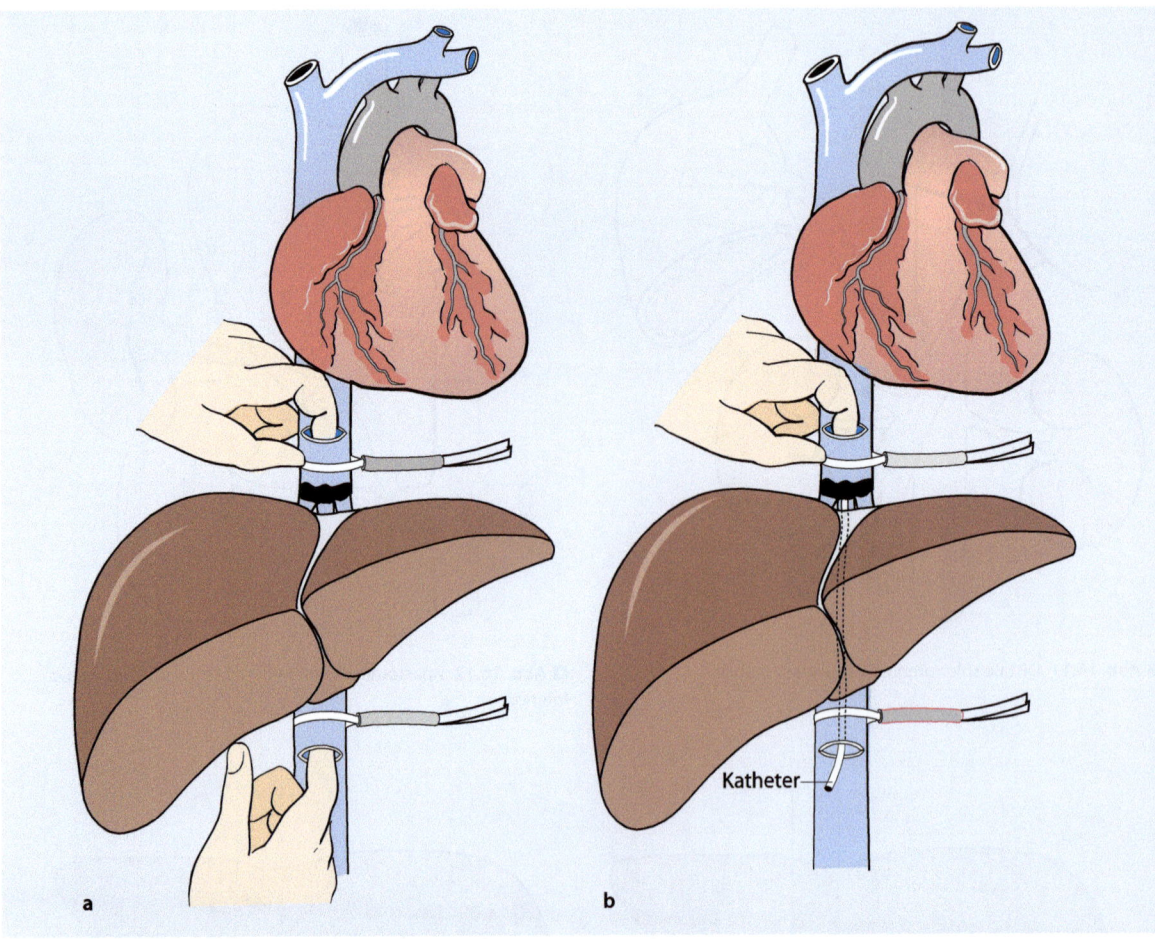

Abb. 16.14 Thrombektomie und Membranotomie: **a** mit den Fingern, **b** mit Katheter

Als einer der ersten operativen Eingriffe bei Budd-Chiari-Syndrom wurde eine Membranotomie durchgeführt (Abb. 16.14).

- **Ergebnisse und Prognose**

Die Letalität bei Ösophagusvarizenblutungen kann bis zu 40 % betragen. Die Prognose hinsichtlich der Überlebensraten ist insgesamt schlecht, sie beträgt nur 20 % nach 5 Jahren. Tritt keine Ösophagusvarizenblutung auf bzw. kann man sie z. B. durch rechtzeitige Sklerotherapie verhindern, so steigt die Überlebensrate signifikant an und beträgt dann 70–80 %.

Die 5-Jahresüberlebensraten nach Shunt-Operationen liegen ungefähr bei 50 %. Die Operationsletalität wird wesentlich durch den Zustand der Patienten bestimmt: Bei Child-A-Patienten beträgt die Letalität bei Elektiveingriffen nahezu Null, bei Child-C-Patienten liegt sie teilweise über 50 % (Tab. 16.2, Tab. 16.3) (Dang et al. 2001, Klein 2006, Nagasue et al. 1987, Okada u. Nakamura 1989).

Die fortgeschrittene Leberzirrhose stellt heute eine der wichtigsten Indikationen für die Lebertransplantation dar (Tab. 16.4). Häufigste Ursache für die Mortalität nach Lebertransplantation sind Blutungen der Ösophagusvarizen oder Leberversagen. Es ist wichtig, die transplantierten Patienten nachzuuntersuchen und in ständiger Kontrolle zu haben.

- **Eigene Fälle**

Im Folgenden werden 3 Fälle vorgestellt, bei denen verschiedene operative Eingriffe durchgeführt wurden.

■ ■ **Fall 1: M. S., 41 Jahre, männlich**

Bei dem Patienten bestanden schon längere Zeit deutliche dilatierte Venen am Bauch, am Rücken und an den Beinen (Abb. 16.15). Zusätzlich hatte er einen Aszites und eine Splenomegalie entwickelt. Die Venographie zeigte einen kurzstreckigen Verschluss der V. cava inferior.

Bei dem operativen Eingriff unter femorofemoralen Bypass wurden die Membran und die Blutkoagel in der V. cava inferior entfernt. Die Vene wurde mit einem Patch aus Perikard (Länge 5 cm, Breite 2 cm) wieder verschlossen (Abb. 16.16). Die postoperativ durchgeführte Venogra-

16.3 · Budd-Chiari-Syndrom

Tab. 16.2 Fallverteilung beim Budd-Chiari-Syndrom (n=1479 Fälle in Japan)

Leberzirrhose	60%
Idiopatische portale Hypertonie	17%
Primärer Leberkrebs	11%
Extrahepatischer portaler Anschluss	5%
Verschluss der Unterhohlvene	2%
Schistosoma japonicum	2%
Krankheiten des Pankreas u. a.	3%

Tab. 16.3 Klassifikation des Budd-Chiari-Syndroms nach Child

Allgemeine Situation	Serumbilirubin	Serumalbumin	Aszites	Enzephalopathie	Ernährung
A: Leichte Störung	<2,0 mg/dl	>3,5 g/dl	Kein	Keine	Gut
B: Mittelmäßige Störung	2,0–3,0 mg/dl	3,0–3,5 g/dl	Behandelbar	Leicht	Gut
C: Hochgradige Störung	>3,0 mg/dl	<3,0 g/dl	Therapierefraktär	Schwer	Schlecht

Tab. 16.4 Anzahl der Lebertransplantationen in Japan in den Jahren 1964–2009

	Anzahl
Transplantation vom Lebendspender	5635
Transplantation vom Toten	68
Gesamt	**5721**

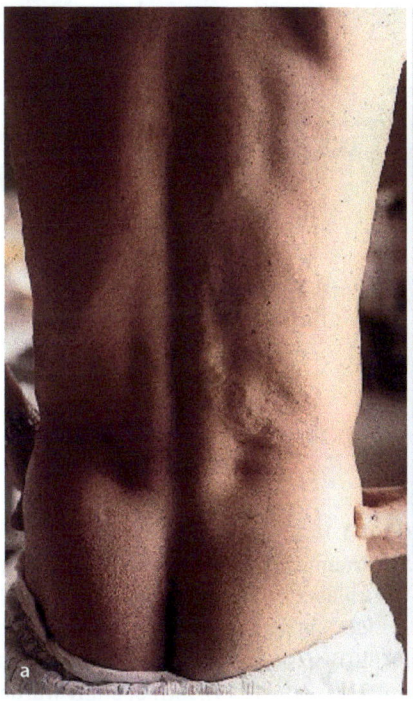
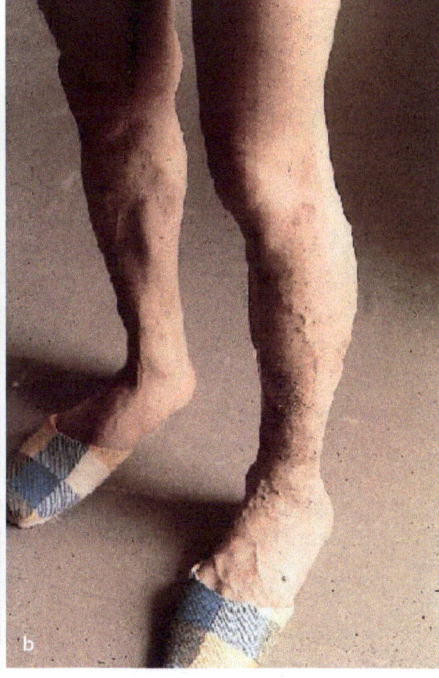

Abb. 16.15 Deutliche Venendilatation **a** am Rücken, **b** an den Beinen

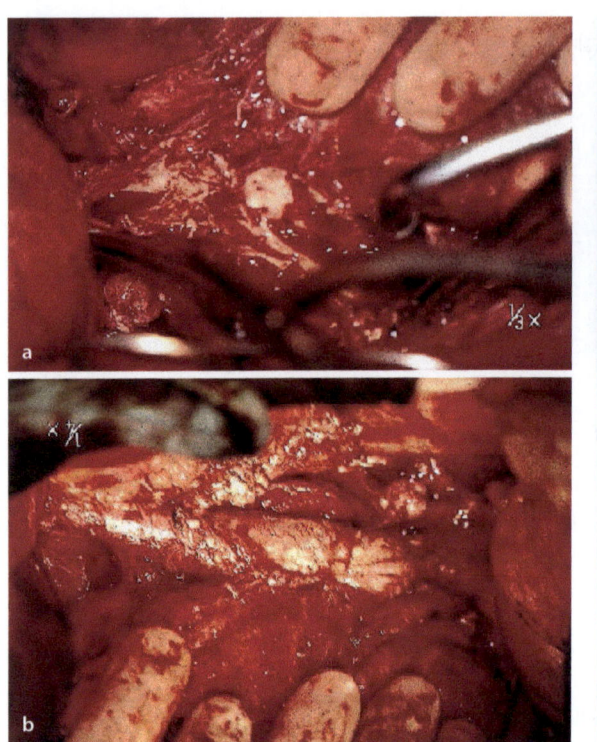

□ Abb. 16.16 Intraoperative Darstellung: **a** V. cava inf. offen, **b** Perikardpatch angenäht

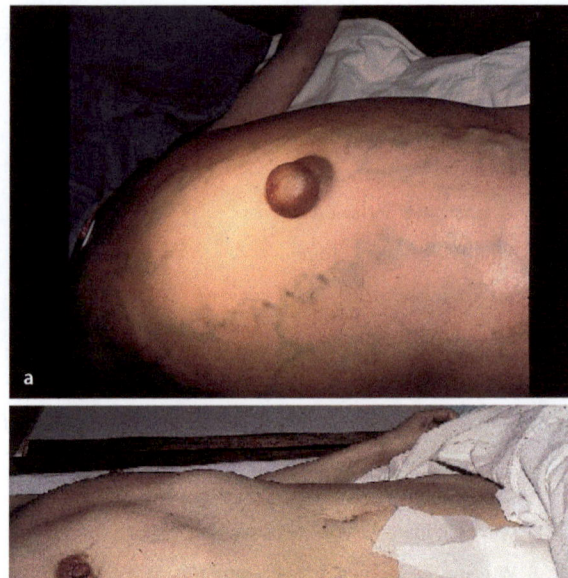

□ Abb. 16.17 Präoperativer und postoperativer Befund: **a** Nabelhernie und massive Aszites, **b** 7 Jahre nach der Operation

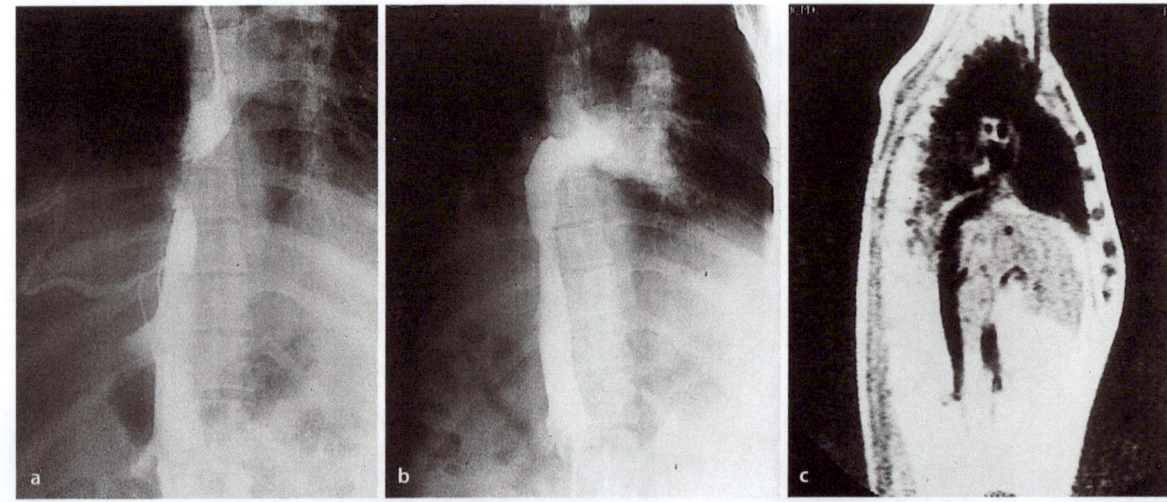

□ Abb. 16.18 Venographie der Vena cava inferior: **a** präoperativ **b** postoperativ, **c** 7 Jahre nach der Bypass-Operation

phie zeigte eine gut durchgängige V. cava inferior. Der postoperative Verlauf bei dem Patienten war komplikationslos.

■■ Fall 2: T. Y., 38 Jahre, weiblich
Diese Patientin hatte bereits ein Caput medusae entwickelt, es bestand ein Aszites und zusätzlich eine Nabelhernie (□ Abb. 16.17). Bei der Diagnostik wurde ein Budd-Chiari-Syndrom gefunden, die Venographie zeigte einen totalen Verschluss der V. cava inferior (□ Abb. 16.18).

Der Verschluss der V. cava inferior wurde mit einem PTFE-Bypass (Durchmesser 16 mm, Länge 8 cm) überbrückt (□ Abb. 16.19). Intraoperativ wurde die Aszitesflüssigkeit in das Venensystem reinfundiert, um den Protein-

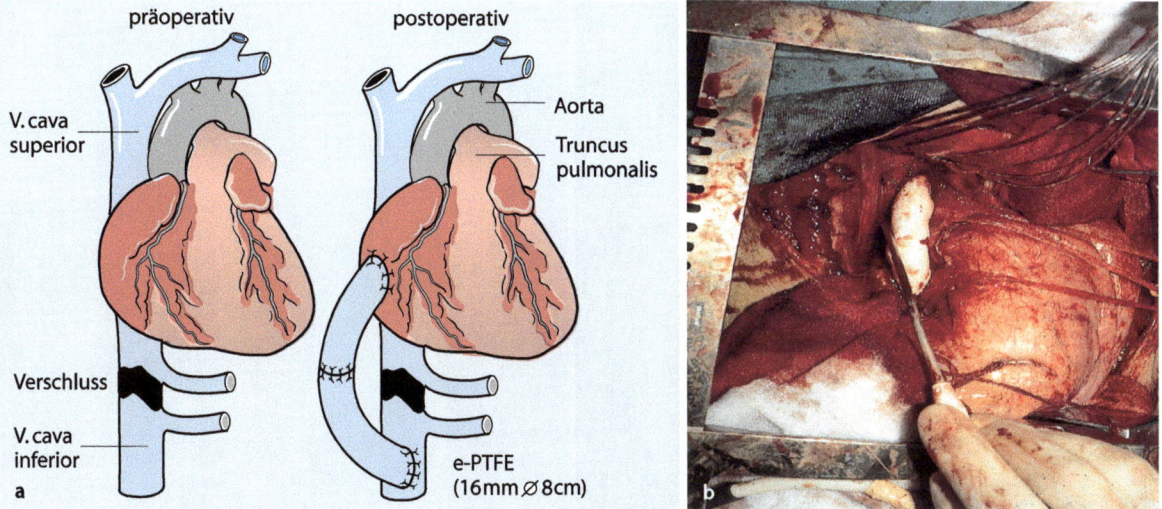

Abb. 16.19 **a** Prä- und postoperative Befunde, **b** intraoperative Ansicht des Bypass

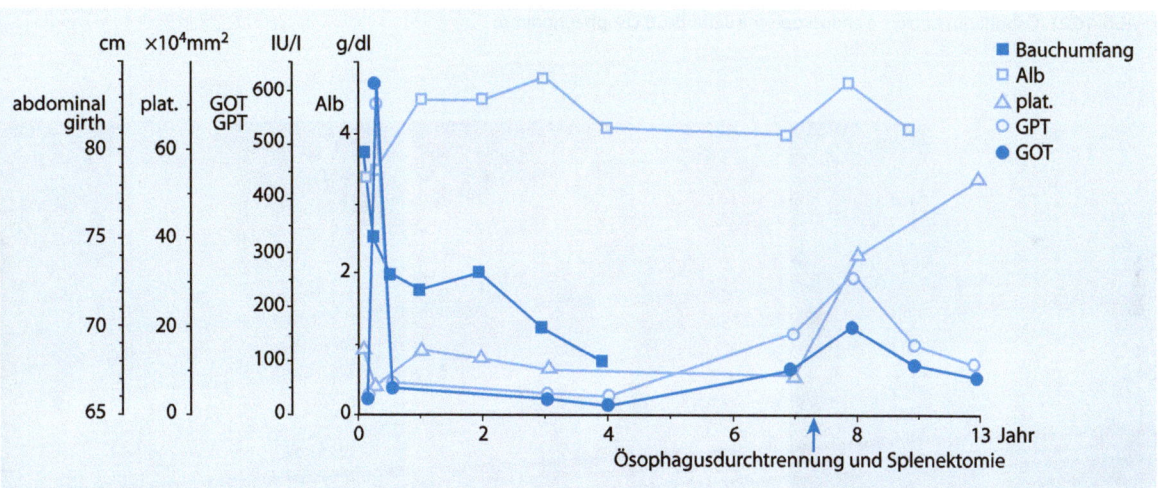

Abb. 16.20 Langzeitergebnisse im Verlauf nach Bypass-Operation

wert hochzuhalten. In gleicher Sitzung wurde auch die Nabelhernie verschlossen.

Der postoperative Verlauf war weitestgehend komplikationslos, der Zustand der Patientin besserte sich rasch. Das Caput medusae war nicht mehr sichtbar. Postoperativ wurde die Patientin antikoaguliert mit einem INR-Wert zwischen 2 und 3. Die Patientin konnte im weiteren Verlauf ein normales Leben führen (Abb. 16.20).

Fall 3: M. Y., 44 Jahre, weiblich

Diese Patientin erlitt eine akute Ösophagusvarizenblutung, die zunächst mit Hilfe einer Sengstagen-Blakemore-Sonde zum Stillstand gebracht werden konnte. Danach wurde sie in die Abteilung für Chirurgie eingeliefert.

Die von uns durchgeführte Diagnostik umfasste Ösophagoskopie, Venographie, CT und MRT. In der Gastroskopie fanden sich typische Zeichen für Ösophagusvarizen, der Ösophagusdurchmesser war schon sehr schmal (Abb. 16.21a). In der Venographie, dem CT und der MRT zeigte sich ein Verschluss der V. cava inferior (Abb. 16.21b). Es fanden sich Aszites und dilatierte Venen.

Bei dieser Patientin wurde eine Bypass-Operation mit einer PTFE-Prothese (Durchmesser 14 mm, Länge 30 cm) zwischen der V. cava inferior und dem rechten Vorhof durchgeführt (Abb. 16.22). Die postoperativen Untersuchungen zeigten eine frei durchgängige Prothese. Die dilatierten Venen sowie die Ösophagusvarizen waren nicht mehr nachweisbar. Der postoperative Verlauf war komplikationslos.

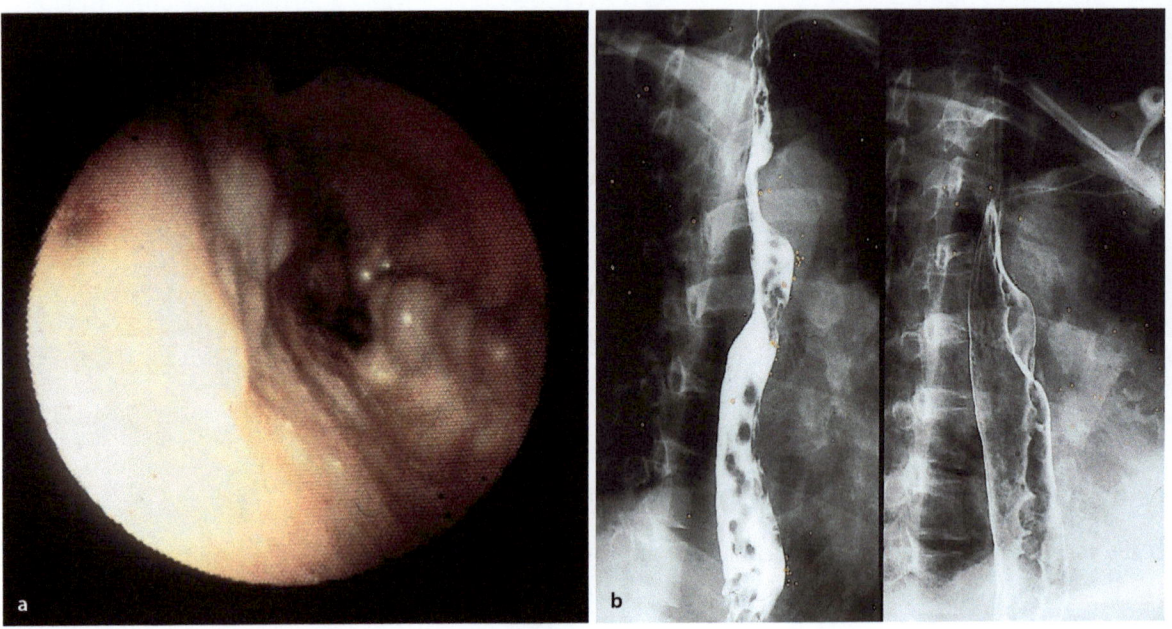

Abb. 16.21 Ösophagusvarizen: **a** endoskopische Befunde, **b** Ösophagogramm

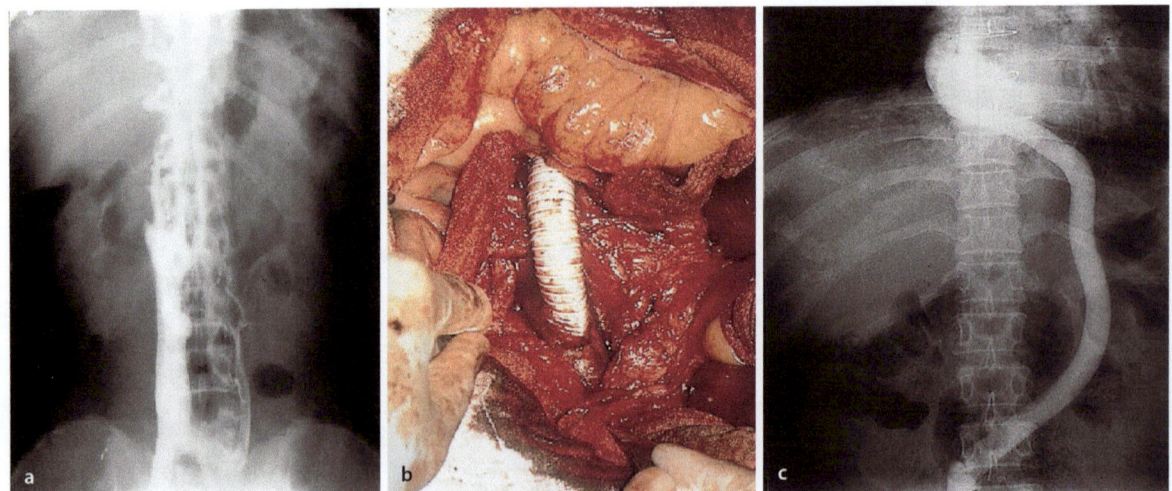

Abb. 16.22 Venographie: **a** präoperativ, **b** intraoperativ, **c** postoperativ nach 1. Bypass-Operation

Zwei Jahre und zwei Monate postoperativ waren erneut Ösophagusvarizen aufgetreten. Die Diagnostik ergab einen Verschluss des PTFE-Bypasses, der etwas zu lang und abgeknickt war (Abb. 16.23). Bei dem zweiten Eingriff wurde ein neuer PTFE-Bypass (Durchmesser 14 mm, Länge 20 cm) von der V. cava inferior zum rechten Vorhof implantiert. Nach der Reoperation waren alle Beschwerden, insbesondere auch die Ösophagusvarizen, wieder verschwunden.

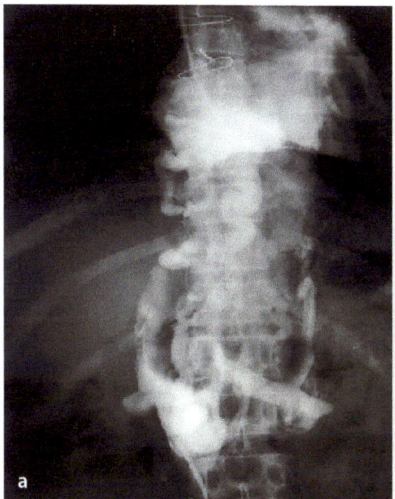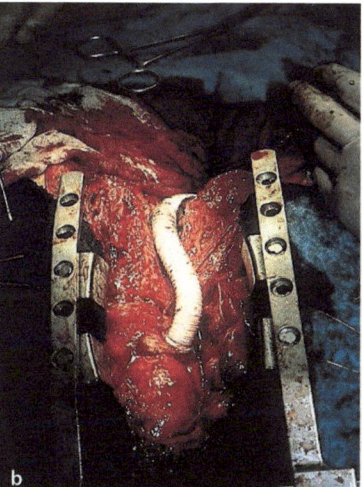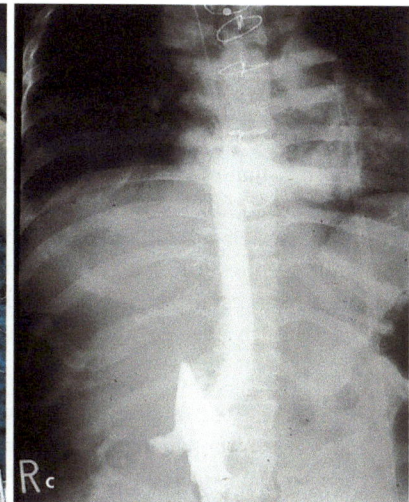

Abb. 16.23 Venenverschluss 2 Jahre und 2 Monate nach der ersten Bypass-Operation: **a** Präoprative Venographie, **b** intraoperative Darstellung, **c** postoperative Venographie

16.4 Lemierre-Syndrom

C. Diehm

Definition

▶ Synonyme: Postangina-Septikämie, Postangina-Sepsis, postanginöse Sepsis, Nekrobazillose
▶ Erstbeschreiber 1936: André Alfred Lemierre, Bakteriologe in Paris (1875–1956)

Es handelt sich um ein seltenes, septisches, schweres Krankheitsbild bei Jugendlichen und jungen Erwachsenen, eine eitrige Venenentzündung der Vena jugularis interna. Als Komplikationen können septische Embolien auftreten.

Ätiologie

In der Regel gehen Infektionen mit anaeroben Bakterien im Mund-Rachen-Raum voraus (oropharyngeale Infekte, Peritonsillarabszesse). Vielfach (>80 %) kann der Erreger Fusobacterium necrophorum nachgewiesen werden.

Klinik

Betroffen sind meist junge Erwachsene. Oft liegt ein allgemeines Krankheitsgefühl vor, Halsschmerzen sowie Druckdolenz entlang der Halsgefäße. Dann treten Abszesse in den Tonsillen auf. Es folgen hohes Fieber und eine Verschlechterung des Allgemeinbefundes. Als Komplikation kann eine Endokarditis mit Herzklappenbefall auftreten sowie eine septische Thromboembolie in die Lunge, in Gelenke und in Knochen. Im fortgeschrittenen Stadium zeigt sich das klinische Bild einer Sepsis mit Kreislaufversagen, Gerinnungsstörung und Thrombozytopenie. Selbst bei rechtzeitiger Behandlung kann die Mortalität noch bei ca. 5 % liegen.

Diagnostik

Die Diagnose wird klinisch gestellt. Im Labor findet ich ein erhöhter Wert von C-reaktivem Protein sowie eine Neutrophilie. Die Senkung kann massiv beschleunigt sein. Die apparative Diagnose erfolgt mit Ultraschall und Computertomographie. Eine Thrombosierung der Jugularisvenen kann mit Duplexsonographie sehr gut nachgewiesen werden.

Therapie

Frühzeitig notwendig ist die Gabe eines Breitbandantibiotikums (Amoxycillin/Clavulansäure und Metronidazol, Clindamycin, Cephalosporin der 3. Generation nach Resistenzprüfung).

Bei Verzögerung der Diagnostik ist die Mortalitätsrate hoch. In einzelnen Fällen muss eine Abszessdrainage durchgeführt werden. Bei Bedarf ist die gefäßchirurgische Entfernung der thrombosierten Vena jugularis indiziert. Über die Notwendigkeit einer Langzeitantikoagulation gibt es keine evidenzbasierten Befunde.

16.5 Trousseau-Syndrom

C. Diehm

■ Definition
▶ Synonyme: tumorassoziierte Thromboembolie, engl. »Trousseau sign of malignancy«
▶ Erstbeschreiber 1865: Armand Trousseau (◘ Abb. 16.24). Er interpretierte eine Thrombophlebitis saltans an seinem Arm als paraneoplastisches Zeichen und verstarb später tatsächlich an einem Magenkarzinom.

> Als Trousseau-Zeichen bzw. -Syndrom wird die Koinzidenz einer Phlebothrombose bzw. Thrombophlebitis mit einer Tumorkrankheit bezeichnet. Es handelt sich dabei um ein paraneoplastisches Syndrom.

Sektionsbefunde zeigen eine erstaunlich hohe Koinzidenz von Thromboembolien und Malignomen. Maligne Erkrankungen gehen fast ausnahmslos mit einer latenten systemischen Gerinnungsaktivierung einher.

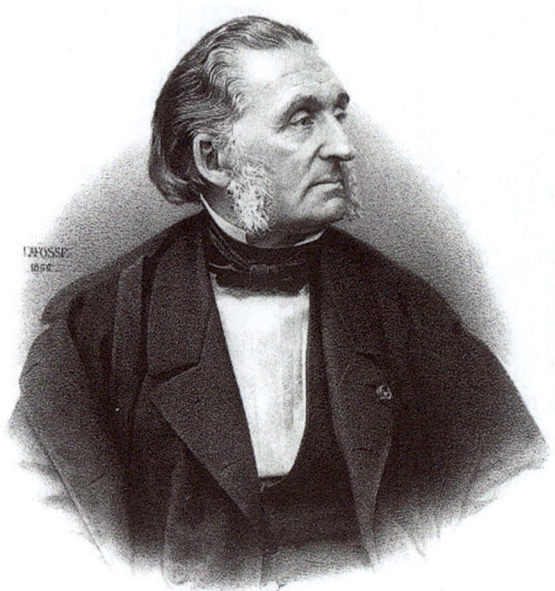

◘ **Abb. 16.24** Armand Trousseau, französischer Internist (1801–1867). (Quelle: wikipedia)

■ Klinik
Tumorpatienten haben ein ca. 7-fach erhöhtes Risiko für Thromboembolien. Ohne optimale Thromboseprophylaxe entwickeln 40–80 % aller Karzinompatienten postoperativ eine Unterschenkelvenenthrombose, 10–12 % bekommen eine Dreietagenthrombose (mit Beteiligung der Oberschenkelvenen). In 1–5 % treten Lungenarterienembolien auf. Am häufigsten finden sich Thromboembolien bei Magenkarzinomen (ca. 55 %), kolorektalen Karzinomen (ca. 50 %), malignem Melanom (ca. 50 %), Pankreaskarzinom (48 %) und Hypernephrom (ca. 48 %). Aber auch Ovarialkarzinome, Gallenblasen- und Gallengangskarzinome, Bronchialkarzinome und Portiokarzinome haben ein hohes Thromboembolierisiko.

> **Formen des Trousseau-Syndroms**
> - Thrombophlebitis saltans et migrans
> - Nichtbakterielle thrombotische Endokarditis
> - Paraneoplastische akrale Durchblutungsstörungen
> - Thrombose der Leber-, Portal- und Mesenterialvenen
> - Paraneoplastische (rezidivierende) Thrombophlebitis
> - Thromboserezidiv unter Antikoagulation
> - Disseminierte intravasale Gerinnung (DIC)

■ Ätiologie
Die erhöhte Gerinnungsbereitschaft des Blutes bei einer Tumorkrankheit (»Thrombophilie durch Krebs«) beruht auf einer vermehrten Freisetzung von Tumorgewebe-Thromboplastin. Die Werte von α_2-Makroglobulin und Fibrinogen steigt paraneoplastisch an. Auch Faktor VIII ist hochreguliert.

> **Warum haben Tumorpatienten eine erhöhte Gerinnungsbereitschaft?**
> - Hyperkoagulabilität (Tumorkoagulanzien, Akute-Phase-Reaktion)
> - Tumorinfiltration, Tumoroberfläche wirkt prokoagulatorisch, »nichtheilende, chronische Wunde«
> - Vermehrte Thrombozytenadhäsion und -aggregation
> - Antihormonelle Therapie (z. B. Tamoxifen)
> - Iatrogen: zentralvenöse Katheter und Portsysteme
> - Schlechter klinischer Allgemeinzustand, Immobilisation, Exsikkose mit sekundär erhöhter Thrombozytose)
> - Kompression der Venen durch Tumor bzw. Lymphome

■ Konsequenzen für Praxis und Klinik
Krebspatienten haben ein hohes Thromboembolierisiko. Das gilt insbesondere für die perioperative Periode, aber auch für die Langzeitbehandlung dieser Hochrisikopatienten. Ein Trousseau-Syndrom kann die Prognose und die Lebensqualität von Krebspatienten erheblich verschlechtern. Tumorpatienten sollten großzügig antikoaguliert

werden. So können nicht nur thromboembolische Komplikationen verhindert werden, es gibt auch starke Hinweise dafür, dass antikoagulierte Patienten eine längere Überlebenszeit und insgesamt eine reduzierte Krebsletalität haben (Prandoni et al.1997). Der Nutzen einer konsequenten Thromboembolieprophylaxe mit niedermolekularem Heparin (NMH) oder dem synthetischen Fondaparinux gilt heute als gesichert.

16.6 Disseminierte intravasale Gerinnung (DIC)

H. Landgraf

Das Krankheitsbild der tiefen Venenthrombose, bei dem typischerweise große, in der Regel auch Leitvenen betroffen sind, wird nicht durch eine disseminierte intravasale Gerinnung bzw. Verbrauchskoagulopathie hervorgerufen. Trotzdem soll der Vollständigkeit halber auch diese Form der Gerinnungsstörung bzw. des Thrombosegeschehens kurz dargestellt werden.

Definition

Eine disseminierte intravasale Gerinnung ist keine eigenständige Erkrankung, sondern tritt als Folge oder Begleiterscheinung schwerer Grunderkrankungen auf. Sie stellt immer nur einen Teil eines insgesamt komplexen Gerinnungsgeschehens dar. Die als Synonym verwendete Bezeichnung »Verbrauchskoagulopathie« erscheint geeignet, dieses dynamische Geschehen auch in seiner Entwicklung zu charakterisieren (Dempfle 2007).

Ätiologie und Pathogenese

Voraussetzung für das Auftreten einer DIC ist eine generalisierte Aktivierung des Gerinnungssystems innerhalb der Blutbahn. Die Aktivierung der Gerinnung führt zu einer Thrombinfreisetzung, wodurch Fibrinogen in Fibrin umgewandelt wird. Unter bestimmten Voraussetzungen kommt es dabei zu einer disseminierten Gerinnung in den kleinsten Gefäßen der Mikrozirkulation und dadurch zur Ausprägung schwerer Organschäden (z. B. Hautnekrosen, Nebennierenrindennekrosen u. Ä.). Diese **1. Phase** der generalisierten Gerinnung führt zu einem Verbrauch von Gerinnungsfaktoren und Thrombozyten und kann daher bei akutem Verlauf eine herabgesetzte Gerinnungsfähigkeit des Blutes aufgrund des Fehlens eben dieser Gerinnungsfaktoren zur Folge haben. Daraus wiederum kann eine starke Blutungsneigung resultieren (**2. Phase**). Da zusätzlich die aktivierte Gerinnung eine reaktive Steigerung der Fibrinolyse induziert, kann eine in dieser Situation bereits stattfindende Blutung noch weiter verstärkt werden (Pötzsch et al. 2010).

In dieser 2. Phase kommt es zur Manifestation hochdramatischer Krankheitsbilder, bei denen sowohl flächenhafte als auch punktförmige Blutungen in Haut und Schleimhäute zu beobachten sind. Blutungen in inneren Organen oder Operationsgebieten können dabei akut zu lebensbedrohlichen Situationen führen.

Nicht in allen Fällen jedoch muss der Ablauf dieses Geschehens so hoch akut sein; die Krankheit kann auch chronisch und protrahiert verlaufen, wenn die Auslösemechanismen bzw. die auslösenden Ursachen nicht sehr ausgeprägt sind. In diesen Fällen ist die Symptomatik gering bis subklinisch, sodass trotz nachweisbarer Veränderungen in der Labordiagnostik weder eine Thrombosierung noch eine Blutungsneigung festzustellen ist.

Die möglichen Ursachen bzw. Auslöser einer DIC sind in der folgenden Übersicht aufgeführt.

> **Mögliche Ursachen einer DIC/Verbrauchskoagulopathie**
> - Sepsis/schwere Infektion (v. a. gramnegative Keime)
> - Traumata (z. B Polytrauma)
> - Gewebeuntergang (z. B. nekrotisierende Entzündung, Pankreatitis)
> - Maligne Erkrankungen (z. B. solide Tumoren, maligne Systemerkrankungen)
> - Geburtshilfliche oder Schwangerschaftskomplikationen (z. B. Fruchtwasserembolie, Abort)
> - Große Gefäßmissbildungen (z. B. Hämangiome)
> - Toxische oder immunologische Reaktionen (z. B. Schlangenbisse, Transfusionsreaktionen)
> - Leberversagen

Diagnostik

Eine frühe Diagnose des oben geschilderten akuten Krankheitsbildes ist absolut lebensnotwendig. Aus diesem Grunde muss bei Auftreten petechialer oder ekchymöser Blutungen bzw. Organblutungen rasch nach dem Vorliegen möglicher Auslösemechanismen bzw. Ursachen gesucht werden, um eine therapeutische Intervention zu ermöglichen. Bei den Globaltests der Gerinnung ist dabei die Bestimmung der Thromboplastinzeit sinnvoll, die auch bei leichteren Formen der Verbrauchskoagulopathie verlängert ist. Weitere Kriterien eines Verbrauchs sind die Verminderung der Thrombozytenzahl, des Fibrinogens, des Antithrombins und das Vorliegen von Fibrin- bzw. Fibrinogenspaltprodukten. Die Entwicklung dieser Parameter im zeitlichen Verlauf ist dabei diagnostisch hilfreich.

Diese Tests sowie die jeweiligen Ergebnisse sind im Einzelnen in Tab. 16.5 aufgeführt.

In den letzten Jahren entwickelte DIC-Scores können die Diagnose erleichtern und teilweise auch Hinweise auf

◨ **Tab. 16.5** Laborbefunde bei DIC/Verbrauchskoagulopathie

Thrombozytenzahl	Vermindert
TPZ	Verlängert
aPTT	Verlängert
Fibrinogen	Vermindert
AT III	Vermindert
D-Dimere	Erhöht

die Prognose der Erkrankung geben (Dempfle 2007, Pötzsch et al. 2010).

■ **Therapie**

Die Therapie einer DIC bzw. Verbrauchskoagulopathie erfordert primär die sofortige Behandlung der Grundkrankheit bzw. der auslösenden Ursache. Von großer Bedeutung ist dabei die hämodynamische Stabilisierung des Patienten.

Eine gerinnungsaktive Therapie kann das Fortschreiten der disseminierten intravasalen Gerinnung verzögern, ist aber nicht immer erforderlich, weil entweder die Gerinnungsstörung nicht lange genug besteht oder sie nicht sehr stark ausgeprägt ist.

In der ersten Phase kann durch die Substitution von Antithrombin die weitere Aktivierung des Gerinnungssystems gestoppt werden. Die erforderlichen Dosierungen liegen bei 1000–2000 Einheiten innerhalb von 12–24 h. Es wird ein Antithrombinspiegel im unteren Normbereich angestrebt.

Nachdem eine große Studie (Warren et al. 2001) im Gegensatz zu einigen kleineren Studien (Baudo et al. 1998, Eisele et al. 1998) keinen Überlebensvorteil der mit Antithrombin behandelten Sepsispatienten ergab, wird aber auch diese Indikation kontrovers diskutiert.

Die alleinige Gabe von Heparin – lange ein Paradigma in der Behandlung der DIC – ist umstritten und hat nur in der Initialphase, im Sinne einer klassischen Thromboseprophylaxe, eine Berechtigung.

In der 2. Phase der disseminierten intravasalen Gerinnung mit einer primären Blutungssymptomatik kann die Behandlung mit Fresh Frozen Plasma (FFP) eine Möglichkeit sein, die Gerinnung zu verbessern. Gegebenenfalls können auch Gerinnungsfaktoren oder Thrombozyten ersetzt werden.

Literatur

Zu 16.1
Miyazaki M, Hashimoto M, Tanaka T, Ikeda T, Kato S (1974) Case of Modor's Disease associated with breast cancer. Kiobu Geka 27: 336–338
Mondor H (1939) Tronculite sous – cutané subaigue de la paroi thoracique antéro-latérale. Acad Chir 65: 1271–1278

Zu 16.2
Al-Otaibi LM, Porter SR, Poate TW (2005) Behçets disease: a review. J Dent Res 84: 209–222
Diehm C, Allenberg J-R, Nimura-Eckert K (1999) Farbatlas der Gefäßkrankheiten. Springer, Heidelberg

Zu 16.3
Bogin V, Marcos A, Shaw-Stiffel T (2005) Budd-Chiari syndrome: In evolution. Eur J Gasroenterol 17: 33–35
Budd G (1845) On diseases of the liver. John Churchill, London, p 135
Chiari H (1898) Erfahrungen über Infarktbildungen in der Leber des Menschen. Zeitschrift für Heilkunde 19: 475–512
Dang XW, Xu PQ, Ma XX, Xu DQ, Zhu YJ, Zhang YS (2001) Surgical treatment of Budd-Chiari syndrome: Analysis of 221 cases. Hepatobiliary Pancreat Dis Int 10: 435–438
Datta DV, Saha S, Singh SA, Gupt BB, Aikat BK; Cugh KS, Chuttani PN (1972) Chronic Budd-Chiari-syndrome due to obstruction of the intrahepatic portion of the inferior vena cava. Gut 13: 372–378
Eapen CE, Velissaris D, Heydtmann M, Gunson B, Olliff S, Elias E (2006) Favorable medium term outcome following hepatic vein recanalisation and or transjugular intrahepatic portosystemic shunt for Budd-Chiari syndrome. Gut 55: 878–884
Fisher NC, McCafferty I, Dolapci M, Wali M, Buckles JA, Olliff SP, Elias E (1999) Managing Budd-Chiari syndrome: A retrospective review of percutaneous hepatic vein angioplasty and surgical shunting. Gut 44: 568–574
Furui S, Yamauchi T, Ohmoto K, Tsuchiya K, Makita K, Takenaka E (1988) Hepatic inferior vena cava obstruction: Clinical results of treatment with percutaneous transluminal laser assisted angioplasty. Radiology 166: 673–677
Hirooka M, Kimura C (1970) Membranous obstruction of the hepatic portion of the inferior vena cava. Surgical correction and etiological study. Arch Surg 100: 656–663
Holland-Fischer P, Gronbaek H, Astrup L, Keiding S, Nielsen Dt, Vilstrup H (2004) Budd-Chiari and inferior caval vein syndromes due to membranous obstruction of the liver veins: Successful treatment with angioplasty and transcaval transjugular intrahepatic portosystemic shunt. Scand J Gastroenterol 39: 1025–1028
Inafuku H, Morishima Y, Nagano T, Arakaki K. Yamashiro S, Kuniyoshi Y (2009) A three decade experience of radical open endvenectomy with pericardial patch graft for correction of Budd-Chiari syndrome. J Vasc Surg 50: 590–593
Inokuchi K (1972) Current status of surgical treatment of portal hypertention in Japan. Jpn J Surg 2: 171–185
Inokuchi K (1985) Present status of surgical treatment of esophageal varices in Japan: A nationwide survey of 3588 patients. World J Surg 9: 171–180
Kilman JW, Williams TE, Kakos GS, Molnar W, Ryan JM (1971) Budd-Chiari-syndrome due to congenital obstruction of the Eustachian valve of the inferior vena cava. J Thorac Cardiovasc Surg 62: 226–230
Kimuara C (1964) Surgical treatment of portal hypertention of posthepatic origin with special reference to transcardiac membranotomy for membranous obstruction of the hepatic portion of the inferior vena cava. Jpn Circ J 128: 181–183

Klein AS (2006) Management of Budd-Chiari syndrome. Liver Transpl 12: 23–28

Koja K, Kusaba A, Kuniyoshi Y, Iha K, Akasaki M, Miyagi K (1996) Radical open endvenectomy with autologous pericardial patch graft for correction of Budd-Chiari syndrome. Cardiovasc Surg 4: 500–504

Kubo S, Ichikawa T, Takemura S, Ohba K, Uenishi K, Ogawa M, Kodai S, Shinkawa H, Uemoto S (2009) Reconstruction of hepatic veins by anastomosis with suprahepatic IVC I the posterior mediastinum in living donor liver transplantation for Budd-Chiari syndrome. Hepatogastroenterology 56: 1521–1524

Manabe H (1964) Endovenectomy for the surgical treatment of Budd-Chiari-Syndrome. Jpn Cir J 28: 183–186

Nagasue N, Ogawa Y, Yukaya H, Chang YC, Kaneko S (1987) Cavo-atrial shunt with externally stented PTFE graft for Budd-Chiari syndrome with caval obstruction. Br J Surg 74: 1174–1178

Nomura R, Ishizaki Y, Sugo H, Yoshimoto J, Imamura H, Kawasaki S (2010) Late-onset venous outflow obstruction treated by placement of a Foley balloon catheter in living donor liver transplantation using a left lobe. Clin Transplant 24: 723–725

Okada M, Nakamura K (1989) Krankheiten der Vena cava inferior mit Budd-Chiari-Syndrom. Health Publisher, Tokyo, S 346–348

Okuda K (2002) Obliterative hepatocavopathy inferior vena cava thrombosis at its hepatic portion. Hepatobiliary Pancreat Dis Int 1: 499–509

Okuda H, Yamagata H, Obata H, Iwata H, Sasaki R, Imai F, Okudaira M, Ohbu M, Okuda K (1995) Epidemiological and clinical features of Budd-Chiari syndrome in Japan. J Hepatol. 22: 1–9

Orloff LA, Orloff MJ (1999) Budd-Chiari syndrome caused by Behcet's disease: Treatment by side-to-side portacaval shunt. J Am Coll Surg 188: 396–407

Orloff MJ, Daily PO, Orloff SL, Girard B, Orloff MS (2000) A 27-year experience with surgical treatment of Budd-Chiari syndrome. Ann Surg 232: 340–352

Plessier A, Valla DC (2008) Budd-Chiari syndrome. Semin Liver Dis 28: 259–269

Rector WG, Xu YH, Goldstein L, Peters RL, Reynolds TB; Membranous obstruction of the inferior vena cava in the United States. Medicine 1985; 64: 134-143

Sakamoto S, Egawa H, Kanazawa H, Shibata T, Miyagawa-Hayashino A, Haga H, Ogura Y, Kasahara M Tanaka K, Uemoto S (2010) Hepatic venous outflow obstruction in pediatric living donor liver transplantation using left-sided lobe grafts: Kyoto University experience. Liver Transplant 16: 1207–1214

Shrestha SM (2009) Liver cirrhosis and hepatocellular carcinoma in hepatic vena cava disease, a liver disease caused by obstruction of inferior vena cava. Hepatol Int 3: 392–402

Slakey DP, Klein AS, Ventrux AC, Cameron JL (2001) Budd-Chiari syndrome: Current management options. Ann Surg 233: 522–527

Soyama A, Eguchi S, Yanaga K, Takatsuki M, Hidaka M, Kanematsu T (2011) Living donor liver transplantation with extensive caval thrombectomy for acute- on-chronic Budd-Chiari syndrome. Surg Today 41: 1026–1028

Urano Y, Ohmori H, Sugimura H, Fukushima T (1986) Behcet's disease with Budd-Chiari syndrome: Apropos of a case. Review of cases autopsied in Japan and of the literature. Ann Pathol 6: 192–196

Uskudar O, Akdogan M, Sasmaz N, Yilmaz S, Tola M, Sahin B (2008) Etiology and portal vein thrombosis in Budd-Chiari syndrome. World J Gastroenterol 14: 2858–2862

Zu 16.4

Hochreutener B, Lammer F, Bregenzer Th (2008) Fusobacterium necrophorum – nicht nur Verursacher des Lemierre-Syndroms. Schweiz Med Forum 8: 737–739

Syed MI, Baring D, Addidle M, Murray C, Adams C (2007) Lemierre syndrome: two cases and a review. Laryngoscope 117: 1605–1610

Zu 16.5

Lutz LL (2001) Krebs als thrombophiler Zustand. In: Lutz LL (Hrsg) Thrombophilie und niedermolekulare Heparine, 2. Aufl. Urban & Vogel, München, S 66–67

Prandoni P (1997) Antithrombotic strategies in patients with cancer. Thromb Haemost 78: 141–144

Zu 16.6

Baudo F, Caimi TM, de Cataldo F, Ravizza A, Arlati S, Casella G, Carugo D, Palareti G, Legnani C, Ridolfi L, Rossi R, D'Angelo A, Crippa L, Giudici D, Gallioli G, Wolfler A, Calori G (1998) Antithrombin III (ATIII) replacement therapy in patients with sepsis and/or postsurgical complications: a controlled double-blind, randomized, multicenter study. Intens Care Med 24: 336

Dempfle CE (2007) Disseminierte intravasale Gerinnung. In: Bruhn HD, Schambeck, CM, Hach-Wunderle V (Hrsg) Hämostaseologie für die Praxis. Schattauer, Stuttgart

Eisele B, Lamy M, Thijs LG, Keinecke HO, Schuster HP, Matthias FR, Fourrier F, Heinrichs H, Delvos U (1998) Antithrombin III in patients with severe sepsis. A randomized, placebo-controlled, double-blind multicenter trial plus a meta-analysis on all randomized, placebo-controlled, double-blind trials with antithrombin III in severe sepsis. Intens Care Med 24: 663

Pötzsch B, Madlener K (2010) Disseminierte intravasale Gerinnung (DIC). In: Pötzsch B, Madlener K (Hrsg) Hämostaseologie, 2. Aufl. Springer, Heidelberg

Warren BL, Eid A, Singer P, Pillay SS, Carl P, Novak I, Chalupa P, Atherstone A, Pénzes I, Kübler A, Knaub S, Keinecke HO, Heinrichs H, Schindel F, Juers M, Bone RC, Opal SM (2001) KyberSept Trial Study Group. Caring for the critically ill patient. High-dose antithrombin III in severe sepsis: a randomized controlled trial. JAMA 286: 1869

Thromboseprophylaxe und Qualitätsmanagement

Kapitel 17 Thromboseprophylaxe – 461
H. Nüllen, T. Noppeney

Kapitel 18 Therapiequalität – 471
H. Nüllen, T. Noppeney

Kapitel 19 Begutachtung von Erkrankungen des Venensystems – 485
H. Nüllen, T. Noppeney

Thromboseprophylaxe

H. Nüllen, T. Noppeney

17.1 Primärprophylaxe – 462
17.1.1 Mechanische Prophylaxe – 462
17.1.2 Medikamentöse Prophylaxe – 466

17.2 Sekundärprophylaxe – 466
17.2.1 Änderung der Lebensführung – 468
17.2.2 Langzeitkompression – 469

Literatur – 470

17.1 Primärprophylaxe

H. Nüllen, T. Noppeney

Alle akuten Erkrankungen, alle Operationen und Interventionen sowie auch Verletzungen sind mit einer Erhöhung des Thromboserisikos verbunden. Eine Thrombose zu verhindern oder zumindest die Wahrscheinlichkeit ihres Eintritts zu mindern, ist Ziel der primären Thromboseprophylaxe.

Unter Primärprophylaxe versteht man i. d. S. alle durchgeführten allgemeinen und speziellen Maßnahmen vor, während und ggf. nach einer besonderen gesundheitlichen Situation bzw. einem Verlauf, wenn mit dem Auftreten besonderer expositioneller Risikofaktoren für eine TVT oder Lungenembolie oder einer Verstärkung ggf. vorhandener dispositioneller Risikofaktoren zu rechnen ist.

> **Zu den Verfahren der Primärprophylaxe gehören:**
> 1. Basismaßnahmen
>   - Frühmobilisation
>   - Bewegungsübungen
>   - Krankengymnastik
>   - Bettfahrrad
>   - Sprunggelenkbewegungsschiene
> 2. Physikalische Therapie
>   - Medizinische Thromboseprophylaxestrümpfe (MTPS)
>   - Intermittierende maschinelle Kompression (IMK)
>   - Neuromuskuläre Stimulation
> 3. Medikamentöse Thromboseprophylaxe

Bei gleichzeitiger Anwendung verschiedener Verfahren wird im Allgemeinen eine additive Wirkung unterstellt.

Verlässliche Methoden zur Bestimmung des individuellen Thromboserisikos stehen derzeit nur begrenzt zur Verfügung (Encke et al. 2009). Caprini et al. (2001, 2005) publizierten einen Score mit 39 Items, die mit unterschiedlichen Punktwerten von 1, 2, 3 oder 5 zu gewichten sind. Daraus werden je nach Gesamt-Score 4 Risikogruppen definiert (niedriges, moderates, höheres und höchstes Risiko) und eine Maßgabe für das weitere Prophylaxemanagement gegeben. Eine Reihe von Publikationen zur Validierung des Tests liegen vor (s. a. Pannuci et al. 2011).

Will man den relativ großen Aufwand des Caprini-Scores vermeiden, kann sich die Thromboseprophylaxe nach individueller Indikationsstellung in einer speziellen Situation auch am durchschnittlichen Risiko einer bestimmten Konstellation orientieren. Die tatsächlichen, aus entsprechenden Untersuchungen bekannten Thromboserisiken unter bestimmten Expositionen (Tab. 17.1) können so zur Einschätzung des individuellen Risikos genutzt werden. Seit einigen Jahren hat sich hier die Definition von Risikokategorien bewährt, die sich an der zu erwartenden Thrombosehäufigkeit orientieren und weitgehend auf die ACCP 7ED zurückgehen (Tab. 17.2, Tab. 17.3) (Geerts et al. 2001, Encke et al. 2009).

Zur Einstufung des einzelnen Patienten in die Risikokategorien gehört neben den in Tab. 17.3 genannten Kriterien natürlich auch die Erhebung einer Risikoanamnese (dispositionelle Risikofaktoren) beim jeweiligen Patienten (Tab. 17.4) und deren kritische Bewertung. Vorliegende Ergebnisse der Thrombophiliediagnostik sollen verwertet werden, ein systematisches Screening zur Entscheidungsfindung ist nicht indiziert (Encke et al. 2009).

17.1.1 Mechanische Prophylaxe

T. Noppeney, H. Nüllen

Die mechanische Prophylaxe der TVT zielt auf das Element »Stase« in der Virchowschen Trias und setzt auf die Prophylaxewirkung der Strömungsbeschleunigung. Die enorme Wirkung selbst minimaler Maßnahmen auf die Strömungsgeschwindigkeit in den Bein- und Beckenvenen bei Ruheposition im Liegen ist bereits lange bekannt (Mühe 1977) (Tab. 17.5). Unterstellt man die Richtigkeit der Annahmen der Virchowschen Trias sowie auch der klinischen Erfahrung, dass Bettruhe und Immobilisation ein Thromboserisiko darstellen, so ist zu erwarten, dass durch mechanische Maßnahmen, die geeignet sind, die

Tab. 17.1 Gesamtquoten an TVT in der operativen und konservativen Medizin ohne Thromboseprophylaxe. (Encke et al. 2009, in Anlehnung an ACCP 2004, 2008)

Patientengruppe	Prävalenz von TVT
Innere Medizin	10–20 %
Allgemeinchirurgie	15–40 %
Große gynäkologische Eingriffe	15–40 %
Große urologische Eingriffe	15–40 %
Neurochirurgie	15–40 %
Schlaganfall	20–50 %
Hüft- oder Kniegelenkersatz	40–60 %
Hüftfrakturen	40–60 %
Multiples Trauma	40–80 %
Rückenmarkverletzung	60–80 %
Intensivmedizin	10–80 %

17.1 · Primärprophylaxe

Tab. 17.2 Risikokategorien und erwartete Rate an VTE. (Encke et al. 2009)

	Distale Beinvenenthrombose	Proximale Beinvenenthrombose	Tödliche Lungenembolie
Niedriges VTE-Risiko	<10%	<1%	<0,1%
Mittleres VTE-Risiko	10–40%	1–10%	0,1–1%
Hohes VTE-Risiko	40–80%	10-30%	>1%

Tab. 17.3 Inhaltliche Definition der VTE-Risikokategorien. (Encke et al. 2009, in Anlehnung an ACCP 2004)

	Operative Medizin	Nichtoperative Medizin[a]	Prophylaxemaßnahmen
Niedriges VTE-Risiko	Kleine operative Eingriffe Verletzung ohne oder mit geringem Weichteilschaden Kein zusätzliches bzw. nur geringes dispositionelles Risiko, sonst Einstufung in höhere Risikokategorie	Infektion oder akut-entzündliche Erkrankung ohne Bettlägerigkeit Zentralvenöse Katheter/Portkatheter Kein zusätzliches bzw. nur geringes dispositionelles Risiko, sonst Einstufung in höhere Risikokategorie	Basismaßnahmen
Mittleres VTE-Risiko	Länger dauernde Operationen Gelenkübergreifende Immobilisation der unteren Extremität im Hartverband Arthroskopisch assistierte Gelenkchirurgie an der unteren Extremität Kein zusätzliches bzw. nur geringes dispositionelles Risiko, sonst Einstufung in höhere Risikokategorie	Akute Herzinsuffizienz (NYHA III/IV) Akut dekompensierte, schwere COPD ohne Beatmung Infektion oder akut-entzündliche Erkrankung mit strikter Bettlägerigkeit Stationär behandlungsbedürftige, maligne Erkrankung Kein zusätzliches bzw. nur geringes dispositionelles Risiko, sonst Einstufung in höhere Risikokategorie	Basismaßnahmen Medikamentöse Thromboseprophylaxe
Hohes VTE-Risiko	Größere Eingriffe in der Bauch- und Beckenregion bei malignen Tumoren oder entzündlichen Erkrankungen Polytrauma, schwerere Verletzungen der Wirbelsäule, des Beckens und/oder der unteren Extremität Größere Eingriffe an Wirbelsäule, Becken, Hüft- oder Kniegelenk Größere operative Eingriffe in Körperhöhlen der Brust-, Bauch- und/oder Beckenregion	Schlaganfall mit Beinparese Akut dekompensierte, schwere COPD mit Beatmung Sepsis Schwer erkrankte Patienten mit intensivmedizinischer Behandlung	Basismaßnahmen Medikamentöse Thromboseprophylaxe

[a] Repräsentative Daten liegen nur für Patienten im stationären Versorgungsbereich vor.

Strömungsbeschleunigung wesentlich zu beeinflussen, auch ein das Thromboserisiko mindernder Effekt erzielt werden kann.

Die aktuelle deutsche Leitlinie (Encke et al. 2009) sieht in der mechanischen Thromboseprophylaxe nur eine adjuvante Option und geht nicht ausführlich auf die Maßnahmen ein, verweist jedoch auf den nicht unerheblichen (personellen) Aufwand und die ggf. fehlende Verfügbarkeit.

In den letzten Jahren sind kaum Publikationen zur mechanischen Thromboseprophylaxe zu finden, die offensichtlich durch die guten Erfolge und die hohe Verfügbarkeit der medikamentösen Thromboseprophylaxe – insbesondere durch die niedermolekularen Heparine (NMH) – völlig in Vergessenheit zu gelangen droht.

Neue Studien zu diesem Thema sind auch nur als Überprüfung der mechanischen Verfahren als Additiv zur medikamentösen Prophylaxe mit NMHs zu erwarten, da bei der gegenwärtigen Datenlage eine Studie ohne NMHs bereits in der Planungsphase durch die Ethikkommission gestoppt werden dürfte.

Roderick et al. (2005) fassen in einer systematischen Literaturübersicht alle mechanischen Kompressionsmethoden zusammen und zeigen eine relative Risikoreduktion bei alleiniger Anwendung vom Kompressionsmaßnahmen (Monotherapie) von 67% gegenüber der Kontroll-

Tab. 17.4 Dispositionelle Risikogruppen. (Mod. nach Encke et al. 2009)

Risikofaktor	Relative Bedeutung
Frühere TVT/Lungenembolie	Hoch
Thrombophile Hämostasedefekte	Artspezifisch gering bis hoch
Maligne Erkrankung	Mittel bis hoch
Höheres Lebensalter (>60 J., Risikozunahme mit dem Alter)	Mittel
VTE bei Verwandten 1. Grades	Mittel
Chronische Herzinsuffizienz, Z. n. Herzinfarkt	Mittel
Übergewicht (BMI >30 kg/m^2)	Mittel
Akute Infektionen/entzündliche Erkrankungen mit Immobilisation	Mittel
Therapie mit oder Blockade von Sexualhormonen (zur Kontrazeption, in der Postmenopause, zur Tumorbehandlung)	Substanzspezifisch gering bis hoch
Schwangerschaft und Postpartalperiode	Gering
Nephrotisches Syndrom	Gering
Stark ausgeprägte Varikosis	Gering

Tab. 17.5 Venöse Strömungsgeschwindigkeiten in % der Ruheposition im Liegen (= 100 %). (Nach Mühe 1977)

Position	% Bein	% Becken
Liegen, Rückenlage	100	100
Zehengymnastik	160	150
Fußgymnastik	190	150
Stehen	60	70
Gehen	120	113
Erhöhung des Bett-Fußendes um 20°	250	180
Elevation des Beines um 90°	370	260
Atemübungen	130	115
Bettfahrrad	440	470
Thromboseprophylaxestrümpfe (MTS)	190	120

gruppe ohne Kompression und von 47 % bei Kompression plus Heparin gegenüber Herparin alleine.

Alle mechanischen bzw. physikalischen Maßnahmen zur Thromboseprophylaxe werden heute allgemein trotz teilweise nicht vorhandener bzw. mäßiger Evidenz als Basismaßnahmen bezeichnet und sind im klinischen Alltag anerkannt. Lediglich die neuromuskuläre Stimulation (Griffin et al. 2010) hat sich in Deutschland nicht durchsetzen können.

Bewegungstherapie

Bewegungstherapie umfasst im hier gegebenen Zusammenhang
- Frühmobilisation,
- Bewegungstherapie/Krankengymnastik im Bett,
- Bewegungstherapie/Krankengymnastik unter Orthostase.

Geht man den einzelnen Möglichkeiten der Bewegungstherapie nach, so fällt zunächst einmal auf, dass die Frühmobilisation, die heutzutage doch jedem klinisch tätigen Arzt in Fleisch und Blut übergegangen sein dürfte, zumindest in Bezug auf die Strömungsbeschleunigung auch unter Beachtung aktiven Umhergehens nur geringe Veränderungen mit sich bringt (Tab. 17.5). Trotzdem werden in der älteren bis alten Literatur deutliche Verbesserungen bei der Thrombosehäufigkeit berichtet (s. a. ▶ Kap. 1; Sigg 1962). Man muss bei der Bewertung dieser Aussagen allerdings berücksichtigen, dass die Diagnose einer TVT damals meist rein klinisch erfolgte; Wuppermann (1986) weist daher mit Recht darauf hin, dass ein methodisch einwandfreier Nachweis der Wirksamkeit nicht vorliegt.

Mühe (1977) kann in seiner bereits genannten Untersuchung mit dem heute kaum noch verwendeten Bettfahrrad beachtliche Effekte auf die Strömungsgeschwindigkeit belegen; er fand bei einem chirurgischen Krankengut unter 3×5 min Bettfahrradtreten eine Thromboserate von 7,7 % (125-Iod-Fibrinogentest) im Vergleich zu 38,5 % in der nicht therapierten Gruppe.

Intermittierende maschinelle Kompression

Die apparative intermittierende maschinelle Kompression (IMK) besteht in der Übertragung von Kompression wechselnder Drücke auf die Extremitäten, die in einer Manschette eingeschlossen sind. Zur Historie s. a. ▶ Kap. 1.

Ein Druckgenerator mit bauartbedingt unterschiedlichen Steuerungseinheiten für Druckspitze, Druckanstiegszeit, Druckzeit, Druckabfall und Intervallzeiten pumpt Luft in spezielle Manschetten mit bauartbedingt unterschiedlich angeordneten Druckkammern (Einkammer-/Mehrkammersysteme). Der Druck teilt sich dem Beinumfang mit, und unter der Kompressionswirkung kommt es – je nach Art und Charakteristik des Druckprogrammes – zu einer beschleunigten Entleerung der venösen Kapazitätsgefäße.

Eine der vielfältigen Indikationen zu dieser Druckwellentherapie ist, neben der Ödembehandlung und neuerdings auch der AVK, die Thromboseprophylaxe.

Es existieren eine Reihe von Studien aus mehreren Fachbereichen mit unterschiedlichstem Design und verschiedener Bauart der verwendeten Geräte, die alle einen mehr oder weniger großen Effekt auf die Thromboserate erkennen lassen.

Hills (1972) und Melrose (1973) berichten über das gleiche Klientel aus der Erprobungsphase. Bei 100 chirurgischen Patienten konnte die Thromboserate auf 10 % begrenzt werden; die Rate in der Kontrollgruppe betrug dabei 30 % (Iod-125-Fibrinogentest). Wurden die Patienten mit malignen Erkrankungen (n=26) ausgegliedert, änderte sich die Verteilung auf 2,5 % vs. 20 %, und bei Betrachtung der Patientengruppe unter 60 Jahren betrug das Ergebnis 0 % vs. 37,5 % in der Kontrollgruppe.

Kussmann (2003) weist darauf hin, dass die Studienlage dennoch unbefriedigend ist, da die von ihm gesichteten Studien aufgrund des Designs und der Unterschiedlichkeit der verwendeten Geräte nicht miteinander vergleichbar seien.

In der Metaanalyse von Urbankova et al. (2005) findet sich unter IMK eine Reduktion des Thromboserisikos um durchschnittlich 60 % im Vergleich zur Kontrollgruppe; jedoch wird auch hier auf die Heterogenität der Studien verwiesen.

Lokale Kompression
H. Nüllen, T. Noppeney

Das Grundprinzip der Thromboembolieprophylaxe durch Kompression zieht die Konsequenzen aus dem Postulat der Virchowschen Trias, wonach die Stase in den tiefen Leitvenen einen thrombogenen Faktor darstellt. Das Wirkprinzip der lokalen Kompression beruht auf der Querschnittsverminderung der Leitvenen, wodurch – entsprechend dem Hagen-Poiseuilleschen Gesetz – bei gleichbleibendem Volumen pro Zeiteinheit die Strömungsgeschwindigkeit ansteigen muss. Daneben dürfte auch die Beeinflussung des Gradienten des transmuralen Druckes für die Filtration und Rückresorption eine Rolle spielen.

Kompressionsverband

Der Kompressionsverband spielt in der Thromboseprophylaxe keine Rolle. Ausnahmen bilden besondere Bedingungen, bei denen einerseits eine Immobilisation oder Operation und andererseits zur Behandlung lokaler Prozesse im Bereich der Extremität ein Kompressionsverband erforderlich ist (z. B. Ulkuschirurgie).

Medizinischer Thromboseprophylaxe-Kompressionsstrumpf (MTPS)

Die Wirksamkeit des MTPS zur Thromboseprophylaxe konnte vielfach belegt werden. Untersuchungen dazu finden sich ausnahmslos in älteren Studien, da diese heute –

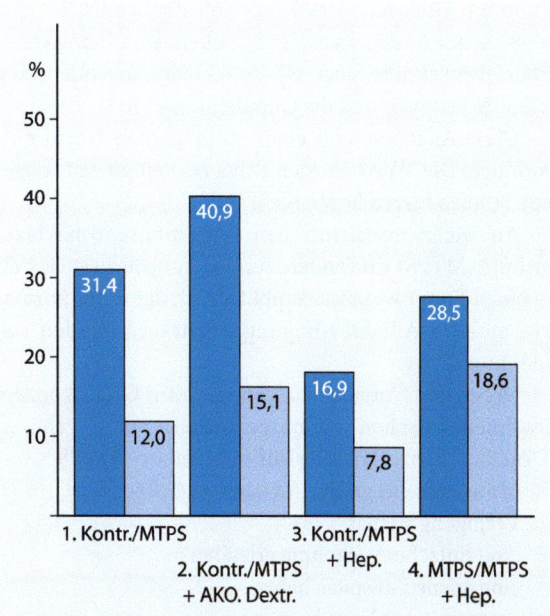

Abb. 17.1 Übersicht über Studienergebnisse (Thromboseraten in %) zur Wirksamkeit von medizinischen Thromboseprophylaxestrümpfen. *1. Kontr./MTPS* Kontrolle ohne Prophyklaxe vs. MTPS (14 Studien), *2. Kontr./MTPS + AK o. Dextr.* Kontrolle ohne Prophyklaxe vs. MTPS + Antikoagulation oder Dextran (7 Studien), *3. Hep./MTPS + Hep.* Heparin vs. MTPS + Heparin (5 Studien), *4. MTPS/MTPS + Hep.* MTPS vs. MTPS + Heparin (6 Studien). (Adaptiert nach Partsch et al. 1999)

unter der leitlinienorientierten, obligatorischen Anwendung von NMHs – nicht mehr möglich sein werden.
Abb. 17.1 zeigt hierzu eine Übersicht mit Zusammenfassungen mehrerer Studien mit unterschiedlichem Prüfprotokoll.

Ein Cochrane Review (Sachdeva et al. 2000) analysiert 18 randomisierte kontrollierte Studien und kommt zu dem Schluss, dass die Applikation von MTPS bei Patienten nach chirurgischen Eingriffen das Risiko einer TVT mindert. Durch die zusätzliche Gabe einer medikamentösen Thromboseprophylaxe wird dieser Effekt verstärkt.

Aufgrund des Zeitaufwands bei der Anwendung von Kompressionsverbänden hat sich bei der Versorgung von Patienten mit krankheitsbedingter, passagerer oder dauerhafter Immobilisation der Kompressionsstrumpf durchgesetzt.

MTPS werden als Schenkel- und als Kniestrümpfe angeboten. Der Andruck des Strumpfes soll im Knöchelbereich 13–18 mmHg betragen und die Obergrenze der Kompressionsklasse 1 des medizinischen Kompressionsstrumpfes von 21 mmHg nicht überschreiten. Das Andruckverhalten soll so gestaltet sein, dass in der Knöchelregion 80–100 % des geforderten mittleren Druckes gegeben sind und der Druck nach proximal hin allmählich abnimmt. Unterhalb des Knies soll der Andruck noch 60–80 % des Andrucks in der Knöchelregion betragen, in Oberschenkelmitte noch 30–70 %. Die Längendehnung soll 30 % betragen und die Querdehnung 120 %.

Diese Angaben sind einer europäischen Norm entnommen. Die Werte wurden dabei rein empirisch festgelegt. Studien hierzu liegen nicht vor.

An einen medizinischen Thromboseprophylaxestrumpf (MTPS) sind andere Anforderungen zu stellen als an einen Kompressionsstrumpf (MKS), der unter normalen, mobilen Alltagsbedingungen getragen werden soll oder muss.

Neben den Voraussetzungen, die zum Grundkonzept des medizinischen Kompressionsstrumpfes gehören (Druckkonstanz, Druckverlauf etc.), müssen MTPS
- in ausreichend großer Anzahl von Größen zur Verfügung stehen,
- eine einfache Anpassung erlauben,
- eine offene Fußspitze haben,
- eine gestrickte Ferse besitzen,
- kochfest bzw. dampfsterilisierbar sein (bis zu 10-mal).

17.1.2 Medikamentöse Prophylaxe

T. Noppeney, H. Nüllen

Die medikamentöse Thromboseprophylaxe nach dem Konzept der seit den 30er Jahren des vergangenen Jahrhunderts bekannten und beschriebenen Low-dose-prophylaxis (▶ Kap. 1) hat sich schon vor vielen Jahren durchgesetzt und ist spätestens seit der Einführung der niedermolekularen Heparine (NMH) zum Standard in der medizinischen Versorgung geworden.

Zur medikamentösen Thromboseprophylaxe stehen zur Verfügung;
- Heparine
  - unfraktionierte Heparine (UFH)
  - niedermolekulare Heparine (NMH)
- Danaparoid
- Fondaparinux
- Thrombininhibitoren
- Vitamin-K-Antagonisten (VKA)
- Faktor-Xa-Inhibitoren.

Man kann davon ausgehen, dass durch die medikamentöse Thromboseprophylaxe die Thrombosehäufigkeit – je nach Klientel – bei stationär versorgten Patienten um 50–70 % gesenkt werden kann (Encke et al. 2009, McBaine et al. 2009).

Die Indikation zur medikamentösen Thromboseprophylaxe entscheidet sich an der Bewertung des zu erwartenden individuellen Thromboserisikos (◘ Tab. 17.1 bis ◘ Tab. 17.4). Bei allen Anwendungen der medikamentösen Thromboseprophylaxe ist die kritische Abwägung des Nutzens im Vergleich zum Blutungsrisiko erforderlich. Hieraus sind ggf. auch Modifikationen der Applikationsform und des Applikationszeitpunktes abzuleiten. Der Applikationszeitpunkt spielt insbesondere im Zusammenhang mit invasiven Therapieverfahren und bei der Anwendung von regionalen, vor allem rückenmarksnahen Anästhesieverfahren eine gewichtige Rolle (s. a. Regeltabelle bei Encke et al. 2009). Bei der Wahl der Präparate sind besondere Umstände der Anwendung, aber auch die individuelle Patientensituation von Bedeutung (◘ Tab. 17.6).

Besondere Anwendungsbereiche und besondere Klientele bedingen oft besondere Regeln, die es zu beachten gilt. Die verschiedenen Leitlinien geben zu den besonderen Regeln in speziellen Situationen und Anwendungsbereichen detaillierte Empfehlungen (Encke et al. 2009, Guyatt et al. 2012, McBaine et al. 2009).

Die Dauer der Thromboseprophylaxe soll sich an der aktuellen individuellen Risikodisposition der jeweiligen Patienten orientieren (Encke et al. 2009).

17.2 Sekundärprophylaxe

H. Nüllen, T. Noppeney

Die Wahrscheinlichkeit, eine Thrombose oder eine Lungenembolie zu erleiden, ist bei Menschen, die bereits eine TVT oder LE durchgemacht haben, im Vergleich zur Normalpopulation deutlich erhöht. Diesem Risiko trägt die Sekundärprophylaxe Rechnung.

Unter Sekundärprophylaxe versteht man alle durchgeführten allgemeinen und speziellen Maßnahmen nach einem stattgehabten, speziellen schädigenden Ereignis, die geeignet erscheinen, das Eintreten eines erneuten schädigenden Ereignisses zu verhindern bzw. die Wahrscheinlichkeit des Eintretens zu verringern.

Im speziellen Falle nach einer Thrombose der tiefen Beinvenen betrifft die Sekundärprophylaxe das Bestreben, zum einen eine erneute TVT zu vermeiden und zum anderen das Risiko für die offensichtlich meist zwangläufigen Folgen der TVT mit Entwicklung eines postthrombotischen Syndroms (PTS) zu mindern bzw. den Schweregrad zu verringern.

Dies muss als wichtige Versorgungsaufgabe verstanden werden angesichts der Tatsache, dass die Gesamthäufigkeit eines postthrombotischen Syndroms nach TVT zwischen 20 und 50 % angegeben wird und die Entwicklung eines schweren PTS in 5–10 % der Fälle zu erwarten ist. Die Rezidivthrombose wird dabei als ein besonders negativer prognostischer Faktor angesehen (Kahn et al. 2004).

◘ **Tab. 17.6** Besondere Charakteristika von Substanzen zur Thromboseprophylaxe, die bei der Auswahl der Substanz für den jeweiligen individuellen Patienten berücksichtigt werden sollen

Substanz/Präparat	Charakteristika/Bemerkungen
Unfraktionierte Heparine (UHF)	Hemmen antithrombinvermittelt Thrombin und Faktor Xa
	Naturprodukt aus Schweinemukosa
	Elimination ca. 50:50 renal und hepatisch
	Applikation: 2–3×5000–7500 IU/Tag
	Kein Gerinnungsmonitoring
	Kontrolle der Thrombozytenzahl
	Risiko bei HIT 1 und HIT 2
	Osteopenie, Haarausfall bei Langzeitanwendung
	Antagonisierung mit Protamin
Niedermolekulare Heparine (NMH)	Präparatespezifische Fraktionierung aus UHF
	Bevorzugt antithrombinvermittelte Wirkung gegen Faktor Xa
	Hohe Bioverfügbarkeit
	Kein Gerinnungsmonitoring
	Kontrolle der Thrombozytenzahl
	Applikation 1- bis 2× tägl. gewichtsadaptiert oder präparatabhängige Festdosis
	Kumulationsgefahr bei eingeschränkter Nierenfunktion (paräparatabhängig)
	Risiko bei HIT 1 und HIT 2
	Präparatespezifischer Zulassungsstatus
	Antagonisierung mit Protamin
Danaparoid	Gemisch aus Heparinoiden
	Hemmt Faktor Xa
	Lange Halbwertszeit (24 h)
	Fast ausschließlich renale Elimination
	Alternative zu UHF oder NMH bei HIT 2 **Cave:** Kreuzreaktion in 10 % der Fälle!
	Kein spezifischer Antagonist bekannt
Fondaparinux	Synthetisch erzeugtes Pentasaccharid
	Hemmt antithrombinvermittelt Faktor Xa
	Halbwertszeit 17 h
	Fast ausschließlich renale Elimination
	Thrombozytenkontrolle nicht erforderlich
	Bevorzugtes Präparat bei orthopädischer Hochrisikochirurgie etc.
	Höheres Blutungsrisiko
	Beginn der Prophylaxe ca 6 h postoperativ
	Kein spezifischer Antagonist bekannt

◻ **Tab. 17.6** (Fortsetzung)

Substanz/Präparat	Charakteristika/Bemerkungen
Hirudin	Halbwertszeit ca. 1,5 h
	Direkte Thrombinhemmung
	Kontrollmöglichkeit: aPTT
	Alternative bei HIT 2
	Fast ausschließlich renale Elimination
	Kein spezifischer Antagonist bekannt
Argatroban	Halbwertszeit ca. 50 min
	Direkte Thrombinhemmung
	Kontrollmöglichkeit: aPTT
	Alternative bei HIT 2
	Elimination fast ausschließlich hepatisch
	Kein spezifischer Antagonist bekannt
Vitamin K Antagonisten (VKA)	Antikoagulanzien vom Kumarintyp hemmen die Vitamin-K-abhängige Synthese der Gerinnungsfaktoren II, VII, IX und X
	INR-Kontrolle erforderlich
	Substanzabhängig unterschiedliche Halbwertszeiten: – Warfarin ca. 24 h – Phenprocoumon 120 h
	Antagonisierung mit Vitamin K oder PPSB
Direkte orale Antikoagulanzien (DOAK) Rivaroxaban (Xarelto)	Orale Applikation
	Selektiver, reversibler direkter Faktor-Xa-Hemmer
	Hohe Bioverfügbarkeit
	Schneller Wirkungseintritt (max. Plasmakonzentration nach 30–180 min)
	Elimination überwiegend renal, gering über Stuhlgang
	Keine Gerinnungskontrolle erforderlich
	z. Z. selektive Zulassung zur Thromboseprophylaxe nach elektivem Knie- oder Hüftgelenkersatz in einer Dosis von 10 mg/Tag

17.2.1 Änderung der Lebensführung

Eine Reihe von Risikofaktoren für die Entwicklung einer TVT und eines PTS wurden identifiziert. Die lapidare Anweisung an den betroffenen Patienten könnte lauten, den Einfluss der erkannten Risikofaktoren zu reduzieren bzw. zu eliminieren, sofern die Möglichkeit hierzu gegeben ist. Im praktischen Leben ist es jedoch meist sehr schwierig, die entsprechenden Konsequenzen zu definieren und umzusetzen.

Betrachtet man die Liste der dispositionellen Risikofaktoren, so sind nur wenige Bereiche zu erkennen, die sich einer direkten Beeinflussung unter Life-style-Bedingungen stellen. Es bleiben praktisch nur Körpergewicht und körperliche Aktivität und Fitness übrig.

Körpergewicht Übergewicht mit einem BMI >30 kg/m^2 gilt als unabhängiger mittelschwerer Risikofaktor für die TVT (Encke et al. 2009). Entsprechend wirkt eine Optimierung des BMI als sekundär prophylaktische Maßnahme.

Körperliche Aktivität Die mangelhafte Aktivierung der verschiedenen Muskel- und Gelenkpumpen der unteren Extremitäten spielt eine wesentliche Rolle für das Phänomen Stase, der schon seit der Definition der Virschowschen Trias eine entscheidende Rolle für das Entstehen einer TVT zugeordnet wird und die sicherlich auch für die Entwicklung des PTS eine wesentliche Bedeutung hat (Kahn et al. 2008).

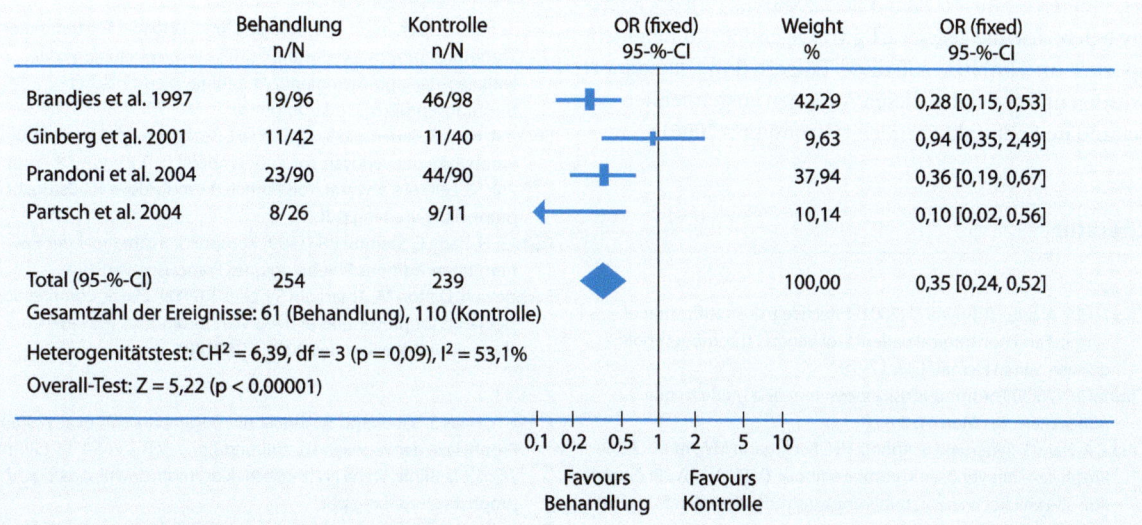

Abb. 17.2 Übersicht über die Ergebnisse der Studien zur Frage des Benefits der Kompressionstherapie in Bezug auf die Entwicklung eines PTS nach TVT. Die Studien werden vom Autor als sehr heterogen eingeschätzt. Die Studie von Partsch et al. 2005 zeigt nur einen Trend an, da die Power hier nicht ausreichend war (*n/N* PTS/kein PTS). (Adaptiert nach Giannoukas 2006)

Regelmäßige körperliche Ertüchtigung und Übungen zur Aktivierung der Muskel- und Gelenkpumpen insbesondere bei Vorliegen stasefördernder Belastungssituationen, wie z. B. sitzender Tätigkeit, sind für die gefährdete Personengruppe dringend zu empfehlen.

17.2.2 Langzeitkompression

Nach einer TVT leiden 50 % der Betroffenen nach 2 Jahren an einem mehr oder minder ausgeprägten PTS (Giannoukas et al. 2006, Kahn et al. 2004). Die systematische Kompressionstherapie nach TVT vermindert die Wahrscheinlichkeit des Auftretens eines PTS (Giannoukas et al. 2006, Partsch 2004, 2005) (◘ Abb. 17.2). Brandjes et al. (1997) zeigten eine Rate an postthrombotischem Syndrom 5 Jahre nach PTS von 11 % in der Kompressionsgruppe im Vergleich zu 23 % in der Kontrollgruppe; Prandoni et al. (2004) eine Rate von 3 % unter Kompression gegenüber 11 % ohne Kompression. Setzt die Kompressionstherapie zu spät ein, z. B. mehr als 1 Jahr nach abgelaufener TVT, so geht dieser Effekt verloren (Ginsberg et al. 2001).

Partsch et al. (2005) untersuchten nur eine kleine Gruppe von 59 Patienten mit einer symptomatischen proximalen TVT.

Die Entscheidung, ob die Kompressionstherapie nach Ablauf der akuten Phase und der anschließenden Therapiephase weitergeführt werden soll, muss an den lokalen Verhältnissen orientiert werden, d. h.: Besteht eine Ödemneigung? Eine Schmerzsymptomatik? etc. Insbesondere aber ist das Risiko für die Entwicklung eines PTS abzu-

schätzen. So kann man diese Wahrscheinlichkeit umso geringer einschätzen, je geringer ausgedehnt die TVT und je weiter distal sie lokalisiert war. Darüber hinaus spielen das Alter des Patienten (Lebenserwartung) und seine individuelle Belastungssituation im täglichen Leben und im Arbeitsleben eine Rolle. Die dauerhafte Kompressionstherapie macht nach einer segmentalen Unterschenkel-TVT wahrscheinlich nicht viel Sinn im Hinblick auf die Entwicklung eines PTS, besteht jedoch eine belastungsabhängige Ödemneigung, so ist ein Benefit schon durch die Ödemprotektion zu erwarten. Weitere Studien zur Sinnhaftigkeit einer länger dauernden Kompressionstherapie sind jedoch notwendig und wurden initiiert (Kahn et al. 2007).

> **Bezogen auf die individuelle Situation können die Parameter variiert werden:**
> - Dauerkompression indiziert/nicht indiziert
> - Passagere, belastungsorientierte Kompressionstherapie indiziert/nicht indiziert
> - Medizinischer Kompressionsstrumpf (MKS) lang/kurz
> - Kompressionsklasse des MKS hoch/niedrig

Die Entscheidung ist nach Aufklärung und in Abstimmung mit dem Patienten zu treffen. Die Compliance bei einer indizierten Kompressionstherapie wächst mit dem Verständnis und der Einsicht des Betroffenen.

Auf die Quote der Rezidivthrombosen hat die dauerhafte Kompressionstherapie nach der derzeitigen Studienlage keinen Einfluss (Giannoukas 2006). Es ist jedoch festzustellen, dass die gegenwärtig vorliegenden Studien nicht speziell im Hinblick auf diese Fragestellung konzipiert wurden und es sich bei diesen Aussagen ausschließlich um sekundäre Endpunkte handelt (Giannoukas 2006).

Literatur

Zu 17.1
Caprini JA, Arcelus JI, Reyna JJ (2001) Effective risk stratification of surgical and nonsurgical patients for venous thromboembolic disease. Semin Hematol 38: 12–19
Caprini JA (2005) Thrombosis risk assessment as a guide to quality patient care. Dis Mon 51: 70–78
Encke A, Haas S, Sauerland S, Abholz HH, Beckmann MW, et al. (2009) Prophylaxe der venösen Thromboembolie (VTE). VASA 38: (Suppl 76): S3-Leitlinie. www.arztbibliothek.de/mdb/downloads/dgch/prophylaxe-vte-lang.pdf
Geerts WH, Pineo GF, Heit JA, et al. (2001) Prevention of venous thromboembolism. Chest 119: 132–75
Pannucci CJ, Bailey SH, Dreszer G, Fisher Wachtman C, Zumsteg JW, et al. (2011) Validation of the Caprini Risk Assessment Model in Plastik and Reconstructive Surgery Patients. Am Coll Surg 212: 105–112

Zu 17.1.1
Encke A, Haas S, Sauerland S, Abholz HH, Beckmann MW, et al. (2009) Prophylaxe der venösen Thromboembolie (VTE). VASA 38: (Suppl 76): S3-Leitlinie. www.arztbibliothek.de/mdb/downloads/dgch/prophylaxe-vte-lang.pdf
Griffin M, Nicolaides AN, Bond D, Geroulakos G, Kalodiki E (2010) The Effecacy of a New Stimulation technology to Increase Venous Flow and Prevent Venous Stasis. Eur J Vasc Surg 40: 1–6
Mühe E (1977) Physikalische Möglichkeiten der Thromboseprophylaxe. Langenbecks Arch Chir (Kongressbericht 1977), S 345ff
Roderick P, Ferris G, Wilson K, Halls H, Jackson D, Collins R, Baigent C (2005) Towards evidence-based guidelines for the prevention of venous thromboembolism: systematic reviews of mechanical methods, oral anticoagulation, dextran an regional anaesthesia as thromboprophylaxis. Health Technol Assess 9: iii–iv, ix–x, 1–78

Zu 17.1.1: Bewegungstherapie
Sigg K (1962) Varizen, Ulcus cruris und Thrombose, 2. Aufl. Springer, Heidelberg, S 120ff
Wuppermann T (1986) Varizen, Ulcus cruris und Thrombose, 5. Aufl. Springer, Heidelberg, S 335

Zu 17.1.1: Intermittierende maschinelle Kompression
Hills NH, Pflug JJ, Jeyasibgh K, Boardmann L, Calnan JS (1972) Prevention of deep vein thrombosis by intermittend pneumatic compression of calf. Brit Med J 1: 131–135
Melrose DG (1973) Intermittierende Kompressionstherapie: System Flowtron®. In: Brunner U (Hrsg) Physikalische Therapie in Phlebologie und Lymphologie. Huber, Bern
Kussmann KS (2003) Apparative intermittierende Kompression (AIK) zur Thromboseprophylaxe. In: Rabe E (Hrsg) Apparative intermittierende Kompressionstherapie (AIK). Viavital, Köln
Urbankova J, Quiroz R, Kucher N, Goldhaber SZ (2005) Intermittent pneumatic compression and deep vein thrombosis prevention. A meta-analysis in postoperative patients. Thromb Haemost 94: 1181–1185

Zu 17.1.1: Lokale Kompression
Deutsche Gesellschaft für Phlebologie (2004) Leitlinie: Medizinischer Thromboseprophylaxe-Strumpf (MTS). www.phlebology.de/leitlinien-der-dgp-mainmenu/74-leitlinie-medizinischer-thromboseprophylaxe-strumpf-mts
Encke A, Haas S, Sauerland S, Abholz HH, Beckmann MW, et al. (2009) Prophylaxe der venösen Thromboembolie (VTE). VASA 38: (Suppl 76): S3-Leitlinie. www.arztbibliothek.de/mdb/downloads/dgch/prophylaxe-vte-lang.pdf
Partsch H, Rabe E, Stemmer R (1999) Kompressionstherapie der Extremitäten. Editions Phlebologiques Francaises, Paris
Sachdeva A, Dalton M, Amaragiri SV, Lees T (2000) Elastic compression stockings for prevention of deep vein thrombosis (Review) Cochrane Database Syst Rev 2000: CD001484

Zu 17.1.2
Encke A, Haas S, Sauerland S, Abholz HH, Beckmann MW, et al. (2009) Prophylaxe der venösen Thromboembolie (VTE). VASA 38: (Suppl 76): S3-Leitlinie. www.arztbibliothek.de/mdb/downloads/dgch/prophylaxe-vte-lang.pdf
Guyatt GH, Akl EA, Crowther M, Gutterman DD, Schuünemann HJ for the American College of Chest Physicians Antithrombotic Therapy and Prevention of Thrombosis Panel (2012) Executive Summary: Antithrombotic Therapy and Prevention of Thrombosis, 9th ed: American College of Chest Physicians Evidence-Based Clinical Practice Guidelines. Chest 141: 7S–47S. http://journal.publications.chestnet.org/issue.aspx?journalid=99&issueid=23443&direction=P
McBaine RD, Heit JA (2009) Current recommendations for prevention of deep venous thrombosis. In: Gloviczki P (ed) Handbook of venous disorders, 3rd ed. Arnold, London

Zu 17.2.1 u. 17.2.2
Brandjes DPM, Büller HR, Heijboer H, et al. (1997) Randomized trial of effect of compression stockings in patients with symptomatic proximal-vein thrombosis. Lancet 349: 759–762
Encke A, Haas S, Sauerland S, Abholz HH, Beckmann MW, et al. (2009) Prophylaxe der venösen Thromboembolie (VTE). VASA 38: (Suppl 76): S3-Leitlinie
Giannoukas AD, Labropoulos N, Michaels JA (2006) Compression with or without Early Ambulation in the Prevention of Post-thrombotic Syndrome: A Systematic Review. Eur J Vasc Endovasc Surg 32: 217–221
Ginsberg JS, Hirsh J, Julian J (2001) Prevention and treatment of postphlebitic syndrome: results of a 3-part study. Arch Intern Med 161: 2105–2109
Kahn SR, Ginsberg JS (2004) Relationship Between Deep Venous Thrombosis and the Postthrombotic Syndrome. Arch Intern Med 164:17–26
Kahn SR, Shbaklo H, Stan Shapiro St, Philip S Well PS, Kovacs MJ, Rodger MA, Anderson DR, Ginsberg JS, Johri M, Tagalakis V for the SOX Trial Investigators (2007) Effectiveness of compression stockings to prevent the post-thrombotic syndrome (The SOX Trial and Bio-SOX biomarker substudy): a randomized controlled trial. BMC Cardiovascular Disorders 7: 21
Kahn SR, Shrier I, Kearon C (2008) Physical activity in patients with deep venous thrombosis: A systematic review. Thromb Res 122: 763–773
Partsch H (2005) Ambulation and Compression After Deep Vein Thrombosis: Dispelling Myths. Semin Vasc Surg 18: 148–152
Partsch H, Kaulich M, Mayer W (2004) Immediate mobilisation in acute vein thrombosis reduces post-thrombotic syndrome. Int Angiol 23: 206–212
Prandoni P, Lensing AW, Prins MH, et al. (2004) Below-knee elastic compression stockings to prevent the postthrombotic syndrome: a randomised, controlled trial. Ann Intern Med 141: 249–256

Therapiequalität

H. Nüllen, T. Noppeney

18.1 Qualitätsmanagement und Qualitätssicherung – 472

18.2 Leitlinien – 473
18.2.1 Vergleich der Leitlinie Diagnostik und Therapie der TVT und Lungenembolie 2010 mit der ACCP-Leitline 2012 – 474
18.2.2 Empfehlungen zur Dauer der Antikoagulation – 474

18.3 Lebensqualität – 474
18.3.1 Lebensqualität bei Venenerkrankungen – 481
18.3.2 Lebensqualität bei TVT – 481
18.3.3 Lebensqualität unter Antikoagulation – 481
18.3.4 Lebensqualität unter Kompressionstherapie – 481
18.3.5 Lebensqualität bei postthrombotischem Syndrom – 482
18.3.6 Lebensqualität nach Axillarvenenthrombose – 482

Literatur – 483

18.1 Qualitätsmanagement und Qualitätssicherung

H. Nüllen, T. Noppeney

Diagnose und Therapie der TVT umfassen einen sehr schwierigen Teil in der Arbeit des Gefäßmediziners. Die Gefahr von Fehleinschätzungen und Fehlentscheidungen ist auch für den Erfahrenen stets gegenwärtig. Die hohe theoretische Präsenz medikolegaler Konsequenzen in diesem Tätigkeitsbereich erfordert ein konsequentes und strukturiertes Vorgehen, gepaart mit einer vollständigen und lückenlosen Dokumentation durch alle Mitarbeiter einer Institution. Es ist daher zu empfehlen, Verfahrensanweisungen und Arbeitsanweisungen entsprechend dem klassischen **Qualitätsmanagement** (QM) für alle Verfahrensbeteiligten zu formulieren und für verbindlich zu erklären.

Die Sicherheit der Diagnosestellung und die Sicherheit und Verbindlichkeit von Entscheidungen soll nachvollziehbar sein am strukturierten Prozess und einer sauberen Dokumentation.

Die Einbindung des Patienten in die Entscheidungsprozesse und die hierfür erforderliche Aufklärung und Anleitung sollte neben dem ärztlichen Gespräch immer auch schriftliche Dokumente einschließen. Man muss unterstellen, dass der betroffene Patient – meist unabhängig von seinem Bildungsstand – bedingt durch seine emotionale Beteiligung einen Großteil der Gesprächsinhalte beim Verlassen der Praxis/Klinik bereits wieder vergessen hat oder nur bruchstückhaft rekapitulieren kann.

Die Dokumentation der Prozessgestaltung für Diagnose und Therapie der TVT sollte umfassen:

- Praxisinterne/klinikinterne Festlegung der zu verwendenden Klassifikationen und Scores
- Formulierung und Erstellung von Aufklärungsmaterial für
  - tiefe Beinvenenthrombose (Was ist das? etc.)
  - Kompressionstherapie
  - Leben mit Antikoagulanzien
  - Prognose bei TVT (Rezidivrisiko, PTS)
- Standardisierte Anamnese
- Einhaltung und Dokumentation des leitliniengerechten Diagnosealgorithmus
  - Wells Score
  - D-Dimere
  - Ggf. Kompressionssonographie
- Zwingende Formulierung einer Diagnose; bei nicht gesicherter Diagnose Formulierung einer Arbeitsdiagnose
- Dokumentation des Aufklärungsgespräches und der Therapieanweisung
- Festlegung
  - Antikoagulation
  - Kompressionstherapie
  - ambulant/stationär
- Bestimmung des individuellen Blutungsrisikos
- Erstellung eines Berichtes
- Erstellung eines Nachsorgeplans

Maßnahmen zur Standardisierung, wie sie durch ein strukturiertes Qualitätsmanagement gefordert sind, erfüllen natürlich nur dann ihren Sinn, wenn die Einhaltung der Vorgaben einer Kontrolle unterzogen wird. Dies ist die Aufgabe der klassischen **Qualitätssicherung** (QS) (Nüllen u. Noppeney 2006). Neben der stichprobenartigen Kontrolle von Einzelfällen ist die Überwachung von **Qualitätsindikatoren** (QI) anzuempfehlen, die die geforderte Qualität abbilden. Da eine ständige Überprüfung von Standardabläufen bei der Vielzahl von Aufgaben nicht möglich ist, empfiehlt es sich, Qualitätsindikatoren zu definieren, die anhand der elektronischen Dokumentation überprüft werden können. Viele elektronische Dokumentationssysteme sind hierauf noch nicht eingestellt. Manche Prüfungen sind jedoch einfach einzurichten.

So kann z. B. abgeglichen werden.

- Patienten zur Erstkonsultation zum Ausschluss oder Diagnose einer TVT in einem bestimmten Zeitraum,
- Davon: Anteil der Patienten, bei welchen die D-Dimere bestimmt wurden,
- Davon: Anzahl der Patienten mit einer positiven Diagnose TVT,
- Davon: Anteil der Patienten, die eine Verordnung über eine Antikoagulans erhalten haben etc.

Orientiert an den technischen Möglichkeiten der jeweiligen Institution, können die Parameter variiert werden. Die Auswahl der Parameter richtet sich nach den erfassten und auswertbaren Dokumentationen und den Vorgaben der Prozessbeschreibung »Diagnose und Therapie der TVT«.

Die hohen Quoten an Rezidivthrombosen und an Folgerkrankung durch ein PTS lassen für individuelle Vorgehensweisen wenig Spielraum und erfordern eine stringente Einhaltung der Therapieprinzipien, wie sie in der einschlägigen Literatur (Kahn et al. 2008) und den einschlägigen Leitlinien (Hach-Wunderle et al. 2010, Guyatt et al. 2012) angegeben werden.

18.2 Leitlinien

T. Noppeney, H. Nüllen

Die Zunahme des medizinischen Wissens, verbunden mit einer extremen Zunahme wissenschaftlicher Publikationen, hat es dem einzelnen Arzt immer schwerer gemacht, den Fortschritt in seinem Fachbereich zeitnah in sein persönliches Wissen einzubinden und in praktische Anwendungen umzusetzen. Zusammen mit der weltweiten Anerkennung der Prinzipien der evidenzbasierten Medizin (EbM) führte dies Ende der 80er Jahre und in den 90er Jahren des vergangenen Jahrhunderts zu der Idee, das gesammelte Wissen themenbezogen zusammenzufassen, zeitabhängig zu aktualisieren und damit die Grundlagen zur Entscheidungsfindung und Therapieplanung und -durchführung zu verbessern, zu standardisieren und so weitgehend unabhängig von persönlichen Eindrücken und Meinungen zu objektivieren. Um den Eindruck von Gebrauchsanweisungen zu vermeiden, wurde hierfür der Begriff Leitlinien (Guidelines) entwickelt. Hierunter versteht man:

» Leitlinien sind systematisch entwickelte, wissenschaftlich begründete und praxisorientierte Entscheidungshilfen für die angemessene ärztliche Vorgehensweise bei speziellen gesundheitlichen Problemen.

» Leitlinien stellen den nach einem definierten, transparent gemachten Vorgehen erzielten Konsens mehrerer Experten aus unterschiedlichen Fachbereichen und Arbeitsgruppen (möglichst unter Einbeziehung von Patienten) zu bestimmten ärztlichen Vorgehensweisen dar.

» Leitlinien sollen regelmäßig auf ihre Aktualität hin überprüft und ggf. fortgeschrieben werden.

» Leitlinien sind Orientierungshilfen im Sinne von »Handlungs- und Entscheidungskorridoren«, von denen in begründeten Fällen abgewichen werden kann oder sogar muss. (AWMF)

Inzwischen ist die Leitlinienauswahl, -erstellung und -verwaltung zu einer eigenen »Wissenschaft« geworden mit einer Unzahl an Verfahrensstandards und Vorschriften. Ebenso ist die Zahl der Leitlinien erheblich gewachsen. Wie zu erwarten, überwiegen die Leitlinien zu häufigen und verbreiteten Krankheitsbildern, bei denen unterstellt werden kann, dass ein weit verbreiteter, guter Wissensstandard gegeben ist, während seltene, schwierige Krankheitsbilder mangels allgemeinen Interesses eher selten abgehandelt werden. Die Träger, Ersteller und Herausgeber von Leitlinien reichen von wissenschaftlichen Fachgesellschaften und Berufsverbänden bis hin zu staatlichen und halbstaatlichen Stellen.

Bei einer Internetsuche mittels eines gängigen Browsers ergeben die Suchbegriffe »guidelines« 610.000.000 Treffer und »guidelines, dvt« immerhin noch 1.240.000 Treffer.

Weltweit gibt es kaum ein Land, das nicht über nationale Leitlinien zu den unterschiedlichsten Themen verfügt. In Europa kommen in den letzten Jahren noch die europäischen Fachgesellschaften als Leitlinienersteller hinzu. In Deutschland haben sich die wissenschaftlichen Fachgesellschaften der Leitlinienentwicklung angenommen, aber auch die ärztlichen Standesorganisationen und die Organisationen der ärztlichen Selbstverwaltung wie Bundesärztekammern und Kassenärztliche Vereinigungen sind über ausgegliederte Organisationen in den Prozess eingebunden.

Form, Umfang, Verbreitung und Akzeptanz der Leitlinien insbesondere – im internationalen Kontext – sind sehr unterschiedlich, wobei hier wie in der medizinisch-wissenschaftlichen Wirklichkeit eine Dominanz der englischsprachigen Publikationen zu verzeichnen ist.

Die Erstellung und zeitgerechte Aktualisierung verbraucht in erheblichem und ständig zunehmendem Maße Manpower, aber auch finanzielle Ressourcen bei den erstellenden Gesellschaften und Institutionen. Unterschiedliche Auswahl der bewerteten Literatur und unterschiedliche Nutzung von ggf. vorhandenen Interpretationsspielräumen bei diversen Ergebnissen wissenschaftlicher Untersuchungen, ebenso wie unterschiedliche Laufzeiten und Aktualisierungsstände, können so zu abweichenden Aussagen in themengleichen Leitlinien unterschiedlicher Organisationen führen. Je umfassender und vollständiger die Leitlinien werden, umso schwieriger wird die Nutzung in der täglichen Routine. Dieses Phänomen war insbesondere an der ACCP-Leitlinie Thromboembolie abzulesen, die seit den ersten Anfängen 1986 eine beträchtliche Umfangsvermehrung durchgemacht hatte. In der 8. Auflage waren schließlich für 600 Empfehlungen insgesamt 968 Seiten Text zusammengekommen (Guyatt et al. 2012). Dies hat die Verantwortlichen zu einer Überarbeitung des Konzeptes veranlasst, aber der Umfang der ACCP-Leitlinie ist auch in der 9. Auflage immer noch »beeindruckend«.

Überträgt man dies alles auf den internationalen Bereich, so kommt man nicht umhin festzustellen, dass es auf die Dauer nicht sinnvoll sein kann, dass jede Nation und innerhalb der Nationen noch unterschiedliche Institutionen und Gesellschaften jeweils eigene Leitlinien erstellen. Als Beispiel dafür, wie eine internationale Struktur zur Begrenzung der eher verwirrenden Vielfalt aussehen könnte, mag die ISO (International Organization for Standardization) dienen, die seit 1947 als internationale Non-profit-Organisation mit Ausnahme nur weniger Sachgebiete weltweit die technische Normung bearbeitet und verbreitet. Autorisierte Übersetzungen der konsentierten

Tab. 18.1 Netzauftritte zu Leitlinien im deutschsprachigen Raum

www.awmf.org/leitlinien/aktuelle-leitlinien.html	Website der AWMF
www.awmf.org/leitlinien/aktuelle-leitlinien.html	Leitlinienplattform des Ärztlichen Zentrums für Qualität in der Medizin (ÄZQ)
www.arztbibliothek.de/	Leitlinienplattform von BÄK und KBV
www.versorgungsleitlinien.de/themen	Präsentation der nationalen Versorgungsleitlinien (BÄK, KBV, AWMF)
www.g-i-n.net/	Guidelines International Network (G-I-N)

Normenwerke werden in den jeweiligen Mitgliedsländern als Grundlage der nationalen Normengebung genutzt. Ein hoffnungsvoller Ansatz ist im Bereich der medizinischen Leitlinien mit der Gründung des Guidelines International Network (G-I-N) gemacht, ohne dass hier bereits durchschlagende Erfolge abzulesen sind.

Betrachten wir die hier interessierenden Leitlinien zur Thromboseprophylaxe, zur TVT und zur Lungenembolie, so stellt sich die Frage, welche Leitlinien aus dem internationalen Bereich man neben der nationalen deutschen Leitlinie (AWMF) in einem konkreten Fall zurate ziehen sollte.

Aus der Vielzahl der Möglichkeiten empfehlen sich die ACCP Guidelines (USA) sowie die Guidelines des National Health Service in Großbritannien (National Institut für Health and Care Excellence, NICE).

> **Empfohlene Leitlinien zur Thromboseprophylaxe sowie zur TVT und zur Lungenembolie**
> - Thromboseprophylaxe
>   - Encke et al. (2009) Deutsche S3-Leitlinie
>   - Guyatt et al. (2012) ACCP guideline,s 9th ed.
>   - NICE clinical guideline 92 (2010)
> - TVT/Lungenembolie
>   - Diagnostik
>   - Bates et al. (2012) ACCP guidelines, 9th ed.
>   - Hach-Wunderle (2010) Deutsche S2-Leitlinie
>   - NICE clinical guideline CG144 (2012)
>   - Therapie
>   - Hach-Wunderle (2010) Deutsche S2-Leitlinie
>   - Kearon et al. (2012) ACCP guidelines, 9th ed.
>   - NICE clinical guideline CG144 (2012)

Die Regelwerke für die Erstellung, Verwaltung etc. von Leitlinien sind seit den ersten Anfängen Ende der 80er Jahre stark angewachsen. Eine minimale Kenntnis der »Umgebungsbedingungen« bei der Leitlinienerstellung und -verwaltung sollte sich der Nutzer von Leitlinien aneignen. Das Wissen um diese Hintergründe und Begleitumstände fördert das Verständnis und ggf. den Respekt vor der Arbeit, die sich hinter diesen Publikationen verbirgt. Einen Überblick zu den aus deutscher Sicht wichtigsten Webauftritten im Bereich Leitlinien zeigt ◘ Tab. 18.1.

18.2.1 Vergleich der Leitlinie Diagnostik und Therapie der TVT und Lungenembolie 2010 mit der ACCP-Leitline 2012

In ◘ Tab. 18.2 sind die wichtigsten Aussagen der beiden aktuellen Leitlinien in tabellarischer Form gegenübergestellt.

18.2.2 Empfehlungen zur Dauer der Antikoagulation

In ◘ Tab. 18.3 sind die Empfehlungen zur Dauer der Antikoagulation nach den beiden aktuellen Leitlinien zusammengestellt.

18.3 Lebensqualität

H. Nüllen, T. Noppeney

Der Begriff der Lebensqualität (LQ; engl. »quality of life«, QoL) hat während der letzten Jahre in der Medizin eine immer größere Bedeutung erlangt und ist – trotz der großen Problematik des Begriffes an sich und der mit dem Begriff assoziierten Vorstellungen, insbesondere aber mit der Operationalisierung des Begriffes – aus der medizinischen Forschung nicht mehr wegzudenken. Der Suchbegriff »Quality of life« (01/2014) ergibt in der Metasuchmaschine »medpilot« mehr als 280.000 Treffer; »Quality of life, venous disease« führt zu über 12.000 Zeitschriftenbeiträgen. Dabei ist aus wissenschaftstheoretischer Sicht der Begriff ebenso wie die Unzahl der inzwischen entwickelten Instrumente zur Erfassung der Lebensqualität in der Medizin so problematisch, dass Sir Karl Popper zur Frage der Definition und der Bedeutung des Begriffes der Lebensqualität der Ausspruch zugeschrieben wird: »Just forget ist« (zit. n. Spech 2003). Van Korlaar et al. konnte

18.3 · Lebensqualität

Tab. 18.2 Vergleich zwischen der Leitlinie Diagnostik und Therapie der TVT und Lungenembolie 2010 und der ACCP-Leitlinie 2012

Leitlinie Diagnostik und Therapie TVT [a]	ACCP Guideline 2012 [b]
Jeder klinische Verdacht auf Venenthrombose soll umgehend soweit abgeklärt werden, dass eine therapeutische Entscheidung erfolgen kann. Anamnese und körperliche Untersuchung allein sind hierzu nicht ausreichend.	
Der diagnostische Prozess sollte mit einer dokumentierten Einschätzung der klinischen Wahrscheinlichkeit beginnen. Hierzu eignen sich explizite Scores oder eine untersucherbasierte empirische Beurteilung.	»In patients with suspected lower extremity DVT, we suggest that the choice of the diagnostic process should be guided by the clinical assessment of pretest probability.«
Ein D-Dimer-Test soll nur nach vorheriger Einschätzung der klinischen Wahrscheinlichkeit durchgeführt werden.	
Bei niedriger klinischer Wahrscheinlichkeit und normalen D-Dimeren ist keine weitere Diagnostik bezüglich einer Venenthrombose erforderlich.	»If D-Dimer is negative, we recommend no further investigation with proximal compression ultrasound (CUS), whole leg US, or venography (Grade 1B).«
Die Kompressionssonographie soll als primäre Bildgebung eingesetzt werden, um eine Venenthrombose festzustellen bzw. auszuschließen. Die Hinzunahme der Flussinformation ist für die Diagnostik von proximal des Leistenbandes gelegenen Thrombosen hilfreich. Der Befund soll nachvollziehbar dokumentiert werden.	»If the D-Dimer is positive, we suggest further testing with compression ultrasound of the proximal veins, rather than whole leg (Grade 2C), or venography.«
Die Phlebographie ist geeignet, eine Venenthrombose nachzuweisen bzw. auszuschließen. Ihre Anwendung sollte unklaren Fällen vorbehalten bleiben.	
Die vorgenannten Methoden (klinische Wahrscheinlichkeit, D-Dimer-Test, Kompressionssonographie, Phlebographie) sollen in einer logischen Abfolge zu einem Algorithmus verbunden werden.	
Die Abklärung bezüglich Thrombophilie hat keine Bedeutung für die Diagnostik und initiale Therapie der akuten Venenthrombose. Nur in wenigen Fällen kann sie die Entscheidung über die Dauer der Antikoagulation beeinflussen.	
Bei einer akuten iliofemoralen (deszendierenden) Thrombose sollte eine lokale Ursache abgeklärt werden, z. B. ein Tumor sowie speziell bei jüngeren Patienten eine anatomische Variante oder Fehlanlage der Venen.	
Bei idiopathischer Venenthrombose sollte die Abklärung auf ein möglicherweise zugrundeliegendes Malignom erfolgen, wegen des altersabhängig gehäuften Auftretens vorzugsweise ab der fünften Lebensdekade.	
Die Abklärung einer Venenthrombose in der Schwangerschaft sollte interdisziplinär erfolgen. Ein Algorithmus ist hierfür nicht getestet. Dennoch soll jeder Verdacht soweit abgeklärt werden, dass eine therapeutische Entscheidung erfolgen kann.	»In pregnant patients suspected of having lower extremity DVT we recommend initial evaluation with proximal CUS over other initial tests, including a whole leg US (Grade 2C), moderately sensitive D-Dimer (Grade 2C) moderately sensitive D-Dimer (Grade 2C), highly sensitive D-Dimer (Grade 1B) or venography (Grade 1B).«
Die Diagnostik der Rezidivthrombose ist schwierig, wenn diese im selben Venensegment auftritt wie zuvor. Ein Algorithmus ist hierfür nicht getestet. Verlaufskontrollen mit Einbeziehung von bildgebenden Verfahren und D-Dimer-Bestimmung unterstützen die Diagnosestellung.	»In patients suspected of having recurrent lower extremity DVT, we recommend initial evaluation with proximal CUS or a highly sensitive D-Dimer over venography, CT venography, or MRI (all Grade 1B).«
Die Therapie der Venenthrombose hat zum Ziel, eine Lungenembolie sowie das postthrombotische Syndrom zu verhindern.	

◐ **Tab. 18.2** (Fortsetzung)

Leitlinie Diagnostik und Therapie TVT[a]	ACCP Guideline 2012[b]
Die therapeutische Antikoagulation soll sofort begonnen werden, bevorzugt mit niedermolekularem Heparin oder Fondaparinux.	»In patients with acute DVT of the leg treated with vitamin K antagonist (VKA) therapy, we recommend initial treatment with parenteral anticoagulation (low-molecular-weight heparin [LMWH]), fondaparinux, IV unfractionated heparin [UFH], or subcutaneous [SC] UFH over no such initial treatment (Grade 1B).«
Die Behandlung mit Vitamin K-Antagonisten sollte am 1. oder 2. Tag begonnen werden. Der Zielbereich der International Normalized Ratio (INR) liegt zwischen 2,0 und 3,0.	
Bei Kontraindikationen gegen Vitamin-K-Antagonisten kann längerfristig mit niedermolekularem Heparin behandelt werden.	
Eine Thrombus-beseitigende Maßnahme kann bei jungen Patienten mit einer ersten und ausgedehnten iliofemoralen Thrombose und bei kurzfristiger Anamnese eingesetzt werden.	»In patients with acute proximal DVT of the leg, we suggest anticoagulant therapy alone over catheter directed thrombolysis (Grade 2C). In patients with acute DVT of the leg, we suggest anticoagulant therapy alone over systemic thrombolysis (Grade 2C). In patients with acute DVT of the leg we suggest anticoagulant therapy alone over operative venous thrombectomy (Grade 2C).«
Eine Kompressionstherapie soll eingesetzt werden, um Häufigkeit und Schwere des postthrombotischen Syndroms zu reduzieren. Sie sollte so früh wie möglich begonnen werden.	»In patients with acute symptomatic DVT of the leg, we suggest the use of compression stockings (Grade 2B).«
Patienten mit einer Venenthrombose jedweder Lokalisation und Morphologie sollen nicht immobilisiert werden, es sei denn zur Linderung starker Schmerzen.	»In patients with acute DVT of the leg, we suggest early ambulation over initial bed rest (Grade 2C).«
Die Implantation eines Kavafilters soll Einzelfällen vorbehalten sein. Wieder entfernbare Systeme sollen bevorzugt werden.	»In patients with acute DVT of the leg we recommend against the use of an inferior vena cava (IVC) filter in addition to anticoagulation (Grade 1B). In patients with acute DVT of the leg and contraindication to anticoagulation we recommend the use of an IVC filter (Grade 1B).«
Tumorpatienten mit Thrombose sollen anstelle vom Vitamin-K-Antagonisten für 3–6 Monate mit niedermolekularem Heparin behandelt werden. Art und Dauer der nachfolgenden Antikoagulation sollten sich nach der Aktivität des Tumorleidens und dem Blutungsrisiko richten.	»In patients with DVT of the leg and cancer, we suggest LMWH over VKA therapy (Grade 2B) In patients with DVT and cancer who are not treated with LMWH, we suggest VKA over dabigatran or rivaroxaban for long-term therapy (Grade 2B).«

[a] Hach-Wunderle (2010) Deutsche S2-Leitlinie.
[b] Kearon et al. (2012) ACCP guidelines, 9th ed.

2003 bereits 25 verschiedene Instrumente zur Bestimmung der Lebensqualität zusammenstellen (◐ Tab. 18.4). Man geht sicher nicht falsch in der Annahme, dass inzwischen noch einige dazugekommen sind.

Bei der Popularität des Begriffs Lebensqualität in der Medizin gerät leicht in Vergessenheit, dass der Begriff eigentlich zurückgeht auf die 20er Jahre des vergangenen Jahrhunderts und hier besonders auf den englischen Ökonomen und Mitbegründer der Wohlfahrtsökonomie A. C. Pigou. 1967 tauchte der Begriff erstmals in Deutschland auf, und zwar in einer Rede von Willi Brand (zit. n. Spech 2003). Danach fand der Begriff über die Soziologie erst in den 70/80er Jahre Eingang auch in die Medizin (s. a. Birnbacher 1998).

Die zunehmende Bedeutung des Begriffes Lebensqualität ging einher mit einem Paradigmenwechsel in der Medizin: von der wissenschaftszentrierten Medizin, die sich bei Therapieentscheidungen und Ergebnisbewertungen wesentlich an den physiologisch und funktional definierten und messbaren Ergebnissen orientierte, zu einer patientenzentrierten Medizin, die den Nutzen des Einzelnen in den Fokus der Betrachtungen und Bewertungen stellte (Birnbacher 1998). Damit ergab sich auch die Notwendigkeit der Entwicklung neuer Messmethoden zur

Tab. 18.3 Empfehlungen zur Dauer der Antikoagulation nach den beiden aktuellen Leitlinien

Leitlinie Diagnostik und Therapie TVT[a]	ACCP Guideline 2012[b]
Erstes Ereignis bei transientem Risikofaktor (z. B. Operation), Dauer 3 Monate	»In patients with a proximal DVT of the leg provoked by surgery, we recommend treatment with anticoagulation for 3 months over (i) treatment of a shorter period (Grade 1B), (ii) treatment of a longer time-limited period (eg, 6 or 12 months) (Grade 1B), or (iii) extended therapy (Grade 1B regardless of bleeding risk). In patients with an isolated distal DVT of the leg provoked by surgery or by a nonsurgical transient risk factor (see remark), we suggest treatment with anticoagulation for 3 months over treatment of a shorter period (Grade 2C) and recommend treatment with anticoagulation for 3 months over treatment of a longer time-limited period (eg, 6 or 12 months) (Grade 1B) or extended therapy (Grade 1b regardless of bleeding risk). In patients with a proximal DVT of the leg provoked by a nonsurgical transient risk factor, we recommend treatment with anticoagulation for 3 months over (i) treatment of a shorter period (Grade 1B), (ii) treatment of a longer time-limited period (eg, 6 or 12 months) (Grade 1B), and (iii) extended therapy if there is a high bleeding risk (Grade 1B). We suggest treatment with anticoagulation for 3 months over extended therapy if there is a low or moderate bleeding risk (Grade 2B). In patients with an isolated distal DVT of the leg provoked by surgery or by a nonsurgical transient risk factor (see remark), we suggest treatment with anticoagulation for 3 months over treatment of a shorter period (Grade 2C) and recommend treatment with anticoagulation for 3 months over treatment of a longer time-limited period (eg, 6 or 12 months) (Grade 1B) or extended therapy (Grade 1b regardless of bleeding risk).«
Erstes Ereignis bei idiopathischer Genese – distal, Dauer 3 Monate	
Erstes Ereignis – bei idiopathischer Genese – proximal, Dauer >3 Monate – bei idiopathischer Genese – proximal, dann bei geringem Blutungsrisiko und gutem Monitoring, Dauer zeitlich unbegrenzt	»In patients with an unprovoked DVT of the leg (isolated distal [see remark] or proximal), we recommend treatment with anticoagulation for at least 3 months over treatment of a shorter duration (Grade 1B). After 3 months of treatment, patients with unprovoked DVT of the leg should be evaluated for the risk-benefit ratio of extended therapy.«
Erstes Ereignis bei aktiver Krebskrankheit, NMH, Dauer 3–6 Monate	
Erstes Ereignis bei aktiver Krebskrankheit, dann NMH oder VKA, Dauer zeitlich unbegrenzt	
Rezidivereignis bei idiopathischer Genese, Dauer zeitlich unbegrenzt	»In patients with a second unprovoked VTE, we recommend extended anticoagulation therapy over 3 months of therapy in those who have a low bleeding risk (Grade 1B), and we suggest extended anticoagulant therapy in those with a moderate bleeding risk (Grade 2B).«

[a] Hach-Wunderle (2010) Deutsche S2-Leitlinie.
[b] Kearon et al. (2012) ACCP guidelines, 9th ed.

☐ **Tab. 18.4** Instrumente zur Bestimmung der Lebensqualität bei Patienten mit Venenerkrankungen. (Nach van Korlaar et al. 2003)

Autor, Jahr	Zielsetzung	Kollektiv	Methode zur Untersuchung der QoL
Venenerkrankung			
Augustin, 1997	Entwicklung und Validierung eines QoL-Fragebogens für Patienten mit CVI	246 Patienten mit chronischer venöser Insuffizienz	Freiburger Fragebogen zur Lebensqualität bei Venenerkrankungen (Freiburg Life Quality Assessment, FLQA)
Franks, 1992	Testung der Treffsicherheit und Brauchbarkeit eines Fragebogens zur Einschätzung von Risikofaktoren und Symptomen von Venenerkrankungen	114 Patienten mit Venenerkrankungen und 114 gesunde Probanden	QoL-Fragebogen für Patienten mit Venenerkrankungen und Symptom Rating Test (SRT)
Klysez, 1998	Bestimmung der Lebensqualität bei Patienten mit CVI mit Hilfe des Tübinger Fragebogens zur Messung der Lebensqualität bei Patienten mit CVI (TLQ-CVI)	142 Patienten mit CVI	Tübinger Fragebogen zur Messung der Lebensqualität bei Patienten mit CVI (TLQ-CVI)
Lamping, 1998	Entwicklung und psychometrische Bewertung eines Fragebogens zur Einschätzung der Lebensqualität der Symptome bei Patienten mit chronischen Venenerkrankungen der Beine	615 Patienten mit chronischer venöser Erkrankung in Belgien, Frankreich, Kanada und Italien	VEINES-QoL
Launois, 1996	Erarbeitung und Validierung eines QoL-Fragebogens bei chronischer venöser Insuffizienz der unteren Extremitäten	2001 Patienten mit CVI	CIVIQ
Venenthrombose			
Beyth, 1995	Beurteilung der langfristigen Ergebnisse bei Patienten mit akuter tiefer Venenthrombose	124 Patienten mit tiefer Beinvenenthrombose	Interview mit Erfragung der Symptome, SF-36-Fragebogen
Kahn, 2002	Vergleich allgemeiner und krankheitsspezifischer QoL-Methoden bei Patienten mit und ohne PTS nach TVT zur Untersuchung, ob die Lebensqualität mit der Schwere der PTS korreliert	41 Patienten mit Venenthrombose, davon 19 mit und 22 ohne PTS	SF-36, VEINES QoL
Mathias, 1999	Testung der psychometrischen Eigenschaften einer gesundheitsbezogenen QoL-Messung	111 Patienten mit tiefer Venenthrombose	QoL-Fragebogen für Patienten mit TVT
Ziegler, 2001	Vergleich des Ausmaßes von TVT und rezidivierenden thrombotischen Ereignissen mit anderen vermuteten Prognosefaktoren für die Langzeitergebnisse nach der ersten TVT	161 Patienten mit postthrombotischem Syndrom	CIVIQ (modifiziert)
Venöse Ulzera an den Beinen			
Charles, 1995	Feststellung der physischen, psychischen und sozialen Auswirkungen eines Lebens mit einem Beingeschwür	4 Patienten mit chronischem venösem Beingeschwür	Interview
Franks, 1994	Untersuchung der Lebensqualität von Patienten mit Ulcus cruris	185 Patienten mit Beingeschwür	Symptom Rating Test, modifizierte Version des QoL-Fragebogens von Franks et al.
Franks, 2001	Validierung der Gültigkeit des NHP bei Patienten mit venösen Geschwüren	383 Patienten mit venösen Ulzera	Nottingham Health Profile (NHP)
Hyland, 1986	Beurteilung der Lebensqualität bei Patienten mit Beingeschwür	50 Patienten mit chronischen Beingeschwüren	QoL-Fragebogen für Patienten mit Beingeschwüren
Lindholm, 1993	Beurteilung des Einflusses von chronischen Beingeschwüren auf sechs Bereiche des täglichen Lebens	125 Patienten mit chronischen Beingeschwüren	Nottingham Health Profile

18.3 · Lebensqualität

Tab. 18.4 (Fortsetzung)

Autor, Jahr	Zielsetzung	Kollektiv	Methode zur Untersuchung der QoL
Phillips, 1994	Beurteilung der finanziellen, sozialen und psychologischen Auswirkungen von Beingeschwüren	73 Patienten mit chronischen Beingeschwüren	Interview
Smith, 2000	Validierung des Charing-Cross-Fragebogens zu venösen Ulzera	98 Patienten mit venösen Ulzera	SF-36, Charing-Cross-Fragebogen zu venösen Ulzera
Walters, 1999	Vergleich der QoL-Instrumente zur Anwendung bei Patienten mit venösen Beingeschwüren	Patienten mit venösen Beingeschwüren	SF-36, EQ, SF-MPQ, FAI
Varizen			
Garratt, 1993	Entwicklung einer Ergebnismessung bei Patienten mit Varizen	281 Patienten mit Varizen und 542 gesunde Kontrollen	SF-36, QoL-Fragebogen für Patienten mit Varizen
Kurz, 2001	Beurteilung der Auswirkungen von Varizen auf die Lebensqualität und die selbst berichteten Symptome	1054 Patienten mit Varizen und 259 Kontrollen ohne Varizen	SF-36, VEINES QoL
Therapievergleich			
Comerota, 2000	Beurteilung der Frage, ob eine Kathetergesteuerte Thrombolyse der TVT die Lebensqualität verbessert im Vergleich zur Standardantikoagulation	68 Patienten mit Kathetergerichteter Therapie (CDT) und 30 Patienten mit alleiniger Antikoagulation	Fragebogen mit SF-12 und krankheitsspezifischen Skalen zur Beeinträchtigung der Gesundheit, zu Stigma, Gesundheitsstörungen, körperlicher Funktionsfähigkeit und Symptomen
Frank, 1998 (German)	Vergleich zwischen ambulanter Behandlung und Behandlung im Krankenhaus bei akuter TVT	14 ambulant und 13 stationär behandelte Patienten mit TVT	Fragebogen mit Items zur Wahrnehmung von Schmerz und Wohlbefinden (VAS), Behandlungszufriedenheit und Abwesenheit vom Arbeitsplatz
Gänger, 1989	Vergleich von funktionellen Langzeitergebnissen und Lebensqualität zwischen chirurgisch und medikamentös behandelten Patienten mit TVT	24 chirurgisch und 25 medikamentös behandelte Patienten mit tiefer Beinvenenthrombose	Standardisiertes Interview mit Items zu körperlicher Fähigkeit, Behinderung, Wohlbefinden, Schmerz und Behandlungszufriedenheit
Koopman, 1996	Vergleich einer Behandlung der Venenthrombose zwischen i. v. verabreichtem unfraktioniertem Heparin im Krankenhaus und der Gabe von niedermolekularem Heparin zuhause	198 Patienten, die Standardheparin i. v. erhielten und 202 Patienten, die mit niedermolekularem Heparin behandelt wurden	SF-20, Rotterdam Symptom Checklist mit spezifischen Items für Venenthrombosen und VAS zur zur Ermittlung von deren Bewältigung sowie der allgemeinen Lebensqualität
Kulinna, 1999	Prüfung des Effektes der Selbstüberwachung der International Normalized Ratio (INR) auf die Lebensqualität	100 Patienten mit oraler Antikoagulation	Krankheitsspezifischer QoL Questionnaire
O´Brien, 1999	Bewertung der Kosteneffizienz einer ambulanten Behandlung von TVT-Patienten mit niedermolekularen Heparin	151 Patienten, die Standardheparin i. v. erhielten und 149 Patienten, die mit niedermolekularem Heparin behandelt wurden	SF-36

CIVIQ Chronic Lower Limb Venous Insufficiency Questionnaire, *CVI* chronische venöse Insuffizienz, *EQ* Euro.QoL, *FAI* Frenchay Activities Index, *PTS* postthrombotisches Syndrom, *QoL* Quality of Life, *SF-36* Short Form 36, *SF-20* Short Form 20, *SF-12* Short Form 12, *SF-MPQ* McGill Short Form Pain Questionnaire, *TVT* tiefe Beinvenenthrombose, *VAS* visuelle Analogskale, *VEINES-QoL* Venous Insufficiency Epidemiological and Economic Study Questionnaire.

Erfassung dieser patientenorientierten Nutzenbewertung von therapeutischen Maßnahmen (s. a. Nüllen u. Noppeney 2010). Dabei ist Lebensqualitätmessung eine komplementäre Größe in der Nutzenbewertung. Problematisch allerdings – und nach wie vor ungelöst – ist die Frage, wie eine medizinspezifische Präzisierung des Begriffs lauten könne.

> … Zwar liest man in der einschlägigen medizinpsychologischen Literatur gelegentlich, dass ein bestimmtes Instrumentarium zur Messung von Lebensqualität erfolgreich auf »Validität« geprüft worden sei. Aber das sagt nicht mehr, als dass das betreffende Instrumentarium etwas misst, was der jeweilige Wissenschaftler oder bestimmte befragte Beurteiler für die »richtige« Lebensqualität halten. … (Birnbacher 1998)

Unbeschadet dessen existiert eine Vielzahl unterschiedlicher Definitionen aus den Reihen der Protagonisten der Methodik. Als exemplarisch soll die Definition von Bullinger und Pöppel (1988) angeführt werden, weil sie sich auf die heute meist angeführten 4 Kategorien der der Lebensqualität bezieht. Danach ist Lebensqualität:

> … ein multidimensionales psychologisches Konstrukt, das durch mindestens vier Komponenten zu operationalisieren ist:
> – das psychische Befinden,
> – die körperliche Verfassung,
> – die sozialen Beziehungen,
> – die funktionale Kompetenz. (Bullinger u. Pöppel 1988)

Der Begriff der Lebensqualität impliziert also im Sinne der patientenzentrierten Medizin den Gedanken an eine subjektive Dimension der zu erfassenden Daten. Die meisten LQ-Erfassungsinstrumente, wie wir sie heute kennen, vermischen aber mehr oder weniger die objektive und die subjektive Dimension miteinander, was methodisch durchaus als problematisch angesehen werden kann. Darüber hinaus ist aus praktischer Sicht von Bedeutung, dass insbesondere die generischen Instrumente in ihrer Aussage ausgesprochen stark von ggf. vorhandenen Komorbiditäten beeinflusst werden (Confounding) (Xuan et al. 1999).

Die Subjektivität des Begriffes Lebensqualität beinhaltet darüber hinaus das Problem, dass verschiedene Probanden durchaus unterschiedliche Vorstellungen von den jeweils abgefragten Qualitäten haben können.

> Allgemein kann gesagt werden, dass Lebensqualität eine subjektive Einschätzung von individuell wahrgenommenen und gewichteten Beschaffenheiten des Lebens ist, orientiert an einer individuellen Norm. Inhaltlich (jedoch) muss Lebensqualität als eine »Black box« angesehen werden. (Heissel 1998)

Lebensqualität ist ein durchaus problematischer Spezialfall des Oberbegriffes Qualität. In der klassischen Philosophie (Demokrit) wurde bereits zwischen einer subjektiven und einer objektiven Qualität unterschieden (Nüllen u. Noppeney 2006). Im persönlichen Horizont ist die Einschätzung der Lebensqualität abhängig von den charakterlichen, psychischen und intellektuellen Gegebenheiten und im historischen Horizont von der Lebenserfahrung, den Hoffnungen und den Erwartungen des Individuums.

Was bedeute dies konkret? Während z. B. ein Mensch, der sein Leben lang gerne gewandert ist oder einen körperbezogenen Beruf ausgeübt hat oder ein begeisterter Jogger war, seine körperlichen Beeinträchtigungen, die ihn in seiner Aktivität behindern, als wesentliche Beeinträchtigung seiner Lebensqualität empfinden wird, so wird ein chronischer Stubenhocker oder ein Intellektueller, der lieber in seiner Studierstube bzw. Bibliothek sitzt, diese wahrscheinlich weit weniger gravierend bzw. anders einschätzen. Ähnlich könnte es sich mit der Akzeptanz von Schmerzen verhalten: Während der eine unter den krankheitsbedingten Schmerzen besonders leidet und alles tut, um dies zu ändern, wird ein anderer lieber eine gewisse Schmerzpräsenz akzeptieren zugunsten der Vermeidung von Vigilanzeinbußen durch entsprechende, starke Schmerzmittel. Die Beispiele ließen sich fortsetzen. Muss diese Tatsache Konsequenzen für die Bestimmung der Lebensqualität nach sich ziehen? Müssen wir im Zeitalter von evidenzbasierter Medizin (EbM) in Zukunft vielleicht neben der Homogenisierung der untersuchten Stichproben in Bezug auf ihre demographischen Daten, die eindeutige Definition von Ein- und Ausschlusskriterien etc. im Falle, dass gleichzeitig die Lebensqualität bestimmt werden soll, auch die soziologische Struktur der Probanden der Stichprobe homogenisieren? Wie groß ist wohl der Fehler, der durch die unbekannte soziologische Struktur des untersuchten Klientels entsteht – ist er bedeutsam oder nicht?

Ein weiteres Problem liegt in der Vielzahl der inzwischen entwickelten LQ-Erfassungsinstrumente und in der unverändert ungeklärten Frage, ob und wann es ausreichend ist, Tests zur allgemeinen, krankheitsübergreifenden Lebensqualität (Health Related Quality of Life, HRQL) zu verwenden und ob und wann es unverzichtbar ist, krankheitsspezifisch ausgelegte Instrumente zu verwenden (Disease Specific Related Quality of Life, DRQL) (Rutherford et al. 2009). So gibt es inzwischen für die Erfassung der Lebensqualität bei Erkrankungen des Venensystems fast ein Dutzend unterschiedlicher Vorschläge. Besteht wirklich die Notwendigkeit dafür, oder entspricht dies nur dem Ehrgeiz konkurrierender Forschergruppen?

Kostenträger und Politik fordern die patientenbezogene Nutzenbewertung, und man kann nicht umhin, diese grundsätzlich als einleuchtend und nützlich anzusehen. Bei der Bewertung von Ergebnissen muss man sich allerdings dessen bewusst sein, dass dem Instrument methodische Mängel anhaften, die bislang nicht gelöst sind (s. a. Nüllen u. Noppeney 2010); auch liegt ein in Bezug auf den hier interessierenden Bereich der Erkrankungen des Venensystems in der wissenschaftlichen Gemeinschaft allgemein oder zumindest überwiegend anerkanntes Instrument bislang nicht vor (Rutherford et al. 2009).

Im Folgenden sollen einige Ergebnisse von Untersuchungen zur Lebensqualität bei Erkrankungen aus dem Bereich der VTE betrachtet werden.

18.3.1 Lebensqualität bei Venenerkrankungen

In der Bonner Venenstudie gaben 6,2 % der Befragten und untersuchten Probanden an, dass die bei ihnen vorliegende Venenerkrankung zu einer Beeinträchtigung ihrer Lebensweise führe (Rabe et al. 2003).

Carradice et al. (2011) untersuchten und klassifizierten eine konsekutive Serie von 405 Patienten mit »Erkrankung des Venensystems«. Zum Einsatz kamen CEAP, VCSS, SF-36, EuroQoL-5D, AVVQ. Im Ergebnis zeigte sich, dass eine nennenswerte Morbidität auch bei leichten Erkrankungsstadien nachweisbar ist, wobei die Beeinträchtigungen beim Ulcus cruris mit der bei Herzinsuffizienz und chronischer Lungenerkrankung vergleichbar sind.

18.3.2 Lebensqualität bei TVT

Bei einer akuten TVT ist zu erwarten, dass sich die Lebensqualität – bedingt durch die Erfahrung der akuten Erkrankung und der zwangsläufig folgenden Beeinträchtigung der Lebensumstände (Antikoagulation, Kompressionstherapie) – verschlechtern wird. Man erwartet darüber hinaus, dass sich der Trend in der Gruppe in den Folgemonaten aufspalten wird: Dabei wird die Gruppe mit einer wenig ausgedehnten und mehr distalen TVT mit zunehmender Ausheilung bzw. Kompensation einen Anstieg der Lebensqualität verzeichnen und die Gruppe mit der mehr oder weniger schnellen Entwicklung eines postthrombotischen Syndroms eine Verschlechterung.

Dies konnten Kahn et al. (2005) in einer Multicenterstudie belegen. 359 Patienten mit TVT wurden nach einem festgelegten Protokoll befragt (SF-36, VEINES-QoL-Questionaire, VEINES-Sym). Im Mittel steigerte sich die Lebensqualität in den auf die TVT folgenden 4 Monaten, obwohl sie sich bei einem Drittel der Untersuchten verschlechterte. Nach dem 4. Monat war die Lebensqualität im Mittel schlechter als in der nichterkrankten Vergleichsgruppe. Eine Verschlechterung der PTS-Scores geht mit einer Verschlechterung der Lebensqualität einher.

18.3.3 Lebensqualität unter Antikoagulation

Untersuchungen zur Lebensqualität unter oraler Antikoagulation (OAK) nach einer TVT ergeben – bezogen auf die OAK an sich, die Art der Kontrollen und die Dauer der OAK insgesamt – ein Bild mit uneinheitlichen Ergebnissen.

Locadia et al. (2002) untersuchten Patienten des Tasmanien Trials in Bezug auf die unterschiedliche Dauer der OAK (3 vs. 6 Monate) und fanden keine Unterschiede in der Lebensqualität für diesen Aspekt.

Cassais et al. (2005) befragten Patienten unter OAK aller möglichen Indikationen mit einer anonymisierten Fragebogenaktion (n=905). Instrumente waren der SH-36 und ein spezieller, für diese Untersuchung entwickelter Fragebogen, der in einer Vorläuferstudie validiert wurde. Es wurde festgestellt, dass die OAK per se keinen negativen Einfluss auf die Lebensqualität hatte. Jedoch zeigten die Wahrnehmungen und Erwartungen der Patienten in Bezug auf den Nutzen der OAK eine deutliche Korrelation zur Lebensqualität. 33 % der Befragten konnten die Indikation zur OAK nicht angeben. Dieses Merkmal korrelierte mit dem Bildungsgrad, nicht jedoch mit dem Lebensalter und dem Geschlecht. Die meisten Patienten änderten unter der Therapie nicht ihre Lebensgewohnheiten (Essgewohnheiten, Aktivitäten etc.). Seltsamerweise hatten Blutungsereignisse keinen Einfuss auf die Lebensqualität. Von großer Bedeutung hingegen war der Grad der (spezialisierten) institutionellen Versorgung: Patienten, die mit ihrer ärztlichen Versorgung zufrieden waren, zeigten im Test eine bessere Lebensqualität und umgekehrt.

18.3.4 Lebensqualität unter Kompressionstherapie

Der Effekt der Kompressionstherapie zur Thromboseprophylaxe, der Ödembehandlung und der Vermeidung bzw. Minderung des Schweregrades eines postthrombotischen Syndroms in der Folge einer TVT ist vielfach belegt. Mit der Besserung bzw. Vermeidung der Verschlimmerung der chronischen venösen Insuffizienz, wie sie den o. g. Zuständen zugrunde liegt, ist ein positiver Einfluss der Kompressionstherapie mit Kompressionsverbänden und medizinischen Kompressionsstrümpfen zu erwarten.

Andreozzi et al. (2005) untersuchten 50 Patienten mit chronischer venöser Insuffizienz (23 mit CEAP-C2; 27 mit CEAP-C-3, -4, -5). Die Instrumente zur Erfassung der Lebensqualität waren SF-36, CIVIQ-2, Euro-QoL-5D und eine visuelle Analogskala). Die Lebensqualität bei den Patienten mit dem Stadium C2 zeigte keine Unterschiede zur Normalpopulation, die Lebensqualität der Patienten mit den Stadien C3 bis C5 hingegen war signifikant ge-

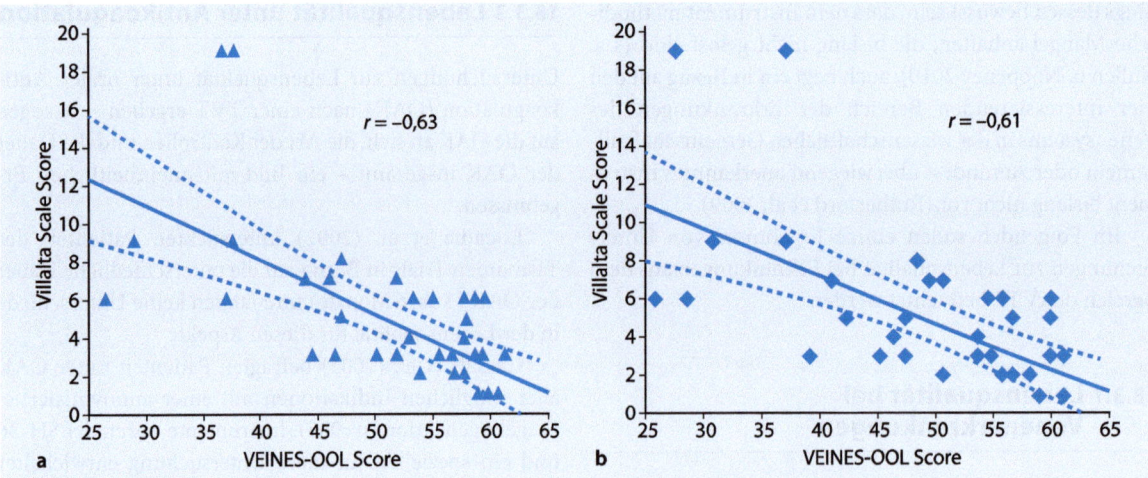

Abb. 18.1 Beziehung zwischen dem Villalta Score und dem VEINES-QoL Score (**a**) und dem VEINES-Sym-Score (**b**). Die gestrichelte Linie entspricht dem 95-%Konfidenzintervall. Es besteht eine inverse, fast lineare Beziehung zwischen der Höhe des Villalta Scores (bzw. der Regressionsgerade), der ein Maß für die Schwere des PTS darstellt, und den Lebensqualitätsindizes. (Adaptiert nach Kahn et al. 2002)

mindert. Nach 4 Monaten mit medizinischen Kompressionsstrümpfen zeigte sich eine signifikante Verbesserung der Lebensqualität.

18.3.5 Lebensqualität bei postthrombotischem Syndrom

Kahn et al. (2002) untersuchten eine kleine Gruppe von Patienten mit PTS (n= 41) mit einer mindestens 1 Jahr zurückliegenden einseitigen TVT. 19 Patienten dieser Gruppe wiesen ein PTS auf (Villalta Score), bei 17 davon wurde dieses als mild/moderat klassifiziert und bei 2 als schwer. Zur Messung der Lebensqualität wurde das von der gleichen Arbeitsgruppe in der VEINES Study (Abenhaim et al. 1997, Lamping et al. 1998) entwickelte Tool (VEINES-QoL/VEINES-Sym Questionnaire) eingesetzt.

Erwartungsgemäß zeigte sich, dass ein PTS mit den Kernsymptomen Beinschmerzen, Schwellneigung, Varizen, Indurationen und Hautaffektionen bis hin zu Ulzera die Betroffenen in ihren Aktivitäten und in ihrem Wohlbefinden beeinträchtigt. Überraschend ist jedoch die äußerst klare inverse Beziehung zwischen den beiden Scores (Abb. 18.1).

18.3.6 Lebensqualität nach Axillarvenenthrombose

Die Axillarvenenthrombose (AVT) ist im Vergleich zur tiefen Beinvenenthrombose relativ selten, aufgrund der guten Kollateralisationsmöglichkeiten im Bereich des Schultergürtels ist das postthrombotische Beschwerdebild i. d. R. gering.

Dies wurde in einer Untersuchung von Berzaczy et al. (2010) bestätigt. Es fanden sich bei 37 Patienten mit einer mittleren Verlaufszeit von 120 (14–286) Monaten (DASH und SF-36) eine gute Lebensqualität mit mittleren Werten im DASH Score und befriedigenden Ergebnissen im SF-36-Score.

Czihal et al. (2012) kamen beim Vergleich von Patienten (n=25) nach Axillarvenenthrombose mit einer Normalpopulation zu einer anderen Interpretation bei allerdings vergleichbaren Ergebnissen. Die Schwere des PTS wurde mit dem modifizierten Villalta Score bestimmt, für die Untersuchung der Lebensqualität wurden der SF-36, der VEINES-QoL-Questionaire und der DASH Score eingesetzt. Von den Patienten nach Axillarvenenthrombose zeigten lediglich 32 % (= 8 Patienten) ein leichtes bis mittelschweres PTS, ein schweres PTS wurde nicht gesehen. Die Untersucher kommen zu dem Schluss, dass bei Patienten nach Axillarvenenthrombose die Lebensqualität und die Leistungsfähigkeit im Vergleich zur Normalpopulation gemindert sind.

Kahn et al. (2010) untersuchten 24 Patienten nach Axillarvenenthrombose, 1-mal bilateral (Villalata, DASH, SF-36, VEINES-QoL). Die mittlere Verlaufszeit betrug 13 Monate. 11 von 25 Armen zeigten ein PTS (1 schweres PTS). Die Patienten mit einem PTS zeigten in allen Tests schlechte durchschnittliche (Mean) Scores (DASH 20,9 vs. 3,7; VEINES 45,6 vs. 53,6; SF-36 40,8 vs. 50,2). Die PTS-Scores waren höher und QoL-Scores waren niedriger, wenn der dominante Arm durch ein postthrombotisches Syndrom betroffen war.

Literatur

Zu 18.1

Hach-Wunderle V, Blättler W, Gerlach H, Konstantinides S, Noppeney T, Pillny M, Riess H, Schellong S, Stiegler H, Wildberger JE (2010) Diagnostik und Therapie der Venenthrombose und der Lungenembolie. Interdisziplinäre S2 Leitlinie. VASA (Suppl) S78/2010

Guyatt GH, Akl EA, Crowther M, Gutterman DD, Schuünemann HJ, for the American College of Chest Physicians Antithrombotic Therapy and Prevention of Thrombosis Panel (2012) Executive Summary: Antithrombotic Therapy and Prevention of Thrombosis, 9th ed. American College of Chest Physicians Evidence-Based Clinical Practice Guidelines. Chest 141: 7S–47S

Kahn SR, Shrier I, Julian, JA, Ducruet T, Arsenault L, Miron MJ, Roussin R, Desmarais S, Joyal F, Kassis J, Solymoss S, Desjardins L, Lamping DL, Johri M, Ginsberg JS (2008) MDDeterminants and Time Course of the Postthrombotic Syndrome after Acute Deep Venous Thrombosis. Ann Intern Med 149: 698–707

Nüllen H, Noppeney T (2006) Lehrbuch Qualitätsmanagement in der Arztpraxis. Entwicklung und Einführung eines QMS, 3. Aufl. Deutscher Ärzteverlag, Köln

Zu 18.2

Bates SM, Jaeschke R, Stevens SM, Goodacre S, Well PS, Stevenson MD, Kearon C, Schunemann HJ, Crowther M, Pauker SG, Makdissi R, Guyatt GH (2012) Diagnosis of DVT: Antithrombostik Therapie and Prevention of Thrombosis, 9th ed: American College of Chest Physicians Evidence-Based Clinical Practice Guidelines. Chest 141: e351S–e418, http://journal.publications.chestnet.org/issue.aspx?journalid=99&issueid=23443&direction=P

Encke A, Haas S, Sauerland S, Abholz HH, Beckmann MW, et al. (2009) Prophylaxe der venösen Thromboembolie (VTE). VASA 38: Supplement 76 (S3-Leitlinie). www.arztbibliothek.de/mdb/downloads/dgch/prophylaxe-vte-lang.pdf

Guyatt GH, Akl EA, Crowther M, Gutterman DD, Schuünemann HJ, for the American College of Chest Physicians Antithrombotic Therapy and Prevention of Thrombosis Panel (2012) Executive Summary: Antithrombotic Therapy and Prevention of Thrombosis, 9th ed: American College of Chest Physicians Evidence-Based Clinical Practice Guidelines. Chest 141: 7S–47S, http://journal.publications.chestnet.org/issue.aspx?journalid=99&issueid=23443&direction=P

Kearon C, Akl EA, Comerota AJ, Prandoni P, Bounameaux H, Goldhaber SZ, Nelson ME, Wells PS, Gould MK, Dentali F, Crowther M, Kahn SR (2012) Antithrombotic Therapy and Prevention of Thrombosis, 9th ed: American College of Chest Physicians Evidence-Based Clinical Practice Guidelines. Chest 141(Suppl): e419S–e494S, http://journal.publications.chestnet.org/issue.aspx?journalid=99&issueid=23443&direction=P

Hach-Wunderle V, Blättler W, Gerlach H, Konstantinides S, Noppeney T, Pillny M, Riess H, Schellong S, Stiegler H, Wildberger JE (2010) Diagnostik und Therapie der Venenthrombose und der Lungenembolie. Interdisziplinäre S2 Leitlinie. VASA (Suppl): S78/2010, www.awmf.org/uploads/tx_szleitlinien/065-002_S2_Diagnostik_und_Therapie_der_Venenthrombose_und_der_Lungenembolie_06-2010_2_.pdf

NICE clinical guideline 92 (2010) Venous thromboembolism: Reducing the risk of venous thromboembolism (deep vein thrombosis and pulmonary embolism) in patients admitted to hospital. www.nice.org.uk/nicemedia/live/12695/47195/47195.pdf

NICE clinical guideline CG144 (2012) Venous thromboembolic diseases: the management of venous thromboembolic diseases and the role of thrombophilia testing. http://publications.nice.org.uk/venous-thromboembolic-diseases-the-management-of-venous-thromboembolic-diseases-and-the-role-of-cg144

Zu 18.3

Abenhaim L, Kurz X, for the VEINES Group (1997) The VEINES Study (Venous Insufficiency Epidemiologic and Economic Study): an international cohort study on chronic venous disorders of the leg. Angiology 48: 59–66

Berzaczy D, Popovic M, Reiter M, Puchner S, Weber M, Minar E, Bucek RA (2010) quality of life in patients with idiopathic subclavian vein thrombosis. Thromb Res 125: 25–28

Birnbacher D (1998) Der Streit um die Lebensqualität. In: Schummer J (Hrsg) Glück und Ethik. Königshausen & Neumann, Würzburg

Bullinger M, Pöppel E (1988) Lebensqualität in der Medizin: Schlagwort oder Forschungsansatz. Dt Ärztebl 85: 679–680

Carradice D, Mazari FAK, Samuel N, Allgar V, Hatfield J, Chetter IC (2011) Modelling the effect of venous disease in quality of life. Brit J Surg 98: 1089–1098

Casais P, Meschengieser SS, Sanchez-Luceros A, Lazzari MA (2005) Patients' perceptions regarding oral anticoagulation therapy and its effect on quality of life. Curr Med Res Opin 21: 1085–1090

Czihal M, Paul S, Rademacher A, Bernau C, Hoffmann U (2012) Impact of the postthrombotic syndrome on quality of life after primary upper extremity deep venous thrombosis. VASA 41: 200–204

Heissel A (1998) Grundlagen der Messung von Lebensqualität. Novartis, Nürnberg

Kahn SR, Hirsch A, Shrier I (2002) Effect of postthrombotic syndrome on health-related quality of life after deep venous thrombosis. Arch Intern Med 162: 1144–1148

Kahn SR, Ducreut T, Lamping DJ, Arsenault L, Miron MJ, Roussin A, Desmarais S, Joyal F, Kassis J, Solymoss S, Desjardins L, Mira j, Shrier I (2005a) prospective evaluation of health-related quality of life in patients with deep venous thrombosis. Arch Intern Med 165: 1173–1178

Kahn SR, Elman EA, Bornais C, Blostein M, Wells PS (2005b) Post-thrombotic syndrome, functional disability anf quality of life after upper extremity deep venous thrombosis in adults. Thromb Haemost 51: 1209–1214

Korlaar van I, Vossen C, Rosendaal F, Cameron L, Bovill E, Kaptein A (2003) Quality of life in venous disease. Thromb Haemost 90: 27–35

Korlaar van IM, Vossen CY, Rosendaal FR, Bovill EG, Cushmand M, Naud S, Kaptein AA (2004) The impact of venous thrombosis on quality of life. Thromb Res 114: 11–18

Lamping DL, Abenhaim LA, Kurz X, Schroter S, Kahn SR, and the VEINES Group (1998) Measuring quality of life and symptoms in chronic venous disorders of the leg: development and psychometric evaluation of the VEINES-QOL/VEINES-Sym Questionnaire. Qual Life Res. 7: 621–622

Locadia M, Sprangers M, de Haes H, Büller HR, Prins MH (2003) Quality of life and the duration of treatment with vitamin K antagonists in patients with deep venous thrombosis. Thromb Haemost 90: 101–107

Nüllen H, Noppeney T (2006) Lehrbuch Qualitätsmanagement in der Arztpraxis. Deutscher Ärzteverlag, Köln

Nüllen H, Noppeney T (2010) Lebensqualität. In: Noppeney, Nüllen (Hrsg) Varikose. Springer, Heidelberg

Rabe E, Pannier-Fischer F, Bromen K, Schuldt K, Stang A, Poncar C, Wittenhorst M, Bock E, Weber S, Jöckel KH (2003) Bonner Venenstudie der Deutschen Gesellschaft für Phlebologie. Phlebologie 32: 1–14

Rutherford RB, Moneta GL, Padberg FT, Meissner MH (2009) Outcomme assessment in chronic venous disease. In: Gloviczki P (ed) Handbook of Venous Disorders, 3rd ed. Arnold Ltd., London

Spech E (2003) Lebensqualität bei Patienten mit chronisch venösen und arteriellen Ulcera cruris. Inaugural-Dissertation zur Erlangung der Doktorwürde der Medizinischen Fakultät der Bayerischen Julius-Maximilians-Universität zu Würzburg

Xuan J, Kirchdoerfer LJ, Boyer JG, Norwood GJ (1999) Effects of comorbidity on health-related quality-of-life scores: an analysis of clinical trial data. Clin Therapeut 21: 383–403

Begutachtung von Erkrankungen des Venensystems

H. Nüllen, T. Noppeney

19.1	Allgemeine Anforderungen an ein medizinisches Gutachten	– 487
19.2	Erkrankungen des Venensystems	– 488
19.3	Gesetzliche Grundlagen	– 488
19.3.1	Versorgunsgmedizin-Verordnung (VersMedV)	– 488
19.3.2	Rentenversicherung	– 488
19.3.3	Gesetzliche Unfallversicherung	– 489
19.4	Formale Anforderungen an ein Gutachten	– 490
19.5	Klassifikationen, Stadieneinteilungen und Scores	– 490
19.6	Bewertungskriterien und Bewertungsvorgaben	– 491
19.7	Bildgebende Verfahren und ihre Bedeutung für die Begutachtung	– 492
19.8	Hämodynamische Untersuchungen und ihre Bedeutung für die Begutachtung	– 492
19.8.1	Phlebodynamometrie (PDM)	– 493
19.8.2	Venöse Photoplethysmographie (PPG)	– 493
19.8.3	Venenverschlussplethysmographie (VVP)	– 494
19.8.4	Zusammenfassung zu den hämodynamischen Messverfahren	– 494
19.9	Arbeitsunfähigkeit	– 494

H. Nüllen et al. (Hrsg.), *VTE – Venöse Thromboembolien*,
DOI 10.1007/978-3-642-21496-7_19, © Springer-Verlag Berlin Heidelberg 2014

19.10 Krankheitsbilder – 497

19.10.1 Primäre Varikose – 497
19.10.2 Tiefe Beinvenenthrombose (TVT) – 497
19.10.3 Postthrombotisches Syndrom (PTS) – 499

19.11 Besondere Fragestellungen – 500

19.11.1 Verletzungen von Venen – 500
19.11.2 Chronische periphere Ödeme – 500
19.11.3 Thrombophilie – 500
19.11.4 Orale Antikoagulation – 500
19.11.5 Lebensqualität – 501

19.12 Zusammenfassung – 502

Literatur – 502

Was die Erstellung eines Gutachtens von der täglichen klinischen Routine unterscheidet, ist die fundierte Bewertung der Schwere der Krankheit bzw. der Behinderung und der hieraus sich ableitenden Einschränkung der Leistungsfähigkeit sowie die Einordnung dieser Fakten in die schwierige und differenzierte Terminologie der verschiedenen Bereiche des gegliederten Sozial- und Versicherungsrechtes in der Bundesrepublik Deutschland. Daher muss der Gutachter über die unterschiedlichen Anforderungen an ein Gutachten und die z. T. unterschiedliche Terminologie sowie über die Einschluss- und Bewertungskriterien unterrichtet sein.

19.1 Allgemeine Anforderungen an ein medizinisches Gutachten

Unabhängig davon, ob nun nach Arbeitsunfähigkeit (AU), Minderung der Erwerbsfähigkeit (MdE), Grad der Behinderung (GdB), Grad der Schädigungsfolge (GdS) oder positivem bzw. negativem Leistungsbild gefragt wird: Die Kernfrage bei jedem medizinischen Gutachten – sieht man einmal von speziellen Zusammenhangsfragen oder Beurteilung bei Verdacht auf Falschbehandlung ab – ist die abschließende Frage nach dem Grad der Leistungsminderung bzw. der verbliebenen Leistungsfähigkeit, bezogen entweder auf das tägliche Leben oder auf das Erwerbsleben.

Der Gutachter soll sich bei alledem um eine objektive klinische und technische Befunddarstellung nach dem Stand der Wissenschaft und der aktuellen Leitlinien und um eine klare Gliederung und eine klare und sachliche sprachliche Darstellung des Gutachtens bemühen.

Die Güte eines Gutachtens ist aber insbesondere davon abhängig zu machen, inwieweit die Entscheidungsprozesse, die der Diagnosestellung und der gutachterlichen Bewertung zugrunde liegen, transparent, nachvollziehbar und reproduzierbar sind (Qualitätssicherung). Bei der rückblickenden klinischen Bewertung von Langzeitverläufen, ebenso wie auch im Rahmen von Begutachtungen, fällt immer wieder auf, dass einer wirklichkeitstreuen Bewertung des Schweregrades einer Erkrankung und ggf. deren Verschlimmerung oder Verbesserung durch therapeutische Maßnahmen oder spontanen Verlauf Grenzen gesetzt sind. Rein verbale Befundbeschreibungen und Diagnosebenennungen ergeben häufig keine ausreichende Information für eine genauere Einschätzung des Schweregrades der Erkrankung bzw. der Erkrankungs- oder Verletzungsfolgen. Der Einsatz von Stadieneinteilungen, Klassifikationen und Scores ist daher unverzichtbar und ein Gradmesser für das Bemühen um Nachvollziehbarkeit (Rutherford et al. 2000; Nüllen, Noppeney 2010).

Die unterschiedlichen Bewertungskriterien und Terminologien in den verschiedenen Bereichen des gegliederten Sozialrechtes der Bundesrepublik Deutschland machen es daher außerordentlich schwierig, eine allgemeingültige Anleitung zur Begutachtung unter dem Gesichtspunkt einer nosologisch orientierten Themenauswahl darzustellen. Um unnötige Wiederholung von Basiswissen zu vermeiden, orientiert sich die Gliederung dieses Kapitels an der gutachterlichen Sicht der Zusammenhänge.

Schwierig ist die Darstellung und Begründung der unterschiedlichen Grade der Behinderung bzw. der Schädigung und die Beurteilung der verbliebenen Belastungsfähigkeit etc. auch deshalb, weil wirklich allgemeingültige und objektive Untersuchungen, bezogen auf einschlägige Krankheitsbilder, fehlen. Bewertungstabellen, wie sie in entsprechenden Verordnungen etc. angegeben werden, sind im Hinblick auf ihre Evidenz nicht zu beurteilen, ja nicht einmal die Entstehung bzw. Generierung der Bewertungskriterien überkommener Tabellarien ist unter medizinisch wissenschaftlichen Kriterien zu überprüfen bzw. der Kritik zugänglich (Nüllen u. Noppeney 2010, 2011, Rabe 1998).

Unternimmt man eine Literaturrecherche unter dem Stichwort »Begutachtung«, so finden sich unter pubmed von 2000 bis 2010 lediglich 25 Nennungen, jedoch ohne phlebologischen bzw. gefäßmedizinischen Bezug, und unter medpilot finden sich zwar 756 Artikel und 150 Monografien, aber nur vier Titel beziehen sich auf phlebologische Themen; zwei davon stammen von den Autoren (Nüllen 2008, Nüllen u. Noppeney 2010), zwei weitere Nennungen nehmen zur phlebologischen Diagnostik bzw. zur versicherungsrechtlichen Terminologie Stellung (Grotewohl 2006; Marshall et al. 2007).

Im hier gegebenen Zusammenhang muss auf eine differenzierte Darstellung des Sozialversicherungsrechtes und die Besonderheiten der unterschiedlichen Versicherungsarten im Einzelnen verzichtet werden. Hierzu wird auf die einschlägige Literatur verwiesen (Fritze u. Mehrhoff 2012, Ketzendorf 1998, Ludolph 2002 sowie Publikationen der Versicherungsträger, s. unten). Dennoch müssen zur Klarstellung und Konkretisierung der Begrifflichkeiten einige Ausflüge in die Theorie erfolgen, bevor dann auf die gefäßmedizinischen Aspekte in der Begutachtung der einzelnen Krankheitsbilder eingegangen wird.

Die weiteren Erörterungen beziehen sich auf die Begutachtungen in Rahmen der gesetzlichen Krankenversicherung unter besonderer Berücksichtigung der Arbeitsunfähigkeit, des sozialen Entschädigungsrechtes, der gesetzlichen Rentenversicherung und der gesetzlichen Unfallversicherung. Ausdrücklich ausgeschlossen sind Erörterungen zu Begutachtungen bei venösen Malformationen und Lungenembolien sowie Gutachten im Rahmen des Arzthaftungsrechtes.

19.2 Erkrankungen des Venensystems

Gegenstand dieser Betrachtungen sind die in der Phlebologie subsumierten nosologischen Entitäten einschließlich der Ödemkrankheit mit Ausnahme der Lymphödeme. Hierbei wird bewusst darüber hinweggesehen, dass natürlich keineswegs alle akuten oder chronischen Ödeme eine Ursache im Bereich des Venensystems haben. Die akuten Ödeme der unteren Extremitäten beschäftigen allerdings den Gefäßmediziner zum Ausschluss oder Nachweis einer tiefen Beinvenenthrombose (TVT) oder sonstiger venöser Ursachen, die chronischen Ödeme sind relevant im Hinblick auf ein postthrombotisches Syndrom (PTS) oder eine zugrundeliegende chronische venöse Insuffizienz (CVI). Die nicht durch eine direkte Erkrankung oder Schädigung des Lymphgefäßsystems bedingten Ödeme werden hier eingeordnet, da sie ansonsten in keinem Fachbereich abgehandelt werden würden und weil sie angesichts der immer notwendigen Kompressionstherapie im weitesten Sinne auch der Phlebologie zugeordnet werden können. In den Versorgungsmedizinischen Grundsätzen (VMG) (Anlage zu § 2 VersMedV 2008) (▶ Abschn. 19.3.1) taucht die Ödemkrankheit als eigenständige Entität nicht auf und ist nur im Zusammenhang mit den Erkrankungen des Venensystems bzw. der chronischen venösen Insuffizienz und den Lymphödemen aufgeführt und zu bewerten.

19.3 Gesetzliche Grundlagen

19.3.1 Versorgunsgmedizin-Verordnung (VersMedV)

Es würde den Rahmen dieses Buches sprengen, wollten wir hier ausführlich auf die besonderen Probleme des Gutachterwesens im Einzelnen eingehen, die durch das gegliederte soziale Sicherungssystem und die hier geltenden unterschiedlichen Rechtsgrundsätze in der Bundesrepublik bedingt sind. Wegen der zentralen Bedeutung der Empfehlungen zur Bemessung der Schädigungsfolgen bei den Begutachtungen im Rahmen des sozialen Entschädigungsrechtes sollen hier jedoch einige Anmerkungen vorangeschickt werden.

Grundlage für die Bemessung der Schädigungsfolge (GdS, **Grad der Schädigung**) nach dem Bundesversorgungsgesetz (BVG) und den **Grad der Behinderung** (GdB) gemäß SGB IX bzw. dem Schwerbehindertengesetz waren seit 1983 die in den »Anhaltspunkten für die ärztliche Gutachtertätigkeit im Sozialen Entschädigungsrecht (SER) und nach dem Schwerbehindertengesetz« (kurz: Anhaltspunkte) enthaltenen tabellarischen Empfehlungen. Die Historie der »Anhaltspunkte« auf der Grundlage der seinerzeitigen Gesetze geht allerdings zurück bis zum Jahr 1916. Der Inhalt der Anhaltspunkte (seit 1983) und der genannten Tabellen entsprach neben Verwaltungsanweisungen im Wesentlichen den Beschlüssen und Empfehlungen des »Ärztlichen Sachverständigenbeirates Versorgungsmedizin beim Bundesministerium für Arbeit und Soziales« (BMAS).

Obwohl sachlich und auch in der Rechtsprechung allgemein anerkannt, hat die höchstrichterliche Rechtsprechung (BVG, BSG) mehrfach gerügt, dass den Anhaltspunkten die demokratische Legitimation fehle. Diesem Umstand wurde durch das Gesetz zur Änderung des Bundesversorgungsgesetzes vom 13.12.2007 Rechnung getragen (§ 30 des Bundesversorgungsgesetzes). Die Umsetzung dieser Änderung ist durch die in der Folge erarbeitete »Versorgungsmedizin-Verordnung« (VersMedV) vom 10.12.2008 erfolgt, die im Wesentlichen dem Inhalt der Anhaltspunkte entspricht. In § 2 dieser VersMedV ist geregelt, dass die Einzelheiten und Bewertungen, wie sie bereits in den Anhaltspunkten 2008 vorhanden waren, in einer Anlage »Versorgungsmedizinische Grundsätze« (VMG) ausgegliedert werden.

> »... Die Anlage wird auf der Grundlage des aktuellen Standes der medizinischen Wissenschaft in Anwendung der Grundsätze der evidenzbasierten Medizin erstellt und fortentwickelt. ...«

Der hier relevante Abschnitt des Tabellenwerkes (VMG Teil B) führt die Erkrankungen des Venensystems – ohne sie als solche direkt zu bezeichnen – unter Punkt ▶ »9 Herz Kreislauf«, ▶ »9.2 Gefäßkrankheiten« als ▶ 9.2.3 ohne weitere Überschrift auf (◘ Tab. 19.1). Die im Anschluss daran abgehandelten Lymphödeme haben nicht einmal eine gesonderte Nummerierung. Die sich hier abzeichnenden Mängel in der Systematisierung finden ihr Pendant in den aufgeführten Kategorien und Bewertungen des Abschnittes, der eigentlich »Erkrankungen des Venensystems« heißen sollte.

Neben den unkomplizierten Krampfadern kennt die Bewertungstabelle nur den Begriff der »chronisch-venösen Insuffizienz« (CVI) und erzeugt unterschiedliche Abstufungen unter den Aspekten morphologischer Unterschiede an der Haut, Entzündung und Schwellneigung. Funktionelle Aspekte der zugrundeliegenden tiefen Leitveneninsuffizienz oder Ergebnisse hämodynamischer oder bildgebender Untersuchungsverfahren sind als Entscheidungskriterien nicht angegeben.

19.3.2 Rentenversicherung

Die Rentenversicherung ist die größte Sozialversicherung in der Bundesrepublik. Renten aus der gesetzlichen Rentenversicherung werden gezahlt als Altersrente, Rente

Tab. 19.1 GdS/GdB-Tabelle aus »Versorgungsmedizinische Grundsätze« (2008)

Pos.	Legende	GdS/GdB
1	Unkomplizierte Krampfadern	0
2	Chronisch-venöse Insuffizienz (z. B. Krampfadern), postthrombotisches Syndrom ein- oder beidseitig	
2a	… mit geringem belastungsabhängigem Ödem, nichtulzerösen Hautveränderungen, ohne wesentliche Stauungsbeschwerden	0–10
2b	… mit erheblicher Ödembildung, häufig (mehrmals im Jahr) rezidivierenden Entzündungen	20–30
2c	… mit chronischen rezidivierenden Geschwüren, je nach Ausdehnung und Häufigkeit (einschließlich arthrogenes Stauungssyndrom)	30–50

wegen geminderter Erwerbsfähigkeit und wegen Todes (SGB VI). Mit der Rentenreform von 2001 wurden die Rentenarten Berufsunfähigkeitsrente und Erwerbsunfähigkeitsrente abgeschafft und unter Anspruchswahrung für ältere Jahrgänge durch ein einheitliches und gestaffeltes System der Erwerbsminderungsrente ersetzt.

Für die Zuerkennung des Anspruches auf eine Rente wegen Minderung der Erwerbsfähigkeit ist eine Begutachtung erforderlich. Bei der Begutachtung kommt es auf die Bewertung des zeitlichen Leistungsvermögens (Dauer der Belastung) des Antragstellers in seiner zuletzt ausgeübten Tätigkeit an. Zentraler Begriff des Rentenrechtes ist die **Erwerbsfähigkeit**.

Wer bei kritischer Würdigung seiner Leistungsfähigkeit unter den Bedingungen des allgemeinen Arbeitsmarktes
- regelmäßig 6 Stunden und länger täglich arbeiten kann, erhält keine Rente wegen Minderung der Erwerbsfähigkeit,
- regelmäßig zwischen 3 und 6 Stunden täglich arbeiten kann, erhält eine Rente wegen teilweiser Minderung der Erwerbsfähigkeit,
- regelmäßig weniger als 3 Stunden täglich arbeiten kann, erhält eine Rente wegen voller Minderung der Erwerbsfähigkeit.

Renten wegen Minderung der Erwerbsfähigkeit sind grundsätzlich zeitbegrenzt.

19.3.3 Gesetzliche Unfallversicherung

Die gesetzliche Unfallversicherung ist Teil der Bismarckschen Sozialgesetzgebung und hat ihren Beginn im Unfallversicherungsgesetz von 1884. Die gesetzlichen Unfallversicherungsträger sind Non-Profit-Versicherungen. Pflichtversicherungsnehmer sind die Arbeitgeber, die so die Risikoabsicherung für ihre Mitarbeiter gewährleisten. Die Rechte und Pflichten aus der gesetzlichen Unfallversicherung sind im SGB VII geregelt.

Versichert sind Arbeitsunfälle und Berufskrankheiten. Als Berufskrankheiten gelten ausschließlich die Krankheiten, die in der Berufskrankheiten-Liste der Berufskrankheiten-Verordnung aufgeführt sind. In der aktuellen Liste finden sich aus dem Bereich der Gefäßmedizin nur »Vibrationsbedingte Durchblutungsstörungen an den Händen«. Erkrankungen des Venensystems kommen nicht vor.

Alle Bewertungen von Umständen und Tatsachen, die im Zusammenhang mit einem Unfallereignis im Geltungsbereich der gesetzlichen Unfallversicherung als ursächlich angesehen werden, müssen mit »an Sicherheit grenzender Wahrscheinlichkeit« ursächlich sein. Bei der Bewertung des ursächlichen Zusammenhanges des Unfalls mit einer Unfallfolge hingegen reicht die einfache bzw. hinreichende Wahrscheinlichkeit aus, d. h. dass bei vernünftigem Abwägen mehr für als gegen einen Zusammenhang spricht (Wahrscheinlichkeitsgrad mehr als 50 %, aber weniger als 95 %).

Im Geltungsbereich der gesetzlichen Unfallversicherung kommen unter gutachtlichen Gesichtspunkten für den Bereich des Venensystems lediglich Verletzungen von Venen sowie tiefe Venenthrombosen und deren Folgen als Begleitereignisse von Unfällen in Betracht.

Bemessungskriterium im Bereich der gesetzlichen Unfallversicherung ist die »**Minderung der Erwerbsfähigkeit**« (MdE). Die MdE wird in Prozent, und zwar in 10er Abstufungen, angegeben. Eine bewertbare Verletzungsfolge muss »wesentlich« sein, d. h. mit mehr als 5 % MdE (aufgewertet zu 10 %) bewertet werden. Die Erwerbsunfähigkeit (MdE 100 %) führt zur Vollrente, eine MdE von mindestens 20 % zu einer Teilrente.

Die Minderung der Erwerbsfähigkeit bezeichnet die Beeinträchtigung der Fähigkeit oder die Unfähigkeit des versicherten Arbeitnehmers, eine Beschäftigungsmöglichkeit auf dem allgemeinen Arbeitsmarkt zu finden (Grundsatz der abstrakten Schadensbemessung). Wird aufgrund der zuerkannten MdE eine Unfallrente gezahlt, so gilt der Bescheid i. d. R. zunächst für 3 Jahre. Danach ist eine erneute Begutachtung obligat. Bei Fortbestehen des Gesundheitsschadens wird die Rente in eine Dauerrente umgewandelt.

Für die Bemessung der MdE gibt es keine festen Sätze, weil bei jeder Beurteilung die besonderen Umstände des Einzelfalles zu berücksichtigen sind. Es haben sich aber in der Rechtsprechung und in der Literatur für Regelfälle feste Rentensätze herausgebildet. Diese können bei typischen Verletzungen einen Anhalt für die Beurteilung bieten, sind aber in jedem Falle nur Anhaltspunkte. Die »Versorgungsmedizinischen Grundsätze« sind für die gesetzliche Unfallversicherung allerdings nicht anzuwenden.

19.4 Formale Anforderungen an ein Gutachten

Das ärztliche Gutachten ist Entscheidungshilfe für den Auftraggeber in einer konkreten Situation und zu einem konkreten Zweck. Gutachten dienen der Wissensvermittlung und damit der Entscheidungsgrundlage für Instanzen ohne eigenen medizinischen Sachverstand. Dies muss bei der sprachlichen Vermittlung von Tatsachen und Beurteilungen berücksichtigt werden.

Die Aufgabe des Gutachter besteht ausschließlich in
- der Feststellung und Dokumentation von Tatsachen zum (objektiven) Befund sowie
- der Beurteilung von Befund- und Verlaufstatsachen. Dabei ist zu unterscheiden zwischen
  - Beurteilung der Wertigkeit der Befunde (**Zustandsgutachten**) und
  - Beurteilung der Ursachen (**Zusammenhangsgutachten**).

Allgemein verpflichtende formale Vorgaben sind nicht definiert.

> **Beispiel für die Gliederung eines freien Gutachtens**
> - Auftraggeber des Gutachtens, Aktenzeichen etc.
> - Daten des Begutachteten
> - Gutachtenverlauf: Eingang, ggf. Tag der Untersuchung, Erstellung, Ausgang
> - Aufstellung der verwendeten Unterlagen (Akten, Befunde, Röntgenbilder, vom Begutachteten vorgelegte Unterlagen, von Gutachter beigezogene Unterlagen)
> - Fragestellung
> - Sachverhaltsangaben:
>   - Vorgeschichte nach Aktenlage
>   - Vorgeschichte nach Angaben des Begutachteten
> - Klagen des Begutachteten
> - Untersuchungsbefunde:
>   - Klinische Untersuchung
>   - Technische Untersuchungen
>   - Ggf. Befunde aus Zusatzgutachten
> - Diagnosen
> - Beurteilung
> - Zusammenfassung
> - Beantwortung der konkreten Fragen aus dem Gutachtenauftrag

Die ggf. in gefäßmedizinischen Gutachten verwendeten Klassifikationen, Stadieneinteilungen und Scores sollten in Form eines Anhanges erläuternd, ggf. tabellarisch dargestellt werden.

19.5 Klassifikationen, Stadieneinteilungen und Scores

Die Verwendung von Klassifikationen, Stadieneinteilungen und Scores hat in den letzten Jahren in vielen Bereichen der praktischen Medizin und der Wissenschaft an Bedeutung gewonnen, ja sie ist zu einer Conditio sine qua non geworden (Nüllen u. Noppeney 2010, Rutherford et al. 2000). Dies gilt im übertragenen Sinne auch für das Gutachterwesen, obgleich in dem hier interessierenden Zusammenhang Forderungen oder Standards bislang nicht bekannt geworden sind. Es liegt aber auf der Hand, dass die Verwendung anerkannter Klassifikationen etc. im Falle wiederholter Begutachtungen, Widerspruchsverfahren, Gerichtsverfahren etc. eine sachgerechte Beurteilung über Qualität und Richtigkeit einer vorausgegangenen gutachterlichen Stellungnahme erleichtert oder u. U. gar erst ermöglicht.

Die in der Phlebologie häufig verwendeten Klassifikationen, Stadieneinteilungen und Scores sind in ▶ Kap. 4.4 zusammengefasst; eine ausführliche Übersicht und kritische Bewertung wurde von den Autoren anderenorts dargestellt (Nüllen u. Noppeney 2010). Zu den Einzelheiten muss hierauf verwiesen werden.

Der Begriff der chronischen venösen Insuffizienz (CVI) ist seit jeher problematisch, wenngleich weit verbreitet (Nüllen u. Noppeney 2011; s. a. ▶ Kap. 4.4). Dennoch wurde der Begriff der CVI ohne eine allgemein gültige Definition in den »Versorgungsmedizinischen Grundsätzen« ebenso wie vorher schon in den Anhaltspunkten übernommen. Dies bedeutet, dass die unbefriedigende und unscharfe Definition des Begriffs CVI in die gutachterliche Praxis und die vorgegebenen Bewertungsgrundsätze implementiert wurden.

19.6 Bewertungskriterien und Bewertungsvorgaben

Wenn alle genannten Aufgaben – Anamnese, klinische Untersuchung und Befundbeschreibung, technische Untersuchung und Interpretation, Klassifikation und Diagnosegenerierung – nach den vorgenannten Kriterien durchgeführt und sprachlich angemessen dargestellt und dokumentiert wurden, ist ein Höchstmaß an fachlicher Objektivität erreicht. Der abschließende Akt der Bewertung der Leistungsfähigkeit ist jedoch ein weitgehend der Subjektivität des Gutachters anheimgestellter Vorgang und erreicht damit nur den niedrigsten Grad der denkbaren Evidenz, den der Expertenmeinung. Zwar gibt es durchaus Kriterien, die allgemeingültige Bewertungen zur Folge haben und die durch gesetzliche Vorgaben oder die ständige Rechtsprechung festgelegt sind (z. B. Beeinträchtigung der Wegefähigkeit, Zubilligung von Nachteilsausgleichen im Rahmen des Schwerbehindertenrechtes etc.), im Prinzip aber entscheidet auf der Basis der erhobenen Befunde und der Einschätzung der gegeben Pflichten- und Belastungssituation der Gutachter aufgrund seiner subjektiven Einschätzung. Darüber hinaus ergibt sich bei phlebologischen Krankheitsbildern und Krankheitsfolgen ein besonderes Problem bei der Bewertung von Schädigungsfolgen, Schweregraden und Behinderungen in Bezug auf die zentrale Frage der hierdurch bedingten Leistungsbeeinträchtigung, die es zu beachten gilt.

Das pathophysiologische Korrelat aller Folgen von Erkrankungen des Venensystems, insbesondere der unteren Extremitäten, ist die mehr oder weniger ausgeprägte Störung der venösen Drainage, die meist unter dem Begriff der chronischen venösen Insuffizienz subsumiert wird. Auf die Problematik des Begriffs der CVI (van der Molen 1962, zit. nach Hach 2006) in der erweiterten Definition von Widmer wurde bereits hingewiesen (Nüllen u. Noppeney 2011). Klar ist allerdings, dass es für die manifesten venösen Drainagestörungen – sieht man einmal von den Frühstadien bei der primären Varikose ab – keine Heilung gibt, wenn erst einmal eine mehr oder weniger ausgeprägte Insuffizienz der tiefen Leitvenen vorliegt. Alle Fälle von CVI im Sinne von Leitveneninsuffizienz stellen daher eine zwingende Indikation für die dauerhafte Kompressionstherapie dar. Die guten Erfolge einer konsequenten Kompressionstherapie bei CVI sind vielfach belegt, ebenso die z. T. desolaten Ergebnisse bei fehlender Entstauungstherapie im Langzeitverlauf. So konnte im Verlauf über 2 bzw. 5 Jahre das Auftreten eines klinisch relevanten postthrombotischen Syndroms bei konsequenter Kompressionstherapie mit medizinischen Kompressionsstrümpfen um 50 % gesenkt werden (Brandjes et al. 1997, Kahn 2009, Prandoni et al. 2004). Eine umfangreiche Dokumentation der Literatur zur Kompressionstherapie findet sich unter ▶ www.stemmerlibrary.com .

Hier begegnet der Gutachter einem Bewertungsproblem besonderer Art. Alle bekannten klinisch orientierten Klassifikationen und auch die »halbamtliche« Klassifikation, wie sie in den Anhaltspunkten 2008 und auch in der Folgeverordnung, den Versorgungsmedizinischen Grundsätzen (2008), übernommen wurden, gehen ausschließlich von klinisch morphologischen Aspekten im Hautbefund, der Schwere von Ödemen, von »Entzündungen« und schließlich von Ulzerationen aus. Dies führt zwangsläufig dazu, dass in Fällen völlig identischer hämodynamischer Störung bei konsequent durchgeführter Kompressionstherapie aufgrund des geringer ausgeprägten pathologischen Hautbefundes und des fehlenden manifesten Ödems und fehlender »Neigung« zu rezidivierenden Phlebitiden ein wesentlich geringerer Schwergrad zu diagnostizieren ist als im Falle fehlender oder unzureichender Kompressionstherapie. Daraus ergibt sich, dass auch eine wesentlich unterschiedliche Schädigungsfolge in Prozent zu veranschlagen ist. Geht man einmal davon aus, dass das Know-how und die Behandlungsmaßnahmen für die CVI heute in der Bundesrepublik so gut verteilt sind, dass eine Unterversorgung eigentlich nicht denkbar ist und somit jeder Versicherte gleiche Chancen hat, durch entsprechende Mitwirkung den Verlauf der Erkrankung zu beeinflussen, so bedeutet dies im Extremfall also, dass der zu Begutachtende mit einer hohen Compliance »bestraft« und der ggf. Nachlässige und/oder Gleichgültige im Begutachtungsverfahren »belohnt« wird. Dieses Phänomen und die dem zugrundeliegenden Überlegungen sind durchaus auch den zu begutachtenden Versicherten bekannt und geläufig, und so erlebt man als Gutachter es nicht gerade selten, dass die Kompressionstherapie vor der Begutachtung über einen mehr oder weniger langen Zeitraum ausgesetzt wird, »um den wahren Schweregrad« demonstrieren zu können (s. a. § 66,2 SGB I Folgen fehlender Mitwirkung).

Der Vollständigkeit halber darf noch angefügt werden, dass auch ein so differenziertes Instrument wie der Venous Clinical Severity Score (VCSS) hier keine Lösung bringen kann, da selbstverständlich der therapietreue Anwender einer konsequenten Kompressionstherapie auch beim VCSS einen deutlich niedrigeren Score aufweisen wird als der Nichtbehandelte bzw. der Therapieverweigerer.

Dass dies keine lediglich theoretische Überlegung darstellt, zeigt ein Fall aus der einschlägigen Rechtsprechung. Im Jahre 2004 machte das LSG Bayern die Anerkennung von 20 oder 30 % MdE[1] bei einem grundsätzlich anerkannten, klinisch relevanten postthrombotischen Syndrom aus-

---

[1] Im sozialen Entschädigungsrecht wurde bis zum Jahr 2008 statt des heute verwendeten GdS (Grad der Schädigung) die Bezeichnung MdE (Minderung der Erwerbsfähigkeit) verwendet.

schließlich von der Frage abhängig, ob rezidivierende Phlebitiden nachweisbar waren oder nicht.

> » … Bei der Gesundheitsstörung »chronisch-venöse Insuffizienz, postthrombotisches Syndrom mit erheblicher Ödembildung, häufig (mehrmals im Jahr) rezidivierenden Entzündungen ein- oder beidseitig« ist in den »Anhaltspunkten« eine MdE von 20 bis 30 v. H. vorgesehen. Die Ausschöpfung dieses MdE-Rahmens ist nur dann gerechtfertigt, wenn häufig rezidivierende Entzündungen im Jahr nachgewiesen werden. Das Vorliegen von Ödemen und trophischen Hautveränderungen reicht für die Annahme eines Einzel-GdB von 30 allein noch nicht aus; dies gilt erst recht, wenn diese Gesundheitsstörungen nicht beide Beine betreffen. …
> (LSG Bayern, Urteil vom 19.10.2004; AZ.: L15VS9/09).

In der Darlegung des Sachverhaltes im Urteil des LSG und den Zitaten aus den verschiedenen erstellten Gutachten finden sich keine Aussagen zur hämodynamischen Situation des postthrombotisch geschädigten Beines. Es ist vielmehr ausschließlich von Ödemen und trophischen Hautveränderungen die Rede. Unabhängig davon, ob nun der Patient im gegebenen Fall eine hohe oder keine Compliance aufgewiesen hat und ob tatsächlich eine MdE (heute GdB) von 20 oder 30 % gerechtfertigt gewesen ist, zeigt dieses Urteil eindringlich die Unzulänglichkeit der Beurteilungskriterien, wie sie in der derzeit gültigen Tabelle der Versorgungsmedizinischen Grundsätze angegeben sind.

Die Lösung für dieses Dilemma kann in der Zukunft nur darin liegen, die Begutachtungs- und Bewertungskriterien zu verlegen: weg von den rein morphologischen Betrachtungen und hin zu den weitgehend objektiven hämodynamischen Untersuchungen und zu den bildgebenden Verfahren. Bei den bildgebenden Verfahren kommt der farbkodierten Duplexsonographie, bei besonderen Fragestellungen aber auch der Phlebographie und der MRT/MRA eine besondere Bedeutung zu.

Gegenwärtig steht es natürlich dem Gutachter frei, die verfügbaren hämodynamischen und bildgebenden Untersuchungsverfahren einzusetzen und die hieraus resultierenden Einschätzungen in seine Bewertung einzubeziehen, auch wenn dies z. Z. in den einschlägigen Vorgaben der Versorgungsmedizinischen Grundsätze nicht abgebildet ist.

Darüber hinaus sollte die zum Zeitpunkt der Untersuchung durchgeführte Therapie bewertet werden, und sowohl die positiven Ergebnisse einer konsequenten Therapie als auch die negativen Folgen einer fehlenden oder unzureichenden Therapie sollten klar beschrieben werden. Versäumnisse und Mängel sollten konkret aufgezeigt und ebenso klar dargestellt werden, was mit einer Ergänzung oder Umstellung der Lebensführung und der konsequenten Anwendung einer optimalen Therapie erreichbar wäre. Der Gutachter gibt so der Entscheidungsinstanz Gelegen-

heit, Bewilligungen, Bescheide und Urteile in ihrer Gültigkeit ggf. zeitlich einzugrenzen.

> Auf eine sachliche und objektive, neutrale und nicht moralisierende sprachliche Darstellung ist dabei zu achten.

19.7 Bildgebende Verfahren und ihre Bedeutung für die Begutachtung

Unter den bildgebenden Verfahren ist die farbkodierte Duplexsonographie das Standardverfahren in der gutachterlichen Befundabklärung. Zu den Techniken wird auf die einschlägige Literatur verwiesen.

Die Phlebographie soll bei gutachterlichen Untersuchungen nicht routinemäßig eingesetzt werden, ist aber bei speziellen Fragestellungen, die mit der Sonographie nicht zufriedenstellend geklärt werden können, durchaus angemessen. Es ist dabei zu bedenken, dass die Phlebographie als invasives Verfahren (Kontrastmittelinjektion, ionisierende Strahlen) für den zu Begutachtenden nicht duldungspflichtig ist und daher nur in Absprache und mit Zustimmung zur Anwendung kommen kann. Als Generalklausel kann gelten: Die Phlebographie soll nur eingesetzt werden, wenn von dieser Technik ein eindeutiger und im Verfahren relevanter Informationszuwachs zu erwarten ist. An die technische Ausführung und die Qualität der Bilder, die ja i. d. R. nicht durch den gutachterlich tätigen Gefäßmediziner erfolgt, sind hohe Anforderungen zu stellen (Hach et al. 1996, May u. Nissl 1973, Nüllen u. Esser 2010).

Gleiches gilt für die Anwendung von CT und MRT bzw. MRA im Hinblick auf die Duldungspflicht. Die Verfahren sind allerdings bei speziellen Fragestellungen (Vena cava superior, Pulmonalgefäße, Vena cava inferior, Kompressionssyndrome, May-Turner-Sporn etc.) u. U. kaum verzichtbar (Vritiska 2009). Hier kommt es auf die sorgfältige Aufklärung des zu Begutachtenden an und auf die Klärung der Kostenübernahme durch den Auftraggeber.

19.8 Hämodynamische Untersuchungen und ihre Bedeutung für die Begutachtung

Eine objektive Messmethode zur Beurteilung von Schweregrad und Verlauf der CVI, wie es der arterielle Druckindex (Ankle-Brachial-Index, ABI) bei der peripheren arteriellen Verschlusskrankheit (pAVK) ist, gibt es leider nicht. Die der CVI zugrundeliegende Pathophysiologie ist ungleich komplexer und nicht auf einen einzigen Messparameter zu reduzieren. Dies setzt sich fort in der Komplexität der Klassifikation und Beurteilung des hämodynamischen bzw. klinischen Schweregrades, wohingegen sich die bei der AVK erhobenen Parameter zusammen mit einfach zu erhebenden klinischen Parametern zwanglos in eine Schwergradklassifikation nach Fontaine oder Rutherford einordnen lassen.

Wenn man die CVI im Rahmen eines Gutachtenverfahrens wirklich objektiv und nachvollziehbar klassifizieren und damit gleichzeitig auch eine Gewähr für die Beurteilung des weiteren Verlaufs im Sinne von Besserung bzw. Verschlimmerung bieten will, kommt man um die Anwendung bildgebender Verfahren für die Beurteilung der morphologischen Veränderungen und um standarisierte hämodynamische Untersuchungsverfahren nicht herum. Der tatsächliche Schweregrad der Erkrankung bzw. Schädigungsfolge spiegelt sich am deutlichsten in der Veränderung der venösen Hämodynamik.

> Das Ausmaß der gestörten Hämodynamik ist objektives Bindeglied zwischen den vielfältigen und unterschiedlichen morphologischen Veränderungen und dem sich darstellenden klinischen Bild.

Das sich zum Untersuchungszeitpunkt darstellende klinische Bild ist nicht obligat, sondern bei gegebener hämodynamischer Störung anhängig von vielfältigen individuellen Verhaltensweisen und Begleitmaßnahmen (Rutherford et al. 2000, 2009). Was zählt, ist die hämodynamische Störung, sie allein gibt objektive Hinweise auf den Status praesens (GdB, GdS, MdE) und die Prognose.

Tab. 19.2 Druckwerte der Phlebodynamometrie im Funktionstest mit 10 Zehenständen in 15. Die Gradeinteilung beim postthrombotischen Syndrom bezieht sich auf die Widmer-Klassifikation. (Nach Kriessmann 1978)

Normale Venen	$\Delta p \geq 50$ mmHg, $p_2 \leq 30$ mmHg
Primäre Varikosis	$\Delta p \sim 45 \pm 10$ mmHg, $p_2 \sim 40$ mmHg
Primäre Varikosis u. Perforansinsuffizienz	$\Delta p \sim 20 \pm 10$ mmHg, $p_2 \sim 65$ mmHg
Postthrombotisches Syndrom	Grad I: $\Delta p < 40$ mmHg Grad II: $\Delta p < 20$ mmHg Grad III: $\Delta p = 0$ mmHg

Tab. 19.3 Schweregradeinteilung der CVI in Relation zu t_0 der venösen Photoplethysmographie

Normale Hämodynamik (Venengesunde)	$t_0 \geq 25$ s
Grad I (leichte hämodynamische Störung)	$20 \leq t_0 < 25$ s
Grad II (mittelschwere hämodynamische Störung)	$10 \leq t_0 < 20$ s
Grad III (schwere hämodynamische Störung)	$t_0 < 10$ s

Die wichtigsten Druckparameter bei verschiedenen normalen bzw. pathologischen Zuständen zeigt Tab. 19.2.

19.8.1 Phlebodynamometrie (PDM)

Die mit Abstand am besten geeignete Methode zur Objektivierung der venös-hämodynamischen Situation an den unteren Extremitäten beim individuellen Versicherten ist die Phlebodynamometrie. Die Methode ist standardisiert und eichfähig. Sie erbringt daher bei technisch einwandfreier Anwendung objektive Ergebnisse (Emter et al. 2010, Kügler 2007, Lurie et al. 2009). Leider ist die Anwendung aufgrund der Invasivität nicht durchgängig möglich (Grenzen der Mitwirkungspflicht).

Die Phlebodynamometrie gibt Auskunft über den tatsächlichen intravasalen Druck unter Ruhe und ambulatorischen Bedingungen.

> **Relevante Messparameter der Phlebodynamometrie**
> - Ruhedruck p_1 im mmHg
> - Tiefster Druck nach Funktionstest p_2 in mmHg
> - Maximaler Druckabfall Δp in mmHg
> - Druckausgleichszeit t = Zeit nach Beendigung der Übung bis zum Erreichen eines neuen Ruhedrucks (in Sekunden)

19.8.2 Venöse Photoplethysmographie (PPG)

Die venöse Photoplethysmographie misst über die Änderung der Absorption des in die Haut eingestrahlten Lichtes die Änderung der Blutfülle im Messbereich (ca. 0,1–3,3 mm Tiefe) unter einer standardisierten Betätigung der Wadenmuskelpumpe (Blazek 2010, Lurie et al. 2009, Strölin 2007). Unter Verwendung von Tourniquets zur Ausschaltung von Refluxen des epifaszialen Venensystems können Aussagen über das tiefe Venensystem und den Grad der Beteiligung des epifaszialen Venensystems an der globalen Drainagefunktion des Venensystems an der entsprechenden Extremität erreicht werden. Messbar sind venöse Pumpleistung V_0 (in % des optischen Signals), die venöse Auffüllzeit t_0 (in Sekunden) sowie die venöse Halbwertszeit t_h (in Sekunden) (Tab. 19.3). Dabei wird t_0 als der für die Beurteilung der CVI wichtigste Parameter betrachtet (Blazek 2010). Die Reproduzierbarkeit der Messergebnisse wird als gut angegeben (Blazek 2010). Die Methode ist nicht eichbar, sondern nur in relativen Einheiten zu kalibrieren. Unter standardisierten Bedingungen ergibt sich jedoch eine intra- und interindividuelle Vergleichbarkeit der Messergebnisse (Blazek 2010).

Statistische Auswertungen von Messungen an verschiedenen Probanden- und Patientengruppen deuten darauf hin, dass die venöse Auffüllzeit bereits früher zwischen Venengesunden und CVI-Patienten diskriminieren kann, während die venöse Pumpleistung besser signalisiert, wann eine Varikose behandlungsbedürftig wird (Blazek 2010).

19.8.3 Venenverschlussplethysmographie (VVP)

Die Venenverschlussplethysmographie misst unter Anlage einer kontrollierten venösen Sperre die Zunahme des Extremitätenvolumens während der Untersuchungszeit. Dabei wird angenommen, dass während dieser Zeit der arterielle Einstrom und die Verteilungsfunktion der Endstrombahn konstant bleiben. Mit Ablassen des Tourniquets wird dann das Abflussvolumen über die Zeit gemessen (Blazek 2010, Kröger 2007, Lurie et al. 2009). Die VVP macht damit eine Aussage möglich über die Füllungsparameter des venösen Systems (venöse Kapazität) und über die Entleerungseigenschaften, also die Abflussbedingungen (venöser Ausstrom).

Die VVP ist insgesamt die am schlechtesten standardisierte Methodik. Bei der Angabe von Normwerten und pathologisch charakteristischen Werten ist immer zu beachten, mit welcher Modifikation der Methodik die Messwerte gewonnen wurden. Die unterschiedlichen Lagerungsvorgaben, die Form der Tourniquetmanschetten, die Drücke und Druckzeiten sowie die Art der Messstrecken beeinflussen die Messergebnisse. Eine Standardisierung von Vorgaben, Equipment und Normwerten liegt bislang nicht in befriedigender Form vor, sodass Vergleiche von Messparametern, die zu unterschiedlichen Zeiten und mit unterschiedlicher Modifikation der Methodik gewonnen wurden, eigentlich nicht zulässig sind (Kröger 2007, Rutherford et al. 2009).

19.8.4 Zusammenfassung zu den hämodynamischen Messverfahren

Mithilfe der Messverfahren zur Untersuchung der hämodynamischen Eigenschaften des Venensystems kann eine quantitative Aussage über die globalen Eigenschaften des Venensystems in der untersuchten Extremität getroffen werden (Okklusion und/oder Klappeninsuffizienz, Funktion der Muskelpumpe). Die hämodynamischen Messverfahren können jedoch im Gegensatz zur Duplexsonographie keine Aussage machen zu den segmentalen Eigenschaften bzw. Schädigungen des Venensystems.

Ungeachtet dessen sind die hämodynamischen Messmethoden unverzichtbar für das Follow-up: sowohl im Hinblick auf den Spontanverlauf einer Schädigung des Venensystems als auch zur Erfolgsbeurteilung von Therapiemaßnahmen (Lurie et al. 2009).

19.9 Arbeitsunfähigkeit

Die rechtlichen Grundlagen für die Handhabe des Instrumentes der Arbeitsunfähigkeit finden sich im Sozialgesetzbuch Teil V (SGB V) §§ 44, 46–51 sowie in den Richtlinien des Bundesausschusses Ärzte Krankenkassen über die Beurteilung der Arbeitsunfähigkeit und die Maßnahmen zur stufenweisen Wiedereingliederung (»Arbeitsunfähigkeits-Richtlinien«). Einige Orientierungspunkte aus diesen Richtlinien seien zitiert; zur Vertiefung der Kenntnisse darf auf die »Anleitung zur sozialmedizinischen Beratung und Begutachtung bei Arbeitsunfähigkeit« (ABBA 2004) verwiesen werden.

- Arbeitsunfähigkeit liegt vor, wenn der Versicherte aufgrund von Krankheit seine zuletzt vor der Arbeitsunfähigkeit ausgeübte Tätigkeit nicht mehr oder nur unter der Gefahr der Verschlimmerung der Erkrankung ausführen kann. Bei der Beurteilung ist darauf abzustellen, welche Bedingungen die bisherige Tätigkeit konkret geprägt haben. Arbeitsunfähigkeit liegt auch vor, wenn aufgrund eines bestimmten Krankheitszustandes, der für sich allein noch keine Arbeitsunfähigkeit bedingt, absehbar ist, dass aus der Ausübung der Tätigkeit für die Gesundheit oder die Gesundung abträgliche Folgen erwachsen, die Arbeitsunfähigkeit unmittelbar hervorrufen.
- Arbeitslose sind arbeitsunfähig, wenn sie aufgrund einer Erkrankung nicht mehr in der Lage sind, leichte Tätigkeiten an mindestens 15 Wochenstunden zu verrichten. Dabei ist es unerheblich, welcher Tätigkeit der Versicherte vor der Arbeitslosigkeit nachging. Wird bei Arbeitslosen innerhalb der ersten sechs Wochen der Arbeitsunfähigkeit erkennbar, dass die Arbeitsunfähigkeit voraussichtlich länger als sechs Monate andauern wird, ist das auch auf der Arbeitsunfähigkeitsbescheinigung zu vermerken.

Die Beurteilung der Arbeitsunfähigkeit setzt die Befragung des Versicherten durch den Arzt zur aktuell ausgeübten Tätigkeit und den damit verbundenen Anforderungen und Belastungen voraus. Das Ergebnis der Befragung ist bei der Beurteilung von Grund und Dauer der Arbeitsunfähigkeit zu berücksichtigen. Zwischen der Krankheit und der dadurch bedingten Unfähigkeit zur Fortsetzung der ausgeübten Tätigkeit muss ein kausaler Zusammenhang erkennbar sein.

Seit dem 1.1.2009 besteht in der Bundesrepublik die gesetzliche Pflicht zur Krankenversicherung, sofern ein

◘ **Tab. 19.4** Bemessung von Arbeitsunfähigkeitszeiten bei Erkrankungen des Venensystems (Empfehlung). (Unter Verwendung einer Tabelle aus Nüllen u. Noppeney 2010)

Primäre Varikose ohne Komplikation	i. d. R. keine Arbeitsunfähigkeit
Entstauung bei venösem Ödem und Entstauung bei chronischen peripheren Ödem nderer Art	i. d. R. keine Arbeitsunfähigkeit Gelegentlich kann eine Arbeitsunfähigkeit während der Entstauungsmaßnahmen gerechtfertigt sein, wenn eine Berufstätigkeit mit den Kompressionsverbänden nicht zumutbar ist, z. B. bei Bäckern, Metzgern, Köchen, Kellnern, bei Arbeiten mit schwerer körperlicher Belastung, Arbeiten auf Leitern und Gerüsten etc. (im Gegensatz z. B. zu kaufmännischen Angestellten oder Verwaltungsbeamten mit reiner Bürotätigkeit)
Varizen-OP	Ca. 1–14 Tage
Sklerosierungstherapie	i. d. R. keine Arbeitsunfähigkeit
Seitenastphlebitis	i. d. R. keine Arbeitsunfähigkeit
Stammvenenphlebitis	Bei OP je nach Ausmaß und Schweregrad 10–14 Tage Bei konservativer Therapie Arbeitsunfähigkeit in Abhängigkeit vom Schweregrad 1–14 Tage
Tiefe Beinvenenthrombose (TVT)	Im akuten Stadium bei sog »frischer« Thrombose besteht Arbeitsunfähigkeit. Wiedereintritt der Arbeitsfähigkeit nach ausreichender Entstauungstherapie, Anpassung einer Kompressionsstrumpfversorgung und Einleitung der oralen Antikoagulation unter Berücksichtigung der Ausdehnung der TVT, der individuellen Belastungssituation, Begleiterkrankungen (Auslösesituation, z. B. Malignom, Unfall etc.) im zeitlichen Umfang i. d. R. zwischen 1 und 4 Wochen Längere Arbeitsunfähigkeitszeiten sind nach Lungenembolie denkbar Arbeitsunfähigkeitszeiten darüber hinaus sind i. d. R. nicht auf die reine TVT zu beziehen, sondern Begleit- oder Triggererkrankungen zuzuordnen
Axillarvenenthrombose	Im akuten Stadium besteht Arbeitsunfähigkeit Nach Entstauung und Anpassung der Kompressionstherapie und Beginn der oralen Antikoagulation ist unter Berücksichtigung der beruflichen Tätigkeit i. d. R. Arbeitsfähigkeit zu unterstellen Ausnahmen können bei besonderen seitenbezogenen beruflichen Belastungen gegeben sein (Berufsmusiker für Streichinstrumente, Goldschmied etc.) Die Freistellung von besonderen Arbeiten, wie z. B. Presslufthammer-, Über-Kopf-Arbeiten etc., ist denkbar
Postthrombotisches Syndrom (PTS)	Im chronischen Stadium bei ausreichender Entstauung und suffizienter Kompressionstherapie besteht keine Arbeitsunfähigkeit Bei Exazerbation der Stauungserscheinungen, Phlebitiden, Dermatitiden etc. sowie Ulzerationen besteht Arbeitsunfähigkeit entsprechend der Versorgungs- und Belastungssituation im ausgeübten Beruf
Ulcus cruris	Im akuten Stadium besteht Arbeitsunfähigkeit Wiederaufnahme der Tätigkeit in Anhängigkeit vom Beschwerdebild und vom Abheilungsstadium Arbeitsunfähigkeit ggf. auch aus besonderen Gründen (Hygiene, extrem stehende Tätigkeit, körperlich schwere Arbeiten etc.)

anderer adäquater Risikoschutz nicht besteht. Die häufigste gutachterliche Tätigkeit für die gesetzliche Krankenversicherung ist die Bemessung der Arbeitsunfähigkeit.

Die Bemessung der Dauer der Arbeitsunfähigkeit bei bestimmten Krankheitszuständen und nach bestimmten Interventionen ist seit jeher ein schwieriges Unterfangen gewesen, gilt es doch eine gerechte oder doch zumindest überzeugende Synthese zu finden zwischen rechtlichen, beruflichen und medizinischen Fakten. Es gilt bei der individuellen Bemessung der Arbeitsunfähigkeit, den Belangen des Patienten, der sachlich gebotenen medizinischen Versorgung und Nachsorge sowie den Interessen der Kostenträger und der Arbeitgeber gerecht zu werden.

Waren bis vor wenigen Jahren großzügige Regelungen und Bemessungsbräuche sowohl seitens der Forderung durch die Betroffenen als auch seitens der verantwortlichen Ärzte an der Tagesordnung, so hat sich dies unter dem Einfluss der hohen Arbeitslosigkeit und der permanenten Gefährdung vieler Arbeitsplätze umgekehrt, sodass heute gelegentlich sogar eine Tendenz erkennbar ist, dass die Betroffenen zu einem Zeitpunkt an ihren Arbeitsplatz zurückkehren, der den medizinischen Erfordernissen nicht angemessen ist.

Insgesamt sind die Krankenstände in Deutschland von 5,5 % der Erwerbstätigen in den 1970er Jahren auf unter 3,5 % im Jahre 2004 gesunken. In 2004 fehlte der durchschnittliche Arbeitnehmer in Deutschland 14 Tage wegen Krankheit am Arbeitsplatz. Die bedeutet ein Rückgang seit 1996 um 25 %.

Orientierungswerte für Arbeitsunfähigkeitszeiten bei venösen Erkrankungen zeigt ◘ Tab. 19.4. Die Angaben sind

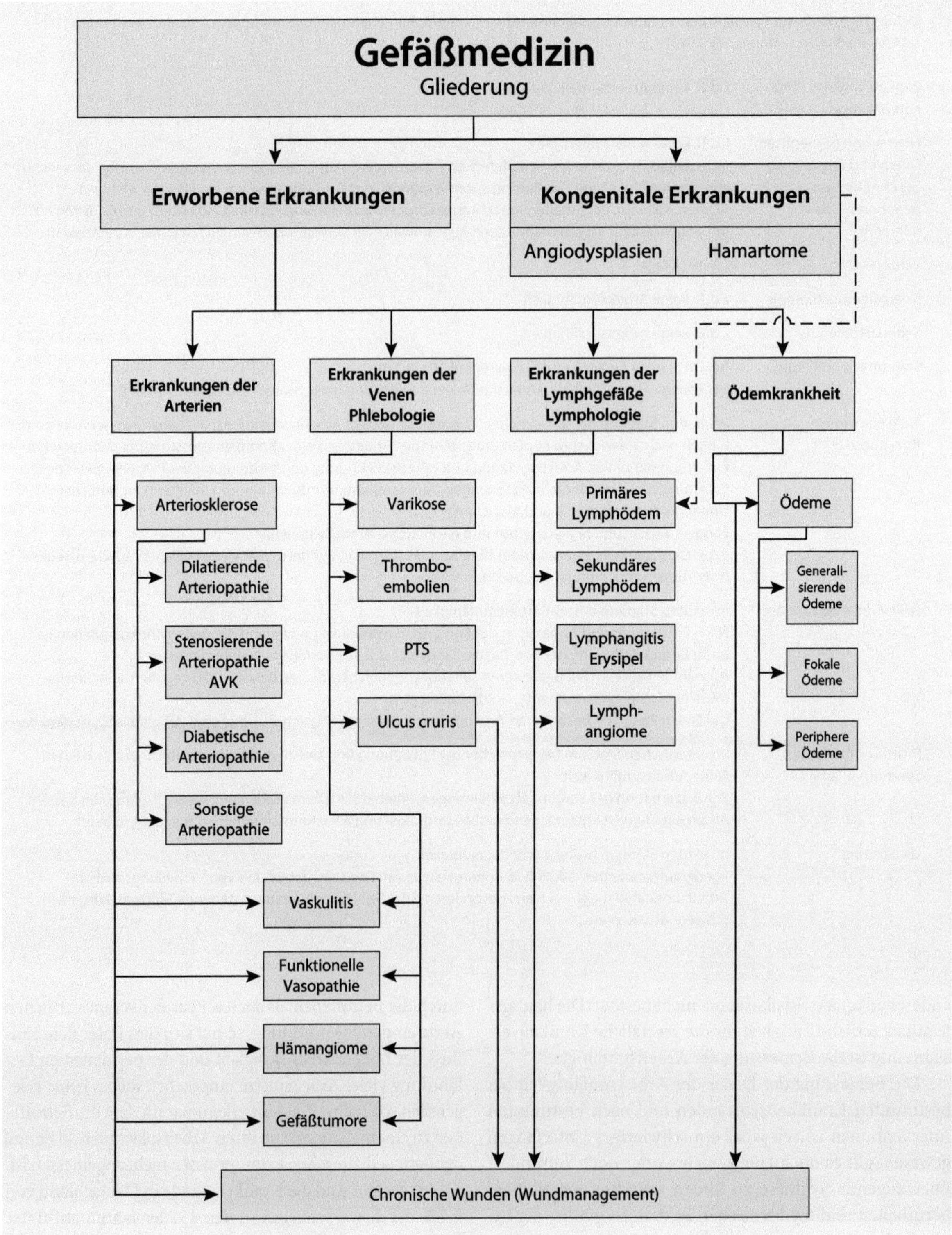

Abb. 19.1 Gliederung des fachübergreifenden Gebietes Gefäßmedizin

nicht als Richtwerte zu verstehen, sie entsprechen lediglich den Einschätzungen und der täglichen Routine der Autoren. Amtlich anerkannte Richtwerte sind nicht bekannt. Wegen der zeitlichen Grenzwerte, die bei der Zahlungsverpflichtung der gesetzlichen Krankenversicherung bezogen auf bestimmte Krankheitsbilder beim jeweiligen Versicherten bestehen, ist es von Bedeutung, bei Langzeit-Arbeitsunfähigen die genaue Begründung (Diagnose) für die Arbeitsunfähigkeit zu bestimmten Zeiten zu beachten. So kann z. B. die Arbeitsunfähigkeit wegen einer TVT nach Konsolidierung der akuten Situation enden, aufgrund einer zwischenzeitlich diagnostizierten malignen Erkrankung kann sie aber dennoch weiter fortbestehen.

19.10 Krankheitsbilder

Aus dem Gesamtbereich der Gefäßmedizin (◨ Abb. 19.1) sollen hier im Folgenden die Krankheitsbilder im Bereich des Gefäßsystems mit einem Ursprung in morphologischen und/oder funktionellen Störungen des Venensystems betrachtet werden. Einbezogen werden zusätzlich die peripheren Ödeme (hydrostatische Ödeme), sofern sie nicht in den Bereich der Lymphologie gehören oder es sich um systemische Ödeme handelt. Hierbei wird in Kauf genommen, dass die Strenge der Systematisierung auf den Bereich der venösen Erkrankungen verlassen wird, da periphere Ödeme auch ohne Erkrankung des Venensystems vorkommen.

19.10.1 Primäre Varikose

Gutachterliche Fragen bei der singulären Diagnose primäre Varikosis mit und ohne CVI spielen nur im sozialen Entschädigungsrecht eine Rolle. Die Tabelle der Versorgungsmedizinischen Grundsätze ist hier unproblematisch einsetzbar, sofern es sich um unkomplizierte Varizen (C1, C2) handelt. Eine Minderung der Erwerbsfähigkeit allein aufgrund der Hauptdiagnose Varikose ist nur im Zusammenhang mit schweren Stadien einer dekompensierten tiefen Leitveneninsuffizienz ohne tiefe Venenthrombose oder postthrombotisches Syndrom denkbar. Hier kommen die bereits diskutierten Probleme bei der objektiven Bewertung der begleitenden CVI zum Tragen, will man nicht ausschließlich auf die Berücksichtigung der gestörten Trophik der Haut angewiesen sein.

Eine Beeinflussung des positiven, negativen und quantitativen Leistungsbildes ist jedoch in Abhängigkeit vom Stadium der Erkrankung und der Art der Tätigkeit in unterschiedlichem Ausmaß möglich. Bei der Notwendigkeit der permanenten Versorgung mit Kompressionsmaßnahmen (C3–C6) ist eine Tätigkeit unter den Bedingungen einer ausschließlichen oder weit überwiegenden Orthostasebelastung nur begrenzt zumutbar, ebenso wie Tätigkeiten mit besonderen Belastungen durch Umgebungsbedingungen der Tätigkeit (Nässe, Staub, Schmutz, Hitze, Kälte, besondere Hygieneanforderungen etc.). Im Prinzip ist jedoch bei Varikose mit und ohne CVI unter den Bedingungen einer permanenten und suffizienten Kompressionstherapie eine vollschichtige Belastung bei gesicherten Möglichkeiten des Wechsels zwischen den Belastungsarten Sitzen, Stehen und Gehen leistbar und zumutbar.

Die Wegefähigkeit ist im Zusammenhang mit der Varikose i. d. R. nicht beeinträchtigt. Ausnahmen bilden hier seltene, ausgeprägte Formen der CVI ohne postthrombotisches Syndrom mit Dermatolipofasziosklerose oder arthrogenem Stauungssyndrom.

Das floride Ulkus (C6) bedingt in Abhängigkeit von der Ulkusgröße und -lokalisation sowie der Art der Tätigkeit zunächst ausschließlich Arbeitsunfähigkeit.

19.10.2 Tiefe Beinvenenthrombose (TVT)

Bei der tiefen Beinvenenthrombose ist zwischen der spontanen (idiopathischen) Form und einer getriggerten Form (posttraumatisch, postinterventionell, i. S. von postmedizinischer Behandlung wie OP, Medikation, Immobilisation etc., iatrogen) zu unterscheiden (s. a. Hach-Wunderle et al. 2010, Leitlinie TVT).

Die Inzidenz der TVT wird allgemein für Deutschland mit 1–3 ‰ angegeben (Diehm 1997). Die Häufigkeit ist stark altersabhängig und steigt mit zunehmendem Alter stark an. Für andere Länder wird die Inzidenz weit höher veranschlagt mit einer deutlichen Streubreite (Übersicht bei Meissner 2007). Fowkes belegt in einer systematischen Übersicht 2003 eine alterskorrigierte Inzidenz über alles von 5 ‰.

- **Bewertung**

Die tiefe Beinvenenthrombose bedingt im akuten Stadium lediglich Arbeitsunfähigkeit. Eine Begutachtung über die Folgen der abgelaufenen Thrombose ist erst nach Abschluss der Antikoagulationsphase, frühestens jedoch nach 6 Monaten sinnvoll. Somit spielt die TVT im Gegensatz zum postthrombotischen Syndrom bei Begutachtungsfragen im sozialen Entschädigungsrecht und im Rentenrecht eine untergeordnete Rolle. Im gesetzlichen und im privaten Unfallversicherungsrecht, aber auch im Arzthaftungsrecht kommen in der Folge einer TVT häufiger Begutachtungen zur Zusammenhangsfrage mit einem Unfallereignis oder einer medizinischen Behandlung vor.

Die auch im Allgemeinwissen von medizinischen Laien durchaus bekannte pharmakologische Thromboseprophylaxe mit NMH führt beim Auftreten einer tiefen

Beinvenenthrombose trotz sachgerechter NMH-Prophylaxe nach medizinischen Behandlungsmaßnahmen, insbesondere nach Operationen, häufig zum Eindruck und zur Formulierung eines Verdachtes auf eine fehlerhafte Behandlung. Zur Inzidenz der tiefe Beinvenenthrombose nach unterschiedlichen Behandlungs- und Prophylaxemaßnahmen liegt umfangreiche Literatur vor (Encke et al. 2009, Haas 2010).

Wesentlich für die Beurteilung des ursächlichen Zusammenhanges (Kausalität) einer aufgetretenen tiefen Beinvenenthrombose in der Folge eines äußeren Ereignisses (Trigger) ist – neben der zeitlichen Zuordnung des äußeren Ereignisses zur Schädigungsfolge – die Bewertung des Ereignisses (Ursache) als »wesentliche Bedingung« für den Eintritt des Schadens. Diese Beurteilung kann im Einzelfall, wenn es um die Bewertung von Kausalketten geht, schwierig sein. Die Beurteilung ist auch deshalb schwierig, da viele Entscheidungskriterien im Gutachterwesen historisch gewachsen sind und von der Rechtsprechung entscheidend geprägt wurden. Die Forschung der letzten Jahre legt aber nun gut abgesichert und überzeugend dar, dass die Entstehung einer TVT i. d. R. kein monokausales Geschehen ist. Das historische Konzept der Virchowschen Trias ist in seiner Konsequenz zwar unverändert gültig, aber es konnten in den letzten Jahren eine Reihe von äußeren und endogenen Risikofaktoren für die TVT definiert und in ihrer Bedeutung quantifiziert werden. Auf die Darstellung von Meissner und die dort aufgeführte Übersichtstabelle darf an dieser Stelle verwiesen werden (Meissner 2009).

Nach Maßgabe des Bundessozialgerichtes (BSG) ist als Ursache im Rechtssinne nur diejenige Bedingung zu werten, die wegen der besonderen Beziehung zum Erfolg (i. S. von Schädigung) an dessen Eintritt »wesentlich« mitgewirkt hat (BSGE 94, 269). Jedoch können durchaus auch geringer zu bewertende Ursachen (gleichwertig oder annähernd gleichwertig) als wesentliche Ursache gelten, soweit nicht andere Ursachen eine diese überragende Bedeutung haben. Wenn aber eine andere Ursache von überragender Bedeutung ist, so ist nur diese als wesentlich im Rechtssinne zu werten.

Die praktische Bedeutung dieser Konsequenzen der **Kausalitätslehre** im Unfall- und privaten Versicherungsrecht soll an einigen Beispielen erläutert werden.

- Für die Subklavia-Venenthrombose nach Anlage eines Subklaviakatheters ist der Subklaviakatheter »wesentliche Bedingung« und somit kausal.
- Für die posttraumatische *ipsilaterale* distale TVT nach Fraktur des oberen Sprunggelenks mit nachfolgender operativer Fixation, Gipsruhigstellung, NMH-Prophylaxe und Frühmobilisation mit Unterarmgehstützen ist das Unfallereignis »wesentliche Bedingung« und daher kausal.
- Für die posttraumatische *kontralaterale* distale TVT nach Fraktur des oberen Sprunggelenks mit nachfolgender operativer Fixation, Gipsruhigstellung, NMH-Prophylaxe und Frühmobilisation mit Unterarmgehstützen ist das Unfallereignis nicht »wesentliche Bedingung«; aber ist es auch nicht kausal? Immerhin liegt die Prävalenz für die TVT bei Traumapatienten bei 3–12 %, und es wird eine Risikoerhöhung im Vergleich zur Normalpopulation um das 20,5-fache angenommen; Operationen allein bedeuten eine Risikoerhöhung um das 4–5,9-fache (Meissner 2009).
- Für die Rezidivthrombose bei bekanntem postthrombotischem Syndrom und Thrombophiliesyndrom nach ipsilateralem Bagatelltrauma (z. B. Prellung re. Ferse) ist das ipsilaterale Bagatelltrauma nicht »wesentliche Bedingung« und daher nicht kausal (SG Bremen, S5U114/06).
- Für die Rezidivthrombose bei bekanntem postthrombotischem Syndrom kann bei adäquatem Trauma, ggf. mit Ruhigstellung, operativen Eingriffen etc. für die Thrombose keine Kausalität, aber u. U. eine »**richtungsweisende Verschlimmerung**« unterstellt werden (Bönner 2008). Von einer »richtungsweisenden Verschlimmerung« spricht man, wenn die Schädigung den Spontanverlauf der Erkrankung bzw. des Leidens dauerhaft verändert hat.

Die Frage der Kausalitätsbeziehung zwischen Unfallereignis und nachfolgender TVT wird im Lichte der neuen Erkenntnisse zur Thrombophilie und der herausgearbeiteten Risikokonstellationen neu bewertet werden müssen. In älteren Arbeiten wurden im Obduktionsgut nach Traumen in 62–65 % der Fälle tiefe Beinvenenthrombosen gefunden, in einer Serie mit phlebographischen Untersuchungen waren es 58 % der Fälle (s. a. Meissner 2009).

Für die Zusammenhangsfrage bei nachgängig diagnostizierten Zuständen nach tiefer Beinvenenthrombose bzw. postthrombotischem Syndrom ist für die Belegung der »**haftungsausfüllenden Kausalität**« – neben der Beurteilung der »wesentlichen Bedingung« eines zurückliegenden Ereignisses – der Nachweis von »**Brückensymptomen**« entscheidend. Unter Brückensymptomen versteht man pathophysiologische Veränderungen und/oder Symptome, die für die Zeitspanne zwischen dem schädigenden Ereignis und der nachgängigen Diagnose eine nicht unterbrochene Kausalkette belegen, die die Kausalität zwischen dem schädigenden Ereignis und dem Status praesens mit hinreichender Wahrscheinlichkeit begründen können. Bei Schädigungsfolgen, die traumatischer Genese sein sollen, muss darüber hinaus eine lokale Beziehung zwischen dem Ort der traumatischen Einwirkung und dem Ort der vermuteten Schädigungsfolge bestehen. Dies ist eine Forderung, die zwar in die Rechtsprechung Eingang gefunden hat, die aber im Licht der Bedeutung von Triggerfaktoren bei Patienten »at risk« bei einem zeitlichen Zusammentreffen von Trauma und TVT hinterfragt werden muss.

Die Thrombose der Axillarvene bzw. der V. subclavia ist selten. Die Häufigkeit wird auf 0,2–4,0 % aller Thrombosen eingeschätzt (Marshall 2006). Ursächlich kommen in Betracht:
- die Thrombose par effort,
- das Thoracic-outlet-Syndrom (TOS),
- iatrogener Schaden bei Subklaviakatheter,
- externe Tumorkompression.

Lungenembolien sind möglich, aber selten. Ein klinisch relevantes postthrombotisches Syndrom des Armes ist wegen der ausgedehnten Kollateralisationsmöglichkeiten im Schulterbereich eher selten (Donayre et al. 1986, Marshall 2006). Leichtere Behinderungen z. B. bei besonderer beruflicher Exposition (z. B. Berufs-Geiger, Uhrmacher etc.) sind möglich. Die GdS liegt meist im nicht entschädigungspflichtigen Bereich.

19.10.3 Postthrombotisches Syndrom (PTS)

Unter einem postthrombotischen Syndrom sollen alle Funktionseinschränkungen und -störungen, morphologischen Veränderungen und Beschwerden verstanden werden, die in einem mehr oder weniger großen zeitlichen Abstand von einer abgelaufenen Thrombose auftreten und in einem kausalen Verhältnis zu der abgelaufenen Thrombose stehen. Die Latenzzeit bis zur Entwicklung eines klinisch relevanten postthrombotischen Syndroms ist zwar unterschiedlich ausgedehnt, wurde aber bisher i. d. R. als relativ lang eingeschätzt. Diese Vorstellung ist nicht mehr haltbar. Man muss vielmehr davon ausgehen, dass 20–40 % der Patienten mit einer symptomatischen TVT innerhalb von 1–2 Jahren ein klinisch relevantes postthrombotisches Syndrom entwickeln; in 5–10 % davon handelt es sich um eine schwere Form des PTS (Brandjes et al. 1997, Prandoni et al. 1996, 2004).

Die Prävalenz des PTS wird wenig zuverlässig mit 0,5–15 % angegeben (Wienert 1992). Die gelegentlich vermittelten prognostischen Jahresangaben sind allerdings wenig sinnvoll, da im jeweiligen Einzelfall zu viele Einflussfaktoren auf den zeitlichen Ablauf einwirken. Art, Umfang und Schwere des PTS sind abhängig von Art, Umfang und Lokalisation der abgelaufenen Thrombose, aber auch von der Güte der Akuttherapie nach Entstehung der Thrombose und der Folgebehandlung nach Abklingen der akuten Phase.

Die Problematik bei der Bewertung der Schwere eines PTS liegen darin, dass sich alle Bewertungskriterien, sofern die Anwendung der Versorgungsmedizinischen Grundsätze geboten ist, auf die Beurteilung des Zustandes der abhängigen Gewebepartien (Haut, Unterhautfettgewebe, Faszie, Muskulatur etc.) konzentrieren. Wie bereits dargelegt, kann dies aber zu mehr oder weniger groben Fehleinschätzungen führen.

Für die prognostischen Überlegungen nach Ablauf einer tiefen Beinvenenthrombose kann man festhalten:
- Jede TVT hinterlässt einen morphologisch und hämodynamisch fassbaren Schaden am tiefen Venensystem. Maßstab für die Bewertung anlässlich einer Begutachtung ist die gegebene oder fehlende klinische Relevanz dieses Schadens.
- Pathophysiologisches Korrelat für die Entwicklung des postthrombotischen Syndroms ist die venöse Hypertonie (Reflux, Widerstandserhöhung bei Okklusion). Die Länge der Refluxstrecke ist für die Entwicklung des PTS bedeutsamer als die Okklusion (Becker et al. 1999, zit. n. Partsch et al. 1999; Brunner 1988).
- Je ausgedehnter die TVT (Mehretagen-TVT), um so höher ist die Wahrscheinlichkeit der Entwicklung eines klinisch relevanten postthrombotischen Syndroms (Brunner 1988, Franzeck et al. 1996).
- Je weiter proximal subinguinal gelegen oder proximal subinguinal ausgedehnt die TVT war, um so ausgedehnter und intensiver entwickelt sich ein postthrombotisches Syndrom (Brunner 1988).
- Je weiter peripher und je geringer ausgedehnt die TVT war, um so weniger ausgeprägt entwickelt sich ein postthrombotisches Syndrom (Brunner 1988).
- Ein postthrombotisches Syndrom tritt nach einer distalen TVT in etwa einem Drittel, nach einer proximalen TVT in gut der Hälfte der Fälle auf (Kahn 2009).
- Die isolierte Beckenvenenthrombose hat in Bezug auf das postthrombotische Syndrom – aufgrund der günstigen Kollateralisationsverhältnisse – eine eher günstige Prognose (Brunner 1988).
- Je früher nach dem Ereignis die Kompressionstherapie beginnt und je intensiver und konsequenter die langfristige Nachbehandlung nach einer TVT (Kompressionstherapie) durchgeführt wird, um so günstiger ist der Verlauf im Hinblick auf die Entwicklung des postthrombotischen Syndroms (Brandjes et al. 1997, Franzeck et al. 1996, Prandoni et al. 2004).

Aus alledem wird klar, dass die Bewertungskriterien, wie sie in den Versorgungsmedizinischen Grundsätzen dargelegt sind (mit Bezug ausschließlich auf Veränderungen der Gewebestruktur in den anhängigen Partien) keineswegs ausreichen, um eine objektive und unter den gegebenen Möglichkeiten »gerechte« Bewertung der Schädigungsfolge zu ermöglichen.

> Funktionelle, hämodynamische und gefäßmorphologische Befunde müssen miteinbezogen werden, wenn man einer objektiven Begutachtung des postthrombotischen Syndroms und der chronischen venösen Insuffizienz gerecht werden will.

Wir haben in der Weiterentwicklung der analogen Zuordnung der CEAP-Klassifikation zur Tabelle der Versorgungsmedizinischen Grundsätze bei der Begutachtung der primären Varikose (Nüllen u. Noppeney 2010) den Versuch unternommen, weitere Kriterien zuzuordnen (◘ Tab. 19.5). Sinn dieses Versuches einer weitergehenden Analogisierung soll es sein, dem gesteckten Ziel einer Objektivierung der Bewertungskriterien einen Schritt näherzukommen. Es sei an dieser Stelle ausdrücklich darauf hingewiesen, dass diese Analogisierung die Sicht der Autoren wiedergibt und keineswegs Inhalt der Versorgungsmedizinischen Grundsätze ist. Wir haben allerdings die Hoffnung, dass eine zunehmende Anwendung und Bewertung zusätzlicher Kriterien den notwendigen Druck auf den Verordnungsgeber erzeugen wird, die dringend notwendige Überarbeitung der GdS/GdB-Tabelle in Angriff zu nehmen.

Die zusätzliche Einarbeitung mehr objektiver Kriterien bei der Einstufung von Schädigungsfolgen in die vorgegebene Systematik verlangt natürlich in der Umsetzung vom Gutachter die strenge Beachtung der methodischen Grenzen der einzelnen eingesetzten Verfahren. Ebenso ist eine zurückhaltende Wortwahl bei der Beurteilung und Bewertung der Compliance des Versicherten geboten. Der Gutachter muss sich auch an dieser Stelle der Tatsache erinnern, dass die versicherungsrechtlichen Wertungen und Entscheidungen immer bei den anfordernden Versicherungen, Behörden etc. liegen.

Bei Verletzungen eines postthrombotisch vorgeschädigten Beines kann der Heilungsprozess der Verletzungsfolgen durch das bestehende PTS wesentlich beeinträchtigt werden. Dies ist bei der Therapieplanung und -durchführung sowie im Rahmen der Rehabilitation zu berücksichtigen. Die Verschlimmerung des PTS und ggf. die Dekompensation der zugrundeliegenden tiefen Leitveneninsuffizienz sind nicht zwangsläufig zu erwarten, können jedoch je nach den lokalen und allgemeinen Umständen unvermeidlich sein. Die i. d. R. reversible und zeitlich begrenzte »**vorübergehende Verschlimmerung**« ist in diesem Falle als Unfallfolge zu werten. Die Verschlimmerung kann als »richtungsweisende Verschlimmerung« klassifiziert werden, wenn sich im gegebenen Zusammenhang z. B. eine Ulzeration ausbildet (Bönner 2008).

19.11 Besondere Fragestellungen

19.11.1 Verletzungen von Venen

Die Verletzungen von Venen sind nicht per se als entschädigungspflichtige Schädigung zu betrachten, vielmehr kommt es hier auf das Resultat in Bezug auf die venöse Hämodynamik nach Abschluss der akuten Phase an. Die Bewertung der Schädigungsfolgen richtet sich dann nach den gleichen Kriterien wie bei der Bewertung der CVI bzw. PTS aus anderer Ursache.

19.11.2 Chronische periphere Ödeme

Chronische periphere Ödeme ohne Begründung in einer Erkrankung des Venensystems oder des Lymphgefäßsystems (Nüllen u. Noppeney 2007, 2010) sind in den Versorgungsmedizinischen Grundsätzen nicht als besondere Entität aufgeführt. Hier kann man davon ausgehen, dass (idiopathische) chronische periphere Ödeme i. d. R. unter einer sachgemäßen und konsequenten Kompressionstherapie in ein Stadium überführt werden können, die keinen entschädigungspflichtigen GdS bedingen. In besonderen Fällen, bei technisch schwieriger Versorgung mit Kompressionsmitteln, kann ein GdS von 10 angemessen sein.

19.11.3 Thrombophilie

Die Thrombophilie ist in den Versorgungsmedizinischen Grundsätzen nicht als besondere Entität aufgeführt. Sie ist vielmehr im Rahmen der tiefen Beinvenenthrombose bzw. des postthrombotischen Syndroms zu bewerten. Dabei zu berücksichtigen, dass die Erhöhung des TVT-Risikos durch eine bekannte Thrombophilie keine entschädigungspflichtige Störung an sich darstellt. Es gilt:

> VMG-A2.h) Gesundheitsstörungen, die erst in der Zukunft zu erwarten sind, sind beim GdS nicht zu berücksichtigen. ... (VMG 2008)

19.11.4 Orale Antikoagulation

> Eine Behandlung mit Antikoagulantien ist bei der Grundkrankheit (z. B. bei Herzklappen- und Gefäßprothesen, Thrombophilie) berücksichtigt. Wenn die Grundkrankheit nicht mehr besteht bzw. keinen GdS mehr bedingt, aber eine Weiterbehandlung mit Antikoagulantien erforderlich ist, kann – analog den sonstigen Blutungsleiden – in der Regel ein GdS von 10 angenommen werden. (VMG 2008)

19.11 · Besondere Fragestellungen

Tab. 19.5 GdS/GdB-Tabelle aus »Versorgungsmedizinische Grundsätze« (2008): Versuch einer Analogisierung mit verschiedenen Klassifikationen und Messwerten [1]

	GdS/GdB-Tabelle aus »Versorgungsmedizinische Grundsätze«			Versuch einer Analogisierung			
Pos.	Legende	GdS/GdB	CEAP [2] Norm: C0	PTS [3]	PPG Norm: $t_0 \geq 25$ s	PDM Norm: $\Delta p \geq 50$ mmHg
1	Unkomplizierte Krampfadern	0	C1; C2	1a	Grad 0–1 $t_0 \geq 25$–20 s	Δp ~45±10 mmHg Δp ~20±10 mmHg
2	Chronische venöse Insuffizienz (z. B. Krampfadern), postthrombotisches Syndrom, ein- oder beidseitig					
2a	… mit geringem belastungsabhängigem Ödem, nicht ulzerösen Hautveränderungen, ohne wesentliche Stauungsbeschwerden	0–10	C3	1b	Grad 1–2 $t_0 = 20$–25 s	$\Delta p < 40$ mmHg
2b	… mit erheblicher Ödembildung, häufig (mehrmals im Jahr) rezidivierenden Entzündungen	20–30	C3, C4a	2, 3	Grad 2–3 $t_0 = 10$–20 s	$\Delta p < 20$ mmHg
2c	… mit chronischen rezidivierenden Geschwüren, je nach Ausdehnung und Häufigkeit (einschließlich arthrogenes Stauungssyndrom)	30–50	C4b, C5, C6	4a, 4b	Grad 3 $t_0 < 10$ s	$\Delta p = 0$ mmHg
3 [4]	Bei postthrombotischen Syndromen im Becken- oder Hohlvenenbereich kommen selten höhere GdS/GdB-Werte in Betracht Suprapubische Kollateralen [5] Thoraxwandkollateralen Rezidivierende suprapubische Phlebitiden Leisten- und Unterbauchödeme Gamaschenulzera					

GdB Grad der Behinderung, *GdS* Grad der Schädigung, *PDM* Phlebodynamometrie, *PPG* Photoplethysmographie, *PTS* postthrombotisches Syndrom
[1] **Cave!** Die in dieser Tabelle angeführten Analogien zu anderen Klassifikations-, Untersuchungs- und Bewertungssystemen sind nicht Inhalt der »Versorgungsmedizinischen Grundsätze«, sondern entsprechen der Einschätzung der Autoren. Der Versuch einer Analogisierung entspringt dem Bestreben, die überkommenen und tradierten Klassifikationen der GdS/GdB-Tabelle um neuere Erkenntnisse zu ergänzen und anzupassen.
[2] CEAP-Klassifikation (American Venous Forum) (Eklöf et al. 2004).
[3] Klinische Klassifikation des PTS (Nüllen u. Noppeney 2010).
[4] Die Angabe unter Position 3 findet sich nur in den Anhaltspunkten (2008), sie wird in den Versorgungsmedizinischen Grundsätzen nicht mehr aufgeführt, sondern ist durch eine Generalklausel ersetzt: »A2.d) Die in der GdS-Tabelle aufgeführten Werte sind aus langer Erfahrung gewonnen und stellen altersunabhängige (auch trainingsunabhängige) Mittelwerte dar. Je nach Einzelfall kann von den Tabellenwerten mit einer die besonderen Gegebenheiten darstellenden Begründung abgewichen werden.«
[5] Die Einfügungen stammen nicht aus der AHP, sondern wurden durch die Autoren ergänzt.

Für die gelegentlich erforderliche, länger dauernde Behandlung mit niedermolekularen Heparinen (NMH) gelten analoge Kriterien.

19.11.5 Lebensqualität

In den letzten Jahren hat sich ein Paradigmenwechsel von der wissenschaftsorientierten Medizin zu einer patientenzentrierten Medizin vollzogen. Diese Sicht der Dinge führte dazu, dass in zunehmendem Maße Patientenzufriedenheit und Lebensqualität (▶ Kap. 18.3) zu zentralen Ergebniskriterien (»outcome assessment«) geworden sind.

In das Gutachtenwesen hat die Frage der Lebensqualität bislang keinen Eingang gefunden. Dies mag darauf zurückzuführen sein, dass verlässliche und allgemein konsensuierte Verfahren zur Erfassung und Bewertung der Lebensqualität bereichs- und diagnoseübergreifend nur begrenzt vorliegen oder sich jedenfalls für eine allgemeingültige Einführung bislang nicht anbieten.

19.12 Zusammenfassung

Die gutachterliche Bewertung von Erkrankungen und Schädigungen sowie Schädigungsfolgen des Venensystems ist eine komplexe und schwierige Aufgabe. Der Gutachter muss sich um objektivierbare Befunde und klare Klassifikationen bemühen. Die Rechtsgrundlagen erlauben im Einzelfall immer Abweichungen von den Standardwerten, wenn sie angemessen und nachvollziehbar begründet werden können. Eine Reihe von älteren und neuen Erkenntnissen der Diagnostik und Behandlung sowie Spätfolgen venöser Erkrankungen haben nicht ausreichend Eingang gefunden in die Entscheidungsgrundlagen von Versicherungen und Gerichten. Dies gilt es durch sorgfältige Abwägung und ggf. ausgiebige Einarbeitung der wissenschaftlichen Literatur zu verändern.

> Dabei muss der Gutachter jedoch berücksichtigen, dass er nie Entscheidungsträger ist. Dies sind vielmehr immer die Versicherungen oder die per Gesetz beauftragten Behörden. Der Gutachter ist nur den Tatsachen und seiner eigenen Objektivität verpflichtet. Genehmigungen, Beschlüsse und Urteile fällen und treffen andere.

Anmerkung

Dieses Kapitel wurde erstellt unter weitgehender Verwendung einer Arbeit, die von den Autoren 2011 in der Zeitschrift Gefäßchirurgie (Springer-Verlag) publiziert wurde.

Literatur

Anhaltspunkte 2008 für die ärztliche Gutachtertätigkeit im sozialen Entschädigungsrecht und nach dem Schwerbehindertenrecht (AHP), 3. Aufl (Teil 2, SGB IX). Stand: März 2008

Bergan JJ (1999) Classification of Venous Insuffiency. In: Goldman MP, Weiss RA, Bergan JJ Varicose Veins and Telangiectasias. QMP St. Louis, Missouri, pp 87–93

Blazek V (2010) Venenverschluss-Plethysmographie. In: Noppeney T, Nüllen H (Hrsg) Varikose. Springer, Heidelberg

Blazek V (2010) Venöse Photoplathysmographie (PPG). In: Noppeney T, Nüllen H (Hrsg) Varikose. Springer, Heidelberg

Blazek V, Schutz-Ehrenburg U (1996) Quantitative Photoplethysmography. Basic facts and examination test for evaluating peripheral vascular functions. VDI, Düsseldorf

Brandjes DP, Büller HR, Heijboer H, et al. (1997) Randomised trial of the effect of compression stockings in patients with symptomatic peroimal-vein thrombosis. Lancet 349: 759–762

Brunner U (1988) Tiefe Venenthrombose: Vergleich des Schrifttums über verschiedene Langzeitstudien in gefäßchirurgischer Sicht. VASA 17: 247ff

Bönner G (2012) Venenkrankheiten. In: Fritze J, Mehrhoff F (Hrsg) Die ärztliche Begutachtung, 8. Auf. Springer, Heidelberg

Bundesministerium für Arbeit und Sozialordnung (Hrsg) (2009) Versorgungsmedizin-Verordnung – VersMedV – Anlage zu § 2 »Versorgungsmedizinische Grundsätze«. Im Internet: www.bmas.de (hier auch die jeweiligen Änderungsverordnungen)

Deutsche Rentenversicherung (2000) Das ärztliche Gutachten für die gesetzliche Rentenversicherung – Hinweise zur Begutachtung. DRV-Schriftenreihe, Band 21

Deutsche Gesetzliche Unfallversicherung e. V. (2002) Hinweise für die Erstattung von Gutachten bei Arbeitsunfällen

Deutsche Rentenversicherung Bund (2008) Sozialmedizinisches Glossar der deutschen Rentenversicherung. DRV-Schriften, Band 81

Diehm C, Stammler F, Amendt K (1997) Die tiefe Venenthrombose. Dt Ärztebl 94: A-301–311

Eklöf B, Rutherford RB, Bergan JJ, et al. (2004) Revision of the CEAP classification for chronic venous disorders: Consensus statement. J Vasc Surg 40: 1248–1252

Emter M, Noppeney T (2010) Phlebodynamometrie. In: Noppeney T, Nüllen H (Hrsg) Varikose.. Springer, Heidelberg

Encke A, Haas S, Sauerland HH, et al. (2009) Prophylaxe der venösen Thromboembolie (S3 Leitlinie). VASA 38 (S76): 7ff

Fowkes FJI, Price JF, Fowkes FGR (2003) Incidence of diagnosed deep vein thrombosisin the general population: Systematic review. Eur J Vasc Surg 25: 1–5

Franzek UK, Schakch I, Jager KA, Schneider E, Grimm J, Bollinger A (1996) Prospective 12-year follow-up study of clinical and hemodynamic sequelae after deep vein thrombosis in low-risk patients (Zürich study). Circulation 93: 74–79

Fritze J, Mehrhoff F (Hrsg) (2008) Die ärztliche Begutachtung. 7. Auflage, Steinkopff, Darmstadt

Fritze J, Mehrhoff F (Hrsg) (2012) Die ärztliche Begutachtung, 8. Aufl. Springer, Heidelberg

Gesundheitsberichterstattung des Bundes, Kap. 1.3.1; Arbeitsunfähigkeit. www.gbe-bund.de/

Grotewohl JH (2006) Die Begutachtung phlebologischer Erkrankungen. MedSach 102: 32ff

Haas S (2010) Exogene thrombophile Risikofaktoren. In: Pötzsch B, Madlener K (Hrsg) Hämostaseologie. Springer, Heidelberg

Hach W (2006) VenenChirurgie. Schattauer, Stuttgart

Hach W, Hach-Wunderle V (1996) Phlebographie der Bein- und Beckenvenen, 4. Aufl. Schnetztor, Konstanz

Hach W, Hach-Wunderle V (1999) Das phlebologische Gutachten beim postthrombotischen Syndrom. Gefäßchirurgie 4: 162–171

Hach W (1994) Persönliche Mitteilung, unveröffentlicht

Hach-Wunderle V, Blättler W, Gerlach H, Konstantinides S, Noppeney T, Pillny M, Riess H, Schellong S, Stiegler H, Wildberger JE (2010) Diagnostik und Therapie der Venenthrombose und der Lungenembolie. Interdisziplinäre S2 Leitlinie. VASA (Suppl): S78

Kahn SR (2009) How I treat postthrombotic syndrome. Blood 114: 4624–4631

Kahn SR (2009) Post-thrombotic syndrome after deep venous thrombosis: risk factors, prevention, and therapeutic options. Clin Adv Hematol Oncol 7: 433–435

Kertzendorf KW (1998) Sozialmedizinische Begutachtung in der Angiologie. Vasomed 10: 64–73

Kriessmann A, May R (1978) Empfehlungen zur Standardisierung und praktischen Anwendung der peripheren Venendruckmessung. In: May R, Kriessmann A (Hrsg) Periphere Venendruckmessung. Thieme, Stuttgart, S 177

Kröger K (2007) Venöse Verschlussplethysmographie. In: Kröger K, Gröchenig E (Hrsg) Nichtinvasive Diagnostik angiologischer Krankheitsbilder. ABW Wissenschaftsverlag, Berlin

Kügler C (2007) Phlebodynamometrie. In: Kröger K, Gröchenig E (Hrsg) Nichtinvasive Diagnostik angiologischer Krankheitsbilder. ABW Wissenschaftsverlag, Berlin

Ludolph E, Lehmann R, Schürmann J (2002) Kursbuch der ärztlichen Begutachtung. Ecomed, Landsberg

Lurie F, Rooke TW (2009) Evaluation of venous function by indirekt noninvasive testing (Plethysmographie). In: Gloviczki P (ed) Handbook of venous disorders. Edward Arnold, London

Marshall M, Schwahn-Schreiber C (2007) Begutachtung von Venenschäden und -erkrankungen. Vasomed 19: 6–15

Marshall M, Schwahn-Schreiber C (2006) Tiefe Venenthrombose im Arm- und Schultergürtelbereich. Phlebologie 35: 11–15

May R, Nißl R (1973) Die Phlebographie der unteren Extremität, 2. Aufl, Thieme, Stuttgart

Medizinischer Dienst der Spitzenverbände der Krankenkassen e.V. (2004) Anleitung zur sozialmedizinischen Beratung und Begutachtung bei Arbeitsunfähigkeit (ABBA 2004). www.mdk.de/media/pdf/BGA_ABBA_2004.pdf

Meissner MH (2009) The epidemiology of and risk factors for acute deep venous thrombosis. In: Gloviczki P (ed) Handbook of venous disorders. Edward Arnold, London

Meissner MH (2009) The clinical presentation an natural history of acute deep venous thrombosis. In: Gloviczki P (ed) Handbook of venous disorders. Edward Arnold, London

Nüllen H (2008) Varizen. In: Luther B (Hrsg) Kompaktwissen Gefäßchirurgie. Springer, Nüllen H (2010) Die Phlebologie in der Gefäßchirurgie. Gefäßchirurgie 15: 233–235

Nüllen H, Esser PW (2010) Phlebographie. In: Noppeney T, Nüllen H (Hrsg) Varikose. Springer, Heidelberg

Nüllen H, Noppeney T (2007) Ödeme. Gefäßchirurgie 12: 134–138

Nüllen H, Noppeney T (2010) Begutachtung bei Varikose. In: Noppeney T, Nüllen H (Hrsg) Varikose. Springer, Heidelberg

Nüllen H, Noppeney T (2010) Klassifikationen und Scores. In: Noppeney T, Nüllen H (Hrsg) Varikose. Springer, Heidelberg

Nüllen H, Noppeney T (2011) Begutachtung von Erkrankungen des Venensystems. Gefäßchirurgie 16: 20–37

Partsch H, Rabe E, Stemmer R (1999) Kompressionstherapie der Extremitäten. Editions Phlebologiques Francaises, Paris

Porter JM, Rutherford RB, Claget GP, Cranley JJ, O'Donnel TF, Raju S, Zierler RE, Browse N, Nicolaides A (1988) Reporting standards in venous disease. J Vasc Surg 8: 172–181

Porter JM, Moneta GL, and an International Consensus Committee on Chronic Venous Disease (1995) Reporting standards ins venous disease: An update. J Vasc Surg 21: 635-645

Prandoni P, Lensing A, Cogo A, Cuppini S, Villalta S, Carta M, Cattelan AM, Polistena P, Bernardi E, Orins MH (1996) The long –term clinical course of acute deep venous thrombosis. Ann Intern Med 125: 1–7

Prandoni P, Lensing AW, Prins MH, et al. (2004) Below-knee elastic compression stockings to prevent the post-thrombotic syndrome: a randomized, controlled trial. Ann Intern Med 141: 149–256

Rabe E (1998) Begutachtung venöser Durchblutungsstörungen. Vasomed 10: 82–91

Rieger H (1998) Rehabilitation und Begutachtung bei Venenkrankheiten. In: Rieger H, Schoop W (Hrsg) Klinische Angiologie. Springer, Heidelberg

Rutherford RB, Padberg FT, Comerota AJ, Kistner RL, Meissner MH, Moneta GL (2000) Venous severity scoring: An adjunct to venous outcome assessment. J Vasc Surg 31: 1307–1312

Rutherford RB, Moneta GL, Padberg FT, Meissner MH (2009) Outcome assessment in chronic venous disease. In: Gloviczki P (ed) Handbook of venous disorders. Edward Arnold, London

Salzmann G (1998) Posthrombotisches Syndrom einschließlich Ulcus cruris. In: Allenberg JR, Zehle A (Hrsg) Leitlinien zu Diagnostik und Therapie in der Gefäßchirurgie. Deutscher Ärzteverlag, Köln

Strölin A (2007) Licht-reflexions-Rheographie Photoplethysmographie (LRR/DPPG). In: Kröger K, Gröchenig G, Santosa F (Hrsg) Nichtinvasive Diagnostik angiologischer Krankheitsbilder. ABW Wissenschaftsverlag, Berlin

Vritiska TJ, Glockner JF (2009) Computed tomography and magnetic resonance imaging in venous disease. In: Gloviczki P (ed) Handbook of venous disorders. Edward Arnold, London

Wienert V, Willer H (1992) Epidemiologie der Venenerkrankung. Schattauer, Stuttgart

Widmer LK, Stähelin HB, Nissen C, da Silva A. (1981) Venen-, Arterien-Krankheiten koronare Herzkrankheiten bei Berufstätigen. Huber, Bern Stuttgart Wien

Serviceteil

Stichwortverzeichnis – 506

H. Nüllen et al. (Hrsg.), *VTE – Venöse Thromboembolien*,
DOI 10.1007/978-3-642-21496-7, © Springer-Verlag Berlin Heidelberg 2014

Stichwortverzeichnis

A

Abflussbehinderung 423
Abszess, Lemierre-Syndrom 453
ACCP-Guidelines 95, 249, 410, 475
Acetylsalizylsäure 147, 148
Adamantiades-Behçet-Syndrom 440
Adamantiades, Benedictos 440
Adhäsion 71
Adventitiadegeneration, zystische 347
Aggregation 71
Aggregationshemmung, duale 238
Aktivatorprotein 1 66
Algorithmus, diagnostischer 166, 224, 330, 378
Alteplase 81
Alter 260
Anamnese
– frühere 168
– jetzige 168
Anamnesedauer 234
Anfall, epileptischer 399
Angioplastie, perkutane 318
Angioskopie 289
Angiox 143
Ankle-Brachial-Index 492
Anpressdruck 272
Anticardiolipinantikörper 91
Antidot 253
Antikoagulanzien
– Blutverdünnung 260
– direkte orale ▶ DOAK
– Schwangerschaft 265, 269
– Standardantikoagulation 275
Antikoagulation 94, 234, 244, 248
– 3-monatige 96
– Absetzen 386
– Begutachtung 500
– Dauer 94, 95, 256, 389, 474
– Lebensqualität 481
– Reginonalanästhesie 268
– Rezidiv 386
– therapeutische 306
– therapeutische bei LE 381, 382
– tödliche Blutung 386
– vorsorgliche 232
Antikonzeptiva 98, 99
Antiphospholipidantikörper 96, 342
Antiphospholipidantikörper-Syndrom 412

Antiphospholipidsyndrom 78, 91, 93
Antiplättchensubstanz 146
Antithrombin 73, 77, 135, 261
Antithrombinmangel 90, 93, 96
– Kinder 338, 341
Antithrombotikum 361
Anti-β2-Glykoprotein-I-Antikörper 91
aPC-Resistenz 75, 156
Aphten 440, 441
Apixaban 142, 253, 254, 266
Apolipoprotein (a) 79
– Erhöhung 341
aPTT (aktivierte partielle Thromboplastinzeit) 91, 251, 263
– Lepirudin 143
Arbeitsdruck 272, 274
Arbeitsunfähigkeit 104, 487, 494
Arbeitsunfall 489
Argatroban 135, 143, 261
Armphlebographie 408
Armvenenthrombose 278
Arzneimittel, thrombogene 155, 157
ASPIRE-Studie 149
Aszites 426
– Pfortaderthrombose 422
– zunehmende 418
Atelektasen, subsegmentale 377
Atherothrombose 99
ATRIA Risk Score 124
Augenvenenthrombose 399
Ausfall, neurologischer 399
Ausflussstörungen 443
Autoimmunerkrankung, Mondor-Phlebitis 440
AWMF-Leitlinien 260, 264
Axillarvenenthrombose, Lebensqualität 482

B

Bacon, Francis 5
Baker-Zyste 226
Ballotement n. Ducuing 171
Baseler Studie 100
Basisthromboserisiko 87
Bauchschmerz 425
Beckenvene, Kompression 348
Beckenvenensporn 316
Beckenvenensporn nach May und Thurner 345
Behçet, Hulusi 440
Behçet-Syndrom 358, 440

Beinschwellung 246
Beinvenensystem 64
Berufskrankheiten-Liste 489
Betrixaban 254
Bettfahrrad 462, 464
Bettruhe 248
Bewegungstherapie 464
Bioverfügbarkeit 135
Bivalirudin 143
Blutegeltherapie 9
Blutentnahme, Phlebitis 358
Blutfluss, venöser 64
Blutgerinnung 69
Blutplättchen 70
Blutung
– ekchymöse 455
– gastrointestinale 421
– intraretinale 400
– petechiale 455
Blutungskomplikation 94, 261
Blutungsrisiko 237, 238, 256, 259, 264, 276
– erhöhtes 94, 249
– intrakranielles 94
– Lungenembolie 382
– Scores 124
– VCF-Implantation 309
Blutverdünnung 260
Bonner Venenstudie 100
Branch Vein Occlusion Study 401
Brandjes-Skala 111
Bridging 235, 253
Brückenvene 398
Budd-Chiari-Syndrom 413, 425
Buerger-Syndrom 358, 360
Bypass
– Crossover-Bypass 311, 347, 394
– Ipsilateraler 312
– V. femoralis 393

C

CALISTO-Studie 359, 361
cancer procoagulant 158
Caprini-Score 462
CDC-Definition, Wundinfektion 126
CEAP-Klassifikation 111
Central Vein Occlusion Study 401
Certoparin 137
CHADS2-Score 236
Cholangiopathie, portale 421, 422
Christopher-Studie, Lungenembolie 380

chromogener Test 266
Claudicatio venosum 391
Codierungsmängel 104
Colophon, Nikander von 9
Compliance 234, 273
Copley, A. L. 8
Cor pulmonale 68
Corticosteroide, Phlebitis 361
Cotton Wool Spots 400
CVI (chronische venöse Insuffizienz) 113
– postthrombotisches Syndrom 391
CYP450 253

D

Dabigatran 140, 253, 254, 263
Dalteparin 137, 148
Danaparoid 135, 139, 261
d'Aquapendente, Fabricio 10
Darmwandischämie, transmurale 425
Darmwandnekrose, ischämische 423
DASH Score 122
D-Dimer-Antigen-Spiegel 93
D-Dimere 76, 93, 171, 258
– Erhöhung 351
– persistierende Erhöhung 96
– Rezidivthrombose 388
D-Dimer-Test 380
– Schwangerschaft 336
– TULIPA-Register 225
Dense Bodies 70
Depolymerisierung 138
Desobliteration, chirurgische 291
Desogestrel 157
developmental hemostasis 339
Dexamethason 159
Dexamethasonimplantat 405
Diagnostik
– Algorithmen 224
– bildgebende 341
– verzögerte 232, 234
DIC (disseminierte intravasale Gerinnung) 455
DIC Score 123
Dissektion
– arteriovenöse 405
Divertikulitis, Pfortaderthrombose 418
DOAK (direkte orale Antikoagulanzien) 140, 235, 253, 468
– Endhalbwertszeit 253
– Proteinbindung 253

Stichwortverzeichnis

Dokumentation 173
Druck, transmuraler 65
Druckgradient, transmuraler 271
Drucksteigerung, intrakranielle 398
Druckwellentherapie 464
DU-176b 253
Dysfunktion
– rechtsventrikuläre 299
– rechtsventrikuläre bei LE 376, 384

E

Echokardiographie, Lungenembolie 329, 384
ECT (Ecarin Clotting Time) 143
Edoxaban 253, 254
Eisendrahtphlebitis 440
Eiweißausscheidung 431
EKG-Veränderungen, Lungenembolie 377
Eliquis 253
Embolektomie
– chirurgische 330
– kathetergesteuerte 330, 331
Embolisierung 248
Endokarditis 453
– thrombotische 454
Endophlebektomie 310
Endothel 75
Endothelläsion 354, 430
Enoxaparin 137, 255
Entrapment-Syndrom 348
Entzündungsmediatoren, Augenvenenthrombose 400
Epiduralanästhesie, Antikoagulation 269
Erstthrombose, idiopathische 91
Erstthromboserisiko 87
Erwerbsfähigkeit 487, 489
Erythema nodosum 441
Esmarch-Binde 288
evidenzbasierte Medizin 473

F

Fabrizio, Girolamo 11
Faktor IIa, Hemmung 136
Faktor-II-G20210A-Genmutation 341
Faktor IX 91
– Erhöhung 341
Faktor-V-G1691A-Genmutation 341
Faktor VII 134
Faktor VIII 91, 93
Faktor VIIIC, Erhöhung 341

Faktor-V-Leiden-Mutation 75, 87, 89, 93, 416
– homozygote 96
– Kinder 338
– plus G20210A-Mutation 90
– plus Prothrombin-G20210A-Mutation 96
– Rezidivthrombose 387
Faktor X, Inhibitor, 262
Faktor Xa 135
– Hemmung 136, 266
– Inhibitor 383
Faktor XI 91
Falithrom 144
Fasziotomie
– paratibiale 393
– Phlegmasia coerulea dolens 368
Fibrin 77
– Quervernetzung 79
Fibrinabbauprodukte 80
Fibrinämie, systemische 79
Fibrinbildung 73, 135
Fibrinogen 91
Fibrinogenolyse 79
Fibrinolyse 75, 77, 81
– Aktivierung 79
– Hemmung 78
– Risikofaktoren 80
– Zugang 427
Fibrinopeptide A und B 73
Filtermigration 308
Filtertypen, permanente 307
Fischer, Heinrich 11
Fistel, arteriovenöse 289, 312
Fließfähigkeit 134
Flussgeschwindigkeit
– venöse 355
Fogarty-Katheter, unter Röntgenkontrolle 288
Fondaparinux 135, 140, 251, 261, 382, 455
– Elimination 140
– Kontaminationen 140
– pharmakologische Eigenschaften 137
– Phlebitis 361
Freisetzungsreaktion 71
Frühmobilisation 247, 462, 464
Frühsyndrom, postthrombotisches 389
Fundusvarizen, Blutung 445

G

Gefäßlumentransformation, kavernöse 426
Gehen, Gefahr v. Lungenembolien 244
Genfer Score, revidierter 120, 130, 378, 379
Gerinnungsaktivierung 77

Gerinnungsfaktoren 72, 91
Gerinnungssystem 134
– Dysfunktion 412
– plasmatisches 72
Gestagen 157
– Thromboserisiko 87
Gestoden 157
Gesundheitsberichterstattung des Bundes 100
Gewebefaktorinhibitor 73
Gewebssklerosierung 393
Glaukom, 100-Tage- 403
Glucocorticoide 155
Glykoproteinrezeptoren 69
Goodyear, Charles Nelson 10
Grad der Behinderung 487
Grad der Schädigungsfolge 487
Gradiententheorie 393
Graduierungsverfahren 110
Grenzwert, kritischer 310
Guidelines 473
Gutachten 487

H

HADS2-VASc-Score 237
Hagen-Poiseuille, Gesetz von 465
Halsrippe 408
Hämangiom, DIC 455
Hämatom 320
Hämaturie 430
Hämodynamik, Instabilität bei LE 328
Hämoptyse 376, 378
Hämostase 69, 134, 261
HAS-BLED Score 94, 125, 238, 350
Hautnekrosen, Heparininjektion 152
HEMORR2HAGES 124
Heparin 148
– Entdeckung 9
– Kontraindikationen 250
– niedermolekulares ▶ NMH
– unfraktioniertes ▶ UFH
Heparinanaloga 139
Heparinantikörper 151
Heparin-induzierte Thrombozytopenie 136, 151
– Typ II 140, 143, 151, 249, 252, 328
Heparinkofaktor II 261
Heparinoid 261
Hepatitis, Mondor-Phlebitis 440
Herzinsuffizienz 68
Herzklappenersatz 236, 260
Hirndruck 399
Hirnvenenthrombose 398
Hirudin 135, 142, 261
– Entdeckung 8

Hochrisikolungenembolie 331
Homans, John H. 7
Homans-Zeichen 171
Hormonersatztherapie 88
Hunter, John 5, 6
Hybridverfahren 312
Hyperhomozysteinämie 341
Hyperkoagulabilität 155, 355, 430
Hyperkoagulopathie, familiäre 423
Hypersplenie 426
Hypertension
– portale 418, 420
– portomesenteriale 425
Hypertonie
– ambulatorische 393
– pulmonale 68, 299
– pulmonale bei LE 385
Hypopyon 441
Hypopyon-Iritis 440
Hypoxämie 332, 377

I

ICD-Codes 102
Idiopathie, Lungenembolie 382
Ileus 427
Iliakalthrombose, septische 353
Iliakalvenenbifurkation 307
Iliakavenensyndrom 411
ILM-Peeling 403
Immobilisation 87, 247
Immunoassay, HIT II 153
Infarktpneumonie 376
Infarzierung, hämorrhagische 423, 430
Infektion 320
– Lemierre-Syndrom 453
Initiation 135
INR 94, 145, 265
– therapeutischer Wert 251
Instabilität, hämodynamische bei LE 328
intrinsic compression 345
Inzidenz 98
Ischämie
– akute 152
– myokardiale bei LE 385
ISI (internationaler Sensitivitätsindex) 145
i.v.-Drogenabusus, Kavathrombosen 412

J

Jugendliche 338

K

Kaiserschnitt, VTE-Prophylaxe 268
Kakkar, Vijay V. 13
Kardiotomie 446
Karzinompatienten
- Lungenembolie 100
- Risikofaktoren f. VTE 350
- Thromboembolie 454
- Thrombophlebitis 360
- Überlebensprognose 349
Katheterlyse 276
Kathetertechnik 299
Kausalitätslehre 498
Kavaschirm 367
Kavaschirmimplantation, Phlegmasia 364
Kavathrombektomie 414
Kavathrombose, septische 353
Kavographie 307
Khorana Score 350
Kinder 338
- Behandlungsmöglichkeiten 343
- Rezidivrate 342
- Thromboembolie 340
Klappeninsuffizienz 315
Klassifikationsverfahren 110
Kollateralkreislauf 315, 391, 444
Kollateralvenen 65
Kollateralweg 422, 429
Kombinationstherapie 291
- Technik 291
Kompartmentdruck 245, 302
Kompartmentsyndrom
- aszendierende Thrombose 244
- Phlegmasia coerulea dolens 365, 368
Komplikationen
- maligne 430
- Reduktion 290
Kompression 244
- Beckenvene 348
- extrinsische venöse 347
- exzentrische 272, 274
- intermittierende maschinelle 271, 462, 464
- intrinsische venöse 345
- konzentrische 272
- postoperative 290
Kompressionsblutstillung 446
Kompressionsdruck 273
Kompressionsklasse 274
Kompressionsmechanismus 432
Kompressionsmittel 271
Kompressionssonographie 289
Kompressionsstrumpf 271, 274, 465

- Material 275
- Phlebitis 361
- Reisen 357
- Tragedauer 275
Kompressionsstrumpfhose 275
Kompressionssyndrom
- neuromuskuläres 407
- Schulter-/Armvenenthrombose 408
Kompressionstherapie 234, 271, 413
- Dauer 234
- Gefahr v. Lungenembolien 244
- Geschichte 9
- Langzeitkompression 469
- Lebensqualität 481
- Tumorpatienten 352
Kompressionsultrasonographie, Lungenembolie 381
Kompressionsverband 271, 273, 465
- Technik 273
Konsequenzen, medikolegale 472
Kontaktaktivierung 73
Kontinuitätsgleichung 67
Kontrazeptiva 156
- orale 99
- Östrogen-haltige 87
- Thromboserisiko 87
Kontrolle, intraoperative 288
Kopfschmerzen 398
Korkenziehervenen 66
Körpergewicht, Risikofaktor 468
Kosten 315
Krankengymnastik 462
Krankenhausbehandlung 247
Krankheitskosten 108
Krebstherapie 349
Kreislauferkrankungen 430
Kumarine 143, 147, 252
- Entdeckung 9
Kurzzugbinde 273
Kurzzugmaterialien 272
Kurzzugverband 273

L

Langstreckenflug 151, 354
Langzeitantikoagulation 234, 257
Langzeitkompression 469
Langzeittherapie 257
- Karzinompatienten 351
- orale 250
Laplace, Gleichung von 272
Laplace-Gesetz 65
Lasch, H. G. 8
Laserbehandlung, gitterförmige 402
Laserflächenbehandlung 403

Lebensführung 468
Lebensqualität 315, 474
- Begutachtung 501
- postthrombotisches Syndrom 410
Lebertransplantation 448
Leberversagen, DIC 455
Leberzellnekrosen 445
Leberzirrhose, Pfortaderthrombose 419
Leiomyosarkom 411
Leitlinie Diagnostik und Therapie der TVT 475
Leitlinien 95, 473
Lemierre, André Alfred 453
Lemierre-Syndrom 353, 453
Lenalidomid 158
Letalitätsrate, Blutungsrisiko 94
Leukozyten 75
Levonorgestrel 157
Lipodermatosklerose 66
Lokalisation 98
- thromboembolische Ereignisse 340
Lokaltherapie, transfemorale 432
LONFLIT-3-Studie 151
Low-dose-Antikoagulation 258
Lowenberg-Zeichen 171
Luftnot 376
Lungenarterien, Verschluss 376
Lungenarterienembolie 232
Lungenembolie 67, 232, 299, 320, 376
- EKG-Veränderungen 377
- Epidemiologie 100
- idiopathische 91
- Immobilisation 247
- Leitlinien 474
- DOAK 251
- Notfallsituation 169, 376
- Pathophysiologie 67
- Schulter-/Armvenenthrombose 407
- Thrombophlebitis 358
- Todesfälle 100
- Vena-cava-Filter 306
- Verdachtsdiagnose 167
Lungenembolie-Score 120
Lungenembolie-Score nach Wells 378
Lupusantikoagulans 91
Lupus erythematodes 91
- Thrombophlebitis 360
Lymphfistel 320
Lyse 232, 415
- Behandlungszeit 302
- Geschichte 12
- lokoregionale 276, 409
- pharmakomechanische 299
- retinale endovasale 403

- systemische 276, 290, 367
- u. mechanische Thrombektomie 276

M

Makrothrombosierung 152
Makulaödem, Augenvenenthrombose 400
maligner Prozess 93
Malignom 263, 349
- Pfortaderthrombose 418
- Phlegmasia coerulea dolens 364
- Trousseau-Syndrom 454
Malphighi, Marcello 7
Marcumar 144
Matrixmetalloprotease 2 (MMP2) 66
May-Thurner-Syndrom 316, 345, 411
- Phlegmasia coerulea dolens 364
Medikation 169
- plättchenfunktionshemmende 95
Mehrzeilen-CT, Lungenembolie 380
Membranotomie 448
Menopause 99
- Lungenembolie 100
Mesenterialvenenthrombose 422
- chronische 424
- subakute 424
Metaanalysen 149
Meyer-Wadendruckschmerz 171
Mikrothrombosierung 152
Mikrovesikel 73
Million Women Study 344
Minderung der Erwerbsfähigkeit 489
Minipille, Thromboserisiko 87
MMP2 (Matrixmetalloprotease 2) 66
Mobilisation 244, 247
Mondor, Henri 440
Mondor-Phlebitis 440
Morawitz, Paul 8
Morbus Adamantiades-Behçet 440
Morbus Behçet 358
- Thrombophlebitis 360
Morbus Crohn, Pfortaderthrombose 418
Morbus Ormond 349
- IVCT 411
MR-Phlebographie, Schwangerschaft 336
MRT-Venographie, Bedeutung f. d. Diagnostik 225

Stichwortverzeichnis

MTPS (medizinischer Thromboseprophylaxestrumpf) 465
Müller, Johannes 7
Muskelfaserriss 226
myeloprolifertives Syndrom 419

N

Nachsorgekonzept 235
Nadroparin 137
Narbengewebe 315
Nekrobazillose 453
Neovakularisationsglaukom 401
Nephrektomie 433
nephrotisches Syndrom, IVCT 412
neuromuskuläre Stimulation 462
Niederdruck 422
Niederdrucksystem, physiologisches 428
Nierenfunktion 240, 262
– eingeschränkte 139, 140, 431
Niereninsuffizienz 249, 250, 382
Nierentransplantation 433
Nierenvenenthrombose 429
Nierenversagen 431
– chronisches 433
– dialysepflichtiges 431
NMH (niedermolekulares Heparin) 135, 138, 239, 249, 251, 261, 351
– Dosierung in der Schwangerschaft 268
– Standardantikoagulation 275
Nobl, G. 11

O

Oberschenkelvenenkompression 348
Obstruktion, chronische 310
Ödembeherrschung 271
Ödeme, Entschädigung 500
Ödemprüfung 170
Off-Label-Use 239
Optikoneurotomie, radiäre 403
optische Kohärenztomographie (OCT) 400
Organblutung 455
Organversagen, Heparin 154
Ösophagusvarizen 421
– Ausräumung 446
Ösophagusvarizenblutung 445, 448
– Pfortaderthrombose 418

Östrogen 156
– Thromboserisiko 87
Ovarialvenenthrombose, Schwangerschaft 270

P

Paget-von-Schrötter-Syndrom 99, 407
PAI1 (Plasminogenaktivatorinhibitor 1) 75
Palma-Operation 311, 313, 347
Papillenödem 398, 400
PA (Plasminogenaktivatoren) 75
PAP (Plasmin-Antiplasmin-Komplex) 75
paraneoplastisches Syndrom 360
Payr-Zeichen 171
PCD (Phlegmasia coerulea dolens) 362
Perforansvenen, insuffiziente 393
Perforation 320
– der VCF 308
Peritonitis 427
PF3 (Plättchenfaktor 3) 72
Pflegebedürftigkeit 247
Pfortadersystem 422
Pfortaderthrombose 418
– akute 419
– chronische 420
P-Glykoprotein 256
Phenprocoumon 264, 351
– Erhaltungsdosis 144
– Schwangerschaft 271
– Wirkungsabschwächung 145
– Wirkungsverstärkung 145
Phlebitis, aszendierende 359
Phlebodynamometrie, Begutachtung 493
Phlebographie 317
– Bedeutung f. d. Diagnostik 225
– DSA-Technik 288
– intraoperative 288
– intraoperative aszendierende 289
Phlebothrombose 65
Phlegmasia 362
Phlegmasia alba 362
Phlegmasia coerulea dolens 278, 296, 298, 303, 362
– Risikofaktoren 364
Photoplethysmographie, Begutachtung 493
Pigtailkatheter 307
Pille 155
Plasmin 77

Plasmin-Antiplasmin-Komplex 75
Plasminogenaktivatoren 75, 77
Plasminogenaktivatorinhibitor 1 75
Plasminogenmangel 79
Plättchenfaktor 3 72
Plättchenhemmung 239
Polymyalgia rheumatica, Thrombophlebitis 360
Portalvenen, Verschluss 418
Portalvenen-Mesenterialvenen-Thrombose 419
Postangina-Septikämie 453
postthrombotisches Syndrom 66, 93, 98, 101, 108, 115, 232, 235, 271, 274, 276, 389, 410
– Begutachtung 499
– Häufigkeit 290
– Lebensqualität 482
– Obstruktion 315
– Prävention 315
Pradaxa 253
Prädisposition, genetische 341
Pratt-Zeichen 171
Prävention 147, 385
Primärprophylaxe 462
– Kinder 343
Prognose 99
Propagation 135
Prophylaxe 264
– Rezidivthrombose 392
Protamin 139
Protein C 252
Protein-C-Mangel 90, 93, 96
– Kinder 338, 341
Protein-C-/Protein-S-System 74
Protein S 252
Protein-S-Mangel 90, 93
– Kinder 338, 341
Prothrombinasekomplex 134
Prothrombingen
– kombinierte Defekte 90
Prothrombinmutation 90, 93
– homozygote 96
– Kinder 339
– plus Faktor-V-Leiden-Mutation 90, 96
Prothrombinzeit 145
Pseudothrombozytopenie 153
PTS ▶ postthrombotisches Syndrom
PTS-UEDVT-Score 410
Pubertät 340
Pulmonalarterienangiographie 300
Pulmonalarteriendruck 300
Pulmonalarterienembolektomie 299
Pulmonalarterienwiderstand 300
Pulmonalisangiographie 380

Pulmonary Embolism Severity Index 122
Pulssprayinfusion 300
PVKS (popliteales Venenkompressionssyndrom) 348

Q

Qualitätsindikatoren 472
Qualitätsmanagement 472
Quick-Wert 266

R

Ranibizumab 405
Rechtsherzbelastung 68
– Lungenembolie 329
Rechtsherzversagen 68
Reflux, venöser 315
Reginonalanästhesie, Antikoagulation 268
Rehabilitation 104
Reisedauer 354
Reisevenenthrombose 354
– Risikogruppen 356
– Schwangerschaft 270
Rekanalisation, teilweise 315
Rekonstruktion, operative 309
Remodeling 66
Rentenversicherung 104, 488
Residuen, Thrombosen 93
Restitutio ad integrum 295
Restthrombus 259
Reteplase 81
Retransfusionssystem, Anwendung 286
retroperitoneale Fibrose 349
Revaskularisation 317
– venöse Strombahn 299
Reynolds-Zahl 64
Rezidivrisiko 87, 256, 257, 259, 260
– Lungenembolie 382
– Prädiktor 386
Rezidivthrombose 99, 235, 385
– Kinder 341, 342
– Prophylaxe 251, 253, 392
– Risikokonstellationen 387
Rickettsiose, Thrombophlebitis 360
Riesenzellarteriitis, Thrombophlebitis 360
RIETE-Blutungsrisiko-Score 126, 260
RIETE-Register 248
Risikofaktoren 99, 263
– angeborene 341
– Entwicklung von TVT u. PTS 468
– exogene thrombophile 87
– Karzinompatienten 350

Risikofaktoren
- reversible 91
- Schwangerschaft 267
- Screening 342
- thrombophile 96
Risikogruppen
- dispositionelle 464
- Reisevenenthrombose 356
Risikokategorien 463
Rivaroxaban 141, 253, 263
Röntgenkontrolle, intraoperative 298
Rückstrom, venöser 64
Ruhedruck 272, 273
Ruptur 320

S

Sarkoidose 358
Säugling, Phlegmasie 363
Schätzung
- explizite 171
- implizite 171
Schlaganfall
- Kindesalter 342
- Risiko 236
Schlangenbiss 79
Schmerzen
- abdominelle 420
- akute proximale TVT 245
Schmerzprovokationstest 171
Schmerztherapie 271
Schmidt, Alexander 7
Schock, kardiogener 68
Schulter-/Armvenenthrombose 407
Schwangerschaft 99, 336
- Herzklappenersatz 266
- medikamentöse Prophylaxe 265
- Thrombektomie 297
Schwerbehindertenrecht 491
Sectio
- VTE-Prophylaxe 268
- VTE-Risiko 268
Sehnervendekompression 403
Sehstörung 398
Sekundärprophylaxe 148, 466
- Adaptation 295
Selbstversorgungsfähigkeit 247
Sepsis, Thrombose bei 352
septische Iliakalthrombose 353
septische Kavathrombose 353
septische Thrombose 352
- Vena ovarica 353
Sheathotomy 405
Shunt, portosystemischer 444, 445
Shunttherapie, selektive 445
Sigg-Zeichen 171
Sinus-cavernosus-Thrombose 353

Sinusvenenthrombose 398
- Schwangerschaft 270
SIRS (Systemic Inflammatory Response Syndrome) 352
Sklerotherapie
- endoskopische 445
- Phlebitis 358
Sonographie, Schwangerschaft 336
Spätsyndrom, postthrombotisches 389
Spinalanästhesie, Antikoagulation 269
Standardantikoagulation 275
Stauungsfibrose 66
Stauungspapille 398
Stauungssyndrom, arthrogenes 391
Stenose, chronische 309
Stent 418
- Durchmesser 318
- gecoverter 320
- selbstexpandierbarer 289
Sterberate 108
Steroidhormone 155
Stichinzision, Thrombophlebitis 362
Stimulation, neuromuskuläre 462
Strahlenbelastung, diagnostische Methoden 337
Streptokinase 81
Strömungsbehinderung 430
Strömungsbeschleunigung 271
Strömungsgeschwindigkeit 67
- venöse 464
Strömungsgesetz von Bernoulli 67
Strömungsverlangsamung 430
Strumpflänge 274
Subklaviathrombose 99
SVC-Syndrom 415
System
- epifasziales 64
- subfasziales 64
- transfasziales 64
Systemic Inflammatory Response Syndrome 352

T

Tamoxifen 159
Tenecteplase 81
TFPI (Tissue Factor Pathway Inhibitor) 73
Thalidomid 158
Therapie 232
- abgestufte Konzepte 392
- ambulante konservative 247
- ambulatorische 244, 272
- fibrinolytische 81

- Karzinompatienten 351
- Kinder 343
- konservative 232, 244
- operative 286
- stationäre 247
Thomboserisiko, absolutes 87
Thrombangiitis obliterans 360
Thrombektomie 232, 299, 366
- Geschichte 12
- Indikation 286
- mechanische 276
- mechanische perkutane 277
- Rezidivthrombose 389
- Schwangerschaft 297
Thrombin 73, 77, 134, 146, 261
Thrombinbildung 73, 146
Thrombin-Burst 134
Thrombininhibitor 261, 328
Thrombolyse
- katheterbasierte 302
- kathetergestützte 277, 291
- Lungenembolie 329
- pharmakomechanische 302
- Rezidivthrombose 389
- systemische 276
- Versagen 331
- Zugang 318
Thrombomodulin 77
Thrombopenie 152
Thrombophilie 259, 263, 414, 419
- Begutachtung 500
Thrombophlebitis 357
- M. Adamantiades-Behcet 442
- primäre 358
- Schwangerschaft 269
- sekundäre 358
- septische 352
- springende Form 360
Thromboplastine 145
Thrombopoetin 70
Thrombose 65
- alte 232
- aszendierende 244
- Ausdehnung 295
- deszendierende 244
- Echodichte 388
- frische 232
- katheterinduzierte 407
- postoperative 87, 344, 345
- septische ▶ septische Thrombose
Thrombose par effort 99, 407, 409
Thromboseprophylaxe 306, 345, 462
- Geschichte 12
- Leitlinien 474
- medikamentöse 462, 466
- Phlebitis 361
- Schwangerschaft 267
- Substanzen 467

Thromboseprophylaxestrümpfe 462, 465
Thromboserezidiv, Kinder 342
Thromboserezidivrisiko 91
Thromboserisiko 87, 344
- absolutes 87, 88
- relatives 88
Thromboseverdacht 166
Thrombosezeichen 170
- klinische 171
Thrombozyten 70
Thrombozytenaktivierung 71
Thrombozytengranula 70
Thrombozytenhemmer 264
Thrombozytenzahl 151
Thrombus
- arterieller 67
- proximale Lokalisation 277
- venöser 67
Thrombusdefragmentation 367
Thrombuswachstum 232, 248
Throracic-inlet-Syndrom 409
Tinzaparin 137
TIPS (portosystemischer Shunt) 445
Tissue Factor 69, 134, 146
Tissue Factor Pathway Inhibitor 73
TPO (Thrombopoetin) 70
TPZ 145
Transkriptionsfaktor 66
Trap-Eye 405
Trauma 411
- Phlebitis 358
- Thromboserisiko 87
Trousseau, Armand 454
Trousseau-Syndrom 454
Tschermark-Zeichen 171
Tübinger Studie 100
TULIPA-Register 224
Tumorentitäten 349
Tumorerkrankung 87, 92
Tumorpatienten
- Lungenembolie 100
- Risikofaktoren f. VTE 350
- Thromboembolie 454
- Überlebensprognose 349
Turbulenzen 64, 67

U

UFH (unfraktioniertes Heparin) 138, 248, 251
Ulcus cruris
- Häufigkeit 290
- postthrombotisches Syndrom 389
Ulkus
- Heparininjektion 152
- postthrombotisches Syndrom 392

Ultraschall, intravasaler 289
Unfallversicherung 489
Unna, Paul G. 10
Unterschenkel-Kompressionsstrumpf 275
Unterschenkelvenenkompression 348
upper extremity deep venous thrombosis 407

V

Varikophlebitis 357, 358
Varikose, Wegefähigkeit 497
Vaskulitis 441
– leukozytoklastische 440
– Thrombophlebitis 360
Vasospasmustheorie 365
VEGF-Hemmer 405
VEGF Trap-Eye 405
Vena-cava-Filter 303, 306, 317
– rückholbare 307
Vena-cava-Thrombose
– inferiore 411
– i.v.-Drogenabusus 412
Venenastverschluss 399
Venenklappen 390
– fehlende 422
Venenkompressionssyndrom, popliteales 348
Venenverletzung, Entschädigung 500
Venenverschluss, retinaler 399
Venenverschlussplethysmographie, Begutachtung 494
Venenverweilkanüle, Phlebitis 358
Venous Clinical Severity Score 116, 491
Venous Disability Score 118
Ventilationsszintigraphie 381
Verbrauchskoagulopathie 455
– Kriterien 455
Verdachtsdiagnose 166
– Lungenembolie 167
– TVT 166
Verlaufskontrolle
– D-Dimer-Level 351
– Tumorpatienten 352
Verschlimmerung, richtungsweisende 498
Verschluss, chronischer 309
Versorgung, häusliche 247
Versorgungsforschung 101
Versorgungsmedizinische Grundsätze 488, 489
Versorgungswirklichkeit 101
Versorgunsgmedizin-Verordnung 488
4T-Score 153, 328
Villalta PTS Score 118, 391
Virchow, Rudolf 6

Virchowsche Trias 6, 146, 411
– Reisevenenthrombose 354
Viskosität 64
VITAE-Studie 98
Vitamin-K-Antagonisten 134, 251, 261
– Gangrän 152
– Lungenembolie 382
– Schwangerschaft 271
Vitamin-K-Epoxidreduktase 143, 252
Vitamin-K-Zyklus 261
Vitrektomie 403
V. mesenterica superior, Pfortaderthrombose 420
Vorhofflimmern 260
– DOAK 252
Vortestwahrscheinlichkeit 171
V. ovarica, septische Thrombose 353
v.-Willebrand-Faktor 73

W

Wadenmuskelpumpe 274
Wahrscheinlichkeit 388
– klinische 167
Warfarin 147, 255
– Erhaltungsdosis 144
– Schwangerschaft 271
WARFASA-Studie 149
Wegener-Granulomatose, Thrombophlebitis 360
Wells Score 119, 224, 351
– Lungenembolie 378
– Thromboseverdacht 167
Westermark-Zeichen 377
Wochenbett 336
– medikamentöse Prophylaxe 265
Wundinfektion, Klassifikation 125

X

Xarelto 253

Z

Zentralvenenverschluss 399, 400
zerebrovaskulärer Insult, HIT II 152
Zusammenhangsgutachten 490
Zustandsgutachten 490
Zwerchfellpumpe 64
Zytostatika 155, 158

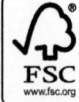

If you have any concerns about our products,
you can contact us on
ProductSafety@springernature.com

In case Publisher is established outside the EU,
the EU authorized representative is:
**Springer Nature Customer Service Center GmbH
Europaplatz 3, 69115 Heidelberg, Germany**

Printed by Libri Plureos GmbH
in Hamburg, Germany